现代胃癌研究
基础与临床

MODERN GASTRIC CANCER RESEARCH
BASIC AND CLINICAL

主　编：邱清武

副主编：邱　朔　林超秦　陈端浩

编　委：邱清武　邱　朔　林超秦　陈端浩　邱　丕　林超仲

　　　　梁序乐　梁敬川　周巧妹　邱　勇　邱倾注　程秀英

　　　　林木兴　李采青　陈巧舒　陈越涛

海峡出版发行集团 | 福建科学技术出版社
THE STRAITS PUBLISHING & DISTRIBUTING GROUP | FUJIAN SCIENCE & TECHNOLOGY PUBLISHING HOUSE

图书在版编目（CIP）数据

现代胃癌研究：基础与临床 / 邱清武主编.—福州：
福建科学技术出版社，2023.5
ISBN 978-7-5335-6973-0

Ⅰ.①现… Ⅱ.①邱… Ⅲ.①胃癌－研究 Ⅳ.①R735.2

中国国家版本馆CIP数据核字（2023）第040364号

书　　名	现代胃癌研究：基础与临床
主　　编	邱清武
出版发行	福建科学技术出版社
社　　址	福州市东水路76号（邮编350001）
网　　址	www.fjstp.com
经　　销	福建新华发行（集团）有限责任公司
印　　刷	福州德安彩色印刷有限公司
开　　本	787毫米×1092毫米　1 / 16
印　　张	41
字　　数	875千字
插　　页	4
版　　次	2023年5月第1版
印　　次	2023年5月第1次印刷
书　　号	ISBN 978-7-5335-6973-0
定　　价	198.00元

前　言

　　我国在胃癌基础及临床研究方面已取得了不少进展，但胃癌的发病率、死亡率仍居高不下，还有很多问题有待解决，如胃癌的病因与发病机制还不清楚，早期诊断率低，转移仍是胃癌的主要死因等。

　　胃癌是一种系统性疾病，单一学科难以达到提高胃癌患者总体生存率的目的，需要跨学科、跨专业的协作攻关来推动胃癌综合治疗的专业化发展。同样，在胃癌的基础研究方面，也需要多学科交叉融合，将之应用于胃癌的发生发展机制研究、新药研发、新技术开发等方面。

　　胃癌的基础研究则以发病机制、新的治疗方法等为重点，是以循证医学为主，注重其机制，从机制中寻找预防、诊断和治疗的新方法、新技术和新药物。近年来新兴的分子靶向治疗、抗体治疗、免疫治疗等，都得益于循证医学研究成果。

　　治疗胃癌须将基础研究与临床研究紧密结合，并加强转化医学研究。临床研究使基础研究更有目的，而基础研究成果的应用又促进了临床研究的发展，临床应用的结果会对基础研究提出更高、更合理的要求。

　　要推进精准医学在胃癌诊疗上的应用，如胃癌的风险预测与早期诊断、精准的分子分型与分子靶向治疗、胃癌的个体化综合治疗、胃癌预后等。要加强基础与临床研究，循证医学与循因医学研究并举。经多学科交叉融合，多学科联合攻关，注重基础研究向临床转化，一定能够不断提高我国胃癌的诊治水平，提高胃癌患者的总体生存率，改善胃癌患者的生存质量。

　　也应看到我国胃癌临床研究的优势，发展空间广阔。人群基数大、案例丰富、进展期胃癌占比大等国情特点，均有利于临床多中心前瞻性研究和高质量数据共享的回顾性研究。在未来，我们应跟踪国际前沿并结合国情，取长补短，针对当前胃癌诊治的热点、难点问题，借鉴 CLASS 研究经验，使更多研究成果被引入国际胃癌各大指南之中，提高我国胃癌诊疗的整体水平。

目　录
CONTENTS

第一章
胃黏膜肿瘤相关疾病

第一节　胃黏膜隆起相关疾病

临床腹部触诊或胃镜检查过程中可遇见胃内隆起性病变，根据病变来源不同可分为黏膜组织来源、黏膜下组织来源以及外源性压迫所致的病变，其中外压性病变可通过中上腹CT或超声内镜与黏膜下肿瘤鉴别。胃内隆起性病变临床表现缺乏特异性，一般是在上消化道造影、胃镜检查或其他原因手术时偶然发现。

分析胃黏膜隆起的胃黏膜或黏膜下组织来源，良、恶性隆起性病变，以及流行病学病变、病理表现、内镜下表现，可为临床诊断提供参考。

胃息肉是指起源于胃黏膜层或黏膜下层的上皮和/或间质成分突出于胃腔的良性隆起性病变。常见的肿瘤性息肉包括：胃底腺息肉、腺瘤性息肉、神经内分泌肿瘤等；非肿瘤性息肉包括：增生性息肉、炎性纤维性息肉、错构瘤性息肉（Peutz-Jeghers 息肉、幼年性息肉、Cronklute-Canada 综合征）等。

胃腺瘤是边界清楚，由发育异常的上皮细胞排列成管状和/或绒毛结构组成的息肉样病变。腺瘤是腺癌的癌前病变，根据发育不良程度（基于核拥挤程度、色素变色、分层、有丝分裂活动、细胞质分化、结构紊乱），胃腺瘤可分为低度发育不良和高度发育不良，大多数胃腺瘤发生在萎缩性胃炎与肠化生的背景下。

胃黏膜下肿瘤，常见良性胃黏膜下肿瘤（SMT）有胃肠道间质瘤（GIST）异位胰腺、脂肪瘤、炎性纤维性息肉（IFP）、胃类癌、胃平滑肌瘤等，常用超声内镜（EUS）技术初步诊断。

异位胰腺小的病变大多见于胃窦部，为小的隆起性病变，常表现为< 1cm 的黏膜下肿瘤样的小隆起。有的顶部伴有小凹陷。大多为良性病变。

胃脂肪瘤来源于胃间质组织，是由成熟脂肪组织紧密排列、纤维组织包膜而成，其发病率占胃良性肿瘤的 0.6%~4.8%。

IFP 是一种罕见良性间叶组织来源肿瘤，既往报道中 IFP 的发生率很低，在胃息肉中仅占 0.1%。炎性纤维性息肉可发生在整个胃肠道中，但通常发生在幽门（约 80%）。

胃类癌是分化良好的内分泌肿瘤，由无功能肠嗜铬细胞样细胞组成，在胃体或胃底泌酸的胃肠黏膜中存在。胃类癌在胃肿瘤中所占比例不到 2%，在类癌中所占比例少于 1%。

早期胃癌，Ⅰ型早期胃癌（隆起型）、Ⅱa型早期胃癌（浅表隆起型）、混合型早期胃癌等主要鉴别诊断有疣状糜烂型胃炎、早期胃癌Ⅱa型、早期胃癌Ⅱc型和BorrmannⅡ型进展期胃癌。

进展期胃癌采用Borrmann分型。BorrmannⅠ型进展期胃癌表现为蕈伞样息肉样隆起，这种类型易于辨认，内镜下可见小糜烂灶，或者浅表溃疡伴渗出，极少有深层凹陷；该肿瘤通常>2；BorrmannⅣ型进展期胃癌（皮革胃）也表现为隆起性病变伴黏膜肥厚。

第二节　胃肿瘤

胃肿瘤（gastric tumors）是消化系统常见疾病，可分为恶性和良性。恶性肿瘤包括胃癌、恶性淋巴瘤和恶性间质瘤等，以胃癌最为常见，其发生率在消化道恶性肿瘤中居首位。胃良性肿瘤占胃肿瘤的2%，可分为两大类：一类来源于黏膜的良性上皮细胞瘤，如胃腺瘤、腺瘤性息肉等；另一类是良性间叶组织肿瘤，如间质瘤、脂肪瘤和神经纤维瘤等。常见的症状是消化道出血，可有上腹隐痛、不适等表现。部分患者可扪及腹部肿块，位于幽门部较大的肿瘤，可引起梗阻。超声造影检查可显示胃壁黏膜和黏膜下结构，并能了解胃周围组织病变的情况。因此可以进一步提高胃肿瘤尤其是黏膜下肿瘤的早期诊断率。

胃肿瘤很少出现症状，有的因肿瘤生长较大发生并发症或恶变后才发生症状，所以易被忽略。常见并发症有贲门附近的良性肿瘤可出现吞咽困难症状；幽门区的良性肿瘤可发生幽门梗阻现象或带蒂腺瘤滑入幽门管和十二指肠内，多数自行缓解，少数可发生充血、水肿，甚至出现肠套叠、坏死、穿孔而发生腹膜炎。如肿瘤表面有溃疡，可出现胃部不适、疼痛，甚至出血。平滑肌瘤和神经纤维瘤可发生急性大出血。

对胃肿瘤靠临床症状很难确诊。X线钡剂检查可见胃内有边缘整齐的圆形充盈缺损，肿瘤表现有溃疡时可见龛影。但是，X线钡剂检查并不能鉴别肿瘤的良恶性，尤其不能发现肿瘤的早期恶变，因此胃镜的检查尤为重要。胃镜下可见息肉样肿瘤呈球形、单发或多发，有蒂或广基。若腺癌表面有结节、糜烂、溃疡或菜花样改变、色泽较周围黏膜苍白，广基且周围胃黏膜较肥厚者，则多为恶变。平滑肌瘤在间叶肿瘤最为多见，常较小，界限明显，不向周围组织侵犯，局部切除即可治疗。由于胃良性肿瘤在临床上很少有症状，一旦出现症状，多为瘤体生长较大出现并发症或发生恶变了。所以一旦诊断确定，常考虑手术治疗。切除的标本一定要送病理，做组织学检查，以免误将已恶变或本是恶性肿瘤不恰当地按良性肿瘤处理。

第三节　胃癌

胃癌（gastric carcinoma）是最常见的消化道恶性肿瘤，在胃的恶性肿瘤中，腺癌占95%。胃癌虽然是全球性疾病，但两性间、不同年龄间、各国家地区间、各种族间，甚至同一地区不同时期，其发病率都有较大差异。男性居多，男女之比为（2~3）：1。发病年龄多属中老年，青少年较少；年龄在 40~60 岁者占 2/3，40 岁以下占 1/4，余者在 60 岁以上。有色人种比白种人易患此病。北美、西欧、澳大利亚和新西兰的发病率较低，而智利、俄罗斯和冰岛则为高发区。我国的发病率也较高，且不同地区间也有较大差别，一般北方比南方高，沿海比内地高，以西北地区的甘肃、青海、宁夏等省、自治区最高，而以中南的湖南、广东及广西等省、自治区，以及西南的四川、云南、贵州等省最低。全国平均年病死率约为 16/10 万（男性 21/10 万，女性 10/10 万），高发区可达（60~100）/10 万，低发区则在 5/10 万以下。

随着社会经济的不断发展，胃癌的发病率呈现下降的趋势，美国在 20 世纪 50 年代年胃癌死亡率约为 22/10 万，1990 年下降至 3.7/10 万以下，近年来亦有明显下降趋势。我国某些地区也有一定的变化，上海市区 1972 年男性胃癌的世界人口标化发病率为 62/10 万，女性为 23.9/10 万；1990 年男性胃癌发病率下降到 45/10 万；而 1995 年男女发病率分别为 36/10 万和 18/10 万。在近 25 年中，上海市区的胃癌发病率逐年下降，尤以男性较为明显。

一、病因和发病机制

在正常情况下，胃黏膜上皮细胞增殖和凋亡间保持动态平衡，这是其结构完整和功能健全的基础。这种平衡有赖于癌基因、抑癌基因，以及某些调节肽等的调控，一旦失控，癌基因被激活而抑癌基因被抑制，使增殖加快，DNA 损伤增加一旦得不到修复，产生非整倍体，而凋亡机制不能相应启动，使细胞获永生，则可能逐渐进展到癌。虽然胃癌的病因迄今未阐明，但已认识到多种因素会影响上述的调控作用，共同参与胃癌的发病。

1. 幽门螺杆菌感染：随着研究的深入，幽门螺杆菌（Hp）感染被认为和胃癌的发生有一定的关系。1994 年，世界卫生组织属下的国际癌肿研究机构（ⅠARC）已将其列为人类胃癌的Ⅰ类致癌原。大量流行病学资料提示，Hp 是胃癌发病的危险因素，在实验研究中，已成功地以 Hp 直接诱发蒙古沙鼠发生胃癌。Hp 具有黏附性，其分泌的毒素有致病性，导致胃黏膜病变，自活动性浅表性炎症发展为萎缩、肠化和不典型增生，在此基础上易发生癌变。Hp 还是一种硝酸盐还原剂，具有催化亚硝化作用而起致癌作用。Hp 感染后若干年，甚至二三十年后可能诱发胃癌。

2.环境因素：观察发现，从高发区移民到低发区定居者，第1代仍保持对胃癌的高易感性，第2代则有显著的下降趋势，而第3代发生胃癌危险性基本接近当地的居民。这提示胃癌的发病和环境因素有关，其中最主要的是饮食因素。流行病学家指出，多吃新鲜蔬菜、水果、乳制品，可降低胃癌发生的危险性，而多吃发霉粮食、发霉食品、咸菜、烟熏及腌制鱼肉，以及过多摄入食盐，则可增加危险性。如长期吃含高浓度硝酸盐的食物（如烟熏和腌制鱼肉、咸菜等）后，硝酸盐可在胃内被细菌的还原酶转变成亚硝酸盐，再与胺结合成致癌的亚硝酸胺。细菌可伴随不新鲜食物进入胃内，慢性胃炎或胃部分切除术后胃酸分泌低也可有细菌大量繁殖。老年人因胃酸分泌腺的萎缩，也常引起胃酸分泌量低而利于细菌的生长。正常人胃内细菌少于 $10^3/ml$，在上述情况下细菌可增殖至 $10^6/ml$ 以上，这样就会产生大量的亚硝酸盐类致癌物质。致癌物质长期作用于胃黏膜可致癌变。

3.遗传因素：遗传素质对胃癌的发病亦很重要，胃癌的家族聚集现象，以及可发生于同卵同胞，支持了这种看法。而更多学者认为遗传素质使致癌物质对易感者更易致癌。

4.癌前病变和癌前状态：癌前病变是指易恶变的全身性或局部的疾病或状态，而癌前状态则是指较易转变成癌组织的病理组织学变化。据长期临床观察，胃癌的癌前病变有：①慢性萎缩性胃炎。②胃息肉，增生型者不发生癌，但腺瘤型者则能，广基腺瘤型息肉＞2cm 者易癌变。③残胃炎，特别是行 Billroth Ⅱ式胃切除术后者，癌变常在术后15年以上才发生。④恶性贫血，胃体有显著萎缩者。⑤少数胃溃疡患者。肠化和不典型增生被视为胃癌的癌前状态，胃黏膜可被肠型黏膜所代替，即所谓胃黏膜的肠化。肠化有小肠型和大肠型。大肠型又称不完全肠化，推测其酶系统不健全而使被吸收的致癌物质在局部累积，导致细胞的不典型增生而可发生突变成癌。

二、病理

1.胃癌的发生部位：根据上海、北京等城市 1686 例的统计，胃腺癌的好发部位依次为胃窦（58%）、贲门（20%）、胃体（15%）、全胃或大部分胃（7%）。

2.巨体形态分型：巨体形态分型可分为早期和进展期。早期胃癌是指局限而深度不超过黏膜下层的胃癌，且不论其有无局部淋巴结转移；进展期胃癌深度超过黏膜下层，已侵入肌层者称中期；如已侵及浆膜层或浆膜层外组织者称晚期。

（1）早期胃癌：这类胃癌主要经由胃镜发现，可占胃镜检出胃癌总数的 50% 以上，经内镜学者的努力，我国的早期胃癌检出率亦有所提高。病理上以肠型和浸润型形式出现，后者大多为低分化和未分化癌。

（2）进展期胃癌：临床上较早期胃癌多见，形态类型仍沿用 Borrmann 分型法：①Ⅰ型即息肉型，肿瘤向胃腔内生长隆起，不多见。②Ⅱ型即溃疡型，单个或多个溃疡，边缘隆起，与黏膜分界清晰，常见。③Ⅲ型，又称溃疡浸润型，隆起而有结节状的边缘向四周浸润，与正常黏膜无清晰的分界，最常见。④Ⅳ型，又称弥漫浸润型，癌发生于黏膜表层之下，向四周浸润扩散，伴纤维组织增生，少见，如主要在胃窦，可造成狭窄，如累积整个胃，则使胃变成一固定而不能扩张的小胃，称皮革状胃（linitisplastica）。除上述4型外，后来还发现另一类型，即浅表扩散型，癌沿黏膜大面积扩散，主要位于黏膜和黏膜下层，但有局部病灶向肌层甚至向浆膜层扩散。

3. 组织病理学：按癌细胞的分化程度可将其分为分化良好、分化中等和分化差的组织学类型。按腺体的形成及黏液分泌能力，又可将其分为：①管状腺瘤，分化良好，如向胃腔呈乳突状，称乳突状腺癌。②黏液腺癌，一般分化好，如所分泌黏液在间质大量积聚，称胶质癌；如果癌细胞含大量黏液而把细胞核挤在一边，称印戒细胞癌。③髓质癌，癌细胞堆积成索条状或块状，腺管少，一般分化差。④弥散型癌，癌细胞呈弥散分布，不含黏液也不聚集成团块，分化差。Lauren 按肿瘤起源，将其分成肠型和弥散型。肠型源于肠腺化生；弥散型源于黏膜上皮细胞，与肠腺化生无关。Ming 按肿瘤生长方式分成膨胀型和浸润型。

4. 转移途径：胃癌有4种扩散形式，①直接蔓延扩散至相邻器官。②淋巴转移，先及局部继及远处淋巴结，最常见。胃的淋巴系统与左锁骨上淋巴结相连接，转移到该处时特称 Virchow 淋巴结。③血行播散，常转移到肝脏，其次可累及腹膜、肺、肾上腺、肾脏、脑，也可累及卵巢，骨髓及皮肤较少见。④腹腔内种植，癌细胞从浆膜层脱落入腹腔，移植于肠壁和盆腔，多见的有在直肠周围形成一结节性板样肿块，如移植于卵巢，则称 Krukenberg 瘤。

三、临床特点

1. 症状：早期胃癌多无症状，也无体征。有些患者出现轻度非特异性消化不良症状，但很难归咎于癌所引起。进展期胃癌最早出现的症状是上腹痛，常同时有胃纳差，体重减轻。腹痛开始可仅有上腹饱胀不适，餐后更甚，继之有隐痛不适，偶呈节律性溃疡样疼痛，最后疼痛呈持续性而不缓解。这些症状多见于小弯溃疡型癌。患者常有易饱感，即患者有饥饿感，但稍一进食即感饱胀不适，是胃壁受累的表现，皮革状胃时此症状尤为突出。发生并发症或转移时可出现一些特殊的症状：贲门癌累及食管下段时可出现咽下困难；胃窦癌引起幽门梗阻时可有恶心、呕吐；溃疡型癌有出血时可引起黑粪甚或呕血；转移至肺并累及胸膜产生积液时可有咳嗽和呼吸困难；转移至肝及腹膜而产生腹水时则有腹胀满不适；转移至骨骼会引起骨骼剧痛；剧烈而持续性上腹痛放射至背部时，表示肿瘤已穿透入胰腺。

2. 体征：早期胃癌可无任何体征，中晚期胃癌体征中以上腹压痛最常见。1/3 患者可扪及结节状肿块，坚实而移动、多位于腹部偏右相当于胃窦处，有压痛。胃体肿瘤有时可触及，但在贲门者则不能扪到。转移到肝脏可使之肿大并可扪到结实结节，腹膜有转移时可发生腹水，出现移动性浊音。有远处淋巴结转移时可摸到 Virchow 淋巴结，质硬而不能移动。肛门指检在直肠膀胱间凹陷可摸到板样肿块，在脐孔处也可扪到坚硬结节。并发 Krukenberg 瘤时阴道指检可扪到两侧卵巢肿大，常伴阴道出血的胃癌患者可出现伴癌综合征，包括反复发作性血栓静脉炎（Trousseau 征）、黑棘皮病（皮肤皱褶处有色素沉着，尤其在两腋）、皮肌炎、膜性肾病、微血管病性溶血性贫血等，这些有时可在胃癌被察觉之前出现。

四、实验室和特殊检查

1. 血液常规和粪便隐血检查：贫血常见，约 50% 患者有缺铁性贫血，是长期失血所致；或由营养缺乏造成。如并有恶性贫血，则见巨幼细胞贫血。粪便隐血试验常呈持续阳性，有辅助诊断的意义，有学者将之作为胃癌筛检的首选方法。

2. 胃液分析：胃液分析意义不大，虽然进展期胃癌可因累及泌酸区而呈无酸或低胃酸分泌，但是这种低胃酸分泌状况可与正常人重叠，故已不列为常规检查。

3. 肿瘤标志物检测：目前临床所用胃癌标志物特异性不强。血清癌胚抗原（CEA）对诊断意义不大，虽半数患者的胃液中 CEA 有明显升高，超过 100ng/ml，但也与慢性萎缩性胃炎的胃液中含量有重叠。晚近所用的胃癌相关抗原，据称有半数以上的阳性率，但还有一定比例的假阳性。

4. X 线钡餐检查：X 线检查对胃癌的诊断依然有较大的价值。近年来随着应用气钡双重对比法、压迫法和低张造影技术，并采用高密度钡粉，能清楚地显示黏膜的精细结构，有利于发现微小的病变。

（1）早期胃癌的 X 线表现：可表现为局限性浅洼的充盈缺损，基底广，表面呈颗粒状；或呈现一龛影，边缘不规则呈锯齿状，向其集中的黏膜有中断、变形或融合现象；或黏膜有灶性积钡、模糊不清等征象。对怀疑患早期胃癌者，应从不同角度多摄 X 线片，进行仔细分析。

（2）进展期胃癌的 X 线表现：进展期胃癌 X 线诊断率可达 90% 以上。凸入胃腔的肿块，表现为较大而不规则的充盈缺损。溃疡型癌主要发生在肿块之上，故其龛影位于胃轮廓之内，龛影直径常大于 2.5cm，边缘不整齐，可示半月征；龛影周围因癌性浸润而使边缘不整齐，并为一圆形较透明带所环绕，称环堤征，邻近黏膜僵直，蠕动消失，无皱襞聚合或见皱襞中断。胃壁僵直失去蠕动是浸润型癌的 X 线特点。浸润广泛仅累及胃窦时，则胃窦狭窄、固定，呈漏斗状，或有肩胛征；如累及全胃，则呈固定、腔小无蠕动的皮革状胃。胃癌必须与胃淋巴瘤相鉴别。胃淋巴瘤的特点是，病变常广泛累及胃与十二指肠，X 线示粗大皱襞伴多发性息肉样充盈缺损和多发性浅龛影。

5. 胃镜检查：胃镜检查结合黏膜活检，是目前最可靠的诊断手段。有经验的内镜医师对胃癌的确诊率可达 95% 以上，为此要多取活检标本，有人提出必须采 2~4 块以上。对早期胃癌，胃镜检查更是诊断的最佳方法。镜下早期胃癌可呈现一片变色的黏膜，或局部黏膜呈颗粒状粗糙不平，或呈现轻微的变化，均要做活检。镜下应估计癌的大小，小于 1cm 者称小胃癌，小于 0.5cm 者称微小胃癌。

（1）早期胃癌内镜表现：按学者建议早期胃癌内镜下可分为以下各型。

Ⅰ型（息肉样型）：病变隆起呈小息肉状，基宽无蒂，常大于 2cm，约占早期胃癌之 15%。

Ⅱ型（浅表型）：分 3 个亚型，合起来占 75%。

Ⅱa 型（隆起浅表型）：病变稍高出黏膜面，高度不超过 0.5cm，面积小，表面平整。

Ⅱb 型（平坦浅表型）：病变与黏膜等平，但表面粗糙呈细颗粒状。

Ⅱc 型（浅表凹陷型）：最常见，浅洼病变底面粗糙不平，可见聚合黏膜皱襞的中断或融合。

Ⅲ型（溃疡型）：约占早期胃癌之 10%，黏膜溃烂比Ⅱc 者深，但不超过黏膜下层，周围聚合皱襞有中断，融合或变形成杵状。早期胃癌有时辨认不易，可在内镜下喷 0.5% 亚甲蓝，有病变处将着色，有助于指导活检部位。目前已有放大内镜问世，能更仔细观察微细病变，提高早期胃癌的诊断率。

（2）进展期胃癌内镜表现：大多可从肉眼观察做出拟诊。肿瘤表现为凹凸不平、表面污秽的肿块，常见渗血及溃烂；或表现为不规则较大溃疡，其底部为秽苔所覆盖，可见渗血，溃疡边缘常呈结节状隆起，无聚合皱襞，病变处无蠕动。自胃镜引入超声探头进行检查称超声内镜检查，能发现腔外生长的肿瘤，明确肿瘤侵入的深度，以及了解有无周围增殖或转移。

五、诊断和鉴别诊断

诊断主要依赖 X 线钡餐检查和胃镜加活检。早期诊断是根治胃癌的前提。要达到此目的，应对下列情况及早或定期进行胃镜检查：① 40 岁以上，特别是男性，近期内出现消化不良者，或突然出现呕血或黑粪者。②拟诊为良性溃疡，但五肽促胃液素刺激试验示缺乏胃酸者。③已知慢性萎缩性胃炎，尤其是 A 型，伴肠化及不典型增生者，应制订定期随防计划。④胃溃疡经两个月治疗无效，X 线检查显示溃疡反而增大者，应即行胃镜检查。⑤ X 线检查发现胃息肉大于 2cm 者，应做胃镜检查。⑥胃切除术后 15 年以上，应每年定期随访。

胃癌需与胃溃疡、胃内单纯性息肉、良性肿瘤、肉瘤胃内慢性炎症等相鉴别。鉴别诊断主要依靠 X 线钡餐检查、胃镜和活组织病理检查。溃疡型胃癌尤其需与良性胃溃疡相区别，恶性溃疡 X 线钡餐检查示龛影位于胃腔之内，边缘不整，龛影周围胃壁强直，呈结节状，向溃疡聚集的皱襞有融合中断现象；内镜下恶性溃疡形状不规则，底凹凸不平，苔污秽，边缘呈结节状隆起。

六、并发症

（1）出血：约 5% 患者可发生大出血，表现为呕血和黑粪，偶为首发症状。

（2）幽门或贲门梗阻：决定于胃癌的部位。

（3）穿孔：比良性溃疡少见，多发生于幽门前区的溃疡型癌。

第四节 胃恶性淋巴瘤

恶性淋巴瘤（malignant lymphoma）是原发于淋巴结和淋巴结外淋巴组织的恶性肿瘤。

原发性胃淋巴瘤的病因尚不清楚，有学者认为可能与某些病毒的感染有关：恶性淋巴瘤病人被发现有细胞免疫功能的低下，故推测可能在某些病毒的感染下，人体出现细胞免疫功能的紊乱和失调而导致发病。另外，胃淋巴瘤起源于黏膜下或黏膜固有层的淋巴组织，该处组织不暴露于胃腔，不直接与食物中的致癌物质接触，因此其发病原因与胃癌不同，因而更可能与全身性因素引起胃局部淋巴组织的异形增生有关。

原发性胃淋巴瘤与幽门螺杆菌（Hp）感染的关系受到广泛关注。Parsonnet 等发现，原发性胃淋巴瘤包括胃黏膜相关性淋巴样组织（MALT）患者，其 Hp 感染率为 85%，而对照组仅为 55%，提示 Hp 感染与胃淋巴瘤的发生相关。临床微生物学与组织病理学研究表明，胃黏膜 MALT 的获得是由于 Hp 感染后机体免疫反应的结果。Hp 的慢性感染状态刺激了黏膜内淋巴细胞聚集，由此而引发的一系列自身免疫反应，激活免疫细胞及其活性因子如 IL-2 等，造成了胃黏膜内淋巴滤泡的增生，为胃淋巴瘤的发生奠定了基础。MALT 的发生与 Hp 感染有关，而根除 Hp 的治疗能使 MALT 消退。

MALT 淋巴瘤的发展可能与 Hp 慢性感染有关，单纯根除 Hp 治疗对于胃 MALT 淋巴瘤的远期疗效尚待长期随访研究。关于胃酸低下或缺乏与胃淋巴瘤的关系仍不确定。

胃恶性淋巴瘤是原发于胃壁内淋巴滤泡的恶性肿瘤，可表现为局限的原发性病变，但也常是全身性疾病的一个局部表现。国内胃恶性淋巴瘤占胃肉瘤的 70%~80%，男性患者稍多见，平均年龄为 42.3 岁，低于胃癌。

恶性淋巴瘤根据细胞形态特点和组织结构特点分为霍奇金病（Hodgkin's disease）和非霍奇金淋巴瘤（Non-Hodgkin's lymphoma）两类。胃恶性淋巴瘤（malignant lymphoma of stomach）是胃非癌恶性肿瘤中最常见的类型，占胃部恶性肿瘤的 3%~5%。它发生于胃淋巴网状组织，属淋巴结外型非霍奇金淋巴瘤的一种又有原发性和继发性之分。后者是指身体其他部位或全身性淋巴瘤所致，是最常见的类型。本病多见于50~60岁年龄组，有年轻化趋势，性别中以男性多见。

术前明确诊断者不足10%，多被认为胃癌及溃疡病，只是术后经病理检查才能明确诊断。因其临床症状无特殊性，主要病理变化又不在胃黏膜表面，所以影响各种检查的阳性率。

与胃癌相比，胃恶性淋巴瘤发病的平均年龄较低，病程较长但全身情况相对较好，腹部可扪及较大肿块但淋巴结转移较晚，梗阻和贫血较少见，肿瘤质地较软而其表面黏膜常未完全破坏。

原发性胃淋巴瘤可发生于胃的各个部位，多见于胃体和胃窦部、小弯侧和后壁。病变通常较大，有时可呈多中心性。开始常局限于黏膜或黏膜下层，可以逐步向两侧扩展至十二指肠或食管，亦可逐渐向深层累及胃壁全层并侵及邻近的周围脏器，并常伴胃周淋巴结转移。因反应性增生，可以有明显的区域性淋巴结肿大。

一、大体形态特征

其肉眼所见与胃癌不易区别。Friedma把原发性胃淋巴瘤的大体形态分为下列几种。

1.溃疡型：最为常见，此型有时与溃疡型胃癌难以区别，淋巴瘤可以呈多发溃疡，但胃癌通常为单个溃疡，淋巴瘤所致的溃疡较表浅，直径数厘米至十余厘米不等，溃疡底部不平，可有灰黄色坏死物覆盖，边缘凸起且较硬，周围皱襞增厚变粗，呈放射状。

2.浸润型：与胃硬癌相似，胃壁表现胃局限性或弥漫性的浸润肥厚，皱襞变粗隆起，胃小区增大呈颗粒状，黏膜和黏膜下层极度增厚成为灰白色，肌层常被浸润分离甚至破坏，浆膜下层亦常被累及。

3.结节型：胃黏膜内有多数散在的小结节，直径0.5cm至数厘米，其黏膜面通常有浅表或较深的溃疡产生，结节间的胃黏膜皱襞常增厚，结节位于黏膜和黏膜下层，常扩展至浆膜面，呈灰白色，边界不清、变粗甚至可形成巨大皱襞。

4.息肉型：较少见，在胃黏膜下形成局限性肿块，向胃腔内突起，呈息肉状或蕈状，有的则呈扁盘状，病变质地较软，其黏膜常有溃疡形成。

5.混合型：在一个病例标本中，同时有上述2~3种类型的病变形式存在。

二、组织学特征

1.高分化淋巴细胞型：成熟的淋巴细胞增生，通常不具有恶性细胞的组织学特征。

2.低分化淋巴细胞型：淋巴细胞显示不同程度的未成熟性，这种类型大致相当于原先属于大细胞或淋巴母细胞性的淋巴肉瘤。

3.混合细胞型：含有淋巴细胞和组织细胞，而不以哪一种细胞为主的肿瘤增生，这些肿瘤通常呈结节状。

4.组织细胞型：有组织细胞不同时期的成熟与分化的肿瘤增生。

5.未分化型：没有按组织细胞或淋巴细胞系统明显分化的原始网织细胞的肿瘤增生。

三、临床特点

1.症状和体征：低度恶性淋巴瘤的患者常有长期的非特异性症状，包括消化不良、恶心和呕吐。高级别恶性病变可表现为明显的上腹部包块，可引起严重的症状，包括体重减轻。

2.影像学：低度恶性黏膜相关淋巴瘤表现为胃内结节，多位于胃窦部。更为具体的评估，可用水将胃充满经螺旋 CT 检查来获得。此技术可以识别多达 88% 的病例，这些病例大部分表现为结节或增宽的皱襞。用此技术还可评估肿瘤侵犯黏膜下层的范围。高级别恶性淋巴瘤常比较大，常以肿块或溃疡的形式存在。一些病例的放射学特点可能类似于弥漫型胃癌。超声内镜检查为评估淋巴瘤在胃壁中的浸润范围提供了选择，局部淋巴结受累也可用此方法进行评估。

3.内镜：一些病例表现为胃皱襞增大、胃炎、浅表糜烂或溃疡。这些病例中，周围看似正常的胃黏膜可能就隐藏着淋巴瘤，确定病变位置需要从各个部位多点取材，包括那些大体上看似正常的区域。在一部分病例中，内镜检查显示了非常小的变化如呈苍白色等高级别贫血貌。在另一些病例中，随意对显然是正常的黏膜活检就可以发现淋巴瘤。高级别恶性淋巴瘤常表现为鲜红色的溃疡和肿块性病变，内镜下常常是不可能区分淋巴瘤和癌的。

四、病理组织学分类

1.组织学分类：胃恶性淋巴瘤其细胞组成主要分为 3 型，即淋巴肉瘤、网织细胞肉瘤与霍奇金病。

2.免疫学分类（lukes and collins）：根据 T 细胞和 B 细胞的免疫学特性，将恶性淋巴瘤分为：U 细胞型（非 B 非 T 细胞即未定型细胞）、T 细胞型、B 细胞型和 M 细胞型（单核细胞组织细胞），这种分类有一定的应用价值，可以清楚地识别大部分非霍奇金淋巴瘤属 B 细胞型，大多数低度恶性的非霍奇金淋巴瘤也属 B 细胞型；T 细胞型多为高度恶性且具有很强的侵犯性，霍奇金病多属此型；U 细胞型则恶性程度更高，对化疗不敏感。

五、临床分期

确定胃恶性淋巴瘤的临床分期，对于选择治疗方案及预测病人的预后，有重要意义。为准确地了解病变范围肿瘤与周围组织和器官的关系，需做胃镜、B超、CT或MRI等检查，以了解肿瘤对胃邻近腹腔脏器及淋巴结等浸润情况。目前最普遍地采用Ann Ar-bor分期法或其他改良方法。

在Ⅲe和Ⅳ期病变中，要区分原发性胃淋巴瘤与继发性胃淋巴瘤往往是不可能的，因为急性非霍奇金淋巴瘤病人胃部受侵犯的概率相当高。

六、临床表现

1. 症状：原发性胃淋巴瘤的症状极似胃癌。

（1）腹痛：胃恶性淋巴瘤最常见的症状是腹痛。腹痛发生率在90%以上，疼痛性质不定，自轻度不适到剧烈腹痛不等，甚而有因急腹症就诊者。最多的是隐痛和胀痛，进食可加重，最初的印象一般是溃疡病，但制酸剂常不能缓解腹痛，可能是恶性淋巴瘤原发性损伤周围神经或肿大淋巴结压迫所致。

（2）体重减轻：约60%为肿瘤组织大量消耗营养物质和胃纳差摄入减少所引起，重者可呈恶病质。

（3）呕吐：与肿瘤引起的不全幽门梗阻有关，以胃窦部和幽门前区病变较易发生。

（4）贫血：较胃癌更常见，有时可伴呕血或黑便。

2. 体征：上腹部触痛和腹部包块是最常见的体征，有转移者可发生肝脾肿大，少部分患者可无任何体征。

七、鉴别诊断

胃淋巴瘤的临床症状常与胃癌或胃溃疡相似，须注意鉴别诊断。

1. 胃癌：除病理以外，临床上胃淋巴瘤与胃癌的鉴别确有一定的困难，但胃淋巴瘤的主要特点为：①平均发病年龄较胃癌年轻。②病程较长且全身情况尚好。③梗阻、贫血和恶病质较少见。④肿瘤质地较软，切面偏红。⑤肿瘤表面黏膜完整或未完全破坏。

2. 假性淋巴瘤：组织学上应注意与良性的假性淋巴瘤区别，二者的临床症状、X线表现均极为相似。在组织学上，淋巴网状细胞的肿块中呈现一混合的感染浸润，成熟的淋巴细胞及其他各种感染细胞同时出现在滤泡组织内，并且与普遍存在的瘢痕组织交错在一起，仔细寻找真正的生发中心有重要意义，常可借此与淋巴细胞肉瘤区别。

八、实验室检查

组织病理学检查及免疫组化检查是本病诊断的主要依据。

1.大体形态：分为溃疡型、多发性结节型、息肉型和混合型，与胃癌难以区别。晚期病例表现为巨大的脑回状改变，类似肥厚性胃炎。

2.组织学类型：大多数原发性胃淋巴瘤为非霍奇金淋巴瘤，B细胞性及T细胞性淋巴瘤少见，霍奇金病则属罕见。

3.分化程度：原发性胃肠道B细胞性淋巴瘤以黏膜相关组织（MALT）淋巴瘤最为常见，MALT淋巴瘤又分为低度恶性和高度恶性两个亚型。

（1）B细胞性低度恶性MALT淋巴瘤：特点是包括如下几点。①肿瘤主要由中心细胞样细胞（CLL）组成。肿瘤细胞中等偏小，核稍不规则，染色质较成熟，核仁不明显，很像小裂核细胞。②肿瘤细胞侵犯和破坏被覆上皮细胞和腺上皮细胞，形成黏膜上皮损害。③肿瘤内常见淋巴滤泡结构或反应性淋巴滤泡。肿瘤细胞浸润固有膜、黏膜下层和肌层，并常累及肠系膜淋巴结。④免疫组化示：CD21、CD35、CD20、bcl-2常阳性，CD5、CD10为阴性。低度恶性的MALT淋巴瘤首先要与胃良性淋巴组织增殖相鉴别。良性淋巴组织增殖除成熟的淋巴细胞以外常混有其他炎症细胞，常出现具有生发中心的淋巴滤泡，往往有纤维结缔组织增生，许多病例有典型慢性胃溃疡病变，局部淋巴结无淋巴瘤改变，免疫组化显示多克隆淋巴细胞成分。

（2）B细胞性高度恶性MALT淋巴瘤：在低度恶性MALT淋巴瘤内有较明显的高度恶性转化灶，表现为瘤细胞变大，核不规则增加和带有核仁的转化淋巴细胞样细胞（中心母细胞）核分裂象多见或可见Reed-Stemberg样细胞。

第五节　胃平滑肌肉瘤

胃平滑肌肉瘤是起源于胃平滑肌组织恶性肿瘤，占胃肉瘤的20%~30%，仅次于胃癌和胃淋巴瘤。

胃平滑肌肉瘤好发于胃底、胃体，而胃窦、幽门部及贲门少见。肿瘤呈结节状或分叶状，质地坚韧，可以单发或多发，大小不一。发展至一定大小后常出现溃疡，肿瘤内亦可发生出血、坏死及囊性变。其大体类型可分为：腔内型、腔外型、腔内外型及壁间型，其中以腔内型伴溃疡者多见。

组织学表现根据核分裂象多少，Evans等将胃平滑肌肉瘤分为低级和高级，低级核分

裂象为 < 10/10HPF，高级核分裂象为 ≥ 10/10HPF。而目前国内多采用文锦等的Ⅲ级分级法，即Ⅰ级：细胞密度中等，以梭形细胞为主，部分细胞肥胖，有轻度异型性，核分裂数为（2~8）/25HPF，平均为 5 个，半数见瘤周组织侵犯，1/3 伴肿瘤坏死。Ⅱ级：瘤细胞呈高密度，以梭形细胞为主，部分细胞形态不规则及肥胖，有中度异型性，核分裂数为（10~20）/25HPF，平均为 12 个，2/3 见瘤周组织侵犯，半数有肿瘤坏死或囊性变。Ⅲ级：瘤细胞呈高密度，肥胖的杆状细胞及不规则形细胞增多，出现巨核或多核瘤细胞，有重度异型性，核分裂数为（30~60）/25HPF，平均为 45 个，2/3 见瘤周组织侵犯，半数有坏死及囊性变。

一、临床表现

无特异症状，较常见的症状有上腹痛或饱胀不适，食欲下降、呕吐、消瘦、乏力、贫血以及上消化道出血。其中以上消化道出血为突出，其发生率高达 54%，甚至有大出血行急症手术的报道，晚期可在上腹部扪及包块。

二、诊断

临床表现缺乏特异性，常易误诊为溃疡病或胃癌。X 线、胃镜、B 超、CT 和 MRI 检查对诊断有帮助。

1. X 线钡餐检查：可见胃壁有边界清楚的充盈缺损阴影，其中央可见脐样凹陷的溃疡龛影，如为腔外型肿瘤，则可见胃受压和移位现象。但对于较小的壁间型肿瘤则 X 线钡餐难以显示，易被漏诊。

2. 胃镜检查：可见胃壁受压变形，胃黏膜下隆起，病变处黏膜充血、水肿、糜烂及出血等，组织活检即可确诊。但肿瘤起源于黏膜下肌层，早期黏膜改变不明显，与胃炎难以区别，胃镜活检时应尽可能向黏膜深部钳取组织。

3. B 超、CT 和 MRI 检查：能显示肿瘤的部位大小、浸润范围和深度以及与周围邻近组织的关系，对诊断均具有一定价值。

胃平滑肌肉瘤手术切除术后疗效较好，其 5 年生存率可达 40%~50%。预后与肿瘤大小、病理组织学分级以及手术类型密切相关。肿瘤直径 ≥ 8cm 者预后较差，低级胃平滑肌肉瘤的预后明显好于高级者，行根治性切除术的 5 年生存率达 63%。

第六节　TM4SF1 水平与胃癌研究

跨膜 4 超家族成员 1（TM4SF1），也称肿瘤相关抗原 L6，是一种 22kDa 的四跨膜结构域蛋白。

TM4SFI 在多种上皮来源的肿瘤中出现异常表达，如胰腺癌、肝癌、结直肠癌等。TM4SF1 参与调控肿瘤细胞的生长、增殖、侵袭和转移等过程，有望成为肿瘤早期诊断、病情预测及预后的指标，因其在恶性肿瘤细胞中选择性表达，也可成为肿瘤靶向治疗的靶点。相关研究显示，USP10、S100A12、p53 和 Ki67 是癌症侵袭和转移的肿瘤分子标志物。还有研究显示，S100A12 的表达与侵袭深度有关，并被评估为 GC 整体生存率差的独立危险因素，p53 和 Ki67 是癌症进展的既定标志物。在目前的研究中发现 TM4SF1 的表达与胃癌中 USP10、S100A12、p53 或 Ki67 的表达没有相关性，这表明 TM4SFI 在胃癌侵袭转移中起着不同于 USP10、S100A12、p53 或 Ki67 的作用。TM4SFI 在胃癌侵袭转移中的确切作用值得进一步研究。

相关研究显示，TM4SF1 低表达与胃癌的发生发展有关。还有研究显示，胃癌与肺癌、乳腺癌、结肠癌、卵巢癌、肾癌和前列腺癌等不同，胃癌患者的 M4 SFL MRNA 和蛋白水平比较低，与本研究相符，TM4SF1 在 CC 组织中呈阴性表达，在相邻非癌组织中呈阳性表达。在我们的患者队列中，免疫组化分析显示，在 CC 组织中 TM4SF1 的表达率，显著低于非癌性胃黏膜组织表达率（$P < 0.05$）。相关研究表明，TM4SF1 在多种类型的上皮来源恶性肿瘤与供应肿瘤血管内皮呈低表达状态。还有研究表明，TM4SF1 的过表达会促进乳腺癌细胞中 MAD-MB-231 转移，并且抑制其凋亡情况。国外研究发现，TM4SF1 在侵袭性膀胱癌组织之中表达高于癌旁组织。

本研究发现，TM4SF1 阴性患者与 TM4SF1 阳性患者的性别、年龄、肿瘤大小和侵入深度对比无明显差异（$P > 0.05$），TM4SF1 阴性患者与 TM4SF1 阳性患者的淋巴结转移、远处转移、肿瘤 TNM 分期情况对比差异显著（$P < 0.05$），由此证明，TM4SF1 的丢失对胃癌细胞的侵袭和迁移有促进作用。然而，其他研究表明，TM4SF1 的高表达与 MIBC（肌肉浸润性膀胱癌）患者的 T 分期、TNM 分期、淋巴结转移状况有关，TM4SF1 在肿瘤进展和侵袭中的作用似乎也是组织特异性的。

Spearman 相关分析结果显示，TM4SF1 水平与胃癌患者的性别、年龄、肿瘤大小和侵入程度无明显相关性（$P > 0.05$），TM4SF1 水平与胃癌患者的淋巴结转移、远处转移和肿瘤 TNM 分期呈负相关（$P < 0.05$），由此证明，TM4SF1 可能参与了胃癌的发生发展过程，可以作为胃癌患者治疗和预后情况判断的重要指标。

第七节 胃肠道间质瘤

胃肠道间质瘤（gastrointestinal stromal tumors，GIST）是一类起源于胃肠道间叶组织的肿瘤，占消化道间叶肿瘤的大部分。Mazur 等于 1983 年首次提出了胃肠道间质肿瘤这个概念，GIST 与胃肠道肌间神经丛周围的 Cajal 间质细胞（interstitial cells of cajal，ICC）细胞相似，均有 c-Kit 基因、CD117（酪氨激酶受体）、CD34（骨髓干细胞抗原）表达阳性。

一、临床表现

胃肠道间质瘤占胃肠道恶性肿瘤的 1%~3%，估计年发病率为（10~20）/100 万，多发于中老年患者，40 岁以下患者少见，男女发病率无明显差异。GIST 大部分发生于胃（50%~70%）和小肠（20%~30%），结直肠占 10%~20%，食管占 0~6%，肠系膜、网膜及腹腔后罕见。GIST 病人 20%~30% 是恶性的，第一次就诊时有 11%~47% 已有转移，主要转移到肝和腹腔。

病程可短至数天长至 20 年，恶性 GIST 病程较短，多在数月以内，良性或早期者无症状。GIST 的主要症状依赖于肿瘤的大小和位置，通常无特异性。胃肠道出血是最常见症状。贲门部 GIST 吞咽不适、吞咽困难症状也很常见。部分病人因溃疡穿孔就诊，可增加腹腔种植和局部复发的风险。常见症状有腹痛、包块及消化道出血及胃肠道梗阻等。腹腔播散可出现腹水，恶性 GIST 可有体重减轻、发热等症状。

二、诊断

1. 体检：部分肿瘤较大的患者可触及腹部活动肿块、表面光滑、结节或分叶状。
2. 实验室检查：患者可出现贫血、低蛋白血症、大便潜血阳性。
3. 影像学特点：
（1）胃镜及超声胃镜检查：对于 GIST，胃镜可帮助明确肿瘤部位及大小。超声内镜对于胃外生性肿瘤可协助诊断，协诊 GIST 位置、大小、起源、局部浸润状况、转移等。部分患者可获得病理学诊断。
（2）CT 检查：CT 平扫发现肿瘤多呈圆形或类圆形，少数呈不规则形。良性肿瘤多小于 5cm，密度均匀，边缘锐利，极少侵犯邻近器官，可以有钙化表现。恶性肿瘤多大于 6cm，边界不清，与邻近器官粘连，可呈分叶状，密度不均匀，中央极易出现坏死、囊变和出血，肿瘤可出现高、低密度混杂，钙化很少见。增强 CT 可见均匀等密度者多呈均匀中度或明显强化，螺旋 CT 尤以静脉期显示明显。这种强化方式多见于低度恶性胃肠道间质肿瘤，坏死、囊变者常表现肿瘤周边强化明显。CT 消化道三维重建对于肿瘤可协助诊断，协诊 GIST 位置、大小、局部浸润状况、转移等。

（3）18FDG-PET 和 18FDG-PET/CT：CT、MRI 等影像学方法只是评估肿瘤的大小、肿瘤的密度以及肿瘤内的血管分布，不能反映肿瘤的代谢情况，用 18 氟脱氧葡萄糖的 PET 检查可以弥补以上物理学检查的不足，它的原理是胃肠道间质肿瘤是一种高代谢的肿瘤，利用肿瘤内强烈的糖酵解反应摄取高密度的 18 氟脱氧葡萄糖跟踪显影，对早期转移或者复发比 CT 敏感，并且在评估肿瘤对化疗药物的反应时明显优于其他物理学检查方法，PET 与 CT 联合扫描方法能同时评估肿瘤的解剖和代谢情况，对肿瘤的分期以及治疗效果的评估优于 CT，也为其他实体肿瘤分子靶向治疗的疗效判断提供了一个参考。

（4）其他辅助检查：X 线钡餐示边缘整齐、圆形充盈缺损，中央可有"脐样"溃疡龛影，或表现为受压、移位。肠系膜上动脉 DSA 对于小肠 GIST 诊断、肿瘤定位具有重要意义。

4. 病理学特点：在大体标本中，胃肠道间质肿瘤直径从 1~2cm 到大于 20cm 不等，呈局限性生长，大多数肿瘤没有完整的包膜，偶尔可以看到假包膜，体积大的肿瘤可以伴随囊性变，坏死和局灶性出血，穿刺后肿瘤破裂，也可以穿透黏膜形成溃疡。肿瘤多位于胃肠黏膜下层（60%）、浆膜下层（30%）和肌壁层（10%）。境界清楚，向腔内生长者多呈息肉样肿块常伴发溃疡形成，向浆膜外生长形成浆膜下肿块。临床上消化道出血与触及肿块是常见病征。位于腹腔内的间质瘤，肿块体积常较大。肿瘤大体形态呈结节状或分叶状，切面呈灰白色、红色，均匀一致，质地硬韧，黏膜面溃疡形成，可见出血、坏死、黏液变及囊性变。

显微镜下特点，70% 的胃肠道间质肿瘤呈现梭形细胞，20% 为上皮样细胞，包括梭形上皮样细胞混合型和类癌瘤副神经节型，目前学术界公认非梭形 / 上皮样细胞的细胞学形态可基本排除胃肠道间质肿瘤的诊断。胃肠道间质肿瘤的免疫组织化学的诊断特征是细胞表面抗原 CD117（KIT 蛋白）阳性，CD117 在胃肠道间质肿瘤的细胞表面和细胞质内广泛表达，而在所有非胃肠道间质肿瘤的肿瘤细胞内均不表达，CD117 的高灵敏性和特异性使得它一直是胃肠道间质肿瘤的确诊指标。CD 34 是一种跨膜糖蛋白，存在于内皮细胞和骨髓造血干细胞上，它在间叶性肿瘤中的表达有一定意义，CD 34 在 60%~70% 的胃肠道间质肿瘤中阳性，但由于它可在多种肿瘤中表达，仅对胃肠道间质肿瘤有轻度的特异性，平滑肌肌动蛋白（SMA）、结蛋白（典型肌肉的中间丝蛋白）及 S – 100（神经标志物）一般阳性率分别是 30% ~40%、1%~2%（仅见于局部细胞）及 5%，均没有诊断的特异性。

5. 基因突变诊断：5%~7% 的胃肠道间质肿瘤中 CD117 表达是阴性的，此时胃肠道间质肿瘤的诊断要依靠基因突变类型检测，80% 以上的胃肠道间质肿瘤的基因突变类型是 Kit 或者 PDGFRA 的突变，这些突变在肿瘤形成的早期就能检测到，已经发现的 Kit 的突变类型有 4 种：外显子 9（10.3%）、外显子 11（87.2%）、外显子 13（2.1%）、外显子 17

（0.4%）；PDGFRA的突变发生在没有Kit突变的肿瘤中，有3种突变类型：外显子12（3%）、外显子14（<1%）、外显子18（97%）。基因突变的检测可以进一步明确诊断CD117阴性的患者，诊断家族性胃肠道间质肿瘤，评价小儿胃肠道间质肿瘤，指导化疗，预测化疗的效果，基因突变的监测在胃肠道间质肿瘤的诊治过程中都是势在必行。

DOG1（Discovered on GIST-1）是最近发现在GIST中特异表达的一种细胞膜表面蛋白，由DOG1基因编码，是一种功能尚不明确的蛋白，A.P.Dei Tos等发现在139例胃肠道间质肿瘤组织中有136例有表达（敏感度97.8%），并且CD117阴性的胃肠道间质肿瘤中DOG1都有较强的表达，并且在438例非胃肠道间质肿瘤中仅有4例有DOG1的表达，这提示DOG1是一个特异的胃肠道间质肿瘤的诊断标准，尤其适用于CD117以及Kit和PDGFRA突变基因检测阴性的胃肠道间质肿瘤的诊断。

三、治疗

1.手术治疗：是胃肠道间质肿瘤首选且唯一可能治愈的方法，可行局部切除或行楔形切除，切缘距肿瘤边缘应超过2cm以上。GIST高危患者术后复发转移率高，可达55%~90%，80%在术后1~2年内有3/4局部复发，半数还同时出现肝转移，虽有可能再切除，但难以提高生存率。原发灶切除彻底无转移灶者5年生存率54%（50%~65%），不能彻底切除或转移者5年总生存期<35%，不能切除者总生存期9~12月。

2.药物治疗：

（1）复发/合并转移胃肠道间质肿瘤的治疗：伊马替尼作为选择性Kit/PDGFRA受体酪氨酸激酶抑制剂，应用于手术不可切除及转移性病例的治疗以及部分高度侵袭危险性病例的术后预防性化疗，使GIST的治疗发生了革命性的进步。手术切除后复发表现为：原发手术切除部位的新病变，原发病灶以外的部位出现转移灶，现存肿瘤体积的增大以及在接受伊马替尼治疗的病人病灶中出现结节性高密度影。复发或者转移的病人的手术预后与肿瘤分期、肿瘤风险评估以及首次手术后无瘤生存的时间有关，DeMatteo等在200例术后复发的病人中研究表明，完整切除复发转移灶的病人的中位生存率是54个月，而不完整切除转移灶或者是有残余伴随病灶的中位生存率下降到5个月。不能手术切除的先行伊马替尼治疗4~12个月，在达到药物最大疗效及早行手术治疗，手术后继续伊马替尼的药物治疗，手术联合靶向分子药物的综合治疗方法明显地改善了胃肠道间质肿瘤患者的预后。

（2）伊马替尼耐药的胃肠道间质肿瘤药物治疗：伊马替尼的耐药发生率据统计可高达63%，10%~30%的胃肠道间质肿瘤表现出原发性耐药。原发性耐药的定义是用药6个月后肿瘤继续进展，这种进展往往是多灶性病变，这些耐药的GIST表达野生型的Kit或者Kit的外显子9的突变或者是PDGFRAD843V突变。继发型耐药的定义是用药6个月后再发的耐药，继发性耐药的两个可能的机制是：首先，突变稳定了 Kit 激酶的结构阻止了 Kit 与伊马替尼的结合。其次，突变干扰了伊马替尼与 Kit 结合，继发耐药胃肠道间质肿瘤往往表现出外显子 11 原发的突变，其次的突变部位是外显子 12、14、17。最近的研究表明，原发的外显子 12K643E 和外显子 14T670I 突变与继发耐药有关，而舒尼替尼是一种经口给药的能够抑制多种受体酪氨酸激酶活性的有效药物，舒尼替尼治疗靶点包括：VEGFR1-3，CD117，Kit，PDGFRA 和 PDGFRB，作用谱广，抑制 VEGFR2 和 PDGFRA 的作用比其他药物高 10~30 倍，并且可以抑制对伊马替尼耐药的突变类型，目前很多临床研究结果表明舒尼替尼可以作为伊马替尼耐药的一线替代药物。

四、预后

不同胃肠道间质肿瘤侵袭性确实不同，肿瘤部位、大小、核分裂象、肿瘤术中是否完整切除、组织学类型、免疫组织化学类型、增生抗原表达、增生倍数、性别、年龄、突变类型与肿瘤的预后相关，但目前无统一的预后标准。形态学与预后关系密切的是肿瘤的生物学行为和肿瘤的最大直径和有丝分裂比率，评估预后时应该综合以上因素，结合肿瘤发生部位的新分级标准逐渐被临床医师采纳。肿瘤发生部位成为预测预后的独立因素，发生于胃的间质瘤比其他部位的间质瘤预后均好。另外基因突变位点的不同与肿瘤的恶性程度相关，虽然不是独立的预后因素，但 Kit 外显子 9 和外显子 11 突变的胃肠道间质肿瘤术后复发率较高。类似的研究也表明，瘤细胞核分裂计数和外显子 11 的突变均提示高危胃肠道间质肿瘤预后不良。Miettinen 等发现，胃间质肿瘤病人中 Kit 外显子 11 的点突变比缺失预后好，Kit 外显子 11 远端复制预后好，Kit 外显子 9 的突变往往预后较差。近些年来基因突变和肿瘤发生部位也越来越被人们重视，已经成为除核分裂计数以外评估预后的重要因素。

第八节 胃类癌（附：类癌）

胃类癌是指起源于胃黏膜肠嗜铬样细胞的恶性肿瘤，生长缓慢、恶性程度低，属于神经内分泌肿瘤。该病临床上极为罕见，部位多在胃底及胃体部，多为单发，可大可小。初发在胃黏膜，质硬，边界清楚，黏膜光整，当发生溃疡时可出血，也可侵及肌层及临近组织，少数可发生淋巴结和肝转移。

胃类癌少见，约占类癌的 3%。Ⅰ型主要表现为慢性萎缩性胃炎、恶性贫血，预后较好；Ⅱ型常与 Zollinger-ElliSon 综合征相关；Ⅲ型散发，少见，恶性程度最高。

病因不明，可能与促胃素瘤及高促胃液素血症、恶性贫血、幽门螺杆菌感染及某些自身免疫性疾病有关，其中高促胃液素血症是胃类癌发病的重要因素。

一、临床表现

1. 症状：早期多无症状，即使有症状也多无特异性，类似于胃溃疡，部分患者可出现上腹痛、恶心、呕吐、呕血、便血等症状。少数患者会出现类癌综合征，可有皮肤潮红、腹泻、呼吸困难、哮喘、多汗、血管神经性水肿、情绪异常、精神失常、癫痫样发作等，但单独依靠症状往往难以做出诊断。

2. 体征：多无特异体征，肿瘤增长到一定程度时，可触及包块，转移时有相应的表现。

3. 实验室检查：24 小时尿 5- 羟吲哚乙酸测定，高于 50mg 可确定类癌的存在，但其对无类癌综合征的类癌患者的敏感性较低；各种诱发试验均能判断是否有类癌存在，但不能确定是否为胃类癌。

4. 影像学检查：

（1）X 线检查：早期可见黏膜光滑的充盈缺损，形成溃疡时有较特异的溃疡表现。

（2）CT：能明确类癌侵入程度及与周围的关系。

（3）核素扫描：可清楚地显示原发性类癌和未被发现的转移播散的类癌图像。还可确定类癌的存在部位。

（4）内镜：可以发现病灶所在的部位，小息肉样、圆形黏膜下肿块，表面常呈黄色。一般位于黏膜下层，早期典型的病变为界限清楚的结节状隆起，中、晚期则表现为溃疡，呈边缘不规则隆起。

5. 病理检查：癌细胞相互连接成条索状或带状，有时排列为菊花状腺管样结构，癌细胞呈圆形、卵圆形或柱状，大小一致，核圆形空泡状，通常无核分裂，胞质常呈嗜酸性，对重铬酸盐有黄色反应，胞质呈嗜银染色（棕色或黑色）。电镜下特异表现为细胞质内有大量呈球形的内分泌颗粒，集中在肿瘤基底部或血管周围。

二、诊断

除普通临床表现外，还应当注意有无全身类癌的表现，结合辅助检查来确定诊断，其中病理检查发现细胞质中球形内分泌颗粒可以确诊。

类癌是一种罕见的、生长缓慢的、能产生小分子的多肽类或肽类激素神经内分泌性肿瘤（可分泌多种活性物质，因肿瘤生长部位而异），常发生于胃肠道（胃肠道占 3/4，胃肠道类癌具有嗜银性，也称嗜银细胞癌）及呼吸道，除能分泌有强烈生理活性的血清素（即 5- 羟色胺）、胰舒血管素和组胺外，有的还可分泌其他胺和肽类物质，如缓激肽、儿茶酚胺、胃泌素、胃动素、胰岛素、胰升血糖素、生激素、抗利尿激素、促性腺激素、ACTH、皮质类固醇、甲状旁腺素、降钙素及前列腺素等。

原发肿瘤起源于黏膜腺体腺管的 Kultschitzky 细胞。消化道类癌常发生在阑尾，多因急、慢性阑尾炎手术而偶然发现，其次为直肠，多表现为便血，可经直肠指诊检出；再次为回肠末段；也可位于胃肠道其他部位或胃肠外器官，如支气管、胆囊、胰腺、甲状腺以及卵巢或睾丸。

类癌具有恶变倾向，但根据细胞形态难于判断类癌的良、恶性质，其性质的判定主要取决于肿瘤的大小、部位、浸润组织的深浅以及是否有转移。

消化道类癌分泌的生物活性物质经门静脉血流入肝脏，由肝细胞灭活后再经肺细胞灭活。只有当肝内类癌转移分泌大量活性物质，直接释入肝静脉分布到全身时，才出现类癌综合征。而胚胎期前肠器官类癌的分泌物，由于可直接释放入血循环，这些类癌在其转移前即可产生此综合征。

产生类癌综合征的主要物质是血清素和缓激肽，组胺也参与一部分作用。血清素对周围血管和肺血管均有直接收缩作用；对支气管也有强力收缩作用；对节前迷走神经和神经节细胞有刺激作用，可使胃肠道动力增加，分泌增加。循环血清素浓度增高还可引起心内膜纤维化。

类癌综合征：类癌晚期表现，包括潮红、腹痛、腹泻、心脏疾患、哮喘和毛细血管扩张。肺癌的类癌综合征：在肺部肿瘤中，可见到因分泌 5- 羟色胺过多而引起的哮喘样支气管痉挛、阵发性心动过速、皮肤潮红、水样腹泻等症状，以燕麦细胞癌和腺癌多见。

第九节　胃良性肿瘤

胃良性肿瘤在临床上比较少见，约占胃肿瘤的 2%。按照其组织来源可分为两类：一类为来源于黏膜的良性上皮细胞瘤，如胃腺瘤、腺瘤性息肉等，可发生于胃的任何部位，但多见于胃窦部；另一类为良性间叶组织的肿瘤，如平滑肌瘤、纤维瘤、脂肪瘤等。最常见的为平滑肌瘤，多发生于胃体和胃窦部。

大多数胃良性肿瘤是无症状的，常由于其他原因行双重 X 线造影或内镜检查时发现。胃良性肿瘤发生溃疡、出血或因息肉蒂过长脱垂至幽门引起梗阻就会出现症状，无蒂息肉也会由于蠕动而导致梗阻。近年来由于诊断技术的提高，胃良性肿瘤的诊断率亦有所提高。

来源于黏膜的良性上皮细胞肿瘤可分为两类：增生性息肉和腺瘤性息肉。他们大体外观相似，但有不同的组织学特性及恶性行为。增生性息肉也叫增生性炎性息肉，为上皮良性肿瘤中最常见的一种类型。增生性息肉属于良性病变，没有恶变倾向。这些肿瘤通常小于 2cm，可单发亦可多发，多数为无蒂，少数是带蒂的，因此在内镜下很难摘除，常需要行手术切除。腺瘤性息肉比炎性息肉少见，而且一般较大，他们可以无蒂亦可带蒂，以单发为主亦可多发。与增生性息肉不同，腺瘤性息肉属于癌前病变，尤其当其大于 2cm 时，无蒂息肉比带蒂息肉更易恶变。但必须指出，并不是所有大于 2cm 的腺瘤性息肉都是恶性的。所有息肉均应行内镜下活检，如果为增生性息肉，可在内镜下全部切除；如果为良性腺瘤性息肉，手术行胃局部切除。当内镜下不能确认息肉的良恶性、不能完全切除或无蒂息肉大于 2cm 时，均应实施手术治疗。

来源于间叶组织的良性肿瘤，最常见的为平滑肌瘤，多发生于胃窦部，有转变为肉瘤的倾向。平滑肌瘤通常向胃黏膜生长，容易发生溃疡导致出血，较少向浆膜层发展或仅位于肌层。如果肿瘤向浆膜层生长，也不太大，内镜下切除是比较安全的，切除后应检查标本，确认肿瘤是否完全切除。一般情况下不应行瘤体摘除术，而应采取胃切除或局部胃切除，除非一些特殊部位如贲门或幽门区的平滑肌瘤，为了避免手术的复杂性和危险性，可以采用手术摘除。胃小弯侧平滑肌瘤必须切除，如果肿瘤比较大或位于胃的远端，则应行胃大部切除。平滑肌瘤即使发生恶变，也较少有淋巴结转移，可仅行胃大部切除，而不必清扫区域淋巴结。

第十节　胃神经纤维瘤

胃神经纤维瘤属于神经源性肿瘤，发病率低，临床较为少见，约占胃良性肿瘤的 10%，但恶变率较高。患者多见于中年人，男女性别无明显差异。

胃神经纤维瘤可以是单纯胃部的神经纤维瘤，也可以是全身性神经纤维瘤的胃部表现。

一、病因

胃神经纤维瘤大多单发，也可为全身多发性神经纤维瘤病的一部分。约 10% 的胃神经纤维瘤会发生恶性变。以胃远端小弯侧多见。肿瘤呈圆形、椭圆形或结节状，有蒂或无蒂，生长较为缓慢。多数位于浆膜下向胃外突出，少数黏膜下生长突向胃腔，可使胃黏膜逐渐变薄，甚至发生溃疡。

二、临床表现

胃神经纤维瘤患者可表现为呕血或黑便；另一典型症状是类似溃疡病的周期性疼痛，用药物治疗疼痛可以暂时缓解。可以出现间歇性幽门梗阻症状。浆膜下巨大肿瘤压迫胃腔可以引起消化不良及食欲减退等症状，有时甚至可在上腹部触及包块，质地中等硬度。部分胃神经纤维瘤患者无任何自觉症状。

三、检查

1. 血常规检查：长期慢性出血的病人可出现红细胞数目和血红蛋白数量减少，表现为缺铁性贫血。

2. 大便潜血试验：可出现阳性结果。

3. 肿瘤的组织病理学检查：可有助于诊断。

4. 上消化道造影：胃壁呈结节状隆起，或半圆形充盈缺损，有时在充盈缺损区可以见到龛影；胃壁柔软，蠕动波可以通过。

5. 胃镜检查：可显示黏膜下肿瘤的特征，有的带蒂或呈结节状。

四、诊断

该病无明显特异性症状，手术前常难以确诊。当有如下征象时可提示诊断。

（1）胃良性肿瘤伴有多发性皮肤神经纤维瘤病。

（2）长期慢性失血（黑便），无其他原因可解释。

（3）突然无原因地出现上消化道大出血，除外其他疾病时。

（4）X线提示胃部良性肿瘤，后经胃镜病理证实。胃镜活检有时可明确诊断。

五、鉴别诊断

与其他胃部良性肿瘤很难鉴别，多靠术后病理证实。与恶性肿瘤的鉴别主要依据X线下是否有溃疡形成及黏膜破坏，并结合胃镜观察及活检结果进行综合分析。

第十一节　胃脂肪瘤

胃脂肪瘤是胃良性间质性肿瘤，发病率低，不超过全部胃良性肿瘤的3%。20%胃脂肪瘤伴身体其他部位的脂肪瘤，进展缓慢，恶变极少，预后良好。胃脂肪瘤多见于中年人，男女发病率无显著差异。胃脂肪瘤可发生于胃体和胃窦，以单发无蒂为主，主要位于黏膜下层者多见，以胃窦部多见，90%于黏膜下生长，肿瘤向胃腔突出形成胃内型；10%

于浆膜下生长，向胃外腹腔内突出形成胃外型。病理表现为肿瘤由分化成熟的脂肪细胞组成，排列紧密，并由纤维小梁将其分隔成大小不等的小叶。

一、临床表现

脂肪瘤生长缓慢，临床表现与肿瘤部位、大小、表面有无溃疡出血有关。肿瘤较小时患者可无任何临床症状，位于贲门附近者，可出现咽下困难；位于幽门区者可并发幽门梗阻症状。如肿瘤表面有溃疡，可出现胃部不适、疼痛等类似胃溃疡或慢性胃炎的症状，约50%的病例可有出血。

胃脂肪瘤偶有恶变者。胃窦部脂肪瘤越靠近幽门，越易影响胃排空，患者可出现上腹饱胀不适、疼痛、间歇性呕吐等症状。当肿瘤体积增大到一定程度时，尤其是那些胃窦黏膜下的脂肪瘤，有时可以滑至幽门口甚至滑过幽门管进入十二指肠球部引起幽门梗阻，患者可出现呕吐隔夜食物等典型症状。这类病人左侧卧位时，腹胀、腹痛、呕吐症状可以减轻，出现类似胃黏膜脱垂的临床表现。无论是胃窦还是胃体部的脂肪瘤，当肿瘤直径大于4cm时，由于其凸入胃腔与食物摩擦，加之血供障碍，肿瘤表面黏膜可出现糜烂乃至溃疡形成，此时，患者多有腹痛及消化道出血，常为黑便，少有呕血。当患者有出血、梗阻和体重下降时，难以与恶性肿瘤鉴别。体格检查阳性体征较少，长期慢性失血患者可有贫血症状。上腹部可有压痛，幽门梗阻患者则震水音阳性，可见胃型及蠕动波。源于胃浆膜下的脂肪瘤患者，若肿瘤直径较大，体检时可在上腹部触及质地较软、活动、边界尚清的肿块。

二、检查和诊断

由于胃脂肪瘤无特殊表现，多被误诊为慢性胃炎、溃疡病或恶性肿瘤，辅助检查在诊断中占重要地位。上消化道X线钡餐造影主要特征为胃内球形或椭圆形充盈缺损，边缘清楚、光滑的黏膜下肿块，但不易区别脂肪瘤与其他黏膜下病变。CT下脂肪瘤表现为圆形或椭圆形的边缘光整的低密度肿块影，根据不同CT值可区别脂肪与其他组织，有一定诊断价值。内镜下可见半圆形或椭圆形黏膜下隆起，大小不一，大者可达数十厘米，以1~5cm多见。内镜下还常有以下征象：①压垫征（cushionsign），即活检钳推压肿物时有海绵状压迹，离开后可恢复原状。②帐篷效应（tenting effect），即活检钳易夹起瘤体表面，形似撑起的帐篷。但需注意与其他胃黏膜下肿瘤相鉴别，如间质瘤、异位胰腺等。超声内镜表现起源于黏膜下层，呈均匀一致的高回声，诊断准确率达95%。目前胃脂肪瘤诊断主要依赖胃镜及超声内镜，但内镜下常规活检难以深达黏膜下层，无法定性，因此最终确诊有赖于术后病理。

三、治疗

无症状的病例可不予处理，但由于本病术前诊断困难，大多数病例需手术切除以除外恶性病变。根据病变具体情况决定手术方式，可作肿瘤局部切除或连同部分胃壁的楔形切除，多发肿瘤可行胃部分切除术。如疑有恶变，术中应做冰冻切片检查，视病变性质及部位而决定切除范围。近来有经内镜将息肉样肿瘤切除的报道。较小的肿瘤可局部切除或仅将肿瘤摘除，较大者需行胃部分切除术。

胃脂肪瘤位于黏膜下，一般圈套器电切无法摘除，对无症状或症状较轻、肿块直径小于1cm的胃脂肪瘤可随访观察。既往较大者常需外科手术或双镜联合切除治疗。据文献报道，在内镜下切除巨大的胃肠道脂肪瘤（直径大于3.0cm）是安全有效的。比如可行ESD或内镜黏膜切除术（endoscopic mucosal resection，EMR）治疗，但目前国内ESD仅少数医院开展。胃脂肪瘤无论用以上哪种方法治疗，完整切除后，复发率低，极少癌变，预后良好。

第十二节 胃壁炎性假瘤

假瘤不是肿瘤，是一种良性疾病，一般是慢性炎症的反应。通常不会癌变，但是较普通炎症来说更难治疗一点，有些情况下需要手术切除。

炎性假瘤亦称浆细胞肉芽肿、纤维黄瘤，是特发性良性黏液纤维母细胞和炎性细胞增生。病因不明，手术、创伤、感染、恶性病变可为诱因，常见于青年人的肺部，而发生于腹内和腹膜后者少见。作者报告两例小儿胃炎性假瘤，属罕见病例，均为女孩，年龄为5岁和18个月，瘤体位于胃底和胃体大弯。X线平片上无特殊表现；超声图像上无低回声的肌壁可与内脏重复区别，但因边缘不规则和出血，易误诊。

超声检查表现：①胃壁增厚，呈弱回声。②局部可呈息肉样改变。③有时可以发生溃疡。④超声表现无特异性，易被误诊为胃肿瘤。

第十三节 胃息肉

胃息肉指胃黏膜局限性良性隆起病变，是突出于胃黏膜表面的良性隆起性病变，表面常较光滑。

一、分类

大体上可以分为腺瘤性息肉、增生性息肉、胃底腺息肉、特殊息肉等。

1. 腺瘤性息肉：占胃息肉的 10%~25%，癌变率高，可达 30%~58.3%，尤其是瘤体较大（> 2cm 的广基息肉）、绒毛状腺瘤、伴异型增生者恶变率更高。

2. 增生性息肉：大部分胃息肉属于这一种，一般不会癌变，但是可能会带来消化道症状；有 0.4%~1.76% 的癌变概率。根除幽门螺杆菌后，大约 40% 的会完全消退，> 2cm 的予以切除。

3. 胃底腺息肉：胃底腺息肉又叫 Elster 囊肿，分为散发性和家族性两种。

前者可能和长期用"质子泵抑制剂"（拉唑类药物）有关，是没有幽门螺杆菌感染的标志之一，异型增生灶发生率 < 1%，基本不会癌变。后者有 25%~41% 会发生不典型增生，癌变率较高。两者在内镜下难以区别。

4. 特殊息肉（比较少见）：

（1）错构瘤性息肉：多发于胃窦，常为单发，无恶变倾向。

（2）异位性息肉：多为良性。

（3）家族性息肉病：胃部的多发于胃窦，约 5% 为腺瘤性；50%~90% 的患者存在于十二指肠腺瘤和壶腹部腺瘤，多为恶性。

二、发病原因

尽管胃息肉发生的原因并不十分清楚，但一般认为与以下这些因素有关。

1. 遗传：基因变异与胃息肉的形成息息相关，具体机制未明。

2. 幽门螺杆菌感染：幽门螺杆菌能释放多种炎症介质及细胞因子，对胃黏膜造成损伤，刺激胃上皮细胞增生，导致胃息肉产生；根除后，息肉会缩小或消失。

3. 胆汁反流：十二指肠液含有胆酸、胰酶，反流入胃内，可损害胃黏膜，并引起胃黏膜的炎症性增生，导致胃息肉产生；同时，大量反流液使胃内 pH 值升高，使得胃泌素增生，导致增生性息肉产生。

4. 抑酸药：长期服用抑酸药可导致高胃泌素血症，可促进胃腺体囊状扩张，形成胃息肉；胃底腺息肉多与服用该药密切相关，部分该类患者停用抑酸药后胃底腺息肉可消失。

5. 吸烟：可能与吸烟会增加幽门螺杆菌的感染率等因素相关；另一方面，烟草烟雾中含有大量的致癌物质可结合 DNA 形成加合物，干扰细胞复制，影响 DNA 修复，使胃黏膜发生不可逆转的基因改变，促进息肉的形成。

6. 饮酒：可损伤胃黏膜，慢性胃发生率明显增加，细菌繁殖增加，促进亚硝胺类致癌物质合成，从而增加胃息肉发生的风险。

7. 某些食物：有人认为进食较多肉类（红肉）、腌制食物、油炸食物，较少进食蔬菜类，高脂血症，肥胖等会增加罹患胃息肉的风险。

8. 年龄性别：老年人比青年人、男性比女性更易罹患胃息肉。

三、临床表现

多无症状，或有上腹部轻微疼痛或不适、恶心、厌食、消化不良、体重下降及慢性腹泻等症状。

如息肉表面糜烂、溃疡，可以发生间歇性或持续性出血。

较大的息肉可以阻塞于幽门或息肉样胃窦黏膜滑入十二指肠，则可以出现幽门梗阻症状。

四、组织学类型

1. 胃息肉癌变：胃息肉绝大部分是良性的，只有腺瘤性息肉，才会癌变，而且也不是100%。胃息肉发生癌变受到很多因素的影响，如息肉的大小、类型、形态、数目、部位、上皮间变程度、年龄以及地区和种族等，息肉越大，癌变率越高。

直径小于1.0cm的有蒂息肉癌变率小于1%；直径在1~2cm者癌变率通常为10%；直径大于2cm的癌变率通常为50%。

腺瘤性息肉癌变率高，其中管状腺瘤的癌变率为1%~5%，绒毛状腺瘤的癌变率最高为10%~60%，而混合性息肉癌变率则介于两者之间。

有人将息肉发生重度不典型增生称为原位癌，这时异常细胞仅局限于上皮的表面而未侵犯到腺体的基底膜，可以内镜下切除。

2. 息肉的形态：有蒂息肉癌变率较低而无蒂息肉癌变率高。息肉表面光整者癌变率小于5%，呈乳头状者约35%，呈菜花状或分叶状者约为50%。无蒂息肉如表面不光整且呈中凹花坛状易癌变。

3. 息肉的部位：胃息肉的多发部位是胃窦约占65%，其次为胃体部约占20%。此外，一般认为多发性息肉的癌变率高于单发者；年龄越大息肉发生机会越多，癌变率越高；腺瘤存在的时间越长，癌变的危险性越大。

多发性息肉的恶变率比单个息肉高。

增生性息肉极少恶变，也叫炎性息肉或再生性息肉，属于胃腺体增生延长，排列比较紊乱，腺体之间有较大的空隙，有的中间夹有未成熟的细胞，绝大多数无不典型增生，癌变率只有0.4%左右。

胃息肉一经发现，必须取活检，以证实息肉是腺瘤性息肉还是增生性息肉，如果是腺瘤性息肉，原则上需要切除治疗，以绝后患；如果是增生性息肉，依据病因，采取相应措施。

五、治疗

胃息肉一般多为良性，无症状者无需治疗。增生息肉为非肿瘤性息肉，因为不会发生恶性病变，经内科对症处理，效果较好。

腺瘤性息肉癌变率可达 30%~58.3%，活组织病理检查确诊即手术治疗。

（1）小息肉（直径小于 0.5 cm 的），可以在做胃镜检查时顺便夹除，也可以择机切除。

（2）病理证实的腺瘤性息肉，且直径 > 2cm，广基型，伴有不典型增生的，必须切除，并遵医嘱定期复查。

（3）多发性息肉，可以选择分期分次切除。

（4）家族性息肉，要结合肠镜及其他检查，选择合适的时间及时手术。

（5）对于病理证实伴高级别上皮内瘤变、疑似癌或已经癌变的，建议视具体情况采取内镜下行 EMR 或 ESD 术，或者外科手术治疗。

1. 内镜治疗：经内镜切除是胃息肉治疗的首选方法。内镜治疗息肉方法简便，损伤小，费用低，多数为一次性治疗，少数需分次切除。

2. 内镜治疗方法：

（1）高频电凝切除法：是目前应用最广泛的方法，其原理是利用高频电流产生的热效应使组织凝固、坏死而达到切除息肉的目的。

（2）微波灼除法：适用于直径小于 50 px 的无蒂息肉，对较小息肉可一次性灼除，较大者则需多次治疗。

（3）激光法：多用于宽蒂或无蒂息肉的治疗。

（4）尼龙丝及橡皮圈结扎法：通过结扎息肉根部，使其缺血坏死，达到治疗目的。

（5）氩离子凝固术：主要适用于广基无蒂，直径小于 37.5 px 者。

（6）对于较大的息肉也可采取内镜下 EMR 或 ESD 切除。

3. 手术治疗：手术主要用于内镜下无法保证切除彻底，或者已经发生浸润性恶变者。

（1）大于 50 px 的无蒂或广基型息肉。

（2）息肉进行性增大者。

（3）病检为腺瘤性息肉伴异型增生、疑癌、已经癌变者。

第十四节　胃溃疡

胃溃疡是指发生在胃角、胃窦、贲门和裂孔疝等部位的溃疡，是消化性溃疡的一种。消化性溃疡是一种常见的消化道疾病，可发生于食管、胃或十二指肠，也可发生于胃–空肠吻合口附近或含有胃黏膜的 Meckel 憩室内，因为胃溃疡和十二指肠溃疡最常见，故一般所谓的消化性溃疡是指胃溃疡和十二指肠溃疡。

一、病因

1. 幽门螺杆菌感染：大量研究充分证明，幽门螺杆菌感染是消化性溃疡的主要原因。

2. 药物及饮食因素：长期服用阿司匹林、皮质类固醇等药物易致此病发生。此外，长期吸烟、长期饮酒和饮用浓茶、咖啡似亦有一定关系。

3. 胃酸和胃蛋白酶：消化性溃疡的最终形成是由于胃酸和胃蛋白酶自身消化所致，胃酸是溃疡发生的决定性因素。

4. 应激精神因素：急性应激可引起应激性溃疡。长期精神紧张、焦虑或情绪波动的人易患胃溃疡。

5. 遗传因素：在一些罕见的遗传综合征中，如多发性内分泌腺瘤 I 型、系统性肥大细胞增多症等，胃溃疡为其临床表现的一部分。

6. 胃运动异常：部分胃溃疡患者存在胃运动障碍，如胃排空延缓所致胃酸分泌增加，十二指肠–胃反流所致胆汁、胰液和溶血卵磷脂对胃黏膜的损伤。

7. 其他因素：如可能与 I 型单纯疱疹病毒局部感染有关。肾移植或免疫缺陷的患者中，巨细胞病毒感染亦可能参与。

二、临床表现

上腹部疼痛是本病的主要症状。多位于上腹部，也可出现在左上腹部或胸骨后、剑突后。常呈隐痛、钝痛、胀痛、烧灼样痛。胃溃疡的疼痛多在餐后 1 小时内出现，经 1~2 小时后逐渐缓解，直至下餐进食后再复现上述节律。部分患者可无症状，或以出血、穿孔等并发症作为首发症状。

1. 内镜检查：内镜下溃疡可分为三个病期。①活动期：溃疡基底部蒙有白色或黄白色厚苔，周围黏膜充血、水肿（A1）；或周边黏膜充血、水肿开始消退，四周出现再生上皮所形成的红晕（A2）。②愈合期：溃疡缩小变浅，苔变薄，四周再生上皮所形成的红晕向溃疡围拢，黏膜皱襞向溃疡集中（H1），或溃疡面几乎为再生上皮所覆盖，黏膜皱襞更加向溃疡集中（H2）。③瘢痕期：溃疡基底部白苔消失，呈现红色瘢痕（S1），最后转变为白色瘢痕（S2）。

2. X线钡餐检查：可见龛影及黏膜皱襞集中等直接征象。单纯痉挛、激惹现象等间接征象。影像学检查特征。

（1）龛影为消化性溃疡的直接征象：切线位，龛影凸出于胃内壁轮廓之处，呈乳头状或半圆形；正位，龛影为圆形或椭圆形，其边缘光滑整齐。

（2）龛影周围黏膜纹：切线位，龛影与胃交界处显示1~2mm的透明细线影，见于龛影的上缘或下缘，或龛影的整个边缘。

（3）"狭颈征"：切线位，龛影口部与胃腔交界处有0.5~1cm一段狭于龛影的口径，称为"狭颈征"。

（4）"项圈征"：在龛影口部有一边缘光滑细线状密度减低区，如颈部戴的项圈。

（5）龛影周围的"日晕征"：正位，龛影周围有宽窄不一致的透亮带，边缘光滑。

（6）以龛影为中心的黏膜皱襞纠集：呈放射状分布，其外围逐渐变细消失，为慢性溃疡的另一征象。

（7）胃溃疡的其他X线征象：①胃大弯侧指状切迹。②胃小弯侧缩短。③胃角切迹增宽。④幽门管狭窄性梗阻，胃内滞留液。

胃溃疡的诊断主要依靠典型的周期性上腹疼痛和X线钡餐检查、内镜检查。

三、鉴别诊断

胃溃疡与十二指肠溃疡鉴别：消化性溃疡中十二指肠溃疡多见；胃溃疡疼痛多在饭后疼，十二指肠溃疡多在饭前疼痛且夜间疼痛也较多见。

四、并发症

1. 上消化道出血：上消化道出血是消化性溃疡最常见的并发症，有20%~30%的溃疡患者曾有出血病史。据统计，在上消化道出血的各种病因中，溃疡约占50%，居首位。消化性溃疡并出血多数可以自行停止。胃出血易发生于溃疡出现后的1~2年内。

2. 溃疡穿孔：消化性溃疡穿孔临床上可分为急性、亚急性和慢性三种。胃溃疡穿孔以50岁以上的中老年居多。

3. 幽门梗阻：近年来由于各种有效抗溃疡药物的广泛应用，此种并发症明显减少。幽门梗阻有器质性和功能性两种。前者是因慢性溃疡引起黏膜下纤维化，导致瘢痕性狭窄，内科治疗无效，常需外科手术治疗；后者由于溃疡周围组织炎症引起充血水肿和幽门反射性痉挛所致，内科治疗有效。

4. 癌变：慢性胃溃疡是否会癌变，目前尚有争议。多数学者认为胃溃疡癌变是存在的，其癌变率估计在 1%~7%，胃溃疡癌变常发生于溃疡边缘。

胃溃疡癌变指的是胃溃疡病灶在各种因素长期刺激下，从而出现不典型增生而引起癌变。胃溃疡癌变一般多发生在 40 岁以上男性。

胃溃疡癌变在早期一般无特异性症状，当发生癌变后，会导致患者上腹部疼痛，其疼痛症状会失去原有的节律性，从而转为持续性并逐渐加重，晚期则可出现持续体重减轻、贫血或是乏力等症状。

当胃溃疡出现以下表现时，应高度警惕癌变可能。

（1）年龄在 45 岁以上者，有溃疡病史其近期病情反复发作的，如经常出现打嗝、嗳气，或是有腹痛且伴有消瘦症状的，有可能是发生了癌变。

（2）上腹部不适或是隐痛现象和胃溃疡时不一样，失去了原有的节律性，且腹部不适及隐痛在进食后会加重。

（3）身体状况变差，人显得消瘦，体重也在一直下降，或是出现不明原因的低热，检查时反复大便潜血阳性。

（4）胃溃疡用抗溃疡药物治疗无效。虽然说胃溃疡有反复发作的特性，但一般采用抗溃疡药物治疗后，症状是可以得到缓解的，如果患者按常规服药后效果不明显甚至无效，那么就有可能是癌变的先兆，所以胃溃疡经内科规范治疗后没效果的，应及时检查。

第十五节　胃石症

由于摄入了某些植物成分或吞入毛发及某些矿物质如碳酸钙、钡剂、铋剂等在胃内凝结而形成的异物，通称为胃石症。病人可以完全无症状，也可以有上腹不适、食欲不振、口臭、恶心、呕吐或不同程度的腹胀、腹痛等。

一、病因

1. 植物性胃石：主要由各种未消化的植物成分组成，包括鞣酸、纤维素、果胶、胶质等。胃柿石是最常见的植物性结石。

2. 毛石：由毛发组成，也可混有毛线及动物毛等，多见于有吞食毛发习惯的神经质女性，多发生在 20~30 岁。

3. 乳酸石：多见于高浓度奶喂养的低体重新生儿。

二、临床表现

胃石症易发生在胃大部切除术、迷走神经切断术、胃轻瘫综合征患者，可能与这部分病人胃运动功能紊乱有关。其可分为急性及慢性两型，病程在 6 个月以内为急性，超过 6 个月为慢性，以急性者多见。急性型者在吃大量柿子、山楂等后 1~2 小时即出现症状，半数以上病人有上腹部疼痛胀满、恶心、呕吐，一般呕吐量不多，可有咖啡色或血性物，而大量呕血者少见。由于胃石对局部黏膜造成的刺激和损伤，常并发胃溃疡、胃黏膜糜烂、幽门梗阻、肠梗阻，偶有穿孔及腹膜炎。

体查时大约有 30% 的病例于上腹部可触及移动性包块，一般无明显压痛。

1. 实验室检查：部分患者可呈小细胞低色素性贫血。部分患者大便潜血试验阳性，初期常可见到柿皮样物。胃液分析显示游离胃酸较正常人增高。

2. 辅助检查：

（1）X 线检查：X 线钡餐透视或气钡双重造影，可发现钡剂在胃内产生分流现象，并显示浮于钡剂上层游离性、团块状、圆形或椭圆形充盈缺损区，而胃黏膜结构光整，胃壁柔软。当胃内钡剂排空后仍可见团块影上有条索状、网状或片状钡斑黏附。按压团块阴影无明显压痛，并可随力度而改变轮廓形态及位置，提示结块有一定的压缩性以及游走性。

（2）内镜检查：内镜下可直视观察胃内结石的形态、性状等。

（3）彩超检查：对胃石诊断有一定帮助。通常嘱患者饮水 500~1000ml，坐位或半卧位检查，可见到胃内有界限清晰的强回声团块影像，浮于水之上，并可随体位变化或胃的蠕动而改变位置。

三、诊断

患者有进食柿子、山楂、黑枣史，进食后不久出现胃部症状，包括反复上腹痛、呕吐、黑便等，应警惕胃石可能，可经胃镜及 X 线检查而确诊。

四、鉴别诊断

慢性胃柿石患者，因病程较长，症状常与慢性胃炎、溃疡病或胃癌相似，但通过 X 线钡剂造影或胃镜检查很容易与上述疾病相鉴别。

五、并发症

临床上常见的并发症为浅表性胃炎和胃溃疡。患者若合并胃炎、胃溃疡、胃出血或幽门梗阻，则可有反复腹痛或呕血、呕吐等相应临床症状。

六、预后

一旦清除胃石，就不会对身体再发生危害。避免空腹进食大量柿子、山楂、黑枣等，克服嚼食毛发的怪癖，积极治疗胃肠动力性疾病以防胃石再形成。食用柿子等容易引起胃石的水果时，不易同时饮过热、过多的水。

第十六节　胃胰腺异位

异位胰腺又称迷路胰腺或副胰，凡在胰腺本身以外生长的、与正常胰腺组织既无解剖上的联系，又无血管联系的孤立的胰腺组织，均称为异位胰腺，属于一种先天性畸形。约90%的异位胰腺位于上消化道，主要在胃（通常位于距幽门5cm以内的大弯侧）、十二指肠、空肠，少见部位有胆总管、十二指肠乳头部、肝、回肠、肠系膜、大网膜、脾、Meckel憩室、结肠、阑尾、横膈、食管及肺。大多数为单发，多发者少见。

异位胰腺的发生与胚胎发育异常有关。在人胚的第6~7周时，当背侧和腹侧胰始基随着原肠上段旋转融合过程中，如果有一个或几个胰始基细胞停留在原肠壁内，由于原肠纵行生长可将胰始基带走。背侧胰始基产生的细胞组织，将被带到胃；腹侧胰始基产生者则被带到空肠，成为异位胰腺。如果胰始基伸入胃肠壁、胆系、网膜甚至脾脏，就会在这些器官中出现胰腺组织，也为异位胰腺。

一、临床表现

异位胰腺多无临床表现，可在手术或检查中偶然发现。由于生长于某些特殊位置或发生其他病理变化，可出现以下6种临床表现，有人也称其为六型。

1. 梗阻型：生长于消化道的异位胰腺，可引起所在器官的压迫或狭窄而出现梗阻症状。如位于胃窦部可引起幽门梗阻；位于乏特壶腹部可引起胆道梗阻；位于肠道可引起肠梗阻或肠套叠等。

2. 出血型：异位胰腺易引起消化道出血，其原因可能是异位胰腺周围胃肠道黏膜充血、糜烂，或侵袭胃肠道黏膜血管导致消化道出血。

3. 溃疡型：位于胃肠道的异位胰腺，由于受消化液的刺激，可分泌胰蛋白酶，消化胃、肠黏膜而形成溃疡；位于黏膜下的异位胰腺，可压迫上层黏膜引起黏膜萎缩，然后发生溃疡。

4. 肿瘤型：异位胰腺如位于胃肠道的黏膜下层，可使黏膜局部隆起；位于肌层内则可使胃壁或肠壁增厚，容易被误诊为消化道肿瘤。偶尔异位胰腺组织会发生胰岛素瘤，引起血糖过低；恶性变时则出现胰腺癌的表现。

5. 憩室型：异位胰腺组织可位于胃肠道的先天性憩室内，尤其在美克尔憩室内最为常见，并可出现憩室炎、出血等症状。

6. 隐匿型：由于异位胰腺是先天性发育异常，因此，有些患者可终生无任何症状，或在手术或检查时偶然被发现。

二、诊断

异位胰腺多数不引起任何症状，目前可以通过胃镜、超声胃镜等进行检查和诊断。仅少数病例因其部位较特殊诊断困难。

1. 上消化道钡餐检查：幽门前区的异位胰腺，可引起幽门梗阻症状（梗阻型），上消化道钡餐检查可见幽门前区充盈缺损，表面光滑，界线清楚，基底部较宽、不活动。如在充盈缺损中心见到小钡斑（似溃疡龛影），称为脐样征。在切位片上，有时可见充盈缺损中有一细管状致密影伸入其中，称为导管征。脐样征和导管征是异位胰腺的特征性表现。

2. 内镜检查与活检：位于胃、十二指肠内的异位胰腺，可行胃镜或胰胆管镜、十二指肠镜、超声胃镜等检查，了解其部位、大小和形态，并与发生于胃、十二指肠内的其他疾病进行鉴别。如能看到胰管开口，就能明确诊断。活检证实为异位胰腺组织时，可以肯定诊断。

根据实验室检查结果即可诊断。正常的胰腺位置是位于腹上区和左季肋区，胃和腹膜后面约平第一腰椎椎体处，横卧于腹后壁，为一长条状腺体，长 14~18cm，重 65~75g。胰腺下缘在腹前壁表面投影相当于脐上 5cm，上缘相当于脐上 10cm。胰腺分头、颈、体、尾 4 部分，这几部分之间并无明显界限。其右侧端为胰头部分，被十二指肠所环抱，后面与胆总管、门静脉和下腔静脉相邻。胰颈为头、体之间的移行部，其前上方为十二指肠上部和幽门，其后面有肠系膜上静脉和脾静脉合成门静脉。胰体较长，为胰的中间大部分，其前面隔小网膜囊与胃后壁相邻，后面与左肾和左肾上腺等相接。胰尾为胰体向左逐渐移行变细的部分，与脾门相邻。

第十七节　胃肠道血管瘤（附：食管静脉曲张及食管静脉瘤）

胃肠道血管肿瘤是起源于胃肠道的血管肿瘤或累及胃肠道的全身性或系统性血管肿瘤性疾病，属于消化系统疾病，临床比较少见，主要有出血、腹痛、腹胀等表现。

1. 良性血管肿瘤：

（1）血管瘤：胎儿期成血管组织畸形或原有血管扩张所致。

（2）血管瘤病：先天性畸形。

（3）乳头状内皮细胞增生：病因尚不清楚，可能是在血栓的基础上发展而成。

（4）胃血管瘤：静脉高度扩张的血管性病变。

2. 交界性血管肿瘤：其中上皮样血管内皮瘤常见，病因尚不明确，可能与外伤和放疗等因素有关。

3. 恶性血管瘤：

（1）血管肉瘤：长期慢性淋巴水肿、电离辐射史、化学接触史、外伤史及慢性感染等与此病发生有关。

（2）卡波西肉瘤：在免疫功能抑制后，致癌因素或致肿瘤病毒感染引起的恶性肿瘤。

一、临床表现

1. 良性血管肿瘤：

（1）血管瘤：较常见，常在出生时或出生不久发现，多见于头、面、颈部。分为鲜红斑痣、单纯性血管瘤、海绵状血管瘤、混合型血管瘤4种类型。

（2）血管瘤病：好发于下肢，其次为胸壁、腹壁和上肢。表现为持续性弥漫性肿胀，伴疼痛、硬结节及皮肤颜色改变，少数可有肢端肥大。

（3）乳头状内皮细胞增生：可发生于任何年龄，女性多见，损害多为单发，头面以及四肢多见。皮损为红色或紫红色结节，隆起于皮面或位于皮下。

2. 交界性血管肿瘤：主要为血管内皮瘤，其中上皮样血管内皮瘤最常见，主要发生于女性，通常生长缓慢，低度恶性，但能快速进展，偶尔出现腹部胀满或腹腔积气，腹痛，消化道出血，黄疸。

3. 恶性血管瘤：

（1）血管肉瘤：局部疼痛和肿胀，偶有病理性骨折。

（2）卡波西肉瘤：表现为紫红色、大小不一的斑片或扁平隆起的包块，扪之柔软，边界不清，容易出血，有时可出现疼痛，可单发或多发，以硬腭、软腭、牙龈为最常见。

二、检查

1. 血管瘤：CT 平扫肿瘤一般呈均匀低密度，肿块内偶尔可显示钙化的静脉石，增强扫描肿瘤早期强化不均匀，延迟期呈明显均匀的强化，或强化的肿瘤间见不强化的纤维间隔；MRI 检查表现含纤维脂肪间隔的丰富血供肿瘤；肿瘤组织呈浸润性生长，内皮细胞有明显异形。

2. 血管瘤病：CT 显示边界不清的不均匀肿块，呈匍行性生长；X 线平片显示病变局部的软组织肿胀，界限不清；MRI 的多方位成像技术，可对血管瘤病的部位、大小、范围以及与周围结构的关系做出全面评估。

3. 乳头状内皮细胞增生：病理学检查光镜下可见静脉腔内乳头状团块，团块内为增生的内皮细胞和结缔组织，细胞无明显异型性及有丝分裂象。团块内还可见毛细血管样腔隙。

4. 上皮样血管内皮瘤：由于纤维化，超声、CT 和 MRI 显示伴包膜退缩、融合周围组织的肿块，增强 CT 显示低衰减肿瘤。外周或衰减的改变与充血的边缘相关。MRI 显示在 T_1 像呈高信号的许多病灶周围的低信号晕图。

5. 血管肉瘤：X 线和 CT 表现为软组织肿胀或肿块，主要表现为半球状或弥漫性团块状软组织肿块，一般无钙化，肿瘤内部存在动静脉瘘。病理学表现为血管性肿瘤团块，质软而脆。

6. 卡波西肉瘤：组织病理学显示毛细血管内皮细胞及血管外围的纤维细胞增生，并可见出血及含铁血黄素沉着。

胃静脉性血管瘤，检测乙肝二对半、腹部彩超、上腹部 CT 检查，以进一步明确是否存在门静脉高压、肝硬化。

附 1：食管胃底静脉曲张

肝硬化患者门静脉压力增高是引起食管、胃底静脉曲张的主要原因。食管静脉曲张是门脉高压症引起的并发症。导致门脉压力增高的疾病有肝内和肝外两大类。

病毒性肝炎性肝硬化是引起门脉高压症的首要因素。而儿童则相反，许多文献报道门静脉阻塞是造成儿童门静脉高压症的主要原因。

食管胃底静脉曲张破裂出血是肝硬化上消化道出血的主要原因之一，常见临床表现为：呕血、黑便，大量出血导致血容量严重不足，心脏代偿性加快收缩而出现心率加速，出现心悸、头晕、黑矇或晕厥，血压下降甚则休克。

对于食管或胃底曲张静脉作常规内镜下的肉眼观察判断，主要依据黏膜表面蜿蜒屈曲的条索或结节状隆起及静脉的紫蓝色改变；超声内镜（EUS）可根据食管、胃底黏膜或黏膜下层出现低回声血管腔影的影像学特征作出更为准确的曲张静脉诊断。

诊断：CT、MRI 扫描观察食管和胃静脉曲张程度，还可测量门静脉、脾静脉和肠系膜上静脉增宽程度，以及有无门静脉血管紊乱。

内镜检查可以直接观察食管、胃底静脉曲张程度和范围，是目前诊断食管、胃底曲张静脉最直接可靠的方法，尤其是伴有急性出血时，可同时进行介入止血治疗。

附2：食管静脉瘤

食管静脉瘤指食管的静脉畸形，形成了一个像肿瘤一样的血管瘤，一般是通过胃镜检查才能够发现。上皮或黏膜下的食管固有静脉丛，部分由于先天性或到未来发展的血管闭塞、狭窄，导致近端血管扩张呈非连续性、孤立性或散在性的蓝色囊状静脉瘤。

食管静脉瘤呈青蓝色或紫蓝色圆形或卵圆形扁平状隆起，表面黏膜完好，无新近或陈旧性出血灶，无搏动，边界清楚，如无食管并发症，则周围食管黏膜无异常；如静脉瘤为多发性，则各个静脉瘤之间有正常食管黏膜间隔而非连续性；如与食管静脉曲张并存，其间也间隔有正常食管黏膜；食管静脉瘤无出血、溃疡、癌变等，也不引起食管解剖或功能性狭窄，属良性病变。

食管孤立性静脉瘤是食管的良性病，多数是单个静脉扩张孤立存在，又叫食管孤立性静脉扩张，治疗以后的情况一般都很好，一般增长速度很慢，很少造成大出血。如果食管孤立性静脉瘤的体积比较大，表面颜色明显发红或出血，或有明显吞咽困难症状时，应采取积极的治疗措施，一般是手术治疗，在胃镜的辅助下进行。

第十八节　深在性囊性胃炎

深在性囊性胃炎（GCP）少见，至今国内共报道近 60 例。Littler 和 Gleibermann 于 1972 年首次报道了 1 例胃肠吻合口处胃黏膜脱垂伴囊状浸润性增生的病例，并将其命名为囊状息肉状胃炎。直到 1981 年 Fmnzin 和 Novell 对 81 例因各种胃黏膜病变而行胃镜下高频电切除或胃切除的标本进行研究时发现，胃腺囊状扩张者 72 例，50% 深达黏膜下层，胃腺体改变类似结肠的深在性囊性结肠炎，因此将该病命名为 GCP。

GCP 临床症状及体征不典型，腹部不适感是最常见的症状，消化道出血是其最严重的并发症。本组 4 例 GCP 均有不同程度的腹部不适症状。GCP 的胃镜下表现与黏膜下肿瘤相似，表现为黏膜呈球形或半球形隆起，色泽正常，部分可为蓝紫色，可伴有桥形黏膜皱襞形成。实验室检查通常无特异性，本组 4 例 GCP 只有 1 例肿瘤标志物出现异常。上消化道钡餐造影可发现有较大充盈缺损，也可见有黏膜脱垂。CT 检查可见胃壁不规则增厚隆起或伴有腔内肿块的表现，易误诊为癌。本组 4 例均做了超声内镜检查，可通过超声内镜了解病变的大小、深度和囊性变化等。GCP 的超声内镜特征性表现为黏膜下层见多个无回声囊腔。也有文献报道 GCP 在超声内镜下可见大范围的胃壁增厚和黏膜下层低回声区。

GCP 需与胃癌、肥厚性胃炎、胃淋巴瘤、间质瘤、Brunner 瘤鉴别。

病理是确诊 GCP 的金标准。特征性病理表现为黏膜肌层可见连续性破坏，胃小凹延长，增生活跃的上皮细胞常使胃小凹的内表面呈锯齿状。胃腺体呈囊状扩张，不同程度扩张的胃体腺、幽门腺或化生性腺体向黏膜深层及黏膜下浸润，腺体组织形态多无异常，扩张的腺体较规则、完整，与胃癌存在区别。

通常认为，由于慢性炎性反应、缺血、手术、异物（缝线）等因素可使黏膜肌层断裂，胃腺上皮从固有膜穿过黏膜肌层向黏膜下层移行并生长扩张成囊所致，所以 GCP 早期被认为可能是与手术方式相关的一种炎性假瘤。近年来非术后的 GCP 报道逐渐增多，可能与超声内镜、ESD 等内镜技术的应用使诊断率提高有关。本组 4 例 GCP 中 2 例是通过 ESD 术后病理确诊。有观点认为，这种胃炎可能是一种先天性疾病，或是一种变性，而不是炎性反应，亦可能是萎缩性胃炎的一种变异。有文献报道，基因缺失、EB 病毒感染与 GCP 的发生发展关系密切。本组第 2 例 GCP 患者胃腔中有大量病理性黏液附着，Hp（++），Hp 感染是否与此病有关，有待大量样本进一步研究。

GCP 是否为癌前病变目前存在争议，超声内镜可以提高诊断率，一旦发现黏膜下层低或无回声囊性病变，须高度怀疑 GCP 可能，警惕其恶变潜能。对于不伴随恶性肿瘤的病变，应尽早行 ESD 治疗，争取好的预后。

病例介绍：

例 1，男，59 岁。因"左上腹憋胀感半月"于 2016 年 9 月入住我院内镜中心。患者半月前无明显诱因出现左上腹憋胀，呈间歇性，与进食及体位改变无关，无放射痛。体格检查未见明显阳性体征。

腹部彩超示：慢性胆囊炎伴胆囊结石，肝、胰、脾、双肾及门脉未见明显异常。

血常规、生化、肿瘤标志物等常规检查亦无异常发现。

胃镜示：胃体大弯见两处隆起，大小约为 1.5cm×0.8cm，表面为紫蓝色，黏膜略粗糙。

超声内镜检查显示：黏膜层轻度增厚，黏膜下层增厚明显，可见多发无回声结构。

食管下段可见两处大范围异位胃黏膜，一处为距门齿 35~38cm，一处为距门齿 39~42cm。于我科行胃体肿物内镜黏膜下剥离术（ESD）+ 荷包缝合术。

大体标本：切面可见囊腔，内含黏稠液体，囊壁厚 0.2~0.3cm。

术后病理示：胃黏膜增厚呈息肉样增生，部分胃小凹延长呈锯齿状，部分腺体囊状扩张伴上皮增生，少部分呈筛状增生及轻度非典型增生，部分内陷至黏膜下层，形态符合囊性息肉性胃炎 / 深在性胃炎。

例 2，女，52 岁。因"胃镜发现胃体肿物 1 个月"于 2016 年 8 月入住我院普外科。

体检：满月脸，水牛背，胸前区皮肤可见痤疮，双下肢皮肤可见瘀斑；腹平软，无压痛，无反跳痛及肌紧张，肝脾肋下未及，未扪及腹部包块，肝区、双背区无叩痛，移动性浊音（－）；肠鸣音正常，3~5 次 /min。

肾上腺 CT 平扫：双侧肾上腺增粗；左肾中极高密度小囊肿；扫描范围内见胃小弯胃

壁黏膜下低密度灶。甲状腺彩超：甲状腺实质回声欠均匀。

肿瘤标志物：癌胚抗原（CEA）5.55 μg/L，人附睾蛋白4（HE4）159.1 pmo/L，绝经期前卵巢恶性肿瘤风险判定（Prem ROMA）56.09%，绝经期后卵巢恶性肿瘤风险判定（Postm ROMA）32.67%。

入院诊断：异位促肾上腺皮质激素（ACTH）分泌综合征，胃体黏膜下肿物待查。胃镜检查示（图1）：胃体中部小弯可见一大小约为2.0cm×1.4cm丘状隆起，钳触之韧，胃体黏膜见大量病理性黏液附着，影响观察；幽门螺杆菌（Hp）（++）。

超声胃镜检查示（图2）：黏膜下层见无回声结节，内有高回声团。普外科拟行腹腔镜手术，术中寻找肿物困难，遂中转开腹手术。

术后病理（图3）：胃黏膜慢性炎伴糜烂，黏膜下见腺体扩张呈大小不等的囊状，间质水肿伴炎症细胞浸润及组织细胞反应，形态符合深在性囊性胃炎。

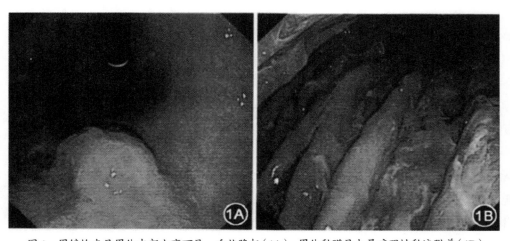

图1　胃镜检查见胃体中部小弯可见一丘状隆起（1A），胃体黏膜见大量病理性黏液附着（1B）

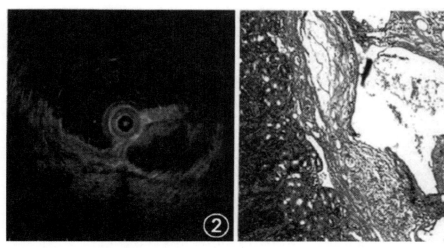

图2　超声胃镜示黏膜下层见无回声结节，内有高回声团

图3　术后病理示胃黏膜慢性炎伴糜烂，黏膜下见腺体扩张呈大小不等的囊状，间质水肿伴炎症细胞浸润及组织细胞反应 HE×100

例3，女，40岁。因"间断上腹部憋胀感2年"于2014年11月入住我院普外科。无反酸，无恶心呕吐。

胃镜检查示：胃底穹隆部可见一大小约为1.2cm×1.0cm丘状隆起，表面光滑。

超声胃镜示：黏膜下层见无回声结构。腹部CT提示胃底部占位可能。

实验室检查：HBsAg、HBeAg、抗-HBe、抗-HBc、乙型肝炎前S1抗原均阳性；ALT 51.86U/L，AST 59.42U/L，TBil 30.08μmol/L，间接胆红素（IBil）25.45μmol/L。肿瘤标志物（甲胎蛋白、癌胚抗原、HE4、CA153、CA125、CA199等）正常。

入院诊断：胃底肿物性质待查，乙型肝炎。

外科行腹腔镜手术，术后病理示：胃壁黏膜下层见良性囊性病变，囊内壁见胃黏膜腺体，上皮伴乳头状形态，多量淋巴细胞伴淋巴滤泡形成，多量吞噬含铁血黄素的组织细胞，考虑为深在性囊性胃炎。

例4，女，60岁。因"腹部胀痛1年"于2016年1月7日就诊于我院门诊。

外院胃镜示：胃体肿物性质待查。

超声胃镜示：胃体中部大弯可见一大小约为1.5cm×1.5cm不规则隆起，表面黏膜光滑。

20兆超声微探头探查示：黏膜下层见多发无回声结构。

患者在外院行ESD治疗。经过电话追访，术后病理：黏膜下层见多个囊腔，其内衬上皮为单层黏液柱状上皮，分化好，囊腔间结缔组织增生，并有淋巴细胞、浆细胞浸润，符合深在性囊性胃炎。

例5，男，64岁。因"食欲不振伴腹胀一月余"于2015年7月6日入院。一月前电子胃镜检查结果提示：全胃多发息肉。并于6月27日行内镜下切除术。

胃镜下胃多发息肉切除术，术中贲门下及底见隆起性病变，性质未定。查体，腹部体征未见明显异常。

血常规及血生化检查结果提示轻度贫血和轻度低蛋白血症，消化系统肿瘤标志物指标未见异常。

7月8日超声胃镜检查示：贲门下见一隆起性病灶，表面光滑，超声探头提示隆起处一低回声病灶，大小约2.3cm×2.0cm，内部有分叶，起源于黏膜下层，内部无血管回声。活检钳探查病灶质地软，考虑贲门下隆起病变（平滑肌瘤可能）。

7月9日腹部CT平扫＋增强检查示：胃贲门下占位性病变。

7月10日患者在全麻下行"根治性近端胃大部切除＋幽门成形术"。

术中探查结果：病灶位于贲门下，直径约2.5cm，质软，未侵及浆膜层，余腹腔脏器未见明显异常。

病理检查：

巨检：送检胃组织胃小弯长约4.5cm，胃大弯长约11.0cm，贲门下胃小弯侧见一黏膜皱襞消失区稍隆起，面积约3.0cm×2.0cm，隆起高度约0.4cm。

镜检：胃黏膜层变薄，腺体数目减少，腺上皮无明显异型性；黏膜及黏膜下层见大量呈囊性扩张的腺体，以幽门或十二指肠型腺体为主，少数为体型腺体，均分化良好，部分腺腔内可见黏液样分泌物，扩张腺体可见纤维组织增生及血管扩张、充血，淋巴细胞、浆细胞、嗜酸性粒细胞浸润及淋巴滤泡形成，并见平滑肌包绕。

病理诊断：深在性囊性胃炎。

第十九节　孤立性肉芽肿性胃炎

肉芽肿性胃炎较少见，其特点是肉眼上常形成肿瘤样损害，组织学上有多少不等的肉芽肿形成。凡是有肉芽肿形成者即可称为肉芽肿性胃炎，此型胃炎病变常不仅局限于胃黏膜层，也累及黏膜下层，甚至肌层及全层，常有明显炎症性纤维化，肉芽肿病变可累及胃窦及胃体，但主要分布于胃窦，故肉芽肿性胃炎常有幽门狭窄。病因上可以分为感染性及非感染性。

感染性肉芽肿性胃炎常由结核、真菌、梅毒及胃血吸虫病等引起。结核性胃炎很少见，肉芽肿有干酪性坏死，常伴有其他器官结核。真菌性肉芽肿胃炎常由念珠菌、着色性真菌病以及组织胞浆菌等引起，真菌引起的肉芽肿性胃炎表现为胃体、胃窦壁弥漫性显著增厚，胃镜见黏膜结节状隆起、胃壁僵硬、胃腔狭窄、蠕动消失、溃疡形成，胃镜下很难与胃癌（皮革胃）鉴别，黏膜活检可见大量真菌，抗真菌治疗可见胃壁变薄、隆起消失、胃腔变大、蠕动恢复，溃疡愈合。梅毒引起的肉芽肿性胃炎属于第三期器官梅毒病变，有典型树胶样肿形成。胃血吸虫病是由血吸虫卵沉积于黏膜层、黏膜下层和／或坏死组织中引起的一组少见的临床流行性疾病，确诊需依靠组织学检查发现血吸虫卵沉积于黏膜层、黏膜下层或坏死组织中，胃镜下可分为慢性胃炎型、溃疡型和肿块隆起型。

非感染性肉芽肿性胃炎分为异物性肉芽肿和原因不明肉芽肿，异物性肉芽肿如由淀粉、滑石粉、手术缝线及钡盐等所致，有个别报道少数药物亦可引起，也有报道是患者长期服用阿司匹林导致的肉芽肿，但是这个结论值得商榷。亦有报道胆囊结石行超声波体外碎石术可造成局部胃壁损伤，诱发感染，形成胃炎性肉芽肿，也有病例术中冰冻切片被误诊为胃窦部平滑肌肉瘤。

原因不明肉芽肿，常见的有胃结节病、胃克罗恩病、胃嗜酸性粒细胞性肉芽肿、过敏性肉芽肿病以及孤立性肉芽肿性胃炎等。胃结节病是全身性结节病的胃部表现，常可经胃镜活组织检查发现无症状的胃肉芽肿，有人报道无症状胃结节病患者，虽胃镜及胃肠钡餐检查正常，但活组织检查仍能发现胃黏膜受累。胃结节病的诊断不能只靠胃黏膜组织学检查发现肉芽肿病变，还必须找出结节病在体内其他部位的临床和组织学证据。一般采用内科治疗，肾上腺皮质类固醇可有一些疗效。胃克罗恩病主要累及肠道，涉及胃部症状可不明显，且多为肠道病变的症状所掩盖，常表现为脂肪泻、巨幼红细胞性贫血、低脂血症、低钙血症、低蛋白血症等。胃肠 X 线钡餐检查常见胃远端受累，胃壁僵硬变形，胃蠕动减弱，排空延迟，幽门狭窄和溃疡形成。约 2/3 并发幽门梗阻，十二指肠也常同时受累，胃镜检查可见胃黏膜呈铺路石样外观。可试用肾上腺皮质类固醇治疗，如病变严重或内科治疗无效，可作胃部分或全胃切除术。胃嗜酸性粒细胞性肉芽肿是一种以胃黏膜下层及肌层或浆膜层大量嗜酸性粒细胞浸润为特征的肉芽肿性病变，是特发性胃肠嗜酸性粒细胞增多症的一种，胃镜下主要表现为单发巨大溃疡，底部常见高低不平的细小结节状隆起，因肉芽组织增生所致。溃疡边缘轻度充血、水肿，呈环堤状，较整齐，与周边组织分界较清楚，胃腔形态改变不明显，胃蠕动不受影响，外周血嗜酸性粒细胞可明显增多，制酸剂难以缓解腹痛。过敏性肉芽肿病的消化系统表现主要有腹痛、腹泻和胃肠道出血，其发生的机制可能是由于肠系膜血管炎和肠壁的嗜酸性粒细胞浸润，大量酸嗜性粒细胞浸润可表现为嗜酸性粒细胞胃肠炎，部分患者黏膜下嗜酸性粒细胞浸润同时伴肉芽肿形成，可出现结节性肿块，压迫胃肠道，引起胃肠梗阻，嗜酸性粒细胞还可侵犯浆膜，引起腹膜炎，表现为腹水，内含大量嗜酸性粒细胞，有一定的特征性，结肠受累少见，表现为以回盲部和降结肠为主的多发性溃疡，病变侵犯肝脏或大网膜时常形成腹部包块。孤立性肉芽肿性胃炎是单独发生于胃本身的肉芽肿性病变。病变局限于胃，成孤立性损害，可能是结节病的一种特殊亚型，所谓孤立性或局限性结节病，也有称这种无明显原因的，又无结节病的其他临床病理特点的肉芽肿性胃炎为特发性肉芽肿性胃炎。该病发病年龄多超过 40 岁。病理检查有胃黏膜浸润和黏膜下层纤维性变，胃壁明显增厚，胃皱襞扁平，黏膜呈铺路石样。组织学检查可见肉芽肿分布于整个胃壁，主要在黏膜和黏膜下层，在一些病例可见包涵体，局部淋巴结也有肉芽肿病变。临床表现与其他肉芽肿病相似，多有中上腹疼痛、梗阻性呕吐及体重减轻，约 1/3 患者可并发出血。有胃酸减低或缺酸，胃镜检查常见胃萎缩，约在 1/3 患者见到溃疡。胃肠 X 线钡餐检查发现病变多累及胃窦及幽门前区，易被误诊为胃窦癌，手术效果良好。

病例介绍：

患者，男，55 岁，因"上腹部饱胀不适并恶心、呕吐 1 周"收入院，1 周来呕吐症状逐渐加重，有时呕吐隔宿食，非喷射性，呕吐物为胃内容物，每次量不多，无咖啡色胃液，无腹痛、腹泻、反酸、嗳气、发热等症状。患者平素身体健康，无肝炎、血吸虫、梅毒、肺结核病史，无过敏史。

体格检查：生命体征稳定，全身浅表淋巴结未触及，心肺无明显异常，腹部平软，未见肠蠕动波，全腹部未触及明显包块，无压痛、反跳痛，肝脾肋下未触及，腹部移动性浊音阴性，上腹部可闻及明显振水音，肠鸣音正常。

实验室检查：粪便隐血阴性，血常规正常，嗜酸性粒细胞计数正常，血红蛋白120.2g/L，总蛋白 58.1g/L，白蛋白 30.1g/L，球蛋白 28.0g/L，白蛋白 / 球蛋白为 108。CA19-9 660U/ml（正常值 0.8~25 U/ml），CEA 3.48 ng/ml（正常值 0~10ng/ml），结核抗体阴性，血沉正常、术前4项均为阴性（包括乙肝、丙肝、艾滋病、梅毒）。

胃镜检查：食管胃底和胃体形态及黏膜色泽基本正常，胃窦腔较小，胃蠕动差，胃窦黏膜呈花斑样改变及斑片状充血，未见明显糜烂、溃疡及新生物，幽门类圆，开闭欠佳，十二指肠球腔变形，前壁局部隆起，黏膜明显充血肿胀，失去正常黏膜结构及色泽，有灰白色和黄白色黏液性渗出物覆盖，未见明显糜烂、溃疡形成，胃镜可以通过，通过时稍感阻力，十二指肠降部黏膜未见明显异常，建议行超声内镜检查（EUS）和幽门螺杆菌检测。

胸部CT未见异常，腹部CT示肝胆胰正常，胃窦壁增厚，增强后胃窦壁明显强化，CT值平均66Hu（平均CT值36Hu），胃窦腔变形、狭小，十二指肠球部、降部肠壁明显增厚，厚度约14mm，增强后明显强化，浆膜层模糊，强化病灶范围较广，累及邻近结构，周围可见小圆形结节影，考虑为肿大淋巴结，CT诊断考虑为胃肿瘤性病变可能性大并幽门不全梗阻。

由于患者幽门梗阻表现明显，CA19-9升高，且CT不能排除肿瘤性病变，入院1周后患者就强烈要求手术治疗，术中发现腹腔无积液，胃窦和十二指肠球部及降部变形狭窄，蠕动基本消失，决定行根治性远端胃大部切除术，术后大体病理见远端胃切除标本，胃大弯12.0cm、胃小弯6.5cm，紧邻上切缘处可见6.0cm×1.5cm的糜烂区，周边隆起、底部不增厚，小弯侧网膜约有6.0cm×2.1cm，未扪及明显肿大淋巴结，胃大弯侧网膜组织约有30.0cm×20.0cm×2.0cm，胃大弯侧可扪及6枚淋巴结。

显微镜见病变主要位于黏膜层，部分黏膜下层有累及肉芽肿样结构，最内层为中性粒细胞，外为组织细胞，最外层为少许多核巨细胞，并可见增生的胃腺及淋巴细胞、嗜酸性粒细胞，周围可见明显炎症性纤维化。

结论：慢性非特异性肉芽肿性胃炎累及黏膜层及黏膜下层，表面糜烂，腺上皮增生，糜烂面积约6.0cm×1.5cm，手术上下切缘均未见异常，胃大弯侧网膜淋巴结4枚均呈反应性增生。

患者术前未行EUS和Hp检测，术后行结肠镜检查没有发现肠道病变，检测Hp为阳性，应用三联治疗Hp感染药物2周，术后恢复良好。

第二十节　Russe Ⅱ小体胃炎

Russe Ⅱ小体胃炎（RBG）是以胃黏膜固有层出现大量包含Russe Ⅱ小体的浆细胞浸润为特征的假瘤样病变，最初由Tazawa和Tsutsumil于1998年描述并命名。含有Russe Ⅱ小体的浆细胞，即Mott细胞，具有多克隆免疫表型（κ链和λ链均阳性），以膨胀的粗面内质网为特征，是免疫球蛋白异常分泌并蓄积的结果。

RBG 是一种罕见的慢性胃炎，目前仅检索到 35 例报道。患者的平均年龄 59 岁（24~80岁），包括 21 例男性和 14 例女性。患者主要因胃的非特异症状就诊，包括上腹部疼痛或不适、消化不良和恶心。内镜下一般表现为黏膜肿胀、隆起和红斑，小部分病例表现为糜烂、溃疡。RBG 的病因学目前尚不清楚，在已报道的病例当中，23 例（65.7%）有或曾经有过 Hp 感染，部分病例在根治 Hp 的抗生素治疗后胃炎消退，因此部分作者指出 RBG 与 Hp 感染密切相关，提示 Hp 作为抗原刺激因子促使浆细胞过度产生免疫球蛋白。但是 Hp 感染并不总是导致 RBG。部分没有 Hp 感染证据的 RBG 病例当中，有 2 例人类免疫缺陷病毒（HIV）阳性患者，1 例丙型肝炎患者，1 例为念珠菌性食管炎的患者，1 例为肾和胰腺移植后患者，1 例为血脂障碍和横纹肌溶解症患者。此外，还有 2 例 RBG 伴发 EB 病毒相关的胃腺癌，此时 Mott 细胞增殖很可能是一种反应性的旁现象。由此可见，RBG 是发生在具有特殊免疫体质的人群，由于某种病原体的存在，慢性炎症病变或恶性肿瘤等原因引起趋化因子的异常表达，产生过量的免疫球蛋白，由于分泌受损导致免疫球蛋白异常蓄积而形成大量的 Russe Ⅱ 小体。

目前仅检索到 6 例单克隆 RBG 的报道，其中，5 例伴有 Hp 感染，而另 1 例是丙型肝炎患者。Wolkerstorfer 等报道了 1 例呈 λ 限制性表达的 RBG，其血清蛋白电泳和免疫固定电泳提示该患者伴有意义未定的单克隆 Y 病，临床根除 Hp 的治疗能使 RBG 缓解，但副蛋白血症仍然未受影响。其他 5 例 RBG 均呈 κ 单克隆，病变均局限于胃黏膜，组织学证实这些细胞是非肿瘤性的，都没有显示出 MALT 淋巴瘤、明确的浆细胞肿瘤或相关的血液及淋巴组织恶性肿瘤的临床和病理学特征，并且临床随访评估是安全的。虽然 Fan 等认为，单克隆性是疾病进展为恶性的预兆，但单克隆浆细胞增生并不一定说明是恶性的，也并不意味着将来一定会形成淋巴源性肿瘤。目前已有文献报道，B 细胞的单克隆增殖是与慢性炎性病变相伴的，比如桥本甲状腺炎、慢性乙型肝炎和 Hp 诱导的慢性活动性胃炎等，在这些病例中并没有找到 B 细胞克隆的存在与淋巴瘤演变之间的必然联系。Araki 等也建议病理学者在诊断时需要谨慎，不能仅仅依靠免疫球蛋白轻链的限制性表达就直接诊断为恶性肿瘤，还要通过组织学寻找诊断恶性肿瘤的其他证据。

鉴别诊断：本例独特的组织学特征使其在低倍镜下与印戒细胞癌，尤其是酸细胞变异型印戒细胞癌非常相似。但高倍镜观察细胞核缺乏异型，核分裂象罕见，并且免疫组织化学 Ckpan 染色阴性可排除之。病例的浆细胞具有单克隆表型，因此与浆细胞瘤和伴浆细胞分化的淋巴造血肿瘤鉴别尤为困难，主要包括：①伴浆细胞分化的 MALT 淋巴瘤：MALT 由形态多样的小 B 细胞组成，包括中心细胞样细胞、单核样细胞、小淋巴细胞和散在的免疫母细胞及中心母细胞。发生于胃的 MALT 淋巴瘤背景中常见多个滤泡样结构，肿瘤细胞多位于滤泡的边缘区及泡间区，约 1/3 的病例伴浆细胞分化，甚至可见 Russe Ⅱ 小体，并有淋巴上皮病变及滤泡植入现象，有的病例缺乏诊断 MALT 淋巴瘤的组织学依据。②淋巴浆细胞淋巴瘤：通常侵犯骨髓、有时累及淋巴结和脾脏，并且大多数出现血清 IgM 增高。组织学主要由小 B 淋巴细胞混杂数量不等的浆细胞样淋巴细胞（二者 CD20 阳性）和浆细胞（CD38、CD138 阳性）组成的肿瘤，Dutcher 小体（核内的免疫球蛋白包涵体）是其特征性改变，不符合任何其他也伴浆细胞性分化的小 B 细胞淋巴瘤的诊断标准，即本病是排他性诊断。该患者缺乏诊断淋巴浆细胞淋巴瘤的实验室检查阳性结果及骨髓侵犯的证据。

③髓外浆细胞瘤：病例中 Mott 细胞出现轻链限制性表达，因此二者的鉴别诊断尤为困难。单克隆 RBG 诊断名称的提出也是对伴 Russe Ⅱ 小体形成的外浆细胞瘤的一个挑战。因为二者均是局限性的病变，也均无骨髓及血液学受累以及本 – 周蛋白尿的证据，二者的争论点在于出现浆细胞的单克隆增生是否就是诊断恶性肿瘤（浆细胞瘤）的直接依据。由于该患者具有 Hp 感染的证据，内镜所见提示为慢性萎缩性胃炎伴糜烂，并没有明确的瘤块，组织学显示增生的浆细胞和 / 或 Mott 细胞均缺乏细胞核的不典型性和有丝分裂活性，也没有侵袭和破坏的证据。而且，患者随访一切正常，所以病例更倾向单克隆性 RBG。

病例介绍：

患者，男，69 岁。无明显诱因出现上腹隐痛 2 周，腹痛程度较轻，不伴他处放射，与进食、体位无关，不伴恶心、呕吐，偶有反酸，无烧心，不伴寒战发热。既往患有高血压病史 10 年，口服抗高血压药血压控制稳定，"冠状动脉粥样硬化性心脏病"病史 4 年，未正规治疗，2 年前曾因"短暂性全面遗忘症"于神经内科住院治疗，否认特殊病史。实验室检查无特殊，骨髓穿刺活检显示正常骨髓象。上消化道内镜检查胃窦黏膜粗糙呈粗大颗粒样改变，多发糜烂充血，并见多处黏膜呈黄白色、不规则肿胀，质较硬，表面糜烂充血，取胃窦黏膜活检 4 块行组织病理学检查。快速尿素酶试验：幽门螺杆菌（＋）。内镜诊断：萎缩性胃炎伴糜烂，胃窦黏膜性质待查。

Russe Ⅱ 小体胃炎，上消化道内镜显示胃窦部黏膜局部呈黄白色、不规则肿胀，伴糜烂充血。

胃黏膜活检显示腺体轻度萎缩，膨胀的固有层内见大量嗜酸性胞质及偏位核的单形性的细胞弥漫浸润，伴胃腺上皮内灶性多形性的中性粒细胞浸润，大量大小不等的、圆形、均质的嗜酸性小体（Russe Ⅱ 小体）及散在的浆细胞，也有数量不等的 Russe Ⅱ 小体位于浆细胞质内，呈"桑葚样"或"葡萄样"外观（即 Mott 细胞）。

病理检查：胃黏膜轻度萎缩、中度肠化生，伴灶性多形中性粒细胞浸润，腺上皮无核分裂象及异型增生，固有层膨胀，其中见大量圆形、椭圆形的酸性透明小体，直径在 5~20μm，非双折光性，有单个散在分布，也有些数量不等地聚集在胞质内，并可见被挤压的胞核，呈"桑葚样"或"葡萄样"外观。此外，高倍镜下可观察到小凹上皮表面及其黏液聚集的、细的波浪状蓝色杆菌。免疫组织化学：胞质内含嗜酸性透明小体的细胞显示广谱细胞角蛋白、CD68、CD20 均阴性，但 CD79a、CD138 阳性，证明是浆细胞，即 Mott 细胞，并且 κ 阳性，λ 阴性，二者呈单克隆表型。

病理诊断：Russe Ⅱ 小体胃炎伴单克隆浆细胞增生。

第二十一节　胃钙化性纤维性肿瘤

钙化性纤维性肿瘤（CFT）是一种纤维母细胞／肌纤维母细胞来源的良性肿瘤，其于1988年被首次报道并被称为伴有沙砾体的儿童纤维性肿瘤，2002年版世界卫生组织正式命名为CFT。CFT最常见于四肢及躯干的皮下或深部软组织。

胃钙化性纤维性肿瘤由Puccini等于2001年首次报道。胃CFT临床表现并无明显特异性，所有患者胃镜下均呈息肉样隆起性改变，部分患者为其他手术中偶然发现，部分患者可有上腹不适、进食后胃痛、胃肠胀气等症状，还有患者因口臭病史就诊。

胃CFT多位于胃体或胃底，胃窦少见，除张雷等报道32例CFT患者中有1例胃CFT为多发外，余均为单发。大体检查为界限清楚、无包膜的实性结节，直径0.1~25.0cm（平均4.6cm），切面灰白色，质硬，沙砾感明显。组织形态学主要表现为致密玻璃样变间质中梭形细胞稀疏分布、散在沙砾体或钙化和淋巴细胞、浆细胞浸润。

胃CFT应与多种好发于胃肠道的梭形细胞肿瘤进行鉴别。

（1）胃肠道间质瘤（GIST）：当胃CFT细胞较丰富、淋巴细胞及浆细胞浸润较少、无明显钙化或沙砾体时，需和GIST进行鉴别。GIST好发于老年患者，男女比例无显著差异，胃镜检查有时表现为黏膜下隆起性肿物，易与CFT混淆。

（2）炎症性肌纤维母细胞肿瘤（IMT）：当胃CFT内浸润的淋巴细胞及浆细胞较多且有生发中心形成时，需和IMT鉴别。IMT好发于儿童和青少年，多位于肺、肠系膜、大网膜和腹膜后，镜下由增生的胖梭形纤维母细胞、肌纤维母细胞组成，较CFT细胞丰富，呈束状及漩涡状排列，一般无钙化，间质内常伴有大量的浆细胞和淋巴细胞浸润，并可见生发中心形成。

（3）胃肠道平滑肌瘤：极少见，多见于老年人，肿瘤大小差异较大。组织学上由平滑肌细胞构成，比CFT细胞丰富。

（4）胃肠道神经鞘瘤：好发于老年人，组织学表现为界限清楚的肿块，周围围绕淋巴细胞鞘，有时可见到生发中心，细胞较CFT密集，排列比较有特点，典型者可见到交替分布的Antoni A区和Antoni B区。

（5）炎性纤维性息肉（IFP）：胃镜下胃CFT表现为黏膜下息肉样隆起，免疫表型Vimentin和CD34阳性表达，与IFP非常容易混淆，但IFP多见于胃窦部，镜下主要由短梭形细胞组成，且常特征性地围绕间质小血管，呈洋葱皮样排列，质松水肿，黏液样，较多嗜酸性粒细胞浸润。

（6）丛状纤维黏液瘤：罕见，特异性地发生于胃。丛状纤维黏液瘤发病年龄范围广，男女发病年龄相当。组织学上为多结节状，结节内细胞少，黏液背景；免疫组织化学检测结果显示SMA和CD10阳性。

第二章
胃癌相关疾病

第一节　胃癌的癌前状态与疾病

一、胃癌的癌前状态

世界卫生组织将癌前期病变称为癌的前兆变化，其又可分为癌前状态和癌前病变两个概念。

癌前状态是一个临床概念，指一些发生癌变危险性增加的临床疾病，如慢性萎缩性胃炎、胃溃疡、胃息肉等，易发生胃癌。

癌前病变是一个组织病理学概念，指相应的病理变化比正常组织或其他病理改变更易发生癌变，如胃黏膜上皮异型增生、肠腺化生、宫颈上皮异型增生与乳腺导管异型增生等，在一定条件下易转为癌。异型增生与一般增生明显不同，但与恶性增生又有区别，重度者易向恶变发展。癌前状态之所以发展为癌，是因组织病理上出现了癌前病变；癌前病变恶变与否关键在于致癌因素与机体抗癌能力之间的对抗、平衡与相互消长关系。二者既有区别，又互相关联。因此对于癌前病变或癌前状态，要早做预防性治疗。

胃癌的癌前状态包括癌前疾病和癌前病变两类。

癌前疾病包括：重度萎缩性胃炎、残胃、恶性贫血等。癌前病变主要是上皮内瘤变。

胃的癌前病变是指一类容易发生癌变的胃黏膜病理组织学变化，即胃黏膜的异型增生和肠上皮化生，主要伴存于慢性萎缩性胃炎。

胃癌是我国最常见的恶性肿瘤之一，严重危害人类健康。而胃黏膜癌肿不是由正常细胞"一跃"变成癌细胞，而是一个多步骤癌变的过程，即慢性浅表性胃炎→萎缩性胃炎→肠上皮化生→异型增生→胃癌，在这期间出现的病变称为癌前病变。因此临床上常把伴肠上皮化生、异型增生称为慢性萎缩性胃炎癌前病变或胃癌前期病变。伴中度以上的异型增生和不完全大肠型化生则称为真正的胃癌癌前病变。重视癌前状态的随访，各种癌前状态在诊断后、治疗中及治疗后均应密切随访，这对癌变的早期发现至关重要。胃镜检查是随访过程中必要的、有效的措施。随访的频率取决于病变的性质及程度。

1. 慢性萎缩性胃炎：轻度萎缩性胃炎每 1~2 年做胃镜检查 1 次。每次在胃窦大弯、小弯处各取标本 3~4 块。中~重度萎缩性胃炎每 6~12 个月做胃镜及病理检查 1 次，活检时主要在黏膜糜烂、苍白等异常处钳取。

2. 胃溃疡：经系统的药物治疗 4 周后，行胃镜检查。在溃疡边缘取活检 6~8 块送病理，必要时复查直至溃疡愈合。随后，年龄在 35 岁以下者每年复查 1 次；中老年患者 6 个月复查 1 次。重点检查原溃疡部位，并在瘢痕区取活检送病理检查。

3. 胃息肉：在息肉摘除后每 6~12 个月做胃镜 1 次。如发现息肉再发或黏膜增生，活检后行镜下处理。病理发现有中度以下异型增生者，每年复查 2 次；对重度异型增生，又不愿接受手术者每年至少复查 2~3 次。

4. 残胃：若存在明显黏膜萎缩、腺体囊性扩张、重度异型增生者，应强调短时间定期复查，1 年连续 2~3 次胃镜检查。

5. 其他：癌前状态疾病及与胃癌有关疾病，也必须定期检查。

如何确定随访时发现的病变部位，即为既往的病变部位，采用内镜下胃黏膜内注墨法标记胃癌前病变所在的部位，然后在标记范围内取材，以利于采样部位前后一致。

二、胃癌的癌前疾病

具有癌变潜能胃炎的炎性细胞表型特征及差异表达肠型胃癌是由"非萎缩性胃炎 - 萎缩性胃炎 - 异型增生癌变"的疾病链发展而来，从病理学角度来看，正常胃黏膜、非萎缩性胃炎、萎缩性胃炎均伴有不同程度的炎性细胞浸润。

一般而言，仅 1%~3% 的胃炎患者最终发展成为胃癌。发展为胃癌的胃炎可能存在某些特定的特征。李一芷等通过应用生物信息学比较易于癌变的胃炎（萎缩性胃炎）与不易于癌变的胃炎（非萎缩性胃炎）之间的差异表达基因，并进一步分析这些差异表达基因中炎性细胞表型特征基因的分布情况，以及这些差异表达基因涉及的通路。

研究结果提示，具有癌变潜能胃炎的炎性细胞表型特征多为巨噬细胞、中性粒细胞和成纤维细胞，多富集于 IL 信号通路以及抗原处理与呈递信号通路。

分析炎性细胞特征表型基因发现，在"正常胃黏膜、非萎缩性胃炎"疾病链中，中性粒细胞比例较高，而"非萎缩性胃炎、萎缩性胃炎"疾病链中，成纤维细胞比例较高。

中性粒细胞的主要功能为细胞的吞噬和消化，是机体发生炎症反应时最先被招募至损伤位置的细胞，能通过释放杀菌蛋白、细胞因子和活性氧等物质发挥作用，是活动性胃炎的主要效应分子。有研究显示，肿瘤微环境中浸润的中性粒细胞能削弱 T 细胞免疫，促进胃癌的发展。

成纤维细胞的主要功能为细胞修复。非萎缩性胃炎发展成为萎缩性胃炎时，胃黏膜变薄，固有腺体减少，是胃黏膜因各种原因导致损伤的进一步表现，可能与成纤维细胞增多相关。有研究证实，胃异型增生微环境中的成纤维细胞能分泌癌细胞恶化所需的微环境因子，如 Wnt5A 等，从而发挥促肿瘤作用。说明成纤维细胞作为肿瘤微环境中的一员，具有促进、维持肿瘤细胞恶性表型的作用。

研究发现，巨噬细胞在"正常胃黏膜–非萎缩性胃炎–萎缩性胃炎"的疾病动态变化中的比例均较高，说明巨噬细胞在疾病变化全程中可能均发挥重要作用。在肿瘤微环境中，肿瘤相关巨噬细胞扮演重要角色，能通过分泌细胞因子促进肿瘤细胞增殖、迁移。Lin 等发现，巨噬细胞分泌的 CXCL8 与 CD8+T 细胞浸润减少有关，CXCL8 通过作用于巨噬细胞，可减少巨噬细胞表达 PD-L1，进而抑制 CD8+T 细胞的功能，使肿瘤细胞获得免疫逃逸。

炎性细胞表型特征差异表达基因的富集通路分析，在"非萎性胃炎–萎缩性胃炎"疾病链中，多种与免疫活动相关的代谢通路发生了变化，主要富集于 IL-10、IL-4 和 IL-13 信号通路、抗原处理与呈递信号通路等。IL-10 是一种多细胞源、多功能的细胞因子，参与炎性反应和免疫反应，是公认的炎症和免疫抑制因子，能抑制单核巨细胞的抗原递呈作用。Zhang 等的研究显示，分泌 IL-10 的巨噬细胞表型在多种肿瘤类型中发挥促进免疫逃逸的作用，并与胃癌患者预后差有关。由此可见，IL-10 信号通路和巨噬细胞在肿瘤形成以及癌前状态中均发挥重要作用，并可能是某些特定炎症易于癌变的重要原因。IL-4 和 IL-13 在一定程度上分享共同的受体和信号通路，是导致过敏反应的关键性细胞因子。IL-4 和 IL-13 能增强结肠癌细胞的活性，可能与肿瘤生长有关。

IL-4 和 IL-13 信号通路可能在胃癌癌前状态中起一定作用。同时，抗原处理与呈递信号通路的改变也是特定胃炎易于癌变的重要原因。

蛋白质–蛋白质相互作用（PPI）网络的构建发现了 8 个比较重要的差异表达基因，其中 4 个基因构成了一个比较重要的网络（KIF20A–KIF2C– CENPE– NUSAP1）。在这 4 个基因中，KIF20A 和 KIF2C 均为驱动蛋白家族成员；CENPE 为着丝粒蛋白，是一个与细胞周期相关的驱动蛋白样分子；NUSAP1 与纺锤体的形成有关。PPI 网络的构建显示在非萎缩性胃炎–萎缩性胃炎的变化过程中，细胞周期相关蛋白的相互作用可能发挥重要作用。

第二节　萎缩性胃炎与胃癌

一、萎缩性胃炎

慢性萎缩性胃炎，以胃黏膜上皮和腺体萎缩，数目减少，胃黏膜变薄，黏膜基层增厚，或伴幽门腺化生和肠腺化生，或有不典型增生为特征的慢性消化系统疾病，常表现为上腹部隐痛、胀满、嗳气、食欲不振，或消瘦、贫血等，无特异性，是一种多致病因素性疾病及癌前病变。

　　既往认为慢性萎缩性胃炎形成后，病变部位萎缩的腺体不能恢复，病变不能逆转，从而认为慢性萎缩性胃炎不能治愈。

　　临床与实验的研究进展认为，慢性萎缩性胃炎若早期发现，及时积极治疗，病变部位萎缩的腺体是可以恢复的，其可转化为浅表性胃炎或被治愈，改变了以往人们对慢性萎缩性胃炎不可逆转的认识。

　　根据国内多年随访资料分析，其绝大多数预后良好，一般认为其癌变率是：5~10 年癌变率 3%~5%，10 年以上癌变率 10%，轻度异型增生 10 年癌变率 2.5%~11%，中度异型增生 10 年癌变率 4%~35%，重度异型增生 10 年癌变率 10%~83%。其中，重度萎缩性胃炎伴中、重度肠上皮化生及重度不典型增生者，或伴癌胚抗原阳性的患者，癌变率更高，应引起高度重视，定期随访，每 3~6 个月复查胃镜一次。手术后萎缩性残胃炎者因其长期受胆汁反流的刺激，癌变率亦较高，应积极采取措施，减轻碱性反流液的刺激，预防癌变的发生。

　　目前慢性萎缩性胃炎尚无直接药物预防其癌变，但是祛除慢性萎缩性胃炎的病因及纠正其病理状态，起到预防胃癌发生的作用。

　　内镜下切除较重的癌前病变黏膜是有效预防胃癌的手段。与传统手术比较，内镜下治疗不仅疗效相当，而且创伤小，并发症少，费用相对低廉。因此被推荐为高级别上皮内瘤变（包括重度异型增生和原位癌）的首选治疗方法。主要包括内镜下黏膜切除术（EMR）和内镜黏膜下剥离术（ESD）。

　　幽门螺杆菌是引起胃炎、促发胃癌的罪魁祸首，幽门螺杆菌的细胞毒性因子会导致胃黏膜发生增生性或萎缩性胃炎。幽门螺杆菌感染的患者胃癌发病率是非感染的 3~6 倍，杀灭幽门螺杆菌可有效预防癌变。

　　特别是在胃癌高发区，根除 Hp 对于轻度慢性萎缩性胃炎将来的癌变有较好的预防作用。根除 Hp 对于癌前病变组织病理学的好转有利，可以明显减缓癌前病变的进展，并有可能减少胃癌发生的危险。

　　对于有反酸烧心、食欲不振、疼痛、痞满等症状，要积极对症治疗，予以抑酸剂、黏膜保护剂以及抑制胆汁反流、促胃动力药物等，以消除症状为目的，防止病情发展。

　　定期复查胃镜很重要，一般建议的复查频度如下。

　　（1）萎缩性胃炎不伴肠化生和异型增生者可每 1~2 年做内镜和病理随访。

　　（2）中 ~ 重度萎缩或伴肠化生者每 1 年随访一次。

　　（3）轻度异型增生（活检并非取自癌旁）每 6 个月随访一次。

　　（4）重度异型增生者需立即复查内镜和活检病理检查，必要时手术治疗或内镜下局部治疗。

　　硒可清除慢性萎缩性胃炎组织中使细胞老化的自由基，并干扰致癌物代谢，增强人体细胞免疫功能，可起到防癌抗癌的作用，可吃动物肝脏、肾脏、鱼虾及甲壳类海产品、大蒜、芹菜、蘑菇、芝麻等。

叶酸是一种水溶性维生素，与DNA的合成、修复及稳定密切相关。叶酸缺乏引起肿瘤的原因可能与叶酸能够稳定DNA，防止细胞癌变有关。叶酸能够维持DNA甲基化，如果甲基化水平低，癌基因就容易活化，从而促发癌症的发生。叶酸可抑制癌基因活化而起到防止癌变作用。

适量补充叶酸可改善慢性萎缩性胃炎组织病理状态而减少胃癌的发生。

维生素C和胃液可共同防止致癌物前体亚硝胺化合物的合成，可吃橘子、橙子、西红柿、菠菜、鲜枣、猕猴桃。

中医药在防治慢性萎缩性胃癌发展中起着重要作用。研究发现，中医药可用于治疗慢性萎缩性胃炎伴有肠化生、细胞异型增生患者，在辨证论治的基础上，适当运用活血化瘀、解毒散结、益气扶正、健脾祛湿、养阴生津等中药，能阻止病情蔓延甚至能够实现病理逆转，从而起到防癌作用。

活血化瘀中药有三棱、莪术、八月札、三七、桃仁、生蒲黄、五灵脂等；解毒散结中药有石见穿、半枝莲、蜀羊泉、白花蛇舌草、龙葵、黄药子、海藻、昆布、威灵仙、半边莲、虎杖、蚤休等；益气扶正中药有黄芪、党参、太子参、白术、炒山药等；健脾祛湿中药有薏苡仁、茯苓、半夏、泽泻等；养阴生津中药有乌梅、山萸肉、天冬、天花粉、女贞子等。这样对抑制胃的癌前病变，防止慢性萎缩性胃炎伴有肠化生、细胞异型增生发生胃癌起到积极的治疗作用。

病从口入，饮食入口，首先影响的就是胃。所以饮食不调是引起胃病的重要因素。

由于在慢性胃炎发病中饮食因素占有重要地位，因此养成良好的饮食习惯是防治胃炎的关键，这也是与其他疾病不同的地方。

慢性胃炎饮食需注意：

宜慢：细嚼慢咽可以减少粗糙食物对胃黏膜的刺激。

宜节：饮食应有节律，切忌暴饮暴食及食无定时。

宜洁：注意饮食卫生，杜绝外界微生物对胃黏膜的侵害。

宜细：尽量做到进食较精细、易消化、富有营养的食物。

宜清淡：少食肥、甘、厚、腻、辛辣等食物，少饮酒及浓茶。

宜戒烟酒：长期的尼古丁刺激，可使胃酸过多，从而产生有害作用。长期酗酒，可致胃黏膜损伤，乙醇（酒精）浓度越高，损伤越强烈。

慢性萎缩性胃炎作为胃癌最常见的癌前疾病，其癌变的预警和早期发现、诊断与预防，是有效控制胃癌发病的主要手段和策略，应予以特别重视。

肠化和异型增生发展成胃癌，是一个漫长的过程，大约5%的患者会转变为胃癌，5%是统计学的小概率事件，几乎可以认为不会发生，这是有统计学依据的。所以，我们有理由认为，只要科学看待它，肠化和异型增生是相对安全的，不必要引起过多的焦虑和担心。

通过积极的正规治疗，很多患者至少能维持现状，不再进展，恐慌的心情反而会加重病情进展。

二、慢性萎缩性胃炎的诊断标准

2000 年 5 月 1~2 日，中华医学会消化病学分会邀请国内 60 位消化病学专家和 10 位病理学专家在江西井冈山举行了慢性胃炎研讨会。这是继 1982 年在重庆召开首次全国慢性胃炎研讨会后的第 2 次会议。此间，国际上曾举行过若干次胃炎研讨会，达成了一些重要共识，如悉尼系统（1990 年）和新悉尼系统（1996 年）；有关幽门螺杆菌（Hp）的新发现也已改变了对胃炎病因的认识。与会专家事先分成临床胃镜组、病理组和 Hp 组进行准备，在充分吸取国际上有关胃炎的共识精神，并结合我国实际情况写成讨论稿，在分组讨论的基础上再举行全体会议。专家们对慢性胃炎的多数问题意见基本一致。

慢性胃炎的病理诊断标准和分类如下。

1. 活检取材：

（1）用于研究时，希望根据悉尼系统的要求取 5 块标本，胃窦 2 块取自距幽门 2~3cm 处的胃大弯和胃小弯；胃体 2 块取自距贲门 8cm 处的胃大弯和胃小弯（约距胃角近侧 4cm）；胃角 1 块。对可能或肯定存在的病灶要另取标本。标本要足够大，达到黏膜肌层。

（2）用于临床时，建议取 2~3 块标本，胃窦小弯 1 块（和大弯 1 块）及胃体小弯 1 块。

（3）不同部位的标本须分开装瓶。

（4）须向病理科提供取材部位、内镜所见和简要病史。

2. 特殊染色：

（1）对炎症明显而 HE 染色片上未见 Hp 的标本，要作特殊染色仔细寻找。可用较简便的 Giemsa 染色或 Warthin-Starry 染色。

（2）对于肠化如认为有必要，可作 AB-PAS 和 HID-AB 染色。

3. 组织学分级标准：有 5 种形态学变量要分级（Hp、慢性炎症、活动性、萎缩和肠化），分成无、轻度、中度和重度 4 级（或 0、+、++、+++）。分级方法用下列标准或和悉尼系统直观模拟评分法并用。

（1）Hp：观察胃黏膜黏液层、表面上皮、小凹上皮和腺管上皮表面的 Hp。无：特殊染色片上未见 Hp；轻度：偶见或小于标本全长 1/3 有少数 Hp；中度：Hp 分布超过标本全长 1/3 而未达 2/3 或连续性、薄而稀疏地存在于上皮表面；重度：Hp 成堆存在，基本分布于标本全长。肠化黏膜表面通常无 Hp 定植，故标本全长中要扣除肠化区。

（2）活动性：慢性炎症背景上有中性粒细胞浸润。

轻度：黏膜固有层有少数中性粒细胞浸润。

中度：中性粒细胞较多存在于黏膜层，可见于表面上皮细胞、小凹上皮细胞或腺管上皮间。

重度：中性粒细胞较密集，或除中度所见外还可见小凹脓肿。

（3）慢性炎症：根据慢性炎症细胞的密集程度和浸润深度分级，两可时以前者为主。正常：单个核细胞每高倍视野不超过 5 个，如数量略超过正常而内镜下无明显异常，病理可诊断为无明显异常；轻度：慢性炎症细胞较少并局限于黏膜浅层，不超过黏膜层的 1/3；中度：慢性炎症细胞较密集，超过黏膜层的 1/3，达到 2/3；重度：慢性炎症细胞密集，占据黏膜全层。计算密度程度时要避开淋巴滤泡及其周围的淋巴细胞区。

（4）萎缩：指胃的固有腺体减少，幽门腺萎缩是指幽门腺减少或由肠化腺体替代，胃底（体）腺萎缩是指胃底（体）腺假幽门腺化生、肠化或腺体本身减少。轻度：固有腺体数减少不超过原有腺体的 1/3，大部分腺体仍保留；中度：固有腺体数减少超过 1/3，但未超过 2/3，残存腺体分布不规则；重度：固有腺体数减少超过 2/3，仅残留少数腺体，甚至完全消失。标本过浅未达黏膜肌层者不能诊断为萎缩，要剔除。胃窦部少数淋巴滤泡不算萎缩，但胃体黏膜层出现淋巴滤泡要考虑萎缩。

（5）肠化：肠化部分占腺体和表面上皮总面积 1/3 以下为轻度；1/3~2/3 为中度；2/3 以上为重度。其他组织学特征：分非特异性和特异性两类，不需要分级，出现时要注明。前者包括淋巴滤泡、小凹上皮增生、胰腺化生和假幽门腺化生等；后者包括肉芽肿、集簇性嗜酸性粒细胞浸润、明显上皮内淋巴细胞浸润和特异性病原体等。假幽门腺化生是胃底腺萎缩的指标，判断时要核实取材部位。异型增生要分轻度、中度和重度 3 级。

4.病理诊断报告：诊断应包括部位特征和形态学变化程度，有病因可循的要报告病因。胃窦和胃体都有炎症的慢性胃炎不再称全胃炎，称为慢性胃炎即可；但当胃窦和胃体炎症程度相差两级或以上时，加上"为主"修饰词，例如"慢性（活动性）胃炎，胃窦为主"。病理检查要报告每块活检标本的组织学变化情况。萎缩性胃炎的病理诊断标准暂定为：同一部位（胃窦或胃体，胃角标本作胃窦计算）的 2 块或 2 块以上活检标本都有萎缩和/或肠化时可诊断为萎缩性胃炎；如仅 1 块标本有萎缩和/或肠化，应诊断为"慢性胃炎伴萎缩和/或肠化"。

萎缩性胃炎是一种癌前病变，是一种癌变的信号。

长期的慢性胃部炎症使胃黏膜表层上皮和腺上皮被杯状细胞和幽门腺细胞所取代，就会发生肠上皮化生和假幽门腺化生，其分布范围越广，发生胃癌的危险性就越高。病变扩展至腺体深部，腺体破坏、数量减少，固有层纤维化，黏膜变薄，就提示形成了萎缩性胃炎。以胃角为中心，波及胃窦及胃体的多灶萎缩，发展为胃癌的风险增加。

萎缩性胃炎患者一定要定期复查胃镜，并且做病理活检，评估患者萎缩性胃炎癌变的风险，一般每年复查一次胃镜。

三、胃炎、肠化评价系统对慢性萎缩性胃炎癌变风险的预测

年龄与 Hp 感染均被认为是发生慢性萎缩性胃炎最主要的原因，同样也被认为是导致

胃癌的关键因素。随着内镜检查的普及包括早期胃癌筛查项目的逐渐扩展，慢性萎缩性胃炎的检出日渐普遍，近年来也显示出一定的年轻化趋势。然而在慢性萎缩性胃炎或者肠化患者中，确切具体的癌变发生率很难精确评估。放大及图像强调内镜技术的进步，使内镜下判断萎缩与肠化更加精准，对于萎缩范围的判断目前普遍使用木村–竹本分型，但对具体萎缩程度的判断更多的还是依赖活检组织病理学检查。

临床上需要客观的评分系统对每个患者进行癌变风险评估，以指导精细内镜检查及随访，发现早期胃癌及相关高危癌前病变。国内外有一些研究报道肯定了胃炎评价（OLGA）及肠化的胃炎评价（OLGIM）系统在慢性萎缩性胃炎中的癌变风险预测价值，但是总体研究数据并不多，且多数有样本量的局限。

一项 Meta 分析显示，OLGA 高分级患者发生癌变风险是低分级患者的 2.64 倍。汪得胜等研究中 OLGA 与 OLGIM 高分级患者相对低分级患者同样显示出较高的 HCIN 发生率。提示 OLGA 与 OLGIM 对慢性萎缩性胃炎确实有较好的癌变风险预测价值。虽然有研究显示，不同病理医师之间对肠化程度诊断的一致性相对高于对萎缩程度诊断的一致性，但是我们的结果提示 OLGA 与 OLGIM 具有相似的预测价值。并且在 OLGA 与 OLGIM 均为高分级患者中，胃癌风险进一步升高，因此推荐联合应用 OLGA 与 OLGIM 系统对慢性萎缩性胃炎患者萎缩、肠化及其程度和范围进行精确评估，指导随访和精查，有助于提高早期胃癌诊断率。

此外，研究发现慢性萎缩性胃炎患者 Hp 感染并未显示出癌变风险增加，考虑主要与患者既往感染经过抗菌治疗或者自行除菌有关。另外肠化分级显示与 Hp 感染负相关，除存在上述既往感染因素之外，也推测随着肠化的进展可能不利于 Hp 在胃黏膜定植。性别因素也未显示出癌变风险差异，但男性患者整体占优势。年龄因素方面，40 岁以上是一个大致的分水岭，在制订随访策略时也是需要考虑的因素之一。

四、内镜下萎缩性胃炎分级对胃癌筛查价值研究

既往研究中，内镜诊断萎缩性胃炎的敏感性较低，以病理诊断为金标准，敏感性仅42%。随着放大内镜和图像增强内镜的推广应用，诊断准确性不断提高。研究发现，内镜与病理诊断萎缩性胃炎的总体符合率达 88.9%，且符合率随萎缩程度的加重而增高。

研究采用内镜下萎缩性胃炎木村–竹本分类法，中度萎缩和重度萎缩与病理诊断的符合率分别达到 89.2% 和 98.4%。

进一步分析木村–竹本分类法对胃癌风险的预测价值，结果显示重度组（0–1，0–2，0–3）胃癌检出率为 1.15%，显著高于中度组（C–2，C–3）和轻度组（无萎缩，C–1）的0.54% 和 0.07%。Masuyama 等采用木村–竹本分类法的研究结果也提示，胃癌发生风险随萎缩范围和程度的加重而增加，C–1、C–2、C–3、0–1、0–2、0–3 所对应的胃癌检出率

分别为 0%、0.25%、0.71%、1.32%、3.70% 和 5.33%。因此，基于内镜下萎缩性胃炎分级对患者进行分层管理性是可行的。2015 年发布的《幽门螺杆菌胃炎京都全球共识》推荐无症状患者进行 Hp 根除治疗的最佳时机为非萎缩性胃炎阶段。研究分析显示，不同萎缩程度患者的 Hp 感染率差异显著，感染率随萎缩程度的加重而增高，但 Hp 根除率相当，均在 90% 以上。

研究结果显示，内镜下萎缩性胃炎分级与病理诊断有较高的符合率，萎缩程度与胃癌发生风险之间有一定相关性，因此可根据内镜分级对患者的胃癌风险进行分层，个性化决策胃镜随访间期。基于轻、中、重度组胃癌检出率的统计学差异，可将无萎缩和 C-1 视为低危组，C-2 和 C-3 视为中危组，O-1 及以上视为高危组。

研究分析显示，60 岁以上患者的胃癌检出率显著增高，提示对于该年龄段的轻度萎缩甚至无萎缩患者也不应忽视胃镜随访。

第三节　胃溃疡与胃癌

一、胃溃疡癌变

胃溃疡癌变指的是胃溃疡病灶在各种因素长期刺激下，从而出现不典型增生而引起癌变。胃溃疡癌变一般多发生在 40 岁以上男性。

胃溃疡癌变在早期一般无特异性症状，当发生癌变后，会导致患者上腹部疼痛，其疼痛症状会失去原有的节律性，从而转为持续性并逐渐加重，晚期则可出现持续体重减轻、贫血或是乏力等症状。

当胃溃疡出现以下表现时，应高度警惕癌变可能。

（1）年龄在 45 岁以上者，有溃疡病史其近期病情反复发作的，如经常出现打嗝、嗳气，或是有腹痛且伴有消瘦症状的，有可能是发生了癌变。

（2）上腹部不适或是隐痛现象和胃溃疡时不一样，失去了原有的节律性，且腹部不适及隐痛在进食后会加重。

（3）身体状况变差，人显得消瘦，体重也在一直下降，或是出现不明原因的低热，检查时反复大便潜血阳性。

（4）胃溃疡用抗溃疡药物治疗无效。虽然说胃溃疡有反复发作的特性，但一般采用抗溃疡药物治疗后，症状是可以得到缓解的，如果患者按常规服药后效果不明显甚至无效，那么就有可能是癌变的先兆，所以胃溃疡经内科规范治疗后没效果的，应及时检查。

二、正确对待胃溃疡恶变

新版《内科学》依然是将胃癌作为胃溃疡的一个主要并发症，但胃溃疡会转变为胃癌，一直受到各种证据质疑的观点。

查阅有关胃溃疡与胃癌关系的文献，一般是越早期的越认定胃溃疡可以转变为胃癌。早期胃溃疡和胃癌的诊断很大程度上依赖于钡餐检查，这个结论就很值得怀疑。翻译早期英文胃肠病学专著上，对于钡餐的诊断价值依然是推崇备至。

胃病诊断的金标准是胃镜加活检病理，这已经是全世界胃肠病学专业医师的共识。因此早在 20 世纪 70 年代就有人怀疑所谓由胃溃疡转变而来的胃癌，其实是漏诊或者误诊为胃溃疡的胃癌。

按照肿瘤的发展规律，一个非癌的病灶发展成癌需要好几年的时间，比如结肠腺瘤发展成结肠癌就平均需要 5~10 年。排除掉这一部分病人之后，胃溃疡病人胃癌的发生率大大减少。

对胃溃疡是否会转变成胃癌的争论一直持续到现在。毕竟在以前胃溃疡的手术标本中，经常能够见到小的癌灶，这就支持胃溃疡有变成胃癌的潜力。随着抗溃疡新药物的进展，胃溃疡病人已经很少需要手术，所以无法再去验证。有的动物实验也证实，造成胃溃疡以后，给小鼠再灌注致癌物质更容易诱发胃癌。但平时恐怕很少有人拿纯的致癌物质当饮料喝。就算能把所有胃溃疡中发现胃癌的病人归结为第一次胃镜和病理检查时的漏诊和误诊，但这对于病人本身来说没有区别。病人关心的只能是自己将来被诊断为胃癌的可能性有多大，不管是演变还是误诊。如果不大，治疗好溃疡以后就不用再复查胃镜；如果可能性相当可观，那即便治疗胃溃疡，还是需要定期的复查胃镜。要回答这个问题，就需要明确两点：第一，目前良性胃溃疡误诊的比例有多少；第二，良性胃溃疡病人中发生胃癌的比例是不是比其他病变高。

因为我们都知道就算没有胃溃疡的病人也有发生胃癌的，有些不是胃溃疡的病变，如萎缩性胃炎肠上皮化生相比正常胃黏膜发生胃癌的比例也稍高。如果胃溃疡发生癌变的比例和这些病变，甚至和正常人相当，那就没有必要定期复查胃镜了。

从已有可查的文献来看，对胃溃疡病人进行随诊确实可以发现不少的早期胃癌病人，在这种随访中发现的早癌病人，5 年生存率要远远高于同时期因为症状就诊发现的胃癌病人高。从这个角度来说，对胃溃疡病人进行定期的胃镜复查似乎是有意义的。但有意义的地方恐怕更多的在于随访，而不是因为胃溃疡。因为假如对一些不是胃溃疡，仅仅是萎缩性胃炎病人进行长时间的随访，恐怕也能发现不少早期胃癌病人。实际也是如此，1987年的文献就证明萎缩性胃炎有溃疡和没溃疡的病人，早期胃癌发现率并没有明显差异。胃溃疡似乎并不增加胃癌的危险性。其后的很多研究结果虽然也发现胃溃疡病人中有部分早期胃癌，有的进一步统计得出每给 50 个胃溃疡病人进行长期随访，就能够发现一例早期胃癌，但可惜的是这些研究没有对同期的其他病人进行随访对照，所以价值究竟是在随访还是胃溃疡上，无法定论。倒是有不少研究指出，如果第一次胃镜检查的时候，胃镜下和病理活检都认为是良性溃疡，这样的病人再复查胃镜的价值不大。但同时也指出，如果胃镜医师和病理医师任何一方怀疑有癌变的存在，那么必须进行复查。

对于病人来说，如果胃镜检查不管是镜下还是病理都认为溃疡是良性的，那么就不必过于担心。当然随访对每个人都可能有益，要是有人坚持要养成定期随访胃镜的习惯，医生求之不得。如果稍微有一点狐疑，比如合并不典型增生，还是小心为妙。

胃溃疡癌变的早期症状，在医学上专门有个词叫"报警症状"，报警症状有疼痛加重、体重减轻，出现呕血或者黑便、贫血。胃癌有高危人群，高危人群有以下特点：长期吸烟；喜食烟熏、高盐腌制、油炸食物；年龄在 40 岁以上，特别是 60 岁以上老年人；家族中有胃癌患者；有胃癌前的疾病，如胃溃疡、萎缩性胃炎、胃息肉、巴雷特食管等；病理活检有不典型增生等。胃溃疡预防癌变要做到早期筛查。

早期筛查包括：

（1）肿瘤标记物检测，抽血查癌胚抗原、CA19-9 等。

（2）血清胃功能检测，血清胃蛋白酶原、血清促胃液素测定等。

（3）胃镜检查。

（4）幽门螺杆菌检查。

第四节　胃息肉与胃癌

胃息肉属于胃良性肿瘤，胃癌属于恶性肿瘤，息肉是黏膜面突出的一种赘生物，胃镜检查可见圆形或卵圆形隆起，形状规则，表面光滑，色泽暗红，多数有蒂。

早期胃镜表现，可有表面高低不平，可呈结节状或颗粒状，也可表现为边缘不规则的糜烂或溃疡。进展期胃癌可有菜花状肿物突入胃腔，常有水，糜烂，充血或溃疡的形成。胃息肉的癌变率与组织学分型、瘤体大小有关，腺瘤型息肉有较高的恶变倾向，多发性胃息肉恶变率较高。

胃息肉在无症状的人中的发生率低于 1%。胃息肉可分成非肿瘤性息肉和肿瘤性息肉两大类，前者的恶变机会不高，而后者有非常高的恶变倾向。

增生性（再生性）息肉由增生的胃小凹上皮及固有腺体组成，细胞分化良好，有时伴有间质增生和排列紊乱的平滑肌束，这种息肉一般可发生多个，但极少发生肠化，癌变率较低，仅 1% 左右。但增生性息肉长大后可发生局部异型增生（腺瘤性变），也可发生恶变，而且在有息肉的胃内同时存在癌的发生率可达 7.4% ~13%，故在发现胃息肉时应仔细检查整个胃。

　　腺瘤性息肉属真性肿瘤，占胃息肉的 10%~25%，其发生率随年龄而增长，男性比女性多见（2：1），好发于胃窦部。多数为广基无蒂的扁平腺瘤，或蒂粗而短，较少为有蒂或呈乳头状（绒毛状）。组织学分类（按 WHO 分型）可分为管状、乳头状（绒毛状）及管状绒毛状混合型，常伴有明显的肠化和不同程度的异型增生。癌变率很高，达 40% 左右。其中尤以绒毛状腺瘤的癌变率最高。一般当息肉的直径超 2cm 时需警惕恶变。日本学者 Nagayo 把腺瘤性息肉列为交界性病变，认为单凭临床和病理组织学检查有时难以确定其良恶性，需做长期随访方能作出结论。同样，也应注意到与其共存的胃癌常见，因此，当发现有腺瘤性息肉病灶时，应仔细寻找其他部位有无胃癌并存现象，息肉摘除后的病例，仍应每年做胃镜检查随访。对大多数有蒂的息肉，最简单和最佳的处理方法是内镜下摘除；不能做内镜摘除的腺瘤，应切开胃做腺瘤切除，并从邻近处多取黏膜活检以观察有无异型增生或明显的癌变存在。

一、家族性大肠息肉病和加德纳综合征

　　Gardner 综合征病人的胃内也可有多发性胃底腺息肉、腺瘤和十二指肠腺瘤，这种腺瘤的癌变发生率与散发的胃腺瘤相仿。

　　预防胃息肉癌变要注意定期复查胃镜，而且必要时可以行内镜下息肉切除治疗，即使在息肉切除以后也要注意定期复查胃镜的情况。对于有胃息肉的患者，平时要注意保持良好的饮食及生活习惯，少食多餐，避免过饱饮食及暴饮暴食的情况，以容易消化的清淡饮食为主，避免油炸、油腻、辛辣、生冷刺激、过甜过酸和不容易消化的食物。忌浓茶、烟酒、咖啡等。

　　要注意适当休息，避免过度劳累，保持心情愉悦，避免精神过度焦虑与紧张。对于有胃息肉的患者，内镜切除以后要注意送活组织病理学检查。

二、PMS2、MSH6、c-met 表达与胃息肉

　　研究表明，胃息肉的存在与胃癌的发生发展密切相关，且不同病理类型胃息肉发展为胃癌的概率也不同，其中腺瘤性息肉发展为胃癌的概率明显高于其他类型。近年来有学者指出，错配修复基因中的 PMS2、MSH6 及原癌基因 c-met 均可参与胃息肉向胃癌的发展，检测其表达水平对胃癌的预防及治疗具有指导意义。正常情况下，人体中时刻都发生着基因的重组与复制，在此过程中不可避免地会出现碱基的错配与重组的错配，错配修复可检测并纠正错配、缺失及异常插入的核苷酸序列而保持基因遗传的正确性和稳定性。但错配修复相关基因一旦发生突变，就会出现错配修复功能失效，导致微卫星不稳定及基因错误

修复，且微卫星不稳定可进一步导致抑癌基因失活、致癌基因激活，从而增加细胞突变及恶变的概率。PMS2、MSH6 均属于错配修复基因，刘杰等研究指出，PMS2、MSH6 突变可导致胃息肉向胃癌发展。其原因是 PMS2、MSH6 的阳性表达提示修复系统的存在，可纠正基因复制与重组过程中的错误，使生物体的遗传具有正确性和稳定性，从而避免瘤恶变；而 PMS2、MSH6 阴性表达则说明修复系失活，无法纠正基因复制和重组过程中的错误，从而促进恶性肿瘤的发生发展。c-met 由原癌基因编码合成，具有酪氨酸激酶活性，是重要的肝细胞生长因子受体，除在细胞间传导信息外，还可控制细胞骨架的重排，在细胞的增殖、分化过程中发挥着重要作用，正常情况下，机体组织内 c-met 表达水平较低，而正常组织发生恶变时其表达水平明显升高，并可通过自分泌或旁分泌方式激活多种信号通路而参与恶性肿瘤的发生发展。研究显示，不同病理类型胃息肉及胃癌组织中 PMS2、MSH6、c-met 阳性表达率比较差异有统计学意义，其中 PMS2、MSH6 的阳性表达率比较，胃癌组织＜腺瘤性息肉＜胃底腺息肉＜增生性息肉＜炎性息肉；c-met 阳性表达率比较，胃组织＞腺瘤性息肉＞胃底腺息肉＞增生性息肉＞炎性息肉；相关分析结果显示，PMS2、MSH6、c-met 表达水平与胃息肉病理类型及病变严重程度呈显著相关性，且 PMS2 表达与 MSH6 表达呈正相关，PMS2、MSH6 表达与 c-met 表达呈负相关。这一结果说明 PMS2、MSH6、c-met 参与不同病理类型胃息肉向胃癌的发生发展，其中 PMS2、MSH6 在炎性息肉组织内的阳性表达率最高，可阻止胃息肉向胃癌的演变；而 c-met 在腺瘤性息肉组织内的阳性表达率最高，可促进胃息肉向胃癌的演变，与既往研究显示的腺瘤性息肉癌变率最高且 PMS2、MSH6 表达与 c-met 表达呈负相关的结果相一致。

研究经 ROC 曲线分析结果显示，PMS2 预测胃息肉向胃癌转化的灵敏度为 83.3%、特异度为 74.8%，MSH6 预测胃息肉向胃癌转化的灵敏度为 82.5%、特异度为 73.6%，c-met 预测胃息肉向胃癌转化的灵敏度为 78%、特异度为 71.2%。明确胃息肉的病理类型并检测 PMS2、MSH6、c-met 表达情况对防治胃息肉向胃癌转化具有重要意义。

第五节　胃腺瘤与胃癌

胃腺瘤是指发生于胃黏膜上皮细胞，大都由增生的胃黏液腺所组成的良性肿瘤。

一般起始于小凹部，从黏膜表面向外生长。多见于 40 岁以上男性，在萎缩性胃炎、胃酸缺乏及恶性贫血患者中发生率较高。多发生于胃窦部，基底常有蒂，可单个或多个存在。

肉眼观察腺瘤呈息肉状，故又称腺瘤样息肉。该病早期无症状，当有并发症时，可有上腹不适、隐痛、恶心、呕吐及出血。幽门部带蒂腺瘤可经幽门管进入十二指肠，而出现间歇性幽门梗阻，甚至可发生胃十二指肠套叠。患者可有贫血及粪便隐血试验阳性。

诊断主要依靠 X 线钡餐检查和胃镜检查。胃镜检查不仅对腺瘤的部位、形态、大小及数目作出诊断，还可通过活组织检查明确有无恶变。

内镜对胃腺瘤无论是诊断还是治疗均有独特的优势。一旦确诊，可行内镜下切除。

一、组织形态分类

1. 胃腺瘤：又称息肉样腺瘤，是上皮细胞的良性肿瘤，是隆起于黏膜表层的黏膜增生，周围正常黏膜所围绕，一般都起始于小凹部，从黏膜表面向外呈息肉状生长，故又名息肉样腺瘤。腺瘤性息肉的上皮结构及结缔组织成分和正常组织黏膜相同，临床指南单在细胞成熟状态和组织排列上不易区别，主要靠病理组织学检查来确诊。

2. 乳头状腺瘤：乳头状腺瘤体积较大，而且呈广基状，直径可为 1.0~10.0cm，平均 2.0~4.0cm，较管状腺瘤容易发生恶变，恶变率在 27%~72%。乳头状腺瘤的增生上皮以固有膜的间质为核心，呈大小不等尖性或钝乳头状结构，分泌功能大多消失，并出现不同程度的肠上皮化生及不典型增生，这种不典型增生常始于乳头的浅表部。肿瘤多无蒂，质软，底宽，单发，表面呈绒毛或菜花状，可伴有局限性出血或溃疡。

3. 管状腺瘤：管状腺瘤远较乳头状腺瘤多见，可以带蒂，直径大都在 2.0cm 以下，管状腺瘤中的增生上皮细胞可保留其分泌黏液的特性，呈大小不等的分枝腺管状或囊状扩张。管状腺瘤也可无蒂，但较少见，底宽，呈半球形状或球形，表面光滑，可有浅裂沟，状如杨梅。切面见其表面为正常黏膜所覆盖，中心为纤维血管组织，来自黏膜下层组织。病理有不同程度异型性，分化良好的腺管常由具有黏液分泌功能的单纯高柱状上皮细胞组成，可见少许正常的核分裂象，柱状细胞之间有少量杯细胞，腺体间少量纤维血管组织，有时腺上皮细胞增生明显，可向管腔突出，或呈假复层排列，但腺体的基底膜保持完整。

4. 混合型腺瘤：又称绒毛管状腺瘤，大部分系管状腺瘤的生长，腺上皮细胞出现绒毛状生长，形成混合型。有蒂或亚蒂多见，无蒂较少见，瘤体表面光滑，有许多较绒毛粗大的乳头状突起，可有纵沟呈分叶状，组织学上呈管状腺瘤基础，混有绒毛状腺瘤成分，一般超过息肉成分的 20%，但不到 80%，直径大都在 2.0cm 以上，可以恶变。

二、胃腺瘤形态分类

1. 隆起型：包括Ⅰ型、Ⅱa 型及亚Ⅱa 和Ⅱc 型。该型要与其他各种隆起型病变加以区别，如胃黏膜肿瘤、增殖性胃炎、局限性胃巨大皱襞症、异型上皮增生、恶性淋巴瘤、静脉瘤、胃淋巴增生症、胃结核等相鉴别。临床指南中隆起型的形状分类：山形型、扁平型、平盘型、半球型、短蒂型、有蒂型。一般来说，除前两种隆起型外其他均应考虑恶变，特别是体积较大的，直径 1.0~2.0cm 者，也应考虑恶变，有蒂型直径在 2.0cm 以下者多为腺瘤性息肉。隆起型正面观分型：平滑型、粗糙型、小颗粒型、大颗粒型。一般认为良性腺瘤表面光滑，出现颗粒均匀一致；而恶性者表面多不光滑，颗粒不均匀。隆起型色泽分型：充血型、苍白型、出血型、多种色彩混合型。通常良性隆起型与周围黏膜色泽相同，也可充血但色泽均匀一致；异形上皮增生则苍白；隆起型早期癌变多呈色泽不一致的充血或苍白。

2. 凹陷型：凹陷型周围黏膜皱襞的改变，是判断病变性质与深度的标志。黏膜皱襞改变有：无黏膜皱襞中断，末端光滑变细；黏膜皱襞光滑地中断；黏膜皱襞呈阶梯状凹陷；黏膜皱襞突然中断；黏膜皱襞不规则变细；黏膜呈鼠咬状中断；黏膜皱襞呈末端笔类样中断；黏膜与邻近皱襞靠拢，并呈鼠咬状中断；一般认为以上各种黏膜的形状改变中除前两项为良性病变，其他各形改变均为恶变的黏膜改变。

凹陷型黏膜改变从侧面可呈现出僵硬、凹凸不平的胃壁弧形变，更多呈阶梯形弧形变。恶变病灶大小不一，大者可大至 10cm 以上，而且还未向深层扩散，此型又称表层扩散型早期胃癌；小者不足 1cm，常被误诊为良性糜烂。还有浅凹陷病灶中央有深凹陷，在内镜下深凹陷处，可有厚白苔被覆。凹陷部表面不平，有不均匀白苔，可有岛状黏膜隆起及出血，常使凹陷表面呈多彩色性改变，凹陷边界呈阶梯状凹陷改变，这是 Ⅱc 型早期胃癌的主要特征之一。

3. 平坦型：一般认为平坦型无显著的隆起或凹陷，体积多在 5.0cm 以下，边界多不整齐，中心部略凹陷。病灶完全平坦型，又称为典型 Ⅱb 癌，在早期黏膜多少有些隆起或凹陷的变化，由于黏膜凹陷或隆起不显著，故诊断困难，凡黏膜有色泽改变或轻度隆起及凹陷变化者，均应做活组织病理检查，以确定病变性质。下列情况易误诊为 Ⅱb 型，需注意鉴别：萎缩斑，边界不清楚，光泽无变化，常伴有瘢痕存在；胃腺交界区域：在胃底腺与幽门腺交界处的胃角前壁及胃角小弯处黏膜可较粗糙，应加注意。

胃腺瘤癌变的因素一般认为与以下因素有关。瘤的大小：直径 2.0cm 者约 58.1%，因此凡是较大的腺瘤应注意癌变，应早期治疗；瘤的外形：Lane 等报道 127 例无蒂腺瘤癌变率 10.2%，728 例有蒂腺瘤的 4.5% 为浸润癌；腺瘤的位置：有人认为位于乙状结肠和直肠的腺瘤易恶变，胃腺瘤较之稍好；腺瘤的组织类型：Motson 的资料中，管状腺瘤恶变率 5%，绒毛状腺瘤恶变所需时间很难测定，据 Morson 的研究平均为 10 年左右。临床指南另有报告为 2~3 年。因此胃腺瘤一旦确诊，及时切除是预防恶变最重要的方法。

三、胃腺瘤癌变判断标准

下列因素结合临床是更切实际的判断标准：黏膜溃疡形成糜烂；瘤体组织呈坚硬感；病变组织极易碎裂；基宽体长；瘤体黏膜呈乳头沟裂状或分叶状；瘤体黏膜色泽改变；瘤体呈长方形；瘤体 2.0cm。

第六节　残胃与胃癌

消化性溃疡术后残胃可发生腺癌，多发生于手术 10~15 年之后，发生率一般为 1% 左右，为消化性溃疡未行手术者发生癌变的 3~4 倍。胃溃疡术后发生率高于十二指肠溃疡术后。

残胃癌发生机制尚未完全阐明，可能与术后胃内环境改变及碱性十二指肠液反流有一定关系。一方面，胃切除后胃酸缺乏与碱性十二指肠液反流，使胃内呈低酸状态，有利于细菌繁殖，可能为产生亚硝胺类致癌物质的细菌提供适宜的生长条件。另一方面，胆汁等碱性十二指肠反流物的长期刺激，可以破坏胃黏膜屏障，加重慢性胃炎及萎缩性胃炎的发生，使局部肠化生、不典型增生，导致癌变。又因胃黏膜屏障的受损，使致癌物质能直接与胃黏膜接触，从而促使癌的发生。

一、临床表现

临床症状与一般胃癌相似，对消化性溃疡手术多年之后，又出现上腹部无规律疼痛、饱胀不适、食欲减退、疲乏无力、体重减轻、上消化道出血、贫血症状者，应考虑为残胃癌的可能。

二、检查

1. 肿瘤标志物及肝功能检查：血 CEA 可升高，当癌变向后壁、胰腺侵及时，血 CA199 亦可升高。当腹腔淋巴结肿大侵及肝门时，可有肝功能异常及血胆红素升高。

2. 钡餐检查：可见残胃体积变小，胃壁黏膜不规则，有隆起或溃疡缺损，重则出现吻合口狭窄，胃液滞留现象。

3. 胃镜检查：内镜下可见残胃局部不规则隆起，中有溃疡，病灶大多近吻合口，亦有胃底近贲门处。病理检查可明确诊断。

4. 彩超检查：可在口服造影剂后见局部胃壁增厚及不规则隆起，有时可探及腹腔淋巴结肿大，而超声内镜检查更进一步了解病灶侵及胃壁的层次，局部活检更能明确诊断。

三、并发症

1. 上消化道出血：残胃癌局部糜烂渗血，可引起慢性消化道出血。当癌变侵及胃壁血管可引起大出血,甚至有出血性休克。

2. 贫血:反复少量多次出血可出现小细胞低色素性贫血。当肿瘤侵及胃体、胃底时,亦可出现大细胞性贫血。

3. 梗阻:当癌肿侵及贲门口可出现吞咽困难,当癌变在吻合口,影响胃内容物排空,可出现呕吐,甚至输出口梗阻症状。

4. 腹水:少数病人局部病灶不明显或由胃壁向腹膜浸润,可出现腹水及腹壁浸润现象。在腹水中可找到肿瘤细胞,腹水内 CEA 及 LDH、GGT 高于血内指标。

四、残胃癌的早期诊断

残胃癌的早期诊断是其治疗成败的关键。随着对残胃癌认识的加深和先进诊查技术的出现,早期诊断残胃癌是完全可能的。主要应遵循三个要点。

1. 加强胃切除术后随诊,做到早期发现:这里强调的是随诊,而不是随访。应在医务人员和群众中广泛地反复宣传残胃是癌前疾病的知识。一般病人在胃切除术后近期(如半年、1年)常去医院就诊,其实这一时期多是些胃切除术后恢复胃肠功能的不适应性的症状。时间稍长,症状渐趋缓解,便会进入"胃已切除,今后不会患癌了"的误区。就此,不去就诊了。

2. 正确认识胃切除术后的临床经过与症状动态变化:通常,远侧胃大部切除术后,约有 1/3 病人近期有上消化道症状。近侧胃切除术后消化道症状会更多。如果症状逐渐加重或重新出现,均应行胃镜检查,以期早期发现残胃癌或残胃癌前病变,进一步确定此后的随诊检查时间与方法。

3. 正确选择检查方法,做到及时确诊:胃镜检查是首选的确诊方法。看到残胃黏膜有变色、粗糙、糜烂、颗粒状隆起,均应行活组织检查,对糜烂者还应行毛刷刷取细胞与活组织检查。

从胃手术至残胃癌发生的间隔时间文献报告不一,平均为 13~19 年,最长间隔为 40 年,少数病例短于 10 年。一般认为,胃手术后 15 年内,残胃癌的发生率较一般人群的胃癌为低;而术后 15 年以上,发生率逐渐增高;至术后 20 年以上,其发生率则较一般人群高出 6~7 倍。所以"胃大部切除术后 15~25 年发展为残胃癌"应该是指最常发生时间。

第七节　恶性贫血与胃癌

恶性贫血的病因为胃黏膜萎缩,内因子缺乏,导致维生素 B_{12} 吸收障碍。发病机制尚不清楚,与种族和遗传有关。国内曾有少数报道。多数患者的血清、胃液中可检查出抗胃壁细胞抗体，故认为恶性贫血是一种自身免疫性疾病。恶性贫血的发生是遗传和自身免疫等因素复杂和相互作用的结果。也有人认为这些抗胃壁细胞的抗体仅是不明原因引起胃黏膜破坏后对释放的抗原的附带现象。

一、临床表现

1. 贫血表现：维生素 B_{12} 缺乏者起病多隐匿，表现有乏力、头晕、活动后气短、心悸、面色苍白，严重贫血者可有轻度黄疸，可同时有白细胞计数和血小板少，患者偶有感染及出血倾向。

2. 胃肠道症状：如食欲减退、腹胀、腹泻及舌炎等，以舌炎最为突出，舌质红、舌乳头萎缩、表面光滑，俗称"牛肉舌"，伴疼痛。

3. 神经系统症状：维生素 B_{12} 缺乏者常伴有神经系统表现，尤其是恶性贫血的患者。主要是由于脊髓后、侧索和周围神经受损所致。表现为乏力、手足对称性麻木、感觉障碍、下肢步态不稳、行走困难。小儿及老年人常表现脑神经受损的精神异常、无欲、抑郁、嗜睡或精神错乱。部分患者的神经系统症状可发生于贫血之前。

上述三组症状在恶性贫血患者中可同时存在，也可单独发生。同时存在时其严重程度也可不一致。

二、检查

1. 血象：为大细胞正色素贫血（$MCV > 100fl$），中性粒细胞及血小板均可减少。血涂片中可见多数大卵圆形的红细胞和中性粒细胞分叶过多，可有 5 叶或 6 叶以上的分叶。偶可见到巨大血小板。网织红细胞计数正常或轻度增高。

2. 骨髓象：骨髓增生活跃，红系细胞增生明显增多，各系细胞均呈巨幼变型，以红系细胞最为显著。红系各阶段细胞均较正常大，胞质比胞核成熟（核质发育不平衡），核染色质呈分散的颗粒状浓缩。类似的形态改变亦可见于粒细胞及巨核细胞系，以晚幼和杆状核细胞更为明显。

3. 血清维生素 B_{12} 水平测定：常用微生物法及放射免疫法测定，后者测定方便，为临床常用。血清维生素 B_{12} 的正常范围为 200~900pg/ml。血清维生素 $B_{12} < 200pg/ml$ 可诊断维生素 B_{12} 缺乏。许多因素可影响血清维生素 B_{12} 测定值，叶酸缺乏、妊娠、口服避孕药、多发性骨髓瘤、大剂量维生素 C 治疗均可引起假性血清维生素 B_{12} 缺乏；血清维生素 B_{12} 测定值增高尚见于骨髓增殖症、肝脏肿瘤、活动性肝病、小肠细菌过度繁殖。因此评价血清维生素 B_{12} 临床意义时应同时测定血清叶酸值。

4. 血清高半胱氨酸和甲基丙二酸水平测定：用以诊断及鉴别叶酸缺乏或维生素 B_{12} 缺

乏。血清半胱氨酸（正常值为 5~16μmol/L）水平在叶酸缺乏及维生素 B_{12} 缺乏时均升高，可达 50~70μmol/L。而血清甲基丙二酸水平升高（正常值为 70~270nmol/L）仅见于维生素 B_{12} 缺乏时，可达 3500nmol/L。

5. 内因子抗体测定：在恶性贫血患者的血清中，内因子阻断抗体（Ⅰ型抗体）的检出率在 50% 以上，故内因子阻断抗体测定为恶性贫血的筛选方法之一。若阳性，应做维生素 B_{12} 吸收试验。

6. 维生素 B_{12} 吸收试验（schillingtest）：主要用于判断维生素 B_{12} 缺乏的病因。方法是：给患者肌内注射维生素 B_{12} 1000μg，同时或 1 小时后口服 ^{57}Co 标记的维生素 B_{12} 0.5μg。收集 24 小时尿，测定尿中 ^{57}Co 维生素 B_{12} 的含量。正常人应 > 8%，巨幼细胞贫血患者及维生素 B_{12} 吸收不良者 < 7%，恶性贫血患者 < 5%。如在 5 天后重复此项试验，同时口服内因子 60mg，尿中 ^{57}Co 维生素 B_{12} 的排出量恢复正常，表示患者的维生素 B_{12} 缺乏是由于内因子缺乏，否则是其他原因所致。如果给患者服用抗生素 7~10 天后试验得到纠正，表示维生素 B_{12} 的吸收障碍是由于肠道细菌过量繁殖所致。此试验结果与尿量有关，准确收集 24 小时的尿量及事先了解试验者的肾功能非常重要。

慢性萎缩性胃炎可分为 A、B 两型，我国主要为 B 型慢性萎缩性胃炎，病变以胃窦部为主，B 型胃炎在胃癌高发区的发病率很高，且随年龄的增长而增加。A 型胃炎病变主要在胃体，发病与自身免疫有关，血液中可出现壁细胞抗体（PCA）和内因子抗体（IFA）。这种以胃体部弥散性萎缩和化生为主的病变常出现于恶性贫血患者，有遗传性和家族性倾向，故 WHO 亦将慢性萎缩性胃炎伴恶性贫血列为癌前状态。A 型胃炎的癌变危险较 B 型胃炎高，但 A 型胃炎及恶性贫血在我国的发病率低，故临床应重视的还是 B 型（胃窦）胃炎。

恶性贫血是胃癌前期状态之一，恶性贫血患者中 10% 发生胃癌，胃癌的发生率为正常人群的 5~10 倍。

第八节　Menetrier 病与胃癌

Menetrier 病（MD）是良性增生性胃病的一种，以胃内黏膜增生肥厚为主要表现，又称胃黏膜巨大肥厚症等。

病因不明，可能的致病因素包括化学刺激、变态反应、病毒感染、寄生虫感染、神经因子、遗传、激素、机械性梗阻、免疫异常等。目前有研究认为，此病的发生与幽门螺杆菌关系密切。

一、病理表现

1. 大体病理表现：病变可分为弥漫型和局限型。

（1）弥漫型：胃增大、柔软，病变好发于胃底、胃体及胃大弯，胃窦部少见。Wu等发现1例MD病变累及近端十二指肠，但此种情况罕见。胃黏膜表面可覆盖较多黏液，黏膜的正常结构消失，代之以巨大的增生肥厚的皱襞，皱襞可高达2~3cm，宽可达1~1.5cm，皱襞之间隔以深裂，故大体观之，酷似大脑的沟回。黏膜表面可伴有糜烂或出血。

（2）局限型：黏膜皱襞呈局限型增生，形似脑回并形成结节突入胃腔，与正常黏膜之间界限清楚。

病变以胃黏膜的过度增生肥厚为主，一般仅局限于黏膜层，肌层及浆膜层不受累。

2. 镜下病理表现：镜下可见黏膜上皮完整，胃小凹明显增生。胃小凹变深，呈直性、分支或螺旋状囊性弯曲，排列紧密，内衬单层或复层柱状上皮，黏液分泌亢进，增生的胃小凹可扩展到腺体的基底部，基质水肿且有炎性，部分病例可伴有炎性细胞浸润。黏膜肌层增厚，黏膜下层增宽，水肿明显，血管增多。

二、临床表现

主要以上消化道症状为主，轻重不定。因胃腺黏液细胞增生，主细胞及壁细胞减少，导致胃蛋白酶和胃酸分泌减少，患者常有上腹部疼痛、饱胀不适、纳差、恶心、嗳气和反酸，可有呕吐。有因黏膜过度肥厚脱垂入十二指肠而致急性幽门梗阻者。因病变黏膜可有糜烂和出血，故常有黑便或呕血，偶有急性大量出血而需急诊手术者。患者还可有乏力、消瘦、贫血或低蛋白血症及水肿等表现，其中低蛋白血症是本病具有特征性的表现。

三、辅助检查

1. X线钡餐检查：上消化道钡餐透视可见粗大肥厚的胃黏膜，排列紊乱、迂曲多，且较广泛呈连续性；巨大的黏膜皱襞多沿胃大弯延伸，常于胃窦上缘突然终止，部分界限可不甚清楚，但增粗的黏膜仍有移动性和可变性。胃壁柔软，蠕动正常或仅略减弱。局限型病变常表现为肿块样的充盈缺损，病变区蠕动减弱，边缘欠光整，易误诊为肿瘤。但胃壁柔软，皱襞形态随胃充盈及压迫程度不同可改变，较易与恶性肿瘤鉴别。

2. 胃镜检查及黏膜活检：镜下可见病变区胃黏膜皱襞明显增粗，迂曲，形似脑回；皱襞表面可见充血、水肿、糜烂或出血。向胃内注气后，胃腔可扩张，皱襞亦可缩小。病变区取黏膜活检可确诊本病。

3. CT 检查：多用于与恶性肿瘤的鉴别，由于 MD 基本改变为胃黏膜腺体高度增生，而病变不侵犯浆膜层，CT 表现可见巨大黏膜皱襞向胃腔内隆起，胃腔变小，外壁（浆膜层）光整，周围脂肪层清晰。

4. 实验室检查：采用锝 99 标记的人血白蛋白，可以检测蛋白的漏出。

四、鉴别诊断

临床诊断有一定难度，X 线检查因有充盈缺损常将弥漫型者误认为胃淋巴瘤、胃息肉病或黏膜下浸润型胃癌；局限型者则误认为胃息肉或胃癌。故对 X 线钡餐检查发现充盈缺损者，在诊断胃癌前应排除本病的可能，胃内注气后巨大黏膜皱襞变细或消失应考虑本病。CT 检查对鉴别 MD 与伴有壁外侵犯的胃恶性肿瘤有一定价值。另外，胃镜检查及活检对鉴别本病与胃癌和恶性淋巴瘤亦有帮助。如仍不能确诊，必要时可行剖腹探查术。

MD 癌变率为 10%~13.14%，迄今报道均为在胃切除标本中同时存在本病及胃癌，尚无在组织学诊断后，经随访若干年而发生癌变的报道。所以对本病作为癌前状态尚有不同意见。

第九节 疣状胃炎与胃癌

疣状胃炎（VG）是一种常见的具有特征性形态及病理变化的特殊类型胃炎，是指胃黏膜表面有很多结节状、痘疹状突起的慢性胃炎，病变多见于胃窦部。其又称慢性非萎缩性胃炎（隆起糜烂型），旧称为痘疹性胃炎、弥漫性天花性胃炎、章鱼吸盘性胃炎等，国内一般称为疣状胃炎。

中国慢性胃炎共识意见，内镜下可见单个或多个疣状、膨大皱襞状或丘疹样隆起，最大直径 5~10mm，顶端可见黏膜缺损或脐样凹陷，中央有糜烂。

报道检出率为 1.22%~3.3%，疣状胃炎发病机制及病因目前未完全阐明，治疗方案也不统一。目前认为疣状胃炎有癌变的倾向，并与幽门螺杆菌（Hp）感染密切相关。一般认为属于癌前疾病，也有的认为是癌前病变。

一、病因和发病机制

1. Hp 感染：据国内外报道，Hp 感染为主要病因。据报道疣状胃炎患者 89% 有 Hp 感染。

2. 免疫机制异常：部分学者认为疣状胃炎可能与变态反应有关，Andre 等提出可能与局部组织型变态反应有关。证实在疣状胃炎患者的胃黏膜有含 IgE 的免疫细胞浸润，胃体和胃窦部的免疫细胞中含 IgE 的细胞分别占 19% 和 12%，萎缩性胃炎分别为 3% 和 2.5%，正常者胃体和胃窦分别为 2% 和 1%。可见疣状胃炎黏膜层的 IgE 细胞明显增高。

有学者用色甘酸二钠或 H_2 剂治疗疣状胃炎，一个月以后临床和内镜检查有明显改善，胃黏膜 IgE 细胞也相应减少。

3. 高酸学说：与 DU 和 / 或 GU 合并存在，是否有共同的发病机制尚无统一意见。消化性溃疡虽然非直接来自疣状胃炎，但二者并存的概率很高。认为疣状胃炎与胃酸高有关。H^+ 逆扩散入已存在炎症的胃黏膜细胞所致。且合并此病者，溃疡难愈合或易复发。疣状胃炎与消化性溃疡的分布年龄相似，多见于青壮年患者。

二、病理

肉眼下病变呈特征性疣状隆起，也可呈不整形或长条形，色泽与周围黏膜相似，糜烂期组织学特征为上皮变性、坏死和脱落、中性粒细胞浸润和少量纤维素渗出，有时可见浅表腺体坏死脱落的同时伴有幽门腺或胃体小皮增生，修复期的主要表现这糜烂周围固有腺、幽门腺或胃小凹上皮增生，有时可见纤维化，再生腺管可出现不同程度的不典型增生。黏膜肌层常明显增厚并隆起，结构紊乱。

三、临床症状

疣状胃炎多见于 30~60 岁，男性多见。其病程较长，有的可几个月内自行消退（未成熟型），有的可持续多年（成熟型），少数发生恶变。

临床上检出的疣状胃炎有明显的上消化道症状，多为上腹痛，其次为反酸、腹胀、食欲低下、恶心、呕吐、上消化道出血及体重下降等。体征主要为上腹压痛，少数患者有消瘦及贫血。

四、Kawai 分型

1. 未成熟型：隆起基地部逐渐高起，隆起较低。病变易消失，一般不超过 3 个月。这种类型的，建议用黏膜保护剂，抑制胃酸，抗幽门螺杆菌治疗，3 个月后复查胃镜。

2. 成熟型：隆起高峻，中央凹陷较小而深，大多呈圆形。病变不易消失，隆起持续存在。这种改变多属于慢性增生期，再生的上皮细胞及腺管多密集，但形状不规则，也就是异型增生。这种情况，建议在镜下取活检，进行组织学检查，如果有不典型增生或是肠上皮化生。建议在常规治疗的基础上，在内镜下切除病灶。

五、疣状胃炎与胃癌的关系

有关研究显示疣状胃炎与胃癌发生密切相关，应该作为癌前病变看待。

（1）日本学者广田在 1900 例早期胃癌的大体标本中检查伴有疣状胃炎者 57 例。

（2）姚忆蓉等观察了 82 例疣状胃炎，首次内镜病灶处活检的病理学基本特征为：幽门腺和小凹上皮增生、假幽门腺化生。随访 1~5 年不等，4 例发现癌变，占 4.88%。癌变时间为 1~3 年，平均 21 月，均发生在原发病灶上。手术病理均为黏膜内腺癌。

（3）李石等在 191 例疣状胃炎中发现 1 例腺癌。为疣状改变，存在不典型增生与癌灶并存的病损区，疣状病变与癌灶之间有过渡，说明疣状胃炎可能发生癌变。

（4）朱明华等对疣状胃炎中发生与胃窦部黏膜的病人进行单克隆抗体 MG7 免疫组化检查，阳性率为 12.5%。伴有肠化生和不典型增生者，阳性率为 13.3%~29.6%。提示疣状胃炎尤其是伴有不典型增生者有一定的癌变倾向。

（5）Hp 感染为疣状胃炎的主要原因。已证实 Hp 为慢性胃炎发展为胃癌的主要起动因子。

国内外有关的研究结果表明，疣状胃炎是胃癌的癌前病变，疣状胃炎与胃癌的相关性及相关基因的研究尚在进行中。

临床上有必要对疣状胃炎进行前瞻性临床观察，预防癌变。

六、人巨细胞病毒、疣状胃炎与 Hp 研究

近年研究证实，消化道上皮细胞既是人巨细胞病毒（HCMV）攻击的靶细胞，又是 HCMV 潜伏的位点，HCMV 持续感染可导致胃肠道慢性炎症，而持久性炎症可明显加剧胃部恶性肿瘤的发生。

国内有研究发现，疣状胃炎胃黏膜上皮细胞线粒体内出现病毒颗粒，但未能确定病毒的种类；也有研究发现在免疫损伤的患者中，疱疹病毒感染时胃部可见疣状炎样病灶，也有研究曾在疣状胃炎病灶中发现有巨细胞病毒包涵体的存在。因此可以推测疣状胃炎的发病可能有该类病毒感染的参与。

HCMV 是人类疱疹病毒组中最大的一种病毒，其基因结构为双链线状 DNA，全长约 235kb，它包含 208 个开放阅读框架，所编码蛋白可超过 227 种。

上皮细胞对 HCMV 高度易感，胃肠道、呼吸道、泌尿道的上皮层构成机体与环境的介面，因此它们既是病毒侵入机体的重要部位，又是机体经体液释放出病毒的场所。自从

Powells 等于 1961 年首次提出溃疡性结肠炎与巨细胞包涵体病之间的关系以来，国内外越来越多的研究报道 HCMV 感染致胃肠道疾病的病例，其中以肠炎、急性胃炎、溃疡性结肠炎、食管溃疡等疾病多见，在胃肠道肿瘤中也发现该病毒的存在。Del MoralHernandez 等研究报道，在一些慢性胃炎、胃癌组中发现存在 HCMV 感染，且有相当一部分病例呈 Hp、HCMV 共感染，表明在慢性炎症和癌发生过程中这些因素可能产生共同致病作用。

疣状胃炎病理常呈胃黏膜上皮变性、坏死、脱落状态，表面覆有渗出物，上皮可伴有不同程度的炎症表现及中性粒细胞、淋巴细胞等炎症细胞的浸润，并且常常伴有肠化生及上皮内瘤变，尤其是合并存在 Hp 感染时尤为明显。

Tran 等研究发现，Hp 感染可通过 CD4+/CD8+ 比值异常、CD4+T 细胞对胃黏膜的损伤、CD4+ 和 CD8+ 传递炎症介质等机制，促发持续性胃黏膜免疫反应，持续免疫应答，导致病情进展。而 HCMV 作为人类最大的 DNA 疱疹病毒，病毒的感染其本身同样与机体细胞免疫密切相关。通常情况下，在病毒感染的初期如果机体能产生足够的强有力的免疫反应，病毒则被清除，机体逐渐恢复常态，否则转为慢性病毒感染状态，在诱发因素的作用下可重新激活，Jackson 等研究显示，调节性 T 细胞和效应 T 细胞之间的平衡直接影响慢性病毒感染状态。HCMV 的致病作用，推测其与 Hp 一样作为一种生物刺激因素，在机体免疫功能降低状态及其他诱发因素作用下可于多种细胞内激活，尤其是内皮细胞、上皮细胞、单核巨噬细胞、中性粒细胞和淋巴细胞等，释放病毒颗粒，通过免疫调节、炎症反应促进疣状胃炎的发生及慢性化，即其致病作用可能通过 Hp 和 / 或病毒感染 – 免疫异常 – 疣状胃炎的模式发生。

第十节 原发性胃神经内分泌肿瘤

神经内分泌肿瘤（NEN）是一组散发于全身各部位的具有独特临床病理特征的少见肿瘤。Dasari 等报道，小肠、结直肠、胰腺为消化系统 NEN 的好发部位。与国外人群不同，Fan 等进行的一项纳入了 2049 例胃肠胰 NEN 患者的研究表明，在我国人群中，胃为仅次于胰腺和直肠的第三常见发病部位。随着内镜等技术的发展和普及，胃 NEN 检出率逐年显著提升。Cao 等研究表明，胃 NEN 发病率增加速度高于其他恶性肿瘤。近年来，胃 NEN 吸引了众多研究者的关注，但国内仍缺少不同分型胃 NEN 的大样本临床研究。

胃 NEN 典型的内镜特点表现为：①息肉样改变，尤其是圆形、无蒂或广基息肉样隆起或黏膜皱襞桥，肿物表面红色或黄色外观，中央可见不规则红斑凹陷。②平滑肌瘤样改变，呈境界清楚的黏膜下病变，黏膜多无破坏，但中心部常有溃疡。③癌样病变，常见为边缘堤状隆起的癌样溃疡，成整齐锐利、界限清楚的局限性溃疡。

放大胃镜典型特点为表面结构呈大小不等结节状，表面凹凸不平，微血管丰富、紊乱。超声内镜典型的早期胃神经内分泌肿瘤的表现为病灶起源于黏膜肌层、黏膜下层或者固有肌层，病变处呈低回声、回声尚均匀，边界清楚。当胃镜下看到典型的内镜特征时，应当考虑胃神经内分泌肿瘤。初诊疑诊病人一定要进行多部位活组织检查，不仅要取肿瘤性病变区组织，还要根据分型特点，对相对正常的胃底、胃体和胃窦活检，活检组织要深，因为增生的细胞位于黏膜深层，取材表浅常会漏诊。

2010 年，世界卫生组织根据 Ki-67 指数和核分裂象将胃肠胰神经内分泌肿瘤分为 G1、G2 和 G3 级，其中 G1 和 G2 级肿瘤称为神经内分泌瘤，G3 级肿瘤称为神经内分泌癌，肿瘤组织中常混有腺癌成分，当两者比例均 > 30%，则称为混合性腺 - 神经内分泌癌。

2012 年版 ENETS 指南根据不同的病理机制和激素水平将胃 NEN 分为 3 型。①高胃泌素低胃酸水平的 I 型。②高胃泌素高胃酸水平的 II 型。③与胃泌素分泌水平无关的 III 型。临床分型对指导 NEN 治疗有重要作用。

不同分型胃 NEN 的病因、临床、内镜、病理特征及预后存在较大差异。

I 型胃 NEN 病因主要与 A 型萎缩性胃炎相关。Sato 研究显示，长期使用质子泵抑制剂及幽门螺杆菌感染也可以导致 I 型 NEN 的发生。发病机制是壁细胞受损，胃酸分泌减少，反馈性刺激胃窦 G 细胞分泌胃泌素增加，进而刺激胃底、胃体肠嗜铬样细胞异型增生甚至癌变。

II 型胃 NEN 主要由胃泌素瘤或多发性内分泌肿瘤 I 型等引起。高水平的胃泌素刺激胃内壁细胞分泌大量胃酸，进一步刺激肠嗜铬样细胞异型增生形成瘤体。因此，I 型、II 型胃 NEN 内镜下表现为胃体、胃底的多发隆起病变，所不同的是，I 型肿瘤胃黏膜背景多见萎缩表现，II 型肿瘤胃底、胃体皱襞受高胃酸水平刺激多见红肿增粗表现，常伴发胃溃疡或十二指肠溃疡。Basuroy 等研究表明，0.6% ~2% 胃镜下息肉样病变最终诊断为胃NEN，胃 NEN 很难与炎性息肉相鉴别。Sato 等报道，白光内镜下胃 NEN 多表现为表面充血发红的隆起性病灶，在窄带成像和放大内镜系统下可见肿瘤常呈现没有胃小凹的中央凹陷，茶褐色上皮下血管和毛细血管常呈螺旋状，为其特异性表现。

III 型胃 NEN 的具体发病原因尚不明确，多表现为散发于各部位的单发溃疡性病变，具备癌性溃疡特征，早期易发生淋巴结或远处转移。

国内一组研究，III 型胃 NEN 占 71.6%，I 型占 25.0%，II 型仅占 3.4%，这与 2012 年ENETS 指南描述差异甚大，而与张盼等收集的国内多中心胃 NEN241 例患者的各临床分型分布相似，提示国内 III 型患者更为多见，也可能与国人就诊习惯等有关。国内有学者认为胃 NEN 临床分型应采取 4 型分类法，其中，I 型、II 型胃 NEN 与 ENETS 分型相似，主要区别在于 4 型分类法将 ENETS 分型法中的 III 型胃 NEN 进一步分为分化良好的 III 型，而将分化差的 NEC 归于第 4 型。

胃 NEN 临床表现多为腹胀、腹痛等非特异性表现，I 型可合并贫血、腹部不适等 A型萎缩性胃炎相关症状，II 型可有反酸、烧心、腹痛、腹泻和呕血、黑便等高胃泌素、高胃酸所致症状，但类癌综合征少见。

随着胃镜技术的发展和普及，99.1%胃NEN通过胃镜检查初步诊断，因而内镜及病理检查在胃NEN诊断方面尤其重要。

国内研究中，Ⅰ型、Ⅱ型胃NEN均处于高胃泌素水平，具有相似的临床病理及预后特征，表现为发生在胃底、胃体的多发息肉，分化较好，较少发生淋巴结及远处转移，预后多较好；而Ⅲ型肿瘤多为全胃散在单发病灶，早期即可有淋巴结或器官转移，病理分级多为G3级。

研究发现，初诊即为G3级的肿瘤占73.0%（108/148），其中临床分型为Ⅲ型占97.2%（105/108），且42例死亡病例均为G3级。

多项研究发现，病理分级越高患者预后越差，胃NEN的5年生存率不足45%。研究对G3级胃NEN进行了临床及预后分析，G3级胃NEN包含MANEC和NEC。有研究建议MANEC应包含在混合性神经内分泌-非神经内分泌肿瘤（MINEN），研究发现所有MINEN的非神经内分泌肿瘤成分均为腺癌，包括1例为黏液腺癌成分，提示MANEC在MINEN中占主要地位。

单因素分析显示，年龄、肿瘤是否有转移浸润均与G3级患者预后有关联。多因素生存分析结果显示，年龄大于或等于60岁可能是导致患者预后较差的因素。存在转移浸润也是G3级NEN不良预后的影响因素，其中有器官转移患者的死亡风险是无淋巴结/器官转移患者的6.2倍。淋巴结浸润、远处器官转移及肿瘤大小均为胃肠胰NEN预后的危险因素。

Ⅰ型胃ECL-NET男女均有发病，且多见于女性，好发部位为胃底和胃体，明确诊断依赖于组织病理和免疫组织化学检查，同时胃泌素、PCA及IFA等血清学标志物也起着重要的作用。其相关疾病为自身免疫性萎缩性胃炎，这也是临床医生分型的重要参考因素，因维生素B_{12}吸收障碍常导致其低于正常水平，同时也可伴有自身免疫性甲状腺疾病的发生。

第十一节　黑棘皮病与胃癌

黑色棘皮症又称黑棘皮病，是以皮肤角化过度、色素沉着及乳头瘤样增生为特征的一种少见的皮肤病，发病可能与遗传、内分泌、药物及肿瘤等因素有关。

黑色棘皮症主要损害为患处皮肤呈灰褐色或黑色，增厚、粗糙呈疣状和小乳头状，触之似天鹅绒状。口腔黏膜变化主要表现为舌面天鹅绒状外衣式损害，但乳头瘤样赘生物也可发生，也可发生在口唇和腭。良性黑棘皮病临床表现是短暂的，肢端和黏膜很少受累，假性黑皮病的症状可随体重减轻而消退。恶性黑棘皮病的临床特征一般较显著，四肢和口腔黏膜常受累。

一、发病原因

良性黑棘皮病作为遗传综合征的一种，呈不规则的常染色体显性遗传，与内脏疾病无关。除遗传形式外，良性黑棘皮病可伴随垂体、肾上腺和卵巢肿瘤发生，发病常在青少年时期。不一定存在肥胖。

恶性黑棘皮病几乎均与内脏肿瘤相关。约60%病人皮肤症状与内脏恶性程度同步进展，约20%病人皮肤症状先于恶性肿瘤数年，约20%病人恶性肿瘤是原发的，皮肤症是继发的。

二、检查

组织病理：各型黑棘皮病组织病理改变相同，表皮呈中等程度角化过度及乳头瘤样增生，基底细胞层色素增多是其典型特征。组织图像似扁平的脂溢性角化症和表皮痣。

良性黑棘皮病临床症状轻微，青春期后病情平稳，甚至趋于消退。由于黑棘皮瘤作为遗传性综合征的一部分，临床表现是短暂的。肢端和黏膜很少受累，假性黑皮病的症状可随体重减轻而消退。

三、发病特征

各型黑棘皮病的外观是一致的，其严重程度有差别，呈对称性，皮肤受累区域依次是腋窝、颈部的屈侧和餐巾区，外阴、大腿内侧、面部、肘窝、腘窝、脐、手背、乳晕、足、眼睑和鼻前庭。

主要的症状系疣状、乳头样增生，角化过度和色素加深。最初的变化表现为污黄色、灰色或棕黄色，随后黑素加深，与周围皮肤界限不甚清楚。皮肤皱纹和皱褶处发生天鹅绒状乳头瘤样疣状皮损，污灰色到黑色增生常致鸡冠样皮嵴，呈不同程度的角化过度。最终可发生疣状赘生物。受累区域既可局限也可广泛，如整个腋窝。最严重的乳头瘤样角化过度增生见于皮损中央，趋于边缘皮损减轻，被黑素加深区包围。浸渍发生在指间区域，反过来又刺激增殖形成，在恶性型，掌跖特别容易受累。整个皮肤明显的干燥和粗糙。

口腔黏膜变化主要表现为舌面天鹅绒状外衣式损害，但乳头瘤样赘生物也可发生，也可发生在口唇和腭。

当皮损发生浸渍时，黑棘皮病患者可产生一些主观症状和瘙痒，瘙痒多见于恶性黑棘皮病，有时非常严重。

根据皮肤皱褶部位色素增加，伴疣状增殖，组织病理显示乳头瘤样增生，应考虑诊断本病。重要的是区分良恶性。恶性黑棘皮肤病通常在成年发病，损害严重，四肢与黏膜常受累，色素沉着显著，皮损逐日严重，且伴瘙痒。

四、诊断要点

（1）皮损好发于颈部、腋部、外生殖器、腹股沟、肛周、脐窝、乳晕及面部等处。

（2）主要损害为患处皮肤灰褐色或黑色，增厚、粗糙呈疣状和小乳头状，触之似天鹅绒状。临床因病因不同病情各异。

（3）恶性型：中老年发病，皮损严重，色深，广泛，有掌跖角化，消瘦，常伴内脏恶性肿瘤。

（4）良性型：①真性良性黑棘皮病与遗传有关，幼年发病，皮损轻而局限，青春期后可缓解。②假性黑棘皮病多伴肥胖，皮损限于皱褶处，体重恢复正常后皮损可消退。另外，某些综合征，以及服用烟酸、皮质类固醇激素等药物亦可发生此病，但皮损较轻，停药后可消退。

（5）组织病理示表皮角化亢进，乳头瘤样增生，基层色素增加。

恶性黑棘皮病的临床特征一般较显著，四肢和口腔黏膜常受累，色素加深明显，瘙痒严重。在肿瘤去除以前，疾病可持续进展。一般来讲，肿瘤恶性程度较高，经常短期内致人死亡。

五、治疗

本病出现在肿瘤以前的约占 20%，同时发生的有 60%。肿瘤切除或化疗后沉着的色素可逐渐消退，复发后再现，出现色素至死亡的一般病程 1 年左右。黑棘皮病色素沉着的机制有待阐明。据报道，本病伴胃癌手术时绝大部分为进展期癌，因此黑棘皮病一经诊断就需密切随访观察，每 2~4 个月复查一次胃镜，争取早期发现胃癌，手术治疗。

第十二节　皮肌炎与胃癌

皮肌炎是一种主要累及横纹肌，以淋巴细胞浸润为主的非化脓性炎症病变，可伴有或不伴有多种皮肤损害。临床上以对称性肢带肌、颈肌及咽肌无力为特征，常累及多种脏器，亦可伴发肿瘤和其他结缔组织病。

确切病因尚不清楚，一般认为与遗传和病毒感染有关。多发性肌炎和皮肌炎的发病有明显种族差异，有遗传倾向性。

一、临床表现

通常隐袭起病，在数周、数月、数年内缓慢进展。极少数患者急性起病，在数日内出现严重肌无力，甚或横纹肌溶解、肌球蛋白尿和肾衰竭。患者可有晨僵、乏力、食欲不振、体重减轻、发热（中低度热，甚至高热）、关节疼痛，少数患者有雷诺现象。

1. 肌肉表现：肌肉受累通常是双侧对称性的，以肩胛带、骨盆带肌受累最常见，其次为颈肌和咽喉肌，呼吸肌受累少见，眼轮匝肌和面肌受累罕见。约半数患者伴肌痛和/或肌肉压痛。肌无力最初影响肩胛带和骨盆带肌，远端肌无力少见，约半数患者颈肌，特别是颈屈肌受累，表现为平卧时抬头困难，坐位时无力仰头；咽喉或上段食管横纹肌受累可出现吞咽困难、声音嘶哑、发音困难，摄入流质食物时经鼻孔流出，引起呛咳。消化道平滑肌受累很少见，下食管括约肌无力可导致胃酸反流、食管炎，慢性者可引起食管狭窄。当肩胛带受累时，可出现抬臂困难，不能梳头和穿衣；呼吸肌无力可造成胸闷、呼吸困难，严重者需用呼吸机辅助呼吸；当患者有骨盆带肌无力时，可表现为上下台阶困难，蹲下后不能自行站立或从座椅上站起困难，步履蹒跚，行走困难。

2. 肺部表现：活动时呼吸困难是一个非特异但较严重的症状。多发性肌炎和皮肌炎累及呼吸肌可导致呼吸肌无力。这种患者排痰困难，易患肺部感染。最严重的并发症是急进型肺泡炎，表现为发热、气短、剧咳，快速进展的呼吸困难，严重者可导致成人呼吸窘迫综合征。更常见的是慢性进展性肺间质纤维化，表现为进行性呼吸困难，因起病隐袭，其症状易被肌肉受累的症状所掩盖；还有许多患者无肺部受累的症状，只有在影像检查和/或肺功能检查时才发现有肺间质纤维化。听诊可闻双肺底捻发音。X线检查，早期呈毛玻璃状，晚期呈网状或蜂窝状阴影。肺功能检查示限制性通气障碍，弥散功能减低。疾病晚期可出现肺动脉高压，严重者导致右心肥大、右心衰竭。少数患者可有胸膜炎和胸腔积液。

3. 心脏表现：心脏受累常见，一般都较轻微，很少有临床症状。最常见的是心悸、心律不齐。晚期可出现的充血性心力衰竭，由心肌炎或心肌纤维化所致。偶见心肌炎。肌酸激酶（CK）的心肌同工酶（MB）可能升高，但与心肌受累不一定有关，大部分由受损肌肉的再生肌原纤维所产生。

4. 肾脏病变：肾脏病变很少见，蛋白尿、肾病综合征偶有报道。

5. 皮肤表现：55% 的患者皮疹出现在肌炎之前，25% 与肌炎同时出现，15% 出现在肌炎之后。皮疹的类型和范围因人而异，同一患者在不同病期皮疹也可能不同。在一些患者中皮疹和肌无力可能相平行，而在另一些患者中皮疹和肌无力可能不相关。

皮肌炎有各种各样皮肤表现。其中有诊断特异性的是 Gottron 斑丘疹或 Gottron 征。常见于掌指关节、指间关节、肘、膝等关节伸面及肩、胯等易受摩擦的部位。特征性皮疹包括：①眼睑特别是上睑暗紫红色皮疹，可为一侧或两侧，常伴眶周水肿和近睑缘处毛细血管扩张。水肿严重时，双睑遮眼，无法视物。这种紫红色皮疹还可出现在前额、颧部、鼻梁、鼻唇沟及颈前、胸上部（V形分布）和颈后、上背、肩及上臂外侧（披肩样分布）。②"技工手"样变：指垫皮肤角化、增厚、皲裂。手掌、足底、躯干和四肢也可有角化过度伴毛囊角化；手指的掌面和侧面出现污秽、暗黑色的横条纹。因与手工劳动者的手部改变类似，故名"技工手"。其他皮肤黏膜改变：头皮处可出现红色萎缩性斑块，上覆鳞屑，常误诊为银屑病或脂溢性皮炎；甲周毛细血管扩张，或出现瘀点。光过敏、瘙痒、脂膜炎、皮肤黏蛋白沉积、白斑、多灶性脂肪萎缩和雷诺现象也有报道。

有的患者皮肤活检呈典型的皮肌炎改变，有Gottron征及另一种皮肌炎的皮肤表现，但无皮肌炎的酶学改变和临床症状，这种情况被称为无肌炎的皮肌炎，有人估计它占所有皮肌炎的10%，随时间推移，其中一部分患者可获部分或全部缓解，一部分出现肌肉受累和肌无力的表现，还有一部分患者出现肿瘤。

二、检查

1. 常规化验：可见白细胞数正常或降低，2/3可有血沉加快。血IgG、IgA、IgM、免疫复合物以及α2和γ球蛋白可增高。补体C3，C4可减少。

2. 尿肌酸测定：在肌酶谱尚未增高之前，尿肌酸排量即可增加，但这种改变在各种肌肉病变中均可出现，对本病无特异性。

3. 肌红蛋白的测定：肌红蛋白只存在于心肌和横纹肌中。大部分肌炎患者均有血清肌红蛋白升高，且其波动与病情平行，有时其改变出现在CK改变之前，但特异性较差。

4. 自身抗体检查：大部分患者的血清中可检出自身抗体，这些抗体可分为：①只在炎性肌病中出现的肌炎特异性自身抗体。②常出现在炎性肌病中但对肌炎无特异性的自身抗体。③在肌炎和其他疾病重叠的综合征中出现的自身抗体。如伴发SLE者可检出抗rRNP及抗Sm抗体，伴发系统性硬化症者可检出抗Scl-70抗体，伴发干燥综合征者可检出抗SSA和抗SSB抗体。此外还可检出抗肌红蛋白抗体、类风湿因子、抗肌球蛋白抗体、抗肌钙蛋白、原肌球蛋白抗体等非特异性抗体。

5. 肌酶谱检查：在疾病过程中，血清中肌肉来源的酶可增高，其敏感性由高到低依次为肌酸激酶（CK）、醛缩酶（ALD）、谷草转氨酶（AST）、谷丙转氨酶（ALT）、乳酸脱氢酶（LDH）等。

碳酸酐酶U1是唯一存在于骨骼肌中的同工酶，在多发性肌炎及其他骨骼肌病变中均增高，对肌肉病变的诊断较有价值。

6. 肌电图检查：肌电图检查是以针电极插入骨骼肌，在细胞外记录、放大，并通过示波器显示肌纤维的电活动。典型的改变包括三联征：①插入电位活动增强、纤颤电位和正锐波。②自发奇异高频放电。③低波幅、短时限，多相运动单位电位。

7.组织病理检查：最好选择股四头肌、三角肌等近端肌肉。

（1）肌炎的主要病理变化：肌细胞受损、坏死和炎症，以及由此而继发的肌细胞萎缩、再生、肥大，肌肉组织被纤维化和脂肪所代替。90%的肌炎患者可有肌活检异常，表现为肌纤维受损，甚至坏死，同时有不同程度的再生现象，肌纤维粗细不一。

（2）皮肤病理改变：通常无显著特异性，主要表现有：表皮轻度棘层增厚或萎缩，基底细胞液化变性。真皮浅层水肿，散在或灶状淋巴细胞（大部分为 CD4+T 细胞）、浆细胞和组织细胞浸润。真表皮交界部和真皮浅层血管周围有 PAS 染色阳性的纤维蛋白样物质沉着，真皮有时可见灶状黏蛋白堆积，阿新蓝染色阳性。皮下脂肪在早期表现为灶性脂膜炎，伴脂肪细胞黏液样变性，晚期则为广泛的钙化。Gottron 病变的病理特征是在上述病理变化的基础上伴有角化过度，棘层增厚。

三、诊断

根据患者对称性近端肌肉无力、疼痛和触痛，伴特征性皮肤损害如以眶周为中心的紫红色水肿性斑，Gottron 征和甲根皱襞僵直扩张性毛细血管性红斑，一般诊断不难，再结合血清肌浆酶和 CPK、LDH、AST、ALT 和醛缩酶的增高，必要时结合肌电图的改变和病变肌肉的活组织检查，可以确诊本病。被多数临床医生采纳的仍是 1975 年 Bohan 和 Peter 提出的诊断标准表。

皮肌炎系一自身免疫病，可伴发胃癌，两者关系未完全阐明，可能与免疫功能紊乱、免疫监督效能降低有关。多数病例皮肌炎发生在先，病程中出现上腹部不适、疼痛、消瘦及上消化道出血等胃癌症状。据国外研究皮肌炎伴发胃癌患者分析，96% 患者年龄超过 40 岁，90% 在诊断皮肌炎 1 年内出现胃癌，大多数手术时已为进展期胃癌，且多转移；71.4% 的患者在胃癌手术后 1 年内死亡。

第十三节 红皮病与胃癌

红皮病又称剥脱性皮炎，是一种严重的全身性疾病，一般认为红皮病与剥脱性皮炎为同一种疾病，前者以广泛的红斑浸润伴有糠秕状脱屑为特征，而后者存在广泛性水肿性红斑，伴有大量脱屑。皮肤受累面积 ≥ 90% 是诊断本病的先决条件。

一、原因

（1）银屑病、湿疹、脂溢性皮炎、毛发红糠疹、扁平苔藓等恶化而引起。

（2）淋巴瘤及其他恶性肿瘤，如蕈样肉芽肿、霍奇金病、恶性淋巴瘤、白血病等可发生红皮病，预后严重。

（3）药物过敏所致。

（4）其他原因，包括落叶型天疱疮、挪威疥、皮肌炎或结节病等。

（5）原因不明者。

二、临床表现

根据起病和病程分为急性和慢性红皮病。

由药物变态反应致病者多为急性，病情较重。初发皮疹可为猩红热样或麻疹样，皮疹迅速扩展、融合并延及全身，形成剥脱性皮炎。

红皮病的典型表现是全身皮肤弥漫性的潮红、浸润、肿胀、脱屑，皮损受累面积达到整个皮肤的 90% 以上，但是红皮病不仅仅表现在皮肤、黏膜和皮肤附属器，淋巴结甚至内脏均有受累。

1. 黏膜症状：较为明显，可出现结膜炎、眼睑缘炎、角膜炎、角膜溃疡、口腔红肿、溃疡、疼痛，吞咽时症状加重。女阴、尿道、肛门部位的黏膜常常糜烂，有分泌物。

2. 皮肤附属器：毛发脱落，轻者毛发稀疏，重者可致广泛大量脱落。病情越重，毛发脱落越明显，病情恢复后，毛发可以再生。指（趾）甲可以出现萎缩、浑浊、凹陷等，尤其以银屑病性红皮病所致甲改变最明显。

3. 淋巴结肿大：2/3 红皮病患者有不同程度淋巴结肿大，其中以腹股沟和腋下淋巴结受累机会最多，颈部次之。

4. 肝脾肿大：1/3 到 2/3 的患者伴有肝脾肿大。药物过敏和淋巴瘤所致的红皮病，肝脾肿大的机会较多。若有明显的肝脾肿大，应考虑恶性淋巴瘤。

5. 体温升高：正常情况下，人体产热和散热过程保持动态平衡。红皮病患者由于毒素被吸收和皮肤散热功能失常，可引起不同程度的发热，多数患者体温在 38~39℃。如果高热，中毒症状明显，应考虑并发感染。

6. 血流动力学改变：红皮病患者可出现颈静脉压升高，肝脏肿大，下肢凹陷性水肿，心率加快等。这些症状随皮肤病变恶化而加重，随皮肤症状好转而减轻。若是老年患者，或有高血压、冠心病的患者，心脏功能较差，出现血流动力学改变，可致心力衰竭，甚至造成死亡。

7.内分泌改变：有少数男性患者可出现乳房女性化，睾丸萎缩，精子减少。女性可致月经失调，乳房组织增生，并伴有性激素及其代谢产物异常。

三、诊断

主要根据典型的临床表现、病史、组织病理检查及对治疗的反应等确诊。皮肤活检有助于除外 Sézary 综合征（全身瘙痒、阵发性多汗、皮肤增厚，有银屑病样或湿疹样皮损）及其他恶性病变。淋巴结肿大明显时，提示淋巴系统恶性肿瘤的可能性。

红皮病多见于恶性 T 细胞性淋巴瘤、白血病等血液病，也可伴发子宫癌、肺癌、肝癌和胃癌。胃癌切除后皮肤表现可随之消退。

第十四节　Leser-Trélat 征与胃癌

Leser-Trélat 征（莱泽 - 特雷拉特征），为内脏恶性肿瘤的征象，常见于胃癌患者，临床表现为突然出现的多发性瘙痒性脂溢性角化，皮肤损害，肿瘤切除或治疗后可消失，复发时可重新出现。

本病主要表现为肢端伸肌侧出现有灰白色鳞屑的过度角化样皮疹，镜下组织呈过度角化和乳头状瘤病，可伴发内脏肿瘤，其中大多是胃癌。国外报道的 14 例中，其中 8 例属于早期胃癌。

1993 年 Poole S 和 Fenske NA 在《美国皮肤病学会杂志》上发表了一篇《内脏恶性肿瘤的皮肤标志》，其中有个病例：69 岁男子因突发呕血被送往医院。该男子在之前 11 个月中一直消化不良，嗜睡并盗汗。最近，该患者的躯干和四肢开始出现重度瘙痒，并发现大面积疣状丘疹，其腋窝、腹股沟和颈部也发生皮肤病变。

皮肤检查发现，患者躯干和四肢遍布小角化性丘疹。腋窝皮肤色素沉着，增厚，纹理粗糙。腹股沟和颈背部也观察到类似的天鹅绒状皮肤增厚。嘴角和硬腭黏膜处可见乳头瘤样增生。手脚掌跖角化过度。

腹部检查结果显示上腹压痛。左锁骨上窝可触及淋巴结肿大。

拟诊断：胃腺癌患者突发多发性脂溢性角化病，胳膊和手臂上出现大量颗粒状脂溢性角化疣疹。

该患者腿上也出现脂溢性角化病。

血检查：Hb：89g/L（115~155 g/L），WBC：11.9×10^9/L[（4.0~11.0）$\times 10^9$/L)]，plts：576×10^9/L[（150~450 $\times 10^9$/L)]，ESR：74 mm/h（1~10 mm/h）。

上消化道内镜检查：胃窦区有一处 1cm 大小胃溃疡。

胃黏膜活检组织病理学检查显示，弥漫浸润型低分化胃腺癌，大部分呈印戒细胞癌。胸腹部 CT 检查发现，胃窦壁后下方增厚，大面积淋巴结肿大。

皮肤组织病理学：腋窝皮肤活检显示合流角化，乳头瘤样增生和轻度棘皮病，与黑棘皮病症状一致。腿部角化性丘疹活检显示，外生型病变轮廓清晰，由多列基底样细胞组成，可见乳头状瘤样增生和角化过度，与脂溢性角化病症状一致。

恶性黑棘皮病，右腋皮肤发生明显变化，过度色素沉着、天鹅绒样皮肤增厚、疣状瘤。嘴角处有明显的乳头瘤样增生。

诊断：胃腺瘤伴发 Leser-Trélat 征及恶性黑棘皮病。

讨论：Leser-Trélat 征临床诊断线索为疣疹瘙痒伴脂溢性角化病和隐匿性内脏恶性肿瘤，常见结肠腺癌、乳腺癌或胃癌的综合征。本病例中，患者常常伴有黑棘皮病（AN）。当作为旁及现象发生时，该病也是常见腺癌的征兆。这些皮肤病可能先于、随后或与上述癌症同时发生，常显现转移性疾病和不良预后的发生。有研究显示，Leser-Trélat 征 / 恶性黑棘皮病还可连同出现性胎毛增多症、后天鱼鳞病等其他副肿瘤性皮肤病。

恶性黑棘皮病的皮肤病变比胰岛素耐受相关黑棘皮病更严重。本病例中的恶性黑棘皮病，首发乳头状瘤样增生主要出现在折褶区及口部（嘴角及口腔），常伴随掌跖角化症。组织学上，脂溢性角化病和恶性黑棘皮病都以非炎性表皮增生为特征。有证据表明，内脏恶性肿瘤与脂溢性角化病和黑棘皮病的发生之间具有体液联系。

表皮生长因子受体（EGFR）介导表皮细胞增殖，刺激角蛋白细胞产生转化生长因子-α（TGF-α），并以自分泌方式进一步刺激角蛋白细胞分裂。研究发现，内脏恶性肿瘤可催生转化生长因子-α，诱导表皮变化。表皮生长因子受周围环境调控，继而在皮肤折褶处开始形成乳头瘤样增生，同时，在皮肤非折褶处开始出现脂溢性角化病。

第十五节　胃黏膜白斑与胃癌

胃黏膜白斑是电子内镜下观察到的常见病变之一，目前认为黏膜白斑是指临床上黏膜表面发生的白色斑块，不能擦掉，也不能诊断为其他疾病者。黏膜白斑完全是一个临床病名，不包括组织学上的含义。

黏膜白斑是一种组织学上呈早期原位间变的口腔、食管、胃及女阴黏膜的白色角化斑片，多认为是一种良性病变，有 5% 左右可能发生恶变。

胃黏膜白斑可散在分布于胃黏膜上，但以胃窦部好发，可能与食物存留时间较长、胆汁反流长期刺激等因素有关。白斑可为单发或多发，白斑之间的黏膜色泽正常；白斑大小数毫米，>8mm 少见，本研究提示白斑数量、大小与其病理是否为化生或不典型增生均无关，可能与单发白斑患者比例过高、白斑大小相对集中、病灶发现早等因素影响有关。

但若动态随访出现白斑迅速扩大、增厚、皲裂、硬结、疣状突起明显，应尽早行活组织检查以排除癌变、真菌感染和各种类型的息肉样病变的可能。

研究报道：胃黏膜白斑检出率约 0.94%，男女间无明显差异，与文献报道相仿，高发年龄 41~60 岁。胃黏膜白斑作为白斑病的局部表现，病因及机制尚不十分清楚，在消化道黏膜白斑癌变过程中，可能与局部长期刺激、病原体感染、抑癌基因或错配修复基因突变、细胞增殖活性增加等因素有关。

1988 年 Correa 提出了胃癌的发生模式，即"正常胃黏膜 – 浅表性胃炎 – 萎缩性胃炎 – 肠上皮化生 – 不典型增生 – 胃癌"，研究中癌前病变白斑病理组织化生或不典型增生高达 24.7%。管仁珍等对胃镜诊断为胃黏膜不典型增生或肠化生的 105 例患者进行 9 年的连续内镜随访，发现重度不典型增生、重度肠化生的癌变率分别是 25.0%、9.1%，而肠化生分为小肠上皮化生、不完全小肠上皮化生、结肠上皮化生，后者发生胃癌的风险最高。因肠上皮化生分类，根据病变的分布和发展，其分类会有所重叠，主观性较强，临床上一般不常规进行肠上皮化生的分类。

研究提示，当合并糜烂性胃炎时，白斑病理为癌前病变的比例明显高于非糜烂性胃炎。细胞 p21 过表达可导致人类多种肿瘤发生，柯昌庶等对 40 例糜烂性胃炎患者病理分析显示，p21ras 蛋白及癌胚抗原表达显著高于对照组，提示糜烂性胃炎有一定的恶性转化趋势。故临床上对伴有糜烂性胃炎的白斑患者应积极活检及随访。胃黏膜白斑经去除可疑因素，治疗原发病后复查白斑数量增多、直径扩大或无缩小，伴有糜烂性胃炎，病检为肠上皮化生或不典型增生均应去除病灶并随访。临床上可予钳除、微波治疗或内镜下氩离子凝固术（APC）等处理，必要时行超声胃镜检查以明确白斑的深度。病变切除能否降低胃黏膜白斑的恶变风险因缺少对照研究而并不清楚。

葛勤利等使用 APC 治疗胃黏膜白斑 137 例，随访 2 年均未见癌变发生，胃黏膜白斑早发现早处理，预后一般良好。

第十六节　胃黄色瘤与胃癌

胃黄色瘤是吞噬类脂质的巨噬细胞在胃黏膜局灶性聚集形成的瘤样增生，是胃黏膜局部脂代谢障碍引起的病变，又称胃黄斑瘤或脂质岛。此病于 1910 年首次报道，为隆起于胃黏膜表面的黄色或灰黄色斑块。本病随年龄增长而增加，好发于 50 岁以上患者，以男性多见。

本病病因尚不清楚，可能与慢性炎症刺激、原发性高脂血症、继发性高脂血症、糖尿病、幽门螺杆菌感染等相关。

一、临床表现

此病本身无任何特异症状，因为同时伴随胃部其他疾病，所以很难肯定出现的症状与本病有关。

1. 胃镜检查：可见胃镜下呈黄色或黄白色、稍高出黏膜面的平坦小斑块，病灶通常较小，直径 5~10mm，圆形或椭圆形，边界清晰，可单发也可多发，可发生于胃内任何部位，以胃窦部多见。

2. 组织学检查：可见黏膜内有成团聚集的吞噬细胞，胞质丰富，内含透明脂质。核小，多居中，少数偏位。

二、鉴别诊断

此病在组织学上需与胃印戒细胞癌相鉴别。

胃印戒细胞癌：细胞形态大小不一致，胞质浅蓝色，核大深染，异型，可见核分裂，核多位于细胞一侧。细胞间质可见黏液湖。伴发病变可见坏死，常伴球形不典型增生。

三、研究报道

（1）病因：①胃黏膜损伤，当组织局灶性破坏或修复时，残留的许多含脂细胞碎片被吞噬细胞摄取，最终形成泡沫细胞。而泡沫细胞正是胃黄色瘤重要的组织病理基础，故认为黏膜损伤是其主要致病因素。②胃黏膜损伤影响脂质转运，使脂类在细胞内堆积，并形成脂类结晶。说明在病灶局部有脂质代谢障碍。③胃黏膜肠上皮化生，文献报道伴发肠化的患者本病发生率为无肠化者的 3 倍，说明本病的发生与胃黏膜肠化有一定的关系。

胃黄色瘤可在胃任何部位发生，以胃窦部小弯区最为多见，其次为胃体前壁。病灶可单发或多发，以多发常见。胃黄色瘤常无特异性症状和体征，仅在胃镜检查中发现，由胃镜、病理及 PAS 组化染色确诊，胃镜下表现为圆形或椭圆形扁平隆起，大小为 3~10mm，呈黄色或黄白色，边界清楚，表面稍粗糙。

胃黄色瘤已被视为癌前病变，提倡尽早凝除。氩离子凝固（APC）治疗胃黄色瘤，使之变白、凝固、汽化、坏死、脱落，有利于改善或恢复胃黏膜上皮正常生理功能，对预防早期胃癌发生和缓解患者恐癌心理有积极意义。

（2）日本学者对 1832 例患者进行内镜随访观察发现，有胃黄色瘤的患者最终发生胃癌的概率明显高于无胃黄色瘤的患者。

（3）胃黄色瘤（GX）相关危险因素的分析：黄色瘤在全消化道均可见到，部分学者认为胃窦部的蠕动较多，受食物的物理刺激亦较多，可引起局部组织明显增殖，以及淋巴回流受阻致脂蛋白堆积，被巨噬细胞吞噬后形成泡沫细胞，大量泡沫细胞聚集形成黄色瘤。

近年来越来越多的研究发现 GX 与胃癌的发生有关。

有研究发现 GX 组的低密度脂蛋白（LDL）水平较非黄色瘤组高，多因素分析结果提示 LDL 与 GX 显著相关，且为独立危险因素。

部分研究提示增生性息肉、萎缩性胃炎、胃黏膜肠上皮化生、胆汁反流性胃炎均与 GX 有关。

第十七节　Lynch 综合征

病例报道：患者，女性，58 岁。2003 年诊断为子宫内膜样腺癌，2009 年诊断为降结肠癌，2012 年诊断为胃低分化腺癌，2016 年诊断为升结肠腺癌。患者母亲及兄妹 8 人否认肿瘤病史，父亲已故病史不详。

林奇综合征（Lynch 综合征）是一种常染色体显性遗传疾病，涉及多种癌的发生。

一、Lynch 综合征的由来

1895 年，密歇根大学病理医师 Warthin 发现自家裁缝家族内有多个家庭成员死于多种癌症，1913 年他发表了相关文章。1962 年，内布拉斯加州立大学内科住院医师 Lynch 也发现了一个具有多名成员死于大肠癌的家族。1984 年将这一组"癌症家族综合征"重新命名为 Lynch 综合征。

Lynch 综合征是常染色体显性遗传性疾病，具有典型的高度家族聚集性、高度遗传性、多发癌和异时癌等特点。该遗传性综合征是由于 DNA 错配修复（MMR）基因发生胚系突变，进而使遗传信息传递发生错误，最终表现为肿瘤的发生。通过基因测序来确定 MMR 基因是否发生了胚系突变是确诊本病的关键。

DNA 错配修复（MMR）基因在已有体细胞突变的基础上发生遗传性种系突变，由此导致的两条等位基因失活使得 DNA 错配修复活性降低，继之产生微卫星不稳定性（MSI），从而产生恶性肿瘤的风险增加。

DNA 错配修复通路维持 DNA 复制的准确性，该系统存在缺陷时，则无法修复复制过程中的移码突变，导致微卫星长度出现变化，即微卫星不稳定（MSI）。微卫星高度不稳定的结肠癌细胞系中微卫星序列存在缺失突变，从而导致失活性移码突变，进而导致肿瘤发生。

二、Lynch 综合征的临床特点

Lynch 综合征罹患大肠癌的风险增加 22%~66%：Lynch 综合征相关突变携带者的 5 年及 10 年癌症发病率分别为 4%、8%，而非携带者相应发病率分别为 0.4%、2%。

Lynch 综合征中约 70% 的结肠癌发生于近端结肠（即升结肠），但女性则多见右半结肠（即降结肠）癌。组织病理学上，Lynch 综合征时的大肠癌多为黏液癌、低分化、富于淋巴细胞、高度微卫星不稳定。

Lynch 综合征患者确诊大肠癌的年龄相对散发病例来说要更年轻，平均 44~61 岁，而后者的平均年龄为 69 岁。这一现象可能与 Lynch 综合征患者自腺瘤进展为腺癌更加迅速有关，估计 Lynch 综合征患者从息肉至恶变约为 35 个月，而散发性癌症患者这一时间为 10~15 年。

MSH6 及 PMS2 突变携带者并不遵循经典的 Lynch 综合征表现，因此相对 MLH1 及 MSH2 突变者而言发生大肠癌的风险稍低、确诊年龄稍晚。

Lynch 综合征与其他癌：子宫内膜癌，具有 MLH1 及 MSH2 突变的女性终生罹患风险为 54%，5 年及 10 年发病风险分别为 2.8%、9.8%。

其他常见恶性肿瘤如泌尿道（移行细胞癌）、卵巢、小肠等处的恶性肿瘤。不太常见的则有胃及肝胆系统的腺癌、胶质母细胞瘤、皮肤皮脂腺肿瘤；胰腺、乳腺及肺癌与 Lynch 综合征的相关性则有待进一步证实。

携带者有大于 20 倍的结（直）肠癌风险；大于 30 倍的子宫内膜癌风险；大于 19 倍的卵巢癌风险；大于 1 倍的肾癌风险；大于 10 倍的胰腺癌、胃癌、膀胱癌的风险；以及大于 4 倍的乳腺癌风险。

第十八节　Li-Fraumeni 综合征（附：遗传性弥漫性胃癌）

Li-Fraumeni 综合征（李－佛美尼综合征）于 1969 年报道。它是一种具有家族聚集性的恶性肿瘤综合征，包括乳腺癌、软组织肉瘤、骨肉瘤、脑瘤、白血病和肾上腺皮质恶性肿瘤等。家族聚集分析证实该病为常染色体显性遗传性疾病，该病携带者的外显率在 70 岁时为 90%。

胃癌是常见的消化系统恶性肿瘤之一。大部分胃癌患者为散发病例，约 10% 的胃癌患者存在家族聚集现象，可能与遗传、饮食、环境等因素有关。其中，与遗传因素相关的胃癌即遗传性胃癌，占胃癌的 1%~3%。在某些胃癌低发病率地区，大部分呈家族聚集的胃癌是由遗传因素所致。与遗传性胃癌相关的疾病包括遗传性弥漫性胃癌、Li-Fraumeni综合征、Lynch 综合征、Peutz-Jeghers 综合征等。

一、HDGC 的概念

HDGC 是第一种被识别出的遗传性胃癌。1998 年 Guilford 等对毛利人的胃癌家族聚集现象进行研究后发现，胃癌的家族聚集现象是由于编码 E 钙黏蛋白的 CDH1 基因发生突变所致，其以常染色体显性方式遗传。此类胃癌多为弥漫性和印戒细胞癌，统称为 HDGC。1999 年国际遗传性胃癌协作研究组提出，符合以下两点之一即可诊断为 HDGC：①一级或二级亲属中有 2 例或 3 例弥漫性胃癌患者，其中 1 例年龄小于 50 岁。②一级或二级亲属中有 3 例以上弥漫性胃癌患者，不考虑年龄。2010 年，ICG-HGC 更新了 HDGC 的诊断标准，建议在以下几种情况下结合 CDH1 基因筛查进行综合诊断：①一级或二级亲属中至少有 2 例胃癌患者，其中至少 1 例病理确诊为弥漫性胃癌。② 40 岁以前诊断为弥漫性胃癌（可以无家族史）。③同时患乳腺小叶癌和弥漫性胃癌的患者或其家属新标准提高了 HDGC 的诊断敏感性，有利于降低漏诊率，目前已广泛采用。

二、HDGC 的遗传学特征

1. HDGC 与 CDH1 基因：研究表明，HDGC 发病可能与 CDH1 基因突变以及 E 钙黏蛋白表达异常有关。E 钙黏蛋白主要在细胞黏附和细胞极性中发挥作用，从而维持上皮细胞形态和结构的完整性，其表达下调或功能缺失可能导致细胞分化异常，进而形成肿瘤。现有 HDGC 家族病例的基因分析提示，CDH1 在多位点均易发生高频突变，是 HDGC 的危险因素和标志之一。然而，CDH1 基因突变在不同地区和种族 HDGC 中的检出率差异很大。在胃癌低发病率国家，HDGC 中的 CDH1 基因突变率为 36%~54%；而在胃癌高发病率地区，HDGC 中 CDH1 基因突变率不到 10%。新西兰毛利人的突变率普遍较高，而韩国、日本和葡萄牙人的突变率较低，为 8%~15%。迄今为止，已报道了超过 155 种不同的种系 CDH1 突变。多数致病性突变是截短突变，因此不产生功能性蛋白质。约 5% 的突变导致大段外显子缺失。CDH1 是肿瘤抑制基因，因此需要体细胞的"二次打击"以启动肿瘤形成，其分子机制包括甲基化、体细胞突变、杂合性丢失等。与表达野生型 E 钙黏蛋白的细胞相比，致病性错义突变体使关键黏附复合物调节物的正确结合受损，并可能损害正常 E- 钙黏蛋白在质膜上的定位和稳定性，因此出现细胞黏附破坏和侵袭增加的现象。波尔图大学分子病理学和免疫学研究所迄今已报道了 49 个种系 CDH1 错义突变的功能评估，大多数突变被分类为有害的并因此可能致病。CDH1 突变数据库链接为 http: www. LOVD. nl/CDH1，建议相关研究人员和临床医师向该数据库提交新发现的突变方式。

2. HDGC 与 CTNNA1 基因：个别早发的弥漫性胃癌患者无 CDH1 基因突变家族史，提示 CDH1 基因不是诊断和鉴别 HDGC 的唯一指标。目前研究表明，编码 α-E-连环蛋白的 CTNNA1 基因突变可能是导致 HDGC 的另一因素。目前已在 3 个 HDGC 家族中发现 CTNNA1 基因种系突变。

3. HDGC 与其他基因：有研究表明，HDGC 可能与 MAP3K6 基因突变有关。同时，BRCA2、PALB2 等基因亦有与 HDGC 相关的报道。

三、HDGC 的临床和病理特征

1. 病变部位：HDGC 的好发部位报道不一。新西兰的报道指出病变多位于胃窦体交界处，美国研究者则报道多发于胃近端 1/3 处，而英国的报道认为多发于胃底。不同地区报道的 HDGC 发病部位不同，其原因尚不明确，可能与环境因素和发病机制不同有关。

2. 胃外疾病：HDGC 患者多伴有胃外肿瘤。在 HDGC 家系中，乳腺小叶癌是第二高发肿瘤。一些家系中有结肠癌患者，但其发病率是否与普通人群有显著差异仍不得而知。E-钙黏蛋白在胚胎的唇和腭部呈高表达，部分家系中有唇、腭裂等先天性畸形患者，但较为罕见。

3. 病理特征：HDGC 晚期呈"皮革胃"样改变，Lauren 分型为弥漫型，内镜活检和术后病理可为低分化腺癌或印戒细胞癌。早期病例肿瘤多局限于黏膜固有层，通常无淋巴结转移。局部病灶在初期呈惰性表现，在黏膜固有层平行播散生长，未向黏膜下浸润，同时核分裂象少见。在病理检查和诊断中，不推荐通过 E-钙黏蛋白免疫组化检测判断是否存在 CDH1 基因突变。

HDGC 的特点是年轻时发生弥漫型（印戒细胞）胃癌，明确诊断时患者的平均年龄为 37 岁。30%~50% 的 HDGC 患者存在编码 E-钙黏蛋白的钙黏蛋白 1（CDH1）基因的胚系突变。存在 CDH1 突变的男性和女性在 80 岁前发生胃癌的风险分别为 67% 和 83%。约 42% 具有 CDH1 基因突变的女性有患乳腺小叶癌的风险，同时结肠癌、生殖系统肿瘤等的发生率也明显升高。早期 HDGC 多表现为多灶性黏膜固有层印戒细胞癌。对于有家族史且基因检测发现 CDH1 胚系突变的 18~40 岁的无症状患者，预防性全胃切除越来越受到众多学者的关注。

随着对 HDGC 的不断了解，以及二代测序新技术的应用，目前对于该病的筛查、手术治疗、术后管理和遗传咨询等诊治水平不断提高。

内镜监测很难发现早期病变，且晚期 HDGC 患者预后极差，因此需进一步探索更有效的内镜监测技术。30%~50% 的 HDGC 患者存在 CDH1 基因的胚系突变，对符合具体诊断标准的患者应进行 CDH1 突变检测和遗传咨询，同时应探索新的特异性抗体和基因突变，以更好地进行诊断和靶向治疗。

CDH1 基因突变和其他遗传分子领域可能是未来研究的趋势。预防性胃切除术是预防弥漫型胃癌的有效方法，但患者术后死亡率达 1%~2%，主要并发症（如术中和术后出血、体重减轻、倾倒综合征和腹泻等）发生率达 10%~20%。因此，为了进行适当的筛查和监测，确定最佳的治疗标准，取得良好预后，为患者提供术后营养调整和心理支持，包括消化内科、胃肠外科、临床遗传学、营养学、病理学和心理学在内的多学科协作诊疗模式对 HDGC 患者的诊断具有重要意义。

第十九节　皮革胃

皮革胃是一种特殊类型的进展期胃癌，属 Borrmann Ⅳ型或弥漫性浸润型胃癌，其宏观特征是胃壁的节段性或弥漫性增厚。皮革胃因内镜下表现为胃腔缩小，形态似革袋样而得名，其病理特征是低分化的肿瘤细胞扩散性渗透至胃壁，导致反应性纤维化。肿瘤组织起源于黏膜下层，自黏膜下层扩散浸润性生长，全胃弥漫性浸润。内镜下缺乏典型黏膜征象改变，且活组织检查阳性率低，早期纤维化程度较轻的患者常难以诊断。内镜、X 线钡餐、超声内镜（EUS）、CT 等在诊断皮革胃时存在各自的局限性，漏诊率较高。由于皮革胃的早期诊断较困难，患者确诊时多为晚期，预后较差，中位生存时间为 8~17 个月，5 年总生存率为 0~21.8%，占胃腺癌的 3%~19%。

一、皮革胃的定义

皮革胃于 1895 年由 Brinton 首次报道，至今仍缺乏标准化定义。Brinton 将皮革胃描述为具有特征的良性疾病，宏观上表现为胃壁增厚、非特异性的黏膜溃疡，病理表现为明显的黏膜下肥厚，结缔组织增多。由于符合皮革胃表现并能找到肿瘤细胞确诊的病例在早期报道中罕见，因此该病是良性还是恶性一直存在争议。1953 年 Arthur 提出皮革胃是一种特殊类型的胃癌，其特征是仅存在纤维状瘢痕样组织的过度增生。随后数年，皮革胃的定义才逐渐与弥漫性胃癌相关，并伴有胃壁浸润。

皮革胃与 Borrmann Ⅳ型癌、硬化性癌和 Lauren 弥漫性癌常通用名称，上述每一类肿瘤患者中只有一部分具有皮革胃特征，尚不清楚这些名词是否能正确定义皮革胃。

国际胃癌协会关于低黏附性胃癌的病理学定义及分型的共识指出，建议胃癌应根据世界卫生组织（WHO）标准进行分类，"皮革胃"一词保留用于描述肿瘤的宏观特征。目前皮革胃诊断的金标准仍是手术切除标本的病理检查。然而，多数皮革胃患者的疾病分期偏晚期，远处转移发生率较高，很多患者没有机会通过手术确诊。

皮革胃主要根据临床表现、内镜表现、影像学检查、病理检查等进行综合诊断。有研究提出以诊断评分来区分皮革胃与其他类型胃癌。

Vivier-Chicoteau 等提出皮革胃的诊断评分量表——治疗前诊断评分，其由至少 1 个节段有大皱襞和胃壁增厚、内镜下有广泛肿瘤细胞浸润的表现、胃腔狭窄、至少 1 个节段有环周胃壁增厚、EUS 下第 3 个高回声层增厚、内镜下活组织病理检查发现印戒细胞这 6 项指标组成，该评分系统诊断皮革胃的敏感度为 94%，特异度为 88.7%。Pedrazzani 等定义皮革胃为三分之二以上胃壁的增厚和僵硬。Agnes 等将皮革胃定义为胃壁增厚，缺乏扩张性，累及三分之一以上的胃，既可为 1 个以上区域的环周受累，也可为两个以上区域的半环周受累。上述定义标准目前都缺少大样本临床研究的验证，需要进一步探讨。

二、皮革胃的诊断

目前尚无皮革胃的明确诊断标准，早期诊断的难度较大。临床诊断不能单纯依赖某项检查结果，而应重视病史、体格检查，并联合应用多种检查方法（如内镜、EUS、X 线钡餐、CT 等）进行综合判断。

1. 内镜：内镜通常用于初步检查，以建立诊断，确定肿瘤范围并提供疾病的病理学证据。皮革胃的内镜特征主要包括胃壁扩张不良、蠕动不全，胃黏膜皱襞存在粗大、肿胀、高低不平、结节增生等形态学改变，或伴有不典型的黏膜广泛充血糜烂、不规则溃疡等。然而，皮革胃病灶起始于黏膜下层，黏膜表面平坦，常无溃疡增殖灶，缺乏特异性表现，故内镜下早期诊断非常困难，假阴性率较高。此外，内镜下活组织检查往往仅能取到胃黏膜表面组织，对黏膜下病变的诊断较困难。Kim 等的研究显示，普通胃镜下取活组织病理检查的假阴性率高达 55.9%。虽可采取深挖、多点活组织检查来弥补不足，但由于缺乏特异性，且盲目深挖、多点活组织检查增加了出血、穿孔的风险。此外，近年来采用共聚焦激光显微内镜（CLE）是将内镜与活组织病理检查相结合的诊断方法，亦被称为光学活组织检查。CLE 检查时可获得将消化道黏膜放大 500~1000 倍的图像，可清晰显示组织细胞及亚细胞结构，从而即时进行综合诊断，指导靶向活组织检查。CLE 可在形态学观察的同时，观察黏膜层的显微结构，从而在大片肥厚皱襞表面、局部狭窄的皱襞深部、难以取材的溃疡边等区域详细探查胃癌组织。Bok 等的前瞻性研究显示，CLE 诊断胃腺癌的准确率高于普通内镜活组织检查（90.7%：85.2%），CLE 能显著提高活组织检查假阴性的胃癌病变的诊断阳性率。然而，CLE 对病变位置、大小、范围的整体观察不够，且由于皮革胃的肿瘤组织广泛浸润伴显著的纤维间质反应，黏膜表面凹凸不平，CLE 的探头贴合欠理想，故图像显示易扭曲。此外，皮革胃的黏膜组织常伴有明显的炎性反应，荧光素钠大量外渗，对图像分析判断造成影响。可能需要实时调整荧光屏的明暗对比，才能最大限度地提高诊断效能。

2. 超声内镜（EUS）：EUS 兼具普通内镜及超声影像效果，可清晰分辨壁分层结构及肿瘤位置、浸润范围，从而准确显示病变范围、胃壁浸润深度、邻近器官及腹腔淋巴结的转移情况，在诊断皮革胃方面具有优势。皮革胃的 EUS 主要表现为：胃壁全层增厚（>1cm），以第 3、4 层增厚为主；病变范围广泛，主要为胃体，其次以全胃多见；病变主要位于黏膜下层和固有层，呈弥漫性低回声和不均质回声；病变倾向于沿着胃的横轴生长；周围淋巴结转移率较高。此外，EUS 能较准确地判断皮革胃的分期，对其可切除性及患者的预后均有较高的预测价值。EUS 术前判断 N 分期的敏感度比 MRI 和多排螺旋 CT（MDCT）更高。皮革胃与肥厚性胃炎、原发性胃淋巴瘤的 EUS 表现相似，需注意鉴别。

尽管 EUS 是皮革胃较可靠的影像学诊断方法，但病理诊断仍是指导治疗和预测预后的金标准。EUS 介入下胃壁深部组织病理检查、胃黏膜部分切除病理检查逐渐开展，但由于活组织检查往往不易取到深部组织，故仍影响病理诊断的准确度。超声内镜引导下细针穿刺活组织检查术（EUS-FNA）可对部分黏膜下层病变及周围转移组织进行特异性活组织检查，出血风险较低，可显著提高普通胃镜下病理检查假阴性的皮革胃的诊断阳性率，在较小或较远的淋巴结中亦可能获得阳性结果。有助于临床确诊、手术治疗及预后评估。但 EUS-FNA 诊断皮革胃阳性率的相关报道不一，且皮革胃的肿瘤细胞之间常有大量纤维组织增生，故 EUS-FNA 仍有可能因取不到肿瘤细胞而导致假阴性结果。

3. X 线钡餐：X 线钡餐检查也是诊断胃癌的辅助检查之一，其虽对胃黏膜表层病变的观察不如胃镜直接，但在观察胃的形态、胃壁僵硬度、蠕动改变及判断病灶大小等方面优于胃镜，可有效弥补胃镜检查的不足，对皮革胃有较高的检出率。但 X 线钡餐检查仅对于胃黏膜下有明显纤维化的患者易发现皮革胃表现，对于早期无纤维化或纤维化程度较轻的患者则易漏诊。

4. CT：与 EUS 相比，CT 具有更高的清晰度、分辨力和更宽的视野，能更清晰地显示肿瘤向胃腔内、外生长的方向、大小、范围及远处淋巴结和／或腹腔脏器的转移等。CT 是包括皮革胃在内的胃癌术前评估基础，为判断能否手术切除提供重要依据。一项法国多中心回顾性研究显示，CT 诊断淋巴结受累的敏感度和特异度分别为 44% 和 75%，CT 对 T_3~T_4 期胃壁侵袭的敏感度和特异度分别为 26% 和 100%，但其对诊断腹膜转移灶的敏感度较低。若 CT 表现为明显胃腔狭窄（<10mm）则有助于皮革胃的诊断。然而，CT 检测病灶的能力取决于病灶大小和检查质量，如胃腔未充分扩张，CT 表现就可能出现偏差，无法正确评估胃腔狭窄、扩张度及胃壁增厚。只有在气体、水或阳性造影剂使胃腔适当扩张后，才可准确评估胃壁厚度。

5. 18F-FDG 正电子发射计算机断层显像：正电子发射计算机断层显像（PET-CT）的应用为皮革胃的诊断、分期提供了有效的手段。

F-FDG 是临床上应用较广泛的肿瘤显影剂，其显影原理是肿瘤细胞能大量摄取葡萄糖，而 F-FDG 作为葡萄糖类似物可被葡萄糖转移酶转运至细胞内，因其第 2 位碳原子缺乏氧原子，不能进一步参与葡萄糖代谢而留在细胞内，从而对肿瘤进行显影。有学者认为，因 18F-FDG PET-CT 可较好地识别淋巴结、腹膜和肝脏的转移灶，对伴有转移的皮革胃的显影诊断较为准确。然而，胃癌病灶对 F-FDG 的摄取与病理类型有关，不同组织学类型的胃癌的 18F-FDG 摄取值差异较大。Kameyama 等的研究显示，PET-CT 对中、高分化胃腺癌、复发和转移胃腺癌患者有较高的诊断价值，但部分皮革胃的 18F-FDG 摄取值与正常组织相似，延迟显影未见明显增高，这可能是由于 18F-FDG 转运酶和磷酸化酶变异引起的，18F-FDG 的低摄取可导致 PET-CT 对皮革胃及转移瘤的诊断敏感度下降。此外，在胃壁充盈不充分或未充盈的情况下，由于平滑肌的蠕动，胃壁也可表现为 18F-FDG 的生理性摄取。因此，皮革胃患者的 18F-FDG 摄取值差异较大，不易与胃充盈不良时胃壁的 18F-FDG 轻度摄取进行鉴别，从而可能导致漏诊。18F-FDG PET-CT 诊断皮革胃的价值有限，必须结合 CT 表现，对于胃壁的 18F-FDG 摄取值不高的患者，如 CT 表现高度怀疑皮革胃，应予以重视以避免漏诊。

第二十节　甲胎蛋白（AFP）阳性胃癌

甲胎蛋白（AFP）阳性胃癌由 Bourreille 等在 1970 年首先报道，AFP 阳性胃癌的发病率在世界范围内为 1.3%~15.0%，而在中国发病率较低，仅为 2.3%~4.6%。目前，血清 AFP 阳性胃癌都仅为描述性的定义，尚无统一确切的定义。有研究根据肿瘤组织的 AFP 免疫组织化学阳性率，将其定义为 AFP 阳性胃癌，也有研究定义为血清中 AFP ＞ 20ng/ml。刘佳等研究，AFP 阳性胃癌定义为术前血清中 AFP 的测上值＞ 20ng/ml，全组 2386 例患者血清 AFP 阳性者 245 例，血清 AFP 阳性胃癌占同期胃癌的 10.26%，与中国学者温世军等和王雅坤等的研究结果一致。

血清 AFP 阳性胃癌除表达 AFP 之外，侵袭性强、早期易发生转移、疾病进展迅速也是其重要的临床特征。国外学者 Kono 等研究发现，AFP 阳性胃癌的淋巴结转移率、肿瘤浸润深度、临床 TNM 分期和肝转移率均高于 AFP 阴性组。中国学者 Liu 等对 104 例 AFP 阳性胃癌患者术后长期随访的结果显示，肝转移发生率为 60.6%，其中同时性肝转移发生率为 6.7%，异时性肝转移发生率为 57.7%，手术距离发现肝转移的中位时间为 7.4 个月，明显低于普通胃腺癌的 20.6 个月。有的研究，AFP 阳性胃癌患者同时性肝转移发生率为 11.02%，异时性肝转移发生率为 32.24%，均高于 AFP 阴性胃癌患者。同时还有研究报道，AFP 阳性胃癌患者大体病理学分型多为 Borrmann Ⅲ 型胃癌，瘤体表面破溃出血，Lauren 分型多为肠型，还可以在 T 分期很早时发生淋巴结转移和肝转移。有学者研究通过对 AFP 阳性与阴性胃癌患者的临床病理学特征进行对比发现，两组患者在发病年龄、同时性肝转移发生率、异时性肝转移发生率、Borrmann 分型、Lauren 分型、淋巴结转移、脉管瘤栓方面均存在差异。AFP 阳性胃癌表现出的高侵袭性、易出现淋巴结转移及肝转移，可能与患者体内 c-met 基因高表达有关。有研究表明，c-met 基因的扩增与肿瘤的浸润深度和淋巴结转移有关，而且 met 蛋白更倾向于在侵袭浆膜或发生转移的晚期患者肿瘤组织中表达，AFP 阳性胃癌比阴性胃癌有更高的 met 蛋白阳性表达率。还有相关研究证实，血管内皮生长因子（VEGF）、血管内皮长因子受体 -2（VEGFR-2）、基质金属蛋白酶（MMP-2）和 MMP-9 的表达也在 AFP 阳性胃癌的血管生成及侵袭转移过程中发挥作用。

由于 AFP 阳性胃癌表现出的高侵袭性，导致疾病进展迅速，容易发生肝转移及淋巴结转移，有部分患者在确诊时已经失去手术机会。即使进行根治性手术切除的患者，术后复发转移的概率也同样比普通胃腺癌高。有关 AFP 阳性胃癌患者的 5 年生存率的报道不尽相同，温世军等分析总结了 512 例 AFP 阳性胃癌患者，其中位总生存期为 30 个月，5 年生存率为 20.8%，王雅坤等分析了 70 例 AFP 阳性晚期胃癌患者，总体中位总生存期为 12.8 个月，单纯化疗组生存时间明显差于联合治疗组。有的研究中 AFP 阳性胃癌患者 5 年 OS 和 DFS 分别为 37.50% 和 34.17%，明显差于 AFP 阴性组；同时将 AFP 阳性胃癌患者血清中 AFP 水平分为 3 个亚组进行分析发现，随着血清中 AFP 水平的升高，患者预后也随之下降，表明 AFP 的升高水平与患者的预后有关，这与 Lin 等的报道一致。根据 240 例 AFP 阳性胃癌患者的术后病理学检查结果分为两个亚组，发现术后病理学检查结果为肝样腺癌类型的 5 年 OS 和 DFS 较 AFP 阳性非肝样腺癌明显下降，这可能与胃肝样腺癌产生 α1 抗胰蛋白酶（AAT）和 / 或 α1 抗胰凝乳蛋白酶（ACT）有关，AAT 和 ACT 具有免疫抑制和蛋白酶抑制活性，可提高肿瘤的侵袭性。既往 Liu 等对 111 例血清 AFP 阳性胃癌的研究发现，肝转移和病理学分期是影响血清 AFP 阳性胃癌的独立预后因素，并指出相同病理学分期 AFP 阳性组预后更差。Chun 等的研究也显示，肿瘤浸润深度及淋巴结转移是影响 AFP 阳性胃癌的独立危险因素。Adachi 等对 270 例 AFP 阳性胃癌患者的预后进行分析，结果显示，TNM 分期和是否手术为其独立预后因素。研究结果显示，血清 AFP 水平、肿瘤组织学类型、肿瘤浸润深度 pT 分期、淋巴结转移 pN 分期、肿瘤 pTNM 分期、脉管瘤栓有无和术后有无肝转移是影响其预后的独立危险因素，而术后辅助化疗是患者预后的保护性因素。

AFP 阳性胃癌作为胃癌的一种特殊类型，其发生率较低，但肿瘤恶性程度及侵袭性较高，预后差，治疗上尚无标准方案。早期发现、早期进行根治性手术切除、术后进行辅助后辅助化疗，是目前唯一有效的治疗手段。同时 AFP 阳性胃癌患者术前即使没有出现转移，术后 1 年内也可能发生肝转移，应该对此类患者动态监测 AFP 变化情况，并进行密切观察和长期随访。

第二十一节　EB 病毒性胃癌

EB 病毒（EBV）感染不仅与鼻咽癌有关，与 T 细胞淋巴瘤和 EBV 相关胃癌的发展也有密切的关系。21 世纪初就有研究发现 EBV 阳性胃癌具有不同的致病途径。2004 年研究分析了大量 EBV 阳性和阴性胃癌患者的临床病理特征，结果发现 EBV 阳性胃癌不仅具有独特的基因组畸变，且具有明显的临床病理特征，预后较好。

2009 年进一步研究发现 EBV 阳性胃癌在性别、解剖部位和手术解剖结构与其他胃癌有很大的不同。有学者研究了 EBV 阳性胃癌的发生发展机制，结果发现 216 个基因发生 EBV 相关的高甲基化下调。而且发现 5 条信号通路（轴突引导、局部黏附形成、细胞因子与受体之间的相互作用、丝裂原活化蛋白激酶信号转导和肌动蛋白细胞骨架调节）共同受到 EBV 相关基因组和表观基因组改变的影响。但是对于 EBV 阳性胃癌并未发现特殊的治疗手段，EBV 的滴度与胃癌风险无关。多个研究发现 EBV 阳性胃癌与免疫检查点存在密切的联系。Panda 等研究发现 EBV 阳性的低突变负担胃癌是微卫星稳定（MSS）型胃癌的一个子集，可能对免疫检查点治疗有反应。EBV 阳性胃癌是胃癌的一种独特分子亚型，且 EBV 阳性胃癌患者预后良好。

一、EBV 阳性胃癌病理特点

EBV 阳性胃癌患者的临床特点与一般的胃癌患者相比无特殊的临床表现，但作为胃癌的独特亚型拥有其独特的病理特点。有研究发现，EBV 阳性胃癌的发生率男性多于女性，且 60 岁以下常见。此外，EBV 阳性胃癌多发于近端胃（贲门及胃体），常形成团块或溃疡，并伴有淋巴细胞浸润。美国国立卫生研究院国家癌症研究所研究发现，EBV 阳性胃癌患者的平均年龄为 58 岁，男性占 71%。多数患者处于进展期（52% 为 Ⅲ 期和 Ⅳ 期），Lauren 组织学分型 57% 为肠型，在 3 年的中位随访时间内 2247 例（49%）患者死亡。进一步通过未调整的 Cox 回归分析示 EBV 阳性胃癌患者中位总生存时间为 8.5 年，而阴性患者仅为 5.3 年。

二、EBV 阳性胃癌的检测

1. 基因组测序：EBV 阳性胃癌传统上是通过病毒核酸的原位杂交鉴定，但基因组测序是一种潜在的替代方法。因此实验通过全基因组、全外显子组、mRNA 和微 RNA（miRNA）测序对 295 例新鲜胃癌标本进行归一化 EBV 读数测定。结果发现 EBV 阳性胃癌可以通过量化基因组数据中的病毒序列来准确识别。

2. EBV 和 p53 相关抗体的检测：研究发现，EBV 阳性胃癌与 EBV 阴性胃癌患者的临床病理特征不同，缺乏 p53 突变。血清学特征可能为病毒致癌提供信息。与 EBV 的普遍存在相一致，99% 患者抗 EBNA 抗体阳性，98% 患者抗 VCA 抗体阳性，与肿瘤 EBV 状态无关。

p53 抗体与 EBV 阳性呈负相关。研究结果提示抗 EBV 抗体和抗 p53 抗体与肿瘤 EBV

阳性有不同的相关性，血清学确定 EBV 阳性胃癌可以使用靶向治疗。

3. 水滴数字聚合酶链反应（ddPCR）筛查：随着 ddPCR 筛查 EBV 相关性胃癌方法的建立，根据 EBV BamHl-W 片段的拷贝数计算 EBV-DNA 载量，并设定 EBV-DNA 载量的分界值，建立了一种从组织标本中应用 ddPCR 诊断 EBV 阳性胃癌的新方法。

三、EBV 阳性胃癌发生机制

1964 年 Epstein 和 Bar 发现了 EBV，同时确定了其原始宿主是人类，可以感染 B 淋巴细胞、上皮细胞和成纤维细胞。EBV 主要采用 2 种方式感染细胞，分别是裂解感染和潜伏感染，绝大部分情况下病毒处于潜伏感染状态，不进行复制。对于胃癌来说，EBV 通过口咽侵入人体内的淋巴 B 细胞，并随着淋巴 B 细胞传播至胃上皮细胞。EBV 在人体内进入潜伏期后导致宿主基因组甲基化和细胞信号通路失调，使基因异常表达和被感染的胃上皮细胞受肿瘤微环境影响，最终导致胃癌发生发展。

1. miRNA：EBV 阳性胃癌约占所有胃癌患者的 10%，具有独特的病理和分子特征。EBV 编码大量 miRNA，积极参与 EBV 相关肿瘤的发生发展，其中 ebv-miR-BART1-3p、2-5p、3-3p、4-5p、5-5p、7-3p、9-3p、10-3p、17-5p 和 18-5p 相对高水平表达。研究报道了 BART3-3p 促进胃癌细胞生长，并抑制癌基因（RAS）或化疗药物（伊立替康）诱导的胃癌细胞衰老。BART3-3p 通过改变衰老相关分泌表型（SASP），抑制胃癌细胞在裸鼠模型中的衰老，抑制自然杀伤细胞和巨噬细胞在肿瘤中的浸润。从机制上讲，BART3-3p 直接靶向抑制肿瘤抑制基因，并导致 p53 下游靶点 p21 下调。临床 EBV 阳性胃癌分析也显示 BART3-3p 表达呈负相关。该研究揭示了 BART3-3p 的表达是 EBV 阳性胃癌发生过程中的重要环节。

2. 基因甲基化：EBV 引起胃癌发生的主要机制是胃癌基因启动子区的 CpG 岛甲基化，如 p14ARF、15p、p16INK4A、p73、ACSSI、FAM3B、IHH、TRABD、TFF1、TlMP3、DAPK、GSTP1 等基因的启动子区。其中生长抑素受体 1（SSTR1）在 EBV 阳性胃癌中优先甲基化。研究采用亚硫酸氢酶切法（COBRA）和焦磷酸测序相结合的方法检测启动子甲基化，从而研究 SSTR1 的生物学功能，结果发现 SSTR1 是由 EBV 感染引起的胃癌细胞中一个新的甲基化基因，可能是一种潜在的肿瘤抑制因子。同年的研究发现细胞减数分裂特异性基因 Rec8 优先甲基化，启动子甲基化 100%（3/3）EBV 阳性和 80%（8/10）EBV 阴性胃癌细胞中 Rec8 基因表达下调。亚硫酸氢盐测序结果显示，EBV 阳性胃癌组织中 Rec8 启动子甲基化水平高于 EBV 阴性胃癌组织，2 种亚型肿瘤组织的甲基化水平均显著高于正常胃组织。研究结果显示 Rec8 基因启动子甲基化是胃癌患者生存期缩短的独立危险因素。

3. 基因突变：研究发现 EBV 感染人体后可以通过基因突变促进胃癌的发生，除了

PIK3CA 外，还有 BCOR、CTNNB1、APC、p53、STK11、CDKN2A 等。新近一项研究评估了 240 例胃癌样本的体细胞单核苷酸变异和转录组数据，观察到 APOBEC 与 EBV 阳性胃癌的发生呈正相关。进一步验证后发现 EBV-APOBEC 轴是 EBV 阳性胃癌突变的驱动力。

4. 幽门螺杆菌（Hp）：研究发现，EBV 感染与感染同时存在，且 Hp 和 EBV 感染与白细胞介素 10（IL-10）和 L-1RN 多态性有关，但关于这些感染因子在胃癌发生过程中可能的相互作用或抗作用的证据有限。研究比较了来自美国国家癌症研究所国际 EBV 胃癌联盟的 58 例 EBV 阳性和 111 例 EBV 阴性胃癌患者的 Hp 血清学特征，结果发现总体上对单个蛋白的血清阳性率高达 90%。过氧化氢酶抗体与肿瘤 EBV 阳性密切相关，研究结果提示在 EBV 阳性胃癌的发生发展过程中与 Hp 的感染相关。

四、EBV 与免疫检查点治疗

EBV 阳性的低突变负担胃癌是 MSS 型胃癌的一个子集，可能对免疫检查点治疗有反应，同期多个研究也证明了 EBV 阳性胃癌患者程序性死亡受体配体 1（PD-L1）表达增加，而微卫星不稳定（MSI）型胃癌患者预后较好。一项研究综合分析了患者 SPC、MSI 和 EBV 状态，结果也证明了 SPC、MSI 和 EBV 状态联合应用可预测 Ⅱ～Ⅲ期胃癌辅助化疗的疗效和预后。

EBV 阳性胃癌的认识，从而发现 EBV 阳性胃癌这一类型，逐渐了解到 EBV 通过基因的甲基化导致胃癌的发生发展。临床上发现该类型胃癌的预后远远好于其他类型，但目前尚未出现统一的治疗标准。最近研究发现免疫治疗对于 EBV 阳性胃癌的治疗效果甚至可以达到 100% 的有效率，因此诸多问题随之而来，例如早期 EBV 阳性胃癌首先考虑手术治疗还是免疫治疗，抗 Hp 治疗对于 EBV 阳性胃癌的治疗是否有显著的治疗效果等，进一步研究和更好地了解 EBV 将对于治疗胃癌起到至关重要的作用。

第二十二节　真菌与胃癌

在 Hp 胃炎至胃癌的演进过程中，Hp 与其他致病因子单独或协同在不同阶段发挥作用，Hp 以外的其他微生物也是胃癌发展中非常重要的一环。细菌、病毒、真菌均可在胃内定植，胃内微生物之间、其他胃内微生物与 Hp 之间、微生物与宿主之间的相互作用近年来备受关注。

研究发现，胃腺癌患者的胃内微生物群与非萎缩性胃炎患者存在显著差异。Hp 感染可提高胃内 pH 值，在改变自身所处微环境的同时，也为其他微生物的定植和繁殖创造了有利的生态环境。正常情况下，胃内真菌并不致病；当 Hp 感染或其他因素引起胃黏膜局部免疫功能下降时，可致真菌数量明显增多并引发真菌感染。胃溃疡是胃内真菌感染重要的病理学基础之一，溃疡形成后，局部黏膜屏障功能缺失，有利于真菌生长、繁殖，真菌的侵袭特性及其代谢产物和毒素进一步损伤溃疡面，导致溃疡加深、面积增大。真菌感染与胃癌之间的关系也日益受到重视，多项研究报道胃癌患者伴有真菌感染。真菌及其毒素可能通过促进胃黏膜上皮细胞过度增殖参与诱发黏膜癌变。此外，多种真菌能促进具有致癌作用的亚硝胺合成临床实践中，胃内真菌感染易被忽视，尤其是胃溃疡患者合并真菌感染时常因表现为巨大的穿透性溃疡而被误诊为胃癌。因此，胃癌诊断时应重视胃内真菌的检测。

第二十三节　胃癌的伴癌综合征

胃癌在其早期、晚期及治疗后复发时，往往出现与病灶本身及其转移灶无直接关系的一系列临床表现，称为伴癌综合征。对胃癌病灶进行手术或化学、放射治疗后，伴癌综合征可明显缓解或消失。

近年来胃癌的伴癌综合征正逐渐引起临床上的重视，这无疑有助于胃癌的诊断、治疗、疗效判断及预后估计。

一、癌性非转移性神经肌综合征

1. Eaton-Lanbert 综合征：据报道，本综合征 70% 合并肿瘤，以肺、卵巢、胃肿瘤多见。首发症状为下肢肌肉易疲劳、无力及异常疼痛，上肢较少累及，极少有眼睑下垂、眼球活动障碍及复视等重症肌无力典型表现，多数患者有口渴、唾液和泪液分泌减少、瞳孔调节障碍、阳痿、出汗异常等自主神经异常表现，临床检查可见下肢运动负荷时肌力症状自觉减轻，持续进行时肌无力再度加重的特殊征象，肌电图低频反复刺激末梢神经可见递减现象，高频则呈递增现象，病理改变为非特异性Ⅱ型肌纤维萎缩。病因已明确，为自身免疫机制异常所致的运动神经终末的突触前膜病变。

2. 多发性肌炎及皮肌炎：国内报道以胃癌发生率最高，欧美以乳腺癌最高。临床特点为：①首发症状多数在肿瘤症状显化前 2~48 个月发生。②合并肿瘤与年龄呈正相关，尤其是男性。③皮肤损害特征为火红色弥漫性红斑，玻片压之可消退，称为恶性红斑。④应用大剂量皮质激素治疗症状不能缓解，病因未明，比较一致的假说为肿瘤异化产物作为过敏原的自身免疫学说。

3. 癌性肌病：以肺、胃、卵巢肿瘤最多见。临床表现为：①肿瘤患者恶病质所不能解释的肩胛带、骨盆带及四肢近端肌力低下，而远端肌力很少受累。②四肢深反射减弱或消失。③肌肉萎缩，病理改变无特异性，多数为程度较轻的肌源性改变和神经源性改变混合，病因未明，可能为恶性肿瘤出现的某种营养障碍、毒性作用、内分泌或免疫学异常等单一或多因素作用所致。

4. 癌性周围神经病：肺燕麦细胞癌最多见，其次为卵巢癌和胃癌。临床可分两种类型：①感觉型神经病。往往发生于胃癌症状显化前 2~3 个月，进行性肢端感觉障碍为主要临床表现，多为对称性手套、袜套样痛觉、温觉、触觉、音叉振动觉、位置觉等深、浅感觉迟钝或消失，常伴感觉性共济失调。②感觉运动神经病。同时有感觉及运动功能障碍，但感觉障碍症状相对较轻。多呈急性起病，临床以四肢对称性肌无力、肌萎缩、深反射减弱或消失为主征。此型较感觉型少见。根据病程还可分为晚期周围神经病、亚急性感觉 – 肌无力周围神经病、缓解 – 复发型周围神经病 3 型。

二、内分泌异常

1. 异位 TSH 综合征：文献报道多见于胃肠道肿瘤，肿瘤组织分泌促甲状腺素样物质，引起血浆中总 T_4、游离 T_4、总 T_3 及血浆蛋白结合碘增高。临床特点：①多见于男性，表现为乏力、消瘦、神经精神症状等。②缺少典型的甲状腺功能亢进体征如甲状腺肿大。③TSH 释放试验阴性，对成年男性短期出现甲状腺功能亢进，要考虑胃癌的可能性。

2. 异位胰岛素综合征：少数胃肠道肿瘤可发生低血糖，机制为：①肿瘤组织产生胰岛素样生长因子 – Ⅰ 和 Ⅱ（IGF–Ⅰ，IGF–Ⅱ）和生长介素 –A 和 C（SM–A，SM–C），这些因子促进葡萄糖转化，抑制脂肪动员。②肿瘤生长消耗过多葡萄糖。血糖突然降低可刺激交感神经，使得肾上腺髓质儿茶酚胺分泌过多，表现为出汗、心悸、无力或饥饿感。严重时可出现中枢神经缺糖症候群，如定向障碍、抽搐、昏迷等。此种类型低血糖不能被胰高血糖素和二氮嗪所抑制。

3. 异位 ACTH 综合征：5%~10% 消化道肿瘤可出现库欣征，临床表现不典型，主要有皮肤色素沉着、高血压、水肿、肌无力、低血钾性碱中毒，特征性面容及体型少见。实验室检查特点：①血浆 ACTH 明显增高。②血浆皮质醇昼夜节律消失，地塞米松抑制试验无反应。

4. 异位 ADH 综合征：为胃癌细胞异常分泌 ADH 所致，临床主要表现为低血钠引起的乏力、厌食、口渴、嗜睡、肌肉痛性痉挛等，严重时可有水中毒表现，出现神志恍惚、定向障碍、惊厥、昏迷，实验室检查特点为低钠血症、尿钠增高、尿渗透压大于血浆渗透压及血浆 ADH 增高。

5. 异位 hCG 综合征：据报道 24% 胃癌患者血中 hCG 增高，临床表现为男子乳房发育，女子一般不引起症状，可伴有不规则子宫出血。实验室检查血中 hCG 增高，不被睾酮、雌二醇抑制。所以成年男子不明原因乳房发育，应排除胃癌。

6. 异位 GH 综合征：胃肠道腺癌细胞可分泌生长激素样物质，还可分泌生长激素释放因子，促进垂体前叶释放 GH。临床表现为血糖、尿糖增高，少见肥大性肺性骨关节病或肢端肥大症，切除肿瘤症状可缓解。

7. 低 T_3 综合征：消化道肿瘤此类综合征发生率仅次于白血病及恶性淋巴瘤，机制不明，可能与长期营养不良和 5'-脱碘酶活性下降有关，临床特点为总 T_3 降低，总 T_4 正常；rT_3 升高，T_3/rT_3 比值降低；患者无甲状腺功能减退表现。

8. 低 T_3、T_4 综合征：临床特点为总 T_3 和总 T_4 降低，rT_3 升高，T_3/rT_3 比值降低。值得重视的是，胃癌患者出现此征群提示预后差，死亡率高。

三、代谢异常

1. 高钙血症：文献报道 3.3% 消化道肿瘤发生高钙血症，以肝癌最常见，胃癌占第 4 位。机制主要为肿瘤分泌甲状旁腺样物质，使骨钙释放入血；肿瘤组织分泌前列腺素 E 及转化生长因子 α（TGF-α），引起骨质吸收，血钙升高；活性维生素 D 样物质增多，使胃肠道钙吸收增多。早期症状多无特异性，当血钙浓度超过 3.8mmol/L 时可引起高血钙危象而导致死亡，须紧急降血钙处理。

2. 低脂血症：据报道多数胃癌患者血胆固醇和甘油三酯均明显低于健康人水平，术后血脂可增高，复发时则又下降。低血脂组胃癌患者与高血脂组胃癌患者相比较，前者中位生存期短，提示预后差，病因可能与肿瘤患者脂蛋白合成抑制而分解增加、消化道吸收功能减退、脂质摄入不足等有关。

3. 高 AFP 血症：免疫酶标定位证明胃癌细胞能合成 AFP，机制为肿瘤细胞分化障碍而致细胞成熟停留，使得细胞恢复原有产生甲胎蛋白的功能，临床上 AFP 阳性如排除原发性肝癌、慢性肝病等疾患，应考虑胃癌可能。少数胃癌在肝转移时亦可出现 AFP 阳性。

四、皮肤病变

1. 黑棘皮病：恶性肿瘤伴发黑棘皮病的发生率以胃癌占首位，临床表现为进行性全身皮肤色素增多、粗糙、弹性减低、不规则密集点片状黑色疣状及乳头瘤状增殖，可先、后于胃癌发生，或同时发生，病理改变为表皮角化过度，棘细胞层增厚。

2. 副肿瘤性肢端角化症：较少见，主要见于男性上消化道肿瘤患者，临床表现手、足、鼻、耳皮肤角化过度性银屑样斑块，掌跖可有广泛性角化过度，指甲增厚、易碎，面部皮肤似湿疹或红斑狼疮。

3. Leser-Tre'let 征：为内脏恶性肿瘤的征象，常见于胃癌患者，临床表现为突然出现的多发性瘙痒性脂溢性角化，皮肤损害，肿瘤切除或治疗后可消失，复发时可重新出现。

五、血液系统疾病

1. 贫血：胃癌无骨髓转移时，亦常伴有贫血。主要原因为出血、营养不良、肿瘤引起的自身免疫反应导致红细胞破坏过度等。实验室检查多为正色素性贫血，网织红细胞多不增加，白细胞常增多，血小板大多减低，总铁结合力正常或稍下。铁剂、维生素 B_{12} 和叶酸对此类贫血一般无效，而肿瘤切除或治疗后，贫血即可减轻，甚至消失。

2. 粒细胞增多症：胃癌患者白细胞计数可明显增多，以中性粒细胞为主。临床一般无相应症状，偶可出现类白血病反应临床表现。

3. 血小板减少症：主要病因为免疫功能异常引起的血小板表面结合免疫球蛋白增加和血小板破坏加速，临床表现为较凶险，短期内病情可迅速加重。治疗原发灶同时用皮质激素可改善症状。实验室检查可发现血小板相关 IgG 和 IgM 增加，骨髓巨核细胞增多。

4. DIC 消化道肿瘤：（特别为黏液腺癌）患者血中凝血因子浓度常见增高。肿瘤组织分泌的黏蛋白及坏死组织，均可导致血液呈高凝状态。另胃癌患者血清中纤维蛋白降解产物含量比正常人高，可引起继发性纤维蛋白溶解亢进。这些因素易诱发 DIC。

5. 肾病综合征：据报道一组 60 岁以上的肾病综合征中发现 15.7% 为恶性肿瘤所致，胃癌可并发肾病综合征，可先、后于胃癌发生，或同时发生。表现为水肿、蛋白尿、A/G倒置、血胆固醇增高。病因尚未明确，可能为肿瘤相关抗原、癌胚抗原、肿瘤病毒抗原等引起的抗原 – 抗体免疫复合物在肾小球沉积，肿瘤根治后肾病综合征表现可以缓解。本院曾有 1 例以肾病综合征入院，确诊胃窦腺癌后行胃癌根治术，术后肾病综合征表现消失。

第二十四节　胃底腺型胃癌

胃底腺型胃癌（GA–FG）是一种泌酸腺分化而来的胃肿瘤，由日本肿瘤病理学者 Tsukamoto 等于 2007 年首次报道。随后将其单独列为胃腺癌中的一种新类型，并命名为"胃底腺型胃癌"。

一、发病机制

GA–FG 的发病机制尚不明确，可能与质子泵抑制剂导致胃酸变化、胃底腺黏膜急性损伤导致主细胞向黏液细胞分化等相关，未发现与幽门螺杆菌感染、慢性胃炎、肠上皮化生和胃萎缩相关。

二、临床表现

GA-FG 患者多无特异性临床症状，病变多于胃体上 1/3 部分，多为单发，直径较小，多＜1cm。表浅隆起型（0-Ⅱa）多见，亦可表现为 0-Ⅱb、0-Ⅱc。白光内镜下病变边界欠清，质软，表面黏膜正常色或褪色调，并可见扩张的树枝状血管，周围背景黏膜无萎缩表现。因表面光滑且无明显边界，许多学者亦将表浅隆起型外观的 GA-FG 描述为"SMT样"病变，临床中易与黏膜下肿瘤混淆。窄带光成像联合放大内镜下观察，病变微表面形态结构及微血管结构未见明显异型性改变，无清晰明确的边界，部分病例可见腺管开大、窝间部增宽，考虑可能与深部肿瘤膨胀性生长并向上方挤压相关。

病变在 BLI 联合放大模式下所观察到的形态，与窄带光成像联合放大模式下所见形态类似。值得关注的是：与白光内镜相比，联动成像模式下，病变的褪色调与周围黏膜的对比更加显著；BLI 模式下，病变表面扩张的分支样血管亦更加明显。这使得病变更易被发现，对减少漏诊、误诊有一定帮助。

三、诊断与鉴别诊断

GA-FG 的最终确诊，仍有赖于病理。GA-FG 肿瘤腺体模拟胃底腺分化，可见主细胞和壁细胞。根据细胞优势分为 3 个亚型，即主细胞优势型、壁细胞优势型及混合型，目前报道以主细胞优势型为主。GA-FG 来源于胃底腺深部，肿瘤表面被覆无异型的胃小凹上皮，黏膜中深层见排列不规则、融合的腺体，无明显间质反应。黏膜固有层浅层小血管常扩张，可能因深部肿瘤组织挤压小血管导致浅层瘀血。病变周围黏膜无萎缩。因起源于固有层深部，病灶较小时就可侵入黏膜下层，但黏膜下层中 1/3 及更深部浸润、脉管内癌栓、淋巴结转移和胃外扩散并不常见，通常，通过 HE 染色很容易识别高分化混合表型中的壁细胞和主细胞，然而，在分化较低的病例中，它们的识别可能需要免疫组织化学标记物来确认。免疫组化染色对 GA-FG 诊断具有重要作用，包括 MUC5AC、MUC6、CD10、胃蛋白酶原 –I、RUNX3、$H^+K^+ATPase$ 等。其中，主细胞标志物（胃蛋白酶原 –I）和壁细胞分化的标志物（RUNX3、$H^+K^+ATPase$ 和 PDFRA-α）是最有帮助的，但目前仍未广泛使用。检测细胞增殖活性、p53 基因是否为激活状态，对预后有一定的提示意义。因 GA-FG 病变大多直径较小，内镜检查时需细心观察，避免漏诊。另外，还需与胃底腺息肉、神经内分泌肿瘤等进行鉴别。胃底腺息肉常为多发，色调多与背景黏膜一致，多有明确边界，表面多无扩张血管，其发生与质子泵抑制剂的长期使用和胃泌素升高等相关。胃神经内分泌肿瘤，内镜下常常为发红的隆起，中央可有凹陷，窄带光成像放大内镜下可伴有黑褐色或青色的粗细不等的血管，而中央凹陷处可见细小密集的螺旋状血管，病理所见特征性的细胞形态学改变及免疫组化标记物 CgA、MUC6、胃蛋白酶原 –I 等，可将其与 GA–FG 进一步区分开来。

第二十五节 原发性胃鳞状细胞癌研究

虽然胃癌发病率、死亡率均较高，但约 95% 的胃癌病理类型是腺癌，原发性胃鳞状细胞癌（PGSCC）非常罕见，目前全球文献报道仅有百余例。

一、PGSCC 的流行病学及病因学

1. 流行病学：PGSCC 是十分罕见的胃癌特殊病理类型，发病率占胃癌的 0.04%～0.4%。有文献报道，PGSCC 发病高峰为 40~60 岁，男性多于女性，男女之比为（2.6~6.6）：1。王振兴等研究显示，PGSCC：①多为中老年患者。②多发于男性。③肿瘤可发生于胃的各个部位，以胃体小弯多见，其次是胃窦、胃体，且癌灶较大，最大直径为 6.1cm，溃疡型多见；李永峰等、Chen 等的病例分析与上述文献描述相符。PGSCC 好发部位在胃窦部、小弯侧，其临床表现也与普通中晚期胃癌相似。多数研究认为，PGSCC 预后比胃腺癌好，周素娟等报道 4 例 PGSCC，术后平均生存期为 2.6 年；王振兴等报道的 PGSCC 患者术后最长生存期为 4.6 年；但 Menc 等研究认为，晚期 PGSCC 患者的中位生存期（7 个月）短于晚期胃腺癌的中位生存期（11 个月），提示晚期 PGSCC 在复发或转移期与胃腺癌相比可能预后更差。

2. 病因学：目前，PGSCC 的发病原因尚不明确，在愈合期的胃溃疡和长期慢性炎性反应中可出现腺体鳞状细胞化生。Amuluru 等报道 1 例 PGSCC 患者，其肿瘤发生前曾有长期胃溃疡不愈合病史，推测胃黏膜腺体细胞鳞状化生后癌变。说明在某些因素影响下，胃溃疡、慢性胃炎都有可能使黏膜发生鳞状细胞上皮化生、不典型性增生甚至癌变。长期大量吸烟可能也是促使 PGSCC 发生的原因之一，Chen 等研究发现，13 例患者（61.9% 13/21）在发病前有很长的吸烟史，Gonzalez–Sanchez 等报道 1 例 52 岁的女性，有长期大量吸烟史，无任何相关病史，因间歇性腹痛伴体质量减轻就诊，实验室检测肿瘤标志物升高，胃镜活检报告提示鳞状细胞癌。这说明，可能与肺鳞癌、食管鳞癌发病类似，长期吸烟史可能使胃腺上皮转化为鳞状上皮而致癌。Rojas 等在文献中提到 Epstein–Barr 病毒、人乳头瘤病毒感染可能参与了 PGSCC 的发病。Chol 等发现 1 例 Menetrier 病合并 PGSCC 的病例，据报道，约 10% 的 Menetrier 病与胃腺癌有关，但无法确定 PGSCC 是否源自 Menetrier 病，还是两种疾病可以独立发生。如果 Menetrier 病可引起 PGSCC，我们可以假设胃鳞状化生是在由 Menetrier 病引起的慢性炎症的愈合过程中发展的。Sakemii 等报道了 1 例胃贲门区晚期腺

癌的 81 岁男性，在接受顺铂（CDDP）+ 硅酸钛（TS-1）紫杉醇（TXL）化学疗法及放射疗法（总剂量 60Cy）1 年后肿瘤消失，定期上消化道内镜随访，在放化疗 5 年后，活检发现鳞状细胞癌，说明化疗、放射疗法也可能导致鳞状化生。另外，动物实验证实，亚硝胺类化合物诱发小鼠 PGSCC 及癌前病变的发生，且诱发的胃黏膜癌变皆为鳞癌。PGSCC 可能是上述某一病因或多种病因综合作用的结果，具体病因尚不明确，需要进一步研究证实。

二、发病机制

大多数学者认为，PGSCC 来源于胃黏膜上皮鳞状化生，这与肺癌、宫颈癌上皮受内外因素影响致鳞状上皮化生过程类似，Boswell 等曾在胃溃疡患者的溃疡边缘发现鳞状上皮化生，有文献提到胃黏膜受腐蚀酸损伤后引起鳞状上皮化生，周素娟等在 PGSCC 的病理切片中观察到肿瘤周边黏膜有不同程度的损伤，且在 2 例胃腺鳞癌看到腺癌与鳞癌过渡中存在明确的腺癌鳞化，这一现象支持腺上皮鳞化或腺癌鳞化基础上进一步发生 PGSCC 的说法。除胃黏膜鳞化外，还有下述观点：①鳞状上皮异位。KIM 等认为，在食管胃交界处发生的鳞状细胞化生，可能是食管鳞状细胞异位引起，由此推断，PGSCC 细胞可能来源胃黏膜内胚胎时期残留的鳞状上皮或由食管下段鳞状细胞黏膜延伸至胃所致。②可以产生任何细胞类型的"多能干细胞"，干细胞先转化成腺癌，后来发生鳞状化生，最终出现鳞状细胞。近年来超微结构研究初步证实，电镜下可见既含黏液又含张力纤维的中间细胞，这可能也是 PGSCC 的发病机制。③先前存在的非肿瘤性腺上皮中的鳞状化生。④异位鳞状细胞巢。⑤腺癌的鳞状分化，Patnayak 等文献中提到 3 例 PGSCC 患者的病理结果支持这个理论，这些肿瘤切片被重新检查并发现了腺癌细胞。此外，Chen 等报道的 21 例 PGSCC 患者中有 7 例（33.3%）发现了腺癌相关抗原如 CA-199。⑥其他作者提出来自胃血管内皮。然而，由于鳞状细胞中缺乏特异性血管内皮标记物，因此它被认为是最不可能的起源。PGSCC 发病率低，病例数少，发病机制各方争论不一，有待大量研究阐明。

三、诊断依据

1.症状和体征：胃癌早期常无特异性临床表现，若出现症状、体征时，多已处于进展期，提示预后较差。PGSCC 临床表现与其他类型的胃肿瘤无区别，Meng 等回顾性分析 14 例 PGSCC 患者，上腹痛（7 例）、体质量减轻（5 例）、吞咽困难（2 例）、食欲减退（1 例）、黑便（3 例）和低血压（2 例）。李永峰等分析 17 例 PGSCC 患者的主要临床症状有上腹部隐痛或胀痛不适 10 例，消瘦及乏力 9 例，呕血及黑便 1 例，腹部可触及肿块 1 例，有胃溃疡病史 2 年 1 例。Chen 等报道了 21 例 PGSCC 患者：14 例腹痛，10 例吞咽困难，8 例恶心呕吐，7 例黑便或便血，6 例呕血和 4 例明显体质量减轻。

2.诊断依据：1967 年首次提出 PGSCC 的诊断标准的，需要满足三个特征：

（1）肿瘤不应位于贲门。

（2）肿瘤未延伸到食管。

（3）在患者身体的其他任何部位无鳞状细胞癌的证据。

后来，日本胃癌协会提出诊断 PGSCC 的标准：

（1）所有肿瘤细胞均为鳞状细胞，任何部位均不含腺癌细胞。

（2）有足够的证据表明鳞状细胞癌起源于胃黏膜。

一旦诊断 PGSCC，就要满足 BOSWELL 和 HELWIG 提出的组织病理学标准中的至少一个才能确诊。

BOSWELL 等提出的诊断标准如下：

（1）角化细胞团伴癌珠形成。

（2）癌细胞呈镶嵌状排列，细胞边界清，单个细胞角化或早期癌珠形成。

（3）细胞间桥。

（4）免疫组化提示有角蛋白存在。

（5）需排除食管下端鳞癌的直接侵犯或转移的可能。

我们还发现，细胞间桥通常存在于分化良好的鳞状细胞癌中，若未看到这些特定的特征，表明细胞失去了紧密连接或细胞 – 细胞相互作用，则是低分化肿瘤的特征。另外，免疫组化也可用于 PGSCC 的诊断，研究发现，p63 和高分子量细胞角蛋白（CK5/6）的染色强烈，特异性为 99%，对鳞状细胞癌的灵敏性为 98%。Chen 等也用免疫组化证实，肿瘤细胞对 p63 和 CK5/6 具有强阳性反应，支持 PGSCC 的诊断。

Jeon 等曾报道 1 例卢戈碘溶液检测出胃黏膜鳞状上皮化生的病例，因此，如果在内镜检查中观察到发白的黏膜病变，卢戈碘喷雾后黏膜的颜色变化为棕色将有助于鳞状上皮化生的诊断，也为早期诊断 PGSCC 提供了新思路。

第三章
胃癌病变

第一节　胃癌前病变

癌前病变是指具有恶性转化可能性的病理改变。胃癌发生之前常经历了多年持续的癌前变化，即胃黏膜上皮细胞经历正常胃黏膜、浅表性胃炎、萎缩性胃炎、肠上皮化生、异型增生，直至胃癌。黏膜上皮异型增生和肠上皮化生（简称肠化）为胃黏膜癌前病变的两种主要类型。国内外学者普遍认同胃黏膜上皮异型增生，即上皮内瘤变（GIN）为重要的癌前病变的观点，而胃黏膜肠化是否属于癌前病变目前尚无定论。胃黏膜癌前病变是胃黏膜癌变的早期阶段，及早识别这些病变，并进行适当的处理，对胃癌二级防治具有重要意义。

一、胃黏膜癌前病变的概念

胃黏膜癌前病变是指胃黏膜上皮细胞在生长和分化中发生偏离，出现了形态学变化。主要表现为胃黏膜上皮细胞的结构、形态以及分化发生异常。结构异常通常表现为上皮细胞排列紊乱和极性消失；细胞形态和分化异常则主要表现为细胞核染色加深，核后比例增高以及核分裂活动增加等。异型增生和 GIN 说法不同，但含义基本相同，只是异型增生倾向于细胞的形态学改变，而 GIN 则侧重于体现肿瘤演进的过程。

胃黏膜肠化是指胃黏膜出现了肠腺上皮，是胃黏膜常见病变，是否属于胃黏膜癌前病变尚有争论。肠化程度轻者胃黏膜中仅出现少数肠上皮细胞，重者则可形成肠绒毛。一般认为，肠化是萎缩性胃炎的晚期改变。Correa 等最近总结了正常胃黏膜在幽门螺杆菌（Hp）作用下发展成胃癌的级联演变过程，即正常胃黏膜在 Hp 作用下，首先发生非萎缩性胃炎和萎缩性胃炎，在此基础上，出现局限的灶状肠化，随后逐渐发生腺体异型增生，最终导致了胃癌的发生，诠释了肠型胃癌的演变过程，支持肠化与异型增生与胃癌间有密切关系。但对胃型，即弥漫型胃癌的演变我们仍然缺乏足够的研究，胃黏膜癌前病变的诊断依赖于内镜活检，但内镜检出率各地报道不一。样本误差是现今困扰癌前病变正确诊断的问题。近年来，内镜技术不断发展，放大色素内镜、激光共聚焦内镜等靶向活检等技术的出现和应用，大幅度提高了胃黏膜癌前病变的检出率。

二、胃黏膜肠化的分型与分级

根据肠化的形态及分泌黏液种类不同，把肠化分为完全性肠化和不完全性肠化或小肠型化生和结肠型化生，一般认为不完全结肠型肠化或Ⅲ型肠化与胃癌的关系更为密切。按照肠化细胞占腺体和表面上皮总面积的比例，将肠化分为轻、中、重三级。研究表明，癌变的危险性与肠化的程度和范围呈正相关。异型增生的分型与分级根据组织形态学异型增生可分为以下类型：Ⅰ型，即肠型，也称为腺瘤型。Ⅱ型，即胃型，也称为小凹型或幽门型。两种类型异型增生分泌的黏液有明显不同，前者主要分泌肠型黏液 MUC2、CD10 和 CDX2，而后者则产生胃型黏液 MUC5AC 和 / 或 MUC6。因此，可通过黏液检测将二者区别开来。

还有混合型，兼有Ⅰ型和Ⅱ型的特性和不能分类型。Valente 等研究异型增生的免疫表型与生物学特性的关系发现，表现为胃型表型的Ⅱ型异型增生在生物学特性上具有更强的侵袭性，可能代表了胃黏膜癌变过程中起源于胃固有黏膜的癌前病变，可导致胃型胃癌的发生。

有学者将胃黏膜损伤后再生修复过程中出现的上皮异型增生称为再生型异型增生，属于不能分类异型增生的范畴，主要见于胃溃疡和糜烂性病变。以往认为再生型异型增生不属于癌前病变，属于"一过性"的再生性变化，但后期有研究表明，再生型异型增生也有癌变的风险，因此应该重新认识其癌前意义；此外还有与胃印戒细胞癌的发生密切相关，起源于固有腺体颈部或肠化腺管隐窝部的球型异型增生，以及内衬上皮具有异型性，腺体呈不同程度的扩张性异型增生等。

根据异型增生的分级标准不同，将异型增生分为三级或两级。WHO 工作小组将异型增生分为轻度和重度两级，并强调在活检时应用 GIN 这一名称，将异型增生分为低级别GIN（LGIN）和高级别 GIN（HGIN）。

国内的轻度、中度异型增生相当于 LGIN，而重度异型增生和原位癌相当于 HGIN。

胃黏膜癌前病变的病理特征肠化上皮细胞与胃型上皮有明显不同，胃型上皮主要由分泌细胞组成，而肠化上皮主要由吸收细胞组成，夹杂杯状细胞，底部可见潘氏细胞，其形态、黏液特性、酶组织化学及超微结构等方面均与小肠或大肠相似。

参考 Jass 和 Fipe 分型标准，根据肠化的细胞形态及产生黏液的不同将肠化分为：Ⅰ型（完全型），含潘氏细胞，组织形态学类似小肠或结肠黏膜上皮细胞，可见杯状细胞（含盐酸或硫酸黏液）、吸收细胞（不含黏液）；Ⅱ型（不完全型），无潘氏细胞，组织形态学兼有胃和肠黏膜的特点，可见杯状细胞（主要含盐酸黏液，亦可含有少量硫酸黏液），部分吸收细胞被柱状黏液细胞（含中性黏液）取代；Ⅲ型（不完全型），无潘氏细胞，腺上皮细胞排列轻度不规则，细胞高度增加，腺体常见扭曲、分支现象，吸收细胞部分或全部为柱状黏液细胞（主要含硫酸黏液，亦可同时含有中性黏液和盐酸黏液）所取代，杯状细胞含硫酸和／或盐酸黏液。

　　研究发现，Ⅲ型肠化分化不成熟，肠化的组织结构和细胞形态均存在不同程度的去分化，柱状黏液细胞有大量硫酸黏液和多种肿瘤相关抗原出现，生物学标志物的检出率增高，并且遗传物质DNA含量异常增加。以上特点显示Ⅲ型肠化更具有与癌相类似的生物学性状。

三、胃黏膜异型增生的病理特征

　　轻度、中度异型增生（LGIN）黏膜结构和上皮细胞的异型程度较轻，可以确定是良性病变。镜下表现为腺管结构不规则，呈分支状，形状不整齐，迂曲，排列紊乱和疏密不均。常呈一定的病灶状并且与周围组织有较清楚的界限。病灶深部常见囊状扩张的腺管，或为异型增生的腺管，或为残存的原有胃腺。弥漫型，其上皮细胞呈高柱状，胞浆内可残存黏液分泌物，甚至保存着正常的状态。肠型，则杯状细胞减少。核长圆形或杆状，体积增大，深染。核排列较密集，位于细胞基底部，但排列稍显紊乱。上皮细胞呈柱状，杯状细胞甚少或仅见痕迹，几乎不见潘氏细胞重度异型增生（HGIN）则结构异型及细胞异型非常明显，腺管结构严重紊乱，形状及大小不整，可见"背靠背"、分支或"出芽"及共壁现象。高级别异型增生的诊断需满足两个条件，其一为细胞结构高度异型性，其二为无间质浸润的证据。重度异型增生与癌的鉴别有时甚为困难。因此这也是胃黏膜癌前病变研究领域内的一个重要课题。

四、胃黏膜癌前病变

　　内镜随访证明，肠上皮化生患者12.8%~56.0%可进展为异型增生，0.18%可进展为胃癌。

　　轻度异型增生中病变消退者占53.3%，维持不变者占31.1%，进展为高级别异型增生者为6.6%，进展为浸润型癌者为8.8%。重度异型增生的癌变率则为63%~100%。

　　癌变相差如此悬殊，提示部分初始诊断为重度异型增生的病例可能同时存在癌变病灶。研究表明，从初次诊断重度异型增生至发现癌变时间为4~23个月。

　　国内研究发现，经内镜活检诊断为轻度异型增生的病例中有8.95%最终确诊为重度异型增生或早期癌，初始诊断为重度异型增生的病例中有77.7%被最终证实为胃癌。

　　虽然普遍认可黏膜异型增生与胃癌有关，但在相当一部分病例中，癌变前并未发现异型增生，因此，除了研究已有的胃黏膜癌前病变，也十分有必要探讨其他与胃癌发生有关的病变。虽然对胃黏膜癌前病变的研究取得了一定进展，但仍有许多问题尚待解决，尤其对癌前病变在胃癌发生中的分子生物学机制研究尚不够深入，随着分子生物学、分子病理学、免疫学和定量分析等新技术和手段的出现和不断发展，对尚未认识的癌前病变的探索和研究将不断加深。此外，随访研究在癌前病变研究中的作用不容忽视。在胃镜随访研究中，定位活检随访能够充分保证研究工作的科学性。目前中国早期胃癌检出率仍然很低，若能及早识别这些病变并加以严密随访，对胃癌的早期发现无疑有重要意义。

五、胃癌前病变的风险评估

虽然癌前病变与胃癌的发生存在着密切的联系，但是事实上，癌前病变在随访过程中转变为胃癌的只是少数。一项针对癌变病变人群的大型长期随访研究显示，萎缩性胃炎、肠化生、低级别上皮内瘤变和高级别上皮内瘤变的每年胃癌发生率分别为0.1%、0.25%、0.6%和6%。与此同时，也有相关一部分的癌变病变患者在随访过程中出现了黏膜组织学逆转，目前认为，根除Hp能明显降低胃癌的发生风险，但根除时间点的选择非常重要，在黏膜萎缩和肠化生发生之前进行干预可明显降低胃癌风险，反之则可能收效甚微。

意大利一项针对300例萎缩性胃炎患者随访4.3年的研究显示，年龄>50岁风险比=8.8、萎缩性全胃炎（HR=4.5）、胃体肠化生（HR=4）是进展为胃癌的3个独立危险因子。因此，根据胃炎萎缩的部位和萎缩程度的不同，近年来推出了新的胃炎评价标准（OLGA）和胃黏膜肠化生评价标准（OLGIM）。上述标准根据胃窦和胃体萎缩、肠化生的程度分为5层，并认为萎缩程度越重，萎缩范围越广，发生胃癌的风险越大。一项回顾性分析发现，高分层等级的OLGA和OLGIM是胃癌的独立风险因素，分层评价标准适用于预测肠型胃癌的发生风险。

建议血清G-17与血清PG、血清Hp抗体检测联合应用，通过血清PG和血清Hp抗体检测将人群按胃癌风险的高低分为4类，即ABCD法。

A级：PG（-）、Hp（--），不必检查；

B级：PG（-）、Hp（+）每三年一次胃镜检查；

C级：PG（+）、Hp（+）每两年一次胃镜检查；

D级：PG（+）、Hp（-）每一年一次胃镜检查，以提高评估胃黏膜萎缩范围和程度的准确性，并据此决定下一步的检查策略。

第二节　胃黏膜肠上皮化生

一、肠上皮化生

肠上皮化生（IM，简称肠化）是指胃黏膜上皮细胞被肠型上皮细胞所代替，即胃黏膜中出现类似小肠或大肠黏膜的上皮细胞。

1. IM 来源：IM 细胞来自胃固有腺体颈部未分化细胞，这部分细胞是增殖中心，具有向胃及肠上皮细胞分化的潜能。正常时，它不断分化成胃型上皮细胞，以补充衰老脱落的表面上皮；病理情况下，它可分化为肠型上皮细胞，形成肠化生。

近年来有人进一步研究肠化灶的组织学始发部位主要在胃小沟，微小的肠化灶以胃小沟为中心，可以不同程度地向周围胃小区发展为小灶及大片状肠化灶。通过病理学的研究，目前对肠上皮化生作了一系列的分类，按化生上皮功能来分肠上皮化生，可分为完全性或不完全性肠上皮化生。前者与小肠黏膜吸收细胞相似，有刷状缘，不分泌黏液，具有潘氏细胞、杯状细胞和吸收细胞，含蔗糖酶、海藻糖酶及亮氨酸基肽酶和碱性磷酸酶；而不完全性肠上皮化生刷状缘不明显，微绒毛发育不全，胞浆内有黏液分泌颗粒，含蔗糖酶，但氨基肽酶和碱性磷酸酶活性低，无海藻糖酶。

2. IM 分型：胃黏膜肠上皮化生分泌各种黏液，其化学性质各异，对各种组化染色反应也不相同。根据肠上皮化生的形态及分泌黏液的种类，可将肠上皮化生分为小肠与结肠型、完全型与不完全型。由于各家掌握的分型标准不同，所以肠上皮化生的分型也不尽一致。

根据肠化的组织学形态、细胞产生黏液的不同，并参考 Fipe 的分型标准，将肠化分为 3 型。

Ⅰ型（完全型）：组织形态学类似小肠或结肠黏膜上皮，可见杯状细胞、吸收细胞和潘氏细胞。杯状细胞含硫酸或盐酸黏液，吸收细胞不含黏液。

Ⅱ型（不完全型）：组织形态学兼有胃和肠黏膜的特点，除见杯状细胞外，可见部分吸收细胞为柱状黏液细胞所取代。无潘氏细胞存在。杯状细胞主要含盐酸黏液，也可含有少量黏液，柱状细胞含中性黏液。

Ⅲ型（不完全型）：组织学上见腺上皮细胞排列轻度不规则，细胞高度增加，腺体常见扭曲分支现象。吸收细胞部分或全部为柱状黏液细胞所取代。无潘氏细胞存在。杯状细胞含硫酸和 / 或盐酸黏液，柱状细胞主要含硫酸黏液，亦可同时含有中性黏液和盐酸黏液。

3. 异型增生的关系：异型增生分两型，一型是胃黏膜固有上皮的异型增生；另一型是肠上皮化生黏膜的异型增生，由异型增生发生的胃癌。前者称为弥漫型胃癌，后者称为肠型胃癌。

有些学者已注意到不完全肠上皮组织转化与异型增生之间的内在联系，指出不完全型肠上皮化生的细胞常呈现异型增生表现。应用 H-TdR 观察异型增生胃黏膜的增殖情况发现：

（1）肠上皮化生位于腺管的中下部，而异型增生位于腺管的中上都，两者都发生于上皮化生腺管的增殖带。

（2）有的异型增生灶与不完全型肠上皮化生非常相似，两者甚难鉴别。

从异型增生的肠型特点看，有理由认为，肠型异型增生即是具有高度增殖活性分化不良的肠上皮化生。分析不同类型肠上皮化生的细胞形态和组织结构时发现，Ⅲ型的特点是既有化生上皮的基本特点，又有细胞的异型性、分化异常和结构紊乱。Ⅲ型肠上皮化生中无成熟的吸收细胞及潘氏细胞。柱状细胞有较明显的异型性。细胞呈高状或低柱状，核排列不整齐，常见假复层结构，细胞排列不规则，小凹较长，腺体有出芽、分支和扭曲等表现。黏液组织化学染色，不但杯状细胞显示硫酸黏液，柱状细胞亦见有大量的硫酸黏液。根据以上材料认为，Ⅲ型肠上皮化生可能是肠型胃癌的癌前病变。

Jass 将肠型异型增生分为Ⅰ型和Ⅱ型。这两型异型增生均与不完全型肠上皮化生有关，它们反映分化成熟过程的停顿。Ⅰ型停顿在未分化细胞水平，由一种细胞类型所组成，常与肠型高分化腺癌并存。Ⅱ型则停顿于中间型细胞水平，由成熟的杯状细胞和中间型细胞所组成，常与肠型低分化腺癌并存。中间型细胞是正常胃肠道黏膜中存在的一种具有向黏液或吸收细胞双向分化潜能的细胞。由于中间型细胞能向几种不同的分化途径演变，因此Ⅱ型异型增生的分化更为紊乱。

在慢性胃炎与胃癌的关系研究中亦发现，在萎缩性胃炎基础上，初始出现灶性肠上皮化生，以后腺体逐渐有异型增生，且肠上皮化生的程度与异型增生的发生频率相平行。通过对胃黏膜癌前期病变的形态定量研究已经观察到，胃黏膜从单纯肠上皮化生→肠型异型增生→肠型胃癌系列演变结构异型度的递增变化。以上均支持肠上皮化生与异型增生之间有密切联系。

上皮化生分型与胃癌的关系：多数研究表明，含有大量硫酸黏液的不完全型肠化（亦称Ⅲ型、Ⅱb型或结肠型）与胃癌关系密切。对产生硫酸黏液的不完全型肠化，不少学者称为"结肠型"，认为是向结肠型上皮分化的一类组织转化。将该型肠化称为结肠型并不一定合适，因硫酸黏液不仅存在于结肠黏膜的杯状细胞，也存在于由胚胎前肠衍化而来的各种脏器和组织。而且该型肠化的抗原性与成人结肠黏膜并不一致，而与胎儿十二指肠黏膜抗原一致，提示此型肠化可能并非像许多学者所称的"结肠型"化生，而是一种胚胎幼稚化的表现。

研究表明，Ⅲ型肠化有如下特点：①分化不成熟，这型肠化的组织结构和细胞形态均存在不同程度的分化。②在黏液组织化学性质方面，表现为柱状黏液细胞有大量硫酸黏液出现。③在抗原性方面，表现为多种肿瘤相关抗原，生物学标志物的检出率增高。④在细胞遗传特性上表现为遗传物质 DNA 含量的异常增加。以上证据均提示该型肠化比其他类型肠化细胞群更具有与胃癌相类似的生物学性状。

文献报道肠化随访 1~10 年的癌变率为 1.8%。作者曾对 112 例不同型肠化进行 15~70个月的前瞻性随访研究，检出胃癌 5 例，5 例均发生于Ⅲ型肠化黏膜背景上，从随访结果来看，Ⅲ型肠化确系有较高潜在癌变危险性的类型。国内对胃黏膜癌前病变的随访研究也得出相同的结论。但也有的国外回顾性和前瞻性资料对此持否定态度。

二、胃黏膜肠上皮化生研究

日本的一项研究表明，IM 是肠型胃癌发生的唯一条件。亦有研究表明，肠化生者发生胃癌的相对风险为健康人的 10~20 倍。目前，IM 的诊治尚存在争议，国内亦缺乏相应的诊疗指南。"极限点"观点认为，IM 有可能是胃癌发生发展的"不可逆转点"，即当慢性胃炎发展为 IM 时，根除幽门螺杆菌治疗对于胃癌的预防作用消失。IM 的发生发展是一个多因素共同参与的结果，明确其发病机制并采取积极有效的防治措施，可能成为胃癌预防的关键。

1. IM 的危险因素：炎症、年龄、性别、吸烟、饮酒、饮食习惯、Hp 感染、胃癌家族史、胃食管反流病、维生素 D 缺乏等多种因素可能共同参与 IM 的发生、发展。

（1）炎症是胃癌患者病程中最常并存的病理过程，持续的炎症反应导致感染者丧失胃黏膜的正常结构，胃腺体及特殊细胞消失，后期常伴随 IM 及异型增生甚至癌变的出现。此外，炎症可诱发应激反应和神经内分泌系统的功能反馈，通过影响机体糖代谢而进一步构成炎症—应激—高血糖—炎症恶性循环，最终导致胃癌的发生、发展。故 IM 的发生与多种导致胃黏膜慢性炎症的因素有关。

（2）2017 年宁夏地区一项研究表明，年龄（≥ 55 岁）与 IM 的发病呈正相关，且随着年龄增长，发生 IM 的危险性也随之升高。

（3）吸烟，饮酒，喜食辛辣、油炸食品、腌制咸菜和高盐饮食等生活习惯也增加了 IM 的发生率。这可能是与长期炎症因素刺激使得胃黏膜壁细胞脱落，胃黏膜正常结构破坏，不仅导致慢性炎症的发生，还增加了机体对致癌原的易感性。此外，该研究还证实，吃水果 ≥ 3 次 1 周、食用枸杞制品 ≥ 3 次 1 周为 IM 的保护性因素。水果、蔬菜中富含大量的维生素 C 是一种较好的抗氧化剂，可通过减少氧自由基的生成，对抗致癌物质。而枸杞多糖成分抗基因突变、抗肿瘤、调节机体免疫力、抵抗病毒及感染等多种生物活性功能，已在近代药理学研究中得到证实。

（4）IM 发病率的性别差异目前尚存在争议，有大型队列研究发现，中度和重度 IM 在男性患者中比在女性患者中更常检测到，年龄 ≥ 50 岁胃溃疡患者更容易发生 IM，但单因素分析发现，男性与女性 IM 总体发病率差异无统计学意义。

（5）低维生素 D 水平是胃腺癌发生的危险因素，Singh 等研究表明，维生素 D 不足和维生素 D 在不完全性 IM 中比健康受试者更常见，维生素 D 不足比维生素 D 缺乏症更普遍，由此推测维生素 D 缺乏可能在相关癌前病变的形成中起一定作用。1994 年世界卫生组织在观察研究的基础上将 Hp 定为胃癌 1 类致癌物。

（6）Hp 感染主要在胃癌的起始阶段，在胃黏膜病变早期，与 Hp 感染有关的上皮细胞发生过度溺亡与增殖，细胞增殖加速上皮更新，促进胃黏膜腺体萎缩和肠化的形成。日本一项大型多中心研究通过对 2455 例患者研究发现，IM 在 Hp 感染者中患病率为 43.1%，阴性患者患病率为 6.2%，Hp 阳性患者 IM 的患病率在 > 30 岁的患者中为 8.9%，在 60 岁的患者中为 57.1%，故 IM 与 Hp 密切相关。然而韩国一项小型队列研究，通过对 46 例患者进行胃液检测以探索胃液 pH 值、萎缩性胃炎、肠上皮化生和 Hp 感染之间的关系，结果显示，Hp 的感染率与萎缩性胃炎和 IM 无统计学相关性，该研究结果与上述研究结果的差异性可能与研究人群的大小及地域差异有关。

（7）胆汁反流性胃炎是由过量十二指肠胃反流引起的化学性胃病。胆汁酸反流减弱胃黏膜屏障功能，引起 H⁺ 弥散增加，而导致的胃黏膜慢性炎症，病理上常表现为黏膜炎症、肠化、胃小凹增生、IM、异型增生甚至癌变。常丽丽等研究发现，胆汁反流可造成胃黏膜各种损伤，男性和女性之间胆汁反流高峰年龄、相关危险因素、内镜和病理表现有一定的差距。

（8）遗传因素同样是导致 IM 的重要因素之一，有胃癌家族史的人群发生 IM 的风险较普通人群更高，因此临床工作中调查患者有无胃癌家族史对评估 IM 的发生率具有重要的意义，目前 IM 机制尚不明确。

（9）Hp 感染、饮食习惯、吸烟、饮酒等危险因素已被大量试验研究证实，但 IM 在年龄、性别等方面的差异尚存在争议，需进一步研究探讨。

2. 与胃癌的相关性研究：IM 在解剖学上分为局限性病变和弥漫性病变。如果黏膜病变局限于胃的 1 个区域，则称为局限性 IM，如果涉及胃的 2 个以上区域则称为广泛性 IM，组织学上，IM 分为完全型和不完全型。完全型 IM（Ⅰ型）由具有成熟的吸收细胞、杯状细胞和刷状缘的小肠黏膜上皮取代胃黏膜上皮；不完全型 IM（Ⅱ型）分泌唾液黏蛋白，组织学上类似于结肠上皮细胞，在分化的不同阶段具有柱状"中间"细胞，且无刷状缘。日本一项有关 Hp 感染患者肠型胃癌的风险指数评估研究表明，癌症患者中 IM 的发生率明显高于对照组。在胃癌风险指数中，IM 的存在是与日本肠型胃癌发展相关的唯一标准。CORREA 于 1975 年提出了一种胃癌发生的模型，认为肠型胃癌是胃黏膜渐进性改变的结果，以慢性胃炎为起点，其次为多灶性萎缩性胃炎和 IM，该模型于 1988 年和 1992 年更新为正常胃黏膜 - 浅表性胃炎（后来改名为非萎缩性胃炎）- 多灶性萎缩性胃炎，无 IM- 完全型 IM- 不完全型 IM- 低度异型增生 - 高级别不典型增生 - 浸润性腺癌。目前 Correa 级联反应已逐渐被学者们认可并被认为是肠型非贲门癌的常规进展路程，而 Hp 感染则是触发级联反应的关键因素。一项包括整个欧洲、亚洲和拉丁美洲的 24 项观察性研究的系统评价表明，在 14 项横断面研究中，13 项报道称不完全 IM 的患病率在胃癌中显著高于其他胃病变。在 10 项随访研究中，6 项发现不完全 IM 与随后的胃癌风险之间存在显著相关性。根据这项全面的概述，大多数科学证据支持将 IM 分类为胃癌风险预测因子。然而，在临床实践中，病理学家通常不区分不同类型的 IM。因为不完全 IM 和完全型 IM 可以共存；使得这种区别可能难以实现。此外，有学者发现，IM 发生胃癌的风险与肠化部位及程度有关。相比局限于胃窦的 IM，累及贲门、胃小弯的 IM 及弥漫性胃黏膜累及的 IM 具有更高的胃癌风险。

3. IM 的诊断：目前，内镜是许多国家筛查早期胃癌及癌前病变的首选方法，但普通白光内镜检查（WLI）对 IM 诊断的灵敏度非常低，并且单独的 WLI 也不能用于确定 IM 的程度和范围。因此，IM 的诊断仍以病理诊断为金标准。近年来，随着内镜技术的不断发展与完善，多种新型内镜技术尤其是图像增强内镜（IEE）的应用使得胃黏膜 IM 的检出率明显提高，为疾病的早发现、早诊断、早治疗提供了有力保证。目前，IEE 包括窄带成像内镜（NBI）、智能电子分光技术（FICE）、蓝激光成像（BLI）、联动成像（LCI）等。研究表明，相比于白光内镜，胃镜下 LCI 诊断 IM 具有较高的病理符合率，可行性高，应用价值高，值得临床推广。该研究对 128 例患者进行 WLI 和 LCI 检查，并与病理诊断结果进行比较，结果显示用于胃 IM 的 WLI 和 LCI 的诊断率分别为 19.0% 和 91.4%。WLI 诊断 IM 准确率为 23.7%，LCI 为 84.2%。LCI 有望成为常规内镜检查中检测胃肠上皮化生的新型诊断工具。

NBI 又称为电子染色内镜，是一种全新的内镜成像诊断技术，它是利用滤光器过滤掉 WLI 光源中的宽带光谱，利用蓝光、绿光的窄带光谱观察病变部位，同时可结合放大功能以增强黏膜层的微观结构及毛细血管的可视度。有学者前瞻性地分析了窄带成像与放大内镜（NBI-ME）在实时检查中评估癌前病变的诊断性能。该研究将 59 例患者通过 NBI-ME 进行检查，并于胃窦、胃体、胃角切迹等部位分别进行组织活检，内镜检查与活检结果对比显示：NBI-ME 诊断 IM 准确度为 80.2%，灵敏度为 80.43%，特异性为 80%。该研究还发现，NBI-ME 在诊断萎缩性胃炎、异型增生等癌前病变中也显示出较高的准确度、灵敏度和特异性，尤其是在诊断异型增生时显示出 91.1% 的准确度、83.3% 的灵敏度和 91.81% 的特异性。NBI-ME 是评估癌前病变有价值的工具，但这种方法尚待标准化，且对操作者的培训和专业知识具有较高的要求。FICE 能够显著提高毛细血管形态的对比度和清晰度，对浅表赘生物微血管形态改变及纹理进行可视化分析，且同时具有内镜图像染色效果，因此称之为"电子染色"。KIKUSTE 等使用 FICE 对 126 例年龄 > 50 岁的患者行内镜检查和组织学检查，结果显示 IM 诊断灵敏度、特异性、准确度分别为 71%、87%、86%。该方法简便实用，可用于普通人群的疾病筛查。BLI 是近年来内镜检查中的一项新技术，该技术结合放大内镜可以清楚地显示病灶黏膜微血管和微腺管的结构形态，有利于判断病变性质及病理特点。首都医科大学进行的一项病例对照研究显示，在 320 例患者中，169 例经放大内镜联合蓝激光成像（ME-BLI）诊断存在 IM，其中 156 例经病理学证实存在不同程度 IM，151 例患者经 ME-BLI 诊断为非 IM。应用 ME-BLI 对于 IM 胃黏膜诊断的灵敏度、特异性、准确度、阳性预测值及阴性预测值分别为 100%、92.07%、95.94%、92.31%、100%。目前，各种内镜技术对于 IM 诊断差异性尚缺乏大型临床研究，且由于经济、技术等限制，各种新型内镜技术尚未得到有效推广及实施。

三、胃黏膜肠化生的危险因素研究

1. 危险因素研究：胃黏膜肠化生是癌前疾病慢性萎缩性胃炎的病理表现之一，目前认为年龄、Hp 感染、胆汁反流等为其常见的危险因素。胃镜检查见胃腔中黏液湖呈黄绿色或胃黏膜附着有黄色的胆汁，提示患者可能存在病理性胆汁反流，但普通内镜检查多数会引起患者的恶心反应，从而引起假阳性。胆汁反流检测的金标准为便携式 24h 胆汁监测，但其费用昂贵且患者不易接受，临床上尚未普遍使用。故内镜下诊断十二指肠胃反流虽有不足，但简便且实用，目前临床上仍普遍采用此方法。研究结果显示，胆汁反流发生率为10.3%。15~45 岁的患者中，胆汁反流率随着年龄增加而逐渐下降；＞45 岁者中，胆汁反流率稳定在 10% 以下。女性胆汁反流率明显高于男性。由此可见，青年女性可能是胆汁反流的高发人群。

目前胃黏膜肠化生的诊断方法主要有三种：第一种是根据活检的病理结果，但结果易受活检部位的影响；第二种是根据内镜下表现，可评估胃黏膜的整体表现但缺乏病理支持，可能存在主观性；第三种则是结合上述两种方法进行综合判断。

目前对胃黏膜肠化生与胆汁反流关系的报道并不一致。Matsuhisa 等的研究根据活检病理结果判断 294 例门诊患者有无肠化生，结果显示 Hp 阳性组胆汁反流与胃黏膜肠化生无关，而 Hp 阴性组胆汁反流可促进胃黏膜肠化生的发生。Matsuhisa 等另一项多中心研究纳入了 2283 患者，根据内镜下表现判断肠化生，并根据胆汁酸浓度将患者分为 4 组，结果显示仅在高浓度胆汁酸组中，无论 Hp 阳性或阴性，胆汁酸与胃黏膜肠化生风险增加可能有关。胡学建等的研究根据内镜下表现诊断胆汁反流性胃炎，认为胆汁反流是肠化生发生的影响因素。

研究单因素分析显示，胆汁反流为胃黏膜肠化生的保护因素，性别、年龄、Hp 感染均为胃黏膜肠化生的危险因素。但多因素 Logisti 回归分析显示，在调整了 Hp 感染、年龄和性别的影响后，尚不能认为胆汁反流对胃黏膜肠化生有影响。性别是胃黏膜肠化生的独立危险因素，即男性更易发生肠化生。年龄为黏膜肠化生的独立危险因素，即年龄每增加10 岁，肠化生的发生率为原来的 1.59 倍。由此可见，在分析胆汁反流对黏膜肠化生的影响时，应消除性别、年龄的混杂影响。既往研究多未控制性别、年龄等混杂因素，导致结果可能存在偏倚。但另一方面，研究根据内镜下表现判断胆汁反流，难以对胆汁反流严重程度进行分级，也存在一定的局限性。

此外，感染亦是胃黏膜肠化生的独立危险因素。因此，尤其对于老年 Hp 感染患者，应加强随访，采用科学的治疗方案根除 Hp，以减小癌前疾病向胃癌发展的危险性。

研究提示在接受胃镜检查的患者中，青年女性是胆汁反流的高发人群，尚不能认为胆汁反流对胃黏膜肠化生的发生有影响，而性别、年龄、Hp 感染为胃黏膜肠化生的危险因素。

2. 尿素循环限速酶（CPS1）在胃黏膜肠上皮化生及癌变过程中的表达：肠化生若未经合适的治疗可能发展成不典型增生或癌，是肠型胃癌重要癌前病变之一。大部分肠化生根据形态特征如帕内特细胞或杯状细胞很容易判读，但少数情况下肠化生腺体较细胞形态较小，借助有效的肠化生标志物可以降低判读的难度。

目前，认为肠化生标志物根据分化方向可分为两类：一类为胃源性相关蛋白，如SOX2、黏蛋白 MUC5AC 和 MUC6。另一类为肠源性相关蛋白，如肠特异性转录因子 CDX2、黏蛋白 MUC2 和绒毛蛋白 Villin。在肠化生阶段，控制胃表型的胃源性相关蛋白表达下调，而控制肠表型的肠源性相关蛋白表达上调，实现了胃表型的去分化和肠表型的再分化。

与以往的标志物不同，CPS1 是较明确的肝源性标志物，虽然在小肠黏膜中有一定程度的表达。有研究比较 CPS1 在分化成熟的肝、小肠中的表达程度和酶的活性，肝是小肠的 10~20 倍。Chu 等首先报道 Hep（即 CPS1）作为肠化生标志物的优点。在正常胃、食管黏膜中不表达，在 Barrett 食管和胃炎性肠化生中高表达。相比 MUC2 仅在杯状细胞中表达，Hep 在含杯状细胞的柱状上皮细胞中均弥漫强阳性表达，因此 Hep 对肠化腺体的标记更加明显。除此之外，我们还检测了异型增生及胃癌癌旁的肠化腺体，均能检测到 CPS1 的弥漫强阳性表达，进一步肯定了 CPS1 是肠上皮化生特异性标志物。在肠上皮化生阶段，与 CDX2 相比，CPS1 的灵敏度更高。我们仔细观察了 CDX2 漏检的几例标本，存在肠化腺体较小、杯状细胞不够明显的情况。且 CPS1 在完全型肠化生与不完全型肠化生中均呈弥漫强阳性表达。因此 CPS1 是一个覆盖全面、高灵敏度的肠上皮化生标志物。

CDX2 是较为公认的肠化生标志物，在不同亚型的肠化生中差异有统计学意义。研究 CDX2 在 87.5%（28/32）肠化生及 100%（30/30）低度异型增生上皮中呈胞核强阳性，在高度异型增生阶段虽然维持表达，但 43.8%（14/32）样本出现局灶或弱阳性表达。相比之下，CPS1 在肠化生恶性转变过程中表达丢失更为明显。CPS1 在肠型胃癌的癌变进程中不断表达下调，CPS1 的表达程度在癌变的各个阶段差异均有统计学意义，提示 CPS1 表达下调可能是肠化生恶性转变的标志物。研究与 Srivastava 等在 Barrett 食管及相关异型增生、食管腺癌中表达模式一致，与 May 等在溃疡性结肠炎癌变过程中表达模式相反。Abu-Zid 等探索了 CPS1 在结肠癌癌变过程中表达模式，发现 CPS1 在正常结肠黏膜中不表达，但在 47.5% 的结肠癌、41.7% 的高度异型增生性息肉和 23.5% 的低度异型增生性息肉中表达。在结肠癌中，CPS1 表达与预后较好的临床参数如无淋巴结转移、较低的 TNM 分期相关。因此研究者认为，CPS1 可能参与异型增生的启动，但在肿瘤的进展和转移过程中扮演抑癌基因的角色。在 172 例肠型胃癌患者中分析了 CPS1 表达与临床参数的相关性，发现 CPS1 表达下调与更高的 TNM 分期和浸润深度显著相关，提示 CPS1 表达下调预后较差。与上述研究结论相似，CPS1 可能是肠型胃癌的一个抑癌基因。

过去的研究认为，肠上皮化生是胃源性相关蛋白与肠源性相关蛋白参与的分化再编程的过程。胃、肠、肝及胰腺均来源于卵黄囊内脏内胚层。有研究显示，人胃上皮细胞可转变成多潜能的内胚层祖细胞，进一步被诱导分化为成熟的肝细胞、胰腺细胞和肠道上皮细胞。我们猜测在胃幽门螺杆菌和胆汁反流这两个最常见的肠化生因素的刺激下，胃上皮细胞去分化为内胚层祖细胞，此时具有多向分化的潜能。虽然在形态学上仅能观察到肠表型，但在分子层面并不能否认其他表型存在的可能性。脂肪酸结合蛋白（FABP）根据组织学特征可分为肝脏型、心脏型、表皮型和小肠型。而肝脏型 FABP（FABP1）被发现在 Barrett 食管中高表达，进一步研究显示它是比 CDX2 灵敏度和特异度更高的 Barrett 诊断标志物，且 FABP1 在异型增生和食管腺癌阶段表达下调，表达模式与 CPS1 一致。肝细胞核因子 4α（HNF4α）在成体表达于肝脏、肾脏、胰腺、小肠和结肠，在分化成熟的肝细胞中高表达，与肝特异基因的表达密切相关。目前研究发现，HNF4α 是 Barrett 化生形成的关键早期步骤，在食管中异位表达 HNF4α，可以在成年小鼠食管上皮中诱导出柱状表型。因此肠化生过程中，是否有肝表型的分化，而在癌变过程肝表型的迅速丢失与癌变有怎样的关系，有待进一步研究。

四、胃黏膜肠化生的处理

肠化生与胃癌发生风险增高相关，需对其进行相应处理。

（1）根除 Hp：根除 Hp 可显著减少慢性胃炎患者胃黏膜中的中性粒细胞、单核细胞等急、慢性炎症细胞浸润，减轻炎症，甚至可使单纯慢性胃炎患者的胃黏膜恢复正常，但根除治疗逆转胃癌前状态，尤其是逆转肠化生的作用仍不确定。

所有相关指南均推荐肠化生患者应根除 Hp。

（2）Hp 感染率降低和戒烟被认为是美国肠型非贲门胃腺癌发病率降低最大的影响因素，生活方式分别可使非贲门胃癌和贲门癌发生风险降低 47％ 和 77％。

（3）保持良好的饮食和生活习惯也是预防胃癌的重要方式。

（4）叶酸、维生素和其他抗氧化剂以及中药制剂常在临床上被尝试用于胃癌前状态／病变的治疗。某些维生素可能降低胃癌发生风险，适量补充叶酸可能对改善胃黏膜组织学有益，胃复春、摩罗丹等中成药对改善胃黏膜萎缩、肠化生有积极作用，但均缺乏高质量的临床研究。

（5）长期补充维生素 C、维生素 E、硒和大蒜素对胃黏膜萎缩、肠化生、异型增生均无逆转作用。迄今尚无可靠证据支持常规使用维生素或抗氧化剂预防胃癌。

（6）研究发现，肠化生和胃癌组织中存在环氧合酶 –2（COX–2）过表达，COX–2 抑制剂可降低多种恶性肿瘤的发生风险。一项随机对照研究纳入 Hp 根除后的肠化生患者，分别予选择性 COX–2 抑制剂罗非昔布和安慰剂治疗 24 个月，两组间肠化生逆转比例差异无统计学意义。另一项随机对照研究纳入伴有 Hp 感染的进展期胃黏膜病变（重度萎缩、肠化生和异型增生）患者，随机予根除 Hp、服用选择性 COX–2 抑制剂塞来昔布 24 个月、两者联合或安慰剂治疗，结果显示两种治疗方法单用均能显著增加胃癌前状态的逆转比例，但两者联用的效果与安慰剂相比无明显差异，提示在根除 Hp 的基础上使用 COX-2 抑制剂并不能增加获益。因此，COX-2 抑制剂干预胃黏膜萎缩、肠化生以及预防胃癌的作用有待进一步研究。

（7）肠化生是与胃癌发生风险相关的标志，肠化生患者定期进行胃镜检查有利于胃癌的早期发现，对改善胃癌患者的预后、提高生存率具有积极意义。

（8）美国胃肠病学会（AGA）不支持对肠化生患者进行常规内镜监测和出于风险分层目的常规短期内（1 年内）重复胃镜检查，但推荐考虑肠化生范围、类型和胃癌家族史等因素，由医患双方共同决策。

（9）欧洲消化内镜学会（ESGE）推荐胃窦、胃体均有严重萎缩、肠化生和 / 或 OLGAOLGIM Ⅲ、Ⅳ期患者宜每 3 年进行一次胃镜检查，如同时有胃癌家族史，则缩短至每 1~2 年一次；局限于胃窦的肠化生不推荐常规内镜监测。

（10）实际上，日本和韩国由于广泛开展胃癌筛查，并没有制订关于肠化生内镜监测的指南。

第三节　胃黏膜异型增生与内瘤变

一、胃黏膜异型增生

胃黏膜上皮异型增生又称不典型增生，是胃黏膜上皮细胞偏离了正常生长和分化的一类病理形态学变化。

主要发生在肠化的基础上，也有一部分发生于胃小凹上皮等处。按照异型增生分化程度和范围分为轻、中、重三级，即轻度是指炎症性及再生性良性异型增生病变；中度是指异型化较为明显，接近胃癌的"临界性病变"；重度是指异型化更为明显，形态上难以和分化型癌相区别的异型增生。但良性的轻度异型改变与临界性异型增生，以及恶性异型病变之间常是一种逐渐移行、转化的过程，有时难以明确划分。

主要表现为细胞异型、结构紊乱和分化异常。

1. 异型增生的检出率：因不同人群和对异型增生的认识不同，检出率亦不相同。文献报道西方国家异型增生的检出率为 0.5%~3.75%，而胃癌高发区的哥伦比亚和中国的检出率为 9%~20%。

萎缩性胃炎、慢性胃溃疡和手术后残胃的检出率为 4%~30%；恶性贫血的检出率可高达 40%。男性异型增生的检出率高于女性，男女之比为（3.1~3.9）：1。年龄分布于

28~86 岁，发生部位以胃窦和胃角多见。根据胃镜下活检病理资料异型增生在胃溃疡的检出率为 30% ~60%，在萎缩性胃炎的检出率为 8% ~93%。异型增生在以上病变中检出率的差别如此之大，可能与对患者的高度选择性、将异型增生与黏膜再生相混淆和组织学诊断标准不同有关。异型增生在胃息肉的检出率为 8% ~30%，黏膜糜烂为 0~9%，瘢痕为 0~3%。

2. 异型增生的分型：胃黏膜上皮异型增生可分为隐窝型、腺瘤型、再生型、球型和囊性异型增生。

（1）隐窝型异型增生：隐窝型异型增生是最常见的异型增生，主要发生在肠上皮化生腺管的深部，即隐窝部，特别是在慢性萎缩性胃炎或萎缩伴增生性胃炎。由于异型增生是在肠上皮化生腺管的基础上发生的，所以往往尚保存着肠上皮的一些特点（曾经称为肠型异型增生）。例如柱状并带刷状缘的细胞是主要的组成细胞，而杯状细胞及潘氏细胞则明显减少，甚至消失。

（2）腺瘤型异型增生：腺瘤型异型增生都是扁平隆起或半球状隆起的病灶，有时称为腺瘤或扁平腺瘤。病灶由大量增生异型腺管构成，腺管的形状及大小不规则，甚至形成假乳头状瘤的形态。腺瘤型异型增生与隐窝型异型增生虽然都是由肠型上皮构成，但前者是从胃黏膜浅层开始的，可累及黏膜浅 1/3、1/2、2/3 或全层。隐窝型异型增生一般起始于黏膜深层，即肠上皮化生腺管生长增殖的隐窝部分，所以，两种异型增生的性质不同，组织发生变异。日本胃癌研究会的 5 组分级中，将这一型异型增生列入第 3 群（Group Ⅲ），也称为"交界性病变"。

（3）再生型异型增生（regenerative dysplasia）：再生型异型增生是指胃黏膜损伤致使黏膜缺损出现糜烂、溃疡后再生修复过程中出现的上皮异型增生。李义清等通过动物实验对胃黏膜增生表现为糜烂面向上活跃增殖的上皮细胞显示出不同程度的异型性，底部有异型分枝结构这种异型增生组织可见于黏膜浅表的缺损部，也可见于组织溃脱后形成深陷的沟底。Ⅱ型（黏膜内再生型异型增生）表现为黏膜内大量增殖的纤维组织包绕着形态不一的、被互相分隔的异型上皮，病变常挤压周边腺管。Ⅲ型（溃疡边缘再生型异型增生）出现于慢性溃疡边缘，再生增殖的上皮具有细胞与结构的异型性，覆盖于肉芽创面或被包裹于致密瘢痕之中。Ⅳ型（舌状再生型异型增生）表现为再生黏膜呈舌状、棒槌状增殖，其间陷窝深入，表面上皮细胞具有不同程度的异型表现。再生的异型上皮可以是胃上皮型，也可以是肠上皮型，这主要与出现再生的局部结构有关。如果原来局部为胃型腺管，则再生的异型上皮也为胃型；如果缺损区为肠组织转化腺管，则再生的异型上皮即为肠型。但有时再生的上皮不易鉴别是胃型或肠型，这是因为正在进行黏膜修复中的再生上皮，由于细胞分化不成熟，尚不具有分泌功能和典型的细胞结构。以往研究多着重于前述两型，而对再生型重视不够，甚至认为只是"一过性"的再生性变化，并无癌前意义。研究表明，某些再生型异型增生也能成为癌变的基础。因此，对此型异型增生应重新认识。

（4）球型异型增生：球型异型增生又可进一步分为Ⅰ型和Ⅱ型。Ⅰ型细胞中的黏液以中性黏液为主，提示此型多是由胃固有腺体的颈部发生；而Ⅱ型细胞中则以唾液酸和硫酸黏液为主，多发生于肠上皮化生腺管的隐窝部，这两型球型异型增生均与胃印戒细胞癌的发生有密切关系。

（5）囊性异型增生：囊性异型增生也称异型囊，其特点是腺体呈不同程度扩张，其内衬上皮（肠型或非肠型上皮）具有异型性，研究发现这种病变只存在于癌旁。

3.异型增生的分级：国内外对胃黏膜上皮异型增生程度的分级尚不统一。全国胃癌协作组病理组（1978年）。

（1）轻度异型增生：这是指黏膜结构和上皮细胞的异型性呈现为很轻微的异型增生，属良性仅限于黏膜浅部，隐窝型则见于黏膜深层。在弥漫型中，其上皮细胞呈高柱状，胞质内可残存ND888液分泌物，甚至保存着正常的状态。在肠型中，则杯状细胞减少。核长圆形或杆状，体积增大，深染。核排列较密集，位于细胞基底。

（2）中度异型增生：这种异型增生的结构异型和细胞异型较明显，但仍属良性。表现为与周围组织有较清楚的界限。病处深部常见囊状扩张的腺管，或为异型增生的腺管，或为半不见潘氏细胞。核呈长圆形或杆状，增大并浓染。核排列密集，基本上位于细胞基底。

（3）重度异型增生：凡属结构异型及细胞异型非常明显或判定良性或恶性困难者均属于此级。表现为腺管结构明显紊乱，腺管的形状及大小不整齐，可见"背靠背"或共壁现象。也可见前分支或"出芽"现象。如果是灶状，表面常呈锯齿形，常常达黏膜全层。上皮细胞呈高柱状（肠变/型）或立方形、不定型（弥漫型），前者不见杯状细胞或潘氏细胞，后者分泌功能消失。核比例增大，浓染或疏松网状，核仁明显。核呈杆状或类圆形，排列参差不齐，可见核分裂象胃黏膜上皮异型增生的分级即异型程度的判定，存在一定误差，不仅病理医师间常常判断不一致，甚至同一病理医师对同一例异型增生的切片判断，有时也前后不一致。因此，这也是研究胃黏膜病变的一个重要课题。不少学者对异型增生的分级的客观指标进行研究，通过对黏膜进行多项形态定量分析、细胞核DNA定量测定及细胞群体动力学研究发现，各项参数的测定值均随胃黏膜病变的异型程度而递增，而且在各病变组之间多数存在显著差异。应用银染方法检测胃黏膜上皮细胞核仁组成区嗜银蛋白（Ag-NORS）发现，Ag-NORS值亦随病变异变程度的加重呈递增性变化，银颗粒数与DNA含量呈正相关。检测胃黏膜细胞肿瘤相关抗原CEA和细胞增殖抗原Ki67、PCNA亦发现，以上生物学标志在癌前病变的含量或检出率与正常胃黏膜相比均有显著不同。但目前的测量指标尚不能准确反映病变的程度和性质，原因是各组病例参数的范围大，组间有重叠，迄今无法规定异型增生和癌细胞间的明确。

东西方在异型增生的概念和定义方面均有不同。日本对异型增生有分级系统，西方则无。西方国家对癌的诊断标准偏严。根据文献报道的资料，日本通过内镜活检诊断为腺癌的病例有16%在西方国家诊断为异型增生，而西方国家诊断为异型增生的病例有90%被日本学者诊断为腺癌。日本学者认为是黏膜内癌的病例被西方国家认为是异型增生。日本的"上皮内癌"不被西方国家所承认。此外，在早期胃癌的发病率、淋巴结转移率和存活率方面均有明显不同。诊断概念的不同也影响对治疗的选择。1998 年，维也纳世界胃肠病学大会提出了以下的分类标准：①包括正常黏膜和胃炎（Hp 相关、反流）。②不能确定病变的性质，代表一种增生反应或因标本取材太小或挤压变形。③有低度癌变危险，相当于轻度异型增生。④异型性更大但无浸润，包括重度异型增生、非浸润癌（原位癌）和怀疑为浸润癌者。⑤浸润性肿瘤，包括黏膜内、黏膜下或超过黏膜下的肿瘤。

4. 异型增生的转归：根据内镜随访资料，按三级分类方法分类。轻度异型增生消退为89%，持续不变为11% ~19%，进展为0~19%，癌变为0~5%；中度异型增生消退为27% ~87%，进展为4% ~40%，癌变为4% ~38%；重度异型增生消退为0~30%，持续不变为0~17.5%，癌变为10%~83%。

二、胃黏膜上皮内瘤变

世界卫生组织（WHO）肿瘤新分类中胃黏膜上皮内瘤变：包括胃黏膜上皮结构和细胞学两方面的异常。结构异常指上皮排列紊乱和正常细胞极性丧失；细胞学异常指细胞核不规则、深染，核浆比例增高和核分裂活性增加。

WHO 工作小组将上皮内瘤变分为 2 级，即低级别上皮内瘤变（LGIN）和高级别上皮内瘤变（HGIN）。

上皮内瘤变与异型增生，广义上"不典型增生"就是上皮内瘤变。狭义来讲，不典型增生不完全等同于上皮内瘤变，因为细胞学上的不典型可以是反应性或修复性改变，也可以是肿瘤性改变。

"异型增生"可以看作是上皮内瘤变的同一词，但是异型增生侧重于形态学改变，上皮内瘤变更强调肿瘤演进的过程。上皮内瘤变的范围比异型增生更广泛。

异型增生通常分为轻、中、重三级。低级别上皮内瘤变（LGIN）指上皮结构和细胞学异常限于上皮的下半部，相当于轻度和重度异型增生。高级别上皮内瘤变（HGIN）指上皮结构和细胞学异常扩展到上皮的上半部，乃至全层，相当于重度异型增生和原位癌。

胃黏膜上皮内瘤变的研究现状：日本和欧美学者对异型增生及有无癌变的问题存在分歧。日本学者认为，根据腺体异型程度即可确定是否为癌，欧美学者认为需要见到明确的细胞浸润证据方可确定为癌。

2000 年 WHO 肿瘤分类中明确将胃黏膜的癌前病变根据细胞学的异型和结构紊乱程度分为低级别上皮内瘤变和高级别上皮内瘤变两级，但是在临床实施过程中还存在诊断的不统一。就此问题，曾召开两次国际研讨会，探讨胃黏膜上皮内瘤变及早期癌的分类及诊断标准。第二次维也纳国际会议上取得了比较一致的意见，把胃黏膜从反应性增生到浸润癌的系列变化分为反应性增生、不能确定的上皮内瘤变（即难以区分是反应性增生还是异型增生）、低级别上皮内瘤变、高级别上皮内瘤变和浸润癌五大类。将低级别上皮内瘤变和高级别上皮内瘤变的性质定为非浸润性癌，将重度异型增生、原位癌、可疑浸润性癌归属于高级别上皮内瘤变。根据这一分类原则，将胃黏膜进行分类诊断，符合率达到 90% 以上，远远高于过去的符合率 30%~40%。根据大量随访资料，发现低级别上皮内瘤变和高级别上皮内瘤变，发展为浸润性癌的概率分别为 0~15% 和 25%~85%。对于上皮内瘤变的治疗建议是：低级别上皮内瘤变应该进行随访，必要时可以进行内镜下切除；高级别上皮内瘤变应结合胃镜所见确定内镜下治疗或手术治疗。

三、胃低级别上皮内瘤的内镜随访

1. 内镜随访：胃癌在全球范围内具有较高的死亡率，其发生发展是一个多因素、多步骤的过程，胃黏膜不典型增生仅为胃癌发生前一阶段，对此阶段及时有效干预是胃癌防治的重要措施之一。世界卫生组织肿瘤新分类于 2000 年首次将上皮内瘤变概念引入消化道肿瘤，取代过去的不典型增生、异形增生等术语。

新分类根据细胞异型和结构紊乱程度将胃黏膜上皮内瘤变分为 LGIN 和 HGIN。HGIN 由于其恶性特征及恶变潜能，已认同其等同于 EGC 须进行干预。至于 LGIN，部分学者认为其大多数可发生逆转，仅有少数患者向前进展，对这一部分病例一般以药物治疗结合内镜随访为主。但由于内镜活检病理组织取材问题，包埋、切片、染色等多个人为操作因素的影响，临床上不乏内镜切除标本与活检病理诊断存在差异的现象，直接影响了患者的预后，因此对 LGIN 进行内镜随访及分析其转归的影响因素研究至关重要。

国内外多项研究深入了解了 LGIN 的临床内镜特点，提出 LGIN 可部分转变为 HGIN 或 EGC，甚至进展期胃癌。吴蓓等对 346 例 LGIN 进行了回顾性分析，发现 LGIN 病例轻度癌变率为 0.45%，轻到中度癌变率为 10.5%，中度癌变率为 14.3%，认为 LGIN 存在一定的恶变潜力。Won 等的研究表明，对于 LGIN，直径 > 15mm 的进展概率是 ≤ 15mm 的 2.8 倍，凹陷病变的进展概率是无凹陷病变的 2.7 倍，以上两者同时存在是进展的高危标志。Park 等则认为，病变表面结节多见于稳定的上皮内瘤变病例，而大小和形态的变化更多见于进展型 LGIN 病例。但上述研究多为回顾性分析，缺乏对 LGIN 规律的随访，并且没有利用放大内镜进行观察的随访策略。

研究通过比较分析发现，稳定型 LGIN 病灶大小以 < 20mm 为主，进展型多超过 20mm，表面不均匀表现更多见于进展型 LGIN 组，研究结果大致与前人结果一致。另外病变镜下形态特征两组无统计学差异，可能和病例样本数少有关，并且对病灶整体形态学的分类存在一定的主观认识。

相较于食管及结肠黏膜，胃黏膜常受慢性炎症（如 Hp 感染）、肠化、萎缩等因素的影响呈多样化表现。加上既往关于 LGIN 转归的研究大多是根据活检的组织学病理特点进行的前瞻性分析，准确的活检难以把握，局部活检不能代表病灶整体情况，以致难以真实地对病灶动态变化进行随访。目前已有多项研究表明，ME-NBI 对 EGC 具有良好的诊断价值，特别对分化型 EGC 诊断的敏感度、特异度均较高。如果将 ME-NBI 应用于 LGIN 病例的随访诊断，动态观察病灶整体情况，可能提供更为详细的资料以分析其转归，减少因内镜活检导致漏诊、误诊问题，将早期胃癌的预防策略提前。

研究进展型 LGIN 活检准确率低，而首次放大检查有 83.3%（10/12）的病例镜下表现为可疑 EGC，予 ME-NBI 监测随访并及时进行干预，为患者争取了良好的预后。

对 LGIN 进行 ME-NBI 随访过程体会是：

（1）整体白光内镜观察是发现病变的基础，直径 ≥ 20mm，表面不均匀（颗粒感或凹凸不平）表现提示病灶具有恶化潜能，因此此类病灶需加强随访。

（2）Hp 感染影响胃黏膜的微结构和微血管内镜观察，将 Hp 根除后观察更为明确，并且分化型癌中微血管的异型性表现比微结构的异型性更为明显。

（3）凹陷型病灶中凹陷改变可能是由活检造成的，放大观察常受到活检的影响，病变中央凹陷部分腺管是在肿瘤基础上的表面增生腺管，往往类似肉芽样改变，而周边无凹陷部位为未活检区域，可观察到真实的肿瘤腺管及微血管改变。

（4）进展型 LGIN 大多是由于活检问题导致的误诊，对于 LGIN 临床诊治，ME-NBI 检查优于活检，因此 ME-NBI 检查阳性表现者内镜医师可予考虑内镜干预。

采用 ME-NBI 随访观察对 LGIN 诊治具有重要的指导意义，病灶大小 ≥ 20mm、表面不均匀表现及 ME-NBI 下阳性表现为影响 LGIN 转归的危险因素，因此建议出现高危因素的 LCIN 患者除进行药物治疗外，还需接受规律的放大内镜随访及监测。

2. 临床转归及其进展的相关因素：根据细胞异型性和结构紊乱程度将胃上皮内瘤变分为 2 级，即低级别上皮内瘤变（LGIN）和高级别上皮内瘤变（HGIN）。LGIN 指轻度和中度异型增生，而 HGIN 则指高度异型增生及原位癌。

文献报道，HGIN 大部分情况下实际已同时存在癌变，因此建议行内镜或外科切除。LGIN 有很大的逆转空间，研究发现，根除 Hp、长期补充抗氧化剂、维生素、叶酸、中药及 COX-2 抑制剂等可以将其逆转。则建议在病理诊断为 LGIN 后第 1 年内每隔 2~3 个月随访 1 次，2 次阴性后可间隔半年随访 1 次，最终可每年随访 1 次。

迄今，国内外对于 LGIN 转归情况的报道较少，统计数据也不同，但就异型增生程度增加，癌变程度相应增加的观点已达共识。Raftopoulos 等研究显示，LGIN 的逆转率为 38%~75%，持续存在为 9%~50%，随访 1~4 年后癌变率为 0~23%。

本研究中随访的 335 例 LGIN 患者中，LGIN 的逆转率为 56.7%，29.3% 维持不变，进展率为 14.0%，癌变率为 6.6%，这与既往研究 LGIN 转归的报道基本一致。本研究通过 Logistic 回归分析发现年龄 ≥ 60 岁、Hp 阳性、胃萎缩、胃溃疡的 LGIN 进展率高，这提示我们对于合并上述危险因素的 LGIN 应定期行随访胃镜活检，必要时行积极内镜下干预。Cho 等研究发现，LGIN 伴有危险因素越多，LGIN 进展可能性就越大，反之，进展可能性就越小，这与本研究结论相符。因此，对于合并较多危险因素的 LGIN 应区分对待，给予重点关注，积极采取内镜下治疗以防病变进展。而对于没有合并危险因素的 LGIN，可以选择定期随访以及重新复查胃镜活检的方法。

四、胃上皮内瘤变癌变与遗传学研究

目前公认的"正常胃黏膜→慢性浅表性胃炎→慢性萎缩性胃炎→肠化生→异型增生→胃癌"演变模式，胃黏膜细胞的异型增生／上皮内瘤变（GIN）是重要的癌前病变，也是胃癌发生过程中的关键环节。

GIN 是重要且常见的癌前病变，在其发生和向胃癌演进的过程中，多种基因遵循经典遗传学和表观遗传学途径出现表达水平的异常，经由各种信号转导通路发挥病理生理功能，造成胃黏膜细胞结构、生长、增殖、分化、凋亡、代谢的紊乱，以及细胞周期、损伤修复、免疫监视等过程失控，最终引发 GIN 的癌变。研究该过程的相关遗传学机制对于胃癌的预防、早期识别治疗决策、病情监测、预后评估等均有积极意义。

1. GIN 与胃癌的发生密切相关：GIN 是一种形态学上以细胞结构异常、遗传学上以基因克隆性改变、生物学行为上以易进展为具有侵袭和转移能力的浸润性癌为主要特征的癌前病变。根据细胞异型和结构紊乱的程度，GIN 分为低级别上皮内瘤变（LGIN）和高级别上皮内瘤变（HGIN）。

LGIN 相当于旧称"轻度及中度胃黏膜异型增生"，其结构和细胞学的异常局限于黏膜上皮细胞的下半部。HGIN 相当于旧称"重度胃黏膜异型增生和原位癌"，在细胞学上其病变累及上皮细胞的上半部乃至全层。在一项来自中国 33 个中心涵盖超过 8000 例胃镜检查的研究中，GIN 的检出率为 7.3%，其中 9 成以上为 LGIN。

GIN 可进展成胃癌，且其癌变风险与病变程度呈正相关。朱佩等对上海瑞金医院 5 年间总计 505 例胃镜活组织检查诊断癌前病变的患者进行了平均 21.3 个月的随访，最终初诊断为 LGIN 的胃癌检出率为 12.3%，初诊断为 HGIN 的胃癌检出率为 60%。

2. GIN 癌变可能的遗传学机制：GIN 的发生及其向胃癌的演变是长时程、多步骤、多因素参与的病理过程，多种分子遗传学改变及代谢产物表达异常牵涉其中，造成该进程中各种代谢产物表达异常的遗传学机制可以分为经典遗传学和表观遗传学两方面。

（1）经典遗传学：基因序列自身改变可以增加 GIN 和胃癌的风险。造成基因序列改变的因素有微卫星不稳定（MSI）和染色体不稳定（CIN），后者主要包括基因点突变、杂合性缺失（LOH）、染色体畸变等。目前，有关 MSI 在 GIN 癌变中的作用研究较充分。

微卫星是一组由 1~6 个碱基多次重复组成的具有高度多态性的序列，其自然突变率高于普通基因。当 DNA 错配修复系统故障时，微卫星上突变造成的错误碱基配对无法被正常途径清除，最终导致 MSI；MSI 可以影响基因的转录水平或直接改变基因产物，以此促进 GIN 的形成和癌变。Li 等研究发现，正常胃黏膜、肠化生、GIN 和胃癌患者中 MSI 的比例分别为 0、20.7%、22.4% 和 47.9%，证实了 MSI 在 GIN 癌变过程中的作用。

除了细胞核遗传物质的改变，胃黏膜细胞线粒体 DNA（mtDNA）同样参与胃黏膜癌前病变的癌变过程。人类体细胞中含有数百个至上千个线粒体，每个线粒体拥有 2~10 组 mtDNA，调控线粒体的代谢、复制、产能、凋亡等功能。mtDNA 同样存在 MSI，即线粒体 DNA 微卫星不稳定性（mtMSI），Hp 感染是造成 mtMSI 的重要因素。根据 Jeong 等的研究，GIN 和胃癌患者中 mtMSI 的发生率均为 10% 左右，且经过 5 年随访，所有检出存在 mtMSI 的 LGIN 患者的病变均进展至 HGIN 或胃癌。

（2）表观遗传学：表观遗传是指在不改变基因自身核苷酸序列的情况下，影响基因表达水平的各种遗传学现象，主要包括 DNA 甲基化、组蛋白修饰、非编码 RNA 改变等。

DNA 甲基转移酶（DNMT）介导的 CpG 二核苷酸胞嘧啶上 5 号位碳原子的甲基化过程，称作 DNA 甲基化，它是最常见的表观遗传学现象，多发于富含 CpG 二核苷酸区域 –CpG 岛上。大部分基因的启动子内存在着生理状态下呈非甲基化的 CpG 岛，该结构的甲基化会抑制下游基因的转录，从而降低基因表达；相反，外显子的 DNA 甲基化可能增加基因的表达水平，组蛋白是染色体的结构蛋白质，与 DNA 分子共同组成核小体。组蛋白分子的尾区通过甲基化、乙酰化、磷酸化、泛素化、小泛素相关修饰物化等共价修饰，调节 DNA 与 RNA 聚合酶 II 的结合，进而影响 GIN 和胃癌相关基因的转录水平。

非编码 RNA 自身不编码蛋白质，主要负责调控翻译过程。miRNA 是长度为 18~24 个核苷酸的单链非编码 RNA，主要通过结合信使 RNA 的 3' 端非编码区下调该信使 RNA 的翻译甚至导致其降解，从而影响细胞的分化、增殖和凋亡；miRNA-106b、miRNA-320、miRNA-101、miRNA-490-3p 等均被证明在胃黏膜癌前病变中表达异常，参与 Hp 感染相关的胃黏膜病变。长链非编码 RNA 是长度大于 200 个核苷酸的非编码 RNA，其功能涵盖基因转录、RNA 翻译、蛋白质活性、细胞发育、肿瘤形成等各个方面，研究已发现多个与胃癌发生相关的长链非编码 RNA。

目前，利用分子遗传学技术检测 MSI 水平、DNA 甲基化程度、组蛋白异常修饰频率等已成为评估预后和协助筛查早期胃癌的手段，针对特定突变基因和 miRNA 的靶向治疗也是方兴未艾的研究热点。

3. 与 GIN 癌变过程相关的信号通路改变：通过上述 1 条或数条遗传学途径，多种基因产物的表达水平异常变化，并通过不同信号通路影响胃黏膜细胞的形态建立和功能发挥，最终导致 GIN 的形成、进展和癌变。该过程的影响涉及细胞因子系统、细胞周期调控与凋亡系统、损伤修复系统等。

（1）NF-κB 通路：作为转录因子蛋白质的一员，NF-κB 可被多种细胞因子和包括 Hp 细胞壁在内的外来抗原通过经典途径或被特定受体通过非经典途径激活，被激活的 NF-κB 可增加 IL-1B、IL-6 等细胞因子的表达，最终造成细胞损伤、凋亡、紊乱和异型性增加。IL-1β 具有介导炎性反应、调控表观遗传、促进血管生成、抑制胃酸分泌等功能。Tu 等通过比较同等月龄下具有不同表达水平的人类 IL-1β 转基因小鼠的胃黏膜，发现高表达人类 IL-1β 组小鼠发生 GIN 的频率和程度均高于低表达组和对照组，提示 IL-1β 可以促进 GIN 的形成。IL-6 可通过与 gp-130 结合磷酸化激活信号转导及转录激活因子 3（STAT$_3$）通路，增加 DNMT1 的表达，后者则进一步增高组蛋白去乙酰化酶 1（HDAC1）和果蝇 zeste 基因增强子同源物 2（EZH2）等下游分子的水平，最终引发 GIN 的形成和癌变。有研究表明，在正常胃黏膜、肠化生、GIN 和早癌患者中，磷酸化 STAT$_3$、DNMT1、HDAC1 和 EZH2 的表达水平均逐步升高。提示 NF-κB IL-6 STAT$_3$/ 靶蛋白通路在 GIN 的形成和癌变过程中有重要意义。

（2）磷脂酰肌醇 -3- 羟激酶（PI3K）/Akt 通路和 p53 通路：PI3K 是 PI3K/Akt 信号转导网络的关键节点，受多个分子调控，对细胞代谢、生长、凋亡、上皮间质转化和肿瘤形成有重要作用，其过表达参与 GIN 的癌变。抑癌基因 PTEN 可通过抑制 PI3K 的表达发挥抑癌作用，基因突变、LOH 或甲基化静默则可降低 PTEN 的表达。研究证实，正常胃黏膜、GIN 和胃癌患者中的 PTEN 表达率分别为 85.0%、72.9% 和 40.0%，提示 PTEN 基因的表达减低参与了 GIN 的癌变过程。人表皮生长因子受体（HER）3 与其同家族的 HER2 可介导激活 PI3K/Akt 通路，促进胃癌的发生；有研究证明，活化的 HER2 及其异二聚体在肠化生和 GIN 组织中的表达水平均高于正常胃黏膜组织。另一项研究发现，HGIN 组的 HER2 表达阳性率（16%~20%）高于 LGIN 组（4%~8%），提示高水平的 HER2 蛋白质可能与 GIN 的形成及进展过程相关。

PI3K/Akt 通路活化后可以增加癌基因 Mdm2 的转录，其产物 Mdm2 分子可以造成抑癌基因 Tp53 的失活，导致 p53 蛋白质合成率减低。低水平的 p53 蛋白质会导致细胞增殖、分化和凋亡异常，在 GIN 的形成和癌变过程中具有重要意义。除了 Akt Mdm2/p53 通路，Tp53 基因的核苷酸点突变或 LOH 也是其失活的重要原因。研究发现，Tp53 的突变率在肠化生、LGIN、HGIN 和胃癌中进行性升高，Tp53 的 LOH 发生率也随胃黏膜癌前病变程度的加重而增高（慢性萎缩性胃炎、肠化生、LGIN 和 HGIN 的 LOH 发生率分别为 5%、16%、20% 和 53%）。

（3）Wnt/β- 链蛋白（β-catenin）通路：经典 Wnt 通路参与胚胎发育、器官发生、肿瘤形成和转移等。β- 链蛋白是经典 Wnt 通路的关键分子，过度活化的 Wnt 信号通过抑制别藻蓝蛋白质介导的 β- 链蛋白的正常降解过程，使 β- 链蛋白在细胞核内的异常蓄积，从而上调包括 cmyc、cyclinD1、MMP-7、上皮钙黏附蛋白基因在内的多种下游靶基因的表达，最终导致胃黏膜上皮细胞的极性紊乱和细胞周期异常。实验证明，Wnt2 基因在正常胃黏膜、异型增生和胃癌细胞中的表达比例分别为 17%、82% 和 95%，提示在 GIN 的形成和发展过程中存在 Wnt 通路的活化。

（4）TGF-β/Runt 相关转录因子 3（RUNX3）通路：TGF-β 通路对胃黏膜细胞的增殖和肿瘤形成有抑制作用，该通路主要生物学效应的发挥依靠 RUNX3 参与介导。LOH、甲基化或 miRNA 诱导降解可以降低 RUNX3 的水平，导致 TGF-β 通路失活，进而引发多种调控细胞增殖和分化的靶基因启动子甲基化静默，引起胃黏膜肠化生、GIN 和癌变。Li

等研究发现，普通胃黏膜、肠化生和异型增生患者中 RUNX3 基因的甲基化水平分别为 39.9%、56.2% 和 57.1%，且与 Hp 感染程度呈正相关。

除此之外，还有多种分子也被证明在 GIN 和胃癌细胞中存在表达异常，如 p16、环氧合酶 –2、DNA 修复基因相关产物、胃动蛋白、黏液素、前列腺干细胞抗原等，提示支持多基因、多因素、多途径共同参与 GIN 的形成与癌变过程。

第四节　胃黏膜上皮肿瘤性病变的诊断

世界卫生组织（WHO）的消化系统肿瘤分类是国内消化系统疾病病理诊断普遍采用的重要参考。但是近 10 年来随着早期消化道癌内镜诊断和治疗工作的巨大进展，日本关于消化道肿瘤，特别是早期消化道癌的诊断标准也越来越被业内重视和深入探讨，并在一定程度上被国内病理医师所接受。日本和西方学者关于消化道肿瘤的认识和病理诊断无论在病变描述、名称用词和癌的诊断标准上都存在一定差别。2019 年 7 月，WHO 发布消化系统肿瘤第 5 版分类，本节介绍胃黏膜上皮肿瘤性病变病理诊断相关概念、名称和病变类型的一些新变化，并和日本目前的胃癌取材规约（第 15 版）相比较。

一、关于胃癌的前驱病变和癌前病变

关于胃黏膜病变的谱系，WHO 消化系统肿瘤第 4 版把胃黏膜病变分为前驱病变、癌前病变和腺癌分别进行介绍。其中前驱病变包括胃炎和肠上皮化生，癌前病变指的是胃黏膜上皮内瘤变异型增生这种无浸润征象的肿瘤性病变。但 WHO 消化系统肿瘤第 5 版的一个重要改变是取消了癌前病变的概念，将胃黏膜病变的谱系只分为前驱病变和腺癌，将异型增生归入包含有胃炎和肠上皮化生的前驱病变这一章节进行表述。虽然未明确说明，但看起来是有将异型增生上皮内瘤变纳入前驱病变的趋势，弱化了其之前被认为的癌前病变的属性。

日本的胃癌分类中从未出现过异型增生和上皮内瘤变的相关概念和用词，不强调癌前病变。对不正常胃黏膜上皮的描述用不典型增生（atypia），如果是肿瘤性改变称为肿瘤性不典型增生，对反应性或再生性的非肿瘤改变称为非肿瘤性不典型增生。因此，就像日本分类中将不典型增生作为肿瘤性病变的描述一样，WHO 第 5 版把异型增生作为一种肿瘤性病变的描述和诊断，不再强调其癌前病变的属性。

二、关于胃黏膜病变的相关病理名称

到目前为止，对胃黏膜病变的描述和诊断用词包括了不典型增生、异型增生、上皮内瘤变和癌这几个术语。

不典型增生既可以是描述性用语也可以是诊断用语。WHO 第 4 版中将不典型增生规定为非肿瘤性病变的描述和诊断，包括反应性不典型性和再生性不典型性。但 WHO 第 5 版中不再强调不典型增生是非肿瘤性病变的属性。如上所述，日本诊断体系中一直认为不典型增生既可以描述肿瘤性病变，也可以是非肿瘤性病变。

异型增生和上皮内瘤变的概念基本可以互用。异型增生在 1975 年被引入对胃黏膜肿瘤性病变的描述中，其本质是一种肿瘤性的不典型增生。Padova 分类（2000 年）也采用了异型增生的名称。上皮内瘤变的概念是在 WHO 第 3 版（2000 年）被引入的，字面上给人感觉只是强调细胞的肿瘤性改变，不太强调黏膜结构的改变。尽管上皮内瘤变的名称在消化系统被引用了近 20 年时间，但个人理解异型增生应该包括结构和细胞学两个方面的改变，单纯强调上皮内瘤变不足以显示肿瘤在结构方面的变化。"异型增生"这个名称好像更深入人心，更易被临床和病理医师接受。因此 WHO 第 5 版对消化道的食管、胃和结肠黏膜肿瘤的诊断术语仍然建议采用异型增生的名称，而对消化腺的胰腺、胆囊和胆管依然采用上皮内瘤变的称谓。

WHO 第 5 版消化系统分类列举比较了自 2000 年以来关于胃黏膜上皮肿瘤性病变的几个主要分类，包括 Pagoda 分类、vena 分类及其修订分类、日本胃黏膜活检标本分类以及 WHO（2019）分类，每一种分类在肿瘤的生物学、临床或治疗方面侧重点各有不同。WHO（2019）分类将胃黏膜上皮病变总体分为 5 类：无异型增生、异型增生不确定、低级别异型增生、高级别异型增生和黏膜内浸润癌。日本活检标本分类分别是非肿瘤、肿瘤不确定、腺瘤、可疑癌、癌（非浸润或浸润）。可以看出，日本在胃黏膜肿瘤的分类中并未强调癌前病变的概念，也未采用异型增生或上皮内瘤变的名称。WHO 的低级别异型增生和日本的腺瘤同处一条诊断条目中，但 WHO 的低级别异型增生和日本的腺瘤不能简单等同，特别是胃型低级别异型增生，按照日本的诊断标准很可能为低异型性胃型胃癌。因此简单等同可能造成病理诊断上的过低诊断。以往 WHO 分类对异型增生 / 上皮内瘤变的概念强调的是显微水平的肿瘤性改变，但 2019 年 WHO 第 5 版首次明确胃异型增生可以表现为肉眼可见病变，包括平坦浅表凹陷或隆起（息肉样）病变，这个类似于日本的早期胃癌肉眼分型（Type 0–Ⅱb、Ⅱc、Ⅱa，Type 0–Ip、Is）。WHO 第 5 版中异型增生级别仍然采用 Padova 和 vena 分类制定的两级分类系统，即低级别异型增生和高级别异型增生，认为这样可以提高病理诊断的重复性和临床相关性。

三、异型增生的类型

和前一版相比，2019 年 WHO 第 5 版将异型增生的类型作了比较详细的区分和描述。从细胞分化来说，WHO 第 5 版将胃异型增生的类型分为两类，即肠型和小凹（胃）型，但在很多病例中两种类型是混合存在的。异型增生可以是开始就发生的，也可以是来源于原来的良性病变，比如胃底腺息肉和增生性息肉。肠型异型增生与幽门螺杆菌感染造成的炎症、萎缩、肠化相关，因此肠型异型增生往往发生于肠上皮化生的胃黏膜背景，显微镜下异型增生的结构表现为管状、绒毛状或管-绒毛状改变，被覆高柱状肿瘤细胞，细胞核增大、拉长、复层化，染色质增多。肠型异型增生，特别是低级别异型增生常常能够发现呈终末方向分化的吸收细胞、杯状细胞和神经内分泌细胞，可通过免疫组织化学染色MUC2、CD10和CDX2来证实。小凹（胃）型异型增生常呈现为管-绒毛状增生上皮以及锯齿状腺管，被覆立方或低柱状细胞，类似于胃黏膜小凹上皮，胞浆内常见沿腔缘分布的中性黏液，免疫组织化学染色MUC5AC阳性。2019年WHO分类第5版中胃异型增生的亚型包括胃黏膜小凹隐窝型异型增生和锯齿状异型增生，胃黏膜小凹隐窝型异型增生类似于黏膜内癌的上皮下浸润，锯齿状异型增生在胃型异型增生多见，小凹部腺管呈微乳头样改变，并累及黏膜表面，MUC5AC阳性表达。

按照细胞核不典型的程度，核分裂、胞浆分化和结构的紊乱程度，将胃异型增生分为低级别异型增生和高级别异型增生，不论是肠型或小凹（胃）型分化的异型增生。低级别异型增生强调腺管结构简单，细胞核呈杆状；高级别异型增生则呈现复杂的腺体结构和/或明显的细胞异型性。如果腺体结构复杂，细胞异型性不明显，也应该诊断胃高级别异型增生。所谓复杂的腺体结构指的是腺体显著变形，包括背靠背的腺体。但是腺体显著拥挤、出芽以及筛状结构要考虑黏膜内癌的可能。由于缺乏诊断癌所需要的浸润的客观标准，按照WHO或日本的诊断体系，往往出现异型增生或癌的诊断差异。这个诊断问题会一直存在，直至出现公认的浸润性癌的判断标准。一般认为日本的诊断标准按照细胞和结构方面的不典型就可以诊断为胃癌，不管有无间质浸润的证据。但日本观点认为按照西方一直坚持的所谓浸润的标准是不全面的，往往造成病理上的过低诊断。

肉眼上呈现为息肉状、隆起型甚至平坦型的异型增生也称为腺瘤，按照异型增生的类型分别称为肠型或小凹（胃）型腺瘤。日本胃癌分类中将良性上皮性肿瘤分为肠型腺瘤和胃型腺瘤，不进行也无需进行病变程度的分级。而按照WHO的传统习惯，依据异型增生的程度将腺瘤分为低级别或高级别肠型腺瘤和小凹（胃）型腺瘤。

四、胃黏膜肿瘤性病变病理诊断的实际问题和对策

经过近几年早期消化道癌病理学诊断的推广，国内病理医师对早期消化道癌概念的理解、标准的把握有了新的认识。但在实际工作中对胃黏膜肿瘤性病变的诊断仍然存在困惑和争论。其原因如上所述，是因为传统的WHO诊断体系和日本的诊断体系在癌的发生、诊断术语和标准上存在诸多差别。西方传统观点认为癌的发生有癌前阶段，不同级别腺瘤，特别是高级别腺瘤是典型的癌前病变，因此病理诊断上也存在癌前病变相关的病理形

态学特点。日本对胃癌的研究起步较早，因此日本同行对胃癌发生的认识和西方传统观点不太一样。经过多年的资料积累和临床实践，日本对胃癌的发生、发展、诊断和治疗有了自己独特的观点和方法，从早期胃癌概念的提出，到早期胃癌的筛查、诊断和治疗均形成了独特也相对独立的体系。日本的传统观点认为腺瘤是良性肿瘤，恶变概率很小，因此良性腺瘤和恶性腺癌之间无必然联系，腺癌几乎不是腺瘤恶变来的，不强调胃癌的癌前病变概念，在胃癌分类也无异型增生或上皮内瘤变的概念和名称。因此日本对胃黏膜肿瘤的诊断很直接，要么是良性腺瘤，要么是恶性腺癌。

病理学诊断的最终目的是为患者的临床诊断和治疗服务，现阶段早期消化道癌的临床诊断和治疗基本上采用了日本的诊疗体系，但在实际工作中往往存在消化内镜的临床诊断和所谓"金标准"的最终病理诊断不一致的情况。造成内镜医师诊断术语和病理诊断术语不一致的原因主要是国内的病理医师较多采用传统的 WHO 诊断体系，导致目前病理科的诊断和临床内镜医师的诊断无法匹配。解决的方法要么建立我国统一的胃黏膜病变临床和病理诊断术语及标准，要么根据现在实际情况，在采用 WHO 诊断的前提下，兼顾日本胃癌病理诊断标准，向临床医师提供按照不同标准诊断的病理结论，这样至少可以解决内镜诊断和病理诊断不致性问题。鉴于国内内镜诊断多采纳日本同行的诊断流程和标准，因此笔者建议病理医师应该了解和熟悉日本对胃癌的诊断思路和标准，这样才能够和临床内镜医师进行密切的沟通和协作，进而推进我国早期消化道癌的规范化诊断和治疗工作进程。

第五节　　胃炎样胃癌

胃炎样胃癌是一种隐匿性较强的胃癌类型，发生于胃底和胃体的糜烂灶恶性概率较高，并且较其他类型早期胃癌的发病年龄更小，使用 NBI 染色观察糜烂性病灶可提高胃炎样胃癌的检出率。

胃炎样胃癌的内镜表现缺乏特异性，主要表现为胃黏膜表面粗糙不平整、充血性改变，黏膜褪色等，一般无明显的凹陷样或隆起样改变。病灶形状常常不规则，需要细致观察和取多块活组织行病理检查才能确诊。胃炎样胃癌确诊时多为早期胃癌。

研究发现，胃炎样胃癌和良性糜烂性病灶均好发于胃窦和胃角，发生在胃底和胃体部的胃炎样胃癌虽然数量较少，但这些部位糜烂灶的恶性概率要高于其他部位。

胃窦的良性糜烂灶多与胃酸和幽门螺杆菌感染相关，而胃底部和胃体高位幽门螺杆菌较少，此二处发现的糜烂灶恶性概率要高于其他部位。

研究发现，胃炎样胃癌患者的发病年龄较其他类型早期胃癌患者更小，提示不可忽视年轻患者的糜烂灶，且由于年轻患者的手术耐受度较高，提升该群体的胃炎样胃癌检出率的临床获益会更高。

精准的活组织检查能提高胃炎样胃癌检出率，胃炎样胃癌的首次活组织检查阳性率低于其他类型早期胃癌，但两者的差异无统计学意义。内镜下对病变性质有所怀疑时，应放宽活组织检查指征，在病灶的黏膜粗糙处、质脆易出血部位斑片样充血、黏膜糜烂发灰白及血管丰富处进行的活组织检查阳性率较高。如病灶有凹陷，需垂直于病灶并先贴近病变边缘内侧由内向外抓取黏膜组织，如怀疑病灶为恶性，则至少多部位、多角度取 3 块活组织检查，内镜医师也应具有熟练和稳定的控镜能力及活组织检查技术。对于内镜下疑似恶性的病灶，即使病理未报告为恶性肿瘤，也应在短期内再次行内镜下多点活组织检查，以避免漏诊。随着内镜辅助设备的迅速发展，胃炎样胃癌的 NBI 染色下诊断糜烂性病灶的敏感度显著高于白光内镜，使用 NBI 染色观察糜烂性病灶，既能避免大量真阴性患者承受取多块活组织检查的痛苦和风险，也能有效提高胃炎样胃癌的检出率。NBI 可更清楚地显示病灶黏膜表面的微血管结构，以此判断病变的良、恶性及病变范围，还可初步判断组织学分化程度。NBI 可明显提高对胃炎样胃癌中的微小病变和黏膜血管结构的判断能力。观察糜烂样病灶时，如 NBI 染色观察到病变与周围正常黏膜之间有分界线，并且病灶微表面或微血管结构紊乱，则需考虑胃炎样胃癌。此外，NBI 也可帮助判断胃炎样胃癌的浸润深度和病理组织学分型，网状和环形微血管及椭圆形或管状的微表面结构提示病灶病理为分化型，螺旋形微血管和微表面结构缺失则提示未分化型，微表面结构的广泛破坏提示胃炎样胃癌的浸润深度可能已达黏膜下层。

色素染色、ME-NBI、CLE 等辅助手段。在病灶表面局部喷色素以增加与周围正常黏膜组织的对比度，增强黏膜表面细小凹凸改变的立体感，使病灶的形态、范围更清晰，特别是对于胃炎样胃癌，由于没有显著隆起或凹陷，借助色素染色有助于发现病灶，观察到黏膜形态特征，更便于判断活组织检查部位。ME-NBI 则可通过对消化道黏膜 NBI 染色后再进一步放大 60~170 倍，有助于细致地观察微小病灶的微血管和胃黏膜腺管开口是否存在结构紊乱。CLE 技术可观察胃小凹形态和黏膜下微血管形态，明确病变与周围正常组织的界限和病灶浸润深度，并可观察病灶的大体形态和判断组织病理。辅助技术不仅便于观察胃炎样胃癌的病变，而且对内镜下活组织检查的定位有指导作用，是提高首次活组织检查阳性率和提前判断病灶良、恶性的有效手段。

在早期胃癌中，胃炎样胃癌隐蔽性极强，检出率始终偏低。应用的内镜辅助技术在诊断胃炎样胃癌中有一定的价值，由于胃炎样胃癌发病率不高，过度使用辅助技术会增加患者的生理不适感和经济负担，故胃镜检查中应在使用 NBI 的基础上仔细观察，必要时加用其他辅助技术。

第六节　胃癌性腹水

　　肝硬化是诱发腹水产生的最主要原因，非肝硬化性腹水约占20%，其中胃部疾病诱发腹水的病例较为少见，临床上极易被漏诊、误诊。

　　恶性胃部疾病诱发腹水的因素包括血管生长因子和金属蛋白酶水平升高引起血管通透性增加、腹膜新生血管形成，腹膜炎症、肿瘤转移导致门静脉压力增高、腹水蛋白质含量增加，以及营养不良导致的低白蛋白血症等。

　　研究显示，>40%复发性胃癌患者病程中会出现腹水，腹水的出现是判断胃癌预后的重要因素之一，确诊和评估胃癌合并恶性腹水对患者的治疗、预后有重要作用。多种蛋白质的含量（如胃泌素、骨膜素等）和抑制性T淋巴细胞、记忆性T淋巴细胞等免疫细胞的比例在胃癌诱发的恶性腹水中会发生变化，或可作为胃癌的预后指标。大多数胃癌通过内镜检查和病理活检可确诊；癌胚抗原等指标有助于确诊胃癌与监测术后患者的病情；若出现肝转移，甲胎蛋白水平可能出现一定程度的升高；腹水为渗出液，可见癌细胞；影像学检查可观察到腹水伴胃黏膜增厚、胃网膜粘连等。

第四章
胃癌有关病因

第一节　胃癌病因

胃癌早期毫无症状，中晚期才出现上腹部疼痛、消化道出血、穿孔、幽门梗阻、消瘦、乏力、代谢障碍以及癌肿扩散转移而引起的相应症状，任何年龄均可发生，以 50~60 岁居多，男女发病率之比为 3：1。

胃癌具有起病隐匿，早期常因无明显症状而漏诊，易转移与复发，预后差。我国胃癌发病率高，其死亡率又占各种恶性肿瘤之首位。

胃癌的发生由多种因素共同造成的。其中最常见的病因包括幽门螺杆菌感染、癌前病变、遗传因素、环境和饮食因素等。

病例介绍：

病例一

黄某，男，46 岁，甘肃人。平时饮食以肉食为主，尤其喜欢各种熏肉，如猪肉、牛肉，家中常年有腌制品；吸烟史 30 年，每天吸烟 1 包；酗酒史 20 年，每天饮白酒 250g 左右。半年前出现上腹胀痛不适，经胃镜检查，发现胃窦部一巨大溃疡，活检示高分化腺癌。

病例二

张某，男，38 岁，爷爷、父亲因胃癌去世，张某单位组织体检，多次查幽门螺杆菌（Hp）均示阳性，但一直未重视，两月前患者自感上腹隐痛，饭后有呕吐现象，症状逐渐加重，胃镜检查，发现胃角有一处恶变溃疡，活检提示低分化腺癌。

病例三

王某，女，42 岁，无胃癌家族史，嗳气、泛酸 15 年，胃镜检查见胃体息肉，活检提示腺瘤样息肉。幽门螺杆菌阳性，未做进一步治疗，近三月患者反复上腹隐痛，伴消瘦，体重下降约 5kg，复查胃镜，发现胃体中部有一隆起型肿块，活检提示高分化腺癌。

病例四

孙某，女，38 岁，无胃癌家族史，工作压力大，经常加班熬夜，平时饮食不注意，经常吃泡面、剩饭剩菜，心理承受能力较差，工作一不顺心就会心烦气躁，30 岁时确诊有抑郁症，1 年前，无诱因出现反复呕吐，胃镜检查，确诊为胃癌。

分析胃癌病因如下。

1. 地域环境及饮食因素：胃癌发病有明显的地域性差别，全国各省、自治区、直辖市胃癌调整死亡率与全国死亡比较，显著高于全国死亡率水平的有青海、宁夏、甘肃、江苏、上海、浙江、福建、西藏、吉林、辽宁、山西、安徽、陕西、新疆等省、市、自治区；显著低于全国死亡率水平的有河北、河南、山东、湖北、江西、天津、北京、四川、湖南、云南、贵州、广东、广西等省、市、自治区。总的概念是，我国胃癌高发区的走向是从西北地区起，沿河西走廊、甘肃、陕西、山西、内蒙古然后向东到辽宁，之后沿着海岸线向下到山东半岛、安徽、浙江至福建。

西北和东部沿海地区的居民以肉食为主，喜欢熏、烤甚至是腌制的猪肉、羊肉等。而这些饮食习惯恰恰是胃癌的发病因素。在这些食品中，亚硝酸盐、真菌毒素、多环芳烃化合物等致癌物或前致癌物的含量高，导致胃癌发病也是逐渐升高。病例一中的黄某即是这种情况。

2. 幽门螺杆菌感染：联合国世界卫生组织确定 Hp 为第 1 类致癌物。目前普遍认为，Hp 感染在慢性萎缩性胃炎、肠化生以及异型增生的发生发展中起一定作用。Hp 与胃癌的关系，目前虽未完全肯定两者的因果关系，但大量的流行病学资料支持 Hp 在胃癌发生过程中起重要作用。病例二中的张某、病例三中的王某，均有幽门螺杆菌阳性，提示幽门螺杆菌是高危因素。

3. 癌前病变：胃息肉、慢性萎缩性胃炎及胃部分切除后的残胃，这些病变都可能伴有不同程度的慢性炎症过程、胃黏膜肠上皮化生或非典型增生，有可能转变为癌。

胃癌的形成是一个多步骤癌变的过程，科雷亚学说，慢性浅表性胃炎→萎缩性胃炎→肠上皮化生→异型增生→胃癌，在这期间出现的病变称为癌前病变。病例三中的王某，15 年前胃镜检查提示胃体息肉，活检提示腺瘤样息肉。腺瘤样息肉具有癌变可能，为常见的癌前病变。

4. 遗传因素：胃癌是有一定遗传因素的，胃癌病人有血缘关系的亲属，其胃癌发生率较对照组高 4 倍。其一级亲属患胃癌的比例，显著高于二、三级亲属，说明遗传因素起一定的作用。病例二中的张某，爷爷、父亲确诊为胃癌死亡，提示遗传为高危因素。

5. 暴饮暴食习惯：饮食时间不规律及每餐进食量差别很大，狼吞虎咽和暴饮暴食，胃肠道接受的刺激及消化紊乱，可在不同程度上对胃黏膜产生物理或化学损伤，甚至引起胃液分泌紊乱，从而降低胃黏膜的保护作用，并且可以刺激致癌因子的产生，增加致癌的风险。

6. 长期吸烟：1997 年，Tredaniel 等利用荟萃分析方法对 40 个吸烟与胃癌的研究结果分析，发现吸烟者与非吸烟者相比，患胃癌的危险性高出 1.5~2.5 倍。相对危险性男性为 1.59，女性为 1.11。

据此估算，每年全世界因为吸烟而患胃癌者超过 8 万。这个数字高于因吸烟而患胰腺癌、直肠癌等其他肿瘤的统计数字。病例一中的黄某及病例四中的孙某均有类似情况，提示吸烟及不良饮食习惯是高危因素。

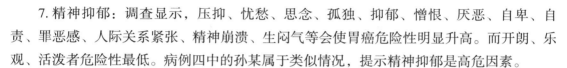

7.精神抑郁：调查显示，压抑、忧愁、思念、孤独、抑郁、憎恨、厌恶、自卑、自责、罪恶感、人际关系紧张、精神崩溃、生闷气等会使胃癌危险性明显升高。而开朗、乐观、活泼者危险性最低。病例四中的孙某属于类似情况，提示精神抑郁是高危因素。

8.其他因素：胃癌的病因是多因素的，与高盐、腌制食品、微量元素、水质等有关，长期接触放射线、放射性物质的特殊人员患胃癌风险也较大。

第二节　饮食因素

胃癌是人类最常见的恶性肿瘤之一，严重威胁着人们的生命健康。亚硝胺类化合物是引起胃癌的主要化学致癌物为大多数学者认同，多项调查也表明，胃癌高发区的患者体内硝酸盐、亚硝酸盐的含量均比低发区的居民高。而高盐食品如咸鱼、咸肉、咸菜、虾酱等食物其相对危险性较高。饮食行为和习惯、嗜好也与胃癌的发病有关，饮食不定时和不良习惯，易使黏膜受损伤，从而增加了对致癌物质的易感性。吸烟和饮酒与胃癌的发生也有一定的关系。保持良好的饮食习惯，多吃新鲜蔬菜、水果、奶制品等含有丰富维生素的食品，对预防胃癌有一定作用。

在饮食因素中，大多数学者认为亚硝胺类化合物可能是引起胃癌主要化学致癌物。亚硝胺类化合物亦即 N- 亚硝基化合物，包括亚硝胺和亚硝酰胺两类，N- 亚硝基化合物已知有 100 多种，其中 75% ~80% 致癌。

硝酸盐的摄入量和胃癌发病率之间有明显的正相关，美国调查 85% 的硝酸盐摄入来自蔬菜，日本调查蔬菜中含有较高的硝酸盐，其含量与氮肥的使用量有关。胃内的细菌量是受 pH 影响的，当 pH 值小时，细菌受到抑制；当 pH > 5 时，硝酸盐还原菌易于繁殖，胃内容的亚硝酸盐也增加。由仲胺与亚硝酸盐合成的亚硝胺是与亚硝酸盐的浓度成正比的。

根据全国胃癌流行病学、病因学综合考察协作组调查了 8 个省、自治区、直辖市的 10 个点，其中 6 个高发点，4 个低发点，发现癌高发点居民中慢性胃炎患病率与胃癌调整死亡率呈明显的正相关，且慢性胃炎患者空腹胃液中的亚硝酸盐含量均在中位数 0.23×10^6mg/L 以上，而低发点的患者胃液中亚硝酸盐含量均在中位数 0.13×10^6mg/L 以下。高发点的合计中位数为 0.27×10^6mg/L，明显高于低发点的合计中位数 0.10×10^6mg/L 有非常显著的意义。

胃癌致病因素中的饮食因素根据全国癌病例对照协作组的调查结果，胃癌组食高盐食品如咸肉、咸鱼、咸菜、虾酱等较对照组多，其相对危险性亦高，以上海为例，咸肉的相对危险性为 4.75，咸鱼为 3.14，咸菜为 1.11。福州虾酱为 1.67。

浙江肿瘤研究所用甲基硝基亚硝基（MNG）致癌剂及食盐对大鼠进行动物实验，观察到单用高浓度食盐未发生致癌，而致癌剂与高浓度食盐并用较单用致癌剂胃癌的发生率有明显增加，因此认为高食盐是一种促癌剂。高盐肉、鱼可能与破坏胃黏膜屏障及增加致癌物在胃内的合成有关，使胃黏膜易受致癌物的作用而病发。Dungal 报道冰岛熏制鳟鱼及羊肉中含 3，4- 苯并芘致癌物增高，并饲喂大鼠发生实验性胃癌，而对照组不发生。

此外，饮食习惯与胃癌也有关，上海调查发现三餐不按时的人，胃癌的相对危险性为2.65；暴饮暴食者，胃癌的相对危险性为 3.82；进食快者为 1.61；经常在生气的情况下进食者，胃癌的相对危险性为 7.0；饮食习惯中喜食重盐，相对危险性为 2.64，烫食为 2.04，干硬食为 1.80；而喜食生食者为 0.63，冷食为 0.64，软食为 0.60，相对危险性较低。一般认为饮食不定时和不良习惯，易使胃黏膜受损伤，从而增加了对致癌物质的易感性。

良好的饮食行为在胃癌的预防中非常重要。经研究，一些不良的饮食行为和进餐方式如吃饭生气、一日三餐不定时、喜吃烫食、进食过快、暴饮暴食等在胃癌的发病中有很大的危险性。在胃癌高、低发区自然人群流行病学的调查中发现，在高发区上述的饮食行为的比例，均明显高于低发区。这些不良的饮食行为可造成对胃的不典型增生，进而可转化为癌症。

预防胃癌，一定要重视饮食行为，改变不良的饮食行为和进餐方式，蛋白质丰富的食物如鲜鱼、肉、蛋类的相对危险性，上海为 0.78，其他各地报道的为 1；牛奶为 0.60，豆制品为 0.57，豆浆为 0.35。一般认为蛋白质丰富的食物对胃黏膜有保护作用，日本平山雄关观察到每日喝牛奶两瓶以上的人与两瓶以下者比较，前者胃癌发病率有显著下降。常食黄豆制品的汁的人群中，胃癌标准化死亡率低，且发现在大豆中存在有抑制胃内致癌物形成的抑制剂。一般认为常食新鲜黄绿蔬菜及水果，有防癌的作用，上海报道食新鲜蔬菜多的人患胃癌的相对危险性为 0.42。黄绿新鲜蔬菜及水果中含有丰富的维生素 C 及维生素 A，维生素 C 能阻止胃内亚硝胺致癌物的形成；维生素 A 有提高胃黏膜上皮抗致癌作用。因此，多食用新鲜蔬菜和水果、牛奶及奶制品能有效预防胃癌的发生。另外，多吃大蒜、真菌类食品，饮用绿茶，多食用大枣，少饮酒都对胃癌的预防有积极作用。

综上所述，亚硝胺类化合物是胃癌的主要致癌化学物，而饮食在胃癌的致病因素中占有重要的地位。通过饮食行为、饮食习惯的调整，健康化生活方式，能有效地预防胃癌。

第三节　盐、腌制食品

盐是一种无色透明的立方晶体，有咸味；溶于水或甘油，难溶于乙醇，不溶于盐酸，水溶液中性；在水中的溶解度随着温度的升高略有增大，当温度低于 0.15℃时可获得二水合物 $NaCl \cdot 2H_2O$。

食盐渗透压高，对胃黏膜会造成直接损害。高盐食物会使胃酸分泌减少，并抑制前列腺素 E2 的合成，胃黏膜易受损而产生胃炎或胃溃疡。同时高盐及盐渍食物中含有大量的硝酸盐，它在胃内被细菌转变为亚硝酸盐，然后与食物中的胺结合成亚硝铵，具有很强的致癌性。

食品腌制后，便于贮存，不易变质，其腌制过程中进行着许多生物化学变化，其主要的化学变化有乳酸发酵、酒精发酵、蛋白质分解，蛋白质分解成各种氨基酸，如分解生成谷氨酸钠（味精），可以生成丙氨酸，可以生成脂类芳香。蛋白质的分解作用是腌好制品具有一定的特殊风味、是人们生活不可缺少的美味佳肴。

高盐腌制食物，长期放置可产生多种化学致癌物，如多环芳烃类物质和亚硝胺等致癌物，其在胃内可被细菌还原为亚硝酸盐，进而与食物中的胺结合成亚硝胺，这是一种致癌性很强的物质。

研究表明，摄入高浓度的盐腌食品（盐浓度高于 10%）与胃癌发生和死亡率有关。日本平山雄于 1960~1961 年在神奈川县进行了胃癌患者和健康人 454 配对饮食调查，发现以不吃腌制品的相对危险性为 1.0 来计算，男性有时食用者相对危险性为 0.989，每日都食用者为 4.070，女性有时食用者为 4.306，每日都食用者为 7.729。

一项研究表明，每增加 5g 的食盐摄入量，可能会使胃癌发生的风险增加 12%。

我国胃癌高发与低发区居民膳食对比调查发现，高发区居民多有食用高盐食品的习惯。如辽宁省庄河是胃癌高发区，当地居民经常食用盐腌咸猪肉。在膳食相同条件下，常年食用自腌咸猪肉的居民，胃黏膜病变与对照组相比有明显不同，食用 10 年者胃黏膜上皮呈明显损伤及炎症反应，表现为变性坏死及糜烂灶形成，食用 10~20 年者，胃黏膜除上述改变外，尚见上皮腺体增生乃至异型增生。食用 20~30 年者胃黏膜上皮呈现不同程度的异型增生乃至癌变。

咸猪肉对实验犬的胃黏膜亦显示有损伤作用，喂饲时间越长，损伤程度越重。

我国胃癌高发区福建长乐地区居民喜食鱼露。鱼露是由多种小的海鱼经长期发酵制成，制作过程中加有大量食盐。居民食用鱼露后，尿中的亚硝胺含量增加。动物实验发现，鱼露具有促癌作用，用鱼露 30% 水溶液喂小鼠，可引起胃黏膜细胞异型增生。

亚硝酸盐、胺、酰胺等，广泛分布在各种环境介质中，也存在于腌制、熏制食品及鱼露中，有促进胃黏膜细胞癌变的作用。

第四节　幽门螺杆菌感染（附：胃内致病菌）

胃癌是我国常见的消化道肿瘤之一，严重威胁我国人民的生命健康。在国际 Hp 京都共识（2015）和 Maastricht V 共识（2016）中都将 Hp 感染定义为一种感染性疾病，并认为

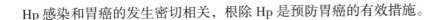

Hp 感染和胃癌的发生密切相关，根除 Hp 是预防胃癌的有效措施。

一、Hp 感染与胃癌的关系

1. Hp 感染率：我国目前的 Hp 感染率为 40%~60%。《中国幽门螺杆菌感染流行病学 meta 分析》中相关数据显示，1990 年至 2002 年 66 项 Hp 流行病学感染率调查，涉及 22 个省份 55 个地区，累计检测人数 25209 人，Hp 感染率为 34.52%~80.55%，多数地区人群感染率在 50% 以上，平均感染率为 58.07%。2005 年至 2011 年中国的另外一项涵盖 24 个地区 51025 名健康体检人群的 Hp 感染情况调查显示，Hp 总体感染率为 49.5%。不同年龄层次人群 Hp 感染率存在差异：值得注意的是，< 20 岁人群 Hp 感染率仍高达 37.1%。我国 Hp 感染的检测和治疗已有 30 余年的历史，随着 Hp 感染检测和治疗人数的不断增加，Hp 感染率有不同程度的下降趋势，但与发达国家相比，中国仍是 Hp 高感染率国家，尤其是青年人群仍有较高的 Hp 感染率。

2. Hp 感染是一种感染性疾病：尽管 Hp 感染患者中仅 15%~20% 发生消化性溃疡，5%~10% 发生 Hp 相关性消化不良，1% 发生胃恶性肿瘤（胃癌、MALT 淋巴瘤），多数感染者并无症状或并发症，但所有感染者都存在慢性活动性胃炎，即 Hp 胃炎。Hp 感染与慢性活动性胃炎之间的因果关系符合科赫法则（Koch′s rule）。Hp 可以在人与人之间传播（主要是经口传播）。因此，Hp 感染无论有无症状，伴或不伴有消化性溃疡和胃癌，都是一种感染性疾病。

3. Hp 感染是我国胃癌的主要病因：Hp 感染是胃癌发生的环境因素中最重要的因素，根据 WHO 资料，2012 年我国胃癌新发病例和死亡病例约占全球的 42.6% 和 45.0%。根据国家癌症登记中心资料，2015 年胃癌发病率仅次于肺癌，居所有恶性肿瘤的第 2 位；新发病例 679100 例，死亡 498000 例。研究显示，胃癌发病率随年龄增长显著上升，74 岁以上且感染 Hp 者发生胃癌的风险更高。肠型胃癌（占胃癌绝大多数）发生模式为正常胃黏膜→浅表性胃炎→萎缩性胃炎→肠化生→异型增生→胃癌，已获得公认。Hp 感染者均会引起慢性活动性胃炎，在胃黏膜萎缩和肠化生的发生、发展中也起重要作用，因此 Hp 感染在肠型胃癌发生、发展中起关键作用。

研究证实，一旦感染 Hp，不经治疗难以自愈，10%~15% 的 Hp 感染者发展为消化性溃疡，约 5% 发生胃黏膜萎缩，< 1% 的感染者发展为胃癌或 MALT 淋巴瘤。尽早根除 Hp，可有效预防此类疾病发生。

二、Hp 根除与胃癌预防

（1）目前认为 Hp 感染是胃癌最重要的、可控的危险因素。早在 1994 年，WHO 下属的国际癌症研究机构将 Hp 定义为 I 类致癌原。大量研究显示，肠型胃癌（占胃癌大多数）的发生是 Hp 感染、环境因素（包括饮食）和遗传因素共同作用的结果。Hp 感染高发地区并不意味着胃癌高发，例如非洲和部分亚洲国家（如印度和孟加拉）的 Hp 感染率很高，但是胃癌并不高发。然而，在韩国、日本和中国，Hp 感染率和胃癌发生率具有极强的相关性。这些信息说明，其他因素也影响着胃癌发生的风险，例如当地 Hp 菌株毒性、宿主遗传基因和其他环境因素（高盐饮食）等。无论如何，强有力的证据凸显出绝大部分胃癌患者是发生在 Hp 感染率最高的地区。

据估计，约 90% 非贲门部胃癌发生与 Hp 感染有关；环境因素在胃癌发生中的总体作用弱于 Hp 感染；遗传因素在 1%~3% 的遗传性弥漫性胃癌发展中起决定作用。众多证据表明，根除 Hp 可降低胃癌及其癌前病变发生的风险。因此，Hp 感染是目前预防胃癌最重要的可控危险因素，根除 Hp 应成为胃癌的一级预防措施。

（2）根除 Hp 可降低我国的胃癌发生风险，有效预防胃癌。来自我国人群的队列研究一致认为，Hp 感染是胃癌最重要的危险因素，根除 Hp 可降低胃癌发生率。这主要基于 3 项随机对照研究的结果，其中 2 项来自山东省临朐县，一项来自福建省长乐区。近期发表的一项 meta 分析显示，根除 Hp 后胃癌发病率下降为 0.53（95%CI 0.44~0.64），根除 Hp 对无症状患者和内镜下早癌切除术后患者尤其有益，根除 Hp 后胃癌风险降低 34%。近期中国、英国、韩国正在进行相关研究，其中包括来自山东省临朐县一项大样本（$n=184\ 786$）前瞻性试验，可能会提供更可靠的数据来证明根除 Hp 在预防胃癌方面产生的作用。

（3）根除 Hp 后可以减少早期胃癌内镜黏膜下剥离术（ESD）术后的异时性胃癌发生。胃癌的早期发现和治疗对于降低胃癌病死率具有重要意义。早期胃癌治疗以内镜下切除和外科手术为主。然而，临床研究发现，在早期胃癌 ESD 切除后仍有部分患者在胃内其他部位发生新的胃癌，也称为异时性胃癌，其原因是胃癌患者胃黏膜多伴有癌前病变发生，因此在切除胃癌后其他部位的癌前病变仍有演变成胃癌的可能。根除 Hp 对异时性胃癌的预防具有积极作用。一项发表于《新英格兰医学杂志》的随机双安慰剂对照研究，纳入了 470 例内镜下切除的胃早癌或高级别上皮内瘤变患者，分为抗生素根治组和安慰剂组，经过平均 5.9 年的随访观察发现，抗生素根治组 194 例患者中有 14 例发生了异时性胃癌（7.2%），显著低于安慰剂组的 13.4%（27/202），风险比（HR）为 0.5（95%CI 为 0.26~0.94）；进一步对 Hp 根除者与未根除者和安慰剂组进行比较，HR 为 0.32（95%CI 为 0.15~0.66）；此外，抗生素根治组有 48.4% 的患者胃体小弯胃黏膜萎缩程度明显改善，显著高于安慰剂组的 15%（$P < 0.01$）。该项研究基于随机、双盲的研究设计，较好地避免了偏倚和混杂因素，研究实行统一评价标准和质量控制标准，提高了结果的可信度。但因为该研究的结论具有肯定性，将来类似的随机安慰剂对照研究恐存在伦理问题。

（4）在胃癌高风险地区开展根除 Hp 的基础上，应逐步推广 Hp 的广泛根除以预防胃癌。一项回顾性研究纳入 38984 名无症状的健康体检人群，将其分为 Hp 未感染组、Hp 根治组和 Hp 非根治组，采用 Cox 比例风险回归模型分析胃癌的发病率。结果显示，Hp 非

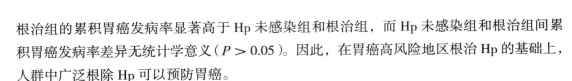

根治组的累积胃癌发病率显著高于 Hp 未感染组和根治组，而 Hp 未感染组和根治组间累积胃癌发病率差异无统计学意义（$P > 0.05$）。因此，在胃癌高风险地区根治 Hp 的基础上，人群中广泛根除 Hp 可以预防胃癌。

三、Hp 毒力

Hp 的细胞毒素相关基因 A（CagA）和空泡变性细胞毒素 A（VacA）血清抗体检测，亦可用于 Hp 筛查，对 Hp 毒力阳性的菌株更推荐根除。

Hp 毒力的主要标志是 Cag 致病岛，Hp 毒力因子和宿主的遗传背景可以影响感染个体所患疾病的转归，特别是对发生胃癌的风险产生影响。在 Hp 的毒力因子中，CagA 和 VacA 是目前被认为最重要的。中国、韩国和日本人群携带同一种 Hp 菌株类型，都含有比西方国家菌型感染性更强的 CagA 毒力因子。我国 Hp 感染株的毒力阳性率较高，更建议根除以预防胃癌。但是，在非胃癌高发区，是否需要开展只针对 Hp 毒力菌株的"选择性根除"值得进一步研究。

四、Hp 根除治疗

在胃黏膜萎缩和肠化生发生前，实施 Hp 根除治疗可更有效地降低胃癌发生风险。

根除 Hp 可改善胃黏膜炎症反应，阻止或延缓胃黏膜萎缩、肠化生，可逆转萎缩，但难以逆转肠化生。在胃萎缩或肠化生前根除 Hp，阻断了 Correa 模式"肠型胃癌演变"进程，几乎可完全消除胃癌发生风险。已发生胃黏膜萎缩或肠化生者根除 Hp，可延缓胃黏膜萎缩和肠化生的进展，也可不同程度降低胃癌的发生风险。因此，根除 Hp 的最佳年龄为 18~40 岁。近期一项来自中国香港的回顾性研究显示，在 60 岁以上人群中开展 Hp 根除也可获益，但其降低胃癌发生率的效果要在根除 10 年后才能显现。

五、Hp 通过胃癌干细胞诱导胃癌发生的研究

Bessede 等研究发现，感染 Hp 的人胃上皮 CD44+ 细胞可被诱导呈间充质表型，较未感染 Hp 的 CD44- 细胞更易形成球形集落，且在小鼠异种移植模型中更具致瘤性。此外，Hp 也可通过 Wnt/β - 链蛋白（β -catenin）信号通路影响胃癌的干细胞样特性。动物实验表明，Hp 引起的胃黏膜慢性炎症可诱导骨髓干细胞的募集、归巢和分化，提示胃癌干细胞（GCSCs）可能在 Hp 诱导的胃癌发生过程中起一定作用。

Hp 感染对 GCSCs 的影响：GCSCs 的鉴定、分离是研究其潜在机制以及明确感染对

GCSCs 影响的关键。目前的研究中有两种方式鉴定肿瘤干细胞：①体外球形克隆实验，由于球形细胞具有干细胞特性，因此被认为是一种较为简便的方法，但由于缺乏微环境的刺激，干细胞的特性可能在球体形成过程中发生变化。②将癌组织移植到免疫缺陷小鼠皮下或特定组织体内的成瘤实验。1997 年，有学者最先在急性髓系白血病中证实了标志物为 CD34+CD38- 亚群的肿瘤干细胞的存在。2003 年，Al-Hajj 等报道在人乳腺癌中分离鉴定出表面标志物为 CD24-/ LOWESA+ 的乳腺癌干细胞；随后，在脑和其他类型实体瘤中也证实了肿瘤干细胞的存在，包括胃肠道肿瘤。

关于 GCSCs 的起源，通常存在两种假设。一种假设认为，GCSCs 的来源可能与胃干细胞的来源密切相关，胃黏膜上皮系统的完整性由干细胞维持，胃黏膜上皮更新速度较快，几天或几个月内不足以形成恶变，而干细胞寿命较长，更容易累积突变。自我更新是胃干细胞的基本特性，在胃腺体的自我更新和动态平衡中以及在损伤后的上皮修复中均起着至关重要的作用。慢性 Hp 感染与胃干细胞直接或间接相互作用，可能影响胃干细胞分化并在胃腺体细胞及上皮细胞中引入分子损伤，进一步支持了胃癌起源于胃干细胞的观点。另一种假设认为，GCSCs 来源于骨髓间充质干细胞，骨髓间充质干细胞是一种成体干细胞，具有迁移、再生、多重分化的潜力，骨髓间充质干细胞分化主要依赖于局部微环境，当 Hp 感染引起胃损伤时，可诱导趋化因子和细胞因子释放以及骨髓间充质干细胞的富集来修复胃黏膜，但是这些分化的细胞并不正常，生长速度开始加快，进而形成早期胃癌。

六、PD-L1 在 Hp 胃炎不同阶段的表达

程序化细胞死亡受体 -1（PD-1）/PD-L1 是免疫球蛋白 B7-H 家族中的免疫信号分子，属于抑制性信号分子，两者结合在生理条件下，机体对抗病原体的免疫反应过程中，对于建立外周耐受和避免自身免疫性反应发生或防止对组织的过度损伤至关重要。当其异常表达于各种肿瘤细胞和 / 或免疫细胞时，与促炎性细胞因子共同构成肿瘤微环境成分，参与调控 T 细胞功能，逃避免疫监视，而针对免疫监视抑制点的 PD-1/PD-L1 抑制剂已成功用于多种恶性肿瘤的治疗中（如非小细胞肺癌、黑色素瘤、晚期胃癌等）。

研究表明，Hp 感染可刺激胃癌组织中 PD-L1 的表达，Hp 可诱导正常胃黏膜中 PD-L1 的高表达。然而，目前鲜有研究关注 PD-L1 在 Hp 参与慢性胃炎进展至胃癌这一复杂过程中所扮演的角色，特别是发生萎缩性胃炎前和早期胃癌。

而 Hp 胃炎是进展为胃癌过程中的一个重要阶段，探讨 PD-L1 在此进程中的表达情况具有重要意义。

Guo 等用免疫组织化学方法检测了慢性浅表性胃炎、慢性萎缩性胃炎、胃低级别上皮内瘤变、胃高级别上皮内瘤变、胃腺癌标本（Hp 感染情况不详）中的 PD-L1 表达水平，结果显示，PD-L1 表达水平在肠型胃癌发生、发展过程中的差异无统计学意义。Shen 等

采用流式细胞术和免疫荧光技术分析 PD-L1 的表达水平，结果显示，PD-Ll 在胃高级别上皮内瘤变和早期胃癌组织中的表达水平明显高于胃低级别上皮内瘤变组织（无论 Hp 阳性或阴性）。罗粟风等研究免疫化学法和 Westernblotting 检测了 PD-L1 在正常胃黏膜、非萎缩性胃炎、萎缩性胃炎、萎缩性胃炎伴肠化生组织中的表达情况，结果表明，Hp 感染可显著升高胃黏膜中 PD-L1 的表达水平，且 PD-L1 的表达随着 Hp 胃炎的进展呈逐渐升高趋势，提示 PD-L1 极有可能参与了慢性胃炎进展至胃癌的过程，提示防控胃癌应及早采用根除 Hp 治疗，且需在 Hp 胃炎进展为萎缩性胃炎及发生肠化生前甚至更早期采取积极的干预措施。

附：胃内致病菌

大量临床资料和动物实验证实 Hp 是慢性胃炎、消化性溃疡、胃癌等疾病的致病因子。但严格地说，Hp 作为致病菌并不符合科赫法则，因为健康人群也可能携带 Hp。Hp 是一种苛养菌，培养阳性率通常不高，最近应用测序技术发现了更多的携带者。一项研究显示，在消化性溃疡出血患者中，胃黏膜标本 PCR 测序、快速尿素酶试验（RUT）和组织学检测 3 种方法检出 Hp 感染的敏感性分别为 97.2%、47.7%、71.6%。瑞典学者应用宏转录组学技术发现，传统方法检测显示 Hp 阴性的人群，多数胃内菌群仍以 Hp 为主。因此，在 Hp 感染率逐渐下降而慢性胃炎发病率上升的趋势下，我们不得不思考 Hp 和胃内其他微生物的致病性问题。

有学者认为 Hp 过度生长可表现出致病性，胃窦 Hp 密度超过 10*cfu/mg 组织蛋白可致十二指肠溃疡发生，低于此密度则一般无溃疡。但也有学者提出 Hp 丰度不一定是主要致病因素，比利时学者发现尿素酶活性与炎症程度无关，但高 Hp 负荷会给根除治疗带来一定困难。感染者的患病情况个体差异较大，尤其是种族差异，如 Hp 感染的亚洲之谜，即亚洲印度、巴基斯坦、孟加拉国等 Hp 高感染率国家的胃癌发病率反而低于中、日、韩等 Hp 感染率相对较低的国家。另有数据显示 Hp 感染与哮喘、肥胖等现代疾病呈负相关。特别值得一提的是，根除 Hp 在降低胃癌发病率的同时可增加食管癌发病率。研究显示 CagA 阳性 Hp 感染对亚洲人群的食管鳞癌是一种保护因素。Hp 的 VacA、CagA、Baba2 等毒力因子与其致病性密不可分，前期 CagA 菌株感染甚至能减轻后续 CagA+ 菌株造成的炎症损伤。

螺杆菌属包含 30 多个菌种，Hp 以外的螺杆菌（NHPH）对人体健康和根除 Hp 有重要影响。调查发现中国北京地区 1499 例检测结果阳性患者中有 11.87% 同时存在海尔曼螺杆菌感染，包括猪螺杆菌、猫螺杆菌、毕氏螺杆菌等，部分菌种已在感染动物模型中被证实可损伤胃黏膜。猪螺杆菌是最常见的 NHPH，通常用于制作胃黏膜相关淋巴样组织（MALT）淋巴瘤动物模型。

正常生理条件下，胃内菌群有助于机体防御病原菌入侵、菌群移位，以及建立完善的免疫系统，但伴随着胃黏膜的病理改变，胃内菌群更替、紊乱甚至出现过度增殖，可能加剧胃黏膜病理损伤。Lofgren 等的动物实验证实，在 Hp 与胃内菌群的联合作用下，胰岛

素 – 胃泌素转基因（ INS–GAS ）小鼠发生胃黏膜上皮内瘤变的时间明显早于单独 Hp 感染小鼠，Hp 感染导致小鼠胃内拟杆菌门减少、厚壁菌门增多，进而加重胃黏膜损伤。由此推测 Hp 在胃癌发生、发展中起始动作用，伴随胃黏膜萎缩、胃酸分泌减少出现的菌群失调则促进胃癌发生、发展。临床证据显示，在癌前状态（肠化生或异型增生）下，根除并不能降低胃癌发生风险。也有研究发现，胃癌患者的胃内菌群密度和生物多样性显著高于胃炎虑者，提示源自胃内菌群的其他因素在胃癌发生、发展中起着不可忽视的作用。已有研究表明，胃癌与胃内菌群失调密切相关，国内、外众多研究团队致力于寻找胃癌特异性菌群。香港中文大学 Coker 研究团队于 2017 年在美国消化疾病周报道了 5 种胃癌组织特异性细菌，分别是胃炎消化链球菌、咽峡炎链球菌、微小小单胞菌、乏生斯莱克菌和侵肺戴阿利斯特菌。这些胃癌相关菌群可能在胃黏膜萎缩后期发挥效应。此外，口腔菌群紊乱有助于 Hp 定植，甚至有学者提出牙周疾病的病原菌是胃癌发生的重要因素。

根除 Hp 的同时也根除了其他胃内菌群，因此根除 Hp 降低胃癌发生风险的效应也可能得益于其他胃内菌群的消除。在病变早期胃黏膜尚未发生萎缩之前根除 Hp 可逆转病理损伤，之后则无效，胃内菌群恰恰是在这一不可逆点之前出现更替。Hp 与其他胃内菌群在健康人体内都作为共生菌存在，胃内环境改变后，Hp 过度增殖启动胃黏膜萎缩，萎缩黏膜产生胃酸的能力下降，胃内 pH 值下降，具有耐酸能力的 Hp 失去竞争优势，密度在胃黏膜发生萎缩后逐渐降低，胃内其他菌群开始占据主导地位。

胃内菌群失调与胃癌间的相关性虽已得到证实，但两者的因果关系仍不确定。菌群失调既可能出现于胃癌发生前，促进胃癌的发生、发展，也可能是继发于胃癌发生后胃黏膜生理环境的改变。越来越多的研究证据支持前者，即胃内微生物组学改变可促进癌症进展，但这一观点需要更严谨的证实。

第五节　其他感染（附：胃内微生态）

胃癌流行病学调查表明，真菌感染与胃癌的发生亦有关系。我国胃癌高发区居民常食用久储霉的食物，在居民胃液中可检出杂色曲霉、镰刀菌、圆弧青霉、黄曲霉、构巢曲霉等。其中杂色曲霉素、黄曲霉毒素等可诱发大白鼠胃癌。已证实杂曲霉菌及其代谢产物与N- 亚硝基化合物有协同癌作用。

近年来有文献报道，在 2% ~16% 的胃癌中可检出 EB 病毒。日本 ingk、Nakamuray 等利用 PCR 及 DNA 原位杂交技术（ISH）在 8 例具有淋巴组织样基质中检测 EB 病毒 DNA，3 例胃癌细胞阳性（37.5%），在另外 6 例未伴有淋巴组织样基质的胃组织中未检出 EB 病毒 DNA。在 EBV–DNA 阳性患者中，1 例早期胃癌不仅癌细胞阳性，上皮细胞亦呈阳性。研究者认为，这一结果提示，在胃癌早期形成阶段 EB 病毒感染可能会引起一些遗传基因的改变，最终导致胃癌发生。

一、胃内微生态与胃癌

研究发现，胃癌患者粪便和肠黏膜菌群的组成与健康个体存在差异，表现为葡萄球菌、乳杆菌、韦荣球菌和普雷沃菌占优势。最近有研究显示，内菌群多样性从非萎缩性胃 – 肠上皮化生 – 肠型胃癌逐步下降，肠型胃癌的菌群组成与非萎缩性胃炎明显不同，而肠上皮化生则介于两者之间，故胃内菌群变化在胃癌的发病机制中起着一定的作用。

①胃内过度繁殖的细菌将食物中的硝酸盐还原成亚硝酸盐，亚硝酸盐及其代谢产物被认为在胃黏膜萎缩 – 肠化 – 不典型增生 – 胃癌的发病序列中起着启动并加速病理过程的作用。②胃内细菌作用于结合胆酸使其转变为毒性更强的游离胆酸，引起胃黏膜完整性破坏，H^+ 逆弥散，血管活性物质释放，胃黏膜直接受损，游离胆酸已被证实为致癌物质之一。③胃内菌群结构和数量改变，进入小肠的细菌数量增多，小肠细菌过度生长，引起肠源性毒素血症，持续的低度炎症反应是炎症 – 肿瘤转化的一个重要发病机制。因此，胃内菌群失调与胃癌发病密切相关，菌群和宿主之间相互作用，影响着胃内病变的结局。

二、肠道微生物与胃癌

聚合酶链反应结果表明，胃癌的发生可能与多种微生物的减少有关，如卟啉单胞菌、奈瑟菌、淡色前杆菌、链球菌等，同时富集大肠杆菌、肺炎克雷伯菌、鲍曼不动杆菌、马氏菌科等，其中幽门螺杆菌与胃癌的发生发展紧密相关，鼠李糖乳杆菌可以减轻 Hp 感染引起的胃部炎症。Gao 等证明了粪便微生物区系的改变，特别是细菌、原杆菌和蛋白菌，可能参与了 Hp 相关性胃癌病变的发展过程，并为进一步评价 Hp 根除后的微生物变化提供了线索。此外，由衍生的致病成分，如外膜蛋白、磷脂酶 C、Bak 蛋白和镍结合蛋白等，协助微生物在胃黏膜层定植，进而促进胃炎的进程，最终增加胃内肿瘤发生的风险。梭菌属、梭杆菌属及乳杆菌属的物种在胃癌患者中更丰富，表现出胃癌特异性细菌特征；梭杆菌属细菌特别是具核梭杆菌的水平升高。该菌的 DNA 在肿瘤细胞中普遍存在，并与淋巴结转移相关。它通过刺激结肠癌中的 Wnt 信号级联反应来促进癌症发生。

三、具核梭杆菌与胃癌

幽门螺杆菌（Hp）介异的慢性炎症在胃癌发生、发展中的作用已被广泛认同，但部分胃癌患者 Hp 为阴性，提示在胃癌发生、发展过程中可能存在其他致病菌。日本一项研究检测 20 例胃癌组织中具核梭杆菌 DNA 丰度，结果显示其阳性率约为 10%，低于食管癌（20%）、结直肠癌（45%）的检出率。具核梭杆菌分泌的 Fap2 GAL-GAINAC 凝集素可特异性识别结直肠癌组织 Cal-GALNAC 抗原，并进一步富集至病变部位。Abed 等的研究发现，在胃癌组织中 Cal-GALNAC 抗原高表达，提示胃癌可趋化具核梭杆菌富集并影响疾病进展。一项研究对 9 例胃炎上皮黏膜、10 例胃黏膜肠化生和 11 例胃癌黏膜标本的 16SRNA 基因扩增子进行测序结果显示，梭状芽孢杆菌、具核梭杆菌和乳酸杆菌在胃癌患者中显著富集，进一步行 ROC 曲线分析显示具核梭杆菌联合其他两株致病菌（ccolicanis、F. canifelinum）诊断胃癌的敏感性高达 100%，特异性约为 70%。今后仍应进一步扩大样本量研究具核梭杆菌丰度诊断胃癌的价值，并联合其他致病菌来提高诊断胃癌的特异性。

附：胃内微生态

胃上通食管、口腔，下接十二指肠，所以，口、咽、鼻、呼吸道、食管以及小肠等部位的细菌均可进入胃内，其主要来源于口腔和食物的链球菌、奈瑟球菌和乳酸菌等过路菌。一般细菌很难在胃内定值，这是胃内胃酸的杀灭和保护层的保护。胃内常住菌群主要分布在非泌酸区的乳酸菌和泌酸区的酵母菌，细菌浓度小于 10^5cfu/ml。

1984 年在胃内分离出 Hp；2000 年 Momstein 等使用 PCR 扩张细菌 16S rDNA 的技术，证实胃黏膜上存在着肠球菌属、假单胞菌属、葡萄球菌属和口腔球菌属等其他菌属。

2012 年日本医学期刊发表《胃微生态与胃癌》指出，从门水平看，胃内菌群主要包括变形菌门（以 Hp 为代表）、厚壁菌门、放线菌门、梭杆菌门以及拟杆菌芽单胞菌门等上百种之多，并与口腔、食管菌群截然不同，表明胃内有自身稳定的原籍菌存在。

胃内菌群组成受到胃酸、胃内炎症和 Hp 定植情况的影响而出现：①胃黏膜标本中厚壁菌门和放线菌门细菌最多。②胃黏液中则厚壁菌门、拟杆菌门、梭菌门的细菌多。③抑酸治疗和明显胃部炎症可造成胃内大量细菌繁殖，菌群结构改变，乳杆菌等保护性细菌减少。④Hp 定植，细菌总量下降，变形菌门明显增多而放线菌门明显减少，乳杆菌、肠杆菌、链球菌比例下降，菌群结构趋于简单，表明 Hp 定植可减少胃内菌群多样性。

Hp 存在的胃微生态一般细菌很难在胃内定植，这是胃内胃酸的杀灭和保护层的保护，胃内的常住菌群主要分布在非泌酸区的乳酸杆菌和泌酸区的酵母菌，细菌浓度小于 10^5cfu/ml。

Hp 长期定植影响胃和十二指肠原籍菌的分布和数量，其中乳酸杆菌在胃内数量下降。Aehischer 等研究显示，存在 Hp 感染的小鼠胃部可定植一些下消化道细菌，如：梭状芽孢杆菌、拟杆菌、真杆菌、瘤胃球菌属、链球菌、大肠埃希杆菌。Hp 能产生一些具有抗菌作用的肽类物质，称为 Cecropin，这些肽类起源于核糖体蛋白 L1，能导致其他细菌的"利他性自溶"，使其他非螺杆菌属的细菌不易定植在胃中，从而影响正常微生态环境。Hp 定植后改变胃内的酸碱度，影响正常菌群并使其他细菌在胃内定植成为非籍菌，刺激胃黏膜细胞，诱发或加重炎症反应。

有研究发现，Hp 感染者胃内变形菌门和酸杆菌门数量高于 Hp 阴性者，放线菌门、拟杆菌门和厚壁菌门数量则低于 Hp 阴性者。另有研究指出，Hp 感染后肠道内肠杆菌、梭菌、韦荣球菌数量均有所下降，乳杆菌属（主要是乳酸杆菌）数量则可增加。Hp 感染时，胃内细菌培养以 Hp 为主，比率可达 93%~97%，厚壁菌门、放线菌门、拟杆菌门数量大幅降低，其机制可能为 Hp 与其他细菌之间存在竞争作用以及 Hp 引起胃黏膜屏障和机械屏障变化。

正常胃内微生态对 Hp 的定植有一定拮抗作用。一项动物实验表明，直接给予 Hp 悬液给小鼠灌胃 7 天，Hp 感染率 70%；而应用庆大霉素和阿奇霉素混合液给小鼠灌胃 3 天，破坏小鼠胃内微环境，再给予 Hp 悬液灌胃 7 天，Hp 感染率 100%，提示破坏胃内原籍菌群使 Hp 的易感性大大增加。

第六节　遗传因素

有报道在一家族 4 代共 27 人有 12 人罹患胃癌，并发现该家族成员中壁细胞抗体水平较高，存在细胞介导的免疫缺陷。研究表明有明显家族聚居现象，主要与血缘关系（直系亲属和兄弟姐妹）有关，其次才是共同生活史。将胃癌分为肠型和弥漫型，显示弥漫型胃癌亲属具有更高危险，相对危险度为 7.0；而肠型则为 1.4，与对照组无显著性差异。

一、胃癌遗传基因

胃癌遗传基因容易形成肿物，胃癌患者有明显的家族聚集性。调查发现，胃癌患者的一级亲属（即父母和亲兄弟姐妹）得胃癌的危险性比一般人群平均高出 3 倍。比较著名的如拿破仑家族，他的祖父、父亲以及三个妹妹都因胃癌去世，整个家族包括他本人在内共有 7 人患了胃癌。

二、研究分析

1.弥漫型胃癌与遗传关系密切：胃癌有家庭性聚集的倾向。以往研究提示，环境因素可能是发生和流行的主要原因，但遗传和免疫在胃癌形成中起着一定作用。我国北京、上海、西安、福州等 9 城市 752 例胃癌病例对照研究的结果表明，有家族肿瘤史者患胃癌的发病受环境因素影响较大，而弥漫型胃癌与家族的关系密切。许多国家胃癌呈下降趋势，调查分析结果显示，肠型胃癌随时间的推移而迅速下降，而弥漫型则下降缓慢。

2.胃癌遗传由染色体畸变引起：癌症的家族遗传现象，认为可能由染色体畸变引起，这种染色体畸变有时会遗传给后代，但这种遗传并不是直接的癌症遗传，而是个体易发生癌症的倾向。当机体免疫功能低下或有缺陷时，可增加对胃癌的易感性，不能及时把突变细胞消灭在萌芽阶段，导致胃癌发生。

3. A 型血的人更容易患胃癌：ABO 血型的研究表明，胃癌与 A 型血有联系，但仅与弥漫型胃癌有关。Correa 报道，164 例弥漫型胃癌的 49% 为 A 型血占 38.3%。弥漫型胃癌与 A 型血有联系是一个遗传的倾向。近年来随着分子遗传学在人类癌症研究中的应用，人们逐渐认识到癌症是激活的细胞基因的显性作用。这实质上是由于一些基因突变引起的，这些突变破坏了控制和调节正常细胞生长和发育的协调性，从而导致细胞的异常繁殖。但研究遗传因素在人类胃癌病因中的作用较为困难，有待于进一步深入。

4. ABO 血型与胃癌：幽门螺杆菌感染在胃溃疡及胃癌的发展中起着重要作用。感染与空泡细胞毒素、细胞毒性相关抗原，CagA 相关，CagA 阳性菌株有利于在黏膜内长期定植。有研究表明，CagA 阳性菌株较 CgA 阴性菌株胃癌发生风险升高。

Rizzaot 等研究报道 A 型血较其他血型感染幽门螺杆菌风险升高，与 Bhuiyan 等及 Wang 等研究结果一致，可能因 A 型血人群互相感染风险较高，从而增加患胃癌的风险。但国内一项荟萃分析结果提示，ABO 血型与互相感染的发生无关。大量文献报道 A 型血为胃癌发生的危险因素，O 型血为胃癌发生的保护因素。欧洲一项病例对照研究认为携带血型 A 抗原的人群发生萎缩性胃炎及弥漫型胃癌的风险较高，这与日本研究结果一致。而韩国对性别与胃癌组类型进行分组，探索 ABO 血型与胃癌的关系，结果显示在女性人群中 A 抗原发生弥漫型癌的风险增高。Roberts 等认为 A 型血更容易患有恶性贫血，而恶性贫血者是发生胃癌的危险因素。王在标等进行荟萃分析发现 A 型血型可视为胃癌发生的危险因子，进行亚组分析时发现国外亚组中 A 型血为胃癌发生的危险因素，但国内亚组中并未发现两者相关，提示 A 型血可能并非影响国内人群胃癌发生的独立危险因素。而张瑞等进行的荟萃分析提示 A 型血可能是中国人群患胃癌的危险因素，考虑 ABO 血型对胃癌发生风险作用可能受到种族、环境等影响。肖书做等研究表明 ABO 血型与胃癌的预后无明显相关。

5. 遗传免疫与胃癌：胃癌流行学研究提示，环境因素可能是胃癌发生和流行的主要原因，遗传和免疫在胃癌形成中也起着一定的作用。1980 年 Correa 从流行病学角度把胃炎分为自身免疫型、高分泌型和环境型。认为自身免疫型主要与免疫机制有关，常有恶性贫血，病变主要累及胃底及胃体，后期常导致全胃萎缩，有遗传倾向。在哥伦比亚的调查发现，慢性萎缩胃炎符合常染色体阴性遗传法则，是否发病受年龄和母亲的影响较大。在被研究的人群中，萎缩性胃炎的基因携带率为 61%，若母亲为患者，子女中的 72% 到 0 岁时亦患萎缩性胃炎；若母亲为正常人，则子女中的患病率为 41%。还发现伴有弥漫性胃体炎的恶性贫血属常染色体显性遗传。

第七节　N-亚硝基化合物

食品中含有丰富的蛋白质、脂肪以及人体必需氨基酸，在腌制、烘焙、油煎、油炸等过程后，其内部会产生一定数量的N-亚硝基类化合物。食品中的某些营养物质在人体胃液环境中也可能自行合成N-亚硝基化合物，从而造成对人体的伤害。

已发现约200种N-亚硝基化合物对实验动物具有致癌作用，亚硝基胺和亚硝基酰胺均是重要的诱发胃癌的化合物，其以共价键方式与DNA结合，损伤DNA，致DNA无序连接，碱基配对错误或修复错误，引起基因突变和癌变。

N-亚硝基化合物与仲胺，进入胃内，当低酸，在细菌作用下，生物合成更为重要，内源性合成量比外源性进入量高得多。国内调查发现，慢性胃病患者空腹胃液NO_2含量与胃癌死亡率之间呈非常明显的正相关。

近年来，对亚硝酰胺类化合物在胃癌病因上的作用更为重视，因为亚硝酰胺在中性和碱性条件下不稳定，所以不可能存在于食物中，但在食物中有其前体物质酰胺存在，可以与胃内的亚硝酸盐作用，形成亚硝酰胺类化合物。亚硝酰胺类化合物在体内不需要活化即可在直接接触的部位诱发癌肿。有人用4C-甲基脲与亚硝酸盐在模拟人体胃内的条件下培养，可以合成甲基亚硝基脲。动物实验用含有甲基胍的饲料，使大鼠的胃上皮及腺胃出现增生肠化及发生肿瘤，说明动物的胃内可形成亚硝基胍类致癌物。以甲基硝基亚硝基胍（MNNG）或乙基硝基亚硝基胍（ENG）给大鼠、狗、猪等动物饲养，均可诱发胃癌。

N-亚硝基化合物来源：

（1）正常食品中的一种成分，大量存在于蔬菜中。硝酸盐和亚硝酸盐经自然界的氮素循环广泛分布在土壤、水和农作物中。通常农作物从土壤吸取硝酸盐后，在体内经酶的作用还原为亚硝态氮，再转化成氨或氨基酸类物质，最后构成自身的成分，维持生长和生存。但它对硝酸盐的利用率往往受许多条件的限制而不能充分同化，致使大量硝酸盐在体内蓄积，这种蓄积对农作物无害，但可对人类构成很大危害。使用大量硝酸盐化肥的土壤中生长的农作物和瓜果、蔬菜内硝酸盐含量很高。智利是胃癌高发区。在17个省份的统计中，发现使用硝酸盐肥料与胃癌死亡率之间相关系数为0.77，说明二者之间关系密切。通过对福建省长乐区高低发区人群膳食调查表明，NO_3摄入量高发区明显高于低发区（132.75mg/d与84.65mg/d）。

由于农业增产的需要，氮肥使用量激增。氮肥有效利用率按作物的品种、生长期和土壤的性质而有不同。一般在50%左右，很少达到80%以上。因而相当大的一部分氮肥未被作物吸收而转入地下水或经反硝化作用变为氮气或氧化氮而挥发掉。所以大量使用硝酸盐化肥亦可导致饮水中的硝酸盐含量明显增高。侯浚等对河北磁县胃癌危险因素病例对照研究中发现，饮用山泉水及浅井水为胃癌危险因素，磁县地处太行山，居民饮用水源多为地表水或浅井水，污染严重，经多年监测，三氮（硝酸盐氮、亚硝酸盐氮、氨氮）严重超标。经研究发现，胃癌、黏膜不典型增生、肠化生与饮水中的 NO_3 关系密切。说明饮水中硝酸盐的含量在胃癌的病因学中起重要作用。

（2）亚硝酸盐除了可在胃内由细菌还原硝酸盐而生成外，亦可由外界直接摄入。为了防腐常在加工肉类、鱼类等食品如咸肉、香肠、火腿、肉类罐头时加入硝酸盐或亚硝酸盐，作为发色剂和防腐剂。硝酸盐可被肉内的细菌还原为亚硝酸盐。

腌制食品中除了含有硝酸盐和亚硝酸盐外，还含有 N- 亚硝基化合物合成所需的前体胺类。且高盐因素可破坏胃黏膜屏障。

（3）新鲜蔬菜和烹调过的食物在室温下存放 24h 后，由细菌硝酸盐还原酶的作用，所含的硝酸盐可转化为亚硝酸盐。

泡菜实验证明，泡菜等腌制蔬菜中的亚硝酸含量高，并有致癌作用。在 2℃时硝酸盐自发转为亚硝酸盐的过程几乎完全被抑制，所以冰箱保鲜，使蔬菜和水果为保鲜状态则胃癌下降。

第八节　微量元素

人体微量元素的失衡与胃癌的发生和发展密切相关。

微量元素致癌形成方面，可能有三种机制：①微量元素改变细胞内至关重要的蛋白质如组蛋白、重要的酶等。②微量元素与 tRNA 或 RNA 聚合酶结合，导致特异蛋白质氨基酸合成的编码改变。③微量元素具有促致癌性，它们可能具有肿瘤促进作用，而且与 DNA 损伤修复有关。

1. 硒：人体内硒（Se）的含量为 14~21mg。硒是体内抵抗有毒物质的保护剂，它对汞、镉、铅、砷都有解毒作用。硒能促进淋巴细胞产生抗体，增强机体对疾病的抵抗力。

低硒可能是肿瘤发生的危险因素。赵卫林等报道了胃癌患者血清中锌、硒、铁含量降低，癌组织中锌、硒含量则明显低于血清，证明微量元素的变化与胃癌发生密切相关。闫芳等对 100 例正常人胃组织及 30 例胃癌患者癌组织及癌旁组织的微量元素含量分析，发现癌组织及癌旁组织中硒含量明显低于正常人胃组织中硒的含量。

2. 锰：锰（Mn）是人体必需微量元素，正常成人体内含锰为 12~20mg。近年来研究表明，人体血清锰过低或过高均可引起癌症。流行病学调查资料表明，缺锰地区肿瘤发病率高，低血锰是胃癌重要的危险因素。有研究报道，采用原子吸收分光光度法对胃癌患者血清中 Cu、Zn、Fe、Mn 元素含量进行分析，结果显示，胃炎、胃溃疡组血清 Mn 低于正常对照组。

3. 铜：正常人体内含铜（Cu）为 80~100mg，血清铜与胃癌的关系较为密切，但确切的原因尚不清楚，铜、锌比值也与胃癌的发病有关。在胃癌患者中，血清铜比正常值高，且有明显差异，铜、锌比值与正常人相比，亦有非常显著的差异。刘立新等采用分光光度法检测 50 例胃癌患者和 50 例健康对照者血清中 Cu、Zn 和 Fe 离子浓度，分析胃癌患者与健康对照者之间血清铜、锌和铁离子含量及铜、锌比值的差异，分析血清铜、锌和铁离子含量及铜、锌比值与胃癌临床病理参数之间的关系，结果显示胃癌患者组血清铜和铜、锌比值均高于健康对照组。赵卫林等研究了太行山区三县西部山区微量元素与胃癌的相关性，结果发现，与对照组相比，胃癌患者血清、癌组织中铜、镉含量和铜、锌比值明显增高，差异有统计学意义。

4. 锌：锌（Zn）是人体内必需的微量元素，正常成年人体内含锌总量为 2~3g。锌在体内生化过程中占有主要地位，有着十分重要的生理作用，许多肿瘤患者血锌水平都存在着明显的变化，通过检测胃癌患者血锌的浓度，结果表明胃癌患者血锌浓度低于正常水平。俞娃娜等人采用美国 Perkin- Elemer A Analyst700 型原子吸收光谱仪，对 56 例胃癌患者血清及 60 例健康人的血清中 Cu、Zn、Fe、Ca、Mg 等 5 种微量元素的含量进行测定，结果发现患者血清中 Cu、Cu/Zn 比值明显高于对照组，Zn、Fe 含量明显低于对照组，差异显著。田俏梅等采用比色法检测 54 例胃癌患者血清中 Cu、Fe、Zn、Ca、Mg 等 5 种微量元素的含量，并与 40 例正常人及 30 例胃良性疾病患者进行比较，显示胃癌患者血清 Zn 低于正常对照组，血清 Cu、Fe 明显高于正常对照组。

5. 铁：高浓度游离 Fe 有利于癌细胞的快速繁殖，摄入高浓度的 Fe 离子对机体有毒害作用，是导致胃癌发生的一个重要因素。周衍等人通过检测胃癌高、低发区健康居民血清中的微量元素含量，发现铁、锌、硒等元素低于胃癌地区，认为胃癌高发区与低发区居民体内铁等微量元素的差异可能与胃癌的发生有一定关系。

Zn、Cu、Cu/Zn 是研究较多的微量元素，普遍的看法是 Zn 的降低、Cu 和 Cu/Zn 的升高与胃癌的发生密切相关，锌在生物体内含量仅次于铁而占第二位，在机体内有广泛的生物学作用。研究证实，锌对膜系统具有与维生素 E 相似的稳定膜结构及抗氧化作用，锌在体内抑制了铜、铁离子引发的脂质过氧化反应，保护了不饱和脂肪酸及蛋白免受氧化损伤；同时，锌能阻止一些溶血素如细菌毒素、补体和其他溶血剂等在细胞膜上结合而稳定细胞膜。

研究发现，暴露在低锌高铜环境中的人群通过食物链的作用，使体内铜元素蓄积，锌元素相对缺乏，这种微量元素长期的不平衡状态导致或促进了胃癌的发生。

河西地区胃癌高发区水土样品铜的含量测定，与胃癌患者血清中铜的含量呈现相同的上升趋势，这提示铜的水平升高为癌前因素。而 Cohen 等报道移植乳腺癌的大鼠胃肠道铜摄入明显增加，铜蓝蛋白分解减少，这提示铜升高似为胃癌发生后的继发性表现。所以血清铜的升高是致癌因素还是继发性改变，需进一步的研究来证实。

高锰与胃癌的发病相关，但各地的结果不尽相同。某些动物实验提示适量的锰有抑癌作用，过高或过低均可诱发肿瘤。

研究显示，胃癌组铁的含量高于对照组，铁是动物和人体营养必需的微量元素之一，具有重要的生理功能，Slerens 等调查表明，血清铁蛋白含量高的人群，肿瘤性疾病发生率高。一些动物实验也表明，铁过载与肿瘤性疾病的发生有一定关系。Weinberg 认为，高浓度游离铁有利于癌细胞的快速繁殖，限制铁的吸收对肿瘤的形成具有防御作用。因此，摄入高浓度的离子铁也是导致胃癌发生的一个重要因素。

研究具有统计学意义的 Zn、Cu、Mn、Fe 进行了 logistic 分析，结果进入方程的有 Zn 元素，其 OR 值为 0.180，是与癌相关的一种保护性因素，这为胃癌的一级预防提供了依据，并可进一步进行干预实验。

仅测定一种微量元素其诊断胃癌的准确率最高为 55%（Cu），其误诊率也较高，为 13.3%；测定 Cu/Zn 其诊断准确率远高于 Cu，为 85%，但其误诊率也高达 26.7%；同时测定血清的 Zn、Cu、Cu/Zn、Mn、Fe 值诊断胃癌，其准确率为 87%，误诊率为 8%，大大降低了误诊率，优于测定单一元素，可以作为胃癌的辅助诊断依据和初筛的手段。

第九节　吸烟

香烟内的化学物质主要是干烟草，但是经过处理又添加很多化学成分。香烟的主要成分是尼古丁，点燃香烟的烟雾含约 4000 种化学物质，很多是有毒物质，引致异变物质及有数千种致癌物质。

尼古丁俗名烟碱，是一种存在于茄科植物（茄属）中的生物碱，也是烟草的重要成分。香烟中的尼古丁并没有太多的危害，真正的致癌凶手是焦油和一氧化碳。烟焦油是指吸烟者使用的烟嘴内积存的一层棕色油腻物，俗称烟油。它是有机质在缺氧条件下，不完全燃烧的产物，烟焦油中的酚类化合物本身无致癌性，但具有明显的促癌作用。

吸烟增加胃癌危险性的确切机制尚不清楚，但研究表明，烟草烟雾中含有许多致癌物，包括 N- 亚硝基化合物和促进内源性 N- 亚硝基化合物形成的一氧化氮。在吸烟的胃癌病例中，与吸烟有关的 DNA 加成物也明显高于非吸烟组，探讨吸烟与胃癌的关系，采用电子检索中国生物医学光盘数据库、中文科技期刊数据库、中国期刊全文数据库和万方数据库，检索期限为 1991~2006 年。所有评价吸烟与胃癌关系的病例对照研究和队列研究予以纳入。结论，吸烟是胃癌发病的危险因素之一。流行病学调查发现正常吸烟和不吸烟胃癌发生的概率是 4~6 倍。

吸烟定义为：每天至少吸 1 支，连续吸 6 个月以上。或吸烟包 / 年数（包 / 天 * 年）反映吸烟情况。研究结果，吸烟的相对危险度（OR）为 1.67，并且随着吸烟年龄的提前、吸烟年限的延长、吸烟包 / 年的增加，以及每日吸烟量的增加，患胃癌的危险性显著增大；每天吸 30 支以上者 OR 为 2.40，吸烟年限超过 40 年及开始吸烟年龄 < 19 岁者，患胃癌

的危险显著增加。

一般认为，香烟及烟雾中含有 N- 亚硝基化合物和其他致癌物。长期吸烟会摄入大量的尼古丁、焦油等有害的组织成分，进入人体之后会造成人体的细胞受到明显的有毒刺激，而呈现相应的肿瘤性的改变。

烟草中的 3，4- 苯并芘具有强烈的致癌作用。研究显示，吸烟者患胃癌的危险会增加 1.5~2.5 倍。

吸烟人群胃癌发生风险增加 50%~60%。据估计，全球范围内，11% 的胃恶性肿瘤与吸烟密切相关。吸烟可以降低人体内类胡萝卜素和维生素 C 的水平，而后两者是对机体有抗癌作用的保护剂，吸烟的患者常可合并幽门螺杆菌感染，两者共同促使萎缩性胃炎的发生。吸烟人群戒烟后需要经过 20 年，其胃癌患病危险才能降至正常人群的水平。烟草及烟草烟雾中含有多种致癌物质和促癌物质，如苯并芘、二甲基亚硝胺、酚类化合物、放射性元素等。其他严重有害物质包括尼古丁、一氧化碳和烟焦油。吃饭时吸烟可将烟草中的有害物质随食物吞下，并与胃黏膜接触。1997 年特雷达尼埃尔（Tredaniel）等的荟萃分析结果表明，吸烟者较不吸烟者胃癌发生危险比为 1.5~1.6，并存在剂量关系。近年来研究发还发现，烟草烟雾中含有自由基，可破坏遗传基因，损伤细胞膜和降低免疫力，促使组织癌变，这些物质可溶解于唾液中随吞咽进入胃内，并因吸烟量及吸烟时间的增加，长期作用而致胃癌。我国魏跃红等进行了一项配对病例对照研究，纳入 2003 年 8 月至 2004 年 8 月 303 例胃癌新发病例和 303 例健康对照。结果发现，随着吸烟年数延长、每天吸烟量增大及吸烟包 / 年数增多，胃癌的发生呈上升趋势。吸烟年限＞ 30 年、每天吸烟量＞ 20 支和综合指标吸烟包 / 年数＞ 20 等因素，均显示出与胃癌有较强的正相关。我国刘云霞等对国内近 10 年来有关吸烟与胃癌关系的病例对照研究和队列研究进行荟萃分析。结果发现，吸烟与癌间的联系有统计学意义，即吸烟是胃癌的危险因素之一。按性别（男、女）分层进行分析发现，男性吸烟可增加患胃癌的危险，女性吸烟与胃癌的联系无统计学意义。这提示，吸烟与胃癌的关系与性别有关，这与国内女性吸烟者较少的现状一致。

英国有两个医院，利用 8 年的时间对 117 名胃癌病人和 234 名对照组病人的吸烟习惯作了对比研究，发现特殊的吸烟方式与消化道癌的发生部位有明显的关系，胃癌病人的吸烟方式亦与对照组病人有显著的差别。在对照组，病人的吸烟率为 37%，其中 26% 的人经常把烟气吞咽进去；而胃癌组的吸烟率为 56%，其中 64% 的病人有吞咽烟气的习惯。研究显示了吸烟并经常吞咽烟气的病人，其肿瘤的好发部位在胃的远端，尤其在胃窦部，而那些不吸烟或虽吸烟，但不吞咽烟气的病人，其肿瘤好发在胃的贲门部。吸烟并吞咽烟气者得胃癌的机会比不吸烟者高。虽然吸烟的程度和烟龄与消化道肿瘤的部位没有明显的关系，但胃窦部的肿瘤相对比其他部位多一些。

第十节 饮酒（附：乙醇对胃黏膜作用机制研究）

世界卫生组织国际协作研究指出：男性安全饮酒的限度是，每天不超过 20g 酒精。美国国家酒精滥用与酒中毒研究所的标准是，男性每日纯酒精的摄入量不超过 40g。中国现行的标准是日酒精摄入量不超过 15g。

2019 年 4 月初，著名医学期刊《柳叶刀》发表了一项针对 51 万中国人关于饮酒和血管疾病的前瞻性研究，否定了适度饮酒有益于防止心血管老化的说法。而在去年，《柳叶刀》发表的另一篇论文指出，酒精的安全摄入量是零，也就是说，滴酒不沾才是最有益健康的。

研究显示，饮酒和胃癌发生风险间的关系存在矛盾，有些研究认为二者之间没有关联，但有些研究却认为饮酒增加胃癌风险。

酒精对胃损害的研究最早在 1833 年，美国外科医师 Beaumont 对因枪伤而造成胃瘘的患者通过瘘管观察发现，过量饮酒后，胃黏膜出现充血性片状红斑，糜烂和炎性渗出。

大量动物实验和临床研究证实，过量饮酒可导致胃黏膜损伤，损伤与乙醇浓度有关。实验及临床研究从形态学、组织学、超微结构、功能学及生化学方面证实，酒精（浓度 20%）是引起胃黏膜损伤的重要原因。

临床观察发现，1/3~1/2 的胃癌患者有长期饮酒史，酒精对胃黏膜造成损伤，又不断经历损伤、修复、再损伤的过程。多数学者认为饮酒与胃癌有一定的关系，但不是胃癌的决定和直接因素。

国内孙喜文等研究证实，饮白酒增加胃癌相对危险性 82%。从饮酒类型看，饮白酒和所有类型酒都显著增加胃癌危险性。而只饮啤酒者，具有降低胃癌危险性的作用。白酒酒精含量高，刺激胃黏膜，使黏膜细胞发生改变而导致胃癌发生。

而在意大利进行的一项病例对照研究中发现，胃癌与酒和烈酒无关，与葡萄酒关系微弱。

张栓虎对 1991~2005 年国内已发表的 27 篇关于饮酒与胃癌危险因素分析结果表明，饮酒是国内胃癌发生的重要危险因素，在饮酒的高危人群中其患胃癌的归因危险百分比为 50.74%。

周蓓等通过文献检索 1998~2017 年饮酒与胃癌关系的 meta 分析，文献质量评价选用 NOS 量表评分，研究纳入 4781 例胃癌患者，其中饮酒者 2473 例，占 51.73%，共纳入 9983 例对照，其中饮酒者 3680 例，占 36.86%，结果表明，饮酒因素的合并 OR 值为 1.76，表明饮酒是胃癌的危害因素。

根据世界卫生组织有关酒精和健康状况的统计报告显示，全球 5.1% 的疾病发生与酒精消耗相关。长期频繁地饮用酒精饮料被认为是各种癌症病因中的一个重要危险因素，而胃癌发生与酒精的关系则更为密切。近期，多项关于胃癌饮食危险因素的 meta 分析说明，饮酒可增加胃癌的发病风险。在剂量依赖方面，一项 meta 分析总结了从小于 1g/d 至 85g/d 的摄入量，发现在这范围内的酒精摄入均可增加患癌的风险，而摄入量越大则增加的风险越高。更有研究指出，每天饮酒每增加 10g，胃癌的患病风险增加 5%~7%。而一项 Poed 分析则总结了 20 项研究中的 9609 例胃癌病例，对照 25336 例普通人群，结果发现，饮酒不超过 4 次/天者胃癌的发生风险未见增加，而饮酒大于 6 次/天者与胃癌的发生密切相关。以上研究充分说明酒精是癌发生的危险因素。

值得注意的是，酒精本身不是致癌物，而其代谢产物乙醛和 ROS 却有着遗传毒性和致癌作用。其中，乙醛被国际癌症研究署归类于 I 类人类致癌物。乙醛可以导致消化腺细胞的 DNA 损伤，进而引起致癌作用。乙醛在体内的上、下游代谢酶包括 ADH 和 ALDH，由于基因多态性等多种原因导致这些的活性改变，从而减少对乙醛的代谢是酒精致癌发生的机制。

基因：乙醇脱氢酶，主要由 ADH1B 基因编码，将乙醇代谢为乙醛。乙醛再被乙醛脱氢酶代谢为乙酸。ADH1B 基因的活性决定乙醛的产生速度，ADH1B 发生 Arg47His 突变后，活性大大增加，在其作用下，乙醇迅速代谢为乙醛。

乙醛脱氢酶，主要由 ALDH2 基因编码，负责将乙醛代谢为乙酸。乙醛是一种可引起 DNA 损伤的有毒化学物质，如果 ALDH2 发生 Gy504Lys 突变后，乙醛代谢缓慢，导致肝损伤和癌风险上升。该基因变异多为亚洲人，为亚洲人酒精性肝病、食管癌及咽喉癌等的易感基因。

附：乙醇对胃黏膜作用机制研究

乙醇是一种有机溶剂，乙醇在胃黏膜代谢分解为乙醛后，乙醛与胃黏膜蛋白结合，参与了对胃黏膜的损伤，乙醇还可通过增强胃黏膜损伤因素、削弱胃黏膜保护因素和使细胞内钙超载等机制引起胃黏膜损伤。

1. 慢性饮酒：许多研究者认为，慢性饮酒可导致胃炎（包括慢性浅表性胃炎和萎缩性胃炎）或消化性溃疡，胃黏膜的损伤程度与酒精浓度和接触时间有关，如果有胃酸存在且随着酸浓度的增加可加重损伤，Bienia 等研究证实持续酗酒易致胃黏膜萎缩性炎症，并且这型炎症变化的出现与嗜酒时间长短有关，酗酒时间越长，胃酸分泌越少，研究并未显示萎缩性胃炎的患病率与酒的种类或酒中乙醇含量有关。在与饮酒相关的胃十二指肠黏膜病变中消化性溃疡也是人们争议和关注的焦点，一些报道显示慢性饮酒并不增加消化性溃疡的发病率，而另一些调查却显示饮酒是十二指肠溃疡发病的危险因子。还有人认为长期大量饮酒可能导致肝硬化，而肝硬化患者胃黏膜屏障功能常常削弱，从而增加了消化性溃疡的发病危险性。所以，慢性饮酒在消化性溃疡的发病中所起的作用有待进一步研究。另有研究发现，长期饮酒是胃癌发生的危险因子，饮酒可致胃黏膜上皮化生，胃癌的上升与饮用啤酒、葡萄酒和伏特加等有关，由上可见，慢性饮酒对胃十二指肠黏膜的影响较为复杂。

2. 乙醇损伤胃黏膜的作用机制：乙醇是一种有机溶剂，对胃黏膜组织具有很强的腐蚀性，破坏表面黏液层和颈黏液细胞，并破坏胃黏膜的正常代谢所需的生理环境，乙醇在胃黏膜代谢分解为乙醛后，乙醛与胃黏膜蛋白结合，参与了对胃黏膜的损伤，无水乙醇或高浓度乙醇具有很强的脱水作用，能凝固组织蛋白，除上述直接损伤作用外，乙醇还可通过增强胃黏膜损伤因素、削弱胃黏膜保护因素和使细胞内钙超载等机制引起胃黏膜损伤。

（1）乙醇引起的胃黏膜损伤可能在一定程度上归因于乙醇引起黄嘌呤氧化酶活性，增加和该酶发生类别转换，而该酶类别转换对自由基产生深远影响。动物实验还发现，别嘌呤醇具有预防乙醇对胃黏膜损伤作用。已知正常胃黏膜表层内富含还原型黄嘌呤氧化酶，经乙醇作用转化为氧化型黄嘌呤氧化酶并增强其活性，促进组织内黄嘌呤在代谢过程中产生超氧离子自由基，并可转复 H_2O_2 为羟自由基（–OH），其结果均使自由基增多。氧自由基作用于巯基使蛋白质变性、酶失活，从而导致黏膜损伤。

（2）乙醇使胃黏膜中的超氧化阴离子、羟基产物增多及增强脂质过氧化反应，结果产生脂源性自由基和脂质氢过氧化物，引起细胞内氧化反应并引起线粒体通透性改变及线粒体去极化，这加速了胃黏膜细胞的死亡。

（3）乙醇使白细胞浸润于胃黏膜，并释放髓过氧化物酶、氧自由基、蛋白酶并黏附于血管内皮造成大血管闭塞等方式导致黏膜损伤。

（4）乙醇能引起胃黏膜上皮细胞肿胀，溶解上皮脂质蛋白层，使上皮细胞之间的紧密连接受到损伤，破坏胃黏膜屏障。乙醇引起胃黏膜损伤而前列腺素合成减少。

（5）乙醇可引起胃黏膜静脉收缩，胃血流量降低，被认为与乙醇促进胃动脉血管内皮释放内皮素及降低胃黏膜一氧化氮合成酶活性。

乙醇还可引起胃黏膜血管通透性升高，肥大细胞脱颗粒，并伴胃黏膜组胺及时白三烯含量升高。可降低胃黏膜疏水性及表面活性磷脂含量，减慢胃黏膜上皮迁移和增殖，损伤细胞内微丝、微管等细胞骨架系统，破坏细胞间连接蛋白，诱导法细胞凋亡，从而损伤胃黏膜的修复功能。

3. 乙醇对胃黏膜的保护作用：少数学者认为，低浓度乙醇可能对胃黏膜产生适应性细胞保护作用，适当浓度的乙醇刺激可引起胃黏膜干细胞热休克蛋白 70 的表达时，Kontur 等给大鼠 100% 乙醇灌胃处理后 1 小时，测得大鼠胃黏膜 HSP70 表达明显上调，而予阿司匹林组则黏膜 HSP70 表达减少，夏玉亭等通过体内外实验证明胃黏膜细胞中的 HSP70 具有保护作用，HSP70 可帮助新生蛋白质成熟和移位，帮助异常蛋白质降解，作为"分子伴侣"对于维持胃黏膜细胞的稳定与生存至关重要的，提高细胞 SOD 及过氧化氢酶活性，减轻乙醇引起的过氧化反应损伤，适当低浓度乙醇还可以防止非甾体抗炎药引起的细胞死亡而产生对胃黏膜的适应性细胞保护作用。Uehigashi 等研究表明，适度的低浓度乙醇可通过提高胃黏膜的前列腺素的水平而对胃黏膜有保护作用，一些酒精性饮料如红葡萄酒，有抗幽门螺杆菌活动性感染的保护作用，这一作用可能与饮料中所含乙醇的抗微生物效应有关。

总之，乙醇引起的胃黏膜急性损伤明确，临床上利用无水乙醇或高浓度乙醇能使组织蛋白凝固的特点，采用内镜下局部注射无水乙醇来治疗上消化道出血，达到止血目的。在动物实验模型中，用于探讨胃黏膜急性损伤的病理生理机制，并被广泛用于药理学研究，用于药物的疗效评估。

慢性饮酒对胃黏膜的影响还存在争议，其与慢性胃炎的关系研究报道不一致，慢性饮酒是否会引起胃、十二指肠溃疡也无定论，乙醇与胃癌的关系，人们认为乙醇不是直接致癌物质，但在一定实验条件下是一种辅助致癌物质，乙醇代谢产生乙醛和自由基，乙醛具致癌作用和致突变作用，可与 DNA 和蛋白质相结合，破坏叶酸，引起继发性过度增生。有证据表明，乙醛是乙醇致癌的主要原因。近期研究发现，乙醇对胃黏膜有适应性细胞保护作用，可抗 Hp 感染、促进胃黏膜上皮细胞更新及 HSP70 表达，但这些保护作用的分子机制尚不清楚。乙醇对胃黏膜的影响较为复杂，深入研究其对胃黏膜的作用机制，对于胃黏膜保护有积极意义。

第十一节　水质

水质，水体质量的简称。

水根据自身的硬度首先分为软水和硬水两种。

水的硬度是指溶解在水中的盐类物质的含量，也就是钙盐与镁盐的含量，硬度单位是 ppm，1ppm（1×10^{-6}）代表水中碳酸钙含量 1 毫克 / 升（mg/L）。低于 142ppm 的水称为软水，高于 285ppm 的水称为硬水，介于 142~285ppm 的称为中度硬水。雨、雪水都是软水，江水、河水、湖水，属于中度硬水；泉水、深井水、海水，都是硬水。

硬水通常对于健康并不造成直接危害，但硬水中由于含有比较多的钙盐，因此，我们用来烧水的壶，特别容易出现水垢，水垢的沉淀主要是碳酸盐类，还有镁盐类。这样的盐类，进到肠道里面如果部分被分解，还会成为部分人的常量元素；如果不能溶解和分解的话，会随粪便排解出去，不会对身体有特别的影响。

但是，如果存在水垢，就会吸附更多的有害物质，因此会产生一定的危害。

饮用水是指可以不经处理、直接供给人体饮用的水。饮用水包括干净的天然泉水、井水、河水和湖水，也包括经过处理的矿泉水、纯净水等。加工过的饮用水有瓶装水、桶装水、管道直饮水等形式。

自来水在中国大陆一般不被用来直接饮用，但在世界某些地区由于采用了较高的质量管理标准而可以直接饮用。

一般将经过煮沸的饮用水称作开水。

水是人体的重要组成部分，也是新陈代谢的必要媒介。人体每天消耗的水分中，约有一半需要直接喝饮用水来补充，其他部分从餐饮中直接获得，少部分由体内的碳水化合物分解而来。成人每天需要补充水分 1500ml 左右。

有观点认为，饮用水中的微量矿物质对人体有重要作用，饮用纯净水会造成矿物元素代谢失衡。这在世界各地的大量统计数据中得到了一定支持。

据世界卫生组织调查表明：全世界 80% 的疾病和 50% 的儿童死亡都与饮用水水质不良有关。由于水质污染，全世界每年有 5000 万儿童死亡，3500 万人患心血管病，7000 万人患结石病，9000 万人患肝炎，3000 万人死于肝癌和胃癌。

王志强等对福建胃癌高、中低发区 11 个县地表水、地下水水质资料分析结果表明：高发区水质有机物污染指标（氨氮、亚硝酸盐氮、硝酸盐氮、硫酸盐氯化物、耗氧量等）及重金属（铅、汞）污染物含量明显高于中低发区。大范围及局部地区监测数据也表明，饮用水污染是胃癌高发的重要因素之一。

平山雄调查了日本 45 条主要河流与胃癌死亡率的关系，发现胃癌与水硬度，特别与钙盐有关。高桥等报道了日本 46 个县胃癌死亡率与河水中 Ca^{2+}/SO_4^{2-} 比例呈负相关。我国调查 14 个县胃癌调整死亡率与水中 Ga^{2+}/SO_4^{2-} 比值，同样发现呈负相关（$r=-0.59$，$P < 0.05$）；与水中镍、硒浓度呈正相关（$r=0.586$，$P < 0.05$）。

第十二节　牙病

哈佛大学陈氏公共卫生学院在一项持续 20 多年的研究中，追踪了近 15 万名参与者牙科检查、生活饮食方式的情况，以发现两者之间的联系。

他们发现，有牙龈病史的人在晚年患食管癌或胃癌的可能性要高出 52%。研究结果还显示，那些曾经掉过牙的人，患上这类疾病的风险也更高。

根据英国国家医疗服务体系的说法，牙龈疾病的主要原因是口腔卫生。研究人员观察了 98459 名女性和 49685 名男性在至少 20 年的时间里食管癌和胃癌的发病率。结果显示，在 22~28 年的随访中，有 199 例食管癌，238 例胃癌。对比发现，有牙龈疾病病史的人，患食管癌和胃癌的风险分别增加了 43% 和 52%。

与没有掉牙的人相比，掉两颗或更多牙的人患食管癌和胃癌的风险也稍微高一些，认为掉牙的患者患食管癌的概率要高出 42%，患胃癌的概率高出 33%。

以往研究证实口腔中常见的细菌，如连翘单宁菌（tannerella forsythia）、牙龈卟啉单胞菌（porphyromonas gingivalis）与食管癌之间的联系。

研究证实，口腔不卫生和牙龈疾病可能会促进导致胃癌的细菌的形成。研究中关于牙龈疾病和牙齿脱落与食管癌和胃癌之间关系的其他发现是不一致的。"总的来说，这些数据支持了口腔微生物在引发食管癌和胃癌中的重要性。"

他们指出，通过进一步的前瞻性研究直接评估口腔微生物组是必要的，这样就能更好地确定具体的口腔细菌负责这一关系。"这些额外的发现可以作为容易获得的、非侵入性的生物标记，帮助识别这些癌症的高危人群。"

哈佛大学陈氏公共卫生学院 Mingyang Song 介绍，有多项研究证明，导致牙龈疾病的细菌可沿血液传播，牙病患者心脏病风险升高。Mingyang Song 说，在接下来的研究中，他将评估口腔微生物群并确定究竟是哪一类与癌症发病有关。他还计划评估口腔微生物在小肠癌、胰腺癌或肝癌发病中的作用。

附 1：牙龈牙周细菌与牙菌斑

牙菌斑是基质包裹附于牙面、牙间或修复体表面的软而未扩化的细菌性群体，不易漱掉的一种细菌性生物膜，肉眼是很难观察到的，用菌斑指示剂可显示。获得性薄膜形成，在刚清洁过的牙面上，数分钟内便可形成，1~2 小时迅速增厚。菌斑成熟，细菌通过黏附共聚相互连接。定植菌迅速分裂、繁殖和生长，导致菌斑细菌数量和种类增多，形成复杂菌群。在菌斑成熟过程中，细菌定植有一定的顺序，首先吸附到牙面的是革兰阳性球菌，链球菌占优势，然后是状菌，以后随着菌斑的成熟，细菌种类逐渐增多，菌斑大小和厚度增加，能动菌和螺旋体如弯曲菌、密螺旋体等比例上升。牙周炎都跟丝状菌、拟杆菌等细菌有关。

D.Pne 为戴阿里斯特菌属中的主要菌属，是 G– 专性厌氧小杆菌，有研究发现这个菌是潜在的牙周炎致病菌。

口腔作为 Hp 除胃之外的第二聚集地。近年来的研究发现，口腔中的幽门螺杆菌（Hp）与牙周炎具有显著的相关性。牙周炎患者口腔中的 Hp 是牙菌斑和牙周炎的始动因子。龈沟或牙周袋可能是口腔 Hp 聚集的适宜环境。

关于牙菌斑：牙菌斑是基质包裹的互相黏附或黏附于牙面、牙间或修复体表面的软而未矿化的细菌性群体，为不能被水冲去或漱掉的一种细菌性生物膜。

当牙菌斑量较少时，肉眼是很难观察到的，通常用菌斑指示剂可以很好地显示。

牙菌斑，即"细菌社区"的建立、成熟需要经历三个阶段：首先唾液中的营养物质吸附在牙齿表面，构成"社区"肥沃的"土壤"，即获得性薄膜形成。这个过程在刚清洁过的牙面上，数分钟内便可形成，1~2 小时迅速增厚。

"土壤"形成之后，便可吸引细菌来定居，同时为细菌提供营养，即细菌黏附和共聚。首先会有先驱菌来定居，开垦土壤，建立社区的基本设施，之后便会吸引更多的其他细菌来定居，一个"新兴社区"就诞生了。

"新兴社区"如果没有人为的破坏，很快会发展壮大，成为一个"成熟的社区"，即菌斑成熟。众多细菌集结在一起，互相提供营养物质，同时汲取唾液中的养分，细菌大量增殖，"社区"结构也更加紧密，可以共同抵抗外界的干扰，这是用漱口的方法是无法清

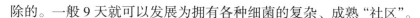

除的。一般 9 天就可以发展为拥有各种细菌的复杂、成熟"社区"。

附 2：口腔菌群与胃部疾病

胃内长期的高酸环境及各种抗菌酶，使得大多数微生物在胃内不易定植，且肠道的细菌负荷无法向上消化道如食管、口腔传导，在贲门水平上，包括放线杆菌、拟杆菌、厚壁菌、梭杆菌和变形杆菌构成了胃内的主要微生物群。胃部疾病的发生通常与幽门螺杆菌（Hp）感染有关，其可沿食管向上部定植，从而发生口腔 Hp 感染。Ansar 等发现，口腔中感染 Hp 的患者，出现胃食管反流病（GERD）、食管括约肌松弛症、十二指肠炎及十二指肠溃疡的概率显著增加。在 GERD 发生后，口腔红斑出现、腭黏膜损伤、唾液腺功能改变，口腔内微生物环境发生变化，口腔念珠菌病的患病率增加。几项对胃癌患者口腔菌群检测的研究发现，奈瑟菌和嗜血杆菌显著减少，变形菌门的数量也明显降低。Wu 等将胃癌患者分为非贲门癌组与贲门癌组，在检测口腔菌群后发现，与正常人群相比，两组患者口腔菌群的 α 多样性与 β 多样性降低，贲门水平上，非贲门癌组硬壁菌丰度较高，拟杆菌丰度较低，硬壁菌 / 拟杆菌呈现高数值，但这一特点在贲门癌患者中并未出现，贲门癌患者口腔中营养缺乏菌属、韦荣球菌属显著增加。对于无法耐受胃镜的人群，口腔菌群可以作为胃癌早期检测或风险评估的生物标志物。

第十三节　胆汁反流

胆汁是肝脏分泌的液体，胆汁的主要成分除水以外，尚有胆盐、胆固醇、胆色素、肝磷脂和各种无机盐，其主要是由胆汁酸构成。胆汁最主要的作用就是促进对脂肪的消化及吸收。

一、胆汁反流对人体的危害

目前认为胆汁反流可以导致上消化道炎症、溃疡和肿瘤，也就是说长期胆汁反流可以导致食管炎，胃黏膜糜烂性、增生性、活动性炎症，胃溃疡，甚至促使发生胃癌。与上消化道炎症、溃疡、肿瘤的发生都有重要关系。

二、胆汁反流的致癌机制

胆汁酸是胆汁中的主要成分，反流入胃的胆汁酸可损伤胃黏膜，其清除胃黏膜表面黏液，破坏黏液 – 碳酸氢盐屏障，导致 H^+ 反渗造成胃黏膜损伤。胃内高浓度的胆汁酸与肠化生的风险升高有关。

动物研究发现，通过幽门回流胆汁的大鼠中，胃腺癌的发生率高达 41%。回顾性队列研究发现，胃内存在高浓度胆汁酸的患者，胃癌发病率更高。

研究发现，长时间反复暴露于酸性胆汁酸下，胃癌细胞显示出了更恶性表型相关的进行性形态学、分子生物学变化。

胆汁反流是一种常见临床症状，胆汁酸是其损伤胃黏膜的主要毒力因素。胆汁酸长期反流入胃内，可改变胃内微环境，除了胆汁酸自身的细胞毒性外，其还可以作为信号分子通过法尼酯衍生物 X 受体（FXR）和 G 蛋白偶联受体（TGR5）进行介导。它们是 BAs 最关键的两个受体，介导 BAs 对下游信号通路与细胞功能的调控，参与肠上皮化生和胃癌的发生发展。大量临床研究、动物实验、细胞实验等发现，胆汁酸加剧和加速了胃黏膜病变的进展并参与肠上皮化生甚至胃癌的发生发展，疏水性胆汁酸在胃癌中发挥肿瘤促进作用，亲水性胆汁酸在胃癌中发挥肿瘤抑制作用。

第十四节　胃部疾病（附：细胞凋亡与胃癌）

研究表明，一些慢性胃部疾病是具有潜在癌变可能性的胃癌前疾病，包括萎缩性胃炎、腺瘤型息肉、残胃、溃疡病等。当胃癌癌前疾病周边出现病理组织学上的癌前病变——胃黏膜上皮异型增生时，其与胃癌的关系更加密切。

细胞凋亡是细胞在一定生理和病理条件下，由凋亡相关基因控制的主动死亡过程，是机体组织在分化发育过程中清除生理上不需要的细胞和病理状态下清除恶性增生肿瘤细胞的主要途径。作为程序性死亡过程的一种特殊形式，其与病理性坏死有本质区别，坏死常伴明显炎症反应，而凋亡并不影响周围正常组织，不引起组织损伤，在维持机体正常生命活动中发挥重要作用。长期以来，对癌细胞生物学行为的研究主要集中在癌细胞增殖失控方面，治疗也主要侧重于如何抑制癌细胞增殖，如何启动癌细胞自身凋亡机制并有效促进肿瘤细胞凋亡对肿瘤的治疗有重要意义。

研究结果显示，胃癌是在各种致癌因素作用下组织细胞异型增生而形成的新生物，不受正常机体调控，与正常机体组织生长不协调，细胞恶性增生是其典型生物学特性。然而近来研究更注重对癌细胞凋亡的抑制在胃癌发生中的作用，可认为胃癌既是细胞增殖和分化异常疾病，也是细胞凋亡异常疾病。免疫组织化学技术中细胞凋亡指数和增殖指数是研究和评价凋亡中最常用的指标。

林秋雄等对 122 例胃黏膜活检标本采用免疫组织化学技术（LSAB 法）检测增殖细胞核抗原，原位末端标记法（TUNEL）检测细胞凋亡，患者分为 5 组，结果显示正常胃黏膜、萎缩性胃炎、肠上皮化生、不典型增生、胃癌的增殖指数分别为（72±21）%、（16±65）%、（186±82）%、（332±90）%、（525±189）%，凋亡指数分别为（55±19）%、

（141±57）%、（206±66）%、（154±32）%、（97±42）%。提示胃黏膜癌变过程中，前3个阶段增殖指数与凋亡指数同步上升，但从不典型增生期增殖指数继续上升，而凋亡指数逐步下降，细胞增殖与凋亡平衡失调在胃癌发生过程中可能起重要作用。

郑世营等研究细胞凋亡和细胞增殖在胃癌发生发展中的作用，用原位末端标记法和免疫组织化学染色检测30例胃癌和20例胃黏膜上皮异型增生中的细胞凋亡，结果显示，随正常胃黏膜异型增生，胃癌的梯度、细胞凋亡指数逐渐降低，差异有统计学意义（$P < 0.05$），细胞增殖指数逐渐升高（$P > 0.01$），提示胃黏膜异型增生已存在细胞凋亡和细胞增殖异常，使增殖凋亡比值加大是胃黏膜异型增生向胃癌发展的重要机制之一。

许岸高等研究细胞凋亡和增殖及基因bcl-2、p53蛋白表达在浅表性胃炎、萎缩性胃炎、肠上皮化生、不典型增生、早期胃癌、进展期胃癌患者这一演化序列中的规律和作用，采用原位末端标记法检测细胞凋亡，采用免疫组织化学检测其增殖细胞核抗原（PCNA）标记和bcl-2、p53蛋白表达。结果显示，浅表性胃炎、萎缩性胃炎、肠上皮化生、不典型增生、早期胃癌和晚期胃癌的细胞凋亡指数分别为（6.4±1.9）%、（14.1±4.1）%、（23.3±6.1）%、（17.4±2.6）%、（11.3±3.7）%、（6.3±2.0）%；增殖指数分别为（11.3±2.2）%、（18.9±6.5）%、（20.3±7.3）%、（40.0±10.6）%、（53.1±10.9）%、（72.4±18.4）%。bcl-2蛋白表达分别为10.0%、23.3%、40.0%、56.7%、85.7%、46.7%。p53蛋白表达分别为0、0、0、4.3%、14.3%、53.3%。初步认为在胃癌演化序列中，起初3个阶段凋亡指数和增殖指数同时上升，而自不典型增生期开始，增殖指数继续上升，凋亡指数逐渐下降，在胃癌中bcl-2蛋白表达与p53蛋白表达呈反向关系，前者可能是胃癌早期行为，后者可能是胃癌中晚期行为。由此可见，从正常胃黏膜、轻度不典型增生、重度不典型增生、癌前病变、早期胃癌到进展期胃癌的发展过程中，细胞凋亡逐渐受抑制，细胞恶性增生逐渐显现，胃黏膜病变细胞凋亡减少，生存期延长，细胞大量堆积。细胞增殖指数逐渐增大，凋亡指数逐渐减小，增殖指数和凋亡指数比值增大是衡量胃癌发生、浸润及转移的可靠指标。同时也显现出抑制凋亡的基因表达增加，促进凋亡的基因表达受到抑制。

凋亡相关基因与胃癌发生分子生物学研究结果表明，基因是携带遗传信息的DNA片断，在各种复杂内外环境作用下，细胞内某些基因DNA分子受到损伤，发生核苷酸突变或缺失，导致肿瘤发生。

大量研究结果发现，肿瘤发生癌变的过程是一个非常复杂的多因素、多阶断、多基因发展过程。

细胞内有2类与肿瘤发生关系最密切的基因，分别为癌基因和抑癌基因。

癌基因主要是促进细胞增生，抑癌基因主要功能是抑制细胞增生。在正常情况下，这2种基因功能处于平衡状态。

癌基因由于扩增或突变导致其过度表达或抑癌基因由于缺失或突变失活导致其表达低下，细胞会无节制地增生，最终形成肿瘤。

正常细胞中除存在上述动态平衡外还存在另一种平衡状态，即细胞增生与细胞凋亡间的动态平衡。如果细胞增生过度或细胞凋亡受到抑制，这种平衡破坏，造成细胞异常堆积，导致肿瘤形成。

与胃癌发生关系最密切的癌基因是 c-met 癌基因，在进行性胃癌，特别是在硬癌中，经常见到 c-met 基因扩增。一种与胃癌相关转录产物 6.0 kb c-met mRNA 常表达于胃癌组织或胃癌细胞系，而不表达于正常胃黏膜组织。进一步研究结果发现，c-met 6.0kb 转录物表达与胃癌淋巴结转移间有明显相关性。

p53 基因是胃癌中研究较多的抑癌基因，正常野生型 p53 基因具有抑癌功能，其表达产物野生型 p53 蛋白的功能与 Rb 蛋白类似，能同某些生长因子和转录因子结合，对细胞增生起调控作用。p53 基因还是关卡基因，能在细胞周期的 G1/S 交界处起监测作用，以防止过多细胞或 DNA 有损伤的细胞进入 S 期，p53 基因一旦发生突变，p53 蛋白不仅丧失上述功能，且能与野生型 p53 蛋白结合，使其丧失抑癌功能。p53 基因突变在胃黏膜病变由肠上皮化生→异型增生→胃癌的发展过程中呈现渐进性增加趋势，提示 p53 基因在胃癌多阶段发生过程中起主要作用，且在癌前病变中可发现 p53 点突变，提示其可能是胃黏膜细胞癌变的早期事件。胃癌发生凋亡还可由 Fas/FasL 相结合而介导，患者机体内被激活的 Tc 细胞表面迅速表达 FasL，其与靶细胞表面 Fas 结合，产生的效应可破坏 DNA 完整性，干扰细胞周期正常运行，破坏细胞结构，最终导致典型细胞凋亡形态学改变。

王仰坤等采用 p53 原位杂交、原位 DNA 末端转移酶标记法和免疫组织化学技术对 56 例胃癌进行检测，结果显示胃癌 p53 基因和细胞凋亡共同参与调节细胞的生存与死亡，二者均与胃癌分期有关。王晓萍等采用 DNA 末端转移酶介导的 Bir-dU TP 原位末端标记技术和免疫组织化学技术，分别对 60 例胃癌标本的细胞凋亡和 p53 蛋白异常作同步研究和相关性分析。结果显示，60 例胃癌组织中细胞凋亡指数为 1.8% ~19.4%，p53 蛋白异常表达率为 63.3%，p53 蛋白阳性组细胞凋亡指数为 1.8% ~7.9%，而 p53 蛋白阴性组细胞凋亡指数 7.4% ~19.4%，2 组差异有统计学意义。提示胃癌中存在较高频率 p53 蛋白异常和细胞凋亡，p53 蛋白异常与胃癌细胞凋亡。p53 蛋白异常与胃癌细胞凋亡间存在负相关。

稽喜民等应用免疫组织化学 SABC 法，对 63 例胃癌及癌旁组织中 Fas 基因的不同表达情况进行研究，结果显示凋亡基因 Fas 在胃里癌组织中阳性表达率高于癌旁组织（$P < 0.05$），在不同分级胃癌之间其阳性率差异无统计学意义，而癌旁组织间 Fas 表达差异有统计学意义（$P > 0.01$），提示低分化胃癌癌旁组织具有活跃凋亡活动，有利于癌组织直接播散。熊英等采用免疫组织化学及 DNA 末端转移酶介导的缺口末端标记技术对 40 例胃癌组织中 Fas 抗原表达与细胞凋亡进行了观察和比较。结果显示，胃癌组织中 Fas 抗原表达阳性率为 52.5%，Fas 表达阳性的胃癌细胞凋亡指数明显高于 Fas 抗原阴性组（$P < 0.01$），提示胃癌细胞凋亡与 Fas 抗原表达密切相关，细胞凋亡调控异常在胃癌发病中可能起重要作用。黄群等采用免疫组织化学染色检测 50 例手术切除胃腺癌组织中 FasL 蛋白，采用 DNA 末端转移酶介导的缺口末端标记技术观察其中 40 例胃癌组织中胃癌细胞的凋亡情况，

结果显示 50 例胃腺癌组织均表达 FasL 蛋白，阳性率为 100%，明显高于正常胃黏膜的 45%（$P > 0.01$），胃腺癌组织 78% 中、强表达，正常胃黏膜均为弱表达，随着胃癌细胞 FasL 表达水平的增加，胃癌细胞凋亡指数逐渐下降，各组间差异有统计学意义（$P > 0.01$），胃癌细胞凋亡水平与其 FasL 表达呈负相关。提示胃腺癌细胞可能通过上调表达 FasL，间接使胃癌细胞的凋亡下调，可能是胃癌免疫逃逸机制之一。上述研究充分显现出 c-met 基因、p53 基因、Fas 抗原与胃癌发生发展中的密切关系，同一种基因在不同情况下可显现出抑制或促进胃癌 2 种不同特性，在从正常胃黏膜到胃癌形成过程中各种凋亡相关基因从 DNA 源头起重要作用，进一步深入研究凋亡基因的生物学特性，让其充分发挥有利于促进肿瘤细胞凋亡的作用，将为根治胃癌带来希望。

第十五节　从胃癌高危因素，改变生活方式

全球胃癌发病率居恶性肿瘤的第五位。在我国，胃癌的发病率仅次于肺癌，在经济落后、卫生条件较差地区高发。胃癌的主要致病因素为幽门螺杆菌，随着卫生条件改善和根治性药物的应用，幽门螺杆菌感染率降低。胃癌，尤其是非贲门癌的发病率呈缓慢下降趋势。冰箱普及以后，食物的储存方式发生了变化，腌制食品的摄入量明显下降，胃癌的发病率降低，但是随着生活和工作环境的改变、生活方式的变革，新的致癌因素逐渐显现。生活节奏加快、工作压力增加、体力劳动减少、久坐、腹型肥胖、不良饮食习惯（外卖、烧烤等）都可能增加胃癌的发病率。恶性肿瘤属于可防可控的慢性疾病，了解其高危因素、改变不良行为和习惯，有助于恶性肿瘤的病因学预防，对胃癌高危人群的早期筛查可以降低其发病率，提高早期胃癌的检出率。目前，胃癌仍然是威胁我国人民健康的主要疾病。

一、胃癌的发病趋势和现状

在世界范围内，胃癌发病率居恶性肿瘤的第五位，总体发病率呈缓慢下降趋势，但发病人数仍在逐年上涨，病死率居恶性肿瘤的第三位，其中非贲门癌的发病率呈下降趋势，而贲门癌的发病率逐渐升高；胃癌发病具有明显的地域和性别差异，约 2/3 发生在亚洲，70% 发生在发展中国家；我国人口基数大，胃癌发病人数约占世界总发病人数的 44%。我国胃的发病率居恶性肿瘤第二位，死亡率居恶性肿瘤第三位。胃癌好发于 50~70 岁人群，男性发病率约为女性的 2 倍，农村发病率约为城市的 1.3 倍；40 岁以上人群的发病率逐渐升高，50 岁以上人群的发病率呈"井喷"式增长。另外，日本、韩国早期胃癌的检出率达 50%~70%，而我国早期胃癌的检出率仅为 10%~20%。

二、胃癌高危因素的变迁

1.幽门螺杆菌感染率下降：幽门螺杆菌感染是公认的最主要的胃癌危险因素，约90%的非贲门癌可归因于幽门螺杆菌感染，可引起慢性胃炎、萎缩性胃炎、肠上皮化生、异型增生等一系列变化，最终导致癌变。幽门螺杆菌的高感染率与胃癌的高发病率基本一致，发达国家幽门螺杆菌感染率和胃癌发病率均较低；随着生活环境和卫生条件的改善，发展中国家幽门螺杆菌的感染率逐渐降低，胃癌的发病率也随之降低。我国福建省长乐区是胃癌的高发地区，1994年当地居民的幽门螺杆菌感染率达79.4%，2012年下降至49.6%。日本人群幽门螺杆菌感染率从20世纪50年代前的80%下降到20世纪70年代后的20%，其胃癌发病率与幽门螺杆菌感染率的变化趋势一致。因此，根治幽门螺杆菌可降低胃癌癌前病变患者的胃癌发病风险。另有研究报道，EB病毒可导致胃癌发病率升高，约10%的胃癌患者EB病毒阳性。此外，除感染因素外的其他因素也需要引起重视。印度和泰国的幽门螺杆菌感染率很高，但胃癌的发病率并不高。

2.饮食结构的变化：

（1）盐摄入量减少：高盐和腌制食品（如咸菜、咸鱼）可增加胃癌的发病风险，且高盐摄入与幽门螺杆菌感染具有协同作用。高盐可以直接损伤胃黏膜导致胃炎，进而增加胃癌的发病风险。腌制食品中过量的亚硝酸盐是致癌的主要成分。20世纪80年代以来，随着电冰箱的逐步普及，食物的储存方式发生改变，腌制食品的摄入量明显减少，多项研究指出，胃癌发病率下降与冰箱的普及相关。

（2）咖啡、酒饮用量增加：咖啡是最受欢迎的饮品之一，随着生活水平提高，我国居民的咖啡饮用量增加。关于咖啡与胃癌关系的研究较多，但结果并不一致。一项大型队列研究显示，总的咖啡摄入量（含咖啡因、不含咖啡因）与胃癌的发生风险无明显关联，根据解剖部位的分层分析发现，总的咖啡摄入量和含咖啡因的咖啡会增加贲门癌的发病风险。一项meta分析显示，每天咖啡饮用量＞6.5杯，胃癌的发病风险增加。饮酒与胃癌发病风险的关系也是研究热点，既往认为饮酒不会增加胃癌的发病风险，但近年研究大多认为饮酒可以增加胃癌的发病风险，其主要机制可能是由于酒精的初级代谢产物乙醛的局部毒副作用。有研究显示，少量饮酒也可增加胃癌的发病风险。

（3）肉类摄入量增加：近年来，人均肉类食品的摄入量增加。早在2015年，世界卫生组织根据国际癌症研究机构的研究结果发现，加工肉为1级致癌物，红肉为2A级致癌物。过量进食肉类可导致胃癌的发病风险增加，其中加工肉、红肉的致癌作用更明显，每日进食50g加工肉食品，非贲门癌的发病风险可能增加18%；每日进食150g红肉，胃癌的发病风险增加。加工肉类食物中含有大量血红素铁和亚硝酸盐是导致胃癌发病风险增加的主要原因，血红素铁可以导致内源性亚硝胺类含量增加，进而增强致癌作用。加工肉类经过烟熏、烧烤等过程多环芳烃、杂环胺等致癌物成分的含量增加，从而增强致癌作用。亚硝酸盐与蛋白质作用转化为亚硝胺而具有致癌作用。

（4）新鲜蔬菜、水果摄入增加：每天蔬菜、水果摄入量低于45g，可能增加胃癌的发病风险。以往由于新鲜蔬菜、水果的产量和保存的限制，人均新鲜蔬菜、水果的可获得量不足。近年来，居民新鲜蔬菜、水果的摄入量明显增加。一项meta分析显示，每日水果摄入量＞100g，胃癌的发病风险可降低5%，水果所含的抗氧化成分可能是降低胃癌发病的原因。研究显示，柑橘类水果的保护作用更强，有助于降低胃癌发病率，但是既往多项研究表明，柑橘类水果只降低了贲门癌的发病率。基础研究表明，柑橘类水果中富含黄烷酮类化合物（如橘皮素、柚皮素）可以抑制胃癌细胞的增殖、侵袭和迁移，促进凋亡等。

（5）外卖和快餐盛行：近年来，随着生活节奏的加快，外卖和快餐给人们的生活带来了诸多便利。但是，外卖的许多环节均可能增加胃癌的发病风险，如食材的新鲜度、加工过程的卫生条件、包装盒以及送餐过程等。

3. 行为因素的改变：

（1）吸烟人数下降：吸烟人数下降是近年来胃癌发病率降低的原因之一。吸烟是胃癌的高危因素之一，约11%的胃癌归因于吸烟，吸烟者胃癌的发病风险较不吸烟者增加1.5~2.5倍；吸烟者贲门癌发病风险高于非贲门癌，且贲门癌发病风险随吸烟时间的延长而升高，尤其吸烟40年以上者贲门癌发病风险最高，而戒烟10年以上者的贲门癌发病风险与不吸烟者基本相当。

（2）肥胖人数增加：随着饮食条件的改善以及体力劳动的减少，我国肥胖人群的比例呈增加趋势。体质量指数作为肥胖衡量指数并不准确，其不能很好地说明体重增加的原因（脂肪因素、肌肉因素），也不能体现脂肪的分布，一直以来存在很多争议。腹围、腰臀比是比较常用的肥胖指标，而腹型肥胖与代谢综合征相关，与贲门癌的关系最密切，腹围的大小与贲门癌发病率呈正相关。但是腰臀比与胃癌的关系需要更多研究。根据世界卫生组织的统计，50%以上的欧美人存在肥胖，而肥胖可能是导致贲门癌发病率升高的重要原因。

4. 职业暴露：对职业暴露和胃癌发病风险的研究指出，多种体力劳动相关职业人群的胃癌发病风险增加，尤其是粉尘、高温工作环境。国际癌症研究机构认定，橡胶、硝酸盐/亚硝酸盐、石棉和铅化合物等为致癌物；煤炭工人，金属、木制品加工人员，食品加工员，动物饲养员，农作物耕作人员，建筑打工人，洗衣店、干洗店工人等的胃癌发病风险增加。木材粉尘和芳香胺的暴露使肠型胃癌的发病风险增加1.5~1.8倍，使弥漫性胃癌的发病风险增加2.5~2.9倍。粉尘致病主要机制是粉尘中含有的亚硝胺类经吞咽直接对胃黏膜的致癌作用。明确职业暴露与癌症发病风险，有助于更好地采取防护措施，降低胃癌的发病风险。

5. 遗传因素：遗传因素是胃癌的高危因素之一，与许多遗传综合征相关，与多个基因突变和基因多态性相关，其中遗传性弥漫型胃癌综合征与CDH1基因突变有关，黑斑息肉综合征与 STK11 有关，林奇综合征与 MLH1、MSH2、MSH6、PMS2 有关。对胃癌遗传因素的研究有助于指导有胃癌家族史亲属的胃癌筛查和预防，从而尽早干预、防止癌变。有研究指出，有胃癌家族史人群（如胃癌患者直系亲属）的胃癌发病风险较普通人群增加 3 倍，遗传性弥漫型胃癌综合征是导致遗传性胃癌的主要因素，但仅占胃癌的 1% ~3%，仍以外界因素的致癌作用为主。

三、预防

1. 早期筛查和诊断：基于胃癌筛查的成本效益，全民普查难以实现。符合下列第 1 条和第 2~6 条中任一条者均为胃癌高危人群，是胃癌的筛查对象。

（1）年龄 40 岁以上，男女不限。

（2）胃癌高发地区人群。

（3）幽门螺杆菌感染者。

（4）既往患有慢性萎缩性胃炎、胃溃疡、胃息肉、手术后残胃、肥厚性胃炎、恶性贫血等胃癌前疾病。

（5）胃癌患者一级亲属。

（6）存在胃癌其他高危因素（高盐和腌制饮食、吸烟、重度饮酒等）。胃镜和胃镜下活检是诊断胃癌的金标准。不同国家的胃癌高危人群筛查年龄有所不同，筛查年龄、筛查方式、高危人群的确定需要结合各自国家的国情确定，以实施可行的筛查策略。

2. 科普助力"三级预防"：通过科普宣传提高居民的防癌意识，改变高危人群的行为危险因素，提高防癌筛查的主动性是减轻我国胃癌负担的一项有效措施。"十三五"期间，国家级癌症科普协会陆续成立，2015 年 5 月 23 日中国医疗保健促进交流会科普分会成立，2015 年 10 月 25 日中国医师协会科普分会成立，全国各级医院应定期举办防癌宣传义诊活动，防癌科普讲座等以有效增强居民防癌意识，有力促进全民健康助力全球小康。

3. 分餐制和手部卫生：在新型冠状病毒感染疫情防控中，我国出台了一系列最有力的防控策略，及时有效地控制疫情，展现出中国速度、中国力量。其中，分餐制和手部卫生防控策略也可以有效降低胃癌的主要致病因素——幽门螺杆菌的交叉感染。幽门螺杆菌的感染途径主要为粪 – 口途径和口 – 口途径。分餐制（分餐具，一人一套碗筷）以及使用公筷、公勺是有效杜绝交叉感染的有效措施。最近，全国各地纷纷出台政策推广分餐制以及公筷、公勺等，降低经口传播疾病的风险；手部卫生进一步有效降低了幽门螺杆菌的传播风险。

4. 癌症数据的登记和分析：在国家卫生健康委员会的领导下，国家癌症中心组织实施开展全国肿瘤登记工作。全面收集我国居民恶性肿瘤的发病、死亡情况和生存状态等信息，监测恶性肿瘤的变化趋势以及在不同地区和人群中的分布特征，为国家制订癌症防控策略、分配卫生资源、开展防控研究提供了科学依据。

四、结语

胃癌是威胁我国人民健康的主要恶性肿瘤之一，给社会和家庭带来沉重负担。胃癌的发病是多因素、多步骤的连续性癌变过程。随着时代的变迁和人们生活方式的变革，胃癌的主要致病因素逐渐发生变化，加强对胃癌高危因素变化的认识，有利于制订符合时代特征的防控策略。通过健康科普宣传提高居民防癌意识，有利于改善不良行为和生活习惯，提高居民防癌、查癌的主动性，有助于进一步降低胃癌的发病率和死亡率。

第十六节　代谢综合征与胃癌

代谢综合征（MetS）是一种以胰岛素抵抗为病理生理核心，多种代谢性疾病集结出现的临床症候群，主要包括肥胖、高血糖、高血压、血脂异常、非酒精性脂肪肝等。鉴于代谢紊乱和癌症的高患病率，以及许多患者同时患有这两种疾病的事实，MetS 与癌症之间的潜在关联受到关注。

研究显示，胃癌患者中 MetS 发生率较高。Mariani M 等研究，根据地理区域和性别进行分层分析时，患有 MetS 的西方女性患胃癌的风险增加。Li 等采用 3 个不同的 MetS 定义分析 MetS 与胃癌的相关性，发现中国糖尿病协会（CDS）定义的 MetS 与胃癌风险增加显著相关。另一项荟萃分析采用国际糖尿病联盟定义的 MetS，结果显示 MetS 与胃癌风险无关。提示不同的 MeS 定义、地理区域和性别对 MetS 与胃癌风险的关系有一定影响。研究结果提示，MetS 与胃癌的组织学分化较差、TNM 分期较晚相关，这与 Li 等的研究结果一致。

研究报道，严重的胃癌术后并发症在合并 MetS 的胃癌患者中更为常见，研究结果也显示 MetS 组术后肺部感染发生率较高。合并 MetS 胃癌患者比不合并 MetS 的胃癌患者中位总生存时间短。一项研究表明，与无代谢异常的患者相比，MetS 患者的癌症死亡率高 33%，且与具有 0~2 项代谢异常的受试者相比，具有 3~5 项代谢异常的受试者因癌死亡的风险分别增加 28%、24% 和 87%。

癌症的发生和发展过程中，致突变信号转导途径的失调与癌症发展紧密相关。Chouhan 等研究表明高血糖可以诱导 Wnt β-catenin 信号通路激活，促进癌细胞存活和高血糖相关癌症的发展。肥胖也可以通过肿瘤坏死因子 α（TNF-α）依赖性方式激活 Wnt β-catenin 信号通路。此外，在癌症中具有长期作用的异常胰岛素/胰岛素样生长因子 1 信号转导也能够被高血糖或肥胖激活，并被认为是这些代谢物致癌作用的重要介质。并且胰岛素可增强转化生长因子 β（TGF-β）信号转导。在动物模型中，AMPKmTORC1-Nox4 信号轴被视作将高血糖与结直肠癌联系起来的关键分子机制。脂肪细胞的膨胀和随后对脂肪因子信号稳态的破坏被认为是驱动与代谢紊乱有关癌症发展的重要机制，瘦素分泌的增加可通过诱导 STAT3、MAPK、JAK-STAT 信号通路的激活而促进癌细胞的生长和迁移。MetS 已成为癌症发生和进展的重要调节剂。

第十七节　胃癌可控危险因素研究

目前胃癌发病危险因素主要分为人口学因素、社会经济条件因素、生活环境因素、感染因素、遗传因素、药物因素和心理因素。众多的危险因素中有部分是可控和改善的，因此有学者将胃癌称为"可预防的癌症"之一。

一、生活环境因素

1. 个人生活因素：不健康的生活方式与癌症关系密切。研究报道，大量吸烟，饮酒，摄食高盐食物、油炸食品、红肉和加工肉类是胃癌的独立危险因素；较少摄入水果、缺乏体育锻炼、超重可能与胃癌相关。最新的大型研究进一步证实了这些高危因素与胃癌的关系，并量化了剂量或时间效应关系。

胃癌汇集（StoP）项目是纳入了全球胃癌流行病学研究的数据库，不同学者对数据库中国内外共性的危险因素进行了荟萃分析。Praud 等汇总了与吸烟相关的 23 项流行病学研究，对 10290 例胃癌患者及 26145 例对照者进行两阶段建模分析，每天吸烟 ≥ 20 支、吸烟 ≥ 40 年，胃癌发生风险分别达到 32%、33%。无论是既往吸烟还是当前吸烟胃癌风险都明显升高，戒烟后胃癌风险随时间的延长而降低，在戒烟 10 年后接近不吸烟者。Rota 等分析了 StoP 项目中有关饮酒与胃癌关系的 20 项流行病学研究，少量饮酒，即 ≤ 4 杯 / 日或 ≤ 50g/d，未发现胃癌风险增加；而大量饮酒，> 4 杯 / 日或 > 50g/d，使胃癌风险增加 20%。目前一致认为，烟草和酒精的代谢产物中含有的致癌物质导致 DNA 损伤，改变细胞的生长方式，使正常的胃上皮细胞增殖、恶变。

Cai 等对我国 40~80 岁胃癌高危人群进行了一项全国多中心横断面研究，其中食用腌制食品或油炸食品 3 次 / 周是胃癌的独立危险因素。量化后各以 2 分的分值纳入新的胃癌筛查评分系统。Kin 等为研究肉类饮食与胃癌的关系，将全球 1990~2017 年相关研究进行剂量反应荟萃分析，以 100g/d 红肉和 50g/d 加工肉作为标准分量，增加食用红肉和加工肉类与胃癌的发生风险呈正相关，即红肉摄入量每增加 100g/d，受试者患胃癌风险增加 26%。加工肉类摄入量每增加 50g/d，胃癌风险增加 72%。在亚组分析中，这种剂量 – 效应关系在亚洲的肠型胃癌患者中较突出。欧洲癌症与营养调查研究报道，摄入过量的油炸食品、红肉、加工肉引起的低度慢性炎症可能与胃癌风险有关，通过计算饮食炎症评分（ISD）可以评估饮食引起的潜在炎症与胃癌的关系。将饮食剂量的危险阈值和 ISD 相结合可能有利于评估胃癌风险。

在探讨水果摄入与胃癌关系的联合分析中，水果低摄入量增加胃癌风险，食用水果 ≥ 3 次 / 周对胃癌保护作用逐渐增强。主要与水果中维生素 C 和黄酮类化合物有关。维生素 C 是活性氧的清除剂，它能抑制胃内亚硝胺的形成，从而减少胃黏膜的氧化损伤；黄酮类化合物通过抗氧化、清除自由基和调节免疫活性发挥保护作用。英国一项基于人群的大型队列研究，旨在探讨体质量指数（BMI）与癌症的风险，在调整混杂因素后，不吸烟的超重（BMI ≥ 25）人群患胃癌风险升高，BMI 每增加 5 个单位，胃癌的风险增加 23%。进行体育锻炼有利于降低胃癌风险。美国的大型队列研究对运动时间类型、强度进行分析，每周 30 个代谢当量的有氧运动，即相当于每周以平均速度步行约 10 小时的能量消耗，对预防消化道癌症十分有益。研究表明，超重、缺乏体育锻炼导致胃癌风险增加均与雌二醇水平增加、胰岛素样生长因子结合蛋白 –1 高表达、脂肪因子代谢异常有关。

关于饮食、运动与胃癌的关系一直是研究热点，众多研究表明，不良日常生活方式增加了胃癌风险。目前不同学者对饮茶和咖啡与胃癌的关系持有不同观点。未来可能会发现更多的危险因素，而且多种危险因素之间可能相互作用，起到加强效果。可观的是与饮食相关危险因素具有可控性，随着人们对生活方式的改变，胃癌风险比值亦随之下降。研究表明，与具有高基因风险和不良生活方式的参与者相比，具有高基因风险和良好生活方式的参与者患胃癌绝对风险值降低了 1.12%。

2. 环境因素：环境因素是胃癌危险因素之一，地质（海拔、高度、地势）是人类不可控制的因素，而饮水类型、水源污染和土壤污染是相对可控因素。国内外的研究报道，饮用无管道和未经消毒处理的河水、井水会增加胃癌风险，而饮用净化的自来水和经氯化处理的饮用水胃癌风险降低。有研究报道，喝生水、每天饮水量不足，会增加胃癌风险。水源污染也与胃癌相关。在我国淮河流域北部，严重水污染地区胃癌发病率和死亡率较高。此外土壤中重金属铅、镉、铬、砷、汞污染与胃癌的发生及死亡呈正相关。过量的重金属引起 DNA 损伤，抑制修复，并通过产生活性氧增强癌细胞的侵袭和转移。有研究报道，环境暴露促进了幽门螺杆菌的传播。与未暴露的受试者相比，暴露于污染的水源和土壤的受试者 Hp 血清阳性率更高。

二、感染因素

1.Hp 感染：Hp 感染是胃癌最重要的致病因素，特异性毒力因子与生活环境因素、宿主基因型、胃内微生态共同作用影响的致癌性。Hp 诱导的慢性胃炎遵循柯里亚级联反应缓慢进展，慢性萎缩性胃炎发展为肠上皮化生和不典型增生分别为每年 41.42/1000 人、

6.23/1000 人，合并胃癌发生率为每年 1.24/1000 人；在肠上皮化生患者中，进展为不典型增生的发病率为每年 12.51/1000 人，进展为胃癌每年 3.38/1000 人。虽然少数 Hp 感染患者进展为胃癌，但 Hp 感染后不会自行消除，感染时间越长，胃癌发生风险越高，组织病理结果越差。值得注意的是，Hp 的根除对降低胃癌风险及胃癌发生率已显成效。近期一项长达 10 年的前瞻性研究报道，根除 Hp 后胃黏膜萎缩和肠上皮化生具有可逆性，该项研究中 Hp 阴性 65 例，Hp 阳性 533 例（根除组 442 例，未根除组 91 例），Hp 阳性的根除组与 Hp 阴性组比较，在随访 1 年后胃黏膜萎缩明显改善，胃窦肠上皮化生在随访 5 年后差异消失，胃体肠上皮化生随访 3 年后差异消失。此外，研究报道的根除对无症状患者和内镜下早癌切除术后患者尤其有益，胃癌风险降低 34%。胃癌家族史的一级亲属 Hp 感染，根除 Hp 后胃癌风险降低 55%。由此可见，Hp 是胃癌可控危险因素重要的一部分，尤其是有胃癌家族史的患者，早期 Hp 根除大大降低了胃癌风险。随着 Hp 筛查的普及，可为胃癌的防治带来福音。

2. 人类免疫缺陷病毒（HIV）感染：流行病学研究显示，非艾滋病相关肿瘤（NADCS），即肛门癌、肺癌肝癌、结肠癌和胃癌，发病率逐渐增加，是 HIV 感染人群发病率和死亡率的一个重要来源。胃黏膜作为 HIV 感染后入侵的重要部位之一，加重了胃癌负担。亚洲一项长期队列研究，对 1001 例 HIV 感染者定期随访了 9 年，NADCS 中胃癌的风险明显升高，发病年龄主要在 40~59 岁，男性较多见。Grulich 等对免疫缺陷人群进行荟萃分析，44 多万例 HIV 感染者中胃癌 SIR 为 1.90，即 HIV 感染者患胃癌的风险是普通人群的 1.9 倍。

美国的一项回顾性队列研究，将 4075 例 HIV 感染的男性退伍军人与 157705 例未感染者进行对照，HIV 感染患者食管鳞状细胞癌和贲门癌风险增高。但在调整了年龄、种族、吸烟和饮酒因素后，HIV 感染仍与食管鳞状细胞癌风险升高显著相关，但与胃癌风险无明显相关。研究对象的不同、混杂因素及种族的差异可能会导致研究结果的异质性。综合个人吸烟史、CD4+ 淋巴细胞计数和抗逆转录病毒治疗时间，有助于预测癌症的发生和预后。目前 HIV 感染与胃癌关系的临床研究仍较少，尚无统一结论。

三、药物因素

早在 20 世纪 90 年代，研究认为长期使用质子泵抑制剂（PPIs），强酸抑制作用使生长抑素的负反馈作用减弱，导致高胃泌素血症。胃泌素通过与胃体胆囊收缩素受体 -2 结合，肠嗜铬样细胞明显增生和肥大，最后发展为胃神经内分泌肿瘤。2002 年 Wang 等对胰岛素 - 胃泌素（INS-GAS）转基因小鼠进行试验，有高胃泌素血症的 INS-GAS 小鼠逐渐出现壁细胞数量减少和胃酸分泌下降，在 20 个月内出现胃上皮化生，不典型增生和原位癌，8 只 INS-GAS 小鼠中，有 6 只发展为浸润性胃癌。此后，开展了更多的动物试验和基础研究，但以人群为基础的临床研究较少，长期使用 PPIs 的利弊关系尚不清楚。近期一些关于人群的大型研究报道了长期使用 PPIs 与胃癌之间的正相关性。

我国对 2003~2012 年香港地区接受 Hp 根除治疗的门诊患者进行队列研究，63397 例受试者在经过平均 7.6 年的随访后发现，胃癌风险与 PPIs 使用的剂量和时间呈正相关，使用 PPIs ≥ 3 年 HR 为 8.34；≥ 2 年 HR 为 6.65；大于 1 年 HR 为 54。每日使用 PPIs 的风险高于间断使用者。在日本进行了一项回顾性队列研究，对 571 例 Hp 根除患者平均随访 6.9 年，通过调整胃癌前病变（胃体萎缩和肠上皮化生）混杂因素，PPIs 使用仍然会增加胃癌风险，这种联系在肠上皮化生患者中较明显。在近期汇总 7 项研究 926386 例参与者的荟萃分析中，相对于使用 PPIs ≤ 1 年患者，长期使用（ > 1 年）PPIs 胃癌风险平均增加了 2.1 倍，非贲门癌的风险高于贲门癌，亚洲人比白人风险更高。研究表明，长期使用 PPIs 不仅会引起高胃泌素血症，长期 PPIs 的重度抑酸作用也会加重胃体的萎缩和炎症，尤其在 Hp 阳性的患者更明显。此外，PPIs 的酸抑制可导致 Hp 在胃部过度生长，改变胃肠道菌群的组成及多样性。总之，有多项观察性研究的新证据表明，长期使用 PPIs 与较高的胃癌风险相关，尤其是目前或既往有 Hp 感染的患者。

四、心理因素

在现代生物 – 心理 – 社会医学模式下，心理因素对癌症发病的影响逐渐受到关注。研究报道，抑郁使胃腺瘤或胃癌风险增加 4.54 倍。在胃癌高发区福建省仙游县的一项病例对照研究发现，心理健康的人与心理创伤的患者相比，胃癌风险明显下降。日本为探讨严重心理压力和参与癌症筛查率的关系，对 2010 年一项全国横断面调查数据进行分析，29926 例胃癌患者参与胃癌筛查率为 36%，说明严重心理压力的人群参与胃癌筛查率较低，患胃癌的风险高于正常人。长期存在心理困扰，慢性应激作用于下丘脑 – 垂体 – 肾上腺轴，引起机体内分泌紊乱，使发挥免疫功能的 NK 细胞、T 细胞亚群及 B 细胞活性降低，导致人体免疫功能下降，胃癌风险上升。此外，心理困扰会增加活性氧的生成，而超过人体清除能力的活性氧可激活 ABL 原癌基因 1（ABL1），激活后的 ABL1 与下游靶点及炎症信号通路相互作用促进胃癌的发生和发展。据报道，目前心理困扰在胃癌各分期患者中普遍存在，并与较差的预后相关。由此可见，心理因素与胃癌在某种程度上互为因果关系，亟需重视心理健康问题。

第五章

胃癌相关基因

第一节 癌基因研究

一、癌基因

基因（遗传因子）是产生一条多肽链或功能 RNA 所需的全部核苷酸序列。基因支持着生命的基本构造和性能。储存着生命的种族、血型、孕育、生长、凋亡等过程的全部信息。环境和遗传的互相依赖，演绎着生命的繁衍、细胞分裂和蛋白质合成等重要生理过程。基因具有双重属性：物质性（存在方式）和信息性（根本属性）。

带有遗传信息的 DNA 片段称为基因，其他的 DNA 序列，有些直接以自身构造发挥作用，有些则参与调控遗传信息的表现。组成简单生命最少要 265~350 个基因。

细胞内有 2 类与肿瘤发生关系最密切的基因，分别为癌基因和抑癌基因。

癌基因主要功能是促进细胞增生，抑癌基因主要功能是抑制细胞增生。在正常情况下，这 2 种基因功能处于平衡状态。

癌基因由于扩增或突变导致其过度表达或抑癌基因由于缺失或突变失活导致其表达低下，细胞会无节制地增生，最终形成肿瘤。

正常细胞中除存在上述动态平衡外，还存在另一种平衡状态，即细胞增生与细胞凋亡间的动态平衡，如细胞增生过度或细胞凋亡受抑制，这种平衡破坏，造成细胞异常堆积，导致肿瘤形成。

癌基因是指细胞内或病毒内存在的，能诱导正常细胞发生转化，使其获得一个或更多新的生物学特性的基因。根据癌基因的来源及特性的不同，将其分为病毒癌基因、细胞癌基因或原癌基因。病毒癌基因是指病毒所携带或含有的能使正常细胞内存在的，与逆转录病毒癌基因具有同源序列，通常参与细胞生长、代谢的基因。原癌基因在一定条件下可被激活，参与细胞恶性转化及肿瘤发生的过程。因此原癌基因是细胞潜在的癌基因。

原癌基因是细胞基因组的正常组成部分，其功能主要有：①某些原癌基因可以直接表达生长因子样活性物质。②原癌基因与生长因子的受体密切相关。③某些原癌基因参与了生长信息传递过程。④某些原癌基因的表达产物以 DNA 结合蛋白方式发挥作用。原癌基因的数量、质量发生变化或功能异常，会导致细胞的增殖和分化过程失衡，引起肿瘤发

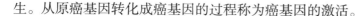

生。从原癌基因转化成癌基因的过程称为癌基因的激活。

癌基因并不是肿瘤所特有的，这类基金广泛存在于生物界中，从酵母到人的细胞里都存在着原癌基因。在正常细胞中癌基因可以有低水平的表达，是细胞生长、分化和信息传递的正常基因，只有在其发生突变或异常表达时，才会导致肿瘤发生。多年的研究表明，胃癌的发生涉及 ras、c-myc、met、c-erb-2、bcl-2、k-sam 等多种癌基因，而且在不同阶段具有不同基因表达的改变，这些癌基因表达的改变影响着胃癌的生物学和临床特点。

二、癌基因的活化方式

1. 突变：原癌基因在编码序列的特定位置上发生了一个或几个核苷酸序列的改变称为点突变。更多的核苷酸序列的改变称为突变。原癌基因突变，可使相应蛋白质的氨基酸发生改变，从而改变了蛋白质的空间构型和生物活性。最常见的是 ras 原癌基因族的突变，其第 12 和 61 位密码子点突变可导致原癌基因的激活，使其基因产物的功能变化，最终导致细胞恶性转化。

2. 易位：癌基因从染色体的正常位置转移到另外染色体的某个位置上称为易位。染色体易位可使基因的调控环境发生改变，从而启动或激活原癌基因。

3. 重排：由于逆转录病毒 DNA 或其他非致癌基因 DNA 的插入，使原来基因的序列重新排列称为重排。基因重排要提供基因转录的启动子，增强基因的表达水平，使原来静止的原癌基因活化。

4. 扩增和高表达：基因扩增是指细胞内某一基因的拷贝数高于正常，一定生理条件下的真核细胞会发生包括原癌基因序列在内的 DNA 序列扩增。对于肿瘤发生的一般过程来说，癌基因扩增已作为一种模式。癌基因的拷贝数增加可导致其产物表达量的异常，这种异常是由通过在不同细胞周期中一系列不均等姐妹染色单体交换而发生的。也可通过 S 期一条染色体的某一部分发生多次不均衡复制所致。有的癌基因拷贝数并无增加，但由于调控区的变化也可使其产物增加，使细胞的功能受到干扰，从而使细胞转化。基因扩增过程会导致 DNA 重排和易位。

三、癌基因激活与胃癌

1. ras 癌基因：ras 癌基因参与细胞生长和分化的调控，参与多种肿瘤的形成与发展。

ras 基因家族包括 3 个功能基因，即 H-ras、K-ras 和 N-ras。特别是 H-ras 基因与胃癌关系较为密切，其所编码的蛋白质 rasp21 可为细胞生长传递持续性促有丝分裂信号，导致细胞不断增殖，从而诱发肿瘤的发生。

ras 基因参与对细胞增殖的调控，p21 在肠化、不典型增生的胃黏膜上皮中均有阳性表达。

Ohuchi 等应用免疫组化和原位杂交技术检测到 H-ras RNA 在胃癌中高表达，表达水平与癌细胞分化和病理类型无关，对胃癌及良性病变免疫组化分析发现，胃癌阳性率为82%，良性胃病阳性率为35%，而正常盐膜阴性。在良性病组，异型增生的阳性率显著高于非异型增生病变组。Tahara 等报道发现早期胃癌 p21 阳性率为 11%，中晚期胃癌为43.8%，p21 表达与胃癌浸润深度明显相关。有研究表明，p21 表达阳性率随淋巴结转移数和远处扩散而增高，提示淋巴结转移越严重，p21 阳性率越高。因此，在临床上对 p21 高表达胃癌患者，应予以重视，其术后远处转移的可能性较大，应密切随访。

2. c-myc 基因：c-myc 表达与肿瘤生长速度和分化程度有关，在增殖速度较快和分化较低的肿瘤中表达增高更为显著。胃癌 c-myc 扩增率较低，但 c-myc 的表达却相对较高。Tatsuta 等采用原位杂交技术检测 31 例胃黏膜隆起性病变 mRNA 的表达，正常胃黏膜均为阴性，18 例腺瘤中有 4 例（22%）呈弱阳性；而 26 例胃癌中有 16 例（62%）c-myc mRNA呈阳性。随访结果表明，c-myc mRNA 阳性病例在随访过程中有近半数发生癌变，而mRNA 阴性病例未发现有癌变病例。认为 c-myc 高表达有助于区分胃腺瘤和高分化腺癌。

c-myc 基因对细胞的有丝分裂能力起调节作用，胃癌病变中 c-myc 基因表达从肠化、不典型增生至胃癌呈递增趋势。c-myc 基因激活发生在癌前病变的早期阶段，故其表达的检测可推测癌前病变预后。有研究 c-myc 在胃癌中的表达率为 55%，表达高者浸润深度强，且表达与病程有关，进展型多见。

3. c-erbB-2 基因：c-erbB-2 基因表达与胃癌的组织学类型有关，较多见于中、高分化腺癌。在胃管状腺癌常发生该基因扩增，且伴有 c-erbB-2 蛋白过度表达，有学者用免疫组织化学方法对 93 例进展性胃癌进行检测，发现其表达率达 40.9%，其中管状腺癌达67.6%，明显高于其他组织类型，且 c-erbB-2 的表达与有无转移、预后等临床表现密切相关。

4. 其他基因：k-sam 基因是从弥漫型胃癌的 KATO-Ⅲ 细胞系分离出来的，并在一些弥漫型胃癌中选择性扩增，而不在肠型胃癌中扩增。

通过对 325 例原发性癌进行检测，发现 5 例（3.6%）低分化癌中有该基因域扩增，而在消化道其他部位的肿瘤中没有发现这个基因的扩增，表明 k-sam 基因的扩增仅限于低分化胃癌。

c-met 原癌基因属酪氨酸激酶生长因子家族成员，位于染色体 7q31。用盐酸造成鼠胃黏膜炎症等损伤后，发现伴随黏膜的修复过程有 c-met 蛋白表达升高，结合体外培养时肝细胞生长因子可促进胃黏膜上皮细胞形成腺管和分支结构，提示 c-met 表达的增高与胃黏膜上皮细胞的增生、移行、聚集及腺管形成有关，参与胃黏膜受损后的修复过程，反映了细胞旺盛的增殖状态。

Hst-1 基因的激活机制以及在正常细胞和癌细胞中的生物学作用尚不清楚。

近年的研究表明，人类多种肿瘤有 p53 基因突变和/或 Mdm-2 基因的扩增和过度表达，且二者相互影响，相互制约，形成反馈调节环。

四、c-myc 基因

原癌基因 c-myc 是目前研究最为广泛的癌基因之一，其基因扩增和过度表达，可促进细胞增殖、抑制细胞分化。在某些因素引起细胞增殖停滞时，c-myc 基因的持续表达还可促进细胞凋亡。并且发现 c-myc 在白血病中高度表达与白血病的发生、发展及预后有关。

1. c-myc 基因的结构和功能：c-myc 基因家族成员有 3 个：cell-myc（c-myc）、uman-myc（N-myc）和 myc-related-gene（L-myc）。它们具有类似的结构和功能。人类 c-myc 原癌基因定位于 8q24 区，由 3 个外显子和 2 个内含子组成。第 1 外显子无编码序列，是转录控制区，只起调节作用。外显子 2 和 3 是转译区，编码包含 439 个氨基酸残基的蛋白质，分子量为 49kD。外显子 1，2，3 共同编码分子量为 65kD 的蛋白质，定位于核内，为核转录调节因子。该蛋白质位于 N 端 143 个氨基酸区域，富含脯氨酸、谷氨酸残基，为转录激活区（TAD）；第 320~328 氨基酸处含有将胞质中合成的 myc 蛋白质转运至核内的信息，为核定位区；位于 C 端 355~439 位氨基酸，包含有形成二聚体的特征性结构，为二聚体形成结构域：包括碱性结构域（B），螺旋 – 回转 – 螺旋结构域（HLH）及亮氨酸拉链区（LZP）。c-myc 蛋白通常和细胞内其他蛋白质结合，其中最主要的是具有 BHLHLZ 结构的蛋白 MAX。c-myc 和 MAX 形成 MYC-MAX 异二聚体，在核内通过和具有 CACGTG 核心序列的靶基因结合，反式激活靶基因的转录，从而发挥 c-myc 作用。

近年发现的具有类似结构的蛋白 MAD1 和 MAD2（MXIL1）也能和 MAX 形成异二聚体，竞争 MAX 与 MYC 的结合，对 MYC-MAX 异二聚体具有拮抗作用，从而调节 MYC 的功能。

2. c-myc 在造血细胞发育及白血病发生中的作用：c-myc 原癌基因编码的转录产物 c-myc 蛋白与细胞周期密切相关，参与 DNA 聚合酶的活性，并调节细胞的增殖和分化。在正常细胞的静止状态和终末分化后，c-myc 表达受到抑制，mRNA 水平降低；正常细胞增殖时，c-myc 表达一过性激活，并在蛋白质合成开始前受到抑制。如正常人淋巴细胞和成纤维细胞在受到 ConA、LPS、PHA 及 PDGF 等丝裂原刺激后，c-myc 的 mRNA 水平迅速升高 20~40 倍，并在 1~3 小时内达到高峰，然后下降，1~2 天后降至原来基线水平。c-myc 只是在正常细胞的增殖早期发挥着一定生理作用，使细胞从 G0 期或 G1 期进入 S 期。研究表明，鼠 MEL、HL60、U937 等细胞株的体外分化过程中伴随着 c-myc 表达下降。类似的研究也说明，c-myc 的表达与造血细胞的分化成负相关。当 HL60 细胞受诱导分化剂作用向成熟粒细胞或单核细胞分化时，c-myc 的表达减弱。

c-myc 基因以重排、扩增与高表达方式，使 c-myc 蛋白异常升高。在白血病的发生、发展中，其异常表达与其他调控机制及多种癌基因协同作用下，通过促进 DNA 合成与转录，缩短细胞倍增时间，同时抑制细胞分化，促进细胞增殖，最终导致白血病的发生。

c-myc 表达和白血病发生有关，因为：① c-myc 表达与白血病预后有关。②白血病复发时 c-myc 表达增高。③ CML 急变时 c-myc 高表达。用反义技术也证明这一点。1988 年 Wickstrom 和 Holt 分别合成 15 个碱基长度的 c-myc mRNA 的反义寡聚脱氧核苷酸 ASODN，在体外与 HL60 细胞共培养后，有效地抑制 c-myc 的表达，细胞生长受到抑制，同时抑制白血病细胞集落的形成。研究认为，c-myc 反义核酸对白血病细胞生长的抑制是通过抑制 c-myc 基因表达实现的，同时也表明 c-myc 基因在白血病发展中起重要的作用。

3. c-myc 基因在白血病中的表达及其在检测残留白血病中的意义：c-myc 原癌基因在多种人类肿瘤细胞中均有扩增和高表达。1982 年 Collins 等首次报道了 HL60 细胞株和早幼粒细胞白血病病人的白血病细胞中 c-myc 基因高表达。Gopal 等研究进一步表明，急性淋巴细胞白血病和急性非淋巴细胞白血病 c-myc 表达最强，慢性粒细胞性白血病（CML）、骨髓增殖异常综合征（MDS）和多发性骨髓瘤（MM）c-myc 蛋白表达远低于急性白血病，但明显高于正常对照，淋巴瘤的 c-myc 表达最低，可能是由于瘤细胞很少累及骨髓所致。c-myc 的异常表达与急性白血病的 FAB 分型无相关性，但 c-myc mRNA 和蛋白表达水平的检测对白血病的病程演进、疗效评价和预后估计均有一定意义。Venturelli 等发现化疗有效的白血病患者在化疗开始 24h 后 c-myc mRNA 水平就明显降低，若化疗无效或不缓解，常可检测到 c-myc mRNA 和蛋白表达呈持续高水平。缓解后复发的患者在未出现其他临床征象之前就可查到骨髓中有 c-myc 的高水平表达。Harvey 等应用 NorthernBlot 分析急非淋白血病患者化疗前后骨髓中 c-myc mRNA 水平变化的研究中发现，白血病细胞 c-myc mRNA 高表达的患者很难在化疗药物的诱导下达到完全缓解，即使已诱导缓解，其缓解期也明显短暂，反之 c-myc 表达水平越低，患者的完全缓解率越高，无病生存期也越长。慢粒慢性期患者骨髓或外周血中 c-myc 高表达常预示病情将向急变期发展。

Evinger-Hodges 等用 myc 探针在 10 例白血病短期缓解的病人中检测到 7 例有 c-myc 高表达，其中 5 例在半年内复发，而长期存活者（缓解期 14~78 个月）均无 c-myc 的高表达。这可能是由于 c-myc 高水平表达与白血病细胞自我更新能力提高和 / 或对化疗反应诱导分化不敏感有关所致。这些研究结果均表明，检测白血病 c-myc 基因的表达水平是反映白血病细胞恶性程度、判断预后的重要指标之一。

c-myc 几乎在各型的白血病中均有表达，在单个白血病原始细胞中 c-myc 基因表达量显著高于分化水平与之一致的正常骨髓细胞，故 c-myc 探针也可作为检测残留白血病的特异性指标。

急性白血病化疗和骨髓移植中最主要的问题，是不能明确完全缓解期和骨髓移植后白血病细胞被杀伤的程度以及残留白血病细胞的量。组化检测的限度为 1%~5%。PCR 技术已被用来检测残留白血病细胞。虽然 PCR 的检出率为 10^{-5}~10^{-4}，但只能用来检测那些肿瘤特异性基因标记，如慢粒 bcrabl 基因及 M3PMLRARα 基因，应用范围窄。由于 c-myc 在各种类型白血病中的表达均增加，用 RT-PCR 法定量检测 c-myc 的表达以检测微小残留病变（MRD），几乎可用于各种类型的白血病，对早期预测复发及判定预后、制订个体化疗方案有一定的临床意义。

4. c-myc 与白血病细胞凋亡：c-myc 蛋白既可推进细胞周期，促进细胞增殖，抑制细胞分化，又可介导细胞凋亡 PCD 的发生。Freytag 等研究发现，c-myc 蛋白的增殖功能和凋亡功能有密切关系。c-myc 蛋白参与转录调节，DNA 结合异二聚体形成的功能区都是它发挥凋亡功能所必需的，因此 c-myc 对于凋亡和增殖调节的基本机制是一致的。Evan报道，用小鼠 IL-3 依赖性髓细胞（32D）进行培养，发现去除 IL-3 后，c-myc 基因立即下调，结果细胞停止于 G1 期。将携带 c-myc 基因的载体转染 32D 细胞，获得稳定表达c-myc 基因的 32D 细胞克隆。这种细胞去除 IL-3 后不停止于 G1 期，而是启动凋亡。这个实验说明一旦细胞增殖停滞，c-myc 基因会启动凋亡。为什么 c-myc 基因既可促进细胞增殖，同时又可促进凋亡呢？目前认为由于 c-myc 蛋白中促进细胞凋亡与促进细胞增殖的功能区是同一个区，c-myc 的表达只提供一个启动细胞增殖或凋亡的信号，需有第二个生长信号刺激后才能抑制细胞凋亡，促进细胞进入增殖状态，若没有第二个信号则自动进入凋亡。c-myc 起介导凋亡的作用，可能主要影响凋亡的启动。c-myc 先和 MAX 结合成异二聚体 MYC-MAX，再经 MYC-MAX 和 DNA 结合通过控制诱导凋亡所需要的转录而对c-myc 诱导的细胞凋亡进行调控。近年来，许多学者报告 c-myc 能直接或间接地诱导或抑制多种基因的表达。其中，受 c-myc 抑制的基因包括 II 类 MHC、胶原、LFA-1α、细胞周期蛋白 D1 和 c/EBPα 以及 c-myc 自身等。c-myc 也诱导多种基因表达如鸟氨酸脱羧酶（ODC）、α-prothymosin、ECA39、elF4E、elF2α、细胞周期蛋白 A 和 E、hsp70 以及乳酸脱氢酶（LDH）等。关于这些靶基因在 c-myc 诱导细胞凋亡中的作用已有广泛研究。例如，像 c-myc 基因一样，ODC 基因高表达足以诱导凋亡。使用 ODC 活性抑制剂 DFMO 可抑制c-myc 诱导细胞凋亡的活性。但是 ODC 诱导凋亡的作用没有 c-myc 大，DFMO 也只是部分地抑制 c-myc 诱导凋亡的作用。研究还发现，c-myc 诱导的成纤维细胞凋亡需要 p53，并且和 p53 的稳定性有关。然而，这种效应可能具有细胞特异性。此外，c-myc 诱导的细胞凋亡可被抗氧化剂和 bcl-2 抑制，而且 bcl-2 也具有抗氧化特性。因而推测，ROS（活性氧）或某些活性氧产物增加可能导致凋亡发生。

Evan 等发现以不同方式在细胞周期的不同阶段急剧降低鼠细胞中的 myc 蛋白的水平会诱导细胞凋亡。在低血清培养条件下培养表达不同水平的 myc 蛋白的细胞亚克隆，发现myc 蛋白的含量越高对低血清培养越敏感，出现细胞凋亡早，程度也严重。低血清培养中有丝分裂因子减少，可使细胞的 c-myc 表达降低。因此推论急剧降低 c-myc 水平可导致c-myc 高表达的肿瘤细胞进入凋亡，而对 c-myc 表达量很低的正常细胞则不产生明显的影响。Kimura 等发现，应用反义核酸持续抑制 c-myc 的表达能诱导 HL60 细胞的凋亡，去除c-myc 反义核酸后，c-myc 表达上调，凋亡细胞数由原来的 3.5% 上升至 32%。Thompson等类似研究应用糖皮质激素处理淋巴瘤细胞使得瘤细胞的 c-myc 转录快速下调而引起凋亡。以上研究表明，细胞的凋亡是由于 c-myc 蛋白的不当表达所引起，在 c-myc 基因表达发生急剧变化时可诱导细胞凋亡。

5.c-myc 反义技术在白血病基因治疗中的应用：c-myc 基因作为靶基因，是反义技术用于抑制癌基因表达研究最早也是最多的癌基因，包括反义 DNA、反义 RNA、Ribozyme 及三股螺旋 DNA-Triplex 等。

（1）反义 DNA：20 世纪 80 年代末期 Heikkila 等首先合成了人 c-myc 基因的反义核酸，作用于人 T 淋巴细胞，发现 AS-ODN 可抑制 PHA 刺激的 T 细胞 c-myc 蛋白表达，同时阻止细胞进入 S 期。其后 Wickstrom 和 Holt 等分别用人工合成的与 c-myc 第二外显子起始转录序列互补的 15mer AS-ODN 阻断人早幼粒细胞性白血病细胞株 HL60 中 c-myc 原癌基因的表达，结果发现它能抑制瘤细胞的增殖，并诱导终末分化，且其作用效应与其作用浓度存在一定的相关性。1995 年 Kimura 等类似研究报道亦证实了上述现象，并且发现 c-myc AS-ODN 持续抑制 c-myc 的表达能诱导 HL60 细胞凋亡，而一旦撤去这种抑制，却能诱导更多的 HL60 细胞进入凋亡。

（2）反义 RNA：20 世纪 80 年代末，Lachman 等将鼠的 myc cDNA 片段（1.36kb，含 c-myc 编码序列及 5' 端，3' 端非编码序列）以顺式和反式方向克隆入鼠 MT-1 基因启动子下游，构建了重组质粒 PMT-myc，并转染入鼠红白血病细胞株 MEL，结果发现由反式插入的重组质粒转染的 MEL 细胞 c-myc mRNA 表达被阻断，细胞向终末分化。日本学者 Yokoyama 等将 c-myc 反义核酸的重组质粒用原生质体融合方法转入 HL60 细胞，观察到 6 个月内 HL60 可表达高水平反义 c-myc，HL60 细胞生长抑制，向单核细胞终末分化，c-myc 基因转录抑制，且 c-myc 蛋白表达水平降低 70% 以上。

（3）三股螺旋：当反义核酸碱基进入双链 DNA 后与其形成稳定的不可逆的三维螺旋结构，竞争抑制激活转录的蛋白与基因启动子结合，干扰基因的转录。Cooney 等在体外实验中通过三维螺旋体的方法抑制了 c-myc 的转录。

（4）核酶：核酶是具有催化活性的 RNA 分子，能序列特异地切割靶 RNA。核酶通过两侧的引导序列与底物以碱基互补形成杂交链，具有更高的底物特异性。核酶切割完靶 RNA 后即从杂交链上解离下来，对新的靶 RNA 进行切割。核酶技术已成为近年来基因治疗的一种新方法，栾荣华等根据 c-myc 癌基因第二外显子作为核酶的靶 RNA 区，设计能特异性地切割大鼠 c-myc 癌基因 mRNA 的锤头状核酶，在理论上具有一定的生物活性。Skorski 等体外单用或同时使用 BCRABL 和 c-myc 反义核酸处理 CML 原始细胞，结果表明同时使用 BCRABL 和 c-myc 反义核酸引起基因表达下调，抗 CML 细胞增殖作用明显强于各自单独使用，而对正常骨髓克隆的形成无影响。将 BCRABL 和 / 或 c-myc 反义核酸处理过的 CML 原始细胞注射入 SCID 小鼠，用流式细胞仪、RT-PCR 等技术分析鼠组织细胞悬液的白血病细胞，发现两种反义核酸同时处理的小鼠病程延缓，生存期延长，效果比单用者明显。葛乐等通过 c-myc 和 / 或 bcl-2 基因的反义核酸对 HL60 和原代白血病细胞的影响进行研究，也发现针对多癌基因反义核酸在逆转白血病细胞恶性表型，抑制癌细胞恶性生长方面表现出协同效应。

五、胃黏膜病变与 c-met 原癌基因研究

胃黏膜癌变极其复杂，涉及多种原癌基因的激活和抑癌基因的失活，国外学者 Soman 等应用逆转录多聚酶链反应（RT-PCR），在胃癌活检的不同病变组织中，检测到 TPR-met mRNA 的过量表达，揭示 c-met 与胃癌相关的原癌基因。

收集病理科归档蜡块共 169 例，其中浅表性胃炎 17 例、萎缩性胃炎 38 例、肠上皮化生 28 例、异型增生 31 例、早期胃癌 12 例及进展期胃癌 38 例。50 例胃癌，均为手术切除，按 Lauren 分型：肠型 31 例，弥漫型 19 例。

抗 met 基因蛋白抗体鼠抗人单克隆抗体（S19 为 SantaCruz CA 产品，免疫组化试剂盒为美国 med 公司产品（CH997501）作为试剂。

应用链霉菌素生物素免疫组化染色（S-P）法，工作浓度 1：100，以 PBS 代替一抗为阴性对照，以已知 c-met 蛋白阳性的胃癌为阳性对照。结果以腺上皮细胞膜出现棕黄色颗粒为 c-met 蛋白基因表达阳性，可伴胞浆着色，以同一切片阳性细胞 > 30% 为阳性病例，阳性细胞 30%~50% 为（+），50%~80%（++），> 80% 为（+++）。

结果：

（1）c-met 原癌基因的阳性表达部位在胃黏膜表面黏液上皮和胃腺小凹上皮的胞膜，特别是腺细胞的腔面膜上，而单纯慢性胃炎黏膜，阳性表达部位主要集中于腺颈部，可见，从浅表性胃炎→萎缩性胃炎→肠化生可见，从浅表性胃炎→萎缩性胃炎→肠化生→异型增生→早期胃癌→进展期胃癌的演变中，c-met 蛋白的阳性表达也逐渐递增，经病变程度与 c-met 表达强度的密切关系分析，两者之间有非常显著相关性。

（2）c-met 表达与胃癌组织类型、浆膜浸润与否，是否淋巴结转移及临床分期有密切相关，Borrmann Ⅳ 型表达明显高于早期胃癌及 Borrmann Ⅰ、Ⅱ 型，而与肝是否有转移无关。

（3）50 例胃癌，c-met 蛋白表达阳性 36 例，阴性 14 例，以生命表法计算生存率，经 log-rank 检验，两组生存率差异有显著性。

研究认为，c-met 原癌基因选择性地表达于人类的某些上皮组织，如肝、肾、甲状腺和胃肠道上皮等。免疫组化研究，c-met 基因蛋白表达主要出现于肝细胞、胆管上皮和胃黏膜上皮。

本研究病例浅表性胃炎 c-met 基因表达率较低，而随着病变从肠化—异型增生—癌变的演变，阳性表达逐步升高，以进展期胃癌更显著，胃黏膜增殖程度与 c-met 阳性表达强度密切关系分析，两者有显著相关性，表明 c-met 蛋白表达反映胃黏膜细胞的增殖状态，并具有恶变倾向，国内研究了 110 例癌前病变和 c-met 表达，结果也发现随着胃黏膜病变的进展，c-met 过量表达率逐渐升高。因此，c-met 原癌基因蛋白的过量表达，是与胃癌发生相关的基因异常。

研究表明，弥漫型胃癌 c-met 蛋白表达显著高于肠型胃癌，符合弥漫型胃癌恶性度高的特性。同时也发现 c-met 过度表达与胃癌浸润浆膜和淋巴结转移有关，而 Borrmann Ⅳ 型的阳性表达也明显高于早期及 Borrmann Ⅰ、Ⅱ 型，说明胃癌越晚期、恶性越高，c-met 蛋白表达就越高。国外学者也报道，c-met 的表达与淋巴结转移和肿瘤浸润深度有密切关系，与研究结果一致 50 例癌术后 5 年随访证实，c-met（+）者生存率明显低于 c-met（-）者，说明 c-met（+）表达者预后较差。虽然基因的突变导致恶性肿瘤恶化的机制尚未明确，但是研究表明，c-met 原癌基因突变可作为判断胃癌预后的重要指标。

六、TCGA 数据库筛选与胃癌相关基因

尽管胃癌的患病率在发达国家呈下降趋势，但它仍然是世界许多地区的最常见疾病，其中在东亚、东欧和南美洲地区的发病率最高，而全球有 42% 的病例报道发生在中国。在癌症研究领域，基因组图谱 TCGA 是一个功能强大且组织良好的分子数据类型的存储库，其数据集是癌症领域最大和最常用的公共资源，提供数千个肿瘤样本的体细胞突变、基因表达、基因甲基化和拷贝数变异等数据集。利用 TCGA 数据库筛选影响胃癌发生、发展的有效生物标志物，可为胃癌的治疗及预后提供新的思路和机遇。

越来越多的研究证明 lncRNA 可与 miRNA 相互作用，作为潜在的癌基因或抑癌基因，通过改变其靶向 mRNA 本的水平或翻译来改变细胞周期进程、迁移和侵袭。因此 lncRNA、miRNA 和 mRNA 共同参与癌症信号通路调节，其异常表达与肿瘤发生、进展和对治疗的反应相关，表明它们可用作诊断、预后和预测性生物标志物。

研究对 TCGA 数据库中胃腺癌 miRNA 和 mRNALncRNA 芯片表达谱进行分析，初步筛选出差异表达基因（包括 175 个差异表达 miRNA 及 201 个差异表达 mRNAlncRNA）后，进一步分析得出 15 个 miRNA 和 17 个 mRNA/lncRNA（其中 mRNA9 个，lncRNA 8 个）与胃癌的生存时间相关。

在 15 个与胃癌的生存相关的 miRNA 中，其中 $P < 0.01$ 的 miRNA 有 3 个。其中 miR-183 在胃癌组织中表达升高，与相关文献报道一致，miR-183 可促进胃癌细胞的增殖和侵袭，但仍有其他研究表明 miR-183 可抑制胃癌细胞的侵袭，因此 miR-183 在胃癌中的具体作用仍存在争议。而 $0.01 < P < 0.05$ 的 miRNA 有 10 个，其中 miR-139 在胃癌组织中异常下调，有研究表明，miR-139 通过靶向 ROCK1 抑制胃癌细胞增殖、迁移和侵袭，另一研究表明，HER2 通过 HER2/CD44-miR-139-CXCR4 轴促进胃肿瘤进展和转移，为 miR-139 在胃癌中的抗癌活性提供了明确的证明。miR-217 在胃癌组织中表达上调，且其低表达预示着较好的预后。Li 等以研究发现，miR-217 过表达后靶向降低外泌体 CDH1 影响微环境而发挥促癌作用，为我们的研究提供了证据支持。但更多的研究表明，miR-217 通过靶向其他分子（PTPN14、GCP5）在胃癌中发挥抑癌作用的。Guo 等证实 miR-365 受

PTEN-Akt-p53 轴调控并靶向 cyclin D1/cdc25A 促进胃细胞增殖，且 miR365 低表达与胃癌组织低分化，深度浸润和晚期阶段相关。我们发现 miR145 在胃癌中表达下调，有相关研究表明其在胃癌中发挥抑癌作用，通过靶向 CD44、MY06 等分子抑制胃癌细胞的增殖、迁移和转移，增强化疗敏感性。而其他 9 个 miRNA 未见文献报道，其中在胃癌组织中上调的有：miR508、miR96、miR1911、miR549a 和 miR877，下调的有：miR-605、miR137、miR5680、miR6510，其在胃癌发生、发展中的作用需进一步的探索和实验验证。

经初步筛选和深入分析获得 17 个与胃癌的生存相关的 mRNA/1ncRNA，其中 $P < 0.01$ 的 mRNA 有 2 个，IncRNA 有 4 个。2 个与胃腺癌密切相关的 mRNA（CGB5 和 FGL1）在胃癌组织中的表达均上调，进一步探索 2 个基因与胃癌预后的关系，发现 2 个基因在胃癌中的高表达均提示较差的预后。Yang 等在 ICGC 和 TCGA2 个数据库中进行分析，表明 CGB5 在胃癌组织中可作为独立预后因子，其表达与胃癌患者较差的生存相关，研究与其分析结果相一致，进一步证明了结果的可靠性。研究显示，在胃癌组织中 FGLl 表达上调，具有高 FGL1 表达水平的胃癌患者的总存活时间明显短于具有低 FGL1 表达水平的胃癌患者，这与 Zhang 等对于 FGL1 的研究结果相一致，且他们的研究表明 FGL1 促进上皮间充质转化（EMT），并表明 FGL1 有可能成为胃癌患者的预测因子。而关于 4 个 IncRNA（OVAAL、LINC00973、RP11-962G15.1、CTD-2591A6.2）的文献报道较少，在胃癌中的具体作用尚不清楚。但研究表明，4 个 IncRNA 均在胃癌组织中高表达，且其高表达预示着较差的预后。

第二节　抑癌基因研究

一、抑癌基因

抑癌基因（或称抗癌基因）是一大类可抑制细胞生长，并能潜在抑制癌变作用的基因群，它仅在某一种特定细胞内起作用。如要确定某一种特定组织或恶性肿瘤的抑癌基因，必须具备以下条件：①在该癌的相应正常组织中必须有正常的表达。②在该种恶性肿瘤中应有所改变，如点突变，DNA 片段或全基因缺失，以及表达缺陷。③将其转染该基因缺陷的恶性肿瘤细胞可部分或全部抑制其恶性表型。抑癌基因应有抑制细胞生长的作用，但具有抑制细胞生长的基因并非均属抑癌基因，如干扰素、TNF 及其他细胞因子基因等。凋亡是细胞的程序性死亡，从广义来说，抑癌基因应包括凋亡基因，但两者之间的功能可能并不相同，将有待进一步研究和阐明。由于癌发生是多病因引起的，并经历了多阶段的发展过程，因此，不同组织来源的癌涉及的基因群也可不尽相同，各组织的癌应有它特定的抑癌基因谱。不同组织恶性肿瘤的谱型间，有共同的基因群，也有各自组织特异的基因群。

研究表明，抑癌基因的失活会导致细胞恶性转化和肿瘤的发生。抗癌基因失活的主要方式为染色体等位基因缺失、突变、基因重排和失去控制的异常表达。对抑癌基因失活目前有3种假说：①等位基因隐性作用：该假说认为，失活的抑癌基因之等位基因在细胞中起隐性作用，即一个拷贝失活，另一个拷贝仍以野生型存在，细胞呈正常表型。只有当另一个拷贝失活后才导致肿瘤发生。对Rb等位基因的研究为该假说提供了有力证据。②抑癌基因的显性负作用：认为抗癌基因突变的拷贝在另一野生型拷贝存在并表达的情况下，仍可使细胞出现恶性表型和癌变，并使野生型拷贝功能失活。这种作用称为显性负作用或反显性作用。如近年来证实突变型p53和APC蛋白分别能与野生型蛋白结合而使其失活，进而转化细胞。③单倍体不足假说：认为某些抗癌基因的表达水平十分重要，如果一个拷贝失活，另一个拷贝能不足以维持正常的细胞功能，从而导致肿瘤发生。如DCC基因一个拷贝缺失就可能使细胞黏膜附功能明显降低，进而丧失细胞接触抑制，使细胞克隆扩展或呈恶性表型。以上3种假说实际上反映了抗癌基因失活方式的复杂性。对多数抑癌基因来说，可能以多种方式失活并作用于细胞，导致恶性转化和肿瘤的发生。

1. 分类：目前从细胞中分离鉴定出100余种抑癌基因，最常见的如Rb、p53、APC、nm23等基因。Rb基因（视网膜母细胞瘤基因）是第一个分离获得的抑癌基因。正常人都有完整的Rb基因，Rb基因的部分缺失，可引起视网膜母细胞瘤（成视网膜细胞瘤）及结肠癌等多种癌症。

（1）根据是否有突变，分为突变型和野生型两种。

（2）根据作用器官不同，分为广谱性和特异性。

（3）根据功能分类，分为：①细胞信号转导和表观遗传学调控，如APC参与信号转导，NFl催化RNAs失活等。②细胞周期负调控，如Rb、p53、CDKN2A基因参与细胞周期调节。③负调控转录因子，如WT、DCC等基因。④与发育和干细胞增生相关调控，如APC、Axin、VHL、WTl等基因。⑤DNA错配修复，如MSH、MLH等基因。

2. 作用机制：

（1）维持染色体稳定性：染色体的畸变是产生癌细胞的分子遗传基础，抑癌基因可通过细胞周期检查点机制修复受损基因。

（2）促进细胞分化与衰老：终末分化的细胞失去进一步分裂的能力，抑癌基因主导细胞的分化调控，通过分化抑制肿瘤的发展。

（3）调控细胞增生：通过编码蛋白调控细胞生长的特异基因转录，关闭癌基因，抑制刺激细胞生长的因素。

抑癌基因正常时起到抑制细胞增殖和肿瘤发生的作用。许多肿瘤中均存在抑癌基因两个等位基因的缺失或失活，抑癌基因在突变或缺失后便失去了抑癌的功能。然而单一等位基因的突变不能抑制基因的功能，只有两个等位基因同时突变后，基因才失去正常的抑癌功能。

二、抑癌基因失活与胃癌

1. p53 基因：p53 基因是研究最广泛的抑癌基因，野生型 p53 能够效抑制细胞的恶性转化。

其在胃癌组织中最常发生异常变化的肿瘤抑制基因。p53 基因结构的改变包括点突变和等位基因缺失，导致突变蛋白在细胞中的累积及正常功能的丧失。

p53 基因突变在各期胃癌均非常普遍，但较多地发生于晚期胃癌及转移者。Kim 等对原发胃癌及其转移的细胞系比较研究时发现，原发胃癌有 25% 发生了 p53 基因突变，而胃癌转移者 p53 突变率达 83%。Tamura 等检测 4 例胃癌异倍体细胞第 4~8 外显子，突变率为 64%，2 倍体细胞未见突变者，提示 p53 突变与 DNA 倍体改变有关，是胃癌的晚期改变。文献报道胃癌 p53 基因的杂合缺失（LOH）率为 36.5%~73%。Sano 等分析 48 例胃癌的 LOH，高分化早期胃癌和晚期胃癌的 LOH 率分别为 67% 和 73%，低分化癌为 60%，提示无论高分化和低分化胃癌均可出现 LOH。p53 基因缺失是胃癌晚期的特征，在胃癌由早期向晚期发展过程中，p53 基因突变先于 LOH，且随肿瘤的进展 LOH 发生率呈递增趋势。

p53 基因突变与胃癌的转移及不良的预后有关。一般认为，p53 突变蛋白表达阳性的胃癌，转移的可能性大，预后差。Kim 等通过分析 15 例原发性胃癌和 5 例转移性胃癌细胞的 p53 基因结构，发现 15 例原发癌中只有 1 例存在突变，而 5 例转移性胃癌细胞系均有突变发生。在所有突变中，有 4 例发生于高度保守的区域或 SV40 大 T 抗原结合部位。作者认为 p53 基因突变在胃癌转移中起一定作用。

p53 突变蛋白表达与肿瘤分级、生长方式、癌周淋巴结转移无明显相关，但是与患者的生存期相关显著，有 p53 阳性表达的患者 5 年生存期只有 3%，而 p53 表达阴性者 5 年生存期却有 16%。Martin 等的研究结果也表明，p53 突变蛋白表达预示着预后不良。

李净等选取 56 例胃镜活检胃黏膜病变组织标本（胃癌 23 例，异型增生 16 例，肠上皮化生 17 例），应用单链构象多态性（SSCP）和 DNA 序列分析等技术，对 p53 基因点突变的方式和类型进行检测和分析。发现 p53 基因在胃癌、异型增生和肠上皮化生组织中点突变频率较高，分别为 60.1%、31.3% 和 11.8%。

p53 基因点突变频率在肠型胃癌发展进程中呈渐进趋势，进一步明确了 p53 基因变异是胃黏膜细胞癌变过程中的一个重要因素。

p53 突变率依正常、肠化生、不典型增生及癌的顺序递增，说明 p53 基因表达为早期胃癌的重要参考指标。

2. Rb 基因：Rb 基因为一经典的抑癌基因，参与细胞周期的调控，R 蛋白的磷酸化为

Rb 基因调解细胞生长分化的主要形式，细胞 G1/S 期 Rb 蛋白磷酸化受周期素依赖性激酶（CDK）调节。在肿瘤细胞中突变的 Rb 蛋白失去了同核配体结合的功能。当机体发生肿瘤时，Rb 基因的主要变化形式有：缺失、突变、甲基化、表达失活及与病毒和细胞癌蛋白结合引起功能性失活。

3. APC 基因：最近发现 APC 蛋白可与 c 链蛋白和 β - 链蛋白连接，而这两种蛋白是细胞黏附因子——E 钙黏蛋白的细胞内配体，在细胞黏附中发挥作用。

APC 基因失活与胃癌的发生密切相关。Sano 等检测 48 例胃癌组织染色体 5q 缺失，发现早期和进展期胃癌的缺失率分别为 60% 和 36%。对胃腺瘤研究表明，APC 基因突变率为 20%。APC 基因突变在胃腺瘤向癌转变中可能起重要的作用。Rhya 等对 52 例胃癌、癌旁不典型增生进行研究，发现 APC/MCC 基因 LOH 只出现在癌肿组织中，而癌旁正常组织未检测到这二种基因 LOH。Tamura 等先用流式细胞仪分析胃癌细胞，然后检测胃癌细胞 APC 基因又可见于晚期癌，其中 1 例黏膜内癌亦发现有 LOH。提示 APC 基因 LOH 是胃癌的早期改变可能在胃癌发生早期阶段起重要作用。

4. 其他基因：有关 MCC 基因在胃癌中改变的研究报告较少，MCC 可能在胃癌的早期发生阶段起作用。

DCC 基因在胃癌中的缺失率为 49%~60%，检测胃癌患者有无 DCC mRNA 表达缺失对胃癌晚期诊断具有一定的价值。

p16 基因发生改变，在肿瘤组织中表达异常时，则有可能导致肿瘤发生、进展。

三、p53 基因

癌基因发现后，人们又发现存在于细胞内的另一类基因——抑癌基因，也称肿瘤抑制基因，或抗癌基因，现在认为，抑癌基因在癌的发生上与癌基因同等重要，甚至更为重要。

目前最重要的两种抑癌基因是 p53 基因和 Rb 基因。其他还有 NF-1 基因、WT-1 基因、结肠腺瘤性息肉（APC）基因和结肠癌缺失（DCC）基因等。p53 基因是迄今发现与人类肿瘤相关性最高的基因之一。

转录调节因子 p53 作为一种抑癌基因，可诱导细胞生长阻滞、细胞凋亡、细胞分化以及 DNA 修复。自 1979 年 Lane 等发现 p53 基因以来，人们对它的认识经历肿瘤抗原、癌基因、抑癌基因三个阶段。研究已证明，野生型 p53 基因是一种抑癌基因，对细胞的生长、分化、增殖起调控作用。

1. p53 基因的结构及功能：p53 基因（20kb）是位于 17 号染色体短臂上的一个单拷贝基因，包含 11 个外显子和 10 个内含子，其 mRNA 长 25kb，编码一个含有 393 个氨基酸的蛋白质，分子量为 53kD。p53 蛋白包括 4 个功能调节区域：N- 端的活化区，通过与转录因子 TFIID 结合而发挥转录激活功能。DNA 结合区，特异性地结合靶基因中的顺势作用元件，调节靶基因的转录活性，C 端的复调节区域，在 DNA 损伤时，招募其他蛋白到损伤部位提供 DNA 损伤信号。Toledo 等研究表明，p53 基因蛋白还含有四聚化结构域，介导活化后 p53 四聚体的形成。

作用元件 CACGTG 的相互结合而启动 p53 的表达。模式动物研究发现，解除 c-myc 的管制作用并不能完全消除其诱发癌症的可能性、c-myc 表达阻遏并不是提高 p53 介导凋亡的必要条件，相反 c-myc 从一定程度上提高 p53 介导细胞凋亡的发生。对人 burkitt I 淋巴瘤研究表明 c-mye 蛋白和 p53mRNA 的表达存在正相关性。由于 c-myc 对 p53 有活化作用，因此它与 p53 形成很多调控网络，Heiko HermeKing 等发现的 e-mycp53 14-3-3 sigma 网络就是其代表之一。研究发现，DNA 损伤和 c-myc 表达增高可诱导 p53 表达上调，p53 进而诱导 14-3-3 sigma 表达，在肿瘤细胞中，p53 突变或 cgp 甲基化也可诱导 14-3-3 ssigma 表达。

细胞周期负调节因子 14-3-3 sigma 是 p53 下游靶基因之一，主要通过调节细胞周期的 G2/M 检查点而引起 G2 期阻滞，且与细胞周期蛋白 p21 有互相增强作用。此外，14-3-3 sigma 还通过结合或分离磷酸化蛋白而调控细胞活动，促进 DNA 损伤后有丝分裂前期的细胞周期阻滞。

Laimer 等在鳞状细胞癌研究中发现，14-3-3sigma 的表达量与患者存活时间呈负相关，存活 1.36 年的患者的 14-3-3 sigma 表达量明显高于存活 4.1 年的患者的 14-3-3 sigma 表达量。14-3-3 sigma 很可能会成为改进治疗的新方式。

2. p53 家族：p63 和 p73 隶属于 p53 基因家族，具有与 p53 同源的 DNA 结合域，p73 基因于 1997 年在 COS 细胞 cDNA 文库中偶然发现，并且与 p53 基因在 N- 端转录激活区、核心 DNA 结合区、C- 端寡聚体化区、有高度的同源性、p63 基因定位于人 3 号染色体 3q27~-3q28，全长包含有 15 个外显子和两个不同的启动子，p63 基因至少编码 14 种异构体。相对于 p53 而言，p63 与 p73 基因序列具有更高的相似性，并且在人类肿瘤中很少发生 p63 突变。与野生型 p53 功能相似，p63 和 p73 也能激活 p53 下游靶基因，引发细胞周期停滞及细胞凋亡。与 p53 不同的是 p63 和 p73 突变体很少在肿瘤细胞中发现，Vousden 等研究表明，p53 突变体可通过其 DNA 结合域与 p63 或 p73 的相互作用下调其抑癌功能。

3. p53 的调控机制：近年来，对 p53 抑癌机制研究日趋深入，在不同的癌症中，其调节网络各有特点。

（1）依赖 MDM2 的调控：癌基因 MDM2 编码的蛋白质通过与 p53 的 17~22 位氨基酸残基相结合，阻断 p53 的转录调控通路，MDM2 还可与 p53 特异的泛素酶共同作用，促进 p53 蛋白降解，ND2-p53 复合物广泛存在于 S 和 G2/M 期细胞中，p53 激活 MDM2 的表达，而生成的 MDM2 蛋白抑制 p53 活性，形成 MDM2 依赖的负反馈调节机制。研究发现，MDM2 在肉瘤、乳腺癌、脑肿瘤、膀胱癌、肺癌和白血病中的表达量明显高于正常组织或细胞。

研究发现，MDM2 的酸性结构域是抑制 p300 介导的 p53 乙酰化的必要因素，该结构域还介导 p53 去乙酰化作用，进而影响 p53 的功能和活性。p53 还可通过磷酸化或乙酰化等翻译后修饰调节自身功能。

磷酸化可增强 p53 与乙酰化酶的相互作用，促进 p53C 端乙酰化，建立 p53 磷酸化 - 乙酰化级联反应，p53 在细胞内聚集并向核内转位，修饰后的 p53 形成有生物学活性的四聚体，与靶基因的 p53 反应元件结合，控制着下游靶基因的表达，从而引起细胞生长阻滞、凋亡。

乙酰化也是调节 p53 蛋白活性十分重要的方式。首先，乙酰化可封闭 p53 赖氨酸泛素结合位点，抑制其降解，增强 p53 稳定性。其次乙酰化有助于转录调节活性的短暂分离，对下游靶基因的活化起重要作用。第三，乙酰化作用或许诱发 p53C 端构象变化，破坏 C 端的回折，提高 p53 与 DNA 的结合能力。第四，乙酰化可协调 p53 在胞质与胞核间的分隔分布。

研究发现 p14 不但可使 MDM2 失活，还可促进 p53 蛋白的稳定表达，检查点激酶 1 和检查点激酶 2 可诱导 p53 磷酸化，削弱 MDM2 与 p53 的结合，从而提高 p53 稳定性。

（2）依赖 c-myc 的调控：c-myc 基因是 myc 基因家族重要成员之一，该转位基因受到多种转录调节因子调节，促使细胞无限增殖及分裂，c-myc 基因编码一个由 439 个氨基酸组成的 62kD 的磷酸化蛋白 p62 c-myc，定位于细胞核，该蛋白在结构上可分为转录启动区、非特异 DNA 结合区、靶序列碱性螺旋 - 环 - 螺旋结构区和亮氨酸拉链区。该蛋白具有转化细胞的功能，通过与染色体蛋白结合，调节细胞生长、分化，并恶性转化方面发挥重要作用。

（3）p53 其他调控通路：Huang 等研究发现 A nnexin A2 与 p53 介导的凋亡发生关系密切。 A nnexin A2 是一种 Ca^{2+} 依赖的磷脂结合蛋白，参与胞吞胞吐、细胞黏着、细胞增殖和细胞表面纤维溶解等多种功能。在转染 Ad-p53（表达野生型 p53 基因的腺病毒载体）的细胞系中，Annexin A2 表达下调，而抑制 AnnexinA2 表达可以降低细胞增殖率，说明 A hexin A2 在 p53 介导的细胞凋亡通路中有重要作用。

研究还发现，F6-AP（E3 泛素连接酶的重要亚科）与人乳头状瘤病毒中 E6 癌蛋白结合后，可降低抑癌基因 p53 的表达。E6-AP 在小鼠 neuro2a 细胞中过量表达可增加泛素表达，引起 p53 降解加速。体外研究发现，E6-AP 直接参与 p53 泛素化过程。部分敲除 F6-AP 可以提高 p53 的表达水平及 p53 依赖的转录活性。

Hu 等研究发现 XPB 基因可以抑制肝癌细胞增殖、促进 p53 及 p21 表达上调和抑制 c-mye 的致癌作用。体外试验证实，用 XPB 预处理可以抑制细胞增殖，促进细胞凋亡。此外，NPB 有可能直接参与修复 DNA 损伤引起的 p53 基因突变。

Puccini 等在研究小鼠胚胎成纤维细胞中发现，Fra2 基因是 53 的拮抗基因，Fra2 基因的表达促进 p53 依赖的细胞凋亡以及细胞周期停滞。此外 Motero 等研究发现，在脉管侵入及炎症反应中 p53，VFGF 和 PCNA 的表达量呈现一定相关性，p53 通过调节 VEGF 的表达控制血管生成。这些通路的发现都将为肿瘤攻克提供新的思路。

p53 在肿瘤诊断治疗方面的作用随着基因组学、蛋白组学和生物信息学飞速发展，p53 的突变分析日趋完善。早期 p53 研究主要采用免疫组织化学技术，但 p53 的半衰期极短，此方法检测结果往往不准确。现代分子生物学方法并不着眼于 p53 是野生型还是突变体，而是直接从空间构型上识别碱基错配。片段分析可以完整精确地检测出 p53 的突变类型，最新的自动片段分析技术还有利于研究者采集片段信息。

某些生物技术及其产品也在 p53 介导的肿瘤治疗方面发挥日益重要的作用。研究人员将野生型的 p53 基因 cDNA 片段克隆进腺病毒载体并转染肿瘤细胞，但遗憾的是转染后基因无法适时、适地、适量地调节基因的表达。另外，研究人员通过 ONYX015 系统对含有高表达 p53 变异基因的细胞进行靶向定位，直接杀死含有变异 p53 基因靶细胞，而对表达野生型 p53 基因的细胞无杀伤作用。也有研究人员试图将突变型 p53 蛋白转化为野生型 p53 蛋白，治疗肿瘤。

研究人员已开发出一种类似 p53 的多肽，用于干扰 p53-MDM2 复合物的形成，促进 p53 释放并诱导细胞周期停滞或促进细胞凋亡。这些小的肽段可以结合到抗原决定簇，妨碍 p53 和 MDM2 之间的相互作用，治疗肿瘤。

研究人员把人和小鼠体内糖－胆固醇复合物当作一种抗癌剂用于癌症治疗，该复合物可通过影响 p53 的信号通路来促使细胞凋亡。研究人员发现糖－胆固醇的去泛素化作用可以增加 p53 稳定性，引发细胞增殖抑制和细胞凋亡。另外，该复合物还可激活 p53 通路（p53 at ser46），包括 p53 两个家族成员，p63 和 p73。最后，该复合物还可激活 Pin1，全面的活化 p53，诱导细胞凋亡。尽管目前糖－胆固醇的抑癌机制还在探索中，但确定的是 p53 通过不可逆的抑制细胞生长，引起细胞凋亡。

四、Ki-67、p53、P504s 在胃癌病变表达研究

Ki-67、p53、p504s 表达与胃癌的发生、发展密切相关，参与了胃癌发生的早期过程。检测上述 3 种分子标记物，有助于判断病变的严重程度和进展趋势，有利于提高胃癌前病变和早期胃癌的检出率。

Ki-67 是重要的核增殖标记基因，在正常组织中的分布可反映细胞的动力特点。其在扁桃体的生发中心细胞、睾丸组织的未分化精原细胞、上皮基底层细胞、外周血淋巴细胞均有表达，与细胞增殖状态相关，多用于判断肿瘤的良恶性以及恶性程度、肿瘤分化程度、浸润深度、复发、转移等情况。有研究结果显示，Ki-67 是评估恶性肿瘤治疗疗效和预后的重要分子标记物。

Wang 等发现在从胃黏膜肠化生、低级别上皮内 P 瘤变、高级别上皮内瘤变至肠型胃癌逐渐进展的过程中，Ki-67 表达阳性率逐渐升高。但有研究发现，Ki-67 阳性表达与肿

瘤分化程度、浸润深度、淋巴结转移无关，并不能作为判断胃癌预后的独立危险因素。

p53 是重要的抑癌基因，其突变是多种恶性肿瘤发生的重要原因之一。研究发现，p53 突变体可与野生型 p53 形成异二聚体，抑制野生型 p53 的抑癌功能。有研究发现，突变型 p53-R273H 可抑制 miR-27a 的转录和表达，从而激活 EGFR 信号通路，使 EGFR 下游信号蛋白 ERK1/2 持续活化，促进细胞增殖和肿瘤的发生。野生型 p53 基因产物半衰期短，而突变型 p53 基因产物较稳定，故常规免疫组化法检出的 p53 蛋白均为突变型。

研究结果显示，随着胃黏膜病变程度的加重，Ki-67 和突变型 p53 阳性表达率均呈逐渐升高的趋势。低级别上皮内瘤变与萎缩性胃炎伴肠化生组、高级别上皮内瘤变与低级别上皮内瘤变组之间 Ki-67 和 p53 阳性表达率相比差异均有统计学意义。虽然早期胃癌组与高级别上皮内瘤变组之间 Ki67 和 p53 表达阳性率无明显差异，但表达强阳性率升高。推测 Ki-67、p53 在胃癌的发生、发展进程中发挥重要作用，对判断病变的发展趋势具有重要意义在胃癌和癌前病变组织中，幽门螺杆菌（Hp）感染与 Ki-67 和 p53 表达之间有一定的相关性。祁晓莉等发现 Hp 感染的胃癌和癌前病变组 Ki-67 表达率明显高于非 Hp 感染组，其机制可能是由于 Hp 感染可产生氧自由基和细胞因子，刺激胃黏膜上皮细胞增殖；或是由于 Hp 感染直接导致胃黏膜损伤进而引起胃黏膜上皮细胞代偿性增生，最终可能通过诱发细胞增殖与凋亡的平衡失调而导致肿瘤的发生。国内外研究发现，Hp 感染与 p53 过表达有关，可能是由于 Hp 感染使野生型 p53 转变为突变型 p53，导致 p53 丧失抑癌活性，从而促进细胞的恶性转化。本实验未进一步观察 Hp 感染与 Ki-67、p53 表达的关系，后续将进一步研究在胃黏膜癌变过程中 Hp 感染是否参与了细胞增殖分化的过程。

p504s 在前列腺癌、骨髓、淋巴结、泌尿生殖系统和结肠肿瘤中均有表达。有研究发现，p504s 蛋白在前列腺癌和前列腺高级别上皮内肿瘤中呈阳性表达，而在前列腺增生组织中不表达。

目前 p504s 在胃癌和癌前病变中表达的相关研究较少见。Lee 发现 p504s 在胃黏膜非肿瘤性上皮中呈弱表达，在异型增生和肠型胃癌中的表达明显升高。多项研究发现，p504s 在胃高度异型增生腺癌中的阳性率高于低度异型增生和不确定性异型增生，说明 p504s 可作为判断胃黏膜高度异型增生、低度异型增生以及不确定性异型增生的免疫标记物。吴凤婷等发现，p504s 表达和分布与胃癌的发生、发展密切相关，可作为诊断胃癌的新候选分子标记物，胃镜下组织病理活检联合 p504s 检测可有效提高早期胃癌的检出率。陆勤平等的研究结果显示，p504s 表达与胃癌 Lauren 分型和分化程度密切相关，可能参与了胃肠型腺癌的发生。

研究结果显示，从正常胃黏膜 - 萎缩性胃炎伴肠化生低级别上皮内瘤变到高级别上皮内瘤变早期胃癌的发展过程中，p504s 阳性表达率逐渐上升，其中高级别上皮内瘤变与低级别上皮内瘤变组的阳性表达率相比差异有统计学意义，而早期胃癌组与高级别上皮内瘤变组相比无明显差异，但表达强阳性率显著高于高级别上皮内瘤变组。与黄文斌等的研究结果基本一致。李媛认为联合 p53 过表达、表面上皮和小凹 Ki-67 增殖指数增高和 p504s

高表达有助于胃黏膜上皮异型增生的诊断。

第三节　胃癌常见致癌基因与早、晚期相关基因

一、胃癌常见三个致癌基因

胃癌癌变机制中的体细胞突变学说、多阶段学说、癌基因活化学说及抑制基因失活学说等机制的探索开始，均为细胞核内基因的改变。

一般情况下直接能够诱发人体癌肿的基因有十几种，已经查明的胃癌细胞中高表达的基因有 K-Sam、C-met 等。抑癌基因的缺失和突变导致其功能丧失，已经证明 p53、p16 以及 dDCC、APC 等抑癌基因的失活与胃癌的发生具有很大的相关性。但是绝大多数患者中有 3 种基因是因胃癌最为常见的，它们是 met 基因、ras 基因和 c-mye 基因。

1. met 基因：met 基因编码 190kD 的跨膜糖蛋白，属酪氨酸激酶生长因子受体家族成员，间质起源的细胞（成纤维细胞、平滑肌细胞）产生的肝细胞因子（HGF）或离散因子（SF）作为 met 受体的配体，形成 HGF/SF-met 内分泌信号系统。

HGF 激活可使 met 的两个相邻酪氨酸残基磷酸化，进而激活多个信号通路，从而促进细胞的增殖、分裂，腺管和分支结构的形成，血管生成以及肿瘤细胞的浸润和转移。met 的过表达在乳腺、卵巢、甲状腺、胰腺、胃、脑、前列腺、子宫内膜等多种器官的肿瘤和细胞系均有报道。

Soman 等利用 RT-PCR 技术检测胃癌癌前病变各期胃黏膜细胞，发现浅表性胃炎（2/4）、萎缩性炎（5/7）、肠化生（2/5）、胃癌（1/2）各期均有 tpr-met mRNA 的高表达。tpr-met 重排基因是 c-met 原癌基因活化的一种形式。所以认为，c-met 的激活及表达增高出现于胃黏膜病变的早期——在胃黏膜损伤后的炎症反应时即有过表达。

在此情况下，胃黏膜处于旺盛的增殖状态，DNA 的合成和分裂活跃，易受各种致癌因子的损伤，发生染色体基因结构和功能的改变，使细胞具备了向恶性转化的条件。另有研究发现，在浅表性胃炎 c-met 蛋白表达率较低，而随着病变从肠化生—异型增生—癌变演变，阳性表达率逐步升高，以进展期胃癌最显著，同时胃黏膜增殖程度与 c-met 阳性表达强度关系分析，两者有显著相关性，表明 c-met 蛋白表达反映黏膜细胞的增殖状态并具有恶变倾向。

有人研究了 110 例胃癌癌前病变和 c-met 表达，结果也发现随着胃黏膜病变的进展，c-met 过量表达率逐渐升高。因此，c-met 原癌基因蛋白的过量表达是与胃癌发生相关的蛋白表达异常。

2. ras 基因：ras 基因（K-ras、H-ras、N-ras）编码一种鸟苷酸结合蛋白（p21 蛋白），其在细胞增殖分化信号从激活的跨膜受体传递到下游蛋白激酶的过程中起作用，K-ras 基因在慢性萎缩性胃炎、肠化生组织发生点突变已得到证实。

研究人员 Cong 对 160 例患有萎缩性胃炎的患者进行随访，发现 14.4%（23/160）的病人有 K-ras 的突变，其中萎缩性胃炎不伴有肠化生的病人其突变率为 19.4%（6/25），提示 K-ras 基因的突变可能是癌发生的早期事件。经 3 年的随访发现，最初无 K-ras 突变的患者只有 14.6% 发展为肠化生或由伴有的小肠型肠化生发展为结肠型肠化生；而最初有 K-ras 突变的患者 39.1% 病变进一步发展。同时发现，有 K-ras 基因第 12 位密码子 C-T 转换（GGT-TGT）的患者，19.4%（5/17）病变发展；而同一位置有 C-A 转换（CCT-ACT）的患者，60.0%（3/5）病变发展，说明 K-ras 突变的位置不同，其预后也不同。

我国学者的研究表明，在癌中存在 H-ras 基因第 12 位的点突变。同时在早期癌和癌前病变（肠化生、异型增生）组织中也检测到 H-ras 基因第 12 位的点突变。上述结果说明，H-ras 基因的变异可能受环境和地域的影响。Teh 发现，正常十二指肠黏膜中存在 p21 蛋白的过表达，而肠化生、异型增生、肠型胃癌等胃黏膜组织学上或多或少具有肠型上皮的特点。由此认为 p21 蛋白的过表达反映了具有肠型上皮分化特征的细胞和组织的存在，是胃黏膜柱状上皮向肠上皮分化的结果，可以作为监测黏膜病变发生的一个早期标志。

3. cmyc 基因：c-myc 基因编码分子量为 60kD 的核内磷蛋白，其与细胞持续增殖有关，可与不同的基因群协调控制细胞增殖与分化，参与细胞周期的调控。实验表明，c-myc 癌基因单独激活不足以导致肿瘤发生。在许多不同类型的肿瘤细胞中存在有 ras 和 c-myc 偶联激活。ras 编码的蛋白存在于细胞膜，引起细胞形态变化，c-myc 编码的蛋白与细胞核 DNA 结合，对细胞周期起调节作用。Ciclihra 等发现，肠化生、异型增生胃黏膜中有 c-myc 的过表达，在伴有炎症的胃黏膜组织中也有 c-myc 的异常表达，认为 c-myc 的过表达参与胃黏膜细胞的增殖，提示 c-myc 表达增高发生于胃癌前病变的早期。

二、胃癌早、晚期相关基因

在胃癌的发生、发展过程中伴有多种癌基因的变化，它们出现的时间不同，意义也不同，多基因异常改变的检测对于胃癌早期诊断、鉴别诊断和恶性程度的判断具有重要意义。

1. 与早期癌相关的基因：

（1）APC 基因：以缺失为主，可引起基因产物的截短或氨基酸改变。这种截短的 APC 蛋白可与野生型 APC 蛋白结合并对其产生显性负效应，从而削弱其抑制细胞增殖的功能。PowelSM 等认为，APC 基因的 LOH（杂合性缺失）发生率为 20%~86%，且多见于胃癌早期。Horri 等检测 44 例胃癌病例，发现 3 例有 APC 基因突变，均为组织学未分化型（印戒

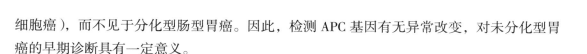

细胞癌），而不见于分化型肠型胃癌。因此，检测 APC 基因有无异常改变，对未分化型胃癌的早期诊断具有一定意义。

（2）p53 基因：p53 基因以突变、异常高表达方式参与胃癌的发生发展，而且 p53 基因突变不仅可见于早期胃癌，甚至在发育不良、肠化生及腺瘤中也可检测到。p53 在早期胃癌及邻近癌前期黏膜中呈异常表达，p53 异常表达率从黏膜发育不良、早期胃癌、晚期胃癌中依次增高，支持胃癌发生发展与 p53 异常有关。因此，检测 p53 有无突变及异常表达，对早期胃癌诊断具有一定意义。

（3）EGF 家族的：cripto 基因在 44％的早期胃癌中存在过表达。因此，检测 cripto 基因在胃癌组织中有无表达异常，对早期胃癌诊断具有一定意义。

（4）p16 基因：在原发性肿瘤中虽然检不出突变，但存在不表达，这可能与 p16 基因甲基化使保留的等位基因不能转录有关。检测 p16 有无缺失表达，对胃癌早期诊断具有一定意义。

2. 与中晚期胃癌相关的基因：

（1）ras 基因：在晚期胃癌中异常表达率高于早期，在肠型胃癌中表达率高于弥漫性胃癌。因此，检测 ras 基因异常表达对诊断中晚期胃癌具有一定的意义。

（2）C-erbB-2 基因：阳性表达不仅见于癌细胞，而且癌旁黏膜包括肠化、异型增生和正常胃黏膜上皮均有阳性反应。因此认为 C-erbB-2 表达出现于胃黏膜癌变过程的后期，是胃黏膜细胞恶性变的标志，进行 C-erbB-2 表达的检测有助于胃癌病变的鉴别诊断。

（3）DCC 基因：是重要的抗癌基因，其失活与多种肿瘤的发生发展有关。失活方式包括杂合性缺失、点突变及表达缺失或降低。王东旭等研究认为，DCC 基因在弥漫型组织中表达缺失率达 30.7％，在肠型胃癌中 DCCmRNAI 缺失频率高达 44.4％。DCC 基因产物具有黏附因子样功能，其表达异常可能会引起细胞关系异常，导致细胞的恶性转化，肿瘤的浸润与转移。DCC 基因 mRNA 表达缺失多出现在临床Ⅲ～Ⅳ期及伴有淋巴结转移组，提示其表达改变在胃癌的进展和转移中可能起重要作用，检测胃癌患者有无 DCCmRNA 表达缺失对胃癌晚期诊断具有一定的价值。

（4）nm23 基因：定位于人染色体 17q22，编码一种二磷酸核苷酸激酶。研究表明，nm23 基因在某些具有高度转移性肿瘤细胞中，可出现表达下降，等位基因缺失及基因突变等改变。Kodcra 等对 31 例胃癌病人研究表明，nm23mRNA 的下降调节在胃癌转移和浸润中具有一定作用，使预后更差，而且与血液侵犯和淋巴结转移显著相关，与临床肝转移和腹膜转移无关。因此检测 nm23 基因有无异常表达降低对胃癌有无转移及预判断具有重要意义。

（5）cd44 基因：在胃癌中表达出不同的变异体，检测它们的改变有助于判断胃癌患者的预后。

三、PCR 在胃癌基因诊断中的价值

基因诊断是国际上最权威的诊断，PCR 是基因诊断的核心技术。由于它具有快速、特异、敏感的特点，在临床诊断中具有无比广阔的应用前景。胃癌的发生、发展过程中伴有多种癌基因及抗癌基因的变化，多基因表达异常同时检测对胃癌早期诊断、鉴别诊断和恶性程度的判断具有重要意义，特别是多重 PCR 完全能够实现多基因多表达同时检测，对胃癌的诊断具有更大的意义。其次，胃癌的浸润与转移是恶性肿瘤的重要特征，也是胃癌患者死亡的主要原因，许多胃癌患者虽切除了原发肿瘤，甚至连常规病理学等检查为转移阴性的患者，最终仍死于肿瘤的复发转移。因此，为了发现治疗后具高复发风险的肿瘤患者，采用更为敏感的微量肿瘤细胞检测技术是十分必要的，PCR 技术是完全能够实现这一目标的。应用 PCR 技术从外周血、骨髓或淋巴结中检出少量肿瘤细胞有两种策略：一是检出肿瘤细胞中基因突变、染色体重排而产生的稳定性 DNA 异常，这一方法检测肿瘤细胞的敏感性为 1×10^6 左右，比 Southern 杂交提高 104 倍；二是应用 RT-PCR 技术扩增组织或肿瘤特异性 mRNA，而它们在被检测的组织中呈高表达，目前检测实体瘤的微转移多用此法，其敏感性在 1×10^6 左右。

第四节 胃癌相关基因的功能与基因多态性

胃癌相关基因的功能与作用有如下几方面。

一、胃黏膜上皮早期癌变相关基因

1.脆弱组氨酸三联体基因（脆弱组氨酸三联体基因 FHIT）定位于染色体 3p14.2，是一个候选抑癌基因，由 10 个外显子组成，编码 147 个氨基酸，相对分子质量为 1618×10^3。FHIT 基因在亚硝氨化合物、氧自由基、烟草代谢产物及幽门螺杆菌分泌物等致癌物作用下易发生突变及缺失，从而导致抑癌作用的失活。Zhao 等研究发现，胃癌组织中 FHIT 蛋白表达为 36.8%，紧邻癌旁的异常增生黏膜为 37.9%，而远处的正常胃黏膜为 100%，它们之间有显著性差异。

胃癌患者 FHIT 基因表达的缺失，鉴于胃癌是致癌物长期作用结果的观点，故认为 FHIT 基因与胃癌的早期发生有关。

2.环氧化酶 2（COX-2）：COX-2 基因长 8.3 kb，定位于 1 号染色体 1q25.2-25.3 上，由 10 个外显子和 9 个内含子构成，编码 603 或 604 个氨基酸，属于诱导型基因。在

正常生理状态下几乎不表达，许多研究显示，COX2基因是早期生长的反应基因之一，COX-2可被广泛的血管内外激活物诱导表达，导致肿瘤的发生。Sun等报道在浅表性胃炎（10.0%）、萎缩性胃炎（35.7%）、肠化生（37.8%）、胃发育不良（41.7%）及胃癌（69.5%）的COX-2阳性表达呈逐渐递增趋势，认为COX-2是胃癌发生的早期事件。

3. Survivin：Survivin是凋亡抑制蛋白（IAP）家族中的成员，可调控细胞凋亡和细胞分裂。该基因定位于染色体17q25，含有4个外显子和3个内含子组成。编码一个相对分子质量为16.5×10^3，由142个氨基酸组成的蛋白。Sur-vivin直接作用于caspase，主要抑制caspase-3、caspase-7的活性，阻断细胞的凋亡过程。另外，还通过p21抑制caspase。研究发现，survivin mRNA在癌组织中表达显著高于非癌组织，在伴淋巴结转移的胃癌中显著高于不伴淋巴结转移者，并认为在胃癌的早期就开始出现survivin mRNA表达增加。sur-vivin表达水平与组织学类型、肿瘤病理分期有关，survivin也可能是胃癌预后差的预测因素。

二、转移相关基因

1. 细胞皮质区肌动蛋白结合蛋白：细胞皮质区肌动蛋白结合蛋白又名EMSI基因，定位于人类染色体11q13，全长约38 kb，含有18个外显子。该基因编码产物EMSI是一种位于细胞皮质区的肌动蛋白结合蛋白，参与细胞骨架系统的调控，细胞外信号转导以及细胞黏附等过程。研究表明EMSI基因与胃癌侵袭和转移有关。Li等采用免疫组化SP法检测发现，正常胃黏膜EMSI蛋白阳性率20.0%，胃上皮内瘤变中阳性率68.4%，胃癌中阳性率89.7%，早期胃癌阳性率低于进展期胃癌阳性率60.9%vs 95.1%。伴淋巴结转移组EMS1蛋白阳性率高于无淋巴结转移组蛋白阳性率。蛋白高表达与胃癌发生、淋巴结转移及临床分期有关。

2. 人类巨噬细胞金属弹力酶：人类巨噬细胞金属弹力酶（HME）是一种依赖锌离子（Zn^{2+}）的中性肽链内切酶，为基质金属蛋白酶家族中的一员，又被命名为基质金属蛋白酶12。有研究报道，HME可使纤溶酶原转化为血管稳定因子，从而可能抑制内皮细胞增生和肿瘤血管形成，降低转移概率。Zhang等应用反转录PCR、免疫印迹杂交法、免疫组化的方法检测了胃癌细胞株和胃癌标本中HME mRNA和蛋白的表达，结果表明，HME阳性病例淋巴结转移率较阴性者低，HME阳性者两年生存率明显高于阴者，HME可能是一个新的胃癌生物学标志，与转移率低有关，提示预后良好。

3. 血管内皮生长因子：血管内皮生长因子（VEGF）位于人类染色体6p21.3，全长28kb，由7个内含子和8个外显子组成。VEGF是一种功能强大且能产生多种生物学效应的细胞因子，是新生血管形成的中心调控因子。Choi等研究VEGF和胃癌淋巴结转移的关系，结果提示VEGF和胃癌淋巴结转移密切相关，表明VEGF是胃癌淋巴结转移的潜在分子标志。王文欢等应用免疫组化方法研究VEGF家族胃癌中的表达时发现，胃癌组织

VEGEC 和 VEGE-D 高于正常胃组织，有淋巴结转移的胃癌组织中 VEGE-C 和 VEGE-D 的表达均较淋巴结未转移组明显增强，说明 VEGEC 和 VEGE-D 在胃癌组织中的表达与淋巴结转移有相关性，VEGE-C 和 VEGE-D 检测可作为判断淋巴结转移的参考指标，并对胃癌患者预后的临床评估具有重要参考价值。

三、分化相关的基因

1.Orunt 相关转录因子 3（RUNX3）：RUNX3 是一种新发现的定位于染色体 1p36.1 的抑癌基因，是 RUNX 基因家族成员之一。RUNX3 广泛表达于消化道上皮细胞，其编码蛋白是一组 DNA 结合转录因子，在细胞生长、发育和凋亡过程中起重要作用。有研究发现，高、中、低、未分化胃癌的 RUNX3 蛋白阳性表达率依次降低，RUNX3 蛋白的表达强度与肿瘤分化程度相关，提示 RUNX3 蛋白在细胞分化过程中起重要作用；有淋巴结转移的胃癌 RUNX3 蛋白阳性表达率显著低于无淋巴结转移的胃癌，因此 RUNX3 蛋白的表达可作为判断胃癌患者预后的一个指标。

2. Annexin A7：Annexin A7 又称会联蛋白，是 Annexins（膜联蛋白）家族的一员，是从牛肾上腺髓质分离纯化出的一种蛋白质，该基因定位在人类10q21.1~21.2，与细胞膜运输、细胞信号转导、细胞分化和增殖、转移有关。有研究表明，在不同类型的胃癌组织中，其阳性率从高到低是高分化（100%）＞乳头状（66.7%）＞中分化管状（64.9%）＞低分化（31.9%）＞印戒细胞癌及黏液腺癌（0%），Annexin A7 表达在肠型高于弥漫型胃癌，说明 An-nexin A7 可以作为胃癌分化的判断指标。

3. 果蝇同源异型框转录因子 2：果蝇同源异型框转录因（CDX2）基因最早是于果蝇体内分离，定位于人类染色体 13q12~13，全长 22~23 kb，由 3 个外显子和 2 个内含子构成。同源异型框基因及相关蛋白是以核转录调节因子的形式调节生物结构及细胞分化，在生物体的不断演化过程中决定着生物体正常结构，并最终保持相对的保守性。研究发现，胃癌组织中的 CDX2 蛋白阳性表达率低于肠化生组织，胃癌组织中 CDX2 蛋白表达强度随胃癌的分化程度减低而减弱，依次为低分化（73.3%）＜高分化（85.5%）＜肠型胃癌（91.1%），说明 CDX2 异常表达与肠化生及胃癌分化程度密切相关。

四、耐药相关基因

1. 人转录相关锌带蛋白 1：人转录相关锌带蛋白 1（ZNRD1）是 2000 年从 6p21.3 主要组织相容性复合体 1 区克隆出的一个新的锌带基因，基因长约 3.6 kb，包含 4 个外显子和 3 个内含子，编码 126 个氨基酸。有研究证实，上调 ZNRD1 可以降低肿瘤细胞的药物敏感性；下调 ZNRDI 可以逆转肿瘤细胞的耐药表型，ZNRD1 在耐长春新碱的胃癌细胞系表达上调，提示 ZNRD1 可能在对肿瘤多药耐药的基因治疗中具有重要的意义。ZNRD1 可能通过调节 P-gp 的表达影响细胞内药物的蓄积和泵出，通过调控 Bcl-2 的表达影响细胞凋亡，通过调节 5 肌苷磷酸脱氢酶 2 的表达影响 DNA 合成，进而在胃癌的多药耐药中扮演重要角色。

2. MGrl-Ag：MGrl-Ag 相对分子质量为 110×10^3，主要分布于细胞的基底膜侧。耐药相关分子 MGrl-Ag 与层粘连蛋白受体前体蛋白为同一分子。有学者通过体外药物敏感性实验、细胞周期和阿霉素蓄积分析发现，下调 MGrl-Ag/ 层粘连蛋白受体前体蛋白在胃癌耐药细胞中的表达后，细胞对长春新碱、阿霉素、顺铂和氟尿嘧啶的敏感性显著增强，细胞阻滞在 G 期，发生了自发性凋亡；细胞对阿霉素的蓄积和潴留显著增加。结果表明，MGrl-Ag 通过调节细胞凋亡和影响药物蓄积而参与胃癌细胞多药耐药性的发生。进一步研究发现在缺氧条件下 MGr1-Ag 上调低氧诱导因子 1 的表达及转录活性，抑制 MGrl-Ag 的表达明显减少长春新碱诱导低氧诱导因子 1 表达及转录活性。

3. 细胞因子诱导的凋亡抑制因子 1：细胞因子诱导的凋亡抑制因子 1 全长 2.8 kb，编码相对分子质量为 42×10^3 的蛋白。与人 15、16 号染色体短臂和 18 号色体长臂有同源序列。研究发现，细胞因子诱导的凋亡抑制因子 1 参与调节胃癌细胞多药耐药表型，并且可以影响细胞内阿霉素的蓄积和潴留，上调多药耐药基因、多药耐药相关蛋白及 Bcl-2 的表达，可能是细胞因子诱导的凋亡抑制因子 1 介导胃癌细胞多药耐药的机制之一。

五、个体化治疗相关基因

1. 胸苷酸合成酶：胸苷酸合成酶（TS）是一个二聚体蛋白质，位于人类染色体 18p11.32，由两个相同的亚单位构成，相对分子质量为 72×10^3。编码的 TS 是 DNA 合成途径中的一种关键酶，也是氟尿嘧啶类药物的主要作用靶点，其表达水平与肿瘤局部的药物浓度密切相关，并影响肿瘤的化疗敏感性。Miyazaki 等通过内镜活检和酶联免疫吸附试验分析发现，TS 的表达在胃癌组织中高于正常组织，S-1/ 顺氯氨铂化疗后，有效者低于无效者，说明 TS 蛋白表达水平可作为中晚期胃癌患者 S-1/ 顺氯氨铂化疗反应的预测因素。

2. 切除修复交叉互补基因：切除修复交叉互补基因位于 19q13.3~q13.2，基因长约 14kb，包括 10 个外显子，在核苷酸切除修复中起关键作用。切除修复交叉互补基因作为核苷酸切除修复系统的关键基因，其 mRNA 表达水平与铂类药物的敏感性密切相关，可以作为铂类药物化疗效果的独立预测指标。Kwon 等选取了 64 例晚期胃癌患者，术后给予氟尿嘧啶和奥利沙铂辅助化疗，发现切除修复交叉互补基因低表达的患者对辅助化疗更为敏感，切除修复交叉互补基因低表达患者中位数的整体生存率显著延长。多变量分析显示 ERCC 表达水平显著影响整体生存率。

3. 二氢嘧啶脱氢酶：二氢嘧啶脱氢酶（DPD）是由两个相同的亚基与一个相对分子质

量为 105×10^3 的分子组成，是一个高二聚体酶，定位于染色体 1q22，包括 23 个外显子，编码 1025 个氨基酸的蛋白。Terashima 等通过使用放免法测定 140 例胃癌患者 DPD 活性，发现 DPD 活性越低，肿瘤对氟尿嘧啶越敏感。在胃癌中，DPD 活性低的肿瘤对氟尿嘧啶更敏感，胸苷磷酸化酶 DPD 比值越高，氟尿嘧啶化疗效果越好。Nishina 等研究胸苷磷酸化酶 DPD 在转移性胃癌中的临床意义时也发现，高比值组与低比值组的中位生存时间分别为 300 天和 183 天。DPD 以及胸苷磷酸化酶 /DPD 水平与人体对氟尿嘧啶反应的敏感性相关，是非常重要的预测因素。

六、预后相关的基因

1. c-met：c-met 为肝细胞生长因子受体，位于人类第 7q21~31，编码相对分子质量为 190×10^3 的跨膜蛋白，具有酪氨酸激酶活性，它在胚胎发育、组织修复过程、肿瘤细胞的发生、发展及浸润转移等方面起到重要作用。有研究表明 c-met 基因高表达胃癌患者 3 年生存率低于低表达者，说明 c-met 基因高表达在判断胃癌预后有重要参考价值。

2. 畸胎瘤衍生生长因子 1（Cripto-1）：Cripto-1 是一种新的表皮生长因子家族成员，参与从胚胎发育到细胞转化等多个过程。Cripto-1 在上皮细胞向间质细胞的转化中表达上调，起信号分子的作用。上皮间质转化基因可促进肿瘤上皮细胞的迁移与侵袭，是肿瘤侵袭转移过程中的重要事件。Zhong 等采用免疫组化的方法检测 118 例胃癌中 Cripto-1 和 E-钙黏蛋白的表达，观察到 Cripto-l 表达上调与 E- 钙黏蛋白表达下降均与胃癌的淋巴结转移、肝转移及 TNM 分期晚、5 年生存率低有关。用多变量分析显示两者联合是胃癌预后的独立预测因子，对预测胃癌转移、判断预后有重要的临床意义。

3. 核因子 κB：核因子 κB（NF-κB）是一种细胞核转录因子，与肿瘤细胞的发生、增殖、分化、凋亡、侵袭和转移密切相关。Long 等研究证实 NF-κB p65 在人正常组织、癌旁及胃癌中表达逐渐增强，胃癌中 NF-kB 活化与化疗后生存期有关。Lee 等研究发现，NF-κB p6S 在胃癌早期中表达较高，NF-κB 活化与淋巴浸润呈负相关，与胃癌患者总生存率呈正相关。

第五节　胃癌相关基因的研究新进展

一、胃癌基因研究进展

随着癌基因与抑癌基因研究向纵深化发展，该方面的研究又向整体化回归，即：①多种癌基因协同作用参与人体肿瘤的发生。②抑癌基因的失活是人体肿瘤发生的重要事件。③基因的累积性突变最终导致癌肿的发生，突变顺序并非绝对重要，关键是突变的累积。④基因组遗传稳定性受损是癌基因与抑癌基因异常改变的契机、其中 DNA 修复系统起关键性作用。

胃肠道肿瘤涉及许多基因的不同改变：① p53 失活和 CD44 异常转录物表达比较常见，可作为有效的癌诊断工具。②细胞周期素 D（Cyclin D）基因扩增常发生于食管癌，而细胞周期素 E（Cyclin E）和 c-met 基因护增常与胃癌有关。③依赖细胞周期素激酶抑制基因（CDK Inhibitor Gene）突变也出现于食管癌与胃癌；4K-ras 基因突变常发生于结肠腺癌，而较少发生在食管癌和胃癌。多种基因改变随胃癌的两种不同组织类型（肠型胃型）而异，其通过的基因途径是不同的。

胃癌涉及许多基因改变，包括多种癌基因、抑癌基因、细胞周期调节因子、DNA 修复基因等。其中，c-met 基因活化、p53 失活、异常 CD44 转录物在高分化腺癌或肠型胃癌与低分化腺癌或扩散型胃癌是常见的。但两种组织类型的基因改变的情况是有差别的。

1. 细胞周期调节因子：生长因子和细胞因子正性或负性地调节细胞增殖、细胞分化和细胞程序性死亡或细胞凋零，它是通过依赖细胞周期素激酶（CDK）和 CDK 抑制因子（CDK Inhibitor）作用的细胞周期完成的。许多正性的生长因子最终结合于细胞周期素 D。负性生长因子 TGF-B 通过 Cyclin-CDK-Inhibitor 抑制细胞增殖。

在哺乳动物细胞中已证明一些 CDK 抑制物基因的存在。其中 Pic（p21）和多肿瘤抑制基因 MTS1（p16）5。与人类肿瘤的发生有直接关系。Pic1 包括 sdi1、WAF1，Cip1 和 p21 等一组相类似的基因。Tahara 的研究发现，所有表达很低或不易发现 Pic1MRNA 水平的胃癌细胞系含有 p53 异常，而 Pic1 高表达的细胞系，其 p53 为野生型。在 Pic1 水平和 CDK.2、G1 细胞周期素的表达发现有相反关系。p53 突变不能诱导 Pic1 表达，引起 CDK2 和 G1 细胞周期素表达，使 p53 突变的胃癌细胞生长失去调控。Pic1 基因异常和 mp53 可能引起 Sdi1 功能丢失，导致 CDK2 和 G1 细胞周期素的高表达。事实上，细胞周期素 E 过度表达常与胃癌有关。不论组织类型如何，10% 的胃癌中发现有细胞周期素 E 的基因扩增。

人类第 9 号染色体短臂不到 40kb 的座位发现了多肿瘤抑制基因 MTS1 和 MTS2，它们分别编码两种蛋白。前者叫作 p16 蛋白，抑制依赖细胞周期激酶 4（CDK4）。p16 蛋白是发现的第一个直接控制细胞增殖周期的细胞固有蛋白。它结合于 CDK4 并抑制 CDK4/Cyclin D 酶的催化活性。在许多人类的实体肿瘤发现有 MTS1 突变。Sakata 研究 13 例胃腺瘤的 p16 突变和 45 例胃腺癌的 9 号染色体短臂杂合性丢失（LOH of Chromosem9p），结果 22% 分化型腺癌，10% 未分化型腺癌发生 9 号染色体短臂杂合性丢失，而腺瘤未发现这一改变。胃腺癌和腺瘤均未发现 p16 突变。因而认为 p16 突变可能在肿瘤形成中不起作用，可能是另一个 9 号染色体短臂的肿瘤抑制基因促进分化型胃腺癌的发展。

2. 原癌基因：进展期胃癌尤其是硬癌，常有 c-met 基因扩增，而食管癌、结直肠癌很少发生 c-met 基因扩增。c-met 基因位于染色体 7q31，不论 c-met 基因扩增与否。高分化腺癌中 30% 有杂合性丢失。对 7 号染色体长臂缺失图研究表明，D7S95 座位可能含有未明的抑癌基因。因为 D7S95 的 LOH 与腹腔转移密切相关。而且人们观察到长度为 6.0kb 的 c-metmRNA 转录物与胃癌的淋巴结转移有密切相关性。

K sam 基因是纤维细胞生长因子受体家族成员之一，低分化胃癌或硬癌中有优势扩增倾向。

Yonemura 用多克隆抗体通过免疫组化方法研究 260 例原发胃癌石蜡标本，11.9% 显示对 C-erb-B2 呈阳性反应，而正常非肿瘤组织无阳性反应。据报道，C-erb-B2 表达与组织分型、淋巴结转移、浆膜侵犯有关，而且 C-erb-B2 阳性肿患者比阴性患者预后差。Mizutani 运用免疫组化和印迹杂交研究了 226 例胃癌患者，得到类似结果。

Bcl-2 原癌基因位于 18 号染色体，编码 26kd 蛋白抑制细胞凋亡（Apotosis）。在胃肠道，细胞凋零在黏膜的保养维修起积极作用。一般认为它阻止干细胞凋零。细胞凋零的抑制对腺癌的促进是有帮助的。异常 bcl-2 蛋白表达，延长了细胞存活，使上皮易于发生致癌事件，如 p53 突变。Gregory：研究了 64 例胃腺癌，发现 bcl-2 反应性主要与肠型腺癌有关。51 例肠型腺癌有 45 例有免疫反应性，而 13 例扩散型仅 1 例有免疫反应性。

异常 bcl-2 蛋白表达被证实在病前病变中以连续的形式表达。65% 伴肠化生的慢性萎缩性胃炎和 81% 胃上皮发育不良有 bcl-2 表达，但在正常胃黏膜很少见。

3. 生长因子和细胞因子上皮生长因子：

（1）生长因子（EGF）和上皮生长因子受体（EGFR）：EGF 为一多肽，通过它的受体刺激正常和恶性细胞的增殖分化。Tahara 和 Tokunaga 等分别在外科切除的胃癌细胞中用免疫组化方法发现了 EGF。

EGF 和 TGF-2 都结合于 EGFR。越来越多研究表明，在许多不同的肿瘤包括胃肠道肿瘤有 EGFR 表达。应用免疫组化在 26% 的胃癌（$n=395$）中显示有 EGF、15% 的胃癌发现 EGF 和 EGFR 同时表达。胃癌中 EGF 与胃壁侵犯程度和淋巴结转移有关。EGF 阳性肿瘤患者 5 年生存率低于 EGF 阴性患者。人胃癌 EGF 的存在代表高度潜在恶性。运用多克隆抗体免疫组化研究表明，在早期胃癌没有或很少有 EGF 阳性病灶，在进展期癌发生率增加。显微镜下观察 EGF 阳性胃癌有分化型腺癌以硬癌方式生长的特点。

Yasui 等报道，26 例早期中只有一例具有 EGFR 免疫反应性，但 96 例进展期胃癌有 53 例有 EGFR 免疫反应性，两组有显著差异。Hirono 研究发现 EGFR 基因扩增在胃痛中少见，EGFR 基因扩增发生于高度进展期并有很大度的淋巴结转移的胃癌，可能是预后不良的指标。

对于 EGF 及 EGFR 的研究，人们提出单克隆抗体可阻止生长因子和受体结合，可能成为有效的抗肿瘤制剂。有关这方面的临床试验已开始进行。

（2）EGF 家族：迄今研究发现许多 EGF 相关蛋白，包括 Amphiregulin（AR）、肝素结合生长因子、EGF 样生长因子、Cript、pS2 等，所有这些被归类为 EGF 家族。

AR 具有双重作用：抑制人类肿瘤细胞的生长，刺激正常成纤维细胞和角质细胞的增殖。在 8 个胃癌细胞系中 7 个有 AR mRNA 表达。在手术切除标本中，60％肿瘤比对应正常黏膜 AR mRNA 表达增高。免疫组化方法显示 AR 蛋白定位于肿瘤细胞胞浆和胞核。肿瘤细胞产生的 AR 可能与胃癌的发病机制和进展有关。

Cript 编码的 EGF 相关蛋白在未分化胚胎癌细胞表达。在胃癌和结直肠癌中发现 Cripl mRNA，但在食管癌中未发现表达。35％的胃癌组织比正常胃黏膜 Cript mRNA 水平高。Cript 表达常与胃癌和肠化生有关。在 Cript 表达和肿瘤分期或预后观察到很好相关性，表明 Cript 表达与胃癌发生、发展有关。

在人类乳癌细胞系（MCF-7）的 cDNA 文库，发现编码 pS2 肽的基因。在来源于低分化胃腺癌的细胞系发现有该肽的合成和分泌，但在高分化腺癌未发现。研究表明，正常胃窦胃体的黏膜专门表达分泌 pS2。在扩散型胃癌有强 pS2 免疫反应性，而在肠型胃癌只有弱的免疫反应性。胃癌细胞中 pS2 肽的功能还不太清楚，可能是一个生长因子，但它是一个旁分泌还是自分泌生长因子还不清楚。

（3）其他生长因子：除了 EGF 家族外，转化生长因子 β（TGF-β）、血小板衍生生长因子（PDGF）、类胰岛素生长子（IGF）、基础纤维母细胞生长因子（bFGF），常在低分化腺癌和硬癌中呈过度表达。

80％以上的胃癌显示有 TGF-BI 型受体减少和低水平的 TGF-β 抑制成分结合蛋白，这些常与肿痛侵犯深度有关，表明大多数进展期胃肿瘤通过 l 型受体的减少逃避 TGF-β 的生长抑制作用。

肝细胞生长因子（HGF）的受体为 c-met 蛋白在胃癌的进展和形态发生方面起很重要作用。

Tahara 假设，胃癌的形态发生是通过有 c-met 高度表达肿瘤细胞中的黏着分子和来自激活的成纤维细胞的 HGF 互作用形成的，也就是肿瘤来源的生长因子或 lL12 激活基质成纤维细胞分泌 HGF，在活体内结合于癌细胞上的 c-met 蛋白，引起胃癌进展和形态发生。

二、肿瘤抑制基因

胃癌常有多种肿瘤抑制基因的失活，包括 p53、APC、DCC。

p53 为肿瘤抑制基因，位于 17 号染色体短臂。在胃癌中，p53 异常包括错义突变、移码突变、杂合性缺失。一些研究表明 p53 突变与侵犯深度、分期、不良临床结果有关。Renault 等在 52％的胃癌中发现有 p53 突变，其中一半突变没有等位基因缺失。

Stemmermann 和其他研究者发现，p53 异常在诱导肿瘤的早期发生。27％的早期高分化腺癌证明有 p53 突变，在胃癌所有各期均发现 p53 免疫反应性，说明 p53 改变不仅仅限于晚期肿瘤。Stemmermann 认为 p53 异常在胃肿瘤过程的早期发生，并引起基因不稳定性。

在胃肿瘤形成过程中，另有 p53 突变发生。第一突变引发细胞周期控制功能丧失，第二次突变引发转移。这一理论可解释不同研究中得出的不相符结果。如果 p53 蛋白功能改变，细胞失去正常生长调节作用，以致细胞变为高增殖活性、而对进一步基因突变，这可导致基因不稳定性和非整倍体状态。Oiwa 等研究了早期胃癌患者 p53 过度表达与肿瘤生长方式、穿透性长的肿瘤与表面扩展肿瘤相比预后要差。在二者之间，p53 阳性表达率、复发率、无病间期有差异，表明 p53 在胃癌甚至在早期的扩展起很大的作用。

Kimn 研究了 17p 杂合性丢失和临床病理参数，发现 p53 和 D17S5 座位杂合性丢失与异常 p53 表达、侵犯深度、肿瘤组织型别或 LN 转移情况没有显著相关性，可能在 p53 和 D17S5 座位之间或 D7S5 另有一个抑癌基因。

APC 等位基因缺失和基因突变与高分化腺癌有关。胃癌中 APC 基因突变范围不同于家族性腺癌样息肉和散发结直肠癌。在胃癌，错义突变占优势，而无义突变常发生于结直肠癌。在 25% 胃腺瘤、10% 胃增生性息肉中发现 APC 基因突变。

DCC 座位杂合性缺失，常在高分化型胃癌和结直肠癌中观察到、而在低分化型胃癌不发生。考虑到这些发现和 APC 基因改变，一些高分化型胃癌可能通过相似于结肠癌的基因途径发展而来。

三、基因不稳定性

微卫星的不稳定性包括简单重复序列的扩大与缩小和重复片段。有人认为，微卫星的不稳定性是来自肿瘤发展过程的复制错误。Han 等报道，39% 的胃癌发现有微卫星是不稳定性，其中 64% 的低分化腺癌和 17% 的高分化腺癌发现微卫星复制错误，两者有显著性差异。

Nakashima 报道，在显示有微卫星的不稳定性胃癌患者淋巴结转移和淋巴血管侵犯是不常见的，认为有微卫星不稳定性的胃癌在行为上可能是低度恶性的。同样临床上发现微卫星不稳定的结肠癌主要位于右半结肠并且病人存活率升高。

四、基因研究新进展

胃癌发生、发展的分子机制中，基因扮演重要角色，目前已发现了许多胃癌的相关基因，它们有的以癌基因形式存在于细胞基因组中，编码细胞生长所需的一些蛋白质，经点突变、易位和扩增等方式被激活，参与细胞的癌变；有的以抑癌基因形式在控制细胞生长、增殖及分化过程中起负调节作用；有的通过改变癌细胞的耐药性、促进癌细胞免疫逃逸等方式影响胃癌的生物学进程。

1. 原癌基因：原癌基因是指存在于生物正常细胞基因组中的癌基因，其处于低表达或不表达状态，表达产物有细胞外生长因子、跨膜生长因子、细胞内信号转导分子、核内信号转导因子等，它们对维持细胞的正常生理功能、调控细胞生长和分化起重要作用。但在某些条件下，如病毒感染、化学致癌物、炎症刺激、辐射作用等，原癌基因可被异常激活，诱导细胞发生癌变，其活化机制主要有获得强启动子与增强子、染色体易位、基因扩增、点突变4种。

（1）转导素 β1X 连锁受体蛋白 1（TBL1XR1）：TBL1XR1 基因位于染色体 3q26.32，由 18 个外显子组成，其在细胞的增殖、凋亡和炎症进程中起重要作用。研究发现，TBL1XR1 在食管癌、宫颈癌、乳腺癌、鼻咽癌、骨肉瘤和肝细胞癌等多种恶性肿瘤中有异常表达。在胃癌中，TBL1XR1 呈过表达，如 Liu 等收集了 334 例胃癌组织、30 例相应的淋巴结转移灶和 20 例癌旁组织进行免疫组织化学实验发现，TBL1XR1 的表达水平与胃癌局部浸润、淋巴结转移及不良预后密切相关；TBL1XR1 还可通过激活血管内皮生长因子 C 促进胃癌的淋巴管生成和淋巴结转移。Zhou 等揭示了 TBL1XR1 可通过激活胞外信号调节激酶 1/2 通路促进胃癌的发生、发展，利用"短发夹 RNA"减少 TBLIXRI 基因的表达，对胃癌细胞的增殖、迁移、侵袭、上皮 – 间充质转化有抑制作用，使用特异的胞外信号调节激酶 1/2 抑制剂（U0126）抑制胞外信号调节激酶 1/2 通路，可显著减弱 TBL1XR1 的促肿瘤作用。因此，TBLIXRI 有望成为胃癌诊治的新靶点。

（2）溴结构域蛋白 4（BRD4）：BRD4 位于染色体 19q13.1，编码的蛋白含有 110 个氨基酸，可识别组蛋白中乙酰化赖氨酸的保守蛋白结构域并与之结合，促使染色质重构因子、转录因子等相关蛋白富集至特定的基因转录位点，从而调节下游众多靶基因的表达。研究发现，BRD4 在卵巢癌、乳腺癌、结肠癌、非小细胞肺癌、白血病、黑色素瘤等肿瘤中高表达，并与肿瘤细胞的增殖、侵袭、转移、耐药、肿瘤血管生成密切相关。Coudé 等发现，使用特异性短发夹 RNA 减少 BRD4 的表达或使用 BRD4 的小分子抑制剂（JQ1、I–BET151 和 OTX015）能有效抑制黑色素瘤、胰腺癌、肺癌、多发性骨髓瘤、急性髓系白血病和伯基特淋巴瘤的进展。

在胃癌的研究中，杨阳等收集了 83 例进展期胃癌组织、45 例早期胃癌组织、42 例胃癌的癌前病变组织、38 例正常胃黏膜上皮组织进行免疫组织化学实验发现，进展期胃癌组织的 BRD4 表达水平显著高于其他三种组织；同时还发现，BRD4 的表达与进展期胃癌患者的饮酒史和淋巴结转移显著相关。Ba 等研究发现，BRD4 可通过识别乙酰化组蛋白 H3 使正性转录延伸因子 b 结合骨髓细胞瘤病毒癌基因启动子，导致依赖于正性转录延伸因子 b 的 RNA 聚合酶Ⅱ磷酸化，并刺激骨髓细胞瘤病毒癌基因的表达参与调控胃癌的增殖、凋亡。但 BRD4 调节胃癌是否还有其他机制，需进一步研究。

2. 卷曲同源蛋白 7（FZD7）：FZD7 是卷曲蛋白家族的成员之一，其基因位于 2q33 染色体上，含有 574 个氨基酸。卷曲蛋白作为 Wnt 信号通路的受体，激活后可产生 3 种不同的信号级联通路：经典的 Wnt β 联蛋白信号通路、Wnt 平面细胞极性信号通路、Wnt/Ca+ 信号通路，3 条信号通路的异常激活与肿瘤的发生、发展密切相关；在肾癌、宫颈癌、卵巢癌、乳腺癌、结肠癌和肝细胞癌等多种肿瘤中均发现了 FZD7 的异常表达。

Li 等通过查询 ONCOMINE 数据库，并收集了 251 例胃癌组织、60 例非肿瘤组织进行免疫组织化学实验，发现 FDZ7 在癌组织中高表达，并与胃癌侵袭、淋巴转移、远处器官转移、晚期 TNM 分期显著相关；同时他们还发现，FZD7 可通过典型的 Wnt 信号通路介导胃癌干细胞的自我更新和上皮 – 间充质转化的发生。Geng 等发现，FZD7 在幽门螺杆菌感染的胃癌中也呈高表达，使用 FZD7 小干扰 RNA 减弱 FZD7 的表达可有效抑制幽门螺杆菌感染诱导的胃癌细胞增殖；且他们发现，微 RNA（miRNA）-27b 通过靶向结合 FZD7 的 3' 非翻译区负调节 FZD7 表达，可抑制胃癌细胞的增殖。Flanagan 等在小鼠实验中使用 OMP-18R5 单克隆抗体（其可通过靶向 FZD7 抑制 Wnt 信号通路）能降低胃癌细胞的再生能力，证明抑制 FZD7 能阻止胃癌的发生、发展。目前，关于 FZD7 与胃癌的研究较少，有待进一步研究。

3. 中性粒细胞明胶酶相关载脂蛋白（NGAL）：NGAL 也称作 NRL、Lipocalin-2 或 24p3，是载脂蛋白家族的一个新成员，其位于染色体 9q34，总长度为 5 869 bp，由活化的中性粒细胞和多种上皮细胞表达，在多种肿瘤中有异常表达，如乳腺癌、结肠癌、食管癌、胰腺癌、卵巢癌等。

Wang 等对 333 例胃癌患者的病理切片和临床资料研究发现，NGAL 在胃癌组织中的表达水平明显高于非肿瘤组织，其与肿瘤大小，Lauren's 分型、淋巴结转移、脉管侵犯、远处转移及 TNM 分期关系密切，并证实胃癌患者血清中 NGAL 的阳性率高于目前临床常用的胃癌肿瘤标志物糖类抗原 19-9、血清癌胚抗原。Han 等发现，沉默 NGAL 基因可减少胃癌细胞凋亡抑制蛋白 bcl-2 的表达，增加促凋亡蛋白（胱天蛋白酶 9、bcl-2 相关 X 蛋白、胱天蛋白酶 3 和 p53）的表达，从而促进胃癌细胞的凋亡，抑制其增殖。Koh 和 Lee 研究发现，NGAL 可通过磷脂酰肌醇 -3- 激酶蛋白激酶 B 核因子 κB 信号通路提高胃癌组织中基质金属蛋白酶 -9 的水平，从而促进胃癌细胞的增殖、局部浸润及远处转移。NGAL 可能还有更多的信号通路或途径参与胃癌的调控，但有待进一步研究。

4. 抑癌基因：抑癌基因是一类存在于正常细胞内可抑制细胞生长，并具有潜在抑癌作用的基因。迄今为止，研究者已从细胞中分离鉴定出 100 多种抑癌基因，最常见的有 Rb、p53、APC、nm23 等，按照功能不同可分为细胞信号转导和表观遗传学调控基因、细胞周期负调控基因、负调控转录因子基因、与发育和干细胞增生相关调控基因、DNA 错配修复基因。

（1）肝激酶 B1（LKB1）：LKB1 又称丝氨酸 / 苏氨酸蛋白激酶 11，定位在第 19 号染色体短臂 13.3 区，由 433 个氨基酸组成，其最早被发现于 Peutz-Jeghers 综合征患者中。LKB1 通过抑制细胞生长和迁移、诱导细胞周期阻滞、促进肿瘤细胞凋亡、调节细胞极性发挥抑癌作用。

多个研究发现，在大肠癌、胰腺癌、肺癌、乳腺癌和宫颈癌等肿瘤组织中存在着 LKBI 基因的缺失、突变。在乳腺癌中，Liang 等发现 LKB1 的过度表达显著抑制了乳腺癌细胞的浸润，减慢乳腺脂肪垫和微血管的生长，并抑制肿瘤向肺的转移；在肺癌中，

Livak 和 Schmitgen 证明 LKB1 的表达可通过抑制组织因子和血管内皮生长因子的表达，从而抑制肺癌细胞的侵袭能力。

在胃癌中，Sun 等研究发现 LKB1 在胃癌细胞株和胃癌组织中的表达水平明显低于正常胃黏膜上皮细胞，且与胃癌 TNM 分期、浸润深度、淋巴结转移和血管浸润呈负相关，而与患者的性别、年龄无关。Jiang 等研究证实，LKB1 表达的恢复可降低胃癌细胞的存活率、迁移率和 CD44（一种细胞表面糖蛋白，参与细胞间相互作用、细胞黏附和细胞迁移）的表达水平，使细胞周期阻滞在 G2 期，并可增加胃癌细胞对抗癌药物的敏感性。而对于 LKB1 抑制肿瘤细胞的机制或信号通路，目前研究得最多的为 AMP 活化的蛋白激酶途径：当 LKBI 表达下调或失活时，可导致 AMP 活化的蛋白激酶不能被激活，使其不再向哺乳动物雷帕霉素靶蛋白发出抑制信号，引起细胞失控性生长，从而导致肿瘤的发生发展；此外，LKBI 也可以通过直接磷酸化、与 p53 相互作用等途径参与肿瘤的发生，但 LKB1 调控的下游靶点众多，涉及的信号通路十分复杂，因此 LKB1 调控胃癌发生、发展的机制尚未完全清楚。

（2）脂肪非典型钙黏蛋白 4（FAT4）：FAT4 属于钙黏蛋白超家族的成员之一，位于染色体 4q28.1，有 17 个外显子，其信使 RNA 接近 16 kb，编码的蛋白质含 4 981 个氨基酸，参与了组织分化与发育、肿瘤的发生。

Qi 等首先提出 FAT4 具有肿瘤抑制作用，并发现 FAT4 等位基因的失活可导致小鼠乳腺上皮细胞的瘤变。由于 FAT4 的基因突变、缺失或启动子高甲基化等遗传因素的异常，FAT4 在许多肿瘤中存在低表达，从而促进肿瘤的发生、发展，如肝细胞癌、黑色素瘤、头颈部鳞状细胞癌、乳腺癌、结直肠癌、胰腺癌等。

在胃癌中，Yoshida 等发现 FAT4 可因点突变、基因缺失、启动子的甲基化而低表达，从而影响胃癌的发生、发展。Ma 等对 122 例胃癌组织、85 例癌旁正常组织进行免疫组织化学实验发现，FAT4 的低表达与胃癌组织的浸润程度及淋巴结转移密切相关，且是胃癌患者累计生存率低下的独立预后因素；同时他们应用全长 FAT4 互补 DNA 克隆转染胃癌细胞，使外源性 FAT4 在胃癌细胞中过表达，可逆转胃癌的上述改变。而对于 FAT4 在调控胃癌发生、发展中的具体途径或信号通路，Cai 等实验发现，FAT4 可通过调控 Wnt/β 联蛋白信号通路起抑制肿瘤作用。另外，Ma 等证实 FAT4 的低表达还可通过 Hippo–Yap 信号通路促进胃癌细胞的增殖、迁移并增强癌细胞的耐药性，其中 Hippo 信号通路的效应分子 Yap 可以作为治疗靶点，其被转录辅助因子退变样蛋白 4（一种 Yap 蛋白的天然拮抗剂）模拟肽竞争性抑制可导致胃癌细胞的生长停滞。可见，FAT4 基因作为胃癌的抑癌基因，有望成为胃癌基因治疗的新靶点。

（3）CHFR：CHFR 是一个有丝分裂前期检查点基因，其位于染色体 12q24.3，编码产物为含 664 个氨基酸的蛋白质，含有 3 个结构域：叉头相关区、环指区和半胱氨酸富集区（CR）。CHFR 在正常组织中广泛表达，其通过控制细胞周期相关蛋白（细胞分裂周期蛋白 2、细胞周期蛋白 B）延迟染色体凝集和中心体分离，使细胞停滞于有丝分裂前期，延迟细胞进入分裂中期，从而起到抑癌基因的作用。研究发现，CHFR 基因的 CpG 岛甲基化与多种肿瘤相关，如白血病、宫颈癌、淋巴瘤、乳腺癌、结肠癌、肺癌等。

Satoh 等检测了 8 个有丝分裂检查点基因在一组胃癌细胞株和原发性胃癌标本中的甲基化状态，发现只有 CHFR 在胃癌中存在特异性甲基化。且这种甲基化使得胃癌细胞对微管抑制剂（一类与细胞微管蛋白结合，从而干扰细胞有丝分裂达到抗肿瘤效果的药物，如多西他赛、紫杉醇）敏感，提示 CHFR 的启动子甲基化可能是预测胃癌对微管抑制剂治疗敏感的一个有用的分子标记。Dai 等和 Shi 等分别进行了关于 CHFR 与胃癌的 meta 分析，结果均支持 CHFR 启动子高甲基化可促进胃癌的发生，但与肿瘤分期、淋巴结转移之间未证实存在关联，并发现 CHFR 可通过泛素化、降解聚腺苷酸二磷酸核糖转移酶 –1 基因来调控细胞有丝分裂。但 Yang 等通过分析公共数据库中的相关数据并行免疫组织化学实验得出，CHFR 水平与胃癌患者的生存率呈负相关，且胃癌组织的 CHFR 水平高于癌旁组织，CHFR 的高表达可促进胃癌的上皮 – 间充质转化，从而增强胃癌细胞的迁移能力。

（4）N-Myc 下游调节基因 1NDRG1）：NDRG1 又称钙激活蛋白 43，定位于人染色体 8q24.3，其 5′ 端包含一个 CpG 岛，编码含 394 个氨基酸的蛋白质，主要表达于上皮细胞，在肌肉、结缔组织、血管和大多数神经系统中不表达，参与细胞生长和分化、胚胎发生和发育、脂质生物合成、髓鞘形成、应激和免疫应答等过程。

NDRG1 与肿瘤的关系中有两种不同的观点：①在大肠癌、乳腺癌、白血病、前列腺癌、胰腺癌中，其被证实为抑癌基因，学者发现，NDRG1 可以促进白血病细胞的分化，逆转其恶性表型，从而不同程度地改善白血病预后。②在肝癌、肺癌中发现，NDRG1 的高表达可导致肿瘤的发生、发展，提示其为原癌基因。

Chang 等研究了 101 例胃癌及癌旁组织中 NDRG1 蛋白的表达及临床病理资料均支持 NDRG1 在胃癌中作为抑癌基因的观点；但 Murakami 等发现，NDRG1 可通过激活 c-Jun 氨基端激酶通路和白细胞介素 –1a 自分泌环促进胃癌组织的血管生成。Ureshino 等使用生物信息学方法发现在高转移胃细胞株 58AS1 的 3691 个上调基因中，NDRG1 的表达水平高于亲本低转移胃癌细胞株，敲除 NDRG1 后，胃癌细胞株的生长受到了抑制，提示 NDRG1 为原癌基因。Chen 等通过 PubMed、EMBASE 和 Web of Science 系统收集的相关资料进行了 meta 分析，结果显示 NDRG1 的低表达与大肠癌、胰腺癌、肝癌、胆囊癌显著相关；而在胃癌、食管癌中，NDRG1 的表达与总体生存率无关。其原因可能为 NDRG1 的表达部位具有异质性，它分别可以在细胞核、细胞质和细胞膜中表达，但大多数研究未分别评估不同部位中 NDRG1 的表达情况，这可能削弱了 meta 分析的可靠性。可见，NDRG1 可通过各种信号通路或途径调控胃癌的发生、发展，但其明确机制有待进一步研究。

5. miRNA：miRNA 是一类高度保守的非编码单链 RNA，长度为 18~25 个核苷酸，其最早在线虫中被发现，命名为 lin-4 基因。目前，已在人类中发现 2500 多个 miRNA 参与了人体 1/3 以上基因表达的调控，miRNA 可通过其种子序列识别靶基因信使 RNA 3′ 非翻译区上的结合位点，从而发挥转录抑制、信使 RNA 的切割和降解作用。另外，miRNA 也可以充当 Toll 样受体蛋白家族的配体激活 Toll 样受体，从而参与细胞生长、发育、凋亡等的调控。由于 miRNA 调控网络的复杂性，其在肿瘤细胞的增殖、转移、耐药、能量代谢、免疫逃逸等过程中可表现为原癌基因或抑癌基因的作用。

miRNA 可以通过以下机制参与胃癌的调控：

（1）miRNA 可通过与功能基因的结合起到原癌基因的作用，如 miR-221 靶向作用于核转录因子基因 HMBOX1，可促进胃癌细胞的增殖和侵袭，并减少癌细胞的凋亡；miR-532 通过抑制裸角质膜同源蛋白的表达和激活 Wnt/β 联蛋白通路，进而促进胃癌细胞的迁移和侵袭。

（2）miRNA 通过与功能基因的结合起抑癌基因的作用，如 miR-630 通过靶向抑制蛋白 M1 的表达，阻断 Ras 磷脂酰肌醇 -3- 激酶蛋白激酶 B 信号通路，从而发挥抑制胃癌细胞上皮 - 间充质转化的作用；miR-198 可通过下调 Toll 样受体 -4 抑制胃癌细胞的增殖和迁移；miR-106b 可通过促进 Smad7 的表达，阻断转化生长因子 -β/Smad 信号通路，进而导致 CD44+ 胃癌肿瘤干细胞的干性特征受到抑制。

（3）miRNA 可通过调控蛋白的表达发挥作用，如 miR-103/107 可通过下调小窝蛋白 1，使胃癌细胞产生药物耐药性。

（4）miRNA 之间可相互影响发挥作用，如 miR-378 的表达上调，可以通过与 miR-125a 竞争在血管内皮生长因子上的结合位点，来促进血管内皮生长因子的表达，从而促进胃癌组织血管的生成。

可见，miRNA 在调控胃癌的发生、发展中表现多种作用，且具有易于检测（存在于血液、胃液等体液中），在煮沸、酸碱、反复冻融的条件下不易降解的特点，因此其有望应用于胃癌的早期筛查和基因治疗。

第六节　胃癌相关基因表达的研究

一、胃癌变中 SOX9、CDX2 基因表达研究

SOX9 在胃癌进展过程中可能扮演着促癌基因的角色，CDX2 在胃黏膜肠化伴异型增生进展为胃癌的过程中可能是一种抑癌基因，两者之间的相互作用可能参与胃黏膜的损伤及癌变，其有望成为胃癌早期诊断的新靶点。

由研究结果可见，SOX9 可能在控制肿瘤细胞的增生及凋亡方面发挥重要的作用。研究已证实 SOX9 在一定程度上可预测胃癌的风险性。由白细胞介素 -1（IL-1）介导的 SOX9 高表达与幽门螺杆菌诱导的胃黏膜肠化与胃癌有关联，SOX9 可能具有促进胃癌发生

的作用。Meta 分析显示实体瘤中 SOX9 过表达可能导致预后差，其可作为临床病例预后不良的潜在预测指标之一。研究发现 SOX9 在胃癌中的表达可能被抑制，强调了 SOX9 基因对 Wnt 通路的调节，为探究胃癌的病因和发病机制提供了线索。

　　研究显示，正常胃黏膜、慢性萎缩性胃炎、胃黏膜肠化伴异型增生、胃癌组织中 SOX9 的表达呈递增趋势，SOX9 在慢性萎缩性胃炎组中的表达与正常胃黏膜组、胃黏膜肠化伴异型增生组、胃癌组间差异有统计学意义，而胃黏膜肠化伴异型增生及胃癌组间差异无统计学意义。推测 SOX9 基因在胃癌前病变进展为胃癌的过程中可能发挥促进肿瘤细胞增殖的作用。SOX9 可能作为启动子调控 Wnt 信号通路，一方面发挥其间充质转化功能及肿瘤干细胞特性，另一方面通过启动 Wnt 信号通路并协同增强 SOX9 基因，进而影响目标基因的表达。SOX9 基因表达产物可能失去原有的组织特异性，最终导致肿瘤的发生、发展。因此，检测 SOX9 的表达水平对于胃癌的早期诊断具有重要参考价值。此外，研究发现，SOX9 在胃黏膜肠化伴异型增生组织中的表达水平明显升高，多重比较显示胃黏膜肠化伴异型增生组织与胃癌组织中 SOX9 表达的差异无统计学意义，但单独比较两者显示存在显著差异，提示该基因表达升高与胃癌的发生、发展密切相关，这与目前国内外相关研究结果相符。如能及早地干预 SOX9 基因的异常表达，可能可以阻止胃癌的发生、发展。

　　研究 CDX2 在慢性萎缩性胃炎组中的表达与正常胃黏膜组、胃黏膜肠化伴异型增生组、胃癌组间差异有统计学意义，胃癌组与胃黏膜肠化伴异型增生组间差异也有统计学意义。根据各组中 CDX2 的表达水平，推测 CDX2 基因在抑制细胞凋亡、阻止肿瘤形成中发挥一定的作用，尤其是作为肠道特异性调控转录因子，参与胃黏膜肠化伴异型增生病变的形成过程，并在各组中呈高表达。有研究显示 CDX2 能诱导细胞的程序性死亡，但不能促进肿瘤细胞周期的进展。Saito 等提出 CDX2 与临床病理及胃癌的预后密切相关。Yuan 等的 Meta 分析对 CDX2 在实体肿瘤中的表达进行汇总结果显示 CDX2 基因的过度表达可作为实体肿瘤患者预后的可靠指标。Toth 等提出 CDX2 基因表达缺失与 DNA 修复蛋白有关，是结直肠癌肝转移 Wnt 信号通路的重要环节。Yu 等对不同病理类型的胃癌进行 β-catenin、CDX2 等基因的原位检测在基因水平进行试验与探测，弥补了分子水平研究上的不足。

　　胃癌组织中的 CDX2 表达水平低于胃黏膜肠化伴异型增生组织，提示 CDX2 可能选择性表达于肠型胃癌组织中。一方面，CDX2 可能通过阻断 Wnt 信号通路中 β-catenin/TCF 复合体来抑制 β-catenin 的活性，减少细胞的增殖与分化，从而作为抑癌基因来控制及延缓肿瘤的发生发展；另一方面，CDX2 异常表达（如基因突变或缺失）使得与特定区域 DNA 有效结合的同源基因发生变异，具有诱导细胞程序性死亡的功能，进而抑制肿瘤干细胞的增殖及发展；此外，CDX2 基因能通过抑制其他信号通路的细胞凋亡而发挥抑癌基因的作用。各组中的 CDX2 基因表达水平说明其可能对 Wnt 通路发挥负向调节的作用，SOX9 通过 Wnt 通路抑制 CDX2 的表达，通过下调 CDX2，使 SOX9 过表达，两者之间存在一定的负相关，促进肿瘤发生。

SOX9 与 CDX2 在正常胃黏膜组、慢性萎缩性胃炎组、胃黏膜肠化伴异型增生组中呈显著正相关，提示两者可能在胃癌前病变进展过程中发挥正向调节作用，并可能通过 Wnt 信号通路进一步影响肿瘤发生发展。在正常胃黏膜及慢性萎缩性胃炎组织中，SOX9 与 CDX2 可能存在协同作用，当疾病进展为胃黏膜肠化伴异型增生时，SOX9 作为促癌基因，其表达水平迅速升高而启动 Wnt 信号通路，进而上调该通路的下游因子 CDX2 的表达，结合 CDX2 组织特异性的表达特点，因此 CDX2 在胃黏膜肠化伴异型增生组织中呈高表达。此外，研究表明胃癌组织中 SOX9 与 CDX2 的表达呈显著负相关，推测 CDX2 可能作为抑癌基因通过 Wnt 信号通路来抑制 SOX9 的表达，两者的拮抗作用影响着疾病的进展及逆转。早期检测胃癌前病变中 SOX9 及 CDX2 蛋白的表达，及早进行干预和治疗早期胃癌逆转癌前病变、病情严重程度以及生存质量评价、疾病预后评估具有重要的意义，但两者在胃黏膜癌变过程中相互作用的具体机制及其与 wnt/β-catenin 信号通路间的关系还有待进一步研究，有望成为胃癌早期诊断及免疫治疗的新靶点。

二、抑制 TUBB3 基因表达对胃癌研究

抑制 TUBB3 基因表达能够显著抑制人胃癌 SGC-7901 细胞的增殖、侵袭和迁移能力，诱导细胞凋亡，其作用机制与调控细胞中 PNCA、Cleaved Caspase-3、MMP-2 蛋白表达水平有关。

TUBB3 基因编码的蛋白属于微管类蛋白，目前研究显示，TUBB3 基因属于胃癌患者抗微管化学治疗药物耐药性相关基因，用 TUBB3 基因表达水平反映抗微管化学治疗药物的疗效。TUBB3 基因与胃病相关的研究较少，近年来研究发现，胃癌组织中 TUBB3 基因的表达水平与抗侵袭基因的表达水平呈负相关，与促侵袭基因表达水平呈正相关，且 TUBB3 基因过表达能诱导胃癌细胞的侵袭活性。抑制 PTEN/Akt 信号通路能降低 TUBB3 和 TOP2A 的表达水平，随后通过 ATP 和 Caspase3 信号通路抑制人乳腺癌 MCF-7 细胞的增殖和诱导细胞凋亡。TUBB3 基因可作为预测食管癌预后的独立标志物，可能是食管腺癌患者诊治中常规应用的有价值的生物标志物，特别是用于新辅助治疗和手术后个体辅助治疗。

研究通过转染抑制人胃癌 SGC-7901 细胞中 TUBB3 的表达，采用 CCK-8 检测抑制 TUBB3 表达对细胞增殖的影响，结果显示可抑制细胞增殖能力。采用流式细胞仪检测 SGC-7901 细胞凋亡率，采用 Transwell 实验检测细胞侵袭和迁移能力，结果显示 TUBB3 表达下调的 SGC-7901 细胞的凋亡率升高，侵袭和迁移能力均被抑制，提示抑制 TUBB3 基因表达能抑制 SGC-7901 细胞的增殖、侵袭和迁移，诱导细胞凋亡，表现出一定的抑瘤作用。

此外，实验采用 Western blot 检测 SGC-7901 细胞中 PCNA、Cleaved Caspase-3 和 MMP-2 蛋白的表达水平，发现抑制 TUBB3 表达的 SGC-7901 细胞中 PCNA 和 MMP-2 蛋白水平显著降低，Cleaved Caspase-3 水平显著升高。

PCNA 目前作为评价细胞增殖状态的指标，其阳性表达提示细胞处于增殖状态，目前已在胃癌、肝癌等多种肿瘤中应用。Caspase-3 是 Caspase 家族的重要成员，该蛋白激活（Cleaved Caspase-3）能促使细胞发生凋亡。

MMP-2 是 MMP 家族成员，与细胞外基质的重塑和降解有关，研究显示 MMP-2 与肿瘤的浸润及转移密切相关，目前已将其作为肿瘤细胞发生侵袭和转移的指标。研究结果说明抑制人胃癌 SGC7901 细胞中 TUBB3 基因的表达能通过下调 PCNA 表达来抑制细胞增殖，活化 Caspase-3 以促进细胞凋亡，抑制 MMP-2 的表达以阻遏细胞的侵袭和迁移。

三、Rsf-1、TOP2A 在胃癌和癌前病变组织研究

胃癌组织中 Rsf-1 蛋白、TOP2A 异常高表达，且两者的表达水平呈正相关，其与患者的淋巴结转移也密切相关，检测其表达水平在病情评估及临床诊治中具有参考价值。

Rsf-1 位于细胞核内，是常见的扩增基因之一，可与人类蔗糖性非发酵蛋白 2 同源体（hSNF2H）相互作用，使细胞在基因生长信号和环境方面的调控异常而发生异常增生，导致肿瘤的发生。

研究发现，Rsf-1 在多种消化道肿瘤组织中高表达，且与患者预后不良关系密切。研究结果显示，胃癌组织中的 Rsf-1 表达阳性率为 72.73%，明显高于癌旁组织，且在异型增生组织、肠上皮化生组织及慢性萎缩性胃炎组织中表达水平依次降低。提示 Rsf-1 可能参与了胃癌的发生、进展，且在此过程中扮演致癌基因的角色。

研究分析了 Rsf-1 与临床病理参数间的关系，发现 Rsf-1 阳性表达与患者淋巴结转移关系密切。但有研究报道，Rsf-1 的阳性表达与肿瘤大小、淋巴结转移，TNM 分期及分化程度均有关。

研究结果与上述文献类似，但又不完全一致，考虑可能与研究的分组及样本量偏少有关。

DNA 拓扑异构酶在正常、异常细胞中均广泛分布，具有核糖酸空间结构调节作用，且是实现核糖酸生理功能的关键酶。TOP2A 是 DNA 拓扑异构酶的重要类型，分布于第 17 号染色体上，可通过控制 DNA 拓扑结构，在 DNA 的转录和复制中发挥重要作用。研究发现，在乳腺导管癌中 TOP2A 基因异常发生率为 20.49%，且与患者肿瘤组织分级、直径有关。另有研究指出，TOP2A 是影响胃癌患者总生存期的独立危险因素，且其表达水平随表柔比星治疗效果的提升而降低。研究结果显示，胃癌组织中的 TOP2A 蛋白表达阳性率为 67.27%，明显高于癌旁组织，而在异型增生组织、肠上皮化生组织及慢性萎缩性胃炎组织中的表达水平依次降低，且 TOP2A 蛋白阳性表达与患者淋巴结转移关系密切。这与林陈石的研究结果相似，但该研究发现 TOP2A 蛋白的表达水平与性别有关，研究结果并不一致，这可能与研究纳入条件（该研究为胃腺癌）不同有关。此外，研究发现 Rsf-1 与

TOP2A 蛋白在胃癌组织中的表达呈正相关，与既往研究结果基本一致。

四、再生基因 1a（Reg1a）的研究

胃癌中 Reg1a 和 STAT3 的表达水平与临床特征的关系胃癌的发生与黏膜的长期慢性炎性反应有关。Reg1a 属于钙依赖的植物血凝素超家族，在再生的胰腺细胞中首次被发现，其在胃黏膜中是一个能促进黏液颈细胞增殖分化的重要生长因子，具有促进胃黏膜细胞增生并修复黏膜损伤的作用。相较于健康小鼠，Reg1a 基因缺失小鼠的黏膜溃疡愈合速度明显降低。以往研究发现 Reg1a 在低分化的胃癌中有高表达，而高表达 Reg1a 的患者预后较差。

研究结果表明，Reg1a 的阳性表达与肿瘤的分化程度低、伴有淋巴结转移相关，提示 Reg1a 的阳性表达可能与肿瘤转移以及预后不良有关。

但 Reg1a 在胃癌组织中为何表达上调，受到了哪些上游调控尚不明确。以往研究显示胃泌素、白细胞介素 –6（IL–6）等可能影响了 Reg1a 的表达，但具体机制尚不清楚。

STAT3 信号转导通路在炎性反应相关的肿瘤发生中起了重要作用，其与细胞的增殖、分化及凋亡密切相关，被认为是促癌基因。STAT3 与胃癌的发生关系密切，其不仅在胃癌细胞中存在明显活化，而且在胃癌前病变（萎缩性胃炎）中就存在明显激活。在 gp130 的胃癌小鼠模型中，STAT3 发生突变后，小鼠胃黏膜增生明显低下，不能形成胃部肿瘤。在胃黏膜中 STAT3 参与了幽门螺杆菌对辅助性 T 细胞 17（Th17）、树突状细胞的免疫调控过程，可降低免疫细胞的免疫监测功能，进而促进肿瘤发生。另有研究指出 STAT3 在慢性胃炎向胃癌的发生过程中起重要的调控作用。

研究结果证实，胃癌组织中 STAT3 表达升高，且其表达与 Reg1a 的表达呈正相关。

以往研究显示，在胰腺 β 细胞中，IL–6 可以通过促进 STAT3 与 Reg1a、Reg1B 启动子的结合，进而促进胰腺 β 细胞分泌 Reg2a 和 Reg1B。在唾液腺导管上皮细胞中也发现，IL–6/STAT3 信号通路提高了 Reg1a 的表达水平。另有研究发现，在胃癌细胞中 IL–6 的相关反应元件位于 Reg2a 启动子区的 –142 bp 至 –132 bp 处，Reg1a 可能通过增强蛋白激酶 B（Akt）活化、Bad 磷酸化，升高 Bcl–xL 表达水平，介导胃癌细胞中 STAT3 信号转导通路的抗细胞凋亡作用。以上研究提示患者 STAT3 可能是胃癌中 Reg1a 的上游调控因子。

五、基因间长链非编码 RNA 00511 促进人胃癌细胞增殖的实验研究

胃癌发生的诱因及病因众多，目前认为，不良的生活环境、不规律的作息方式、不健康的饮食习惯及幽门螺杆菌感染等因素可刺激胃黏膜上皮细胞慢性炎症的产生，久而久之诱发其向癌变转化。在此变化过程中，胃黏膜上皮细胞增殖和凋亡的动态平衡难以维持，

癌基因（ras、c-mye、bcl-2）的激活及抑癌基因（野生型 p53、APC、DCC）的失活，使胃上皮细胞增殖能力活跃而凋亡能力低下，从而逐渐进展为胃癌。更重要的是，基因测序及分子生物学技术日益成熟，研究者们愈来愈认识到 LincRNA 在细胞生物活动中的重要作用。有研究发现，LincRNA 几乎参与胃癌细胞增殖、侵袭及凋亡的全过程，甚至可以作为评估胃癌患者预后指标之一。如在胃癌中，LincRNAHOTAIR 经过海绵化作用与 miR-331-3p 竞争，减弱其对于下游靶基因 HER2 的负性调控作用，从而促进胃癌细胞的恶性生物学行为，发挥癌基因的功能。相反，LincRNA MEG3 则表现为抑癌基因的作用，LincRNA MEG3 的表达量越低，胃癌细胞增殖及侵袭能力越强，凋亡能力越弱。

LincRNA 存在一个具有标志性的功能区—K4、K36 功能区，是 LincRNA 的一个共同特征。这一功能区的组成包括其启动子区组蛋白 H 第 4 位赖氨酸的三甲基化（H，K4me3）及转录区在组蛋白 H3 第 36 位赖氨酸的三甲基化（H3，K36me3），这也是其保守性所在之处。Guttman 等通过分析不同类型细胞的染色质状态图得出一个有趣的结果，小鼠体内约 1600 个 LincRNA。在这些 LincRNA 中，至少有 95% 展现出很强的进化保守性。从这方面来说，LincRNA 可能是生物体生命活动的重要参与者。单核苷酸多态性（SNPs）是因为单个核苷酸碱基的变化而造成的核算序列的多态性。对 LincRNA 而言，SNP 分布少，但功能十分强大，作用范围更广泛。有文献报道，大多数 SNPs 会直接影响 LincRNA 的表达水平，而对临近蛋白编码基因的影响甚微。有学者发现，LincRNA-ENST0000515084 上 C 等位基因的变异使乳腺癌的患病风险增大。SNP 这一特点可能与 LincRNA 的致病性有关。

近年来，作为一个全新的 IncRNA，LINC00511 受到越来越多研究者的关注。作为 LincRNA 家族的成员之一，LINC00511 已被发现与多种疾病，尤其是肿瘤的演变和发展息息相关，其作用机制也各有不同。在胰腺癌中，过度表达的 LINC00511 经过海绵化作用降低 hsa-miR-29b-3p 的表达，削弱其对于靶基因 VEGFA 的负性调控作用，使 VEGFA 的表达水平升高，促进肿瘤的演变及进展；而对于骨肉瘤（OS）而言，LINC00511 对 OS 细胞 MG63 功能的影响是下调 miR-765 的表达及促进上皮间充质转化（EMT）进程来实现的。研究通过 qRT-PCR 的方法进行检测，发 LINC00511 在胃癌组织和细胞中高表达。LINC00511 的表达水平降低，胃癌细胞的增殖能力明显受限。进一步分析临床资料发现，LINC00511 的表达和肿瘤淋巴结转移情况相关。

综上所述，在胃癌及癌旁组织中存在差异表达 LINC00511，LINC00511 表达程度高的患者肿瘤浸润度更深，更容易出现淋巴结转移。高表达 LINC00511 能够促进胃癌细胞 AGS、SGC-7901 的增殖，可能成为胃癌发生、发展的重要因素之一，为胃癌的诊断及靶点的寻找提供了新的思路。然而，关于 LINC00511 在胃癌侵袭和凋亡中的作用及具体机制仍需要进一步探索。

六、进展期胃癌患者 miRNA-365 表达对患者临床病理、铂类化疗药物及临床预后影响

miRNA-375 定位于人类染色体 2q35 区，最早的研究提示 miRNA-375 与胰腺功能有关，可以调节胰岛细胞发育及胰岛分泌。后来有研究发现，在肝癌、胰腺癌、大肠癌、食管癌等中 miRNA-375 表达下降，推测其可能与肿瘤的发生、发展有关。上述研究提示，对于进展期胃癌患者，癌组织内 miRNA-375 的表达水平低于正常组织，分析原因可能为 miRNA-375 参与负向调节抑癌基因的表达，或 miRNA-375 可能具有抑制癌症发展的功能，与多项研究结果相似。

在对 miRNA 表达与进展期胃癌患者临床病理特征的研究中发现，患者癌症分化程度、TNM 分期、淋巴结转移与 miRNA-375 水平有关。其中分化程度是反映肿瘤良恶性的主要指标，而 miRNA-375 表达水平低，其分化程度越低，说明肿瘤恶性程度越高。TNM 分期是判断肿瘤进展程度的主要指标，不同分期与治疗方案的选择及治疗效果直接相关，而 miRNA-375 表达水平低，TNM 分期越高，说明 miRNA-375 可能与胃癌的进展有关。淋巴结转移是肿瘤治疗和预后判断的有效参考，miRNA-375 低表达时存在淋巴结转移。Shafiee 等研究提示，miRNA-375 过表达可以调节肿瘤细胞的增殖和侵袭，支持本结果。对生存预后对比发现，miRNA-375 高表达患者的预后生存期明显好于 miRNA-375 低表达患者，其原因可能为 miRNA-375 降低抑癌基因或通过其他信号通路抑制肿瘤的进展，当 miRNA-375 低表达时，患者生存预后较差。与马晓颖等研究结果相似。

研究对进展期胃癌患者是否接受铂类药物化疗进行了亚组分析，结果显示，接受铂类药物化疗患者中，miRNA-375 低表达生存预后好于 miRNA-375 高表达，而未接受铂类药物化疗的进展期胃癌患者中，miRNA-375 高表达预后要好于 miRNA-375 低表达。因此我们推测分析在进展期胃癌患者中，铂类药物化疗效果可能与 miRNA-375 的表达水平有关，进展期胃癌 miRNA-375 低表达患者接受铂类药物化疗能获得更好的预后，为进展期胃癌的治疗药物选择提供了新的参考依据。而出现本次结果，其原因可能为 miRNA-375 通过介导其他信号通路来调控铂类药物化疗，也可能由本次样本的选择性偏倚导致。Takashi 等提示，胃癌铂类药物化疗效果可能与 miRNA-375 表达相关，支持本次研究。Zhou 等研究则提示，在胃癌患者中，当 miRNA-375 高表达时可以提高铂类化疗药物敏感性，与本研究结果有差异，因此 miRNA-375 对铂类药物效果的影响还需要进一步研究探索。

对影响进展期胃癌患者预后的因素进行分析，结果显示，年龄、分化程度、TNM 分期、miRNA-375 表达是影响进展期胃癌患者预后的独立因素。年龄是正常人生存时间的主要参考之一，年龄越大，死亡风险越大，而癌症患者也不例外。分化程度低说明癌症的恶性度高，患者的预后也就越差。TNM 分期越高说明患者的疾病发展越靠近晚期，对于肿瘤的治疗有直接影响，因此预后会差。miRNA-375 表达水平是本次研究的主要指标，

结果显示，miRNA-375 是影响进展期胃癌预后的独立因素，其原因可能为 miRNA-375 通过多种机制来调控进展期胃癌的发生、发展。Thapa 等研究则显示，AQP mRNA、年龄、分化程度、TNM 分期是影响胃癌预后的独立因素。Smid 等研究也提示，miRNA-375 对胃癌患者预后生存期有预测价值。

综上所述，对于进展期胃癌患者，癌组织内 miRWA-375 表达低于癌旁组织，且 miRNA-375 表达水平与临床病理特征及其预后有关，对进展期胃癌患者化疗药物的选择，可以参考 miRNA-375 表达水平判断是否选择铂类药物化疗，年龄、分化程度、TNM 分期、miRNA-375 表达水平是影响进展期胃癌患者预后的独立因素。

七、miR-211-5p 和 p27kip1 在胃癌组织中表达

张永健等研究结果显示，miR-211-5p 在胃癌组织中表达升高，且与患者的 TNM 分期、淋巴结转移和浸润深度呈正相关，即在 TNM 分期为Ⅲ、Ⅳ期，有淋巴结转移和深肌层浸润的患者中，miR-211-5p 阳性率较高。生存曲线分析显示，miR-211-5p 阳性表达者的 3 年生存率显著低于阴性表达者，提示 miR-211-5p 的异常表达与胃癌患者的预后不良有关。

研究结果表明，miR-211-5p 在胃癌患者中作为促癌因子发挥作用，这与以往关于 miR-211-5p 在其他肿瘤中的报道相符。miR-211-5p 的作用复杂且具有争议性，在不同类型的肿瘤组织中，miR-211-5p 可发挥不同的生物学效应，既可作为促癌因子促进肿瘤发生、发展，也可作为抑癌因子抑制肿瘤的进展。研究发现，miR-211-5p 作为促癌因子发挥其生物学效应，促进胃癌的发生、发展。也可作为抑癌因子抑制肿瘤的进展。

p27kip1 作为细胞周期抑制蛋白成员之一，可以负性调节细胞周期，是一种抑癌基因。p27kip1 的活性改变可影响细胞周期进程，进而影响细胞增殖，与肿瘤的发生、发展密切相关。在多种肿瘤中，p27kip1 蛋白的表达均与肿瘤的恶性程度、浸润能力及预后呈负相关。Bochis 等的研究显示，p27kip1 蛋白在结直肠癌组织中表达下调，与 TNM 分期及病理分化程度密切相关；Yang 等发现，RanBP2 介导了 p27kip1 的泛素化降解，促进了胆管癌细胞增殖；Shapira 等发现，p27Kip1 在前列腺癌中表达显著下调；Liu 等发现，p27kip1 表达下调与肾细胞癌患者预后不良相关。研究结果指出，p27kip1 在胃癌组织中表达下调，且在 TNM 分期为Ⅲ、Ⅳ期，有淋巴结转移、高分化及深肌层浸润的患者中的阳性率较低；而性别、年龄、肿瘤位置和肿瘤大小不同的胃癌患者中 p27kip1 表达水平差异无统计学意义。生存曲线分析显示，p27kip1 阳性表达者的 3 年生存率显著高于阴性表达者，提示 p27kip1 作为抑癌因子，在胃癌的发生、发展中发挥生物学效应。此外，研究还发现 miR-211-5p 与 p27kip1 的表达呈显著负相关，进一步证明 miR-211-5p 和 p27kip1 在胃癌中分别作为促癌因子和抑癌因子发挥作用。

第七节　胃癌相关酶类表达研究

一、胃脂肪酶在胃癌中表达研究

国外相关研究表明，胃癌组织中胃脂肪酶（LIPF）表达较正常组织显著降低，可能与胃癌生物学行为有关。

LIPF 基因位于 10 号染色体 q23.32，编码的蛋白为 LIPF，是人体内除胰脂肪酶之外重要的脂肪消化酶。LPF 由 1 条含 379 个氨基酸残基的多肽链构成，主要由底黏膜的主细胞分泌产生。LIPF 为耐酸性酶，在胃酸环境下稳定。有研究表明，其在 pH=5 时活性最强，在 pH=2.8 时仍能保持较高活性。且 LPF 在十二指肠中也可发挥水解脂肪的作用，不受胆盐影响。正常情况下，其水解脂肪的作用可达整个胃肠道的 10%~25%。ROMO VAQUERO 等在动物模型中发现，抑制 LIPF 可大幅减少脂肪吸收，从而减缓体质量增长。可见 LIPF 在脂肪消化中作用十分重要。然而，目前国内外关于胃癌中 LIPF 差异表达及其临床意义的文献报道较少。

研究通过免疫组化方法检测胃癌组织及癌旁正常组织中 LIPF 蛋白的表达，发现 LIPF 蛋白在胃癌组织中的表达率显著低于癌旁正常组织。除了进行 LIPF 在配对胃癌组织中表达情况的检测外，还选取常见 5 株胃癌细胞系及 1 株永生化正常胃黏膜细胞系 GES1，检测 LIPF 在胃细胞系中的表达情况。分别用实时定量 PCR 方法及 Western blotting 方法检测 LIPF mRNA 及蛋白水平的表达，结果显示，在永生化正常胃黏膜细胞系 GES1 中 LIPF mRNA 及蛋白水平的高表达，而在胃癌细胞系中，LIPF 的蛋白水平及 mRNA 水平均呈低表达或几乎不表达。这表明，LPF 在胃癌细胞系中表达水平也较低，与免疫组织化学检测结果一致。

有研究检测胃癌组织中 1142 个基因下调，其中 LIPF mRNA 表达下调最为显著，这与研究检测胃癌细胞系中 LIPF MRNA 的表达结果一致。LEE 等蛋白组学分析的结果显示，在健康受试者中，LIPF 胃液的主要蛋白质之一，而 LIPF 在胃癌患者的胃液未被检测到。最近有研究结果显示，LIPF 蛋白胃癌患者血清中差异表达，并在胃癌早期就已出现，与在乳腺癌、卵巢癌、肺癌、结肠癌、胃癌中同时存在表达的 MMP-1、Mucin-13 和 cathepsin-B 等基因不同，LIPF 在胃癌中差异表达相对特异，其有望成为更理想的胃癌血清学标志物。这与研究在配对胃癌及胃癌细胞中采用 Western blotting 方法检测 LIPF 蛋白表达结果较为一致。

此外，结合临床病理资料发现，LIPF 在胃癌组织表达与患者胃癌组织的浸润深度、

Lauren 分型有相关性，与年龄、性别、病情进展（TNM 分期）、淋巴结转移、远处转移无明显相关性。国内相关研究应用 cDNA 芯片进行弥漫型胃癌基因表达谱分析，发展其癌组织低表达的基因为 204 个，其中 LIPF 下调位居第 3 位，与所测得的弥漫型胃癌组织中 LIP 下蛋白低表达的结果一致。

在进一步随访中发现，LIPF 表达与胃癌患者预后相关，高表达 LIPF 组 5 年内生存率显著高于低表达组，结果提示，LIPF 表达降低与胃癌患者的不良预后相关，可能作为潜在分子标志物参加与胃癌的预后评价。

二、PGAM1 在胃癌组织中的表达的研究

磷酸甘油酸变位酶 1（PGAM1）在胃癌组织中呈高度表达，并且与胃癌的临床病理特征相关。

肿瘤细胞的代谢异常成为近年来研究的热点，肿瘤细胞获取能量的主要方式是糖酵解，而正常细胞主要通过葡萄糖有氧氧化。上调糖酵解酶的代谢不仅可以产生能量，还可以产生大分子生物合成的中间体，促进肿瘤存活、生长及增殖。PGAM1 是糖酵解途径的重要酶之一，主要参与催化 3- 磷酸甘油酸转化为 2- 磷酸甘油酸，是糖酵解途径中唯一在转录水平上受抑癌基因 p53 调控的酶，PGAM1 表达增高为肿瘤细胞生长提供代谢优势，故 PGAM1 的高表达可能与肿瘤发生相关。

已有研究表明 PGAM1 蛋白在肝细胞癌、口腔鳞状细胞癌、肾透明细胞癌、结直肠癌和胶质瘤组织中的表达均较正常组织增高。

研究采用免疫组化技术检测胃癌组织以及癌旁正常组织中的 PGAM1 表达水平，结果表明 PGAM1 在胃癌组织中表达明显高于其在癌旁正常组织中的表达，提示 PGAM1 高表达可能与胃癌的形成相关，PGAM1 蛋白可以作为潜在的肿瘤标志物。

随着代谢酶非代谢功能研究的深入，同作为蛋白酶的丙酮酸激酶 M2 被发现可以调控染色体分离、细胞周期、基因转录及肿瘤发生的蛋白 - 蛋白相互作用。PGAM1 也有类似功能，Zhang 等研究发现，PGAM1 与 α- 平滑肌肌动蛋白（ACTA2）存在相互作用，从而促进了乳腺癌细胞的迁移；且 PGAM1 可能与膜蛋白、结构蛋白及转录因子等上游信号蛋白相互作用，而这些信号蛋白调控着下游的流动性相关蛋白。以上机制均表明 PGAM1 可能参与调节肿瘤细胞迁移的过程。研究结果显示，存在淋巴结转移的患者胃癌组织中 PGAM1 表达水平显著高于无淋巴结转移的患者，临床分期 Ⅲ ~Ⅳ 期患者胃癌组织中 PGAM1 表达水平明显高于 Ⅰ ~Ⅱ 期患者，结果符合相关机制研究结果，提示 PGAM1 可能与胃癌的进展和转移相关，PGAM1 的高表达可能提示胃癌患者的预后不佳。

抑制 PGAM1 异常表达可抑制肿瘤生长，Ko 等研究发现抑制糖酵解的酶可有效杀死肝癌细胞等癌细胞。Ren 等进一步研究发现，在肝细胞癌中下调 PGAMI 显著抑制了肿瘤细

胞生长。 Evans 等提出化合物 EMJ3 对乳腺癌细胞中的 PGAM1 有抑制作用，PGAM1 可作为肿瘤治疗靶点。以上均提示降低 PGAMI 表达可抑制肿瘤进展，PGAMI 可能是肿瘤的潜在治疗靶点。

研究表明 PGAM1 在胃癌组织中表达明显高于其在癌旁正常组织中的表达，PGAM1 在胃癌组织中的表达与 TNM 分期及淋巴转移相关 PGAMI 的高表达可能提示胃癌患者的预后不佳，PGAM1 在胃癌诊治过程中有望成为一种新的治疗靶点。

三、PRMT5 在胃癌中的研究

PRMT5 在胃癌组织中表达明显升高，其表达水平与胃癌的发生、发展、转移恶化密切相关，下调 PRMT5 的表达可明显减弱胃癌细胞的增殖、迁移能力，同时促进胃癌细胞的凋亡。

PRMT5 是一种 II 型蛋白精氨酸甲基转移酶，它可改变生物的遗传表观特性，能阻碍抑癌基因的转录，还能调控细胞周期，促进多种肿瘤细胞异常增殖，与肿瘤的浸润、转移密切相关。目前国内外关于 PRMT5 与胃癌细胞增殖、凋亡、迁移关系的研究较少。

基因在癌组织或邻近正常组织中异常表达，则认为该基因可能具有潜在的调控癌细胞增殖及凋亡的作用。Kanda 等研究发现，PRMT5 在胃癌组织中高表达，与胃癌的恶性转移有关。Kong 等实验指出，使用 PRMT5 抑制剂可抑制胃癌细胞生长。

研究结果显示，胃癌组织的 PRMT5 蛋白相对表达量显著高于癌旁组织，说明 PRMT5 高表达是胃癌发生、发展的重要因素，可能是潜在调控胃癌细胞增殖的致癌基因。

肿瘤分化程度的高低、对周围组织或器官的侵犯与否、侵犯的程度及淋巴结转移是评估肿瘤患者病情严重程度及预后的重要指标。Kong 等研究表明，PRMT5 蛋白相对表达量与胃癌患者的 TNM 分期、远处转移、淋巴结转移密切相关。研究结果显示，PRMT5 蛋白相对表达量在病理分级、TNM 分期更高、有淋巴结转移的患者中更高。

RNA 干扰是指由双链 RNA 诱发的、同源 mRNA 的基因沉默，该技术可以特异性剔除或关闭特定基因的表达，可用于基因功能的探索及恶性肿瘤的基因治疗。如沉默 P27RF-Rho 基因可降低肝癌细胞的增殖和侵袭能力。胃癌细胞的增殖分化可通过沉默长链非编码 RNAUCAI 基因实现，可作为肿瘤基因靶向治疗的依据。

目前关于沉默 PRMT5 基因对胃癌增殖、凋亡和迁移影响的研究较少，为进一步研究 PRMT5 基因在胃癌发生、发展中的作用，研究将 PRMT5 质粒通过脂质体转染至胃癌细胞 SGC-7901 中，结果显示，通过沉默 PRMT5 基因表达，可抑制胃癌细胞系 SGC-7901 的增殖、迁移并促进其凋亡，说明 PRMT5 促进胃癌的进展。这可能是因为，一方面 PRMT5 可能通过上调细胞周期蛋白和相关调节因子，加速癌细胞增殖分裂；另一方面，PRMT5 可干扰组蛋白精氨酸甲基转移酶 1 甲基化转录因子 E2F1，而甲基化的 E2F1 是细胞凋亡的促进因子。

细胞凋亡也称为"固缩坏死""程序性细胞死亡"或"细胞自杀"，是由基因介导的一系列的细胞学变化，是存在于细胞中的自毁机制。正常情况下，通过这个过程，机体能清除衰老及异常细胞，并在维持很多细胞功能方面有重要作用，如该过程发生病理性干扰、肿瘤细胞则会因为存在凋亡缺陷而不断增殖。Caspase-3是细胞凋亡过程中最主要的终末剪切酶，也是细胞毒性T淋巴细胞杀伤机制的重要组成部分，其主要底物多聚腺苷二磷酸核糖聚合酶与DNA修复、基因完整性监护有关，能负调控使Ca^{2+}/Mg^{2+}依赖性核酸内切酶的活性增高，裂解核小体间的DNA，引起细胞凋亡。研究中沉默PRMT5基因后检测cleaved caspase 3蛋白表达结果显示，沉默PRMT5能上调cleaved caspase 3的表达，说明沉默PRMT5的表达导致胃癌细胞系SGC-7901的凋亡率增加可能通过上调cleaved caspase 3的表达实现。

PI3KAKT信号通路是肿瘤形成中至关重要的信号通路。该通路主导细胞的增殖、凋亡、迁移、侵袭等过程，一旦紊乱会导致癌症、神经病变等。PI3K是一种胞内磷脂酰肌醇激酶，与V-SRC和V-RAS等癌基因的产物相关，且PI3K本身具有丝氨酸苏氨酸激酶的活性，也具有磷脂酰肌醇激酶的活性，当接受来自酪氨酸激酶和G蛋白偶联受体的信号后，PI3K的p85调节亚基即被募集到临近质膜的部位，使AKT从细胞质转移到细胞膜上，并在3-磷酸肌醇依赖性蛋白激酶1和3-磷酸肌醇依赖性蛋白激酶2的辅助下，分别使AKT蛋白上的苏氨酸磷酸化位点和丝氨酸磷酸化而使其激活，刺激肿瘤细胞的增殖。有研究显示，胃癌细胞的凋亡可通过抑制PI3KAKT信号通路实现。也有文献指出，胃癌细胞的迁移，侵袭能力降低与影响PI3KAKT信号通路有关。研究结果显示，沉默PRMT5能下调PI3K，p-AKT蛋白水平，且能降低胃癌细胞的迁移和侵袭能力，说明PRMT5促进胃癌细胞增殖，迁移和侵袭，抑制其细胞凋亡是通过激活PI3K/AKT信号通路实现的。

四、透明质酸合酶1在胃癌组织中表达

在人体内有3种透明质酸合酶（HAS），分别是HAS1、HAS2和HAS3。

HAS1是存在于细胞质膜上的一种糖基转移酶，是透明质酸合成过程中的关键酶。研究表明，透明质酸表达的改变与肿瘤进展有关，例如乳腺癌、大肠癌和卵巢癌，透明质酸表达增高直接关系到肿瘤的分级和不良预后。

根据胃癌基因芯片数据集GSE54129，相比于正常胃黏膜组织，胃癌组织中HAS1mRNA的表达水平显著上调，研究118份胃癌组织样本HC结果进一步证实了HAS1在胃癌组织中呈高表达。HAS1在胃癌组织中的表达与TNM分期有关，提示HAS1可能在促进胃癌的进展中具有重要作用。

第八节　癌基因／抑癌基因的肿瘤标志物

基因类肿瘤标志物（GTM）检测对肿瘤的诊断及疗效观察具有重要意义，主要用于肿瘤的早期发现、筛查，良性和恶性肿瘤的鉴别，肿瘤的疗效评估和复发、转移的监测。GTM 可检测的肿瘤种类多达 35 种，敏感性和特异性较高。因此 GTM 不仅是恶性肿瘤的特异性标志，且对早期诊断具有重要价值。GTM 检测的假阳性率较高，大大降低恶性肿瘤的漏检率，可用于高危人群肿瘤的筛查，如 GTM 低于参考区间上限。患肿瘤的可能性很低；如 GTM 高于参考区间上限，应每隔 4~6 周复查。复查正常可能为炎症或自身免疫疾病干扰，复查仍高肿瘤的可能性较大，建议进一步做其他检查，并动态监测。

肿瘤是控制细胞生长的机制被破坏，使细胞的增殖与分化异常而导致的恶性生长现象。现已发现，调控细胞生长与增殖的基因有两类：一类是癌基因，能促进细胞生长和增殖，并阻止其发生终末分化，其调控失常可导致肿瘤细胞的恶性生长。另一类是抑癌基因，能抑制细胞增殖，促进分化、成熟、衰老直至凋亡。

癌基因和抑癌基因存在于所有正常细胞中，并行使重要功能。它们的结构和功能异常是细胞癌变的重要分子学基础，两者相互制约，维持细胞的正常生长。当癌基因激活及抑癌基因失活，往往导致肿瘤的发生。癌基因可以通过基因突变、染色体重排、基因扩增及获得启动子和增强子等方式激活，抑癌基因的失活多表现为基因的缺失、突变、重排及表达产物的失活。血清中出现癌基因与抑癌基因表达蛋白成为新一代 GTM，而抑癌基因异常在肿瘤发生中的作用可能比癌基因激活更重要。因此，抑癌基因成为癌变研究的新热点。

常用的癌基因有 ras 族基因和 myc 族基因等。ras 癌基因不受细胞类型和分化阶段的限制，具有生物普遍意义的原癌基因。ras 基因家族包括三个成员：H-ras、K-ras 和 N-ras，在 DNA 水平上它们高度同源，同源性达 85%，相对分子质量均为 21kD 的 p21ras 蛋白，即 p21，其表达与肿瘤预示、浸润及转移有关，在肿瘤恶变的过程中起引发作用，是肿瘤发生的"启动基因"。肿瘤患者常出现 ras 基因的第 12、第 13 及第 61 位碱基发生点突变而使表达产物 p21ras 异常。ras 基因突变多见于神经母细胞瘤、膀胱癌、乳腺癌、急性白血病及消化道癌症等。myc 基因家族包括 C-myc、N-myc、L-myc 等。myc 癌基因编码核内 DNA 结合蛋白，可调节其他基因的转录。myc 癌基因的激活见于小细胞肺癌、神经母细胞瘤、淋巴细胞瘤等，而且多见于转移的肿瘤组织。C-myc 癌基因，定位于第 8 号染色体的 8q24 区，在增殖活跃的细胞中表达常增加。

常用的抑癌基因有 p53 及 RB 基因等。RB 基因是最早发现的抑癌基因，多见于儿童视网膜细胞瘤及部分骨肉瘤、乳腺癌、小细胞肺癌、前列腺癌、膀胱癌等。p53 基因编码的 p53 蛋白可维持细胞的正常生长，抑制恶性增殖，是目前所知与人类肿瘤相关性最高的一种抑癌基因。

60%~70% 的恶性肿瘤中发现了 p53 基因的缺失或点突变。p53 抑癌基因失活见于结肠癌、肝癌、肺癌、白血病、食管癌、乳腺癌、骨肉瘤等。p53 和 RB 基因的失活常同时出现于肿瘤细胞中，提示两者可能有协同作用。

第九节　影响胃癌因素的研究

胃癌是目前全世界最常见的癌症。随着幽门螺杆菌（Hp）的根除、居民生活环境的改善、良好饮食习惯的形成等，胃癌整体发病率有所下降，但由于胃癌死亡率较高、预后较差，目前仍然是全球范围内主要的公共卫生问题。环境在胃癌的发生发展过程中扮演着重要色。Hp 作为胃癌的 I 类致癌物，但只有不到 0.5% 的感染者会发展为胃癌，这表明其他因素也有相当大的贡献。其中饮食在日常生活中占据大部分比例，一部分已被认为可导致胃癌及其癌前病变的发生，包括腌制食物、饮酒；另一部分因素则存在争议，例如大蒜、绿茶等。

一、胃癌的全球流行现状

癌症是世界范围内的重要医疗保健问题。据国际癌症研究机构（IARC）的最新研究结果显示，2018 年约有 1810 万新发癌症病例和 960 万人死于癌症，其中胃癌约 103 万，占癌症总数的 5.6%，发病率约为 11.1/10 万，排在全部恶性肿瘤的第 5 位，而有 78.2 万人死于胃癌，占所有肿瘤死亡 8.2%，死亡率约为 8.2/10 万。胃癌的发病率因地理而异，几乎三分之二的胃癌病例发生在亚洲（特别是日本和中国）。我国作为胃癌高发国家，据 2015 年中国癌症数据显示，新发病例数和死亡病例数约为 40.3 万例和 29.1 万例，发病率和死亡率分别为 29.31/10 万和 21.16/10 万，其发病率和死亡率在恶性肿瘤中均居第 2 位的。相比之下我国胃癌发病率及死亡率远高于世界水平。

二、经济发展与胃癌的关系

较低的社会经济地位（包括低教育和低收入）与肿瘤的发生存在关联。与发达国家相比，全世界约有 70% 的胃癌发生在东亚、中欧、东欧以及南美在内的发展中国家。胃癌及癌前病变与较低的社会经济地位有关。低社会经济地位的人群可能有更高的幽门螺杆菌感染率、摄入较高的淀粉类食物和蔬菜，故而与胃癌的高风险之间存在关联。研究发现，

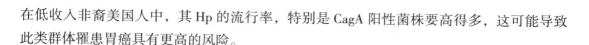

在低收入非裔美国人中，其 Hp 的流行率，特别是 CagA 阳性菌株要高得多，这可能导致此类群体罹患胃癌具有更高的风险。

三、种族与胃癌的关系

其他种族与白人相比，贲门型胃癌的发病率约为白人的两倍，而非贲门型胃癌的发病率约为白人的一半。在美国，非贲门型胃癌的风险在亚裔太平洋岛民中最高，其次是黑人，在白人中则最不常见。在生存期方面，拉美裔存活率更低、复发率更高，西班牙裔较少发生肝转移但腹膜转移的风险更高。鉴于不同种族的差异性，考虑少数种族患者在中远端胃癌的发病率较高、发病年龄较轻和早期腹膜转移，有人认为这种差异可能继发于更具侵袭性的胃癌亚型（MSSEMT 亚型）。然而，在缺乏代表性的人群中，胃癌侵袭性亚型尚未被研究，目前是一个活跃的研究领域。

四、年龄、性别与胃癌的关系

1. 年龄：胃癌的发病率随着年龄的增长而逐渐增加，这可能是由于老年人免疫力下降，DNA 损伤累积引起的。有 1% 的病人发生在 20~34 岁，而 29% 发生在 75~84 岁，在 35 岁以下人群中胃癌较大为罕见。根据中国胃癌发病趋势及预测，在 2000~2014 年间 35 岁以上发病率整体呈下降趋势，男性从 2000 年的（260~340）/10 万降至 2014 年的（190~220）/10 万，女性从 2000 年的（120~145）/10 万降至了 2014 年的（70~110）/10 万。这一结果缘于我国医疗服务水平的提升。

2. 性别：在 2018 年全球胃病例数和死亡数方面，男性占总病例约 7.2% 和 9.5%，女性占总病例约 4.4% 和 6.5%。与女性相比，男性患贲门癌和非贲门胃癌的风险更高。这种差异的原因尚不清楚，环境或职业暴露可能起作用。男性吸烟的可能性更大。另外，性别差异可能反映生理差异，雌激素可以预防胃癌的发生发展，女性更年期推迟和生育能力增加可能会降低患胃癌的风险，而抗雌激素药物（如他莫昔芬）可能会增加胃癌的发病率，这些激素可能在女性生育期提供抗胃癌的保护，但绝经后其作用减弱，以至于女性相比男性发展为胃癌要滞后 10~15 年。

五、饮食因素与胃癌的关系

1. 水果和蔬菜：水果和蔬菜是许多维生素和矿物质的丰富来源，例如维生素 C、维生素 A、维生素 E、类胡萝卜素、叶酸和类黄酮，已被认为可以防止亚硝胺的形成、调节

DNA 甲基化、诱导第 Ⅱ 相酶和促进细胞凋亡，具有抗氧化特性，这些维生素可以清除在胃黏膜中形成的自由基，从而减少自由基介导的 DNA 损伤。此外，维生素 C 还可抑制胃癌细胞的增殖，并改变 Hp 诱导的细胞凋亡。有研究表明，每天摄入 100g 柑橘类水果能够有效降低贲门癌的风险。最近的一项前瞻性研究指出，一周 5 天或更多频率增加水果、蔬菜摄入量，可以降低非贲门型胃癌的风险；每天增加 100g 水果的摄入量，胃癌的发病率降低了 44%。但并不是食用全部蔬菜具有降低患胃癌的风险，食用腌制蔬菜、番茄和菠菜可能会增加罹患胃癌的风险。

2. 盐，腌制食物：世界癌症研究基金会 / 美国癌症研究所（WCRF/ATCR）指出盐和盐腌制的食物很可能是胃癌的致病因素。摄入过量盐分引起胃癌的可能机制如下：盐通过增加诸如 N- 甲基 –N′ – 硝基 –N 亚硝基胍等致癌物的作用来影响胃癌的发生，此外，高浓度的盐会导致胃上皮增生和壁细胞损伤，并增加 Hp 的定植，增强了表面黏液细胞，减少腺黏液细胞黏蛋白。高盐饮食还可以有效增强 CagA（Hp 基因）阳性 Hp 菌株的致癌作用，增加该基因转位进入胃上皮细胞的能力，并提高 Hp 改变上皮细胞功能的能力。来自韩国的最新研究结果同样证实了高盐摄入量对胃癌癌前病变（如萎缩性胃炎和肠化生）和 Hp 感染者的胃癌发生有很强的影响。

3. 酒精：2007 年，国际癌症研究机构将酒精列为第 Ⅰ 类人类致癌物。乙醛作为酒精降解过程中的首个降解产物，会诱发各种活性氧和氧化应激，从而破坏 DNA 并影响其修复。饮酒增加胃癌风险可能与以下机制有关：微生物组产生乙醛，胃内乙醛水平不仅受胃黏膜 ADH 和 ALDH2 的调节，还受在胃内和唾液中的定殖微生物调节；长期吸烟会改变口腔菌群，从摄入的酒精中产生更多的乙醛；乙醇不仅会严重损害胃黏膜，还会导致伴有促炎信号转导的某些酶和转录因子的上调 / 激活；亚硝胺作为强致癌物，乙醇可抑制亚硝酸胺的肝清除。在剂量上，以往的研究表明中度饮酒与胃癌风险之间缺乏关联，但是与大量饮酒有关联。在 Bagnardh 等研究中证实了每天饮酒大于 50g 的人比其他人（不饮酒或少饮酒）患者胃癌风险高 24%。最近的一项 meta 分析指出，中度饮酒和重度饮酒会增加患胃癌的风险，即使降低饮酒量，饮酒也会增加患胃癌的风险。

4. 大蒜：摄入大蒜可以降低患胃癌的风险，目前尚存在争议。关于大蒜摄入可以降低胃癌的风险主要来自病例对照研究。然而病例对照研究的证据有限且尚无定论。来自美国的大型前瞻性队列研究在长达 30 年的随访中，其中 292 名参与者被诊断为胃癌，食用大蒜的受试者与未食用大蒜的受试者相比，每周食用 1 次者是未食用者发病率的 1.1 倍，每周食用 1~4 次者是未食用者发病率的 0.98 倍，每周食用 5 次及以上者是未食用者发病率的 1.39 倍。通过这项前瞻性研究并未发现大蒜摄入与胃癌之间的统计学关联，因此并不支持大蒜摄入量高会降低患胃癌风险的假设。

六、微生物与胃癌的关系

1.Hp 感染：Hp 已被 WHO 认定为导致胃癌的 I 类致癌物，感染 Hp 的人经常患有不同程度的慢性胃炎，并且患胃癌的风险增加。有关于 Hp 导致胃癌发生的机制目前已有所共识，Hp 作为人体菌群的一部分，与宿主之间是相互作用的。最近的研究认为，Hp 可以看作是一种自然发生的、获得的正常菌群和免疫调节细菌，它的进化是为了与其他菌群共存而不是灭绝，Hp 诱发的炎症可能在某些情况下刺激前列腺素 E2（PGE-2），使胃黏膜恢复正常的稳态，这种栖息地的恢复重新填充了黏液附着表型（M），从而将 M 表型重组为上皮附着表型（A），有助于维持 Hp 多样性，并稳定胃中 Hp 的种群大小。因此，认为应将 Hp 作为诱导胃癌发生的单一因素。

2. 爱泼斯坦巴尔病毒（EBV）：EBV 相关胃癌（EBVaGE）在不同地区的发病率为 1.3% ~ 30.9%，美洲、亚洲和欧洲分别为 9.9%、8.3% 和 9.2%，全球平均发病率为 10%，男女分别为 11.1% 和 5.2%。近年来发病率基本保持平稳。目前 EBVaGC 的发病机制尚未明确。某些生活方式或者感染可能增加风险，例如 Hp、吸烟，一旦 EBV 感染胃上皮细胞，它就进入其潜伏期并导致全基因组甲基化和调节细胞通路，异常的基因表达和 EBV 感染的胃上皮细胞与肿瘤微环境的相互作用，最终导致上皮细胞向间质细胞转变和肿瘤的发生。

七、行为因素与胃癌的关系

1. 质子泵抑制剂（PPI）：自 20 世纪 80 年代第一个 PPI 出现以来，PPI 一直是世界上最常用的处方药之一。尽管 PPI 通常被认为是安全的，但最近的数据表明，长期使用 PPI 会引起相关的各种不良反应，包括骨折、艰难梭菌感染、肺炎、心肌梗死，甚至脑卒中。除了这些不良反应外，长期使用 PPI 会严重抑制胃酸，从而引起胃黏膜萎缩加重，在感染 Hp 的个体中很容易导致胃体萎缩。最近的一项 meta 分析显示，PPI 使用者中胃癌的风险增加了 43%，这些研究既包括 Hp 感染阳性患者也包括阴性患者。另一项基于人群的队列研究也表明，使用 PPI 会增加胃癌风险，而组胺 H_2 受体阻滞剂则不会增加胃癌风险，研究还指出随着使用 PPI 的时间延长其发生胃癌的风险持续增加。

2. 睡眠时间：成人平均每天睡眠时间 7~8h。较短和较长的睡眠时间一直与肥胖、糖尿病有关。最近的一项研究指出睡眠时间不足的人患胃癌的风险显著增加。这可能有以下原因：睡眠可以通过调节免疫功能，从而影响免疫反应，其次还以通过激活下丘脑 - 垂体 - 肾上腺轴引起糖皮质激素分泌增加，这可能会导致一系列与这些激素水平升高或分泌增加有关疾病的发生；其次极短睡眠者的免疫炎症平衡被破坏，这有助于 Hp 相关癌变。

八、宿主因素

除环境因素外，胃癌的发病还涉及宿主遗传因素。最近的一项研究报道了免疫相关基因白细胞介素 1-β（IL-1β）、白细胞介素 1 受体拮抗剂（IL-1RN）、肿瘤坏死因子 -α（TNF-α）和白细胞介素 10（IL-10）中的单核苷酸多态性（SNP）组合增加了发生胃癌的风险，但仅在 Hp 感染患者中，高风险宿主基因型和高危 Hp 基因型的组合大大增加了胃癌发生的概率。某些高风险胃癌基因型在不同人群中可能有所不同，例如亚洲高风险 SNP 与非亚洲人群中发现的 SNP 不同。另一个已知的宿主遗传因子是前列腺干细胞抗原（PSCA），PSCA 基因变异已被证实可以影响弥漫性胃癌的易感性，同时在胃上皮细胞增殖中发挥作用。

九、小结与展望

胃癌是当今世界常见的恶性肿瘤，同时是临床、流行病学和转化研究的重点。已有越来越多的研究表明引起胃癌的因素是多方面的，但是，我们对胃癌的病因和早期发现的研究仍然存在许多空白。未来研究的一些潜在领域包括监测发病率趋势、进一步探索为何男性发病高于女性、进一步研究但尚未明确的机制（例如 EBV）、进一步深入研究对肿瘤进行测序，以确定常见的突变和重排，并确定这些改变是否与特定的病因危险因素和特定的治疗方法相关，从而为我们认识胃癌提供新的研究思路和方向。

第十节　胃癌与 C5AR1、AP3M2、TYMP 和 ANXA2p1 基因

龚超等应用加权基因共表达网络分析（WGCNA）方法筛选出了 C5AR1、AP3M2、TYMP 和 ANXA2P1 基因。分析发现，这些基因在胃癌组织中相较于癌旁组织呈高表达，在转移患者中表达量较非转移患者高。通过对包含多个不同来源数据集胃癌患者生存数据的 Kaplan- Meier plot 网站，验证了 C5AR1、AP3M2、TYMP 和 ANXA2P1 基因与患者预后的关系，显示，上述 4 个基因高表达均预示着患者有不良预后。利用了 GSE14210 数据集，基于上述的核心靶基因构建了疾病进展和生存模型，该模型的结果也能较好地预测患者疾病进展，从而进一步佐证筛选的核心基因可以有效地预测患者的疾病进展和预后。

研究结果对未来阐明 C5AR1、AP3M2、TYMP 和 ANXA2P1 基因表达与胃癌转移及预后的关系奠定了一定的基础。

第十一节　胃癌循环肿瘤细胞（CTC）研究

循环肿瘤细胞（CTC）从原发肿瘤实体脱落后，通过血管和淋巴管释放到患者的血液中，CTC 被描述为原始肿瘤的种子，有可能生长成新的转移灶。大多数 CTC 会在数小时内死亡，只有小部分可达转移部位，并在临床症状出现前保持休眠状态，然后在适当条件下恢复，从而形成转移导致肿瘤发病。业已证明，CTC 计数在包括消化系统肿瘤在内的不同肿瘤中具有预后价值。此外，CTC 中基因突变和蛋白表达的信息是肿瘤筛查、治疗反应评估和生存预测的另一个重要标志，胃癌 CTC 数量变化可能是胃癌的早期诊断生物标志物。韩国一项包含 116 例胃癌患者和 31 名健康者的研究显示，97.1% 患者具有 CTC2/7.5ml 均为胃癌，其诊断的灵敏性和特异性分别 85.3% 和 90.3%。CTC 数量和表型也可用于监测肿瘤复发、远处转移和治疗反应。北京大学肿瘤医院的前瞻性研究显示，临床病理特征相对较差胃癌患者术前和术后 CTC 较多。术后血液中 CTC5/7.5ml 无病生存期（DFS）和 OS 明显较短。治疗后 CTC 数量增加也与早期复发有关。

一项胃癌患者 CTC 中程序性死亡受体配体 1（PD-L1）表达研究显示，50 例（71%）观察到 PD-Ll+CTC。

更高数量细胞表面波形蛋白（CSV）+PD-L1+CTC 与生存时间短和治疗反应较差显著相关。胃癌患者外周血 CTC 和骨髓中弥散肿瘤细胞表面细胞角蛋白（CK）或 CD44 表型异质性研究显示，41%（93 例）患者血液或骨髓中均有 CK 阳性肿瘤细胞，10% 患者发现表达 CD44 细胞。CK+CD44 细胞显著常见患者更易发生远处转移且与生存期显著缩短有关。

第六章
胃癌发病机制

第一节　胃癌的发病机制与新机制

一、胃癌的发病机制

胃癌的发生是一个多步骤、多因素进行性发展的过程。在正常情况下，胃黏膜上皮细胞的增殖和凋亡之间保持动态平衡。这种平衡的维持有赖于癌基因、抑癌基因及一些生长因子的共同调控。此外，环氧合酶-2（COX-2）在胃癌发生过程中亦有重要作用。与癌发生相关的癌基因包括：ras、c-myc等，抑癌基因包括：野生型p53、APC、DCC、MCC等，生长因子包括表皮生长因子（EGF）、转化生长因子α（TGF-α）等。这种平衡一旦破坏，即癌基因被激活，抑癌基因被抑制，生长因子参与以及DNA-微卫星不稳定使胃上皮细胞过度增殖又不能启动凋亡信号，则可能逐渐进展为胃癌。多种因素会影响上述调控体系，共同参与胃癌的发生。

二、胃癌的发病原因

1. 环境因素：一般认为高纬度、寒冷潮湿地区胃癌发病率高。流行学调查胃癌好发于较低的社会经济阶层。

2. 饮食因素：多吃新鲜蔬菜、水果、乳品和蛋白质，可降低发生胃癌的危险性，但多吃发霉的食品、油炸食品、熏制食物、腌菜和咸鱼肉（亚硝酸盐）、腐烂及高盐食品易于致癌。吸烟可增加癌危险性。

3. 遗传因素：一些家庭中胃癌发病率高，A型血比O型血发病率高。美国的黑人比白人发病率高，均提示有遗传因素存在。

4. 免疫因素：机体免疫功能低下者发病率高，所以老年人多发。

5. 癌前期病变：慢性萎缩性胃炎伴肠上皮化生与不典型增生，胃息肉腺瘤型，残胃炎，恶性贫血胃体有显著萎缩者。少数胃溃疡患者。

6. 胃癌的高危人群：①萎缩性胃炎，多数萎缩性胃炎的最终结局是胃癌，甚至有人认为萎缩性胃炎是"胃癌前期"。建议患有萎缩性胃炎的患者，每2年做一次胃镜检查，可以较早发现胃癌。②大的胃部溃疡，所谓大的胃部溃疡，是指直径大于2cm的溃疡。一旦发现大溃疡应立即治疗，并且至少治疗6个月以上。溃疡愈合后，还要定期复查，复查间隔时间为半年或1年。③息肉，一旦检查出胃部有息肉，无论大小，都要切除，而且应做病理检查。④残胃炎，因为某种疾病切除了部分胃体，称之为残胃。残胃和胃癌的联系也较密切，有研究认为，残胃存在5年以上的，患癌的概率增加。所以提醒做过胃部手术的残胃患者，每隔1年要做一次胃镜检查。

三、胃癌的发病新机制

胃癌的发病机制新的进展，肿瘤相关巨噬细胞来源的外泌体对胃癌转移的影响，发现M2型巨噬细胞亚群通过外泌体传递ApoE蛋白分子促进胃癌细胞的迁移及转移过程。

外泌体是一类携带来源细胞遗传信息如蛋白、核酸的小分子囊泡，直径30~100nm，是细胞间相互交流的重要信使。外泌体因其承载来源细胞遗传信息的特性，参与了肿瘤转移的不同阶段，是肿瘤治疗的载体和靶点。

巨噬细胞一般被分为两大类：促炎症性巨噬细胞M1型，此类细胞分泌炎症性 细胞因子，发挥抗肿瘤作用；免疫抑制性巨噬细胞M2型，能够促进肿瘤进展。目前肿瘤相关巨噬细胞（TAMs）普遍被认为表现M2型特性，与肿瘤发展密切相关。

临床胃癌标本中浸润了大量的TAMs，这些TAMs主要表现为M2型，并且与胃癌患者的不良预后密切相关。TAMs可通过向肿瘤细胞传递外泌体，发挥促肿瘤功能。从机制上来讲，通过对M2型巨噬细胞来源外泌体的蛋白组分进行了 质谱分析，发现M2型巨噬细胞分泌外泌体中富含载脂蛋白E（ApoE），其表达量远高于其他蛋白分子。

同时在胃癌微环境中TAMs是分泌ApoE的最主要免疫细胞。APOE-/-鼠诱导的M2型巨噬细胞分泌的外泌体对胃癌细胞迁移无明显作用。进一步研究表明，APOE通过激活PI3K-AKT通路，诱导了胃癌细胞上皮细胞间充质转化（EMT）和细胞骨架重排，从而增强了胃癌细胞的迁移潜能。

这研究将为临床寻求以肿瘤相关巨噬细胞为靶点的肿瘤免疫治疗提供新的思路和新的靶点。

四、血管内皮生长因子、上皮型黏附素和胸苷激酶I在胃癌组织中研究

研究表明，胃癌的浸润和转移是蛋白表达产物以及多基因协调作用的结果，其中蛋白

表达产物血管内皮生长因子（VEGF）是肿瘤发生和发展过程中的主要分子标志物，目前临床上已有针对该标志物的靶向药物。上皮型黏附素（E-cad）作为一种依赖性的跨膜蛋白其作用主要是保证组织结构的完整性，从而发挥细胞间的黏附反应。临床上已有大量研究证实胸苷激酶Ⅰ（TK1）可作为评估肿瘤细胞增殖的标志物。

五、讨论

肿瘤进一步转变成恶性肿瘤便会引起肿瘤的浸润和转移，严重影响患者身体健康。恶性肿瘤发生浸润和转移，会使肿瘤脱离原病发部位，黏附在细胞外基质上，再通过细胞外基质转移，在此过程中，黏附分子担任着重要作用。E-cad 是一组 Ca^{2+} 依赖跨膜蛋白，作为一种依赖性的跨膜蛋白，主要位于上皮组织，其作用主要是保证组织结构完整，可作为肿瘤标志物。恶性肿瘤出现转移会导致血管生长，VEGF 作为特异性的内皮血管生成因子，当肿瘤发生时，会使血管生成速度加快，从而引起 VEGF 表达升高。TK1 作为一种酶，是细胞增殖和 DNA 合成的关键酶，当肿瘤发生时，肿瘤细胞则产生大量 TK1 释放到血液中，引起 TK1 水平升高。李永元和刘洪杰的研究发现胃癌患者血清 TK1 水平显著升高，因此，TK1 可作为检多种肿瘤的标志物。本研究结果显示，研究组 VEGF 的阳性表达率为 68.25%，显著高于对照组 VEGF 阳性表达率（27.50%），说明 VEGF 的过度表达与胃癌的发生和发展有关。研究组 E-cad 的阳性表达率为 33.33%，显著低于对照组 E-cad 的阳性表达率（750%），说明 E-cad 的过低表达同样与肿瘤的发生和发展有关，可促进胃癌的发生，且研究发现 E-cad 表达的阳性率与肿瘤的浸润深度有关。研究组 TK1 的表达水平显著高于对照组 TK1 的表达水平，说明当患者机体内的癌细胞大量增殖时，患者 TK1 活性及其表达水平明显升高。上述结果产生的原因可能是当肿瘤发生浸润转移时，导致上皮细胞表型缺失，上皮细胞间质发生转化，使得细胞黏附分子表达减少，血管生成加速，导致 VEGF 表达升高，并且产生大量 TK1 并释放到血液中，引起 TK1 水平升高，恶性肿瘤发生浸润和转移，使得肿瘤脱离原病发部位，致使上皮黏附力下降，进而造成 E-cad 表达下降。本研究结果还显示，VEGF、E-cad 和 TK1 联合检测对胃癌诊断的特异度、敏感度和准确度均显著高于单一指标检测。VEGF 在胃癌中的表达与 TK1 的表达呈正相关，与E-cad 的表达呈负相关。《中国医刊》2021 年第 56 卷第 2 期报道，E-cad 在胃癌中的表达与 TK1 和 VEGF 的表达均呈负相关。

VEGF、E-cad 和 TK1 联合检测对胃癌患者的诊断效果显著，其原因在于 VEGF、E-cad 和 TK1 参与肿瘤变化的整个过程，并且 VEGF 和 TK1 可能存在共同促进肿瘤细胞增殖和分化的相互作用以及抑制肿瘤细胞的凋亡，而 E-cad 低表达可促使胃癌发生，使肿瘤细胞发生浸润和转移，E-cad 和 TK1 表达。

第二节　炎症在胃癌中研究

一、炎症细胞在胃癌发展中作用

近年来，炎症细胞在胃癌发展中的作用逐渐被人们所重视，但其具体机制尚不明确。

1. 炎症与肿瘤的关系：19 世纪 60 年代初期，Virchaw 在恶性肿瘤中发现了免疫细胞，并首次提出了肿瘤与炎症之间可能存在关联性。

不可否认，正常的急性炎症，持续时间很短，可帮助机体清除异源物质，但持续存在的慢性炎症反应，造成大量的炎性细胞浸润，这些炎性细胞分泌大量的细胞因子及活性介质，长期刺激下，引起 DNA 的损坏、细胞异常增殖及凋亡障碍。据推测，多达 20% 的癌症是通过慢性发作或持续感染引发的，所以炎症被认为是癌症的第七特征。

2. 慢性炎症与胃癌的关系：现代研究认为，持续的幽门螺杆菌（Hp）感染是胃癌发生的关键过程之一，通过 Hp 的感染，导致胃黏膜长期处于慢性炎症的状态，从而导致胃癌的发生、发展。

Hp 感染只是胃癌发生、发展进程中的一个诱因，炎症所导致的分子改变、遗传（不可逆变化的 DNA 序列）或表观遗传（DNA 甲基化）改变才起到真正的主导作用。

3. 不同炎症细胞参与肿瘤的发生机制：研究表明，中性粒细胞与淋巴细胞比值（NLR）、血小板与淋巴细胞比值（PLR）、巨噬细胞等提示了机体肿瘤与机体免疫反应的相对状态，与肿瘤的发生、发展密切相关。

作为反映全身炎症状态指标之一的 NLR，已被用作肺癌、结直肠癌、肝癌、乳腺癌、肾癌等多种肿瘤的预后评估，作为生物学标志物，存在一定的学术价值。

研究表明，PLR 在多种恶性肿瘤预后中具有重要价值。

（1）中性粒细胞：白细胞各类型，在机体受到炎症感染时，抵达炎症部位，杀灭病原微生物。中性粒细胞杀灭病原微生物的方式有 3 种：①吞噬作用：细菌或真菌被吞噬和消化的过程。②将细胞毒素脱颗粒排到细胞外基质中。③以中性粒细胞外陷阱（NETs）的形式来杀灭微生物。

NETs 是染色质、抗菌活性蛋白及多肽构成的网状陷阱样结构，其特有的 DNA 骨架可以网络微生物，限制其扩散及转移，使降解微生物的蛋白酶发挥充分的作用，且其在中性粒细胞死亡后依然发挥抗菌作用。研究表明，"网状陷阱"里面的多种组分可以直接促进肿瘤细胞的增殖、远处转移及血管生成，且其可以锚定并包裹循环肿瘤细胞，为肿瘤细胞的远处转移提供活性蛋白丰富的微环境。有学者认为，肿瘤细胞与 NETs 相互作用，转移性癌细胞通过"挟持"中性粒细胞激活包括 NADDP 氧化酶和 PAD4 的信号传导途径，促进 NETs 的形成。而形成的 NETs 可以将循环肿瘤细胞捕获并转移到其他位置，血管内 NETs 还可以增加局部血管通透性，这将使癌细胞更容易外渗。此外，中性粒细胞重塑肿瘤微环境，导致血管内皮生长因子、白介素 –18 和金属基质蛋白酶（MMP）家族成员的释放，促进肿瘤血管的生成及肿瘤的发生、发展。中性粒细胞衍生的活性进一步降低细胞外基质的黏附促进性质，并通过 NF-KB 和 STAT3 的活化抑制肿瘤细胞凋亡，这些事件导致肿瘤进展加快，增加肿瘤细胞对周围组织的侵袭，基于上述，认为中性粒细胞可以诱导肿瘤细胞生长和转移，并且肿瘤相关中性粒细胞的增加与癌症患者的较差预后相关。

（2）巨噬细胞：巨噬细胞大致分为 M1 型（经典活化巨细胞）和 M2 型（替代活化巨噬细胞）。M1 型巨噬细胞参与炎症反应，清除体内病原体，参与抗肿瘤免疫。而 M2 型巨噬细胞具有抗炎反应，修复损伤的功能并促进肿瘤形成。当机体受到炎症损伤，单核细胞就会被从骨髓中召唤出来，转变为巨噬细胞。巨噬细胞通过吞噬致病物（如病毒、原虫和细菌）产生抗体。此外，还具有识别和杀伤肿瘤细胞的作用。而当慢性炎症持续刺激，巨噬细胞释放的某些促炎因子则会促进肿瘤形成。有研究认为，其主要机制是巨噬细胞导致的连续组织损伤产生慢性炎症微环境，在炎症的急性期，内源性活性氧和氮物质从巨噬细胞等天然免疫细胞与其他白细胞释放，促成对感染和病原体的反击，而 ROS 和 NOS 的持续产生可以通过几种途径形成致瘤性微环境来改变增殖细胞。连续有害的 ROS 和 NOS 暴露引发炎症细胞因子产生扩增，其刺激信号传导酶、血管生成因子和肿瘤抑制基因的癌基因过度表达和翻译后修饰，还通过抑制增殖细胞中 DNA 修复引起直接 DNA 损伤。有 DNA 损伤或发生了基因突变的增殖细胞在富含炎症细胞和多种生物因子的微环境中细胞凋亡减少，修复程序混乱，发生失控性增殖，最终导致癌变。癌变的组织形成肿瘤微环境，其内的巨噬细胞接近 M2 型巨噬细胞，被称为肿瘤相关巨噬细胞（TAM），为肿瘤的进展提供有利的微环境，可以通过免疫抑制促进血管形成、肿瘤生长和转移。巨噬细胞在肿瘤微环境中产生致瘤因子 COX-2，生成前列腺素 E2，促进肿瘤发生。

（3）血小板：血小板增多也是炎症反应的一个重要组成部分，增多的血小板通过分泌炎症蛋白，如 IL-6、TNF-α 等，与肿瘤细胞转移相关。此外，通过释放促进生长因子、趋化因子、促血管生成调节蛋白、蛋白水解酶和微粒的分泌因子，活化的血小板促进肿瘤细胞生长和侵袭。BAMBACE 等研究表明，血小板可能通过产生血管生成因子，例如血小板衍生生长因子（PDGF）和血管内皮生长因子（VEGF）刺激肿瘤的产生和促进转移。NIESWANDT 等证实，血小板能够保护肿瘤细胞免于细胞溶解，并且保护肿瘤细胞使其逃避宿主免疫系统，且不易被识别，从而促使肿瘤细胞的增殖和扩散，通过整合素 α Ⅱ bB3（糖蛋白Ⅱb/Ⅲa）桥连片段的表面屏蔽作为这种保护的主要机制。

近年来有多项研究报道，术前血小板计数和胃癌淋巴结转移率升高有关。而肿瘤细胞所产生的炎症因子 IL-1、IL-3 和 IL-6 又可以促进巨核细胞增殖分化的作用，作为巨核细胞增殖产物的血小板也相应升高。血小板与肿瘤细胞为相互促进的关系。此外，高血小板数量将导致。

（4）淋巴细胞：研究表明，淋巴细胞可以反映机体对抗肿瘤的能力，也可以在肿瘤早期减少转移和复发，通过在肿瘤发生开始时攻击和清除肿瘤细胞。与前面所提及的炎症细胞不同的是，淋巴细胞是主要的抗癌因子，在肿瘤防御中起重要作用，作为肿瘤特异性免疫反应的重要组成部分，通过诱导细胞毒性细胞死亡和细胞因子的产生介导宿主免疫应答，对肿瘤细胞起到特异性杀伤的作用，抑制肿瘤细胞增殖。在肿瘤组织周围，有淋巴细胞浸润的患者可能比具有较少或无淋巴细胞浸润的患者预后更好。研究表明，当淋巴细胞与中性粒细胞两者共培养时，淋巴细胞可能被大量中性粒细胞抑制。在此之前，已有研究表明，淋巴细胞减少在各种类型的癌症预后中均有价值。

4. 相关机制研究：炎性微环境中的炎性细胞及其分泌的炎性因子参与了肿瘤发展的各环节，肿瘤基质中的炎性细胞主要有肿瘤相关中性粒细胞（TANS）、肿瘤相关巨噬细胞（TAMS）、淋巴细胞（LMY）等，炎性因子主要包括白细胞介素（IL）、生长因子（GF）、血管内皮生成因子（VEGF）、肿瘤坏死因子（TNF-α）等。目前已知炎症反应可通过NF-κB及STAT3（信号转导和转录激活因子3）等途径影响肿瘤的发生与进展。NF-κB转录因子及信号通路是固有免疫与自适应免疫的中央协调器，参与免疫反应早期及炎症反应各阶段的许多因子都受NF-κB的调控，已有研究在多种类型肿瘤中观察到了NF-κB的异常激活。STAT3控制着各种刺激的基因表达，因此在细胞生长与凋亡中起着关键作用，与人类肿瘤形成直接相关。

5. ANS、TAMS、淋巴细胞及炎性因子的作用：在肿瘤形成的早期，炎症环境中的炎性细胞及其因子引起的异常免疫应答促进了突变细胞的产生，TANS产生的活性氧（ROS）及活性氮介质（RNI）可直接引起细胞DNA损害，还可造成基因表达的不稳定性，从而促进肿瘤的发生。由于肿瘤组织生长的无限制性，组织常处于缺氧状态，需要足量的血管为其提供足够养分。TAMS分泌的趋化因子（CF）及促血管生成因子（AF）可促进肿瘤血管生成，进而促进肿瘤组织的不断增殖。TNF-α、IL-6可促进肿瘤的转移。淋巴细胞在肿瘤中起免疫监视作用，与TANS、TAMS起着相反的作用，可抑制肿瘤的发展。Shankaran发现，Rag2缺陷的小鼠中由于缺乏成熟的淋巴细胞，在生长至14~16月时便出现了不同类型的肿瘤。Dun在各肿瘤模型中发现，肿瘤组织中浸润淋巴细胞不足以抑制肿瘤的生长。可见炎性环境中促肿瘤与抗肿瘤的失衡是肿瘤组织的一大特点。

二、胃癌相关炎症因子研究

慢性炎症作为胃癌的常见诱发因素，在胃癌进展过程中起重要作用。在慢性炎症反应中，炎症细胞释放大量炎症因子，从而激活细胞信号转导通路，改变细胞生存微环境、调控细胞代谢过程，进一步促进肿瘤细胞的生长、增殖和转移。与胃癌相关的炎症因子，主要包括白细胞介素（IL）（IL-1、IL-6、IL-8、IL-18、IL-32）、肿瘤坏死因子-α（TNF-α）、转化生长因子（TGF）-β、趋化因子及血管内皮生长因子（VEGF）等。

1. IL：IL 具有多种生物学功能，它在参与细胞间信息传递、调节免疫应答及调控炎症反应中均起重要作用。其中，与胃癌进展密切相关的 IL 主要包括 IL-1、IL-6、IL-8、IL-18、IL-32。

（1）IL-1：IL-1 在炎症反应条件下，IL-1 可由单核细胞、内皮细胞、成纤维细胞等多种细胞分泌。IL-1β 是 IL-1 的一种主要活性形式，它参与了调节机体的炎症反应和免疫功能，并在其中发挥重要作用。

IL-1β 与受体结合后，不仅能够增加细胞对外界刺激的应答能力、抑制胃酸的分泌、促进由幽门螺杆菌引起的胃黏膜局部的炎症反应和胃黏膜萎缩，还具有促进血管生成和通过 IL-1 受体相关激酶途径介导信号转导调节相关基因表达（核因子 κB）的作用，进一步导致胃癌的发生。

Takashima 等研究发现，IL-1β 信使 RNA 在幽门螺杆菌感染阳性患者胃黏膜中的表达水平明显升高，IL-1 可通过抑制胃酸分泌促进慢性胃炎进展为胃癌。江绍伟等也证实，IL-1β 基因多态性可增加罹患胃癌的风险。El-Omar 等研究表明，IL-1β 和 IL-1 受体拮抗基因多态性在幽门螺杆菌感染引起的胃炎和胃癌发生中起重要作用。Drici 等研究证实，IL-1β 基因多态性与阿尔及利亚人群幽门螺杆菌相关性胃炎和胃癌的危险性之间也存在相关性。

（2）IL-6：IL6 与其受体（IL-6 受体）结合激活信号转导及转录激活因子和促分裂原活化的蛋白激酶信号转导途径，调控靶细胞基因表达，实现其生物学功能，使细胞生长、分化、增殖及凋亡失去正常基因程序控制，从而导致肿瘤的发生。同时，IL-6 还可诱导 VEGF 的表达，促进新生血管形成，有利于肿瘤细胞的生长和转移，进而促进肿瘤的发展。Jang 等通过研究证实，胃癌患者血清 IL-6、VEGF 及 C 反应蛋白水平明显高于正常人群。赵向阳等研究发现，胃癌患者 IL-6 的表达水平明显升高，有助于胃癌的早期诊断。

（3）IL-8：IL-8 又称 CXC 趋化因子配体 8，在有关胃癌的研究中发现，IL-8 具有促进肿瘤细胞黏附和迁移的功能，并可通过激活核因子 κB 和蛋白激酶 B 信号通路调控细胞的生长、分化及凋亡。另有研究发现，胃癌患者胃黏膜中 IL-8 的表达水平明显高于正常人，且其表达水平与肿瘤的新生血管形成呈正相关。

动物实验表明，在裸鼠胃壁内注射经 IL-8 转染的肿瘤细胞，可促进胃黏膜恶变及新生血管形成。有研究证实，IL-6 和 IL-8 的表达水平较低，胃癌患者经阿帕替尼治疗后可能获得较长的生存时间。因此，抑制 IL-8 的表达有助于控制肿瘤细胞的生长和转移，并改善患者预后。

（4）IL-18：IL-18 在胃癌患者中的表达水平明显高于正常人群。有研究发现，幽门螺杆菌感染阳性患者 IL-18 信使 RNA 的表达水平较高。IL-18 不仅能够促进血管的生成，为肿瘤细胞的生长提供丰富的营养，还有利于肿瘤发生血行转移。此外，IL-18 还可帮助肿瘤细胞发生免疫逃逸及产生免疫耐受，避免肿瘤细胞被机体杀伤，有助于肿瘤细胞的发生发展。因此，IL-18 不仅可作为胃癌诊断的参考指标，且 IL-18 在胃癌进展中的作用机制也可作为一个潜在的治疗靶点。

（5）IL-32：IL-32 可由自然杀伤细胞、T 淋巴细胞等多种细胞分泌，可分为 IL-32α、IL-32β、IL-32γ、IL-32δ 四种形式。在炎症反应过程中，IL-32 主要起促进作用，有利于慢性胃炎的发生。IL-32 与癌症的关系密切，在多种癌组织中存在高表达，可通过激活 p38 促分裂原活化的蛋白激酶、核因子 κB 信号转导及转录激活因子 3 和磷脂酰肌醇-3-激酶蛋白激酶 B 等途径引起一系列级联反应，影响肿瘤细胞的增殖、凋亡、侵袭和转移，从而促进肿瘤的发生、发展。在胃癌中，IL-32 可通过诱导 IL-8、VEGF 的表达，间接促进肿瘤血管的生成；同时，IL-32 还可通过增加蛋白激酶 B、β 联蛋白和缺氧诱导因子-1α 活性而增加肿瘤的转移潜能。有研究发现，在胃癌组织中，IL-32 表达阳性患者的肿瘤浸润深度和淋巴结转移频率较高，表明 IL-32 表达与胃癌患者的临床特征具有相关性。因此，检测 IL-32 的表达水平有助于判断胃癌的进展及整体预后情况。

2. TNF-α：TNF-α 是人体重要的免疫功能调节剂，可以通过杀死肿瘤细胞来抑制肿瘤生长；还可以通过诱导细胞增殖和分化以及抑制细胞凋亡来促进肿瘤发展。TNF-α 对肿瘤的双重作用主要与其浓度有关。在慢性炎症反应中，TNF-α 可通过与 TNF 受体（包括 TNF 受体 1、TNF 受体 2）结合激活相关细胞信号转导途径，如 c-Jun 氨基端激酶和核因子 κB 的激活可调节细胞生长和增殖，抑制细胞凋亡和促进细胞迁移等。通过上述一系列级联反应，TNF-α 可促进癌的发展。另外，TNF-α 还可诱导血管重构，促进肿瘤细胞的增殖转移，并与其他细胞因子、血管生长因子等协同作用造成遗传物质损害。TNF-α 还可抑制胃酸分泌、促进幽门螺杆菌的增殖扩散，从而导致患者出现更严重的萎缩性胃炎，随着胃酸分泌量减少，形成恶性循环，最终导致胃癌的发生。有研究表明，胃癌患者血清 TNF-α 水平远高于其他胃部良性疾病患者和正常人群，且与胃癌分期及淋巴结转移具有相关性。另有实验性研究显示，对经荧光蛋白标记的胃癌大鼠注射 TNF-α，能够促进癌细胞向腹膜进行转移。因此，胃癌患者的 TNF-α 检测在胃癌的进展和预后中起重要作用。

3. TGF-β：TGF-β 通过与细胞表面的 TGF-β 受体结合，激活 TGF-B-Smads 信号转导通路，调控基因表达，控制细胞的生长增殖、分化和凋亡，其中任一环节出现问题均可促进肿瘤的发生。有研究发现，在多种肿瘤中存在 TGF-β 表达水平升高，表明 TGF-β 对肿瘤的发生发展及预后可能产生重要影响。在恶性肿瘤发生的早期，TNF-α 可促进肿瘤细胞增殖；但在进展期恶性肿瘤中发现 TGF 在肿瘤细胞与细胞外基质相互作用和肿瘤新生血管生成等方面具有促进作用，同时 TGF-β 还可抑制机体免疫功能，从而促进肿瘤的进展和转移。解刚强等研究发现，TGF- 可诱导胃癌细胞发生上皮-间充质转化，这一过程有赖于 Wnt3a/β 联蛋白信号通路的激活，从而增加胃癌细胞的侵袭能力，有利于胃癌发生转移。柴华研究发现，胃癌患者组织及血清中 TGF-β1 表达明显上调，且 TGF-β1

表达水平与胃癌的生物学行为密切相关。

4. 趋化因子：趋化因子是能够趋化和诱导白细胞的一些低分子量蛋白质，可分为 CXC、CC、C 及 CX3C 四大类。有文献报道，趋化因子在肿瘤的发生、发展中具有重要作用，可改变肿瘤微环境，促进肿瘤细胞增殖、转移。王鹏飞等对胃癌微环境中趋化因子的差异表达情况进行研究发现，胃癌组织中相关趋化因子及其受体的表达与邻近正常组织存在明显差异，并可对免疫应答、炎症反应及趋化因子信号调节通路产生重要影响；同时还发现，胃癌分化程度越高，CXC 趋化因子配体 17 表达水平越高，提示癌分化程度与 CXC 趋化因子配体 17 呈正相关。CC 趋化因子配体 5 主要由肿瘤浸润的淋巴细胞分泌，并非来源于肿瘤细胞，其对胃癌细胞的增殖起促进作用，并具有一定的剂量依赖性。CC 趋化因子配体 5 在胃癌晚期存在腹膜转移的患者中高表达，提示患者生存期较短。CC 趋化因子配体 22、CXC 趋化因子受体 7 等均具有趋化血管内皮细胞、诱导新生血管形成的作用，可以促进肿瘤的进展与转移。另外，由于 CC 趋化因子受体 1 和 CC 趋化因子受体 5 均与胃癌的生物学特征有关，故两者在胃癌组织内的高阳性表达率提示患者的恶性程度较高、预后较差。此外，单核细胞趋化蛋白 1/CC 趋化因子配体 2、CC 趋化因子配体 II 及 CC 趋化因子配体 20 等趋化因子在胃癌的发病中也具有一定的作用，但是其作用机制尚未明确。

5. VEGF：VEGF 家族成员包括 VECF-A、VEGF-B、VEGF-C、VEGF-D、VEGF-E 及胎盘生长因子；与 VEGE 特异性结合的受体称为 VEGF 受体（VEGFR），主要包括 3 类：VEGFRI、VEGFR2、VEGFR3，VEGFR2 在血管生成过程中起主要信号转导作用。VEGF 在肿瘤的发生发展过程中发挥重要作用，其作用机制主要包括：① VEGF 可通过与 VEGFR 结合，激活相关途径，调控血管内皮细胞的生长、增殖及新生血管生成，为肿瘤细胞生长提供丰富的营养物质，还有利于肿瘤细胞通过血管随着血液流动发生远处转移。② VEGF 又称为血管通透因子，可增加血管通透性。③ VEGF-VEGFR 介导的信号转导通路，还可促进肿瘤细胞增殖，增加其运动活性和侵袭能力。有学者发现，VEGF 与 VEGFR2 结合后，可通过激活下游玻连蛋白表达，以不依赖血管生成的方式促进胃癌细胞的增殖、侵袭能力。韩艳萍等研究发现，在胃癌组织中 VEGF 表达水平明显升高，且 VEGF 表达水平的高低与胃癌的临床病理特征（如肿瘤大小、临床分期、转移）具有重要关系，而与胃癌的组织类型无关。胃癌存在淋巴结转移情况，严重影响胃癌患者的预后。国内外已有大量文献报道，VEGF 与胃癌淋巴结转移具有相关性。Chen 等研究发现，胃癌淋巴管生成可能通过蛋白激酶 B 哺乳动物雷帕霉素靶蛋白 -VEGF-CVEGF-D 轴进行调控，有助于胃癌发生淋巴结转移。王静文等通过研究发现，VEGF-C 与 VEGF-D 的比值升高和胃癌淋巴结转移之间存在密切联系。上述研究结果均表明，VEGF 在肿瘤进展中具有重要作用，可促进肿瘤细胞的生长、增殖、运动，有利于肿瘤发生远处转移和淋巴结转移。而通过拮抗 VEGF 作用可发挥抗肿瘤效应，以 VEGF 为靶点的抗肿瘤血管生成的治疗手段目前已应用于临床，可明显改善患者预后、提高患者生存质量以及延长患者生存时间。

第三节　血浆纤维蛋白原与胃癌研究

1847 年，血浆纤维蛋白原（Fib）由德国病理学家 RudolfVirchow 最早命名，是凝血过程中的中心蛋白。研究发现，Fib 不仅与凝血、妊娠、糖尿病和高血压等相关，还与多种恶性肿瘤的诊断和预后有一定关系。

人体中约 75％的 Fib 存在于血浆中，其余分布在血小板、淋巴液和组织液中。Fib 的形成和结构稳定性不仅受个体遗传和环境等因素的影响，还与机体的凝血、血栓形成、妊娠、炎性反应、感染、恶性肿瘤等有着密切联系。白细胞介素 -1（IL-1）是一种炎性细胞因子，可抑制 Fib 生成；而 Fib 的降解产物（FDP）、IL-6 和糖皮质激素等则可促进 Fib 在肝细胞中合成。作为初级止血过程的必需凝血因子，在凝血过程中，可溶性 Fib 通过凝血酶转变为不溶性纤维蛋白，以达到稳定血凝块，促进止血的目的。当机体受到损伤和发生炎性反应时，Fib 表达上调，其在血液中的表达水平可升高 10 倍，以此来维持体内生理功能的稳定。

一、胃癌患者 Fib 的变化趋势及其机制

Fib 可促进胃癌的生长、浸润和转移，并可降低胃癌的预后生存率。研究表明，与胃良性病变患者相比较，胃癌患者 Fib 表达水平明显升高，且与胃癌分期呈正相关。Yamashita 等对 405 例晚期胃癌患者术前 Fib 水平进行了评估，以探究 Fib 水平与胃癌患者的临床相关性。结果发现，Fib 水平与肿瘤的浸润深度密切相关，即晚期胃癌的 Fib 水平显著高于早期患者，其是 T_2 期患者，且无高 Fib 血症患者的预后生存率更佳。

胃癌会导致血液出现高凝状态，增高患者对自发性血栓和术后血栓的易感性。在胃癌患者中，除了手术和放射、化学治疗等治疗手段会导致血液出现高凝状态之外，凝血系统的激活、血因子的消耗、纤维蛋白溶解的激活等也会升高患者出现血栓发症的风险，这是胃癌与凝血系统相互作用导致的结果。交叉连接的纤维蛋白和 Fib 相关蛋白从胃癌细胞间质内的局部血管向渗透，在肿瘤的生长和扩散中起着重要作用。胃癌细胞质基质是一个与凝血相关的、复杂的微环境，其形成过程受到肿瘤细胞生长及转移的显著影响。此外，胃癌细胞还可通过分泌肿瘤坏死因子、组织因子（TF）和癌促凝物质（CP）等与止血和纤溶相关的生物活性物质，增强止血作用，抑制纤维系统形成血液的高凝状态。

二、Fib 水平在胃癌分期及预后评估中的应用

研究表明，监测胃癌患者的 Fib 水平有助于疾病的及早确诊及进一步的治疗，并可以改善预后情况。Yu 等对 1090 例胃癌患者进行了为期 8 年的队列研究，结果表明 Fib 水平在胃癌早期即升高，随着肿瘤的进展，Fib 的水平也逐渐升高。RePetto 等进行的关于 FibB 链的蛋白质组研究发现，Fib 的存在形式与高凝状态相关的血液参数有关。

Fib 水平与胃癌肿瘤大小、淋巴结清扫方法、浸润深度、淋巴结转移、TNM 分期有着密切联系。研究表明，Fib 水平与胃癌进展呈正相关，进展期胃癌患者的 Fib 水平相较于早期胃癌及良性病变均显著升高。Yu 等和 Yamashita 等研究发现，T_2、T_3/T_4 期患者的 Fib 水平显著高于良性病变及 T_1 期患者，且肿瘤的浸润深度与 Fib 水平具有显著相关性，提示 Fib 是胃癌临床进展期的一个有效生物标志物。

Yamamoto 等为了探究 Fib 水平对于预测胃癌复发的易感性和特异度的价值，统计分析了 600 余例胃癌患者的术前资料，结果表明术前血浆 Fib 水平对胃癌术后生存率有一定的预测价值。术前使用 Fib 水平预测胃癌患者的复发和预后，有助于确定患者是否需要辅助化学治疗。

Origami 等和 Yamamoto 等评估了以 Fib 和中性粒细胞比率（NLR）为基础的 F-NLR 评分的临床适用性，以便推测化学治疗或放射治疗对晚期胃癌患者的治疗效果和预后，研究认为 F-NLR 评分作为预测胃癌患者的预后指标之一，具有一定的应用价值。Palai 等的研究纳入了 136 例胃癌患者，结果表明胃癌患者术前 Fib 和白蛋白（Alb）水平与淋巴结转移情况显著相关。Wakatsuki 等探究了 Fib 与血小板的比值（FPR），对于预测胃癌患者预后的价值，认为术前 FPR 较 Fib 水平更易于计算，对于预测胃癌患者的预后更有意义；术前 FPR 高的患者，需选择新辅助化学治疗或双重辅助化学治疗。有多项针对胃癌预后情况的研究显示，术前 Fib-Alb 评分是接受胃癌根治术患者术后复发的独立预后因素。

三、抗凝疗法在肿瘤化学治疗中的应用

血液的高凝状态会导致血液流速减慢，从而使药物进入肿瘤细胞的速度变慢，进而影响化学治疗药物的疗效。因此，患者在进行化学治疗的同时应进行抗凝治疗。肝素是目前临床上常用的抗凝药物。纤溶酶原激活物抑制剂 -1（PAI-1）可抑制正常细胞凋亡，提高细胞存活率。此外，目前研究聚焦于对肿瘤间质中特定惰性成分有特效的单克隆抗体，以及将肿瘤间质屏障与靶向治疗相结合所形成的小细胞毒性药物，有望成为治疗肿瘤的新方法。目前抗肿瘤治疗的重点是通过抗凝和抗血管生成药物与抗肿瘤药物的联合使用，从而减少血栓和血管病变的发生。

第四节　肿瘤坏死因子研究

1975 年 Carswell 发现一种蛋白因子，它能在体外杀伤肿瘤细胞，并可导致小鼠的可移植肿瘤发生出血性坏死，因此命名为肿瘤坏死因子。INF 主要包括 TNF-α（又称恶病质素，由活化的单核巨噬细胞产生）和 TNF-β（又称淋巴毒素，主要由活化的 T 细胞产生）。此外，尚将 NK 细胞产生的 TNF 定名为 INF-y。TNF-α 与 TNF-β 细胞来源及氨基酸组成虽有差别，但氨基酸序列有 30%，且基因结构、染色体定位和生物学活性也极为相似。

TNF 具有非常广泛的生物学活性，它除介导肿瘤出血坏死，杀伤肿瘤细胞外，还具有诱发炎症反应、免疫调节和抗病毒等作用。

一、TNF 的基因、受体结构与抗肿瘤特性

1. TNF 的基因、结构：人类 TNF 基因属 HIA-Ⅲ类基因，定位于 6 号染色体 P21 上，至少包含 5 种多态性的微卫星。其中 TNF-α 基因和 TNF-β 基因片段各长约 3000 个碱基对，都包含 4 个外显子和 3 个内含子。各种刺激因子通过激活有丝分裂原活化的蛋白激酶（MAPK）途径促进 TNF 基因的表达。TNF 基因的表达产物是位于细胞膜上的跨膜型 TNF（TM-TNF），它在 TNF-α 转换酶（TACE）的作用下、胞外段 1-157 位可被水解、脱落形成分泌型 TNF（STNF）。人 TNF-α 发挥生物学效应的天然形成是由三分子 SINF 聚合形成的同源三聚体。TNF 的活性可被可溶性的三聚体与膜上的 TNF 受体结合所启动。TM-TNF-α 也以同源三聚体形式存在，也有生物活性，是激活 TNFR2 的主要配体。

2. TNF 受体结构：TNF 受体有两种，TNFR1（CD120a）和 TNFR（CD120b），TNFR 在所有细胞中广泛表达，可能在溶细胞活性起主要作用。而 TNFR2 主要在白细胞和内皮细胞表达，可能与信号传递和 T 细胞增殖有关。这两型受体均由信号肽、胞外结构区、跨膜结构区和胞浆结构区 4 个部分组成。它们的胞外结构区很相似，均由 4 个富含半胱氨酸的功能区组成，而且与神经生长因子受体的胞外结构区也很相似。它们的胞内结构区均富含丝氨酸、苏氨酸和脯氨酸残基，但差别很大，TNFR1 胞内区含死亡结构域，而 TNFR2 则没有。提示它们在细胞传导信号上存在差异。TNFR 与 TNF-α 的亲和力明显高于 TNF-β，因而 TNFR 1 被认为是 TNF-α 的主要受体。TNFR 不仅存在于组织细胞膜上，还存在于血和尿中，称为可溶性 TNFR（STNFR）。STNFR 是膜 TNFR 经蛋白酶水解下来的胞外区片段。根据其来源分为 STNFR-R55 和 STNFR-P75。STNFR 能以高度亲和力和高度特异性与膜 TNFR 竞争，与 TNF 结合，从而参与免疫调节。Gatanaga 等报道多种肿瘤患者的血清含有高水平的 STNFR 据此推测 STNFR 在肿瘤患者中可能有 3 种作用：参与

TNF-α 和淋巴毒素（LT）活性的调控；在肿瘤和宿主抗肿瘤机制中起作用；和 TNF-α 一起，成为一个配套系统，用于肿瘤患者的临床治疗。

3. TNF 的抗肿瘤特性及其机制：应用高度纯化的重组 TNF（yTNF），可清晰地了解到 TNF 对各种肿瘤细胞株的作用。TNF 对不同肿瘤细胞株的杀瘤或抑瘤作用表现出很大的差异。已经证明这种差异和 TNFR 的数量或亲和力无关，提示非敏感细胞中引起细胞毒应答反应的信号传导机制缺陷，Semenzatb 报道，在 TNF 依赖的花生四烯酸转变成前列腺素时，自由基的产生和细胞内溶酶体的释放是引起有效杀伤的机制，即使在体外缺乏对肿瘤细胞的直接溶解作用，TNF 在体内仍能破坏肿瘤，这一发现导致了 TNF 能起到间接作用的假说的建立。

TNF 的体内抗瘤机制很复杂，可归纳为以下几个方面：① TNF 对肿瘤细胞有直接的细胞毒性或细胞阻抑作用。②血管阻塞所致的缺血性坏死。③ TNF 对毛细血管内皮细胞的直接细胞毒性作用，也可导致血管损伤以及随之而来的出血性肿瘤坏死。④ TNF 的免疫调节机制可能与 TNF 的抗瘤作用部分相关，其中包括 TNF 可代替 Th 诱导 B 淋巴细胞成熟，诱导 NK 细胞和巨噬细胞的细胞毒作用增高，增强巨噬细胞和多型核白细胞的 ADCC 作用，促进免疫原性肿瘤的消退、诱导干扰素的产生，后者转而发挥抗肿瘤作用以及诱导白细胞介素的产生。⑤ TNF 诱导肿瘤局部的炎症反应，在肿瘤坏死反应中可能起一定作用。

此外，TNF 对肿瘤的作用呈双向性，既可杀伤肿瘤细胞亦可促肿瘤细胞生长和浸润，如 TNF 对某些肿瘤细胞如卵巢癌细胞、乳腺癌细胞、B 细胞、星形胶质瘤细胞、黑色素瘤细胞、人类骨肉瘤细胞等细胞系有促进生长作用。同时，TNF 亦可促进某些正常细胞如成纤维细胞生长。由于成纤维细胞是肿瘤基质的重要组成部分，因此，TNF 可通过促进成纤维细胞生长而间接促进肿瘤生长。

二、TNF 与胃癌发生

1. 胃癌患者血清 TNF 水平：关于胃癌患者血清 TNF 水平报道不一。多数学者认为：肿瘤患者血清 TNF 水平明显高于正常人群、活动期癌肿患者血清 TNF 水平活性高，而非活动期时较低。也有研究报道胃癌患者血清 TNF 水平较低。Wu-CW 等报告了 220 例胃癌，以 TNF-α 血清水平 > 10pg/mL 为阳性，仅发现 17 例为阳性；Shmanura H 等检测了 20 例胃癌患者外周血单个核细胞（PBMC）产生 TNF 的能力，发现 TNF 水平低于健康对照组；Forone 等用 ELISA 法检测了 23 例胃癌患者血清 TNF 发现在胃癌 Ⅲ、Ⅳ期中血清 TNF 水平升高，而 Ⅰ、Ⅱ期患者与正常对照组则无显著差异，且 TNF 与差的预后相关；陈垦等的研究则表明，胃癌患者血清 TNF 显著高于正常对照组，且 TNF 与临床病理分期有关，而病灶切除后血清 TNF 水平明显降低，因此提出血清 TNF-α 可作为胃癌病人病情判断和疗效的观察指标之一。

此外，Barancwsk 等还发现 TNF 分泌与皮质醇一样存在昼夜节律性的改变，只是 TNF-α 的峰值在午夜（00：40），而皮质醇的峰值在 08：08 从而推测在进展期胃癌患者其 TNF-α 与皮质类固醇之间可能存在神经内分泌反馈回路。

2. 胃癌组织 TNF 水平：有资料显示，胃癌组织中 TNF 浓度明显高于正常组织。Iautani R 等报道胃癌组织内的 TNF-α mRNA 较非肿瘤组织中极显著地升高。杨路亭等分析了 18 例胃癌患者手术切除的标本，采用免疫组织化学的方法，对癌灶中心区、边缘区及远癌区胃壁中阳性细胞进行了实验观察，发现胃壁各层中 TNF-α 阳性细胞由远癌区向中心区呈逐渐增多趋势，且中心区、边缘区显著多于无癌区，深层胃壁中 TNF-α 细胞主要集中于肌间隙中。

此外，Zenbala 等用 mAb 和细胞黏附分子在肿瘤研究中发现，单核细胞的 HIA-DR 决定簇对 TNF 基因的活化起信号转导作用，所以肿瘤细胞表面的特定决定簇可作为 MHC-Ⅱ类分子的配体、能诱导单核细胞产生 TNE。

3. TNF 微卫星多态性与胃癌的发生：人 TNF 定位于 6 号染色体 P21.3 上，至少包含 5 种多态性微卫星。邓长生等在对 56 例胃腺癌、53 例慢性萎缩性胃炎，以及 164 例正常对照者进行的对比研究中发现，TNFd 和 TNFe 等位基因频率在正常人群、慢性萎缩胃炎和胃腺癌患者中的差异无显著意义，但胃腺癌患者中 d2/d6 基因型频率高于正常人群，而 TINFd8 和 TNFe4 等位基因呈现极其强烈的连锁不平衡。研究同时还发现，TNF10 基因频率显著高于正常人，而 TNF a6b5c1 单倍体纯合子在胃腺癌中的频率显著低于正常人，因此推测 d2/d6 基因型与胃腺癌发病的易感性相关，而 TNFa6b5c1 单倍体纯合子在慢性萎缩性胃炎至胃腺癌移行过程中发挥其抵抗作用。Machado Jc 等在相似的研究中分析了 287 例胃癌、221 例慢性胃炎及 306 例健康对照，发现 TNF-α-308A 等位基因与增高的胃癌患病风险密切相关。EL-Omar 等分别检测了胃贲门癌与非胃贲门癌患者的 INF-α 促炎基因型。发现 TNF-α 促炎基因型增加非胃贲门型胃腺癌的发病风险。而与其他类型上消化道肿瘤无明显相关。推测可能机制是诱导了对于幽门螺杆菌（Hp）感染的胃酸分泌过低和萎缩性反应。

三、TNF 与胃癌的治疗

体外实验研究中，TNF-α 能诱导胃癌细胞凋亡，抑制细胞生长，并在一定范围内存在剂量效应关系。TNF 肿瘤腔内注射亦可导致肿瘤出血坏死。TNF 重组人 TNF（γTNF）纯度和数量均可满足实验研究和临床应用的需要，动物缩小肿瘤需要用的最小有效量为 $400\,\mu g/kg$，但临床应用 TNF 的不良反应多，不能大剂量的应用。病人注射的最大耐受量为 $200\,\mu g/(m^2 \cdot d)$（肌注），或 $500\,\mu g/(m^2 \cdot d)$（静注）TNP 联合化疗药物或其他细胞因子可增强患者的耐受性，提高抗癌药物的疗效。化疗药物一般都有很强的毒性，这是因为它对肿瘤细胞无特异性，若与 TNF 联合使用可产生协同作用，降低各自的用药剂量，并能明显增强抗瘤效应。黄刚等研究 TNF、5- 氟脲嘧啶（5-FU）、丝裂霉素（MMC）单用及与 TNF 配伍方案对人胃癌细胞 SGC-7901 的细胞毒作用，发现 TNF 能成倍提高化学药物的细胞毒作用，且应在先使用化疗药物的基础上给药。刘苏等观察体外 TNF 联用 IL-2 培养 LAK 细胞的抗胃癌作用，发现 TNF-α 可增加 IL-2 诱导的 LAK 抗胃癌活性，且 TNF-α 预处理可使胃癌细胞对 LAK 的敏感性增加。此外还发现舒林酸与 TNF-α 联合应用可以增强 TNF-α 对裸鼠的人肿瘤细胞株的诱导凋亡能力，并能明显扣制肿瘤生长。

第五节　血管内皮生长因子与胃癌

新生血管的形成可为肿瘤细胞的生存提供养分，还能为其增殖、发展、浸润与转移提供适宜的微环境与途径。而血清 VEF-A 是血管内皮生长因子家族的一员，可刺激血管内皮细胞发生有丝分裂及迁移，促进血管形成。因此，推测血清 VEGF-A 水平与胃腺癌患者临床分期存在一定关系。研究结果显示，随着胃腺癌患者 TNM 分期的不断提高，血清 VEGF-A 水平不断提高，且经双变量 Kendall 的 tau-b（K）直线相关性分析发现，血清 VEGF-A 水平与胃腺癌患者临床分期呈正相关。分析原因在于，血清 VECF-A 是一种作用于血管内皮细胞的分裂素，可提高微小血管的通透性，使得血浆蛋白渗出并沉积到细胞外，为肿瘤新生毛细血管的生成提供基质及必要的营养支持，从而促进肿瘤血管生成与肿瘤细胞生长，促进疾病进展。此外 VEGF-A 还能与内皮细胞内的酪氨酸受体 VEGFR-2 相结合，上调纤溶系统，提高 tPA 组织型纤溶酶原激活因子、尿激酶型纤溶酶原激活因子受体 uPAR 等表达水平，诱导内皮细胞合成蛋白水解酶，并降低金属蛋白酶抑制剂的生成，从而促进细胞外基质降解，诱导新生血管形成，增加肿瘤细胞血管密度，促进肿瘤细胞血管侵犯及血道转移，进而提高胃腺癌临床分期。

一、血管内皮生长因子

血管内皮生长因子（VEGF），又称血管通透因子（VPF），是一种高度特异性的促血管内皮细胞生长因子，具有促进血管通透性增加、细胞外基质变性、血管内皮细胞迁移、增殖和血管形成等作用。

1. 家族及受体：血管内皮生长因子是一个家族，包括 VEGF-A、VEGF-B、VEGF-C、VEGF-D、VEGF-E 和胎盘生长因子（PGF）。通常 VEGF 即 VEGF-A。VEGF-A 可促进新生血管形成和使血管通透性增加；VEGF-B 在非新生血管形成的肿瘤中起作用；VEGF-C 和 VEGF-D 在癌组织的新生血管和新生淋巴管的形成过程中起作用；VEGF-E 也是一种潜在的新生血管形成因子；PGF 促进新生血管形成，使血管通透性增加，在实验性脉络膜新生血管中 PGF 的表达明显增高。

与血管内皮生长因子进行特异性结合的高亲和力受体称为血管内皮生长因子受体（VEGFR），主要分为 3 类：VEGFR-1、VEGFR-2、VEGFR-3。VEGFR-1 和 VEGFR-2 主要分布在肿瘤血管内皮表面，调节肿瘤血管的生成；VEGFR-3 主要分布在淋巴内皮表面，调节肿瘤淋巴管的生成。

2. 生物学功能：

（1）促进内皮细胞增生 VEGF 是一种血管内皮细胞的特异性有丝分裂原，在体外可促进血管内皮细胞的生长，在体内可诱导血管增生。尤其是在低氧环境下，VEGF 与内皮细胞膜上 VEGF 受体结合，引起受体的自身磷酸化，从而激活有丝分裂原活化蛋白激酶（MAPK），实现 VEGF 的有丝分裂原特性，诱导内皮细胞增生。

（2）促进血管增生在低氧环境下，VEGF 通过提高血浆酶原活化因子（PA）和血浆酶原活化因子抑制因子 -1（PAI-1）的 mRNA 表达，来提高血浆酶原活化因子的活性，促进细胞外蛋白水解，进而促进新生毛细血管的形成。

（3）增加血管通透性 VEGF 是最强的可增加血管通透性的物质之一，是通过细胞小囊泡器来实现的。其特点是作用迅速、持续时间短。

（4）改变细胞外基质在低氧环境下，VEGF 可以诱导血浆蛋白溶酶原激活物和血浆溶酶原激活物抑制剂 -1，以及基质胶原酶、诱导组织因子等在内皮细胞的表达，激发 V3 因子从内皮细胞中释放出来，从而改变细胞外基质，使其更易于血管生长。

3. 临床意义：

（1）VEGF 参与许多血管生成依赖性疾病的发病及其进展，包括癌症、某些炎性疾病以及糖尿病视网膜病变等。

（2）血管内皮生长因子 -A 和 a-Adducin 在胃癌组织中的表达及其临床病理特征和预后的相关性。

二、VEGF 在胃癌病人组织中的表达

目前经免疫组化实验发现，胃癌组织内 VEGF 表达明显高于癌旁组织，VEGF 表达与胃癌淋巴结和远处转移密切相关，VEGF 表达阳性者淋巴结和远处转移明显增高，其与肿瘤的分化程度也密切相关，低分化者明显高于高分化者。多数研究显示 VEGF 表达与胃癌的预后有显著联系，高表达者预后较差。胃恶性程度与 VEGF 表达水平有显著关系，VEGF 含量丰富的肿瘤，手术后生存率低且复发率高，其预后明显低于 VEGF 含量低或无法表达的肿瘤，提示 VEGF 表达水平可作为胃癌恶性程度和预后的重要指标。实验研究表明，无论是在体外培养的胃癌细胞还是在肿瘤细胞接种裸鼠形成荷瘤裸鼠动物模型的胃癌

细胞中，抑或是在人体胃癌组织中，均有 VEGF 高表达。原位杂交显示，VEGF mRNA 主要分布于肿瘤细胞中，而肿瘤细胞外缺乏 VEGFmRNA，这提示 VEGF 由肿瘤细胞产生。经过分子杂交技术检测人胃癌组织中 VEGF mRNA 表达，肿瘤中心区明显高于肿瘤周围区，而周围正常胃组织未见表达。这表明肿瘤中心区的细胞增殖速度较快，使间质压力增高，导致毛细血管受压闭塞，相邻肿瘤组织缺氧、坏死、VEGF mRNA 表达上调，这与免疫组织测定有相似的表达结果。免疫组化测定 VEGF-C 表达与胃癌细胞淋巴结转移密切相关，VEGF-C 在胃癌浸润、转移过程中发挥重要作用，术前对肿瘤组织进行 VEGF-C 检测有助于胃癌术式的选择和术后辅助治疗方案。在胃间质细胞瘤病人中，肿瘤直径 ≥ 3cm，肿瘤有丝分裂数 ≥ 3/50 高倍视野（HPF），有肝转移者，VEGF 有较高的表达可作为其恶性程度和预后判断、外科手术后是否需要密切随访及辅助治疗的指标。

Karayiannakis 等对例 58 例胃癌及 61 例正常对照组测定血清中 VEGF 水平显示：正常人 VEGF 中位值为 186pg/ml，胃癌病人中位值为 435pg/ml（术前），VEGF 只与病人的临床 TNM 分期、远处转移密切相关，胃癌术后 7 天 VEGF 可明显上升，但根治性切除术后 30 天即明显下降，姑息手术却进一步升高。胃癌患者血清 VEGF 浓度与性别、年龄、发病部位、分化程度无明显关系。与淋巴转移、远处转移有关系。血清 VEGF 与癌的生长、浸润、转移等生物行为有关，可能是判断预后的一个血清学指标。作为早期胃癌的指标，其价值不大。术前测定血清 VEGF 浓度可作为预测临床分期、淋巴结转移的参考指标。

三、血管内皮生长因子与胃癌

血管内皮生长因子 -A 和 a-Adducin 在胃癌组织中的表达及其与临床病理特征和预后相关性研究胃癌（GC）的发生、发展机制对于 GC 的诊断和治疗具有重要意义。

血管生成是肿瘤发生、发展及转移的基础，由体内多种血管生成刺激因子和血管生成抑制因子共同调控，血管生成刺激因子主要包括血管生成素、血小板来源的内皮细胞生长因子（PD-ECGF）、VEGF 等。其中，VEGF 作为单一基因编码的同源二聚体糖蛋白，促血管生成的作用较强且特异性较高，其与内皮细胞上的两种受体 KDR、Flt-1 结合后，可促进血管内皮细胞增殖，并诱导其迁移；同时还可提高血管通透性，引起纤维蛋白原等血浆蛋白外渗，并通过诱导间质产生而促进体内新生血管生成。VEGF-A 是 VEGF 家族的重要成员，对肿瘤发生发展及血管生成具有重要作用。李华伟等发现，VEGF-A 在肝细胞癌中的表达明显升高。王颖等研究显示，VEGF-A 表达在研究食管鳞状细胞癌（ESCC）淋巴结转移方面具有一定的应用价值，可以作为评价预后的有效指标。研究 GC 组织中 VEGF-A 高表达率显著高于癌旁正常组织，提示 VEGF-A 参与 GC 的发生，这与李君强等的研究结果一致。肿瘤位置不同的 GC 患者中 VEGF-A 表达水平差异显著，而性别、淋巴结转移、年龄、浸润深度、组织分化程度、TNM 分期不同的 GC 患者中 VEGF-A 表达水平差异不显著，提示 VEGF-A 表达水平与肿瘤位置存在相关性，与性别、淋巴结转移、年龄、浸润深度、组织分化程度、TNM 分期无相关性。对 VEGF-A、ADD1 两者相关性分析显示 VEGF-A 与 ADD1 在 GC 组织中的表达呈正相关生存率分析结果显示，VEGF-A 高表达组 OS 及 DFS 显著低于 VEGF-A 低表达组，提示 VEGF-A 与 GC 预后有相关性。分析其原因，恶性肿瘤细胞增殖、分化及转移需要大量营养元素，而人体内营养物质主要借助新生血管运输至各个部位，因此当肿瘤发生时人体内重要的血管生成调节因子 VEGF-A 被激活，促进肿瘤进行增殖及迁移。

ADD1 是细胞膜骨架蛋白 Adducin 家族的重要成员，具有维持细胞膜稳定性及胞间信号转导功能的作用。它不仅参与构建细胞膜骨架网状结构，还参与细胞增殖、细胞膜离子转运、细胞黏附等细胞的生命活动。ADD1 是一个由 22 个残基组成 MARCKS 结构域的异源二聚体，位于 MARCKS 结构域中的磷酸化位点可被 PKA、PKC、Src 蛋白激酶磷酸化，被磷酸化后的 ADD1 与肌动蛋白、血影蛋白之间的交互作用能力降低，使得细胞间黏附力减弱，导致细胞异常生长和分化。Kim 等发现，ADD1 磷酸化与宫颈癌易感性相关。王梦菌等发现，ADD1 基因的磷酸化位点错义突变 rs4963 可能是非贲门 GC 的遗传易感因素。研究结果显示 GC 组织中 ADD1 高表达率显著高于癌旁正常组织，提示 ADD1 参与 GC 的发生，这与郭雄图等的研究结果相吻合。此外，研究结果提示 ADD1 表达水平与组织分化程度、TNM 分期、浸润深度、淋巴结转移存在相关性，与性别、年龄、肿瘤位置无相关性。对 VEGF-A、ADD1 两者相关性分析显示，ADD1 与 VEGF-A 在 GC 组织中的表达呈正相关，提示 VEGF-A、ADD1 在 GC 的发生发展过程中有着密切关系。生存率分析结果显示，ADD1 高表达组 OS 及 DFS 显著低于 ADD1 低表达组，提示 ADD1 与 GC 预后有相关性。磷酸化是调控细胞生命活动的重要手段，可改变蛋白质活性，也可影响细胞增殖、分化及凋亡，由于 ADD1 可被多种蛋白激酶磷酸化，被磷酸化后的 ADD1 失去正常调控功能，从而导致细胞恶性增殖 VEGF-A、ADD1 在 GC 组织中呈高表达，VEGF-A 表达水平与 GC 患者肿瘤位置及 GC 预后呈相关性，ADD1 表达水平与 GC 患者组织分化程度、TNM 分期、浸润深度、淋巴结转移及 GC 预后呈相关性，且 V EGFA 与 ADD1 在 GC 组织中的表达呈正相关。

第六节　上皮－间质转化在胃癌中研究

一、上皮－间质转化和黏蛋白在肿瘤中的研究

肿瘤的侵袭和转移是一个复杂的过程，异常增殖是肿瘤发生的必备条件，改变肿瘤细

胞的运动性及接触性是肿瘤细胞在体内扩散的关键。上皮间质转化（EMT）是肿瘤发生转移的关键步骤之一。

EMT 是指上皮细胞逐渐失去上皮分化特性并获得间充质表型的过程。在人体中主要通过以下途径参与生物学功能：①参与胚胎形成、器官发育，通过 MET 逆转产生新的上皮细胞。②参与组织修复，在创伤和炎症损伤后，产生成纤维细胞和其他相关细胞，促使组织恢复。③参与肿瘤的形成和转移，通过改变细胞间相互作用和细胞与基质的相互作用，促进肿瘤细胞侵袭和运动。

EMT 与肿瘤的关系目前研究较多的 EMT 过程中相关信号通路主要包括 TGF-β 信号通路、Wnt 信号通路、Notch 信号通路，这些信号通路是肿瘤形成的重要信号网络。

1.TGF-β 信号通路：TGF-β 是一种促进细胞增殖、凋亡、迁移和侵袭的潜在信号。

2.Wnt/β-catenin 信号通路：β-catenin 是一种原癌基因，是这信号通路的核心蛋白，Wnt 与跨膜受体卷曲蛋白（Frz）结合，通过调节 β-catenin 水平来调控细胞的生长发育。

3.Notch 信号通路：Notch 信号通路也参与了肿瘤侵袭和转移，促进 EMT 的产生。

二、miRNA 在胃癌 EMT 中的研究

miRNA 是一类普遍存在于真核生物中、高度保守的小分子非编码 RNA，大量研究发现 miRNA 在肿瘤的发病机制中表现为促癌或者抑癌作用。通过分析人体多种肿瘤组织 miRNA 表达谱发现，每一种肿瘤都有众多特定的 miRNA 表达与相应的正常组织表达不同，可见 miRNA 与肿瘤的发生密切相关。

EMT 被分为三种亚型：I 型 EMT 与最初的胚胎发育有关，并且在出生后的生长发育过程中也发挥作用；II 型 EMT 由损伤刺激激发，对损伤组织进行炎性修复，若是病理性炎性修复，会对正常上皮细胞及器官造成损害；III 型 EMT 细胞获得间质侵袭特性，与转移播散有关。

EMT 可促进肿瘤细胞的浸润及肿瘤的转移，还可能使肿瘤细胞逃逸某些因素诱导的凋亡，肿瘤细胞可以减弱上皮钙黏素依赖的细胞间连接及增强肿瘤细胞的运动性。EMT 是上皮细胞转变为间质细胞的一系列过程。侵袭导致肿瘤转移、细胞外基质在细胞易位到间质汇总中发挥关键性作用。生长因子及其表面的受体被认为是促发 EMT 的信号，细胞外基质相关的分子产生胞内级联信号导致 E-钙黏蛋白的下调。钙黏蛋白、整联蛋白细胞骨架复合体崩塌，导致细胞附着缺失及肌动蛋白骨架重构。最终，基底面发出细胞突出，导致细胞从邻近的细胞体上脱落，肿瘤细胞具有间质细胞的典型特征，并侵犯邻近的组织和器官。

研究 miRNA 与 EMT 可为减少胃癌转移提供新思路。

Cao 等发现 miR-30c-5p 在胃癌组织中明显低于邻近的正常组织，且与淋巴结转移

及 TNM 分期密切相关。敲除 miR-30c-5p 的胃癌细胞迁移和侵袭能力明显增强，过表达 miR-30c-5p 则出现相反的结果。后续研究显示 miR-30c-5p 通过抑制转移相关基因 1（MTA1）的表达而抑制 EMT 过程，从而抑制胃癌细胞的转移。Pan 等通过实时荧光定量聚合酶链反应（PCR）实验发现，在胃癌组织及胃癌细胞中 miR-944 的表达水平降低。过表达 miR-944 可抑制胃癌细胞的迁移和侵袭，且明显抑制胃癌细胞的 EMT 过程。通过生物信息软件预测显示，结肠癌转移相关基因 1（MACC1）可能为 miR-944 的潜在靶点，且该研究发现 miR-944 与 MACC1 呈负相关，过表达 MACC1 可以逆转 miR-944 介导的肿瘤抑制作用。此外，该研究还发现蛋氨酸蛋白激酶 B 信号通路也可能参与 miR-944 介导的EMT。Hu 等研究证实 miR-223 在胃癌组织中表达增高，促进胃癌细胞的增殖、迁移和侵袭。转录因子特化蛋白 1（Sp1）在肿瘤的 EMT 中发挥重要作用，且 Sp1 在胃癌组织中表达明显增高，通过荧光素酶报告分析证实 miR-223 与 Spl 基因的 3′ 非编码区结合，相同的结果在胃癌细胞株中通过 Western blot 实验也得到验证，表明 miR-223 可特异性的通过靶基因 Sp1 调节胃癌细胞的 EMT 进程。Li 等研究发现，在胃癌组织中，miR-21、AKT 及 p-AKT 均表达上调，而磷酸酶张力蛋白基因（PTEN）表达则是下调的，胃癌患者中无或低分化的 PTEN 表达水平更低，有淋巴结转移或 TNM 分期为 Ⅲ /Ⅴ 期的 PTEN 水平更高。敲除 miR-21 会导致 PTEN 和 E- 钙黏蛋白的表达明显上调，神经钙黏素、β 联蛋白、波形蛋白及 Slug，从而抑制 EMT 过程。Yanaka 等发现 miR-544a 在胃癌组织中表达升高，导致波形蛋白、Snaill、E 盒结合锌指蛋白 1 表达增加，CDH1（E- 钙黏蛋白）表达降低，促进 EMT 过程。此外，该研究还发现与 β 联蛋白降解、移位相关的 CDH1 和轴抑制蛋白 2 是 miR-544a 的靶基因，由 miR-544a 引起的 CDH1 和轴抑制蛋白 2 的降低所致的 β 联蛋白入核转运提示 miR-544a 可能通过核内 β 联蛋白稳定来激活 Wnt 信号通路，从而促进胃癌细胞的 EMT 发生。

三、EMT 和肿瘤干细胞在幽门螺杆菌致病中的作用机制

近年研究发现，Hp 感染可促进胃黏膜 EMT 及肿瘤干细胞（CSC）产生，这一变化与胃黏膜癌前病变的发展密不可分。EMT 是具有极性的上皮细胞失去黏附特性获得间充质特性和迁移能力的过程。EMT 的发生可诱导 CSC 的形成在肿瘤的发生、发展中起到重要作用。

EMT 是上皮细胞失去细胞间黏附，获得侵袭迁移能力转化为间充质表型的过程。

CSC 也是近年来肿瘤研究的热点之一。CSC 学说认为，肿瘤是由肿瘤组织中一小部分具有干细胞特性的细胞自我更新分化形成，肿瘤的异质性，预后不佳等均可归因于 CSC 的存在。研究证实 EMT 与 CSC 关系密切，CSC 具有更强的侵袭、转移能力，且上皮标志物上皮性钙黏蛋白表达下降，间充质标志物神经性钙黏蛋白、波形蛋白表达上升，而 EMT

的发生可促进肿瘤细胞侵袭迁移并获得 CSC 特性。

Hp 感染不仅可促进上皮细胞增殖、炎症反应，而且能使上皮细胞失去细胞黏附特性，变成流动性强、具有间充质特性的细胞，即诱导 EMT 的发生、进一步导致胃上皮内瘤变。

人体胃腺体峡部分布着胃干细胞，在正常生理状态下，这些细胞维持着胃黏膜的更新及稳定。近年来的研究发现。Hp 感染可影响胃干细胞稳定性，激活多种干细胞特性基因，打破细胞增殖分化的平衡状态，促进胃干细胞转化为胃癌干细胞，增加肿瘤的发生风险。

第七节　蛋白分子在胃癌中研究

一、Claudin 蛋白在胃癌中的研究

紧密连接主要包括闭锁蛋白、交叉黏附分子、密封蛋白（claudin）、tricellulin 和 marvelD3。紧密连接通过这些跨膜蛋白调节离子、溶质和水的通透性以及细胞的分化、增殖和信号转导，在肿瘤的发生、侵袭和转移机制中发挥重要作用。

Claudin 是紧密连接结构和功能的重要组成部分，构成了紧密连接的骨架结构。研究发现，一些 Claudin 蛋白在胃癌中的表达发生异常，这与胃癌的预后相关，而针对 Claudin18.2 研发的嵌合单克隆抗体可明显改善进展期胃癌患者的预后。

1. 紧密连接的结构与功能：紧密连接是由多种蛋白组成的复合物，是上皮和内皮细胞最顶端的连接复合体。紧密连接分为胞膜蛋白和胞质蛋白，包括 Claudin、Occludin、tricellulin 以及 marvelD3。Occludin、tricellulin 和 marvelD3 均包含一个 MARVEL 区域（Mal 相关蛋白参与囊泡运输及与胞膜的连接），而 Claudin 不包含该区域。交叉黏附分子是单一的跨膜蛋白，包含两个类似免疫球蛋白 G 的结构，在胞质中与其连接的调节蛋白是闭锁小带蛋白（闭锁小带 1、2、3），该蛋白可以将膜蛋白连接至肌动蛋白细胞骨架上。Claudin 蛋白参与构成的紧密连接结构在相邻细胞间的屏障功能、防护功能、增殖转化、转移抑制及细胞信号转导等方面均发挥重要作用。

2. Claudin 蛋白的结构与功能：迄今为止，已经证实人类 Claudin 蛋白家族包括 27 个成员，并且其分布具有组织特异性。CLDN 蛋白相对分子质量 20000~27000，它们是一种跨膜蛋白，其肽链 4 次跨越脂质双分子层，N 端和 C 端朝向细胞质，并且形成两个细胞外的环形区域。其中，Claudin-10 和 Claudin18 可以通过改变剪接而形成具有不同特性的 Claudin 亚型。目前短 7′ 氨基酸和 N 端的相关功能尚未了解，而不同 Claudin 亚型细胞质中 C 端的长度和序列是可以变化的（21~63 残基）。Claudin 蛋白 C 端均有 PDZ 连接序列，故 Claudin 蛋白可以与胞质中的调节蛋白直接作用，这些蛋白包括闭锁小带 1、2、3，

MUPP-1（PDZ 区域蛋白）和 PACS-1 相关紧密连接蛋白。同时，闭锁小带 1、2 可以间接地将 Claudin 蛋白和肌动蛋白细胞骨架连接在一起，从而保持紧密连接的稳定性和通透性。人类组织学研究显示，Claudin 表达改变与肿瘤表型的变化相关，并且在多种人类肿瘤中亦经常观察到紧密连接蛋白表达量的改变。甚至一些肿瘤的发生以 Claudin 蛋白表达异常而开始，如有些肿瘤的发生与 Claudin-7 的表达量下降相关。另外有研究表明，肿瘤的发生与 Claudin-1 表达量的下降或增加相关，而在一些侵袭性较强的肿瘤中观察到 Claudin-3 和 Claudin-4 表达量上调。虽然肿瘤组织中 Claudin-3 和 Claudin-4 上调的生理作用尚未明确，但这为肿瘤的治疗提供了新的研究思路。因为 Claudin-3 和 Claudin-4 可与产气荚膜梭菌毒素结合，继而可以引起肿瘤细胞的快速溶解。

上皮细胞向成纤维细胞表型化的过程称为上间质转化（EMT）。EMT 发生于正常的胚胎发育和上皮损伤的修复，也可同样发生于肿瘤的形成过程，并且参与肿瘤的侵袭和转移。研究发现，EMT 发生与 Claudin 的表达及调节相关，可以通过转录因子 snail 下调紧密连接蛋白 Claudin 的转录和翻译，从而诱导 EMT 发生。因此 Claudin 的表达异常与肿瘤的侵袭和转移相关。

3. Claudin 蛋白与胃癌：目前关于 Claudin 蛋白参与构成的紧密连接是肿瘤研究的热点，认为其在恶性肿瘤的发生、侵袭转移中发挥重要作用。并且有些 Claudin 家族成员与肿瘤的预后相关，分别对其在胃癌中的相关功能和作用机制进行探讨研究，不同的家族成员在胃癌的发生、发展及预后中的作用机制亦不尽相同。

（1）Claudin-1 与胃癌：Claudin-1 是 Claudin 蛋白家族中研究最多的成员，Eftang 等通过对 20 例癌标本研究发现，与正常黏膜比较，Claudin-1 的表达在 8 例患者中出现不同程度上调。通过分析相关临床病理因素发现，将 Claudin-1 的表达、肿瘤大小阳性淋巴结数目、组织学类型、性别以及年龄因素纳入多因素分析后，肿瘤组织中 Claudin-1 的高表达是患者术后生存的独立预测因子，其表达越高，患者生存时间越短。以 FC（变化倍数）2.14 为 cut-off 值后发现，Claudin-1 低表达的患者生存状况明显优于高表达患者。

根据肿瘤的生物学分析，在下调 Claudin-1 表达后，使细胞间紧密连接破坏，细胞间的黏附能力下降，从而致使肿瘤进展。有研究显示，在幽门螺杆菌感染的胃上皮细胞中 Claudin-1 是明显上调的基因之一，因此，慢性幽门螺杆菌感染可能与 Claudin-1 表达上调存在相关性。

另外一项研究利用免疫组织化学技术检测了 136 例胃腺癌黏膜面与肿瘤侵袭面 Claudin-1 的表达状况，结果显示，在胃癌黏膜面，Claudin-1 表达率最高，其与肿瘤分化程度呈负相关，而与胃癌的侵袭和转移呈正相关；而在肿瘤侵袭面中 Claudin-1 表达率与分化程度、浸润和转移呈正相关。Claudin-1 的表达在胃癌中出现转化，在侵袭面，Claudin-1 的表达在 28 例胃癌组织中发生转化高分化管状腺癌的转化率最高，表明侵袭力越大，转化率越高。Claudin-1 表达转化率在浆膜和网膜为 92.9%，明显高于肌层，另外淋巴结转移较无淋巴结转移患者转化率高。上述研究结果提示，在侵袭和转移性胃癌中，

Claudin-1 可能与胃癌的恶性生物学行为的转化相关。

Huang 等研究发现，胃腺癌中 Claudin-1 过表达，并且其与肿瘤的侵袭、转移和不良预后相关，体外细胞实验表明 Claudin-1 的表达缺失阻止了细胞的迁移、侵袭以及克隆形成。进一步行体内研究表明，Claudin-1 的表达缺失可以抑制肿瘤转移，同时增加了胃癌细胞的聚集及失巢凋亡抵抗。Claudin-1 的上调和下调伴随着膜上 β 联蛋白、苏氨酸激酶和非受体络氨酸激酶活性的改变。当 Claudin-1 高表达伴随细胞中膜上联蛋白亦表达上调时，可抑制胃癌细胞聚集，同时恢复失巢凋亡抵抗，而苏氨酸激酶和非受体络氨酸激酶信号通路也可被激活。这些研究结果表明，Claudin-1 在胃腺癌发生中具有重要作用，其部分通过膜上 β 联蛋白调节细胞间的黏附连接、调控失巢凋亡，从而影响胃腺癌的恶性潜能。

另一项研究分析了 Claudin-1 表达与肿瘤坏死因子（TNF）α 的关系。结果显示，敲除 Claudin-1 表达能够明显抑制细胞增殖、迁移和侵袭，从而促进细胞凋亡。微阵列分析显示，在 Claudin-1 表达敲除后有 245 个基因的表达发生改变。通过对信号通路的分析显示，涉及细胞运动相关的信号通路变化明显，这些通路涉及基质金属蛋白酶 7、TNF 超家族成员 10、转化生长因子 β 受体 1 和 CC 类趋化因子配体 2。进一步分析显示 TNF 和核因子 κB 是 Claudin-1 相关的重要调控因子，经 TNF 处理的 MKM28 细胞，能够增加 Claudin-1 的表达以及细胞迁移。以上结果提示 Claudin1 是胃癌细胞中调控 TNF-α 诱导的相关基因表达和迁移的重要信使，对 TNF-α 调控 Claudin-1 的具体机制进行深入研究，可能为胃癌寻找出新的治疗方法。

（2）Claudin-2 与胃癌：目前关于 Claudin-2 与胃癌的研究较少，Lin 等通过免疫组织化学方法研究 Claudin-2 在胃癌中的表达情况，检测发现 Claudin-2 主要表达于胞质与胞膜中，对 40 例胃癌组织和 28 例癌旁组织 Claudin-2 的表达情况分析发现，胃癌患者中阳性表达率为 25%，而癌旁组织中阳性表达率为 67.8%，两者表达差异有统计学意义。通过对临床病理因素分析发现，Claudin-2 的表达与年龄、性别、组织学分级以及淋巴结转移均无关。有研究显示，Claudin-2 在乳腺癌中表达下调，而且其与淋巴结转移及临床病理因素存在明显相关性，但在胃癌中的研究并未得到证实。

（3）Claudin-4 与胃癌：Claudin-4 作为 Claudin 家族中的成员，在胃癌中的研究也受到了关注。目前对于 Claduin-4 与胃癌预后是否存在关系仍存在争议。Shareef 等对 55 例胃癌标本进行免疫组织化学染色，结果发现 Claudin-4 的高表达率为 47.3%，并且其低表达与低分化型、非肠型、肿瘤深部浸润、淋巴结转移以及更高的病理分期有关，并与淋巴管密度、浸润亦密切相关。

Zhu 等运用免疫组织化学方法检测 329 例胃癌、44 例正常胃组织、21 例肠上皮化生及 21 例不典型增生的癌前病变标本中 Claudin-4 的表达状况结果显示，在正常胃组织中 Claudin-4 的高表达率只有 15.9%，在肠上皮化生病变和不典型增生病变中分别为 90.5% 和 95.2%，而在胃癌患者中有 53.2% 出现 Claudin-4 的高表达。临床病理因素分析发现，其表达与肿瘤分化、性别、年龄及肿瘤位置均相关。依据肿瘤生长方式，将胃癌生长方式分为膨胀型、中间型及浸润型。比较3种生长方式中 Claudin-4 的表达情况，结果显示其高表达与肿瘤生长方式明显相关，膨胀型为69.7%，中间型为72.8%，浸润型为36.6%。生存分析发现，中间型中低表达 Claudin-4 的患者5年生存率为76.4%，这与膨胀型的64.5% 相似；而中间型中高表达 Claudin4 的患者5年生存率为46.6%，这亦与浸润型的50.7% 类似。以上结果表明，Claudin-4 的表达与组织学分化、肿瘤生长模式相关，但与患者的预后无关。

此外，Liu 等对包括1265例胃癌患者的9项研究进行 Meta 分析，结果显示，Claudin-4 的高表达与胃癌的预后相关，其表达量越高，患者的预后越差，并且 Claudin-4 的高表达与肿瘤的组织学分级及淋巴结转移相关。

（4）Claudin-7 与胃癌：Johnson 等在小鼠动物模型中检测基因表达，通过比较三叶因子 -1 阴性与三叶因子 -1 强阳性的胃异常增生病变，发现7个基因出现2.5倍以上的过表达，其中包括 Claudin-7。进一步予免疫组织化学方法检测发现，与周围正常胃黏膜比较，Claudin-7 在胃癌组织中的表达量明显升高，而在10例正常胃黏膜中均未表达，在3例肠化生中弱表达，而在10例胃异常增生病变中，8例出现中到强级别的阳性表达。Claudin7 在胃腺癌中的阳性表达率为70%，其中，肠型胃腺癌的阳性表达率为82%，明显高于弥漫型胃腺癌的21%。而且，肠型患者中到强级别的阳性表达率为53%，而弥漫型为0。这些结果均提示，Claudin-7 的表达是胃癌肿瘤发生过程中的早期事件，并在肿瘤进展过程中持续表达。

（5）Claudin-10、14、17 与胃癌：Gao 等运用免疫组织化学方法检测了50例胃癌组织及相邻癌旁正常组织中 Claudin-10、14、17 及 E 钙黏蛋白的表达量，结果显示，E 钙黏蛋白、Claudin-10、14、17 在胃癌组织和相邻癌旁正常组织中的阳性表达率分别为32% 和74%，24% 和72%，58% 和24%，18% 和70%。此结果表明，在胃癌中 E 钙黏蛋白、Claudin-10、Claudin-17 的表达是下调的，而 Claudin-14 的表达是上调的。

（6）Claudin-11 与胃癌：Lin 等运用免疫组织化学方法检测40例胃癌组织及28例癌旁正常组织中 Claudin-11 的表达量，结果显示，Claudin-11 在胃癌中表达上调，其在胃癌与癌旁正常组织中的阳性率分别为80% 和46%。然而，Agarwal 等在原发性胃癌、相邻癌旁正常胃黏膜组织及胃癌细胞系中，通过定量甲基化特异性实时聚合酶链反应和定量反转录聚合酶链反应检测 Claudin-11 的甲基化水平及 mRNA 的表达状况，结果发现胃癌组织中 Claudin-11 启动子甲基化，与正常组织比较，这种甲基化导致胃癌组织中 Claudin-11 表达明显下调，且这在胃癌细胞系中亦得到了进一步验证，而 Claudin-11mRNA 的表达与这种甲基化水平呈明显负相关。进一步研究还发现，在正常胃上皮细胞中通过干扰敲低 Claudin-11 的表达，能够导致胃上皮细胞迁移和侵袭。因此，进一步明确 Claudin-11 在胃癌发生中的相关机制，可为胃癌的诊断和治疗提供新途径。

（7）Claudin-18 与胃癌：Oshima 等回顾性分析了75例内镜下黏膜切除的早期胃癌患者 Claudin-18 的表达情况，结果显示，与周围正常胃黏膜或者肠型异常增生病变比较，胃癌组织中 Claudin-18 均存在明显下调。在侵袭面，Claudin-18 的表达与 Ki67 表达呈负相关，而在黏膜面则未发现此结果。在 MKN74 细胞系中研究显示，与空白对照干扰细胞比较，敲低 Claudin18 表达后，明显促进细胞增殖，而且细胞的侵袭能力增强。研究提示，Claudin-18 的表达下调与胃癌在侵袭面的增殖潜能相关，可能在胃癌的进展过程中发挥关键作用。

二、胃癌组织中 Romo1 蛋白研究

Romo1 蛋白在胃癌患者胃癌组织中的表达与淋巴转移、TNM 分期及肿瘤浸润程度呈正相关，有助于诊断胃癌及监测病情发展。

Romo1 是一种与活性氧产生密切相关的因子，该基因编码的蛋白质可促进细胞内活性氧水平增加，对患者病情发展造成影响。

采用免疫组化法检测胃癌组织中 Romo1 蛋白表达情况，结果表明 Romo1 蛋白在淋巴转移、TNM 分期为Ⅲ期、肿瘤浸润程度为 $T_3\sim T_4$ 患者胃癌组织中阳性表达率明显高于无淋巴转移及其他 TNM 分期、肿瘤浸润程度者，证实 Romo1 蛋白表达与胃癌发生及发展有关。

Romo1 是在 2006 年被克隆的一种膜蛋白，其相对分子量约为 8.9×10^3，可促使细胞内活性氧水平及 DNA 氧化损伤加重。同时，Romo1 是肿瘤坏死因子（TNF-α）信号通路和 TNF-α 诱导线粒体活性氧产生的分子桥梁，在 Romo1 诱导下肿瘤细胞的活性氧水平将明显增加，造成细胞代谢异常，且 Romo1 可通过形成膜通道对线粒体进行调节，释放活性氧进入细胞质，增加细胞内活性氧水平，损伤脂质、氨基酸、细胞基质等成分，加重氧化应激损伤，介导细胞凋亡，加重病情发展。此外，有关研究指出，癌组织中的 Romo1 表达较癌旁组织明显升高，且其水平的高表达与患者总生存期呈负相关。研究结果中，胃癌组织中 Romo1 蛋白阳性表达与胃癌患者淋巴转移、TNM 分期及肿瘤浸润程度呈正相关，表明胃癌组织中 Romo1 蛋白在胃癌诊断及病情监测中有着重要的作用，可为判断预后提供基础。而细胞死亡后细胞内 Romo1 流入血液或癌组织的 Romo1 表达增加、肿瘤组织细胞更新过快等将造成合成 Romo1 蛋白质进入血液循环，进而造成外周血中 Romo1 蛋白水平将明显增加，可对胃癌患者胃癌组织中 Romo1 蛋白表达及胃癌患者机体的肿瘤负荷状态进行反映，预测病情进展，更好地评估预后。因此，检测 Romo1 表达对早期诊断胃癌及预后判断等有着重要的价值。

三、硫氧还蛋白 5（TXNDC5）在胃癌中研究

TXNIP 为相互作用蛋白质分子中较为重要的蛋白，该分子为硫氧还蛋白作用蛋白，具有与多种硫氧还原蛋白相互作用的功能，是细胞内重要的氧化还原调节因子。国内外研究

提示，该蛋白分子对于细胞的凋亡、增殖，乃至肿瘤细胞的浸润、转移等均有明显的影响，在一些肿瘤细胞中该分子表达水平降低或功能异常促进肿瘤的发生、发展，并与疾病预后不良关系密切，目前被认为可能为潜在的抑癌基因。Kwon 等的研究发现，在 TXNIP 基因敲除的小鼠上可出现胃黏膜腺体萎缩、肠上皮化生、不典型增生等胃癌前病变，同时也发现这类小鼠幽门螺杆菌诱导的胃癌发生率明显升高。这项研究也提示 TXNIP 可能为胃癌发生中的重要抑癌分子。张林等研究结果提示，TXNIP 是 TXNDC5 分子重要的相互作用蛋白，由此推测 TXNIP 与 TXNDC5 的相互结合作用可能限制了 TXNDC5 的促癌作用，对其活性起到了负性调控。而 TXNIP 分子的缺失或基因突变导致功能异常将可能使得 TXNDC5 的促癌活性限制减弱，从而促进细胞恶性生物学行为。

研究发现的胃癌中 TXNDC5 相互作用蛋白诸如 PRDX2 与 PRDX4 同属 PRDX 家族，这一家族已经被发现在前列腺癌、恶性淋巴瘤等诸多恶性肿瘤中异常表达，以往的研究也发现该家族的分子功能与细胞的抗氧化作用、凋亡作用等关系密切。PRDX 家族与 TXNDC5 的关系也将是今后研究的重点。

研究采用的是 FLAG Pull-down 耦联质谱技术，这种技术采用的蛋白质标记为一种特殊的标记 FLAG，在国内外已有广泛的应用，具有更为准确高效的特点。中南大学湘雅医院的谷欢等利用 FLAGPull-down 耦联质谱技术成功地筛选鉴定了胃癌细胞中 Raf 激酶抑制蛋白的相互作用蛋白质，为下一步研究提供了科学的实验结果。国外也有相当数量的研究使用该技术明确了多个目的蛋白分子的相互作用网络或信号传导途径，体现了该技术的成熟性与高效性。

四、ARID1A、E-cadherin 和 EphA2 在胃癌及癌前病变中的表达研究

ARlD1A、E-cadherin 的表达水平在胃黏膜癌变过程中均呈显著降低趋势，EphA2 的表达水平呈显著增高趋势，三者均可作为诊断胃癌癌前病变和早期胃癌的新的分子标志物。此外，三者调控 E-cadherin 和 EphA2 的表达，其有望成为胃癌基因治疗的新靶点。

SWISNF 复合物是重要的染色质重塑复合物之一，主要由核心亚单位、催化亚单位和调节单位组成，借助三磷酸腺苷（ATP）水解释放的能量更改核小体与基因启动子、增强子等区域的 DNA 结合位点，调控基因的转录表达。作为 SWISNF 复合物的调节亚单位之一。

ARD1A 可以特异性地调节该过程的基因表达。近年来由于外显子测序的广泛应用，发现 ARID1A 在多种肿瘤中存在高频失活突变，这是许多恶性肿瘤发生的重要原因。另外，ARID1A 突变与 EB 病毒（EBV）感染、微卫星不稳定性显著相关。Zhang 等的研究发现，ARID1A 表达下调会促进胃癌细胞增殖、细胞生长及营养消耗，同时还会直接作用于

PIK3CA 和 PDK1 靶基因，激活 PI3K/Akt 信号通路，参与胃癌的发生、发展。

研究结果表明，ARID1A 在各组中的表达呈逐渐递减趋势，推测 ARID1A 在胃癌癌前病变进展至胃癌的过程中存在表达缺失，其可能作为一种抑癌基因在胃癌的发展过程中发挥重要作用。

此外，研究发现 ARID1A 在高级别上皮内瘤变中的表达水平明显降低，虽通过多重比较发现高级别上皮内瘤变组与胃癌组间的表达差异无统计学意义。但单独比较 ARID1A 在两组中的表达水平差异具有统计学意义。提示该基因的表达失活参与了胃癌的形成过程。因此 ARD1A 可能在胃癌的靶向性预防及治疗中发挥重要作用。ARID1A 的抑癌机制非常复杂，如果能进一步具体阐明其抑癌机制，将对肿瘤的形成、发展及诊治的研究提供一个新的思路。

E-cadherin 是一种钙依赖性跨膜糖蛋白，主要介导同源细胞与细胞间的连接和黏附，是上皮细胞中维护细胞形态结构完整性和极性的重要黏附分子，具有抑制肿瘤细胞浸润和转移的功能。在正常组织中，E-cadherin 表达下调可降低同种细胞间的黏附功能，细胞形态发生变化，导致功能障碍，不能正常发育；在肿瘤细胞中，E-cadherin 表达下调可降低肿瘤细胞间的黏附作用，细胞骨架形态发生改变，有利于肿瘤细胞从原发灶脱落向远处侵袭、转移。本研究结果表明，E-cadherin 在各组中表达呈逐渐递减趋势，提示 E-cadherin 表达降低可升高胃癌的发生率。此外，研究发现 E-cadherin 在高级别上皮内瘤变中的表达水平明显降低，经多重比较发现高级别上皮内瘤变组与胃癌组间的表达差异无统计学意义，推测可能有以下几种原因：一方面，胃黏膜高级别上皮内瘤变实际上大部分已同时存在癌变，其浸润和转移的危险度明显升高；另一方面，由于病理科医生对早期胃癌不够重视，在诊断尺度把握上也存在差异，对于无法看到的浸润性癌变的活组织检查样本诊断保守，可能将恶性肿瘤误判为高级别上皮内瘤变。

E-cadherin 可能是黏膜癌变的早期分子事件，从低级别上皮内瘤变这一阶段开始进行积极有效地监测或干预，可能成为防治胃癌的有效途径之一。

EphA2 属于受体酪氨酸激酶（RTK）亚家族之一，可通过胞外配体结合区与其配体 Ephrin1 结合形成受体配体复合物，使其构象发生改变，导致自身磷酸化被降解，通过一系列信号转导参与细胞迁移和分化，在胚胎发育、血管生成、肿瘤形成等方面起重要作用。研究发现，EphA2 通常在正常上皮细胞中低表达，而在胶质瘤、胃癌、肝细胞癌、结直肠癌等实体瘤中过表达，并且与肿瘤的转移和预后密切相关。翟道宽等的研究表明，在肝细胞癌中 EphA2 可通过调节 E-cadherin 的表达来发挥肿瘤细胞侵袭、转移作用，其机制可能是活化了 Wnt/ B-catenin 通路，从而促进肝癌细胞发生上皮间质转化（EMT），因此 EphA2 可能是肿瘤 EMT 过程中的调控分子。

研究结果表明 EphA2 在各组中表达呈逐渐递增趋势，提示 EphA2 的异常活化可能是胃癌的早期事件，对胃癌的形成和发展具有重要作用。因此，如果能尽早地在分子水平上抑制 EphA2 表达，有望阻止胃癌的形成或发展。

研究结果显示，ARDD1A、E-cadherin 和 EphA2 在各组中的表达具有相关性，其中，ARID1A 与 E-cadherin 在各组中的表达呈正相关，提示两者可能协同促进胃癌的发生、发展，这也证实了 Yan 等的研究结果。他们通过在胃癌细胞中构建 E-cadherin 启动子区域的报告基因，结果显示敲低 ARID1A 后，含 CDH1 启动子区域的报告基因数值显著下降，E-cadherin 的表达水平也随之降低细胞迁移、侵袭能力变强，提示 ARID1A 与 CDH 的转录相关，由此得出 ARID1A 可能通过基因转录调控 E-cadherin 的表达，是肿瘤 EMT 过程中的调控分子。在上皮细胞中，E-cadherin 与 EphA2 共同定位于上皮细胞的外侧缘，特别是细胞接触的部位，因此，两者可以相互调节方面，E-cadherin 表达缺失和功能改变会使细胞的黏附性降低，影响 EphA2 的磷酸化及其与膜结合配体的膜定位，从而升高 EphA2 的表达；另一方面，EphA2 表达升高也会破坏黏附连接，加速细胞接触的分离，导致细胞接触处 E-cadherin 表达下调更快。

研究结果显示，E-cadherin 与 EpA2 在各组中的表达呈负相关，推测可能由于 E-cadherin 与 EphA2 黏附功能方面相互影响，形成负反馈环，因此，两者在胃黏膜癌变过程中可能存在拮抗作用。

研究还发现，ARID1A 与 EphA2 在各组中的表达呈负相关，推测在胃癌发生过程中，由于 ARID1A 的失活突变而触发了 E-cadherin 的低表达，而 EphA2 高表达的主要原因与 E-cadherin 表达降低有关，因而 ARID1A 在此过程中占据主导地位，EphA2 可能受到 ARID1A 的间接调控作用。众所周知，EMT 被认为是肿瘤细胞侵袭和转移的特征性事件，而 E-cadherin 表达下降或缺失是 EMT 的重要标志之一。ARID1A 和 EphA2 作为肿瘤 EMT 过程中的调控分子，异常表达后均可下调 E-cadherin 的表达，促进肿瘤细胞的侵袭、转移。因此，ARID1A、E-cadherin 和 EphA2 在胃黏膜癌变过程中可相互影响，且其中 ARID1A 起决定性作用。

ARID1A 蛋白、E-cadherin 蛋白的低表达，以及 EphA2 蛋白的高表达在胃癌的发生、发展过程中发挥着重要的作用，共同促进了胃癌的形成与发展，早期检测三者在胃癌癌前病变中的表达水平，将有助于判断病变的严重程度和进展趋势，能够更早地干预和治疗早期胃癌、逆转癌前病变，有望成为日后胃癌免疫治疗的新亮点。

五、DPPA2 和 CyclinH 在胃癌组织中的表达研究

DPPA2（多功能性相关基因 2）和 Cyclin H（细胞周期蛋白 H）在人胃癌组织中呈现高水平表达，对胃癌的发生、发展及患者预后具有重要意义，可以作为胃癌恶性程度和预后不良的标志，在临床诊断治疗方面具有重要指导意义。

细胞周期蛋白 H 在广泛分布于真核细胞中，是一种含 323 个氨基酸残基、分子量为 38kDa 的细胞周期调控蛋白，分子结构包含两个 A 螺旋，但是没有 B 片层，与周期蛋白

C 具有明显同源性,通过结合细胞周期蛋白依赖性激酶形成 CDK 活化激酶复合物而发挥生物学作用,保持细胞进行正常分裂增殖。同时细胞周期蛋白 H 还是转录因子 Ⅱ H 亚基的组成部分,参与细胞周期调控、Ⅱ 型转录和核苷酸切除修复。目前研究表明,细胞周期蛋白 H 在子宫内膜癌、乳腺癌以及恶性黑色素瘤等多种恶性肿瘤细胞中均出现明显表达,并且它的表达水平可达到非转化细胞的 1.4~3.0 倍,与此同时相应 CDK 活化激酶的抑制因子表达水平则出现明显下降,导致大量的 CDK 活化激酶出现异常激活,进而整个细胞周期调控过程失衡,细胞周期的频率加快,最终促使细胞出现大量分裂增殖。

研究发现,胃癌组织中有大量 Cyclin H 的表达,这是由于 Cyclin H 是 CDK 活化激酶复合物重要的调节亚基,肿瘤组织中过度表达可以缩短细胞周期、促进细胞增殖。CDK 活化激酶复合物是由 Cyclin H、CDK7 和 MAT1 结合成的复合体,其中 CDK7 作为催化亚单位、Cyclin H 作为调节亚单位。Cyclin H 激活 CDK7 并结合形成异源二聚体,再与 MAT1 的结合促使活性进一步提高。Cyclin H 高表达状态可以合成大量 CDK 活化激酶复合物,促使细胞快速通过细胞周期调控的限定点,通过磷酸化有丝分裂型细胞周期蛋白 Cyclin A、Cyclin B,促使细胞由 G2 期进入 M 期,还可激活 G1 期细胞周期蛋白 CDK2 Cyclin E2,释放 E2F2 转录因子,遗传物质 DNA 呈现高转录状态,促使细胞自 G1 期进入 S 期,从而导致细胞周期缩短、加快细胞增殖。同时 Cyclin H 还可以通过促使 RNA 聚合酶 Ⅱ 大亚基发生磷酸化,从而发挥调控细胞周期过程、mRNA 基因启动子转录和核苷酸切除修复的生物学作用。此外有研究表明 Cyclin H 过表达可以明显促进黏着斑激酶 FAK 磷酸化,与胞质内相应的功能蛋白发生相互作用,从而导致肿瘤细胞的黏附能力下降,容易发生迁移;若是抑制 Cyclin H 表达则会抑制黏着斑激酶 FAK 磷酸化,从而促进肿瘤细胞的黏附能力,抑制肿瘤细胞的迁移。

人 DPPA2 基因定位于第 3 号染色体上,包括 9 个外显子和 8 个内含子,其 cDNA 编码区长度为 1393kb,主要编码由 298 个氨基酸残基组成的多肽。DPPA2 的氨基端存在着进化保守序列 SAP 结构域,它由 35 个氨基酸残基组成,包括疏水氨基酸和极性氨基酸两部分,有研究表明 SAP 结构域剔除后,ZAR1L 表达受到抑制,会导致受精卵分裂到 2 细胞期就停止,同时组蛋白去甲基化及染色体结构的重新组织构建,最终生殖细胞发育停滞。此外,多能性细胞从细胞增殖到细胞分化的转换过程中要经历染色质调节、非编码 RNA 和组蛋白修饰,需要有 esbaF 染色质重塑复合体等表观遗传学因子参与,复合体含有 Brg1 和 BAF155 的蛋白产物,是多能性细胞的核心基因转录调控网络组成部分。DPPA2 可以结合 Brg1 和 BAF155,与染色质重塑复合体相互作用,抑制多能性细胞分化,参与细胞多能性的表观遗传调控。研究人员发现,在成肌细胞分化阶段 MyoD 可以促使长链非编码 RNA 大量出现,长链非编码 RNA 引导 DNA 甲基转移酶家族成员 Dnmt3a、Dnmt3b 和 Dnmt1 结合到 DPPA2 的启动子区域,将其 CpG 岛甲基化,最终沉默 DPPA2 表达,促进细胞分化。

研究发现,在卵巢癌组织中的肿瘤相关抗原 PLAC1(CT92)及 DPPA2 均呈现阳性表达，同时还发现 DPPA2 阳性表达部位与肿瘤干细胞增殖分化高度依赖干细胞 niche 位于相同区域，这些情况说明在肿瘤干细胞内 DPPA2 是一类肿瘤相关抗原，成为肿瘤抗原特异性免疫治疗的新靶点。研究发现成纤维细胞经过丁酸诱导处理后，可以促使组蛋白 H3 发生乙酰化，诱导多能性相关基因启动子 DNA 发生去甲基化，从而大大提升了 DPPA2 表达水平，从而高效进行重编程，因此 DPA2 作为一种染色质重塑因子，在体细胞重编程过程中由沉默状态转为激活状态，促使细胞表观遗传信息改变，从而导致成体细胞重新转为多能性干细胞的状态。另外采用染色质修饰剂曲古菌素 A 和 5- 氮胞苷处理神经球细胞，可以促使包括 DPPA2 在内的多种干细胞多能性相关基因呈现高水平表达，加强组蛋白乙酰化和 DNA 去甲基化，最终激发神经球细胞的分化潜能，导致其横向分化出造血能力。

研究发现，在通过对绵羊慢病毒易感性基因筛选过程中发现 DPPA2 的 SNP 位点和慢病毒感染率高度相关，这是由于 DPPA2 存在于精液和生殖道中，通过垂直传播参与慢病毒的感染过程。此外研究人员还通过染色体免疫共沉淀的实验技术中发现 DPPA2 出现于胚胎发育早期，DPPA2 在胚胎干细胞中与 Nkx2-5 的调节区域结合，对肺部的生长发育有重要作用，还参与免疫系统的发育与功能维持。因此 DPA2 既可以通过生殖系统参与慢病毒感染，还可以通过调控免疫系统和白细胞的形成参与慢病毒感染。DPPA2 可以通过结合靶基因启动子区调控基因转录水平，或通过表观遗传方式调控染色体结构的组织构建，或在肿瘤干细胞内 DPPA2 作为肿瘤相关抗原大量表达，或是作为染色质重塑因子，在体细胞重编程过程中由沉默状态转为激活状态，促使体细胞重新转为多能性干细胞，DPPA2 由于具有干细胞的多能性，所以研究人员常将其应用于细胞鉴定。

研究发现在低分化胃癌组织中 DPA2 大量表达，这是由于 DPPA2 的编码蛋白主要定位于细胞核中，由核转运蛋白 KPNA7 介导 DPPA2 基因，激活细胞碱性磷酸酶活化，促进 SOX2/OCT4 干性调节复合物形成，增强 NANOG 表达，促进肿瘤细胞增殖，减少 FST、PSX1 等早期分化标志基因表达，抑制细胞分化。已有研究发现在胚胎发育过程中，随着细胞增殖减少而细胞逐渐开始转入分化阶段，DPPA2 的表达也开始发生下调，这与本研究结果相结合，更进一步证实了 DPPA2 主要是促进细胞增殖而抑制细胞分化。

目前研究发现，在胚胎干细胞中细胞周期蛋白依赖性激酶 CDK2 可以激活 SOX2 发生磷酸化，通过调节 OCT4、KLF4 诱导神经细胞、成纤维细胞重编程为多能性细胞。该作用在重编程过程中建立多能性状态是必需的，但是不能维持多能性细胞的发育，因此通过 CDK2 蛋白介导的 SOX2 磷酸化仅促进细胞多能性状态的建立，而不能促进细胞发育。本研究发现胃癌组织中 Cyclin H 有大量表达，推测它可以通过 CDK2 介导 SOX2 大量磷酸化，促进细胞多能性状态的建立，同时 Cyclin H 大量表达还可以促使细胞自 G1 期快速进入 S期，从而导致细胞周期缩短、调控细胞增殖，并且 SOX2 大量激活，也可以促进 E2F2 转录因子释放，更进一步激活 CDX1/2，最终反馈促进 DPPA2 大量表达。

目前研究发现，在肿瘤细胞中 NANOG、OCT4 阳性表达水平越高表明肿瘤细胞分化程度越低，恶性度越高，并且 NANOG、OCT4 大量表达可以通过调节 MMP2 降解细胞外间质中的各种蛋白成分，重组细胞骨架，减少细胞黏附和促进细胞迁移，可见 NANOG、OCT4 的表达与肿瘤细胞的恶性程度及转移趋势是呈正相关的。本研究发现在低分化和有淋巴转移的胃癌组织中 DPPA2 大量表达，推论它主要是通过促进 NANOG、OCT4 阳性表达水平升高，导致肿瘤细胞分化度低且容易发生转移。

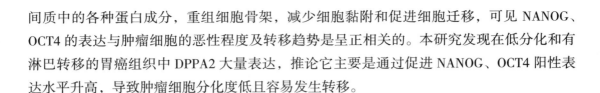

六、胃癌组织中基质金属蛋白酶 2 蛋白研究

1. 胃癌组织中基质金属蛋白酶 2 蛋白表达及微血管密度研究：基质金属蛋白酶 -2（MMP-2）蛋白表达和微血管密度（MVD）在胃癌组织中升高，在胃癌的发生、侵袭和转移中起重要作用，可能协同参与胃癌的恶性进程，是胃癌的预后不良因素之一。

MMP 可分泌血管内皮生长因（VEGF），是重要的一类蛋白水解酶，可降解细胞外基质和基底膜蛋白水解活性，促进肿瘤新生血管形成，破坏肿瘤细胞侵袭的组织学屏障，其在肿瘤生长、侵袭和转移中至关重要。

MMP-2 相对分子质量为 72000，定位在人类染色体 16q21，激活的 MMP-2 主要存在于细胞穿透基质的关键部位，是Ⅳ型胶原酶，是肿瘤血管生成的关键因素之一。其在肿瘤介导的细胞外基质降解中至关重要，基质膜和基质的降解是血管生成所必需的内皮细胞的决定因素。MMP-2 的高表达加速肿瘤血管基底膜降解，破坏其完整性，促进血管出芽生长，使癌细胞浸润周围组织，进而使肿瘤侵犯血管、淋巴管，直至发生远处浸润、转移。

MVD 是评估肿瘤血管生成的重要参数，可间接判断血管形成的能力和推测肿瘤生长扩散速度，过去多选用 CD31、CD34、第Ⅷ因子相关抗原用于标记，近年来很多学者采用 CD105 单克隆抗体标记微血管，因为 CD105 在新生血管中表达更加稳定，且特异性高，能可靠标记血管内皮细胞增殖。CD105 属于转化生长因子 β 受体信号转导中的细胞膜蛋白，是血管内皮细胞增殖相关抗原，用其单克隆抗体标记微血管能衡量肿瘤的 MVD 情况。肿瘤新形成的血管仅由有孔的内皮细胞和片状的基膜组成，其管壁不完整、无平滑肌成分的独特组织结构使恶性肿瘤发生远处转移成为可能，故新生血管的定量评估可作为评价恶性实体肿瘤预后的独立标志。

研究结果显示，MMP-2 和 CD105 在胃癌组织中的阳性率（75%、83%）高于相应的癌旁正常组织（17%、8%），差异均有统计学意义。推测高 MMP-2 蛋白表达和 MVD 有可能对胃癌的发生起促进作用。MMP-2 蛋白在胃癌组织中的表达与肿瘤浸润深度、TNM 分期、组织分化程度相关。MMP-2 蛋白在胃癌中表达增高，加速瘤细胞浸润周围组织，其机制可能是导致细胞外基质降解增加，在胃癌进展中起着支持和活化的作用，并与胃癌侵袭和转移密切相关，由此推断 MMP-2 蛋白高表达可促进胃癌的进展。MVD 与肿瘤长径、浸润深度、有无淋巴结转移、TNM 分期、组织分化程度、OS 时间、DFS 时间均相关，由此推断高 MVD 与胃癌的发展、转移相关。

近年来的研究显示肿瘤生长转移的基础是肿瘤血管的生长，新生血管的增加不但为肿瘤细胞提供营养，还为肿瘤生长和转移提供路径条件。当肿瘤体积超过 $1\sim2mm^3$ 时，单一依靠细胞膜与周围组织间的渗透作用提供的营养不能满足肿瘤生长需求，故更依赖于新血管生成。肿瘤细胞生长和增殖使其对新生血管的需要相应增大，肿瘤血管化使肿瘤细胞增殖指数递增，不断侵袭周围脏器，加大远处转移概率。在无新生血管条件下，多数肿瘤的直径不超过 1mm，可见新生血管为肿瘤组织提供了给养，促进肿瘤增殖、分化和迁移，其增生程度反映肿瘤诱导生成的能力，是肿瘤细胞进行指数级分裂、侵袭转移的基础。胃癌组织中微血管的大量生成参与并促进了胃癌的浸润转移，提示两者的表达增高对胃癌的发生、发展起协同作用。

高 MMP-2 蛋白表达和 MVD 可能参与了胃癌的发生、发展，且 MVD 高表达可能提示胃癌患者预后不良。MMP-2 蛋白有可能成为胃癌的潜在肿瘤标志物，寻找阻断该通路的药物对肿瘤的治疗有重要意义。深入探讨 MMP-2 及 MVD 相互关系及联合检测可为胃癌的早期诊断、治疗、制订合理治疗方案提供重要理论依据，并可能为胃癌的新药研发提供新的靶点。但胃癌发生、发展是涉及多基因改变、多种细胞因子参与的多步骤过程，故 MMP-2 及 MVD 在胃癌发生、发展中的机制有待进一步明确。

2. 葡萄糖饥饿对胃癌细胞 MMP-2、MMP-9 表达的影响：大量的研究已经证实，MMPs 家族中的 MMP-2 和 MMP-9 与肿瘤局灶浸润、远处转移及肿瘤新生血管的生成密切相关。既往的研究及 PENG 等研究均表明，从慢性非萎缩性胃炎发展至胃癌的病理变化中，胃黏膜内 MMP-2 和 MMP-9 表达逐渐升高并伴随病变组织周围Ⅳ型胶原表达下降，而在癌组织周缘Ⅳ型胶原的表达几乎缺失。在胃癌的研究中还发现，MMP-9 基因多态性与胃癌发生有关。MMP-2 和 MMP-9 的表达调控与肿瘤微环境密切相关，既往研究发现，过氧化应激、炎症应激、低氧等均可上调 MMP-2 和 MMP-9 的表达和酶活性，这充分说明二者可作为细胞生长微环境中应力作用下的效应底物。乏营养是肿瘤代谢微环境中的一个重要特点，运用代谢组学的方法在胃癌组织内已证实葡萄糖耗竭的存在。据此，研究通过葡萄糖饥饿模拟肿瘤微环境中的乏营养应激，证实随着胃癌细胞生长环境中葡萄糖浓度的降低，胃癌细胞内及分泌到细胞外的 MMP-2 和 MMP-9 表达水平和酶活性显著上调。并在完全无糖培养的条件下达到最大。结果表明，MMP-2 和 MMP-9 可作为胃癌细胞在外界乏营养应力作用下的效应靶分子进而参与胃癌发生、发展中 ECM 的重塑，最终影响肿瘤的浸润、转移和新生血管生成。此外，研究结果也从另一个角度揭示了癌组织内 MMP-2 和 MMP-9 表达上调的原因之一。

MMP-2 和 MMP-9 的表达上调和活性增强势必会引发其作用底物Ⅳ型胶原的代谢紊乱。早在 2004 年 GUSZCZYN 等的研究发现，胃癌局灶的胶原代谢失衡，呈现胶原分解代谢增强、合成减少。Ⅳ胶原中的主要成分以脯氨酸和羟脯氨酸为主，运用代谢组学技术研究发现，在胃癌组织微环境和全身代谢中，脯氨酸浓度均较健康对照组显著升高，并与肿瘤的远处转移密切相关，这进一步说明胃癌组织内胶原分解代谢显著增强。而目前有关肿瘤微环境中游离脯氨酸对肿瘤细胞影响的研究较少。既往的一项研究表明，微环境中的脯氨酸对活性氧（ROS）具有清除作用，可保护细胞免受氧化应激损伤。目前研究发现，胃癌细胞在无糖应激作用 24 小时内，添加外源性脯氨酸可在一定程度上改善细胞活力，且该效应在胃癌 MKN28 细胞内可持续至 24 小时，这表明脯氨酸可以促进胃癌细胞在乏营养应力条件下存活。而近期一项针对胰腺癌的研究表明，胰腺导管癌细胞在外源性能量不足的条件下，可直接通过胞吞作用将 ECM 中的胶原成分吞入胞内，并分解产生脯氨酸改善自身能量代谢，从而维持胰腺导管癌细胞在乏营养环境下的存活。该研究结果表明，细胞外脯氨酸可以作为肿瘤细胞的能量代谢底物，而肿瘤 ECM 中的胶原成分也可直接被肿瘤利用进行能量转换，维持肿瘤在微环境胁迫条件下的生长需要。

七、PTBP1 对胃癌细胞增殖和转移研究

多聚嘧啶区结合蛋白（PIBP）是选择性剪接因子中的重要蛋白质，是转录后基因表达的调节剂。PIBP 通过与前体 mRNA 的多聚嘧啶区结合，调控 mRNA 的剪接、翻译、稳定性和定位，使靶基因编码出功能不同甚至相反的异构体，从而参与细胞增殖、侵袭、迁移和凋亡等生物学过程。PTBP1 定位于人类染色体 19p13.3，长度为 531nt，具有一个氨基端核穿梭结构域和 4 个重复的 RNA 识别基序结构域，参与多种基因表达的转录调控过程。

肿瘤细胞中的 PTBP1 可以通过调控丙酮酸激酶 M 型（PKM）基因的可变剪接促进 PKM2 异构体的表达，进而促进肿瘤细胞的糖酵解过程，促进肿瘤发展。研究显示，PTBP1 在结肠癌组织中的表达水平高于对应癌旁组织，并可通过调控自噬相关基因 10 促进结肠癌细胞转移。高表达 PTBP1 的神经母细胞瘤患者生存率明显低下，下调 PTBP1 的表达可显著抑制神经母细胞瘤细胞的增殖；卵巢癌患者中 PTBP1 表达水平升高，高表达的 PTBP1 可促进卵巢癌细胞的增殖和侵袭能力。PIBP1 可能成为肿瘤治疗的靶点。

李雅睿等研究通过生物信息学分析方法发现，PTBP1 在胃癌中显著高表达，并且表达水平与胃癌患者不良预后有关，PTBP1 可能在胃癌的进展中发挥作用。

研究探讨了 PTBP1 对胃癌细胞恶性生物学行为的影响和潜在机制。通过设计合成针对 PTBP1 序列的特异性 siRNA 下调胃癌细胞 PTBP1 表达，MTT 和 Transwell 实验结果显示，PTBP1 敲低组吸光度值、发生侵袭和迁移的细胞数均低于空白对照组和阴性对照组，提示 FTBP1 可能在胃癌进展中发挥促癌作用。

EMT 与肿瘤的侵袭和迁移密切相关。EMT 是肿瘤转移的关键步骤，当肿瘤细胞受到外界刺激或外源信号激活肿瘤细胞内的信号级联反应时，肿瘤细胞发生 EMT，逐渐失去极性，与周围细胞间的粘连性变弱，易发生转移。研究表明，PTBP1 可通过调控乳腺癌细胞的 EMT 过程参与乳腺癌细胞的侵袭和迁移。研究蛋白质印迹结果显示，PTBP1 敲低组

上皮属性标志物 E- 钙黏蛋白表达水平高于空白对照组和阴性对照组，而间质属性标志物 N- 钙黏蛋白和波形蛋白的表达水平均低于空白对照组和阴性对照组。PIBP1 可能通过调控 EMT 进程影响胃癌细胞的转移。

八、S100P 在胃癌中的研究

S100P 属于钙结合蛋白 S100 家族成员，在多种恶性肿瘤中异常表达。S100P 与肿瘤细胞的增殖、浸润、转移密切相关，是驱动肿瘤发生发展的重要基因。

1. S100P 的结构和功能：S100 家族是最大的 EF- 手型钙结合蛋白家族的亚族，包括 S100A1~S100A16、S100B、S100G、S100P 及 S100Z 等 20 多个成员。人 S100P 基因位于染色体 4p16，其序列全长为 510 bp，具有 1 个内含子和 2 个外显子，共编码 95 个氨基酸。与其他 S100 蛋白类似，S100P 具有两个呈"螺旋 – 环 – 螺旋"的 EF- 手型结构域，可分别结合二价金属离子，其中 C 端的 EF- 手型结构域更为保守，与 Ca^{2+} 亲和力也更高。结构生物学研究证明，S100P 与 Ca^{2+}、Mg^{2+} 结合后，将配体结合位点暴露出来，应用该结合位点与配体的相互作用发挥相应的功能。S100P 一般以同源二聚体（S100PS100P）的形式存在并发挥功能，也可与 S100A1 结合形成不稳定的异源二聚体（S100P/S100A1）。

研究发现，S100 家族蛋白广泛地参与细胞内和细胞外功能的调节。S100 在细胞内通过介导 Ca^{2+} 依赖的信号传导途径，调节细胞增殖分化、细胞凋亡、黏附运动、细胞骨架的构成和蛋白质磷酸化等过程；在细胞外，S100 以旁分泌或自分泌等方式激活相应的靶蛋白，参与炎症反应、肿瘤疾病等病理过程。由此可见，S100P 作为 S100 钙结合蛋白家族的成员，在细胞增殖分化、细胞凋亡、黏附运动等过程中起至关重要的作用。

2. S100P 的靶蛋白：S100P 通过与 S100P 靶蛋白结合发挥生物学功能。目前，已发现的 S100P 靶蛋白包括晚期糖基化终末产物受体（RAGE）、IQ 结构域 GTP 酶激活蛋白 1（IQGAP1）、埃兹蛋白、钙周期素结合蛋白（CacyBP/SIP）以及 S100P 结合蛋白配体等。

（1）RAGE：RAGE 是免疫球蛋白超家族成员，能结合多种配体，从而启动不同的信号通路，激活细胞内氧化应激和炎症反应，导致细胞或组织功能紊乱。目前，RAGE 与配体相互作用调控肿瘤细胞的分子机制已较明确。RAGE 与配体结合后，激活促分裂原活化的蛋白激酶、磷脂酰肌醇 –3– 激酶蛋白激酶 B、Janus 激酶信号转导及转录激活因子等信号通路，促进核因子 κB、激活蛋白 –1、信号转导及转录激活因子 1 和信号转导及转录激活因子 3 的活性，调控多种生长因子、纤维连接蛋白等基因的表达，从而促进肿瘤的发生发展。Fuentes 等应用蛋白质免疫印迹法、逆转录聚合酶链反应等方法检测发现，阻断 RAGE 可抑制 S100P 过表达介导的结直肠癌细胞增殖。进一步研究发现，S100P 与 RAGE 结合可激活胞外信号调节激酶 1/2 信号转导通路，通过活化核因子 κB，促进结直肠癌的生长和迁移。Mercado-Pimentel 等首次证明，S100PRAGE 信号通路可依赖激活蛋白 -1 使微 RNA-21 上调，有助于结肠癌的侵袭和转移。Shen 等的研究发现，异常表达的 S100P 能通过激活 RAGE 胞外信号调节激酶信号通路，促进上皮 - 间充质转化，从而增强结直肠癌的侵袭和转移能力。

（2）IQGAP1：IQGAP1 是 IQGAP 家族的一员，是最早在转移性骨肉瘤组织中发现的一种 GTP 酶活化蛋白。IQGAP1 是广泛存在于人体组织的支架蛋白，作为细胞定向运动的重要调控分子，在细胞黏附、运动、骨架改变及增殖等方面发挥重要作用。IQGAP1 的结构包括钙结合蛋白同源性结构域、脯氨酸富集的蛋白 - 蛋白结构域、4 个串联的 IQ 基序列、RasGTP 酶活化蛋白相关结构域以及 C 端 RasGAP 相关结构域。IQGAP1 通过多种途径在肿瘤细胞的增殖和迁移侵袭中扮演重要角色。Heil 等发现，S100P 可通过第一个 EF- 手型结构域与 IQGAPI 的 Q 结构域结合，抑制表皮生长因子诱导的 IQGAPI 磷酸化，影响 B 型丝氨酸 / 苏氨酸蛋白激酶的结合和丝裂原活化蛋白激酶 1/2 的激活。

（3）埃兹蛋白：埃兹蛋白是胞内蛋白家族的成员之一，也是一种细胞内的桥接蛋白。静息状态下，胞质内埃兹蛋白 N 端和 C 端结构域折叠在一起，掩盖了与其他分子结合的点位。埃兹蛋白磷酸化后，将 F- 肌动蛋白与细胞膜连接起来，从而在细胞结构形成、运动和内吞作用中发挥重要作用。Koltzscher 等的研究发现，与磷脂酰肌醇活化埃兹蛋白方式类似，S100P 能直接结合到埃兹蛋白 N 端结构域，使埃兹蛋白暴露出配体的结合位点，提高肿瘤细胞的迁移能力。有研究发现，S100P 与埃兹蛋白对三阴性乳腺癌细胞的迁移均有影响，但未验证 S100P 和埃兹蛋白的相互作用对肿瘤细胞的影响。

（4）CacyBP：CacyBP 最早从艾氏腹水瘤细胞中克隆而来，因可与钙周期素结合，故命名为钙周期素结合蛋白。Matsuzawa 和 Reed 在研究泛素化降解通路时发现一种蛋白质，这种蛋白可与人 RING 指状蛋白 sina 的同源基因结合，遂命名为 SIP，随后经检测发现，SIP 即人 CacyBP，所以钙周期素结合蛋白目前命名为 CacyBP；此外，该研究还认为，钙周期素结合蛋白 CacyBP 是最早发现的 S100P 配体之一，与泛素连接酶 Siah-1、S 期激酶相关蛋白 1 和转导素 β 样蛋白 1 组成泛素化连接酶复合物，参与致癌基因 β 联蛋白的降解。Ning 等通过 CacyBP 过表达及表达降低对胃癌细胞影响的研究发现，CacyBP 可能是胃癌细胞生长和侵袭的潜在抑制剂，可能与 β 联蛋白表达增加和 T 细胞因子淋巴增强因子转录激活有关，表明 CacyBP 对胃癌细胞可能存在影响，但未验证 S100P 与 CacyBP 结合对胃癌细胞的影响。

S100P 结合蛋白配体也是 S100P 的一种靶蛋白。有研究发现，S100P 结合蛋白配体能负向调控组织蛋白酶 Z 的转录，而组织蛋白酶 Z 与整合素 αvβ5 相互作用，可介导恶性胰腺肿瘤细胞黏附性的改变。Dowen 等的研究发现，S100P 与 S100P 结合蛋白配体可能相互作用，并参与早期胰腺肿瘤发展的调控。

3. 胃癌：胃癌中 S100P 的表达存在争议，S100P 在胃癌组织高表达及表达下调均有报道。Ge 等研究发现，胃癌组织中 S100P 的表达明显高于正常组织，且与胃癌 TNM 分期及预后密切相关，S100P 阳性者的 5 年生存率明显降低。通过免疫组织化学检测胃癌组织与癌旁组织的研究发现，S100P 在胃癌组织中高表达，敲低 S100P，胃癌细胞的集落形成能力下降，且凋亡加速，提示 S100P 是胃癌的致癌因子。但 Zhang 等筛选胃癌组织中上调与下调的基因发现，S100P 在胃癌中表达下调。另有研究发现，与 S100P 阴性胃癌患者相比，S100P 阳性胃癌患者的预后较好 。Liu 等发现，S100P 在胃癌组织及正常胃组织的表达差异无统计学意义。目前，S100P 在胃癌中的表达及临床意义尚不明确，仍需更多相关研究的确定。

九、微丝微管交联因子 1 在胃癌中的表达研究

微丝微管交联因子 1（MACF1）是一种新的发现细胞骨架微丝微管交联分子，属于斑蛋白超家族的一员，具有超家族其他两个成员网蛋白和肌营养不良蛋白细胞骨架蛋白的结构特点。MACF1 基因定位于染色体 lp31-32 上，包含至少 102 个外显子，全长 270kb。MACF1 作为一种细胞骨架交联蛋白，与黏着斑、微丝、微管细胞骨架部分共定位于细胞质中，呈点状、簇状或絮状分布。

MACF1 主要表达于上皮组织，通过特定结构域与微丝微管结合，间断排布于细胞的微丝微管骨架上。MACF 的结构和空间分布提示，其在细胞的微丝微管与黏着斑之间发挥至关重要的连接和桥梁作用。另有研究发现，MACF1 通过调节微管稳定性参与 Wnt 信号转导通路的激活，从而促进肿瘤的发生发展。然而，MACF1 对胃癌侵袭转移的作用及机制仍不清楚。

研究中 MACF1 蛋白质和 mRNA 在胃癌组织中的表达水平高于癌旁正常组织，提示 MACF1 的高表达可能与胃癌的发生、发展有密切关系。MACF1 蛋白质高表达与胃癌组织的浸润深度、TNM 分期和淋巴结转移相关，与年龄、性别、病理分型、分化程度无关。Kaplan-Meier 生存分析结果显示，MACF1 高表达胃癌患者的 5 年生存率低于正常表达的胃癌患者。多变量 Cox 回归分析验证结果发现，MACF1 蛋白质高表达、TNM 分期和淋巴结转移都是影响胃癌患者术后总体生存率的独立预后因素。

为进一步明确 MACF1 在胃癌中的功能，研究应用 CRISPRCas9 基因编辑技术靶向敲除胃癌细胞系中的 MACF1 基因，构建 MACF1 缺失突变的胃癌细胞株以供后续功能研究。与传统 shRNA 短发夹结构静默基因的表达相比，CRISPRCas9 能完全敲除目的基因，更有利于下一步的功能和机制研究。

通过细胞划痕实验和 Transwell 小室迁移实验结果证实，MACF1 可促进胃癌细胞侵袭转移。为了深入探索 MACF1 促进胃癌细胞侵袭转移的机制，研究进行了 F-actin 染色实验，结果表明 MACF1 敲除的胃癌细胞系肌动蛋白微丝束减少，提示 MACF1 可能参与了胃癌细胞肌动蛋白细胞骨架的形成。另外，F-actin 染色后的形态学观察发现

MACF1 野生型的胃癌细胞贴壁呈上皮样，具有明确的细胞极性，当 MACF1 基因敲除后，胃癌细胞的形态发生很大变化，细胞的极性和伪足消失，可能因为微丝微管间的稳定性减弱，细胞骨架稳定性下降，细胞内微管的生长极性消失或减弱，从而降低了肿瘤细胞的转移能力。

研究阐明了 MACF1 与胃癌患者不良预后的关系，初步揭示了 MACF1 在促进胃癌细胞侵袭转移中的作用机制，对寻找新的胃癌生物标志物和基因靶点、开发潜在的治疗策略、实现个体化治疗具有重要意义。

十、分化抑制因子 1 在胃癌组织中的表达研究

近年来研究显示，以分子生物学为基础的治疗模式有望用于胃癌的治疗。分化抑制因子 1（Id-1）是螺旋 - 环 - 螺旋转录因子家族的成员，在促进细胞生长、增殖与分化，抑制细胞凋亡，促进肿瘤侵袭和转移等方面发挥着重要作用。

研究显示，胃癌组织浸润深度与淋巴结转移密切相关，一旦浸润至黏膜下层，其淋巴结转移率显著升高。Id-1 是种负调节蛋白，主要存在于胚胎时期及体内未分化成熟的组织中，而在已分化成熟的组织中多呈低表达或无表达，仅在体内生殖腺、胸腺中有微量表达。

韦炜等研究发现，结直肠癌组织中 Id-1 的阳性表达率明显高于癌旁组织，且随着临床分期增高，Id-1 阳性表达率升高。FERRO 等的研究显示，Id-1 在肾癌组织中呈高表达且与肿瘤分级呈正相关，但在癌旁组织中往往呈低表达或不表达。研究显示，Id-1 蛋白与正常胃黏膜上皮细胞向肿瘤细胞的转化及肿瘤细胞的增殖、分化有关，胃癌组织中 Id-1 的阳性表达率显著高于与癌旁组织，也提示其与胃癌的发生、发展密切相关。

对胃癌组织中 Id-1 的表达情况与临床病理特征的关系进行分析，发现其与患者的年龄、性别、肿瘤直径无关，但胃癌的浸润深度越深、分化程度越差、临床分期越高，Id-1 阳性表达率越高，且伴有淋巴结转移的患者 Id-1 阳性表达率高于无淋巴结转移的患者，提示 Id-1 在胃癌浸润、转移等过程中具有重要作用，考虑可能与其通过调节细胞周期而抑制细胞的正常分化、促进细胞增殖及诱导细胞的恶性增生等作用有关，可作为评价胃癌恶性程度的指标之一。研究中生存期 < 2 年的胃癌患者 Id-1 阳性表达率明显高于生存时间 ≥ 2 年的患者，表明 Id-1 的表达情况对胃癌患者的短期预后有一定影响，这可能与胃癌的类型或疾病严重程度有关。

综上所述，研究结果提示，Id-1 在胃癌组织中呈高表达，并且与肿瘤浸润深度、分化程度、淋巴结转移、临床分期及生存时间有关，可作为评价胃癌恶性程度及评估患者预后的生物标志物。

第八节　红细胞分布宽度及胆红素与胃癌研究

　　血液生化指标检测具有结果稳定、数据可信简易操作等特点，常被列为胃癌患者的常规检查项目，确定新的胃癌预后指标对于胃癌的早期诊断及预后评估均具有重要价值。红细胞在循环中经历一个体积（约30%）缩小和血红蛋白含量（约20%）减少的过程，导致红细胞的相对血红蛋白浓度在其寿命接近尾声时略有增加。由于红细胞的代谢受损，RDW 在许多疾病中可能会增加。李涛等研究发现，年龄≥65岁的胃癌患者术前 RDW 水平高于年龄 < 65 岁的胃癌患者，这可能与老年人红细胞衰老、代谢受损有关。Patel 等发现，红细胞清除延迟会导致较小体积的红细胞在周围循环中的持续存在时间更长，从而增加了胞吞现象，从而增加了 RDW。Tizwin 等对 122 例自身免疫性胃炎（AIG）患者与 101 例功能性消化不良患者进行了回顾性研究，发现 AIG 患者的 RDW 显著增加。Pietrzyk 等在一项回顾性研究中研究了胃癌和健康个体 RDW，认为胃癌患者的平均 RDW 值比健康个体高。因此，建议将 RDW 升高与症状结合起来，可以作为上消化道内镜检查的预警，以便及早发现胃癌。在另一项针对接受根治性手术的胃癌患者的研究中，发现术前 RDW 高是 60d 死亡率的重要预测指标。RDW > 16% 的患者中晚期胃癌的发生率高于 RDW < 16% 的患者，而无瘤生存率和总生存率降低。有研究表明，RDW 增加是由于血红蛋白减少所致。因此，有必要确认胃癌患者的 RDW 升高是否完全归因于血红蛋白降低。Wei 等使用协方差分析发现，即使在调整血红蛋白后，胃癌患者的 RDW 仍显著较高，这表明胃癌患者的 RDW 升高不能完全由血红蛋白减少来解释。研究也发现，胃癌患者术前的 RDW 明显升高，与上述研究结果类似。不同的是，研究还发现，随着胃癌淋巴结转移、浸润深度加深、肿瘤最大直径增加、TNM 分期升高、CEA 增加、CA19-9 增加，RDW 随之升高，这说明术前 RDW 水平与胃癌的诸多预后因素息息相关。

　　实验和临床研究表明，血清胆红素具有多种保护作用，包括有效的抗氧化剂、抗炎、抗癌活性。此外，胆红素还可以抑制补体系统的激活，从而减少氧自由基的生成。同时，胆红素对氧化应激相关疾病具有潜在的保护作用，而测量胆红素浓度可以潜在地帮助估计癌症风险。Gao 等在一项回顾性研究中发现，较高的血清胆红素浓度会加直肠癌淋巴结转移的风险，导致不良预后。Yao 等研究表明 IBIL 和 DBIL 可以作为晚期鼻咽癌患者的独立预后因素。

　　研究发现，胃癌患者术前胆红素水平降低，且随着胃癌淋巴结转移、浸润深度加深、肿瘤最大直径增加、TNM 分期升高、CEA 增加、CA19-9 增加，TBIL、IBIL 降低；同时，随着肿瘤最大直径增加、TNM 分期升高、CEA 增加 CA19-9 增加，胃癌组患者术前 DBIL 水平也降低。

第九节　外周血 NLR 和 PLR 对胃癌的研究

一、外周血中性粒细胞淋巴细胞比值（NLR）与血小板淋巴细胞比值（PLR）

NLR 能够反映肿瘤微环境中中性粒细胞与淋巴细胞的相对平衡状态，NLR 升高提示肿瘤微环境改变，是胃癌诊断、治疗及预后评估的重要因子。NLR 升高是肿瘤进展、转移及预后不良的独立危险因素。其机制可能包括如下几方面。

（1）中性粒细胞属于小吞噬细胞，在肿瘤微环境中可以分泌多种细胞因子，致使细胞突变并促进血管生成，从而使肿瘤细胞发生侵袭及转移；随着肿瘤进展及其分泌的细胞因子增多，骨髓和脾脏中的中性粒细胞募集和活化也会进一步增加，导致循环中中性粒细胞增多；循环中高密度的中性粒细胞也会产生细胞因子和趋化因子，可能对承载肿瘤的宿主产生不利影响。

（2）淋巴细胞能够识别肿瘤细胞，具有拮抗肿瘤活性、阻止肿瘤细胞增殖和转移的作用，而中性粒细胞释放的肿瘤坏死因子、蛋白酶及血管内皮生长因子等可通过抑制淋巴细胞的杀伤作用，使淋巴细胞的免疫功能受限，导致机体处于免疫抑制状态，从而加速肿瘤细胞的增殖和分化。

一项针对预后生物标志物与胃癌相关性的荟萃分析指出，在 120 个预后生物标志物中，仅血小板计数与胃癌预后的关联性得到了有力的证据支持。肿瘤患者常伴有血小板计数升高，患者体内分泌的多种细胞因子（白细胞介素 –1、白细胞介素 –6、肿瘤坏死因子等），可促进巨核细胞增殖，使血小板生成增多，而增多的血小板可通过产生多种细胞因子促使肿瘤血管形成，加速肿瘤的局部浸润和迁移；血小板还可与纤维蛋白原共同促进肿瘤新生血管形成并支持肿瘤细胞的持续黏附，在肿瘤的生长、侵袭中起重要作用；而淋巴细胞可间接影响机体对抗肿瘤的过程，在肿瘤发展早期减少肿瘤细胞增殖与转移。但外周血中性粒细胞计数、淋巴细胞计数等均为非特异性指标，可能受感染、药物、免疫反应等多种因素影响，而 NLR 和 PLR 作为机体炎症反应最直观的生物标志物，能够很好地平衡机体炎症状态与免疫水平的相对关系，对肿瘤预后的评估更全面可靠。

二、NLR 与胃癌预后

高 NLR 往往提示炎症指标向利于肿瘤增殖、转移的方向发展，而低 NILR 则提示预后良好。

赵忠治随访研究发现，低 NLR 组患者的 5 年生存率显著高于高 NLR 组。Lian 等研究结果显示，患者术前 NLR 水平显著高于对照组，且术前低 NLR 水平与较好的临床病理特征（包括浸润深度降低、淋巴结转移少、肿瘤分期早等）有关，术前高 NLR 水平通常预示较低的总生存率和无进展生存率。有的研究根据肿瘤的浸润深度、TNM 分期和淋巴结状态将患者进行危险度分层结果发现，同一临床病理特征下，NLR 水平仅在肿瘤浸润深度和 TNM 分期中存在显著差异，且高 NLR 水平患者术后总生存率显著低于低 NLR 患者，而与淋巴结状态无关。Miyamoto 等提出，术前高 MLR 患者围手术期结局可能更差，术相后并发症更多。因此，进一步探讨 NLR 对胃癌患者短期预后的评估价值十分必要。

系统性放化疗和靶向治疗是晚期胃癌患者主要的临床治疗手段，而 NLR 可作为非手术治疗的胃癌患者预后的预测因子。对于非手术治疗的患者，一方面化疗、靶向治疗、免疫治疗可以使患者升高的 NLR 指标逐渐降低并恢复正常，可能有利于患者预后；另一方面，NLR 作为一种容易获得的肿瘤预后因子，能够较好地评估患者非手术治疗的敏感性和特异性，有助于调整或简化治疗方案，提高患者预后。

三、PLR 与胃癌预后

在肿瘤患者中，无论是淋巴细胞减少还是血小板增多均被认为与肿瘤不良预后密切相关，而 PLR 作为临床上较易获得的炎症因子，已被广泛应用于胃癌、结直肠癌、乳腺癌、胰腺癌等恶性肿瘤的预后评估。

研究显示，术前高 PLR 的胃癌患者常伴有胃癌淋巴结转移、肿瘤浆膜浸润等预后不良因素，因此其总生存率和 PS 均较低 PR 水平的患者低。

Dogan 等对转移性胃癌患者的研究也证实，高 PLR 患者的总生存率较低。PLR 是胃癌预后的危险因素，但非独立危险因素。Ademir 等研究发现，对于原位癌患者，高 PLR 对预后无预测作用。而另项研究从肿瘤浸润深度、脉管浸润、肿瘤分期、淋巴结转移以及远处转移等几方面对食管癌、胃癌和结直肠癌进行亚组分析，结果发现，仅远处转移阳性胃癌患者的高 PLR 与肿瘤特异性病死率无显著相关性，与同时具有低 NLR 和低 PLR 的患者相比，NLR 和 PLR 水平在最佳切割点均升高的患者肿瘤特异性病死率增加 1.69 倍，且这种相关性在肿瘤部位持续存在，尤其在胃癌中表现显著。有学者提出，PLR 可作为接受非手术治疗的晚期胃癌患者预后的独立危险因素。

四、NLR、PLR 及其组合指标与胃癌预后

NLR 与 PLR 评估胃癌患者预后已广泛应用于临床，但单一指标不能全面反映机体的免疫水平，近年来更多的研究其组合指标的预后评估效果。NLR 联合其他相关外周血指标，能够更准确地预测胃癌患者预后。Cuo 等对 1058 例行胃癌 D2 根治术患者的研究显示，CRP 联合 NLR 对胃癌患者预后的预测较单纯 NLR 更为精确。

Ishizuka 等将 NLR 与外周血血小板计数联合用于预测胃癌患者预后，NLR 与血小板计数联合积分越高的胃癌患者总生存率和 PFS 越低；研究还证实，NLR 与血小板计数联合积分与肿瘤标志物（如癌胚抗原、糖类抗原 19-9）无显著相关性。

PLR 结合其他外周血指标作为胃癌预后指标的方法多样，除单一串联模式外，还有叠加其他指标构建新比值的预测方法。有研究利用 PLR 与血小板计数和 CRP 的乘积（P-CRP）联合进行预测，单因素分析提示，P-CRP 与年龄、肿瘤大小、浸润深度、淋巴结转移以及疾病分期密切相关。研究提示 P-CRP 与 PLR 的联合是一个独立的预后指标。

在临床血常规检测项目中，血红蛋白水平既受发展及治疗的影响，又进一步影响抗肿瘤治疗的实施；ESR 加快对恶性肿瘤的快速进展具有提示作用；中性粒细胞通过分泌溶解性因子途径促进肿瘤细胞远处转移；CRP 升高、血清蛋白水平下降是独立于肿瘤分期、分化程度、治疗方案的不良预后因素。基于上述原因，研究这些临床检测指标，分析它们对 OS 的影响。结果显示，在单因素分析中，中性粒细胞计数、ESR 和 CRP 水平与 OS 无关，而血红蛋白 < 100g/L、血清蛋白 < 40g/L 患者 OS 不佳。

第十节　DNA 甲基化在胃癌中研究

一、DNA 甲基化在胃癌中作用

肿瘤形成过程中包含两大类机制。一个是通过 DNA 核苷酸序列改变而形成突变，即遗传学机制。另外一个就是表观遗传学机制，即不依赖 DNA 序列改变导致基因表达水平的变化。遗传学与表观遗传学两种机制相互交叉存在，共同促进了肿瘤的形成。

基因的异常甲基化在肿瘤发生的早期就可出现，并且在肿瘤逐步发展的过程中，基因异常甲基化的程度增加。

其机制，首先，在正常情况下非甲基化 CpG 岛的高甲基化，导致肿瘤抑制基因的失活；其次，CpG 甲基化可以促进肿瘤相关基因突变，因为 5- 甲基胞嘧啶可自发或在 S- 腺

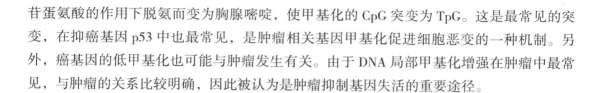

苷蛋氨酸的作用下脱氨而变为胸腺嘧啶，使甲基化的 CpG 突变为 TpG。这是最常见的突变，在抑癌基因 p53 中也最常见，是肿瘤相关基因甲基化促进细胞恶变的一种机制。另外，癌基因的低甲基化也可能与肿瘤发生有关。由于 DNA 局部甲基化增强在肿瘤中最常见，与肿瘤的关系比较明确，因此被认为是肿瘤抑制基因失活的重要途径。

二、TMEM176A 基因甲基化是胃癌诊断的分子标志物

TMEM176A 位于染色体 7q3.6 位点，在肿瘤中经常发生缺失，是一个脆性位点，研究发现，在结肠癌、食管癌和肝癌中，TMEM176A 的表达缺失 / 减少，其表达受到启动子区甲基化调控。

随着人类基因组测序的完成和疾病基因组研究的深入，在肿瘤中发现了一些能够激活肿瘤相关信号通路的驱动突变，基于这些激活性突变研发了许多抑制作用的小分子化合物，部分小分子化合物已在临床应用并获得一定的疗效。但目前为止，在肿瘤等复杂性疾病中发现的驱动突变或缺失位点非常有限；真正能够作为肿瘤治疗的靶标——"激活性突变"很少，高频的热点突变更少。

表观遗传学，特别是 DNA 甲基化在肿瘤发生发展过程中经常发生异常改变，导致抑癌基因或 DNA 损伤修复基因的表达缺失，其发生率明显高于基因突变率。

"协同致死"策略的发现，是基于 DNA 损伤修复基因 BRCA1/2 的"失活性突变"导致同源重组修复缺失，应用 PARP1 抑制剂阻断其补偿通路，造成 DNA 损伤的积累而无法修复，最终导致细胞死亡。DNA 损伤修复基因和抑癌基因在肿瘤中的突变率较低，缺乏热点突变，而在肿瘤发生和发展过程中抑癌基因和 DNA 损伤修复基因频繁发生甲基化导致表达缺失。因此，表观遗传学异常导致的 DNA 损伤修复或细胞命运关键信号通路的功能缺失为肿瘤的协致死提供了新的机遇。

李红霞等在胃癌研究中，发现 TMEM176 甲基化率为 68.42%，且甲基化与淋巴结转移相关，提示 TMEM176A 甲基化是胃癌诊断和预后的标志物。

过去的研究发现，TMEM176A 在肝癌中发现频繁发生甲基化，TMEM176A 通过抑制 ERK 信号通路在体内外抑制肝癌的生长，有的研究的关于肺癌的中发现，TMEM176A 甲基化是 ATM 抑制剂的协同致死标志物。

三、m6A 甲基化修饰与胃癌

目前真核生物中已经鉴定的 RNA 修饰已超过 150 种，主要发生在 mRNA、tRNA、rRNA 及其他非编码 RNA 上，是转录后水平的调控方式。m6A 甲基化修饰，指的是在 mRNA 腺嘌呤碱基的第 6 位 N 引甲基或去除甲基，从而影响靶基因的表达。这种修饰是

mRNA 中聚腺苷酸化最常见的内部修饰，修饰频率在成熟 mRNA 中丰度更高。高通量测序发现，m6A 有序分布在蛋白质编码区（CDS）、终止密码子附近和 3′ 非翻译区（3UTR），主要发生在 mRNA 的高度保守序列 RRACH motif（R=GA；H=UA/C）内。m6A 甲基化修饰几乎参与 mRNA 代谢的每个阶段，包括 mRNA 前体剪接以及 mRNA 的出核转运、稳定性、翻译效率、降解、miRNA 成熟等，从而影响相关基因表达，广泛参与胚胎发育、生物钟调控、细胞自噬、免疫反应、中枢神经系统髓鞘形成以及肿瘤发生发展等病理生理过程。

研究发现，胃癌组织中长链编码 RNA LINC00470 表达上调，高表达 LINC00470 的患者远处转移多见，TNM 分期较晚，总生存期缩短，预后更差；细胞实验表明过表达 LINC00470 通过促进 METTL3 甲基化修饰抑癌基因 PTEN mRNA，提高 m6A 水平，YTHDF2 特异性识别并降解 m6A 修饰的 PTEN mRNA，降低 PTEN 表达，从而促进胃癌增殖、侵袭和转移。Zhang 等研究发现，ALKBH5 在胃癌细胞中高表达，ALKBH5 通过降低 IncRNA NEAT1m6A 甲基化水平，使得 NEAT 表达上调，从而促进细胞的侵袭和转移。

第十一节　细胞凋亡与胃癌发生、发展关系

长期以来，对癌细胞生物学行为的研究主要集中在癌细胞增殖失控方面，治疗也主要侧重于如何抑制癌细胞增殖。研究癌细胞自身凋亡机制并有效促进肿瘤细胞凋亡，对肿瘤的治疗有重要意义。

一、胃癌发生中黏膜增殖与细胞凋亡的相关性

研究结果显示，胃癌是在各种致癌因素作用下组织细胞异型增生而形成的新生物，不正常机体调控，与正常机体组织生长不协调，细胞恶性增生是其典型生物学特性，然而近来研究更注重对胃癌细胞凋亡的抑制在胃癌发生中的作用，可认为癌既是细胞增殖和分化异常疾病，也是细胞凋亡异常疾病。免疫组织化学技术中细胞凋亡指数和增殖指数是研究和评价凋亡中最常用指标。

林秋雄等对 122 例胃黏膜活检标本采用免疫组织化学技术（LSAB 法）检测增殖细胞核抗原，原位末端标记法（TUNEL）检测细胞凋亡。患者分为 5 组，结果显示正常胃黏膜、萎缩性胃炎、肠上皮化生、不典型增生，胃癌的增殖指数分别为（72±21）%、（16±65）%、（186±82）%、（332±90）%、（525±189）%；凋亡指数分别为（55±19）%、（141±57）%、（206±60）%、（154±32）%、（97±42）%。提示胃黏膜癌变过程中，前 3 个阶段增殖指数与凋亡指数同步上升，但从不典型增生期增殖指数继续上升，而凋亡指数逐步下降，细胞增殖与凋亡平衡失调在胃癌发生过程中可能起重要作用。

郑世营等研究细胞凋亡和细胞增殖在胃癌发生、发展中的作用，用原位末端标记法和免疫组织化学染色检测 30 例胃癌和 20 例胃黏膜上皮异型增生中的细胞凋亡，结果显示随正常胃黏膜、胃黏膜异型增生、胃癌的梯度，细胞凋亡指数逐渐降低，差异有统计学意义。细胞增殖指数逐渐升高，提示胃黏膜异型增生已存在细胞凋亡和细胞增殖异常，使增殖 / 凋亡比值加大是胃黏膜异型增生向胃癌发展的重要机制之一。

许岸高等研究细胞凋亡和增殖及基因 bcl-2、p53 蛋白表达在浅表性胃炎、萎缩性胃炎、肠上皮化生、不典型增生、早期胃癌、进展期胃癌患者这一演化序列中的规律和作用，采用原位末端标记法检测细胞凋亡，采用免疫组织化学检测其增殖细胞核抗原（PCNA）标记和 bcl-2，p53 蛋白表达。结果显示浅表性胃炎、萎缩性胃炎、肠上皮化生、不典型增生、早期胃癌和晚期胃癌的细胞凋亡指数分别为（6.4±1.9）%、（14.1±4.1）%、（23.3±6.1）%、（17.4±2.6）%、（11.3±3.7）%、（6.3±2）%，增殖指数分别为（11.3±2.2）%、（18.9±6.5）%、（20.3±7.3）%、（40.0±10.6）%、（53.1±10.9）%、（72.4±18.4）%，bcl-d-2 蛋白表达分别为 10.0%、23.3%、40.0%、56.7%、85.7%、46.7%，p53 蛋白表达分别为 0、0、0、4.3%、14.3%、53.3%。初步认为在胃癌演化序列中，起初 3 个阶段凋亡指数和增殖指数同时上升，而自不典型增生期开始，增殖指数继续上升，凋亡指数逐渐下降。在胃癌中 bcl-2 蛋白表达与 p53 蛋白表达呈反向关系，前者可能是胃癌早期行为，后者可能是胃癌中晚期行为。

由此可见，从正常胃黏膜、轻度不典型增生、重度不典型增生、癌前病变、早期胃癌到进展期胃癌的发展过程中，细胞凋亡逐渐受抑制，细胞恶性增生逐渐显现，胃黏膜病变细胞凋亡减少，生存期延长，细胞大量堆积。细胞增殖指数逐渐增大，凋亡指数逐渐减小，增殖指数凋亡指数比值增大是衡量胃癌发生浸润及转移的可靠指标。同时也显现出抑制凋亡的基因表达增加，促进凋亡的基因表达受到抑制。

二、凋亡相关基因与胃癌发生

分子生物学研究结果表明，基因是携带遗传信息的 DNA 片断，在各种复杂内外环境作用下，细胞内某些基因 DNA 分子受到损伤，发生核苷酸突变或缺失，导致肿瘤发生。大量研究结果发现，细胞发生癌变的过程是一个非常复杂的多因素、多阶段、多基因发展过程。细胞内有 2 类与肿瘤发生关系最密切基因，分别为癌基因和抑癌基因。癌基因主要是促进细胞增生，抑癌基因主要功能是制细胞增生。在正常情况下，这 2 种基因功能处于平衡状态。基因由于扩增或突变导致其过度表达或抑癌基因由于缺失或突变失活导致其表达低下，细胞会无节制地增生，最终形成肿瘤。正常细胞中除存在上述动态平衡状态。即细胞增生与细胞凋亡间的动态平衡。如细胞增生过度或细胞凋亡受到抑制，这种平衡破坏，造成细胞异常堆积，导致肿瘤形成。

与胃癌发生关系最密切的癌基因是 c-met 癌基因。在进行性胃癌，特别是在硬癌中，经常见到 c-met 基因扩增，一种与胃癌相关转录产物 6.0 kb c-mel m RNA 常表达于胃癌组织或胃癌细胞系，而不表达于正常黏膜组织。进一步研究结果发现，c-met 6.0kb 转录物表达与胃癌淋巴结转移间有明显相关性。p53 基因是胃癌中研究较多的抑癌基因，正常野生型 p53 基因具有抑癌功能，其表达产物野生型 p53 蛋白的功能与 Rb 蛋白类似，能同某些生长因子和转录因子结合，对细胞增生起调控作用。pS3 基因还是关卡基因，能在细胞周期的 G1/s 交界处起监测作用，以防止过多细胞或 DNA 有损伤的细胞进入 S 期。p53 基因一旦发生突变，p53 蛋白不仅丧失上述功能，且能与野生型 p53 蛋白结合，使其丧失抑癌功能。p53 基因突变在胃黏膜病变由肠上皮化生→异型增生→胃癌的发展过程中呈现渐进性增加趋势，提示 p53 基因在胃癌多阶段发生过程中起主要作用，且在癌前病变中可发现 p53 点突变，提示其可能是胃黏膜细胞癌变的早期事件。胃癌发生凋亡还可由 Fas/ Fasi 相结合而介导，患者机体内被激活的 Tc 细胞表面迅速表达 FasL，其与靶细胞表面 Fas 结合，产生的效应可破坏 DNA 完整性，干扰细胞周期正常运行，破坏细胞结构，最终导致典型细胞凋亡形态学改变。

王仰坤等采用 p53 原位杂交、原位 DNA 末端转移酶标记法和免疫组织化学技术对 56 例胃癌进行检测，结果显示胃癌 p53 基因和细胞凋亡共同参与调节细胞的生存与死亡，二者均与胃癌分期有关。王晓萍等采用 DNA 末端转移酶介导的 Bio-du TP 原位末端标记技术和免疫组织化学技术，分别对 60 例胃癌标本的细胞凋亡和 p53 蛋白异常作同步研究和相关性分析。结果显示 60 例胃癌组织中细胞凋亡指数为 1.8%~19.4%，p53 蛋白异常表达率为 63.3%；p53 蛋白阳性组细胞凋亡指数为 1.8%~7.9%，而 p53 蛋白阴性组细胞亡指数 7.4%~19.4%，2 组差异有统计学意义。提示胃癌中存在较高频率 p53 蛋白异常和细胞凋亡，p53 蛋白异常与胃癌细胞凋亡间存在负相关。嵇喜民等应用免疫组织化学 SABC 法，对 63 例胃癌及癌旁组织中 Fas 基因的不同表达情况进行研究，结果显示凋亡基因 Fas 在癌组织中阳性表达率高于癌旁组织，在不同分级胃癌之间其阳性率差异无统计学意义，而癌旁组织间 Fas 表达差异有统计学意义。提示低分化癌癌旁组织具有活跃凋亡活动，有利于癌组织直接播散。熊英等采用免疫组织化学及 DNA 末端转移酶介导的缺口末端标记技术对 40 例胃癌组织中 Fas 抗原表达与细胞凋亡进行了观察和比较，结果显示胃癌组织中 Fas 抗原表达阳性率为 52.5%，Fas 表达阳性的胃癌细胞凋亡指数明显高于 Fas 抗原阴性组，提示胃癌细胞凋亡与 Fas 抗原表达密切相关，细胞凋亡调控异常在胃癌发病中可能起重要作用。黄群等采用免疫组织化学染色检测 50 例手术切除胃腺癌组织中 FasL 蛋白，采用 DNA 末端转移酶介导的缺口末端标记技术观察其中 40 例胃癌组织中胃癌细胞的凋亡情况，结果显示 50 例胃腺癌组织均表达 FasL 蛋白，阳性率为 100%，明显高于正常胃黏膜的 45%，胃腺癌组织 78% 中、强表达，正常黏膜均为弱表达。随着胃癌细胞 FasL 表达水平的增加，胃癌细胞凋亡指数逐渐下降，各组间差异有统计学意义。胃癌细胞凋亡水平与其 FasL 表达呈负相关，提示胃腺癌细胞可能通过上调表达 FasL，间接使胃癌细胞的凋亡下

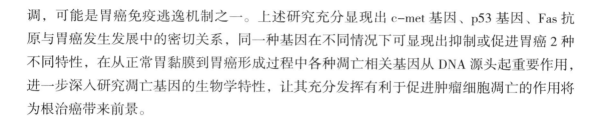

调，可能是胃癌免疫逃逸机制之一。上述研究充分显现出 c-met 基因、p53 基因、Fas 抗原与胃癌发生发展中的密切关系，同一种基因在不同情况下可显现出抑制或促进胃癌 2 种不同特性，在从正常胃黏膜到胃癌形成过程中各种凋亡相关基因从 DNA 源头起重要作用，进一步深入研究凋亡基因的生物学特性，让其充分发挥有利于促进肿瘤细胞凋亡的作用将为根治癌带来前景。

第十二节　基因在胃癌中研究

一、基因在胃癌组织中的表达研究

1. RPL34 基因在胃癌组织中的表达：RPL34 可能参与胃癌的发生、发展及侵袭转移过程，对胃癌的早期诊断与预后评估具有一定的指导意义，并可能成为胃癌治疗的新靶点。

核糖体旧称"核糖核蛋白体"或"核蛋白体"，被认为是细胞的细胞器之一。除哺乳动物的成熟红细胞以及植物筛管细胞外，普遍存在于其他细胞中。一般原核细胞只有一种核糖体，而真核细胞有两种核糖体。核糖体是一种细胞内的核糖核蛋白颗粒，是蛋白质合成的重要细胞器，在快速增殖分泌旺盛的细胞中较多，其成分由 RNA 和蛋白质构成，主要功能是将 mRNA 上的核苷酸顺序按指令翻译成蛋白质多肽链上的氨基酸顺序，故被称为肽链的装配机，即细胞内蛋白质的分子机器。核糖体蛋白是构成核糖体的蛋白质，在真核生物细胞中已发现 80 种核糖体蛋白，广泛分布于各组织研究表明，核糖体蛋白不仅具有合成蛋白质的功能还可能与调控基因转录和翻译、DNA 修复、细胞增殖；并可维持细胞形态等核糖体以外的功能。近年来，在胃癌、结直肠癌、胰腺癌等消化道肿瘤组织中也发现 RPL34 基因表达，其对肿瘤细胞的增殖 - 侵袭以及血管生成起促进作用，可能在肿瘤的发生、发展及预后中发挥重要作用。

目前，国内外对 RPL34 基因与胃癌生物学特点及其临床预后关系的研究较少。通过实时聚合酶链反应法测定不同胃癌细胞株中 RPL34 基因表达情况的研究显示，RPL34 在不同胃癌细胞株中均有表达，在 MGC80-3 细胞株中呈高表达。体外实验证实，RPL34 在胃癌细胞系中呈高表达。采用免疫组织化学法检测胃癌组织、配对癌旁组织和正常胃黏膜组织中 RPL34 基因的表达显示，胃癌组织中 RPL34 基因的表达明显高于正常胃黏膜组织。采用 Western blot 法进行检测进一步验证了上述结果，提示胃癌组织中 RPL34 蛋白表达高于正常胃黏膜组织。研究结果显示，不同肿瘤分化程度、淋巴结转移、TNM 分期的 RPL34 基因阳性表达率比较差异有统计学意义，提示 RPL34 蛋白高表达可能是影响胃癌患者预后的危险因素，可能参与胃癌的发生、发展、侵袭及转移过程。

胃癌组织中 RPL34 基因的高表达可能与胃癌的发生发展密切相关。RPL34 mRNA 的表达水平可能成为胃癌患者随访及预后评估的重要指标，并可能为制订精准胃癌靶向治疗策略提供新的线索。核糖体蛋白具有结构复杂、种类繁多、功能多样等特点，目前对 RPL34 基因及其与肿瘤生物学特性关系的研究较少，未来对 RPL34 基因的深入研究将为认识肿瘤的临床病例特征以及肿瘤治疗提供帮助。

2. MCM8 在胃癌中的表达及其与临床病理特征及预后的相关性分析：在 20 世纪 80 年代初期，MCMs 家族由 Tye 教授等在筛选酿酒酵母菌突变体的研究中首次发现，随后在高等真核生物中鉴定出了同系物。MCMs 在 DNA 复制起始、延伸、转录、染色体重构和基因组稳定中起重要作用，且在多种人类癌前病变及癌症中异常表达，成为人类恶性肿瘤生物学标志物。目前共发现了 10 个 MCMs 家族成员，包括 MCM1-10。每个 MCM 亚基均具有独特的功能，在细胞内通过调节多种基因的转录激活并影响细胞周期，调节细胞凋亡、生长和分化过程，并相互组合形成多种异聚体，参与启动 DNA 合成。MCM2~7 通常形成六聚体复合物发挥生物学功能。MCM8 和 MCM9 均基于与 MCM2~7 的序列同源性而被鉴定为仅存在于高等真核生物中的 MCMs 家族成员，MCM8 和 MCM9 可以形成二聚体复合物。同一家族中的另外两个成员 MCM1 和 MCM10 与 MCM2~7 无同源性，不含 MCMs 共有的 MCM 盒，也有学者认为两者不属于 MCM 家族，但两者均在 DNA 复制中发挥作用。

MCM8 是 MCMs 家族重要成员，是在研究携带乙型肝炎病毒的肝癌患者定向基因时发现的，该基因包括 19 个外显子，位于 20p12.3-13 染色体带处与 GCD10 的相对位置，编码一个由 840 个氨基酸组成的蛋白质，在胎盘、肺、肝脏和心脏中表达。与 MCM2~7 或 MCM10 不同，MCM8 在酵母中无直接的对应物，仅存在于果蝇或更高级的真核生物中，在几种高级真核生物中高度保守。MCM8mRNA 在 G1/S 期积累，而 MCM8 蛋白可在整个细胞周期中检测到，且在整个细胞周期中稳定存在。有研究称 MCM8 和细胞分裂周期蛋白 6（CDC6）相互作用形成复制前复合物的组成部分。后来发现，MCM8 解旋酶活性主要在复制延伸过程中发挥作用，而不是在启动过程中起作用。最近的研究表明，MCM8 被募集到 DNA 修复位点以促进 DNA 同源重组和双链断裂。MCM8 基因突变可导致卵巢早衰。

许多研究表明，MCMs 家族的扩增和过表达与侵袭性恶性肿瘤相关。为调查 MCM8 过表达的原因，发现 MCM8 在多种人类恶性肿瘤中的基因拷贝数增加，包括前列腺癌、胶质母细胞瘤、乳腺癌、结肠癌、胰腺癌、卵巢癌、食管癌、肝癌、肺腺癌、肺鳞状细胞癌、肉瘤、弥漫性大细胞淋巴瘤、甲状腺癌、直肠腺癌、急性髓细胞性白血病和膀胱癌，推测 MCM8 基因的拷贝数增加可能是人类恶性肿瘤中 MCM8 过表达的潜在机制。

应用免疫组化 SP 法检测 MCM8 在胃癌组织及癌旁正常组织中的表达情况，结果显示 MCM8 在胃癌组织中阳性率为 92.9%（78/84），在癌旁正常组织中阳性率为 45.2%（38/84），两组比较，差异有统计学意义。Cai 等通过实时 PCR 测量 MCM8mRNA 在慢性粒细胞白血病患者 MCM8mRNA 表达水平明显高于健康对照组。敲低 MCM8 后分析细胞活力和凋亡率，显示细胞活力显著降低，凋亡率升高，表明 MCM8 在慢性粒细胞白血病中起重要作用，而敲除 MCM8 可能是慢性粒细胞白血病的潜在靶向治疗方法。Liu 等使用定量聚合醇链反应（qPCR）及聚合酶链反应（PCR）分析了肝细胞癌及正常肝脏中 MCMS mRNA 的表达，发现在肝细胞癌中 MCM8mRNA 表达较正常肝脏显著升高。Li 等采用 Oncomine 数据库比较了肺腺癌中 MCMs 的转录平与癌旁组织中的 MCMs 转录水平，发现 MCMmRNA 表达在肺腺癌组织中较癌旁组织显著升高。我们的研究结果同上述结果一致，提示 MCM8 可较好地反映胃癌细胞的增殖特性，推测 MCM8 可能作为促癌基因参与了胃癌发生、发展的过程。

研究还发现，MCM8 的表达与组织分化程度、浸润深度有关。随着分化程度降低，MCM8 的表达逐渐升高；浸润越深，MCM8 的表达逐渐升高。MCM 的表达与性别、年龄、肿瘤大小、淋巴结转移、TNM 期、远处转移无相关性。He 等发现，MCM8 的获得与几种人类癌症的侵袭性临床特征有关，来自 TCC 的前列腺癌数据集分析表明，MCM8 的获得与更高格里森氏评分、更高的病理分期及淋巴结转移相关。

MCM8 的增加还与更高水平的肺腺癌残留肿瘤、淋巴结转移有关；与食管癌的更高级别及淋巴结转移相关与结肠癌更高级别分期及淋巴结转移有关。研究其研究不完全一致，可能与实验样本量较小有关，有待进一步扩大样本量验证结果。

本实验通过 Kaplan-Meier 生存分析和 Log-rank 试验分析结果显示，MCM8 在胃癌组织中表达阳性者生存期低于表达阴性者。Peng 等发现，MCM8 在腺癌中过表达与较短的总生存期相关，MCM8 是胰腺癌的独立预后因素。Liu 等也发现 MCM8 与较差肺腺癌总生存期显著相关。Quan 等选取了 4 个独立的 CEO 数据集分析 MCMs 的表达与骨髓瘤进展生存的关系，发现 MCM8 高表达与无病生存（DFS）和总生存期呈负相关等，还发现，高 MCM8mRNA 表达与总生存期缩短皆相关。推测 MCM8 可能通过调节细胞周期、DNA 复制等途径来影响胃癌预后，MCM8 可作为判断胃癌预后的指标。

综上所述，MCM8 是一种可靠的细胞增殖标志物，可以用于判断肿瘤的分级、恶性程度及预后。MCM8 表达在癌细胞中上调，为癌细胞和具有潜在恶性的细胞提供了诊断标记。MCM8 作为一个新兴的细胞增生标志物，也有待于进一步进行基础理论及临床应用的研究。

二、zeste 基因增强子同源物 2 mRNA 水平与胃癌患者预后的相关性

zeste 基因增强子同源物 2（EZH2）是一个进化保守的基因，可以沉默靶基因并参与多种生物学功能（如细胞周期、细胞增殖、细胞分化等），与肿瘤发生与发展密切相关。EZH2 在前列腺癌、乳腺癌和卵巢癌等多种恶性肿瘤中表达水平异常上调，其介导的组蛋白 H3Lys27 三甲基化（H3K27me3）在许多恶性肿瘤模型中是促进肿瘤生长和转移的关键因子，且与程序性死亡受体配体 1（PD-L1）免疫相关。研究表明，EZH2 在胃癌患者中有潜在的预后提示作用。

研究通过分析 TCGA 和 Km-plotter 数据库中胃癌患者 EZH2mRNA 表达数据和临床资料，发现 EZH2mRNA 表达在肿瘤组织中与癌旁正常组织中差异有统计学意义。在调整 T 分期、N 分期、性别、年龄后，经单因素分析 EZH2mRNA 仍与胃癌的 OS 相关，胃癌低表达与不良预后相关。进一步分析发现，HER2 阳性的胃癌患者中，EZH2mRNA 高表达患者预后不良，EZH2mRNA 发挥抑癌作用可能与 HER2 表达相关，但具体机制尚不清楚。

近年的研究表明，EZH2 编码一种组蛋白赖氨酸 N- 甲基转移，该酶参与 DNA 甲基化以抑制其他基因的转录。EZH2 与 HOXA-AS2 结合对胃癌细胞增殖和肿瘤发生有促进作用，机制可能与表观上沉默 p21、PLK3 和 DDIT3 转录有关。异常激活的 EZH2 可以抑制抑癌基因的表达，因此抑制 EZH2 活性能够抑制肿瘤生长，并且 EZH2 能够介导细胞的多种病理过程，包括细胞周期检查点、凋亡、信号转导等，从而与多种癌症的发生、发展相关。但从 TCGA 和 KM- plotter 数据库获得的数据表明，EZH2mRNA 低表达与胃癌患者的不良预后相关，进一步分析 EZH2mRNA 胃癌患者生存的相关性并对其进行了 GSEA 富集分析发现，EZH2mRNA 低表达促进多种信号通路的表达，如 ECM 受体相互作用通路、TGF-B 信号通路、Wnt 信号通路、黏附结、趋化因子信号通路、细胞黏附分子胶、细胞色素 p450 对异种药物的代谢、多柔比星细胞因子信号通路、药物代谢细胞色素 p450 通路等。Wnt 信号通路是一个复杂的蛋白质作用网络，其与肿瘤的发生、发展密切相关。长链非编码 RNA FAV83H-AS1 可以通过 Wnt-B- catenin 信号通路促进胃癌的化学耐药性。TYR03 的高表达通过 Wmt-β- catenin 途径促进胃癌细胞的生长和转移。miRNA-192 和 miRNA-215 通过激活胃癌中的 Wnt 信号发挥致癌的作用。在曲妥珠单抗治疗胃癌的潜在靶点和生存预测因子关键基因和途径的一项研究中发现，ECM- 受体相互作用的通路在所有曲妥珠单抗耐药相关的差异表达基因中最丰富。原发免疫缺陷途径、病灶黏附、ECM- 受体相互作用和细胞色素 p450 对外源物质的代谢是胃癌发生发展的 4 条重要途径。以上研究表明胃癌的发生、发展与多种信号通路相关。

研究结果表明，EZH2mRNA 低表达能够促进上述信号通路的表达。EZH2mRNA 在胃癌患者中的表达对 OS 时间的影响是一个综合的结果，由于 EZH2mRNA 与具体某个通路的相关机制研究很少，因此 EZH2mRNA 及其相关通路对胃癌患者 OS 时间的影响机制尚不明确。

HER2 是治疗晚期胃癌、食管癌的分子靶点。美国国立综合癌症网络（NCCN）指南中，曲妥珠单抗（靶向 HER2）是治疗转移性胃癌的标准方法。一项开放式前瞻性 Ⅱ 期研究指出，曲妥珠单抗联合紫杉醇治疗 HER2 阳性的胃癌患者，可改善患者客观缓解率（ORR）、OS 和无进展生存（PFS），因此 HER2 表达与胃癌患者生存密切相关。

研究结果表明，HER2 阳性患者中 EZH2mRNA 高表达与不良预后相关，与既往研究相符，但在 HER2 阴性患者中 EZH2mRNA 高表达却预示着较好的预后。Hirukawa 等在给予免疫活性模型 EZH2 抑制剂后明显增加强了抗 ERBB2 单抗的疗效，表明致癌受体酪氨酸激酶 ERBB2/HER2 的单克隆抗体的耐药性与 H3K27me3 的升高有关，其机制可能与

EZH2 抑制剂促进干扰素驱动的免疫反应有关。此外，epi-dCas9 与 KRAB、F0G1、EZH2 和 DNMT3A 融合来靶向 HER2（ERBB2）基因可以在 HCT116 细胞中诱导 HER2 基因表达的瞬间抑制。随着 epi-dCas9 表达减弱，HER2 表达恢复到原来水平。进一步的研究证明，DNA 甲基化与不同的组蛋白甲基转移酶 EZH2 的结合能够在 HCT116 细胞中诱导持久的表观遗传开关和长期抑制 HER2 癌基因。其机制可能是 EZH2-dCas9，通过在 HER2 位点附近创造一个持久的异染色质环境来实现长期沉默。一项乳腺癌的研究中发现，EZH2 阴性及三阴乳腺癌中 EZH2 高表达。以上研究均表明 EZH2 与 HER2 之间存在相关性。

综上所述，EZH2 表达与肿瘤患者密切相关、其可影响肿瘤患者对化疗药物的耐药，影响机体免疫，继而影响患者的预后。大多数研究认为 EZH2 在癌组织中的表达显著增加，提示其上调可能是胃癌患者的一个不良预后因素。但研究结果显示 EZH2 低表达与胃癌患者的预后不良相关，与之前研究相反，但在 HER2 阳性胃癌患者中 EZH2 高表达与患者预后不良相关。CSEA 富集分析发现 EZH2mRNA 与多种肿瘤相关通路及细胞的合成代谢道路相关，这或许是 EZH2mRNA 影响胃癌患者生存的关键所在，但具体机制尚不清楚。出现这一结果可能与我们纳入研究的病例数和病例质量有关。

研究结果进一步加深了对 EZH2 表达与胃癌发生发展关系的认识，为胃癌诊断和治疗发展提供理论基础，同时有助于客观评价 EZH2 在胃癌患者预后评估中的价值。

第十三节　信号通路在胃癌中研究

一、细胞信号通路

信号通路是指当细胞里要发生某种反应时，信号从细胞外到细胞内传递了一种信息，细胞要根据这种信息来做出反应的现象。

细胞内各种不同的生化反应途径都是由一系列不同的蛋白组成的，执行着不同的生理生化功能。各个信号通路中，上游蛋白对下游蛋白活性的调节（包括激活或抑制作用）主要是通过添加或去除磷酸基团，从而改变下游蛋白的立体构象完成的。所以，构成信号通路的主要成员是蛋白激酶和磷酸酶，它们能够快速改变和恢复下游蛋白的构象。从细胞受体接收外界信号到最后做出综合性应答，不仅是一个信号转导过程，更重要的是将外界信号进行逐步放大的过程。受体蛋白将细胞外信号转变为细胞内信号，经信号级联放大、分散和调节，最终产生一系列综合性的细胞应答，包括下游基因表达的调节、细胞内酶活性的变化、细胞骨架构型和 DNA 合成的改变等。这些变化并非都是由一种信号引起的，也可以通过几种信号的不同组合产生不同的反应。

常见信号通路如下。

1. NF-κB信号：NF-κB是1986年从B淋巴细胞的细胞核抽提物中找到的转录因子，它能与免疫球蛋白kappa轻链基因的增强子B序列GGGACTTTCC特异性结合，促进κ轻链基因表达，故而得名。它是真核细胞转录因子Rel家族成员之一，广泛存在于各种哺乳动物细胞中。迄今为止，在哺乳动物细胞内共发现5种NF-κBRel家族成员，它们分别是RelA（即p65）、RelB、C-Rel、p50NF-κB1（即p50/RelA）和p52/NF-κB2。这些成员均有一个约300个氨基酸的Rel同源结构域（RHD）。这个高度保守的结构域介导Rel蛋白形成同源或异源二聚体，该结构域也是NF-κB与靶基因DNA序列的特异性结合区域。细胞内NF-κB的活化过程受到精细调控。通常情况下，在细胞质中的NF-κB处于失活状态，与抑制蛋白IkB（NF-κB）结合成三聚体复合物。当出现TNF-α信号、炎症因子以及LPS、紫外线等外界刺激时，细胞因子与细胞膜表面的TNF受体结合后，TNF受体发生多聚化并与细胞质中TRADD分子发生相互作用。TRADD招募TRAF和激酶RIP，由RIP将信号传递给IKK。在NF-κB信号通路中IKK扮演了非常重要的角色，尽管上游信号路径的不同，但是最终都汇集到IKK。IKK由a、b和g三个亚基组成，作为激酶的IKK能使IκB的a亚基的Ser32和Ser36残基和b亚基的Ser19和Ser23残基磷酸化。IκB随即从p50/p65/IκB异源三聚体中解离出来，经泛素化修饰后通过蛋白酶体降解。于是，受到IκB抑制的NF-κB得以暴露其核定位序列（NLS），迅速从细胞质进入细胞核内，与核内DNA上的特异序列相结合，从而启动或增强相关基因的转录。

2. JAK-STAT信号通路：

（1）JAK与STAT蛋白：JAK-STAT信号通路是近年来发现的一条由细胞因子刺激的信号转导通路，参与细胞的增殖、分化、凋亡以及免疫调节等许多重要的生物学过程。与其他信号通路相比，这条信号通路的传递过程相对简单，它主要由三个成分组成，即酪氨酸激酶相关受体、酪氨酸激酶JAK和转录因子STAT。

（2）JAK-STAT信号通路：与其他信号通路相比，JAK-STAT信号通路的传递过程相对简单。信号传递过程如下：细胞因子与相应的受体结合后引起受体分子的二聚化，这使得与受体偶联的JAK激酶相互接近并通过交互的酪氨酸磷酸化作用而活化。JAK激活后催化受体上的酪氨酸残基发生磷酸化修饰，继而这些磷酸化的酪氨酸位点与周围的氨基酸序列形成"停泊位点"，同时含有SH2结构域的STAT蛋白被招募到这个"停泊位点"。最后，激酶JAK催化结合在受体上的STAT蛋白发生磷酸化修饰，活化的STAT蛋白以二聚体的形式进入细胞核内与靶基因结合，调控基因的转录。值得一提的是，一种JAK激酶可以参与多种细胞因子的信号转导过程，一种细胞因子的信号通路也可以激活多个JAK激酶，但细胞因子对激活的STAT分子却具有一定的选择性。例如IL-4激活STAT6，而IL-12却特异性激活STAT4。

3. Ras、PI（3）K和mTOR信号：随着人类基因组测序的完成，已发现了几百种蛋白激酶。根据它们结构上的相似性，这些激酶可分为多个蛋白家族，在细胞的增殖、生长、分化和凋亡等过程中发挥重要的生物学功能。Ras、PI（3）K 和 mTOR 就是一类与细胞增殖紧密相关的蛋白激酶。真核细胞的正常生长受到周围环境所提供的养分的限制。Ras 和 PI（3）K 信号通过调控下游分子 mTOR，在调控细胞生长方面起着关键作用。在绝大多数的人肿瘤细胞中，Ras 和 PI（3）K 信号通路中的关键调控因子都发生了明显的突变。究其原因，人们发现这条信号通路如果发生突变，就会导致细胞的存活和生长不再受到养分等环境条件的限制，进而诱导细胞癌变。值得注意的是，一些肿瘤抑制因子，如 TSC1、TSC2 和 LKB1 在营养匮乏的条件下减弱了 mTOR 信号通路的强度。相应地，TSC1、TSC2 或者 LKB1 的失活突变，就会导致相似的癌症症状，并具有共同的临床表现。因此，这条确保细胞在环境适宜条件下发生增殖的信号通路，在被癌细胞利用后就可以使癌细胞在养料匮乏的条件下存活并生长。在筛选激酶抑制剂的过程中，人们设计了一系列针对 mTOR、PI（3）K、RTKs 和 Raf 等激酶的药物。在癌症的分子机制研究中，尽管这条信号通路研究得最透彻，但这些激酶在细胞和生物体内的生理功能远比我们想象的要复杂。

4. Wnt 信号：Wnt 信号通路广泛存在于无脊椎动物和脊椎动物中，是一类在物种进化过程中高度保守的信号通路。Wnt 信号在动物胚胎的早期发育、器官形成、组织再生和其他生理过程中，具有至关重要的作用。如果这条信号通路中的关键蛋白发生突变，导致信号异常活化，就可能诱导癌症的发生。1982 年，R. Nusse 和 H.E. Varmus 在小鼠乳腺癌细胞中克隆得到第一个 Wnt 基因，最初它被命名为 Int1。后来的研究发现小鼠 Int 基因与果蝇的无翅基因 wg 为同源基因，因而将两者合称为 Wnt。H.E. Varmus 本人也因他在癌症研究中的杰出贡献而获得 1989 年的诺贝尔生理学或医学奖。Wnt 是一类分泌型糖蛋白，通过自分泌或旁分泌发挥作用。Wnt 信号通路的主要成分包括：分泌蛋白 Wnt 家族、跨膜受体 Frizzled 家族、CK1、Deshevelled、GSK3、APC、Axin、β-Catenin 以及转录因子 TCFLEF 家族。Wnt 信号通路是一个复杂的调控网络，目前认为它包括三个分支：经典 Wnt 信号通路，通过 β-Catenin 激活基因转录；WntPCP 通路，通过小 G 蛋白激活 JNK 来调控细胞骨架重排；Wnt/Ca^{2+} 通路，通过释放胞内 Ca^{2+} 来影响细胞粘连和相关基因表达。一般提到 Wnt 信号通路主要指的是由 β-Catenin 介导的经典 Wnt 信号通路。

5. BMP 信号通路：BMP（骨形态发生蛋白）是 TGF-β（转化生长因子 -β）超家族中的重要成员。通过调节一系列下游基因的活性，控制着诸如中胚层形成、神经系统分化、牙齿和骨骼发育以及癌症发生等许多重要的生物学过程。BMP 信号的传递主要通过配体 BMP 与细胞膜上的丝氨酸 / 苏氨酸激酶受体特异性结合，形成配体受体二元复合物。同时，Ⅱ型受体能够活化 I 型受体，并进一步将信号传递给细胞内的 Smad 分子。在 BMP 和 TGF-β 信号由细胞膜传递至细胞核的过程中，Smad 蛋白起到了关键性的作用。活化的 I 型受体进一步磷酸化 Smad 蛋白，促使 Smad 分子从细胞膜受体上脱离下来，并在胞质内结合 Smad4 分子后进入细胞核。在细胞核内，Smad 多元复合物在其他 DNA 结合蛋白的参与下作用于特异的靶基因，调控靶基因的转录。

6. Ras2MAPK 信号转导途径：

（1）Ras 上游通路：Ras 能被复杂的网络激活。首先，被磷酸化激活的受体，如 PDGFR、EGFR 直接结合生长因子受体结合蛋白，这些受体也可以间接结合并磷酸化含有 src 同源区 2（SH2）结构域的蛋白质（例如 Shc，Syp）后，再激活 Grb2。另外，Grb2 的 src 同源区 3（SH3）结构域与靶蛋白如 mSos1、mSos2、C3G 及发动蛋白结合。C3G 与连接蛋白 Crk 的 SH3 结构域结合后耦联酪氨酸磷酸化而激活 Ras、Crk 也能结合 mSos1 激活 Ras、Grb2 与激活的受体结合促进鸟苷酸交换因子蛋白定位在与 Ras 相邻的细胞膜上。这样，Sos 与 Ras 形成复合体，GTP 取代 GDP 与 Ras 结合后，Ras 被激活，当 GTP 水解成 GDP 后 Ras 失活。Ras 具有内在 GTPase 活性，它的活性可被 RasGAPs 调节，因而 RasGAPs 扮演 Ras 活性调节剂的角色。另外，Ras 失活也受到高度调节。有 3 种蛋白质能水解 GTP 使 Ras 失活，它们分别是 P120GAP、neurofibromin 和 GAP1m，统称为 RasGAPs。

（2）Ras 下游通路：RasRaf 通路是最明确的信号转导通路，当 GTP 取代 GDP 与 Ras 结合，Ras 被激活后，再激活丝苏氨酸激酶级联放大效应，招集细胞浆内 Raf1 丝苏氨酸激酶至细胞膜上，Raf 激酶磷酸化 MAPK 激酶 MAPKK 激活 MAPK。MAPK 被激活后，转至细胞核内，直接激活转录因子。另外，MAPK 刺激 Fos，Jun 转录因子形成转录因子 AP1，该因子与 myc 基因旁的特异的 DNA 序列结合，从而启动转录。myc 基因产物也是转录因子，它能激活其他基因。最终，这些信号集中起来诱导 D 型 Cyclin 的表达和活性。D 型 Cyclin 与 Cyclin 依赖性激酶（如 CDK4 和 CDK6）形成复合体，该复合体的形成促使细胞从 G1 期进入 S 期。因此，RasRaf 通路在受体信号和 G1 期进展之间起着关键作用，然而，Ras/Raf 通路不是调控 G1 期进展的唯一通路。Ras 与 Raf 单独结合不能促进 Raf 激酶活性，同时，Raf 能被不依赖 Ras 的机制所激活（例如能被 Src 酪氨酸激酶和 PKC 所激活），MAPK 也能被不依赖 Ras 机制激活。

二、RhoA 信号通路在胃癌中的研究

癌症基因组谱基于对分子信息的整合分析，将胃癌分为 4 种亚型：EB 病毒阳性型、微卫星不稳定型、基因组稳定型和染色体不稳定型。其中，基因组稳定型胃癌的特征包括多发生于组织学弥漫型，有 Ras 同源基因家族成员 A（RhoA）突变或 Rho 家族鸟苷三磷酸（GTP）酶活化蛋白基因融合现象。

RhoA 是一种小分子 G 蛋白，是调节细胞肌动蛋白骨架的关键分子，其可能成为肿瘤治疗的潜在分子靶点。

1. RhoA 信号通路：RhoA 是 Rho 家族的典型成员，它在细胞的分化、增殖和凋亡中发挥重要作用，其信号异常与神经退行性病变、心血管疾病、肿瘤等疾病的发生密切相关。

完整的 RhoA 信号通路包括激活或抑制信号及相关受体、RhoA 分子、效应分子 Rho

相关激酶（ROCK）、蛋白激酶 C 相关激酶、mDia 等。

2. RhoA 与胃癌的生物学行为：RhoA 表达增加可在多种恶性肿瘤中观察到，但 RhoA 基因突变并不常见。RhoA 基因突变和 RhoA 表达异常可在早期胃癌中出现，提示其在胃癌进展早期即参与作用。但是，RhoA 基因突变见于 14.3%~25.3% 的弥漫型胃癌，7.8% 的混合型胃癌，而肠型胃癌中未检测到 RhoA 基因突变。

RhoA 基因突变可导致 RhoA 信号通路结构性激活，从而增强下游中介分子活性，增加细胞侵袭能力。弥漫型胃癌中 44% 的 RhoA 基因突变伴随相关基因位点的杂合性缺失，从而使突变等位基因纯合。RhoA 信号通路在介导细胞失巢凋亡中起关键作用，而抵抗失巢凋亡是弥漫型胃癌发生过程中的重要早期步骤。弥漫型胃癌的表型特征为肿瘤细胞脱离基膜，分散型生长浸润，但不形成明显的腺体样结构。癌细胞在脱离基膜后，如果能够存活和增殖，首先就要抵抗失巢凋亡，而 RhoA 信号通路异常恰能使肿瘤细胞获得抵抗失巢凋亡的能力。RhoA 突变体具有肿瘤促进能力。Hayakawa 等的研究结果也证明，RhoA 在弥漫型胃癌的肿瘤细胞增殖和侵袭中起重要作用。

3. RhoA 与胃癌的临床病理特征：RhoA 基因突变与细胞分化差、弥散的生长模式和缺乏细胞凝聚力有关，这是弥漫型胃癌的标志。同时还表明，异常的 RhoA 功能与弥漫型胃癌的特征性病理表型相关。Rocken 等研究发现，RhoA 突变多见于远端胃、女性患者及分化差的胃癌，它与 Kirsten 大鼠肉瘤病毒原癌基因同源体基因突变排斥。Wang 等也报道，RhoA 基因突变多见于胃窦、胃体及分化差的胃癌，较少合并肿瘤蛋白 p53 突变。Ushiku 等研究发现，进展期 RhoA 基因突变胃癌多为 Borrmann Ⅲ 型（81%），肿瘤位置多位于胃体（50%）和胃窦（32%），多为管状分化及低黏附癌（73%），肿瘤边缘多表现为黏膜内渗透性生长模式。RhoA 蛋白表达增加相对于 RhoA 基因突变更为常见，组织学研究显示，50.1%~73.3% 的胃癌组织 RhoA 蛋白高表达。RhoA 蛋白高表达和临床病理特征有一定关系。

廖山婴等报道，胃癌组织中 RhoA 蛋白的表达水平与患者性别、年龄、肿瘤大小及分化程度无关，而与胃癌的 TNM 分期、侵犯浆膜、淋巴结转移及远处转移相关。唐志锋等报道，RhoA 蛋白表达与胃癌的 TNM 分期和 Lauren 分型有关，而与患者的性别、年龄、肿瘤大小、有无淋巴结转移和胃癌组织的分化程度无关。

4. RhoA 与胃癌的预后：Rocken 等研究发现，野生型和突变型胃癌患者在总体生存上差异无统计学意义，中位生存期分别为 14.6 个月和 11.6 个月。Ushiku 等研究也未发现，RhoA 野生型和突变型在总体生存及无复发生存上有差异。但是，RhoA 基因突变仅为 RhoA 信号通路发生改变的重要因素之一，综合分析其他涉及 RhoA 信号途径的遗传改变才能更好地阐明 RhoA 信号通路对预后的影响。

现有研究表明，肿瘤组织 RhoA 蛋白的高表达是弥漫型胃癌的独立预后因素，提示 RhoA 信号对弥漫型胃癌患者的生存有重要影响。Huang 等回顾分析了 206 例胃癌根治术患者发现，在弥漫型胃癌中，RhoA 蛋白高表达和低表达的 5 年总体存活率分别为 70.4%

和 33.3%，无病存活率分别为 66.7% 和 31.2%。Chang 等回顾分析了 265 例行根治术的胃癌和食管胃结合部癌（Siewert Ⅱ 或Ⅲ型）患者发现，在弥漫型胃癌中，RhoA 高表达和低表达的 5 年总体存活率分别为 52.5% 和 81.0%。但在以上回顾性研究中，RhoA 表达水平并没有显著影响肠型胃癌患者的 5 年总体存活率和无病存活率，其原因可能与弥漫型胃癌中存在 RhoA 基因突变导致基因功能改变有关，而肠型胃癌中不存在 RhoA 基因突变。

RhoA 蛋白表达可定位于细胞质、细胞膜和细胞核，这可能与其不同功能状态有关。顾勇等研究发现，RhoA 蛋白表达的亚细胞定位对分析预后有重要意义，RhoA 在胃癌细胞核中过表达是判断胃癌患者术后生存期的独立预后指标。RhoA 细胞核阳性表达的患者中位生存期为（28 ± 2.0）个月，RhoA 细胞核阴性表达的患者中位生存期为（35.0 ± 2.9）个月，差异有统计学意义。

三、FAM198B 与 P13K–AKT 信号促胃癌研究

生物标志物可用于诊断胃癌和其他癌性疾病，并且还可以定量用于预测胃癌状态，这为胃癌预后研究提供了有效的诊断工具和各种新颖的治疗方案。其中，生物标志物领域具有在早期发现癌症、改善癌症监测和进展、辅助预后以及为癌症患者正确选择治疗方案提供最佳指导的巨大潜力。例如：在胃癌中 CAMKK2 可激活 AMPK 并在胃癌组织中高表达。通过使用 siRNA 沉默 CAMKK2，可减少胃癌细胞的增殖、克隆形成和侵袭，HER–2 在胃癌中呈现高表达的特征，临床前研究已证明抗 HER–2 治疗具有显著的抗肿瘤功效。由于许多临床试验正在研究不同的设置和不同的设计，因此抗 HER–2 治疗在胃癌患者中的治疗效果令人期待。

P28/PSMD10 与胃癌预后相关，并可调节人 26S 蛋白酶体的肿瘤发生。在胃癌组织中，P28 表达显著升高且胃癌组织 P28 高表达的患者总体生存率较低表达者低。

研究中，在胃癌发生、发展中有重要作用的 FAM198B，并研究了其在胃癌中的功能以及分子机制。

具有序列相似性 198 的人类家族成员 B（FAM198B）是功能未知的新基因，预计是位于高尔基体上的膜结合糖蛋白。FAM198B 可能在调节小鼠和非洲爪蟾的胚胎发育中起作用。所有已知的真核蛋白质中几乎有一半是 N–糖基化的，这是普遍存在的翻译后修饰，据报道，糖基化的改变与肿瘤增殖、侵袭、转移、血管生成、受体活化和细胞内或细胞–基质相互作用有关。

在胃癌中研究了 FAM198B 本身的功能，并初步证明其参与 PI3K–AKT 信号通路，为进一步研究 FAM198B 在细胞内的功能提供参考。

通过 GEPIA 数据库找到在胃癌中较邻近组织高表达的基因，同时找到在胃癌中具有显著临床预后相关性的基因，将这两部分基因进行重合性分析，找到既在胃癌中高表达

且具有显著临床预后的基因，最后根据高表达预后差原则确定 FAM198B 在胃癌中必然存在重要功能；接着研究了 FAM198B 在胃癌中的表达特征，FAM198B 在胃癌中高表达，具有显著高达预后差特征，且随着癌症恶性程度的加深，FAM198B 的表达逐步升高，说明 FAM198B 在胃癌中的重要性，同时在 30 组临床胃癌样品中也发现 FAM198B 在胃癌中显著高表达；确定了 FAM198B 在胃癌中存在重要功能，随即进行细胞增殖和迁移实验进行验证，发现 FAM198B 可促进胃癌细胞增殖和迁移；进一步探讨了 FAM198B 在胃癌中发挥功能的分子机制，通过共表达基因发现 FAM198B 可能参与 PI3K-AKT 信号通路，在敲低 FAM198B 的细胞中进行了验证，发现敲低 FAM198B 可降低 PI3K-AKT 信号通路中关键靶基因的磷酸化水平。

综上所述，FAM198B 可能通过激活 PI3K-AKT 信号通路从而促进胃癌细胞增殖和迁移。

四、Wnt/B-catenin 信号通路

1. Wnt/B-catenin 信号通路在胃癌中的研究：

（1）信号通路：Wnt 通路分为经典 WntB-catenin 通路与非经典 WntCa^{2+}、Wn/ 平面细胞极性通路。

Wnt/B-catenin 通路的传导方式为：配体蛋白与细胞膜表面的低密度脂蛋白受体相关蛋白 5/6 及卷曲蛋白结合形成三聚体，通过蓬乱蛋白减弱由轴蛋白（Axin）、糖原合成酶激酶 -3β（GSK-3β）、结直肠腺瘤性息肉（APC）基因组成的降解复合物与 β-catenin 结合的稳定性，抑制 B-catenin 降解。β-catenin 转入细胞核内，与 T 细胞转录因子 / 淋巴样增强因子相互作用活化下游靶基因。

Wnt/B-catenin 信号通路活化的核心为 B-catenin 在胞质内积聚后向胞核内转移，而通路中任意组分发生变化均可导致信号转导异常。

正常胃上皮细胞中，Wnt 配体蛋白在所有细胞中均表达，但仅在胃小凹基底部存在 Wnt 信号的激活。其原因为黏膜肌层的成纤维细胞可分泌特异性顶部盘状底板反应蛋白（Rspos）。生理情况下，WntB-catenin 信号通路在激活下游靶基因的同时激活 E3 泛素化连接酶［环指蛋白 43（RNF43）锌环指蛋白 3（ZNRF3）］，其介导配体蛋白卷曲蛋白低密度脂蛋白受体相关蛋白 5/6 三聚体泛素化内吞而降解以下调信号转导，此负反馈作用是平衡 Wnt 信号的重要机制。

而 Rspos 与其受体富含亮氨酸的重复 G 蛋白偶联受体（LGRs）结合为二聚体后，可消除 RNF43/ZNRF3 对 Wnt/ B-catenin 通路的抑制作用，导致通路的持续活化。研究表明，缺乏 Rspos 小鼠胃上皮干细胞的增殖能力明显下降。Yan 等研究也证实，消耗 Rspos 会导致胃内 LGR5 干细胞数量减少，且加强 Wnt 信号也无法恢复干细胞数量，提示 Rspos 信号的正常传导是维持胃上皮干细胞增殖的关键。

（2）Wnt/β-catenin 信号通路与胃癌的发生及发展：WntB-catenin 信号通路是胃肠道干细胞增殖、分化失控，导致肿瘤发生发展的重要原因，如促进肿瘤细胞的自我更新及上皮 - 间充质转化等。研究表明，WntB-catenin 信号通路的异常活化可能是导致肿瘤级联反应的关键步骤，目前约 30% 的胃癌中发现了 WntB-catenin 信号通路成员的病理激活。迄今为止，胃癌中 WntB-catenin 信号通路的增强机制主要有配体表达增加、基因突变、表观遗传学改变及 mRNA 调控异常等。

1）Wnt 配体表达增加：Saitoh 等首先发现，Wnt5a 在超过 30% 的胃癌中显著上调。另外，Wntl、Wnt6 和 Wntl0a 等 Wnt 配体蛋白在胃癌中表达增强。而 Rspos 作为新近发现的 Wnt/β-catenin 信号通路的强效激活剂。Li 等在对人胃癌异体移植模型的研究发现，部分胃癌中存在类似于结肠癌中的 Rspo2 基因融合现象，起到类似增强子的作用，可增加体外转染肿瘤细胞的增殖速度及诱导实验小鼠肿瘤形成，提示 Rspo2 在胃癌中有促癌作用。有研究报道 Rspol Rspo2 在肠型胃癌中的表达明显增加，与癌旁组织相比，虽然胃癌组织中的染色强度下降，但染色阳性细胞数量增加，这是免疫反应促使机体沉默 Rspos 表达以抑制肿瘤细胞的表现。Zhang 等在胃癌标本及细胞系中也发现，Rspo2 与 LGR5 的表达水平均明显高于正常胃黏膜细胞，两者在肿瘤细胞的表达呈正相关，在抑制 Rspo2 的表达后，组织内上皮钙黏素的表达增加、β-catenin 及波形蛋白表达减小。而 Shamai 等发现，间充质干细胞在经胃癌细胞招募及诱导"重编程"后可提高 Rapos 及 LGR5 在组织中的表达，以维持肿瘤细胞的增殖、生长，提示 Rspos-LGR5-Wnt/β-catenin 信号通路不仅与胃癌的发生有关，还可通过影响上皮 - 间充质转化在胃癌的侵袭、转移中发挥作用。

2）基因突变与表观遗传修饰：基因突变导致 WntB-catenin 信号通路的异常活化也是胃癌发生的一种机制。Min 等的研究发现，将近 20% 的胃癌中出现了 APC 基因突变导致的 Wnt β-catenin 信号通路的活化。另有学者在轴蛋白 1 和轴蛋白 2 中也发现了因编码基因突变而导致两者功能失活的情况。Gao 等对胃癌组织标本进行基因组测序后发现，RNF43 在胃癌中常因基因突变导致表达减少，且与 TNM 分期、远处转移等有关。Niu 等对胃癌细胞系的研究进一步证实了 RNF43 的功能缺失突变，且 RNF43 的失活可导致癌细胞增殖性更强，Ki67 活性更高。而诱导 RNF43 过表达抑制 Wn 信号活化，可明显减弱肿瘤细胞的增殖能力及侵袭能力。有研究发现，35.2% 的早期胃腺癌及腺瘤中发生 RNF43 基因突变，提示 RNF43 的下调可能是腺瘤向腺癌转变的早期特征之一。

表观遗传修饰指在不改变 DNA 序列的情况下，通过 DNA 甲基化、组蛋白修饰等方式调控细胞的生物学行为。在胃癌中，APC 基因不仅经常发生突变，而且也常因出现甲基化而失活。有研究报道，52.9% 的胃癌组织出现 APC 基因甲基化，甲基化程度明显高于正常组织。Yu 等对胃癌 DKK3 基因进行转录调节和功能分析时发现，有 68% 的早期胃癌组织中检测到 DKK3 启动子甲基化，提示 DKK3 的甲基化可能是早期胃癌的特征。宋国栋等发现，胃癌中 DKK3 启动子存在异常甲基化，且程度与肿瘤浸润深度、TNM 分期及转移等密切相关。此外，胃癌中分泌型卷曲相关蛋白 5 也存在异常甲基化。

3）miRNA 调控异常：一项总结了 352 种 miRNA 在胃癌中表达情况的研究显示，近 70 种 miRNA 在胃癌中存在表达异常。Cong 等利用免疫荧光杂交实验发现，胃癌中 miR-200a 的表达明显下调，其可通过诱导上皮钙黏素的表达抑制 WntB-catenin 信号通路发挥抑癌作用。同时，miR-1225-5p 在胃癌中的表达下调与肿瘤的侵袭转移及不良预后密切相关。此外，某些 miRNA 表达增加会促进肿瘤的发展，胃癌中过表达的 miR-544a 可抑制上皮钙黏素基因表达，从而引起肿瘤细胞上皮-间充质转化的发生，且 miR-544a 还可通过减少轴蛋白 2 的表达增强 β-catenin 核易位促进胃癌的侵袭。有研究表明，在胃癌细胞系及胃癌组织中存在 miR-194 过表达，其通过与 WntB-catenin 信号通路抑制受体结合而引起 WntB-catenin 信号通路的异常活化并导致肿瘤细胞的增殖，且抑制 miR-194 表达可以明显降低体外胃癌细胞的侵袭与转移能力。同样，在胃癌中表达上调且与 Wnt B-catenin 信号通路相关的 miRNA 还有 miR-501-5p-9、miR-324-3p、miR-438-5p 等。可见，miRNA 通过调控 Wnt/B-catenin 信号通路不仅与胃癌的发生有关，而且还与胃癌细胞的侵袭、转移能力有关，并在一定程度上影响了胃癌患者的预后。

2. CircKRT17 与 miR-485-5p 互作调控 Wnt/B-catenin 通路影响胃癌发生发展的机制研究：circRNA 是一种新的非编码 RNA，研究报道，cir-cRNA 在胃癌的发生、发展中担任重要角色，例如 cir-cRNAhsa-circ-0001368、circPSMC3 和 circular RNA AKT318。

研究结果显示，circKRT17 在胃癌组织中的表达显著高于癌旁正常组织，并与肿瘤分期、转移及患者预后相关；此外，circKRT17 在胃癌细胞系中的表达显著高于正常胃上皮细胞。功能学实验结果显示，cir-cKRT17 siRNA 显著抑制胃癌细胞增殖、周期和迁移能力，并且抑制肿瘤生长。以上这些结果表明，circKRTl7 可能在胃癌中充当原癌基因的作用。研究已证明 miR-NAs 可能发挥着类似癌基因或抑癌基因的作用，并参与胃癌的发生、发展，如化疗诱导的 miR-29c 表达通过靶向 CTNND1 抑制胃癌细胞侵袭。circRNA 通过在许多肿瘤中充当 miRNA 海绵来承担 ceRNAs 的角色。例如 circNRIP1 作为 miR-149-5p 海绵，通过调控 AKT1/mTOR 通路促进胃癌进展。circTADA2A 通过作为 miR-203a-3p 海绵并调控 CREB3 的表达，促进骨肉瘤的进展和转移。

研究利用 miRanda 软件预测出 circKRT17 潜在结合的 miRNAs。利用荧光素酶报告基因筛选，结果发现 miR-485-5p 能够显著降低 circKRT17 荧光素酶活性。此外，利用 RNA 免疫共沉淀发现，AGO2 复合体中存在 circKRT17 和 miR-485-5p。这些结果表明，circKRT17 可以作为分子海绵吸附 miR-485-5p。胃癌细胞中过表达 circKRT17 明显降低了 miR-485-5p 表达，而下调 circKRT17 则上调 miR-485-5p。这些结果说明 circKRT17 可能通过结合 miR-485-5p 影响 miR-485-5p 下游靶基因以及相关通路参与胃癌进程。有报道称，Wnt/β-catenin 信号通路是胃癌发展的主要原因之一，超过 50% 的胃癌表现出 β-catenin 的核内积累。

研究鉴定出 Wnt3a 是 miR-485-5p 的一个直接的靶基因。过表达 miR-485-5p 显著降低 Wnt3a 以及核内 β-catenin 的表达，并且通过靶基因营救实验证明 Wnt3a 能够明显减轻

miR-485-5p 在胃癌细胞中的抑癌效果。这表明 miR-485-5p 可能通过靶向调控 Wnt3a 进一步抑制 Wnt/B-catenin 信号通路进而发挥抑癌作用。

3. Lgr4 和 Wnt 信号通路与胃癌关系的研究：研究发现，Lgr4 作为 G 蛋白偶联受体（GPCRs）家族成员之一，Lgr4 在胃癌中的表达水平明显上升。随着 Lgr4 与胃癌相关性报道的增加，有数据提示 Lgr4 可能成为预测胃癌患者生存期的标志物或潜在的基因靶向治疗的靶点。

（1）Lgr4：Lgr4 也称为富含亮氨酸重复序列的 GPCR4 或 GPCR48，可以介导多种信号分子的转导过程，其仅存在于真核细胞生物中，且参与绝大多数哺乳类动物的生理过程，如情绪、免疫系统及自主神经的调节等。也是 Wnt 信号转导的目标基因。完整的 Lgr4 基因片段长度超过 60kb，包含 18 个外显子和 17 个内含子，其在胚胎和成人期各种组织中均广泛表达。Lg4 与黄体激素受体、甲状腺激素受体及卵泡刺激素受体同源，均属于糖蛋白激素类受体，Lgn4 在很多组织中均有表达，包括胰腺、胎盘、肾脏、脑和心脏组织等，通过基因敲除技术敲除 Lgr4 基因后的小鼠出生后是致死的；Lgr4 敲除鼠的生殖系统、胆囊、眼睛、毛囊、肾及其他多个器官均存在不同缺陷，由此可见 Lgr4 在多种器官（男性生殖器官、眼睑、头发毛囊及小鼠小肠）的形成过程中大量表达。同时，Lgr4 还参与多种病理形成和治疗过程，如子宫内膜容受性的形成、肥胖形成，治疗骨质疏松。此外，Lgr4 也参与人类不同肿瘤的发生、发展，如胃癌、结直肠癌、前列腺癌、乳腺癌、多发性骨髓瘤等。Lgr4 在肠上皮隐窝细胞中呈特异性表达，其基因能够调节肠上皮细胞的增殖，在肠自稳态的维持过程中起重要的生理调节作用。

（2）Lgr4 与 Wnt 信号通路：Wnt 基因属于一种原癌基因，是一种富含半胱氨酸的糖蛋白，在细胞的生长和发言过程中起基础性作用，其功能主要见于指导胚胎发育和导致癌症发生。Wnt 信号通路中的许多蛋白 a 基因的突变与胃癌有密切联系，它能影响肿瘤细胞的新陈代谢导致肿瘤的形成。Wnt 蛋白有自分泌和旁分泌两种分泌方式，其通过这两种分泌方式与应于细胞膜上的受体相结合，激活一系列细胞内的信号通路，调控靶基因的表达，从而对细胞的分裂、增殖、分化、迁移、衰老及凋亡起重要作用。若 Wat 信号通路出现功能障碍，不能正确调控基因表达，而异常的 Wnt 信号通路被激活，就有可能导致肿瘤的发生。

Wnt 信号通路中包含很多基因，其中有癌基因也有抑癌基因，癌基因或抑癌基因发生突变均可导致正常调控细胞增殖的调节途径异常活化，使细胞增生失去控制从而导致肿瘤形成。

Wnt 信号转导通路是由 Wnt 蛋白与卷曲蛋白受体结合激活，它是一条在细胞的生长发育过程中起基础作用的细胞信号通路，包括经典的 Wnt-β 联蛋白通路、非经典的 Wnt-Cat 通路和 Wnt 平面细胞极性通路。三条通路各自发挥不同的作用：①经典的 Wnt-β 联蛋白通路，其作用方式主要是通过促进卷曲蛋白和脂蛋白受体相关蛋白与 Wnt 蛋白的结合，进一步激活蓬乱蛋白，从而促使 β 联蛋白积累，累积量达到一定程度后再进入细胞核，由 T 细胞因子介导转录。② Wnt–Ca²⁺ 通路，其主要通过刺激细胞内 Ca²⁺ 的释放，激活异源三聚体 G 蛋白来刺激磷脂酶 C，进而控制细胞的运动。③ Wnt 平面细胞极性通路，其主要凭借激活 RhoA 蛋白、小 GTP 酶来启动，激活 Rho 相关激酶，从而引起细胞的转录。目前的研究主要集中于经典的 Wnt 信号通路。

研究证实，Wnt/β 联蛋白信号通路可能成为新一代药物治疗肿瘤的靶点。

Lgr4 与 Wnt 信号通路的关系有证据表明，Lgr4 作为 R-spondin 的协同受体介导 Wnt–β 联蛋白的信号通路，敲除小鼠小肠细胞中的 Lgr4 能够损害 Wnt 靶基因的表达，从而阻止 Wnt–β 联蛋白信号通路。β 联蛋白作为 Wnt 信号通路中央的下游效应器在生长发育过程中起重要作用。在胃癌的发病机制中，功能通路失调很可能是 Wnt 信号通路异常所致。作为 Wnt 信号通路的靶基因，Wnt 信号通路异常激活会引起 Lgr4 的表达增加，从而可能对细胞的分裂、增殖、分化及肿瘤的发生和发展起重要作用。同时，Lgr4 还是 R-spondin 的受体，它与 R-spondin 与有很高的亲和率，两者结合后能增强 Wnt 信号通路。以上研究均表明，Lgr4 和它的激活性配体 R-spondin 结合后，可以增强 Wnt/B 联蛋白信号通路，引起包括 Lgr4 在内的靶基因的表达改变，从而参与胃癌的发生、发展。这提示，针对 Lgr4/R-Spondin 的拮抗剂可能会通过抑制 Wnt 信号通路产生抑制肿瘤的效应，因此是值得进一步探讨的新的个体化治疗靶点。目前，许多 G 蛋白受体拮抗剂已被应用于抗肿瘤治疗，其中甚至包括受体本身的抗体治疗。

（3）Lgr4 及 Wnt 信号通路与胃癌：

1）Lgr4 与胃癌：肿瘤细胞浸润转移包括黏附、降解和移动三个步骤。其中，如何穿越生物学屏障是癌细胞进行侵袭和转移的关键。为了探究 Lgr4 的生理奥秘，研究者们构建了 Lgr4 敲除小鼠模型，他们发现这些基因敲除小鼠的宫内胚胎生长发育迟滞，小鼠的围生期病死率升高，有的甚至导致卵巢、附睾、输精管等器官的发育畸形。这些结果提示，Lgr4 可能与细胞分化、增殖及组织生长发育密切相关。

Lgr4 在肠型胃癌组织中的表达水平明显升高，这与 Lg4 在胃癌中信使 RNA 水平的改变相呼应。在 20 例胃癌组织样本中，有 65%（13 例）显示 Lgr4 胞质染色阳性（8 例肠型胃癌和 5 例低分化型胃癌）。在 3 例样本中，还发现了胞核染色阳性（1 例肠型胃癌和 2 例低分化型胃癌）；在 481 例胃癌患者中，有 206 例（约 42.8%）发现 Lgr4 阳性肿瘤细胞，12 例（约 2.5%）为胞质免疫反应强阳性，159 例（约 33.1%）胞质免疫反应呈中、弱阳性，82 例（约 17.0%）为胞核免疫反应阳性。该研究还探讨了 Lgr4 表达与胃癌患者临床病理特征的相关性，发现 Lgr4 的表达与淋巴结转移相关，但亚组分析显示，这种关联性仅限于低分化型胃癌。然而，在另一项探讨 Lgr4 表达与胃癌患者预后关系的研究中，并未发现 Lgr4 的表达水平会影响胃癌患者的生存。这可能是因为患者群体未进行进一步细分亚群。

2）Wnt 信号通路与胃癌：Chiurillo 通过实验论证，在胃癌干细胞的更新过程中，Wnt 信号通路中的 Wnt/B 联蛋白信号通路发挥举足轻重的作用，Wnt 信号通路发生中断很可能导致胃癌发病机制中的功能通路中断。Yu 等研究也发现，在胃癌中 DACT2 基因参与

Wntβ联蛋白信号通路的调节，其表达下调或缺失会引起Wnt信号通路异常。Mo等研究认为，胃癌中Wntβ联蛋白信号通路的激活与酰基转移酶的过度表达密切相关，且还能促进肿瘤细胞的转移。可见，Wnt信号通路中的某些蛋白与胃癌的发生、发展及转移有密切联系。

慢性的炎症反应既可以致癌，也可以抑癌。NF-κB在癌症发生的过程中起到的作用并不全是负面的。近期有研究表明通过IKBa过量表达阻断NF-κB可以促进Ras诱导的类鳞状细胞癌的侵袭性表皮增生，这表明了NF-κB与癌症之间存在十分复杂的关系。

另外，NF-κB信号通路与慢性炎症疾病的关系还体现在NF-κB信号通路与自噬活性的相互调节方面。近期有研究发现使用NF-κB特异性阻断剂SN50阻断NF-κB所介导的细胞信号转导途径，可以使肝癌细胞的自噬活性增强，诱导肝癌细胞凋亡，增强化疗敏感性。而在大鼠脑外伤模型中，NF-κB信号通路在损伤处促进自噬体的形成，直接调节自噬的形成。

（4）NF-κB信号通路的阻断：NF-κB信号通路的阻断药物，常见的有免疫抑制剂（如环孢素A、雷帕霉素和他克莫司等）、抗炎剂（如地塞米松、阿司匹林、舒林酸等）、抗氧化剂（如维生素C及衍生物、抗坏血酸等）、前列腺素及一氧化氮等。通过抑制NF-κB信号通路保护神经元免受神经毒素的影响，而NF-κB信号通路的抑制是由沉默信号调控因子1（STRT1）与NF-κB系统中复杂的相互作用产生冲突导致的。

南蛇藤醇对胃癌细胞的抑制增殖和抗凋亡活性，也是通过增加miR-146a的表达，从而抑制NF-κB信号通路发挥作用的；红霉素（EM）和一种红霉素的衍生物（EM703）可以抑制由汽油废气颗粒诱导的支气管平滑肌细胞中NF-κB的活化，EM和EM703在此过程中既发挥了抗炎活性，又起到了抗氧化作用。此外，NF-κB信号通路的抑制也能使其他药物发挥更好的治疗作用。最近的研究表明，IκB表达量的增加可以使表皮生长因子受体（EGFR）变异的非小细胞肺癌对表皮生长因子受体酪氨酸激酶抑制剂（EGFRTKI）的相应增加，从而提高EGFRTKI对非小细胞肺癌的治疗效果。

NF-κB是一种影响广泛的转录调节因子，它参与慢性炎症的调节过程，并涉及很多精细的分子调节。而慢性炎症反应是机体面对外界伤害时采取的一种复杂的，涉及许多信号通路的保护机制。慢性炎症反应与癌症之间联系的研究始于19世纪中期，但其中的分子机制尚不明确，对NF-κB介导炎症反应的研究不断发展，为探讨慢性炎症反应转化为癌症的分子机制提供了理论基础。

尽管NF-κB的活化通路可以作为慢性炎症疾病（如动脉粥样硬化、风湿性关节炎等）及癌症的治疗靶点，但NF-κB信号通路也直接参与机体正常的生理调节，并与许多其他的信号通路整合在一起对机体产生复杂的调节作用。因此，对此通路的全面抑制会产生影响深远的不良反应。对NF-κB活化过程中的每一步都还需要进一步的研究，包括NF-κB相关受体、信号转导、负反馈调节等，从而为寻找慢性炎症疾病及癌症防治的精准靶点奠定基础。

（5）NF-κB炎症信号通路相关基因研究：NF-κB是重要的炎症信号通路，调控多种细胞功能，对癌细胞的存活、增殖、转移有至关重要的作用，其相关基因单核苷酸多态性与胃癌发生、发展、浸润和侵袭等密切相关。大量研究表明，炎症转化是肿瘤发生的一个重要机制。炎性细胞因子的稳态失衡，可形成"非可控性炎症"，进而诱导基因突变，激活炎性通路，从而抑制免疫反应、促进细胞癌变、增加瘤细胞的迁移，最终加快了癌症的发生发展。

NF-κB信号通路在绝大多数癌症中都是被激活的，其异常激活部分归因于基因突变，持续异常激活的NF-κB信号使炎症免疫因子不断累积，加速癌细胞增殖、侵袭、浸润、迁移最终导致不良预后。

NFκBI和RELA是NF-κB炎性信号通路关键节点的编码基因，而COX-2和IL-1B是其下游效应编码基因，研究发现这4个基因相关位点多态性与胃癌预后相关。

NFκB1、RELA基因是NF-κB信号通路核心区P50/P65复合物的编码基因，研究发现rs3755867突变型有利于癌症患者延长生存时间，其可能机制是rs3755867多态性改变使得NFκB1表达异常，导致P50/P65复合物活性减弱，进而抑制NF-κB通路活性，延缓癌细胞进一步增殖和转化。

同时发现rs7119750位点的改变在≤65岁的早中期胃癌患者中是影响胃癌生存与预后的危险因素。可能与该位点通过乙酰化使NF-κB发生异常激活，影响机体的免疫应答、细胞凋亡、细胞生长等多个基因的表达。

COX-2又称环氧合酶，其在正常生理条件下不表达或低表达，但在胃癌病人组织中是高表达。殷霞丽发现COX-2-1195G＞A多态性与肿瘤大小、浸润深度、预后不良相关。研究也发现，COX-2多态性位点rs5275的突变基因型TT可能为胃癌病人不良预后的危险因子。可能与COX-2基因突变后使其表达过度，继而促进肿瘤细胞的黏附、基质的降解，进一步促进瘤细胞的运动能力上升及新生血管或淋巴管的形成。

IL-1β是由免疫细胞在摄取抗原抗体复合物中产生的炎性因子，对胃酸有很强的抑制作用，同时能放大局部免疫炎症反应水平。研究发现IL-1β编码基因IL-1β的多态性位点rs1143627影响≤65岁胃癌晚期患者的预后情况。可能与IL-1β的多态性增加胃癌患者的胃酸分泌，影响其预后和转归。同时发现具有rs3755867、rs1143627两个不良基因型的患者，其不良预后是无不良基因型患者的1.92倍，提示NF-κB信号通路核心复合物与下游效应基因间存在联合作用影响胃癌患者预后。

第十四节 外泌体与胃癌研究

一、外泌体

最早期发现绵羊网织红细胞成熟过程中会出现囊泡形式丢失大量细胞膜蛋白，而命名"外泌体"，以为是细胞排泄物。目前特指由脂质双分子层构成的小囊泡，内体膜内吞形成细胞内多囊泡体，向胞外释放多个腔内囊泡（ILVs），被释放入细胞外环境的 ILVs 即为外泌体。

外泌体作用于受体细胞，外泌体富集于肿瘤微环境中，肿瘤源性外泌体已被证明与肿瘤增殖、分化、迁移、耐药、血管新生以及免疫调节相关。

肿瘤微环境是一个由肿瘤细胞、间质细胞、细胞外基质等构成的动态网络，肿瘤细胞通过募集其附近的间质细胞使其发生重塑，进而促进肿瘤的发生、发展和转移。成纤维细胞是肿瘤微环境中主要的间质细胞，其"活化"为肿瘤相关成纤维细胞后，可通过多种途径促使肿瘤细胞发生上皮-间质转化（EMT），参与肿瘤血管生成和侵袭、转移。

外泌体在成纤维细胞"活化"、EMT 过程中起重要作用。Guan 等研究发现，大剂量 PPl 可抑制胃癌外泌体的释放，减弱外泌体促成纤维细胞活化和细胞因子释放。该研究还发现，大剂量的 PPl 不仅可调节缺氧诱导因子 -1（HlF-1）信号通路，从而抑制胃癌进展，亦能增强抗肿瘤药物的作用。

二、血浆外泌体中 B7 同源物 3、程序性细胞死亡蛋白 1- 配体 I 在胃癌患者中的表达变化及其临床意义

B7 同源物 3 为共刺激分子 B7 家族的一个新成员，其作用受体及对肿瘤免疫的作用机制目前尚不明确。有学者认为 B7 同源物 3 具有双向调节作用，既能增强 CTL 的活性，提高机体免疫反应，又能抑制 T 淋巴细胞增殖及细胞因子的释放。

程序性细胞死亡蛋白 1- 配体 I（PD-L1）是 B7 家族的另外一个成员，可抑制 T 淋巴细胞的增殖和细胞因子的合成。

研究结果显示，胃癌组患者血浆外泌体中 B7 同源物 3 的表达水平高于对照组，提示外泌体 B7 同源物 3 可作为胃癌诊断的候选肿瘤标志物之一。

研究也发现，胃癌组患者血浆外泌体中 PD-L1 的表达水平与对照组相比差异无统计

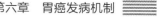

学意义（故其对胃癌的诊断效能尚不明确；但外泌体中 PD-L1 的表达水平随胃癌浸润深度加重而升高）。

研究结果显示，血浆外泌体中 B7 同源物 3 的表达与 PD-L1 的表达呈正相关（r=0.208，P=0.032）、但两者在胃癌进展中是否起到协同作用还有待进一步研究。

前者可作为早期诊断胃癌的候选标志物，后者则参与了胃癌浸润进展。

三、血浆外泌体 miR452 作为胃癌诊断的生物标志物

外泌体为一类胞外双层脂质膜性小囊泡，直径 30~150nm，可携带供体细胞内所含分子如癌蛋白和肽、各种 RNA（miRNA、mRNA、IneRNA 等）、脂质和 DNA 片段等，保护它们不受细胞外各种酶的降解，并通过与受体细胞表面分子相互作用或直接融合的方式活化细胞内信号通路，介导细胞间交流，引发肿瘤微环境中深入的表型变化，故研究者认为外泌体可以更准确地响应肿瘤进展期间癌细胞中 miRNA 的表达变化。

已有研究表明血浆中 miRNA-940 能够作为新的胃癌诊断标志物，其较外泌体 miRNA 标志物的检测操作方便。然而，血浆 miRNA-940 作为一种循环 miRNA 标志物，易受细胞外液中 RNase（Rnase：即 RNA 水解酶）及其他异常功能细胞分泌的 miRNA 干扰，其在血浆中的表达也非持久稳定，饮食、睡眠等生活习惯的改变均可能引起循环 mRNA 的短期变化，从而影响研究者对于疾病发展的判断。

研究探索外泌体 miR452-5p 作为胃癌诊断的标志物，因其包裹于外泌体内，受血浆中其他分子的影响较小，且外泌体直接来源于肿瘤组织相关的细胞，所携带的 miR452-5p 及其表达趋势更能直观地反映胃癌的疾病特性，外源性非剧烈刺激对其影响不太，故其相对于循环 miRNA-940 标志物更稳定、精确。

缺乏氧胃癌细胞衍生的外泌体转移 miR-143-5p 促进癌侵袭、转移缺氧是肿瘤微环境的特征之一，已经被证实是多种实体肿瘤恶性进展和化疗药物耐药发生的主要驱动力。外泌体参与胃癌多种恶性进展的调控，但外泌体是否参与缺氧调控肿瘤进展的机制尚未得到很好的阐明。有研究强调了缺氧在促进肿瘤细胞外泌体分泌方面的重要作用。缺氧诱导肿瘤细胞分泌的外泌体可能通过调节肿瘤内皮细胞衍生新生血管生成，减少肿瘤细胞间黏附而促进癌细胞的侵袭、转移。

刘伟等发现缺氧胃癌细胞的外泌体促进常氧胃癌细胞的增殖和侵袭。有研究也发现，缺氧诱导鳞状细胞癌细胞分泌的外泌体被常氧细胞同化，并引起受体细胞发生 EMT 表型转化。与以前的研究相似，肿瘤微环境的重要组成部分包括外泌体，该外泌体具有在细胞 - 细胞之间交换信号的作用，并且缺氧区域的肿瘤细胞可以将外泌体递送至正常氧区域的周围肿瘤细胞，从而这些受体细胞表现出更强的恶性侵袭、增殖。

缺氧微环境可能会影响源自肿瘤细胞的外泌体中 miRNA 的表达，而外泌 miRNA 在调

节肿瘤进展中起关键作用。例如，来自结肠癌细胞外泌体 miR-25-3p 通过诱导转移前微环境的形成来促进结肠癌进展，并且可以用作临床预测肿瘤转移诊断的生物标志物。已知多种癌中观察到异常的 miR-143 表达，提示 miR-143 具有广泛的促癌作用。miR-143-5p 与 HUG1 基因的异常调控参与骨肉瘤细胞的恶性进展；miR-143-5pLAMP3 信号轴异常激活促进了食管癌的上细胞上皮 – 间叶样转化、化疗耐药的发生；miR-143-5p 在外周血中的高表达可作为结直肠癌可靠的临床诊断标志物。研究中，发现胃癌细胞在缺氧条通过 miR-143-5pSMDT1、PI3K/Akt 调控胃癌细胞的恶性进展，而且胃 miR-143-5p 呈现明显高表达。

第十五节　胃癌干细胞

一、胃癌肿瘤干细胞研究

肿瘤干细胞学说可能是肿瘤发生、发展、侵袭和复发转移的根源。根据该学说，肿瘤细胞在功能上存在很大的异质性，其中只有极小部分细胞才有肿瘤形成能力，但成瘤能力较强，且其在肿瘤组织中所占比例与肿瘤的恶性程度呈正相关。一方面，癌干细胞获得肿瘤相关特征，如无限生长和形成转移的能力；另一方面，具有与干细胞相似的自我更新和分化潜能，可以分化形成早期前体细胞和分化的瘤细胞，而其他的成体肿瘤细胞则经过有限的分化增殖周期后走向死亡。这些细胞的存在被认为是肿瘤发生、发展与维持的基础。

美国癌症研究协会对肿瘤干细胞进行了定义，所谓"肿瘤干细胞"是指一类存在于肿瘤内部，拥有自我更新能力和肿瘤形成能力的细胞。

从干细胞的生物学特征和分子机制来看胃肠道肿瘤起源于干细胞的证据也已很充分，但由于肿瘤干细胞知识体系尚不完备。这一新兴的研究领域尚有许多有待解决的问题。

胃癌等多数实体肿瘤干细胞难以分离纯化是其研究的另一障碍。

尽管对干细胞和肿瘤干细胞自我更新和分化的分子机制还知之甚少，但调节机制，如 Wnt 等信号通路是重要作用。但在胃癌发生过程中，WntB- catenin 信号通路突变性激活，导致其关键性标志蛋白 B-catenin 异常累积，进入细胞核内激活 Wnt/B- catenin 信号通路靶基因的转录，改变细胞迁移能力和细胞极性，从而诱导肿瘤发生。癌干细胞信号转导通路的研究还在初步阶段，以 Wnt 信号通路为代表的信号传导途径既作为干细胞的正常增殖分化调控信号，又是胃癌发生转移的异常事件，其作用方式在两者之间究竟存在着怎样的不同其功能调节机制又是如何，值得进一步研究。

其次，miRNA 作为肿瘤基因调节信号在胃癌发生的早期和诱导胃癌干细胞的形成中又起著名怎样的作用，尚有待进一步的研究。

二、c-mye 和 LIN28B 蛋白及其 mRNA 在胃癌组织和相应癌旁正常组织中的表达

诸多研究认同"肿瘤干细胞"假说，即指祖细胞、干细胞和不同分化程度的肿瘤细胞是肿瘤的构成部分，而干细胞亦作为肿瘤病理过程的根源，故此，应对胃癌干细胞进行针对性的临床治疗和干预，才能从根本上阻滞胃癌的病理过程。

LIN28B 高表达于血液系统恶性肿瘤及多种实体瘤，具有良好的临床研究价值。有研究认为，LIN28B 表达水平与结肠癌淋巴结转移、肿瘤分化程度存在密切关系。另有研究报道，LIN28B 可能参与肿瘤干细胞的致癌过程。并且，有研究指出，在食管癌中的 LIN28B 呈现高表达，并且其与淋巴结转移及预后效果存在显著关系。此外，有研究表明，LIN28/LIN28B 可诱导卵巢上皮癌的病理过程，且可影响卵巢上皮癌的易感性。究其作用机制，可能与 Wnt-β-catenin 通路上调，阻滞 let-7、micro、RNA 家族转录后的加工成熟有关。而 Wnt 作为一种肿瘤干细胞自我更新的主要信号通路，其中 Let-7 基因家族可通过阻滞细胞周期相关蛋白如 CCND1/2、E2F2 和癌基因如 c-mye、KRAS、Bcl-xd、HMGA2 以阻滞肿瘤分发生及发展。其中，c-myc 是 Wnt 通路的一种主要靶基因，能够激活 LIN28B 转录。有研究认为，LIN28B、let-7、c-mye 产生信号环路，其中 LIN28B 过表达可引起 let-7 表达水平下降，而使之减弱对 c-mye 的阻碍作用，进而使得 c-mye 呈现过表达，且促使 LIN28B 表达升高。所以，本研究通过检测胃癌组织 c-mye、LIN28B 表达水平，分析其与胃癌临床病理参数的关系，从肿瘤干细胞的视角分析胃癌病理过程的发生机制，进而为临床治疗提供潜在靶点及新方法。

研究发现，c-mye、LIN28B 蛋白在胃癌组织中的表达水平较癌旁正常组织均明显升高；c-mye、LIN28B、mRNA 在胃癌组织中的表达水平较癌旁正常组织均明显升高，与既往研究报道相符。c-mye 蛋白表达与胃癌 TNM 分期、浸润深度及淋巴结转移均密切相关；而与胃癌患者性别、年龄、肿瘤部位、肿瘤直径及肿瘤分化程度均无显著相关性。LIN28B 蛋白表达与胃癌 TNM 分期、分化程度、浸润深度及淋巴结转移均密切相关，而与胃癌患者性别、年龄、肿瘤部位及肿瘤直径均无显著相关性。结果表明，LIN28B 干细胞指标特性参与胃癌发生、发展、浸润及转移。究其原因，可能是 LIN28B、let-7、c-mye 信号环路的影响，c-myc 与 LIN28B 有着一定的协同作用。

三、LIN28B 调控 miRNAs 维持 MCF-7 肿瘤干细胞的干性特征

Lin28 是在进化上高度保守的 RNA 结合蛋白，在机体生长和代谢、组织发育等生物过程发挥重要的作用。既往的研究表明，Lin28A 和 Lin28B 主要是通过抑制 pri-let-7 加工成成熟的 let-7，促进肿瘤细胞的有氧糖酵解，维持干细胞的未分化状态。CSCs 是肿瘤组织中比例很低的、具有自我更新能力和多向分化潜能的一群细胞，是肿瘤复发、耐药和转移的根源。最新的研究发现 SOX2 在 CSCs 致瘤性和放疗耐受性中发挥重要作用，OCT4 与 CSCs 自我更新和分化密切相关，但是干性相关基因 LIN28B 在 CSCs 中的作用还不是很清楚。miRNAs 作为转录后调控因子，参与一系列重要的生物学过程，如细胞周期、细胞增殖和分化、凋亡和代谢，研究发现，miRNAs 也参与 CSCs 自我更新及分化过程。miR-34a 通过 Notch 信号通路成为早期分裂的结肠癌干细胞（CCSCs）命运决定因子，通过上调或下调 miR-34a 的表达可以改变 CCSCs 分化和自我更新之间的平衡，通过 miRNAs 筛选发现，与普通神经干细胞和正常脑组织相比，miR-340 在神经胶质瘤干细胞（GICs）和神经胶质瘤组织中表达下调，在 GICs 过表达 miR-340 能明显抑制 GICs 的体外增殖、侵袭和转移能力，使 GICs 处于失能状态，并抑制 GICs 在大鼠体内的成瘤能力。

研究通过 RNA 测序在 MCF-7 细胞中找到受 LIN28B 调控的一些 miRNAs，并进一步研究这些 miRNAs 对 CSCs 功能的影响。经 qPCR 验证发现 LIN28B 能上调 miR-92b-5p，转染 miR-92b-5p mimic 后发现能提高 MCF-7 细胞的 CD44/CD24 细胞比例，促进 MCF-7 细胞的体外成球能力。有研究发现 miR-92b 通过调控靶基因 RECK 促进非小细胞肺癌的肿瘤细胞增殖和迁移，通过调控 Wnt/B-catenin 信号通路促进神经胶质瘤细胞的增殖和侵袭。但 LIN28B 是如何上调 miR-92b-5p 以及 miR-92b-5p 在 LIN28B 维持 MCF-7 肿瘤干细胞的干性状态过程中的作用有待进一步研究。

四、胃癌干细胞标志物

1. 目前发现的表面标志物在胃癌肿瘤干细胞中的表达：

（1）CD44：胃癌干细胞的标志物的研究起步较晚，目前集中在 CD44+、CD24+、CD133 以及上皮细胞黏附分子（Ep-CAM）等方面。2003 年，Clarke 等首次利用流式细胞仪从乳腺癌中分离培养出表达 CD44+（黏附分子）、B38-1（乳腺 / 卵巢特异性标记）和 ESA（上皮细胞特异性抗原）的干细胞，将这种含 CD44+ 的细胞注入正常小鼠体内，18 周后在该小鼠内发现了含 CD44+ 的肿瘤细胞球，以此证明了 CD44+ 是乳腺癌干细胞内的一个表面标记物。此后发现 CD44 分为 CD44+ 和 CD44- 并高水平表达在各种癌症干细胞中。2009 年 Takaishi 等分离出了具有干细胞特性细胞群——CD44+ 细胞，并证实了其在胃癌干

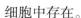

细胞中存在。

　　现有研究表明胃癌的耐药性及放疗抗性的关键在于 CD44+ 胃癌细胞，但其中的机制尚未研究清楚仅是有实验证实在对胃癌细胞进行放、化疗时，CD44- 胃癌细胞可被大量杀死，而 CD44+ 胃癌细胞则仅有少部分可被杀灭，以此推测 CD44+ 可能为胃癌耐药性的一个研究重点。CD44+ 是目前证实的一个较为经典的肿瘤干细胞表面标志物，其在多种癌症的干细胞中均高水平表达，但对鉴定某一个癌症干细胞缺乏特异性。

　　（2）CD133：CD133 是一种跨膜糖蛋白，属于 prominin 家族成员之一，其相应基因位于 4 号染色体上（4p15），包含 37 个外显子，大小约 152kb，由 865 个氨基酸组成，相对分子量为 117000。最早是由 Singh 从神经节胶质瘤及星形胶质母细胞瘤中分离出来。

　　CD133 与 CD44 一样可分为 CD133+ 和 CD133-，Ricci-Vi-tiani 等将极少量 CD133+ 结肠癌细胞和 CD133- 结肠癌细胞同时注入一批小鼠体内结果发现，CD133+ 细胞组仅需要 1×10 个就可使小鼠内形成肿瘤球，而 CD133- 细胞组注入 2.5×10 个细胞仅能在一只小鼠体内形成肿瘤球，由此认为 CD133+ 为大肠癌干细胞的一种特异性表面标志物。但此后陆续有研究证实 CD133+ 也可在胃癌、肝癌、结肠癌、胰腺癌、前列腺癌、乳腺癌、喉癌、肾癌、黑色素瘤中表达。据此可推测 CD133+ 并非某个肿瘤的特异性表面标志物。近期有学者研究发现，CD133 在正常胃黏膜组织中阴性表达或仅有极少量表达而在胃癌组织中却可高水平表达，据此推测 CD133 可能与胃癌的发生有较大相关性，但目前胃癌干细胞的研究相对滞后，其中的具体机制尚未有统一的观点。

　　（3）ABCG2（MDR1 和 BCPR1）：目前肿瘤干细胞研究中常常会用到侧群细胞即 SP 细胞，其具有与干细胞类似的特性，且 SP 细胞有较高的化疗耐药性和体内致瘤能力。ABCG2（MDR1 和 BCPR1）是在 SP 细胞中高表达的一种跨膜转运蛋白，2009 年 FuKuda 等利用 SP 细胞分选法在胃癌组织中分离出了具有干细胞特性细胞，并用免疫组化的方法成功地标记出了高表达的 AB-CG2，同时用流式分选法，分选出了此种细胞同时大量含有 CD44+、CD133+，由此推测 ABCG2（MDR1 和 CPR1）也可以作为一种新型的胃癌肿瘤标志物。

　　它不仅可以对胃癌干细胞的鉴定起一定作用，而且由于它在 SP 侧群细胞中的表达使其在胃癌的治疗和耐药性方面也可能存在一定的研究价值。

　　（4）Musashi-1：Musashi-1 是与果蝇同源的一种 RNA 结合蛋白，可选择性表达于人和小鼠的神经祖细胞，包括神经干细胞中，并在神经干细胞的不对称分裂中起着重要的作用。随着研究的不断深入，有研究发现 Musashi-1 也存在于神经以外的组织中，Akasakaetal 和 Murata 研究发现 Musashi-1 不仅在鸡、小鼠、大鼠胃内存在，而且在人的胃窦部以及胃体部均发现了 Musashi-1 的踪影。近期 Wanget.al 用免疫组化的方法，成功在胃癌病人的胃窦部发现了增殖细胞核抗原（PCNA）阳性细胞，并在该区域内检测出 Mu-sashi-1 的高表达，为证明 Musashi-1 存在于胃癌病人胃窦部提供了强有力的证据。据国外报道 Musashi-1 的表达与胃增殖活性呈正相关，而胃癌本身即是一个拥有无限增殖能力的细胞集团，其中的无限增殖能力被认为是肿瘤干细胞所赋予的，据此推测 Musashi-1 在肿瘤干细胞中也可能是高水平表达的。Musashi-1 作为一种新发现的胃癌肿瘤标志物，可以在胃癌干细胞的鉴定方面提供一项新的有力证据。

2. 胃癌干细胞标志物的研究进展：胃癌干细胞标志物的研究还处在初步阶段，目前大多研究中选择 CD44、CD24、上皮细胞黏附分子（EpCAM）等作为胃癌干细胞表面标志物。此外，胃癌研究中常用到侧群细胞（SP）。

（1）胃癌干细胞的表面标志物：表面标志物在胃癌干细胞分离和鉴定中起到至关重要的作用。Takaishi 等利用细胞表面分子 CD44 作为标志物，在多种胃癌细胞系中分选出 CD4+ 胃癌细胞，在体外无血清培养基中培养 45 周后形成球型集落，将 2 万 ~3 万个 CD44+ 胃癌细胞注入 NOD/SCID 小鼠体内 8~12 周后成瘤，而用 shRNA 剔除 CD44 基因的 CD44 胃癌细胞球形集落形成减少，将 3 万 ~10 万个 CD44– 胃癌细胞注入 NODSCID 小鼠体内 16 周后无肿瘤形成。Zhang 等在胃癌细胞系 AGS 中分选出具有 CD44+CD24+ 表型的胃癌干细胞，占人胃癌细胞的 1.8%~6.3%，将 200 个分选出的干细胞样胃癌细胞接种于 NODSCID 小鼠体内，50% 小鼠形成肿瘤，证明胃癌细胞系 AGS 中存在 CSCs。Han 等从原代培养的胃癌细胞中分离出 EpCAM+CD44 癌细胞，并在无血清培养基中形成大量球型集落，接种 500 个该型细胞即可使免疫功能缺陷小鼠体内成瘤，而接种 1×10^6 个 EpCAMCD4、EpCAMCD44– 或 EpCAMCD44+ 细胞都未使免疫功能缺陷鼠体内成瘤，表明 EpCAM′ CD44+ 胃癌细胞有干细胞特性，且只有 4.5% 的胃癌细胞表达这种表型。Song 等利用无血清培养法从 3 种细胞系（HGC-27、MGC-803 和 MKN-45）中分离出干细胞样悬浮细胞，可形成球型集落，且体内致瘤能力强。利用免疫荧光法和 Western Blot 方法比较 CD44、CD24 及 CD133 在悬浮细胞和贴壁细胞间的差异，结果显示干细胞样悬浮细胞中 CD44 和 CD24 的表达明显高于贴壁细胞，而 CD133 在这两类细胞中的表达相似。Zheng 等同样用无血清培养法在 SGC-7901 中分选出干细胞样悬浮细胞，然而，CD44 在两组细胞中的表达没有明显的统计学差异。此外，有学者从患者的胃癌组织和外周血中分离得到 CD44+/CD54+ 的胃癌干细胞，还有研究者发现在原发性胃癌组织中存在具有 CD90 表型的胃癌干细胞，但目前此表型的胃癌干细胞研究尚少。

目前主要以 CD44、CD24、EpCAM 作为胃癌干细胞表面标志物进行胃癌干细胞的研究。

（2）功能性标志物（SP）：1996 年，Goodell 等在用脂溶性活细胞 DNA 染料 Hoechst33342 为小鼠骨髓造血干细胞染色，并进行流式细胞仪检测发现少于 0.1% 的细胞着色弱或不着色，这小部分细胞称为 SP。

SP 细胞分选方法比较成熟，与 CSCs 可能呈包含或交叉关系。近年来，SP 细胞应用于多种 CSCs 研究，但对胃癌 SP 的研究还不多见，2009 年，Fukuda 等利用相同的实验方法首次发现在胃癌细胞系及患者新鲜胃癌组织中存在干细胞特性的 SP 细胞，与非 SP 细胞相比，ABCG2（MDR1 和 BCPR1）在 SP 细胞中表达增高，且 SP 细胞有较高的化疗耐药性和体内致瘤能力。ABCG2 是一种跨膜转运蛋白，介导组织细胞对多种物质的泵出，其中包括 Hoechst33342 染料，这是 SP 荧光着色弱或不着色的原因。Nishii 等发现在 3 种有腹膜转移高潜力的胃癌细胞系中能分离得到干细胞标志物 CD44、Oc13/4 和 Sox2 高表达的 SP 细胞，可见胃癌 SP 细胞与胃癌干细胞相关。

Schmuck 等从 AGS 和 MKN45 胃癌细胞系中分选出 SP 细胞，与非 SP 细胞相比其有更强的自我更新能力，且可分化成非 SP 细胞。此外，还发现分选出的 SP 细胞中 CD133 和 Musashi-1 表达明显升高。SP 细胞作为一个特殊的细胞亚群，具有干细胞的特质，且有比较明确的分选纯化方法，可能成为胃癌干细胞研究的一个比较好的指标。

五、干细胞标志物 CD133 在胃癌中的研究

1. CD133 分子的发现及其生物学意义：CD133 是一个单拷贝基因产物，该基因定位于 4 号染色体(4pl5)，含有 37 个外显子。CD133 蛋白最早在 1997 年以 AC133 抗原形式被发现，2000 年在第七届国际白细胞分化抗原工作组会议上，将 AC133 正式命名为 CD133。CD133 蛋白由 865 个氨基酸组成，相对分子质量为 117000，是 5 次跨膜结构的糖蛋白。

CD133 在多种肿瘤组织和正常组织中均有表达，但是不同的肿瘤组织或胚胎组织中，CD133 亚型的表达是不同的，这为特异性分离干细胞亚群提供了途径。CD133 分子的功能性表达可能与细胞膜的拓扑结构有关，在结构形成的过程中有组织者的作用。在不同的组织干细胞、祖细胞及 CSCs 上，CD133 表达不同，并随着细胞分化程度的增高，CD133 的阳性表达率逐渐降低，使其成为一个独特的分离和鉴定多种 CSCs 的分子标志物。

2. CD133 分子与胃癌起始细胞：目前认为肿瘤是一种干细胞疾病。CD133 分子作为 CSCs 的标记，起初是在造血系统中被发现。随着研究的深入，现已证实在多种实体 CSCs 中也有 CD133 阳性表达。目前已在前列腺癌、肝细胞肝癌及结直肠癌等肿瘤组织中分离并鉴定出干细胞样的 CSCs，并认为 CD133 分子可能是这些 CSCs 的特异性标志。

0′Brien 等在大肠癌研究中利用 CD133 作为标记分子，在大肠癌组织中分离出具有 CD133′ 的肿瘤细胞，占 1.8%~24.5%。NoDSCID 小鼠体内移植 100 个 CD133+ 细胞就可形成肿瘤，且形成的肿瘤中 CD133+ 细胞比例和在原始肿瘤中的比例相似。Ricci-Vitiani 等将稀释为不同浓度的结肠癌细胞移植到 NoDSCID 小鼠肾包膜下，发现 CD133+ 结肠癌细胞只需要 1×10 个即可形成移植瘤，而 2.5×10 个 CD133- 的结肠癌细胞只使得 9 只 NoD/SCID 小鼠中的 1 只发生了肿瘤。由此认为，CD133 是结肠癌干细胞的特异性标志物。同时，也说明 CD133 细胞具有自我更新和分化为肿瘤细胞的能力。

近年来有研究发现，CD133 在胃癌组织中的阳性表达与癌旁正常组织中的阳性表达率差异有统计学意义，并且胃癌组织中 CD133+ 细胞越多，其浸润越深、分期越晚，淋巴结转移数目越多，术后生存时间也越短。结合结直肠癌等实体肿瘤的干细胞为 CD133 细胞，

可推测 CD133 可能也是胃癌起始细胞的特异性分子标志物。

3. CD133 分子的特异性表达与胃癌的发生：在消化系统肿瘤方面，CD133 分子已被视为胰腺癌、肝癌、结直肠癌的重要 CSCs 标志物。Smith 等研究发现，CD133 分子在胰腺癌、胆管癌及胃癌等多种肿瘤组织中的表达均高于相应的正常组织，其中，在胃癌组织中CD133 细胞水平明显高于正常胃黏膜组织。由此认为，CD133 的阳性表达与胃癌的发生可能也存在关系。

Zhao 等通过免疫组化方法对胃癌组织中 CD133 表达情况进行研究，发现 CD133 在胃癌组织中的表达显著高于正常胃黏膜组织。研究发现，CD133 在正常胃组织中呈现阴性表达或仅有少数细胞表达，而在胃癌组织中则呈阳性表达，主要表达在细胞膜表面，在胃癌组织和癌旁正常胃黏膜组织中的表达差异具有统计学意义。也有研究认为，CD133 通过基因脱甲基作用的表达，可能与胃肠道肿瘤的发生有关。由此可见，CD133 分子的特异性表达与胃癌的发生具有相关性，但其具体的机制有待进一步的阐明。

4. CD133 分子与胃癌新生血管形成：肿瘤的生长和转移依赖于新生血管的形成。研究发现，CD133 分子在肿瘤的新生血管形成过程中具有一定的作用，CD133 的阳性表达与血管内皮生长因子（VEGF）的水平及微血管密度（MVD）具有相关性。Yao 等研究发现，CD133+ 胶质瘤干样细胞与 CD133− 细胞相比，具有较强的多向分化潜能，并能释放较高水平的 VEGF，同时发现，CD133+ 胶质瘤干样细胞能表达功能性的 G 蛋白耦联甲酰肽受体（FPR），FPR 激活后，可调节钙通道和 VEGF 的水平。

在胃癌研究中也发现，CD133 表达与 VEGF、MVD 具有一定的关系。VEGF−R2 受体与 CD133 表达密切相关，晚期胃癌组织中 CD133 表达减少，同时 VEGF−R2、MVD 表达也降低。由此认为，CD133mRNA 在晚期胃癌中的减少可能影响血管内皮祖细胞，进而导致血管生成减少。目前，虽然可推测 CD133 的阳性表达可能与胃癌血管生成具有一定的关系，但是有关这方面的研究报道还较少，CD133 调节血管内皮生长因子及血管生成的机制还有待于进一步的研究。

第十六节　肿瘤相关巨噬细胞

一、肿瘤相关巨噬细胞—抗肿瘤转移新靶点

肿瘤的侵袭转移是导致恶性肿瘤患者死亡的首要因素。过程大致包括以下几个阶段。

（1）肿瘤细胞发生上皮间充质转化（EMT）获得迁移能力，并降解细胞外基质从原发瘤分离脱落。

（2）脱落细胞穿越血管、淋巴管壁进入循环。

（3）最后到达继发部位定植形成转移灶。

越来越多的证据表明，肿瘤细胞与肿瘤微环境之间的相互作用是促成恶性肿瘤转移的必要条件。肿瘤微环境是由细胞外基质、可溶性分子和肿瘤间质细胞等共同构成的局部内环境。在这些间质细胞中，免疫和炎症细胞等肿瘤间质细胞的活化对于肿瘤微环境的塑造尤为重要。

肿瘤相关巨噬细胞（TAM）被证实是存在于肿瘤间质中最为重要的免疫细胞，TAM具有既杀伤肿瘤又促进肿瘤生长的双重作用。

现已认识到，凡迁徙进入组织的单核巨噬细胞可视所处环境的差异而发生不同性质的活化，进而分化成具有不同分子表型和功能特征的巨噬细胞亚群，并可在组织中存活数月甚至数年。据其分子表型与功能特征，活化的巨噬细胞可分成M1型巨噬细胞和M2型巨噬细胞两大类型，二者基因表达模式存在着很大差异，各自受完全不同的基因调控系统所支配。

M1型巨噬细胞又称经典活化型巨噬细胞，通常由单核细胞在IFN-γ与细菌或其产物LPS等双重信号的诱导下分化而成。M1型巨噬细胞倾向于Th1型应答的基因表达模式，既能分泌产生NO、IL-1、IL-6、IL-12及CCL2、CCL3、CXCL9、CXCL10等多种细胞因子，还能通过丰富表达MHC Ⅱ和B7分子高效率呈递抗原，是一类行使抵御病原体入侵、监视肿瘤病变功能，参与Th1型免疫应答的巨噬细胞。

M2型巨噬细胞又称替代性活化型巨噬细胞，其倾向于Th2型应答的基因表达模式，当微环境中存在IL-4、IL-13、PGE2或TGF-β等合适的诱导剂，进入组织的单核巨噬细胞就会向M2型巨噬细胞分化。

研究发现，肿瘤组织中的巨噬细胞多具有M2型巨噬细胞的表型和功能，提示肿瘤组织存在促使巨噬细胞主要朝着M2型巨噬细胞分化的特殊微环境。现已公认，TAM即为M2型巨噬细胞。

研究证实，TAM对于肿瘤发生、发展的支撑作用具体表现为：通过分泌EGF、CCL18等促进肿瘤细胞生长，通过释放MMPs、uPA、uPAR等促肿瘤细胞转移因子参与肿瘤浸润与转移的过程，通过产生IL-10、PGE2、TGF-β等免疫抑制介质参与肿瘤细胞的免疫逃避，通过表达VEGF参与肿瘤微血管与淋巴管的生长。因此，TAM作为肿瘤转移的重要靶点日益受到关注。

二、miRNAs介导的巨噬细胞调控在胃癌发生、发展中的作用

肿瘤细胞通常存在于一个复杂的环境中，由炎症免疫细胞、基质细胞、内皮细胞、细胞因子和趋化因子等组成，这种微环境称作肿瘤微环境。

肿瘤相关巨噬细胞（TAMs），与肿瘤的致瘤化、生长、侵袭和转移有关，其高表达与肿瘤预后差有关。

1. miRNAs 与 TAMs：miRNAs 不仅可以控制一个靶基因，还可以同时控制上百个靶基因，从而控制多个信号通路。在癌症发生和发展过程中，多个 miRNAs 的表达水平异常，导致细胞通路失衡，肿瘤微环境紊乱，最终导致肿瘤的发生。

TAMs 代表实体癌基质中主要的免疫组成部分，可以发生不同性质的改变，成为具有不同表型和功能特征的亚群。M1 型 TAMs 是抗菌效应细胞，以防御细胞内抗原为特征，主要对促炎因子的刺激应答，如 IFN-γ、脂多糖（LPS）。IFN-γ 和 LPS 介导 TLR4 的活动趋化，主要包括：NF-KB、AP-1 和 STAT1，从而引起促炎因子的释放（TNF-α、IL-12、IL-1、IL-6）和趋化因子 CCL2 和 CXCL10 的释放。M2 型 TAMs 以防御细胞外的抗原为主，可以被很多刺激因素诱导，包括 IL-4、IL-10、IL-13 和糖皮质激素。在肿瘤形成的初始阶段，M1 型 TAMs 占优势，不但可以释放促炎介质、还增强了其吞噬能力，然而，慢性的炎症反应能创造一种致突变的环境，引起细胞基因组不稳定，从而使肿瘤细胞获得抵抗促炎免疫反应的能力，逃避肿瘤的免疫监控，促进 M2 型 TAMs 的形成。在肿瘤形成的第三阶段，M2 型 TAMs 占主导，诱导恶性肿瘤的浸润。

2. miRNAs 与巨噬细胞的活化：miRNAs 在肿瘤组织中巨噬细胞表型分化中发挥重要作用。TAMs 能够表达许多病理上相关的 miRNAs，这些 miRNAs 又能够影响 TAMs 的表型分化。有研究表明，肿瘤微环境能引起单核巨噬细胞中 miR-155 的表达下调，而 miR-155 反过来又可以调节单核巨噬细胞的功能活动，从而发挥抗肿瘤的作用。目前，miRNAs 对 TAMs 极化的影响主要有：miR-155、miR-146a、let-7b、miR-223。研究表明，miR-155、miR-125b 和 miR-127 促进 M1 型 TAMs 的分化，miR-146a、miR-223 和 let-7c 促进 M2 型 TAMs 的分化。

miRNAs 的活性可以调节巨噬细胞对环境信号的反应。HUANG 等研究中，miR-148a-3p 促进骨髓细胞生成巨噬细胞，促进 M1 型 TAMs 的表型分化，增强巨噬细胞的杀菌作用，这一过程主要通过 PTENAKTNF-KB 信号通路来完成。同时，miR-148a-3p 能够介导 Notch 信号，从而增强炎症因子产物，有助于抵抗抗原的侵袭。ZHA0 等研究发现，miR-125a 是巨噬细胞中 Notch 信号通路的下游分子，通过作用于信号通路的下游，促进 M1 型 TAMs 的分化，同时抑制 M2 型 TAMs 的分化。TAMs 与 miR-125a 共培养，通过重塑免疫微环境，能增强其吞噬活性，抑制肿瘤的生长。也就是说，miR-125a 通过调节 Notch 信号通路，影响 TAMs 的表型分化，从而发挥其抗肿瘤的活性。XU 等研究中，miR-17、miR-20a 通过靶向调节 HIF-2a，分泌一系列促血管生长的基因，来调节 TAMs 促进血管生成的作用。有研究发现，M1 型 TAMs 能够下调 miR-23a27a/24-2 的表达，M2 型 TAMs 则可上调其活性。miR-23a/27a/24-2 反过来促进 M1 型 TAMs 的表型分化，抑制 M2 型 TAMs 的分化。这一负反馈环主要通过靶向调节 Junus 激酶蛋白 1（JAK1）转录激活因子 6（STAT6）和干扰素调节因子 4/ 过氧化物酶体增殖物激活受体 γ（PPAR-γ）来完成。

随着肿瘤的进展，M1 型到 M2 型 TAMs 的比例越来越多，肿瘤微环境有变化。另外，结直肠癌细胞分泌的 miR-145 通过靶向调控组蛋白去乙酰化酶 11（HDAC11）和 Toll 样受体 4（TLR4）来促进 M2 型 TAMs 的极化，从而调控肿瘤微环境和肿瘤的进展。miR-18a 通过诱导 M1 型 TAMs 的活化来抑制结肠癌的肝转移。而前列腺癌相关肿瘤巨噬细胞中，M2 型 TAMs 占优势，增强了肿瘤细胞的致瘤化，促进了内皮细胞的血管化，TAMs 促进 let-7b 高表达，而 let-7b 能够调节 IL-12、IL-23、IL-10 及 TNF-α 的表达，对于肿瘤的迁移和血管化形成均起到重要作用。

3. miRNAs 诱导 TAMs 活化对胃癌的影响：巨噬细胞是肿瘤中炎症浸润的主要细胞，为炎症和肿瘤提供一个链接和纽带，巨噬细胞最终极化分型的状态，对胃癌的发展起重大作用。Hp 感染的萎缩性胃炎中，M1 型 TAMs 的表达明显升高，之后随着炎症的进展，诱导促肿瘤的炎症反应，使巨噬细胞从 M1 型向 M2 型转化，最终导致胃肿瘤的发生。

Hp 感染相关性胃癌组织中，TAMs 中的 EMT 表达升高，能使 TAMs 分化成促进胃癌发展的表型，这一过程通过 IL-1β 和蛋白激酶（AKT）丝裂原活化蛋白激酶（MAPK）信号通路完成。在胃癌中，TAMs 浸润与血管生成。TAMs 能分泌生长和促血管新生的因子，通过生成血管内皮生长因子（VEGF）和 VEGF-C 促进淋巴内皮细胞增殖，淋巴管生成，从而促进胃癌细胞的淋巴转移；TAMs 生成的 MMP 和 FGF-2 能降解基底膜，调节肿瘤基质中纤维母细胞来参与肿瘤细胞的增殖和转移；TAMs 通过下调 E-钙黏蛋白的表达，上调波形蛋白的表达来影响 EMT，促进胃癌细胞的迁移和侵袭，这一过程通过 FOXQ1 信号通路起作用；TAMs 在胃癌淋巴转移前可以沿着淋巴流扩张。有研究认为，TAMs 浸润性肿瘤主要以 M2 型 TAMs 为特征。SU 等研究发现，TAMs 促进胃癌细胞的侵袭，胃癌组织中 IL-6 阳性的巨噬细胞高表达，且与胃癌的淋巴结转移和 TNM 分期呈正相关，IL-6 可能诱导巨噬细胞分化成 M2 表型（高表达 M2 相关的 IL-10、TGF-β 和 VEGF-C，低表达 IL-12），从而发挥其促进肿瘤进展的作用。WANG 等研究发现，M2 型 TAMs 在早期和进展期胃癌中均有表达，且在进展期胃癌中的表达较早期明显增加，TAMs 通过调节 CC 型趋化因子 5（CCL5）CCL5 受体（CCR5）STAT3 信号通路影响 DNA 甲基化，促进胃癌的生长；ZHENG 等研究发现，胃癌中 M2 表型 TAMs 的高表达促进了载脂蛋白 E 敲除（ApoE）的高表达，且把 ApoE 外泌体转移到邻近的胃癌细胞中，激活了磷脂酰肌醇-3 羟基激酶（PI3K）AKT 信号通路，从而促进胃癌细胞的迁移。研究指出，TAMs 的 M1/M2 极化类型是胃癌患者的预后因素之一。M1 型高表达提示预后相对较好，而 M2 型则相反。这与 ZHANG 等研究发现，在胃癌中，高表达的 TAMs 与胃癌的预后差有关，有助于 EMT，且与 TGF-β 信号通路有关的结果一致。有研究发现，在胃癌中，TAMs 可以上调 Biml 的表达水平，而 miR-30e 能抑制 Bim1 的表达水平，TAMs 可以诱导 miR-30e 的表达下调，从而使 Biml 高表达，促进胃癌的进展。另外，在胃癌 SGC-7901 细胞中，miR-1228 通过靶向调节巨噬细胞移动抑制因子（MIF）来调控巨噬细胞的活性，抑制 VEGF 的表达和释放，抑制肿瘤细胞的血管生成，达到抗肿瘤的作用。miR-451 表达下调，通过靶向抑制 MIF 使巨噬细胞快速移动到病变部位起吞噬作用——抑制胃肿瘤的形成和进展。

4. 外泌体 miRNAs/TAMs 与胃癌：外泌体是由细胞分泌到细胞外环境小的球形或囊性的物质，通过 RNA 和蛋白运输到临近和远处的细胞，从而影响许多生理和病理的信号通路。肿瘤细胞和巨噬细胞之间的对话被认为是通过外泌体进行传递，在蛋白和 miRNA 进行包装，最后在终端进行免疫调节。特异性的外泌体是 miR-21，由 TAMs 和实体瘤表达和释放。M2 型 TAMs 来源的外泌体可以被胃癌细胞提取，促进胃癌细胞对顺铂的耐药。外泌体 miR-21 可以直接从巨噬细胞到达肿瘤细胞，抑制细胞的凋亡，这一过程通过负调控 PTEN，促进 PI3K/AKT 信号通路的激活来完成。

第十七节　胃泌素 -17（G17）水平与胃癌前病变研究

胃泌素主要通过患者胃窦部 G 细胞有效合成，释放入血。其生物学功能主要包括：对患者的壁细胞进行刺激，使其分泌更多的胃酸，有效促进患者胃黏膜上皮细胞有效生长及分化，针对胃黏膜修复作用发挥显著的促进作用，有效参与患者的胃黏膜炎症反应。近几年，针对胃癌疾病的形成及发展，胃泌素表现出显著价值，其可以作为胃癌疾病的血清学标志物。研究中，选择 ELISA 方法对诸多胃疾病来源的 G17 水子进行检测，针对患者的年龄、性别及 Hp 感染等系列因素进行分析，检测 G17 水平。

研究证明，随着胃癌疾病的出现及发展，患者的血清 G17 水平呈逐渐上升趋势，分析原因为：胃泌素对胃黏膜表现出一定的营养作用，胃泌素可以与对应受体进行有效结合，将细胞中诸多信号传导途径有效启动。胃泌素与患者上消化道黏膜 CCK2-R 有较高的亲和力，二者有效结合后，可以将诸多信号通路有效激活，最终发挥抗凋亡、抗侵袭、抗炎症反应等作用。此外，G17 还能够将 MLK3 及 INK1 等激活，确保金属基质蛋白酶的活化作用，对细胞外基质发挥显著的降低作用，对细胞间黏膜进行有效调解，进而对肿瘤细胞的浸润及转移产生影响。

研究发现，患者的性别及 Hp 感染均会对患者 G17 水平产生影响。胃病进展过程中血清 G17 水平主要表现为逐渐上升趋势，胃癌患者 G17 水子明显高于其他疾病类型。G17 水平在进行胃癌疾病筛查及疾病早期诊断的过程中，可能发挥重要作用。

第十八节　系统性免疫炎症指数与胃癌研究

TNM 分期是最常用的评估肿瘤患者预后和复发风险的指标。研究发现，TNM 分期相同的胃癌患者在接受相同的治疗方案后预后差别很大，表明 TNM 分期在评估胃癌患者预后方面的价值有限。大量研究证实，炎症反应在肿瘤发生、发展中起着十分重要的促进作用。

研究表明，恶性肿瘤的发生、发展和侵袭等相关生物学行为除与肿瘤细胞自身的恶性特征有关外还与肿瘤微环境密切相关。

炎症细胞是肿瘤微环境的重要组成部分，其导致的炎症反应对机体主要产生以下影响：①破坏机体免疫应答，导致肿瘤细胞逃逸免疫监视。②引起机体基因组不稳定，继而促进肿瘤细胞血管生成，侵袭性生长，出现远处转移。相关研究发现，体内许多细胞因子和炎症细胞可以通过体循环从血液迁移到局部肿瘤组织发挥作用，或许可以利用全身炎症标志物来预测肿瘤环境中的肿瘤免疫反应相关预后情况。系统性免疫炎症指数（SII）作为一种由外周血中性粒细胞、淋巴细胞和血小板组成的能够全面衡量人体全身炎症状态的复合指标，已被证明与多种恶性肿瘤预后密切相关，尤其是经手术治疗的患者。也有研究发现 SII 较其他炎症细胞对肿瘤患者的预后具有更强的预测作用，在临床工作中越来越受到重视。

既往大量研究证明术前 SII 在预测如胆囊癌、非小细胞肺癌等恶性肿瘤的预后中起着重要作用。丁平安等研究分析了术前 SII 对胃癌根治术后患者的预后情况的影响，低 SII 组的术后 5 年总生存率和无病生存率分别为 75.66%、67.61%，均高于高 SII 组。对可能影响胃癌患者预后的因素进行多因素 Cox 比例风险回归分析发现，除病理 TNM 分期和肿瘤组织学类型外，术前 SII 也是影响患者预后的独立危险因素，这与 Wang 等的研究结果一致。术前 SII 影响胃癌患者术后预后的原因可通过中性粒细胞、淋巴细胞和血小板的功能来解释：①中性粒细胞是一种免疫炎症反应参数，可产生细胞外陷阱，继而通过高迁移率组蛋白 B1/ 晚期糖基化终末产物受体 / 白细胞介素 8 轴介导肿瘤细胞的增殖和迁移，最终促进肿瘤进展。②血小板可能在肿瘤的生长、扩散和转移中发挥一定作用，其主要是通过分泌相关肿瘤生长因子导致肿瘤生长。血小板还可使肿瘤细胞逃避宿主免疫系统，从而不易被识别，导致肿瘤细胞扩散。③淋巴细胞作为人体免疫反应细胞，可以促进肿瘤相关的血管生成和抑制局部抗肿瘤免疫反应，而低淋巴细胞计数的个体其抗肿瘤免疫反应较低。

第十九节　胃癌预后基因的筛选

程晓成等通过分析从公共基因（GEO）数据库下载的 3 个基因芯片表达数据集，共筛选出 362 个表达基因（DEGs）。之后对 DEGs 进行基因本体论（GO）和京都基因与基因组百科全书（KECG）富集分析，发现筛选的胃癌预后基因主要参与的 GO 功能富集为细胞外基质和胶原蛋白，参与的 KEGG 信号通路富集主要在细胞外基质（ECM）ECM– 受体相互作用、蛋白质消化吸收、阿米巴病、局部黏附和 PI3K-Akt 信号通路。

细胞外基质是一种为细胞提供生化和基本结构支持的复杂网络结构，在致癌过程中，ECM 被重塑，胶原蛋白与层粘连蛋白和纤维连接蛋白一起作为 ECM 的主要成分，形成癌细胞用于生长，存活和迁移的微环境。

胃癌中 ECM 的作用已被证实在疾病的所有阶段，从肿瘤开始到转移。胶原蛋白是肿瘤细胞外基质的主要成分，参与肿瘤细胞外基质受体相互作用和局灶性黏附信号通路，在胃癌的侵袭和转移中起着至关重要的作用。Pl3K-Akt 信号通路在细胞生长、蛋白翻译、凋亡的调控中均发挥重要作用，在胃癌中 Pl3K-Akt 信号通路和预后相关，抑制该信号通路后发现胃癌的生长受到限制。局灶黏附信号通路在传递细胞黏附信号调整细胞骨架重组及细胞存活和凋亡等各种重要生物学过程中起作用，参与肿瘤的生长和转移。

通过构建蛋白互作网络，共筛出 10 个核心基因，通过生存分析发现 COL5A1、COL4A1、COL4A2、COL1A1、COL3A、COL6A1、FN1、MMP2 和 BGN 这 9 个基因参与胃癌的发生，也影响其预后。

已有的研究表明 COLl1A1、COL4A1、COL4A2、COL6A3、MMP2 和 FN1 与胃癌预后相关。但 COL5A1、COL3A1 和 BGN 与胃癌的预后关系尚不清楚。

研究发现，COL5A1 和 COL3A1 参与 ECM- 受体相互作用和 Pl3K-Akt 信号通路。这两条信号通路均是胃癌发生关键通路，前者伴随着胃癌发生和转移，后者与胃癌预后相关。虽然 BCN 与胃癌预后的关系尚未定论，但研究发现该基因参与和维持细胞外基质。因此，对于这 3 个基因与胃癌发病机制的关系，值得进步研究。

COL5A1 基因是编码哺乳动物中较小的纤维胶原，关于 COL5A1 的研究主要集中在单核苷酸多态性、运动损伤和结缔组织损伤。在癌症研究中很少有 COL5A1 的研究报道，目前已有的研究表明该基因在乳腺癌、卵巢癌和肾癌中差异表达，并且被用于乳腺癌的预后监测和诊断标志物。COL3A1 是 Ⅲ 型胶原蛋白的主要成分之一，主要在血管扩张和皮肤等结缔组织中表达。目前已经研究表明 COL3A1 在胃癌、膀胱癌和胶质母细胞瘤等多种癌症中表达，且高表达显示膀胱癌和胶质母细胞瘤预后不佳。研究还表明 COL3A1 表达上调与胶质瘤分期直接相关，且表达沉默可导致细胞增殖和迁移的抑制。

BGN 是一种双糖链蛋白多糖，在肿瘤组织中的异常表达提示其在肿瘤迁移和侵袭中起致癌作用。BGN 不仅直接触发促炎性 TLR 和炎性小体信号转导，而且还刺激促炎性细胞因子和 ROS 的产生，而促炎性细胞因子和 ROS 是癌症炎症和血管生成的关键介质。尽管人们开始认识到 BGN 可能影响癌症的发展依赖于炎症，但 BGN 与胃癌坏死的关系仍有待揭示。也有相关研究表明胃癌组织中 BGN 表达上调，提示胃癌的侵袭性将增强，预后可能不佳。目前，Cuo 等研究发现雷公藤红素（celastrol）可以降低 BGN 的表达，从而诱导胃癌细胞坏死和改善炎症，有抑制肿瘤发展的作用，所以雷公藤红素以 BGN 作为基因靶点可能作为治疗胃癌的一种潜在的有效药物。

第二十节　炭疽毒素受体 1 在胃癌表达研究

St Croix 等于 2000 年首次鉴定了一类在肿瘤来源的血管内皮细胞特异性表达的基因，称为肿瘤内皮标记物（TEMs）。炭疽毒素受体 1/ 肿瘤内皮标记物 8（ANTXR1/TEM8）是 TEM 家族中的一员，其在非血管内皮和正常血管内皮中仅有微量表达，而在肿瘤血管内皮中高表达。目前，ANTXR1 的生理功能尚不完全清楚。越来越多证据显示，ANTXR 在几种类型的肿瘤细胞中发挥重要作用，导致不同的结果。

Chen 等研究表明，ANTXR1 是乳腺癌肿瘤干细胞的一个功能性标志物，通过激活 Wnt 信号，并与 collagen Ⅵ 作用于信号网络，通过正向调节肿瘤生长影响乳腺癌干细胞特征和转移潜能。并且，ANTXR1 在浸润性乳腺癌中上调，是乳腺癌中驱动肿瘤细胞浸润和转移播散的重要因素，与乳腺癌细胞增殖和侵袭性表型相关。Anette 等首次利用 CRISPR/Cas9 永久性破坏结肠癌细胞中的 ANTXR1 基因来研究其致瘤效应，结果显示：正常组织相比，ANTXR1 在结直肠癌中的表达上调，高表达的 ANTXR1 患者具有较差的预后，其发挥着驱动癌症进展的调控作用。Cao 等研究发现，ANTXR1 的下调导致了 p21 和 p27 的增加，抑制 Erk1/2 活性介导的细胞周期蛋白 D1 的表达，从而使体外和体内骨肉瘤细胞生长和增殖的降低。

Maurya 等亦观察到了 ANTXR1 在胆囊癌中的表达模式，其表达水平随肿瘤分期而显著增加。

郑金辉等对 ANTXR1 在 GC 发生发展中发挥的作用，进行了公共数据库多维度分析，明确其在胃癌（GC）中的促癌作用，为改善 GC 患者的预后提供新机会。

ANTXR1 在胃癌组织中高表达，ANTXR1 表达与 GC 患者包括肿瘤分期在内的多个临床病理特征（T 分期、组织分化以及种族）相关，重要的是 ANTXR1 过表达患者的生存时间短于低表达患者从生物学的角度看，共表达基因具有相似的表达模式，它们可能具有相似的功能。因此，从大量转录组数据中计算出的基因 – 基因共表达相关性有助于揭示基因的未知功能以及可能参与的分子机制。通过对 ANTXR1 共表达基因富集分析和通路注释，预测其 GC 中涉及的生物学功能。分析结果显示 ANTXR1 共表达基因主要分布于细胞外基质，并且参与主要的生物过程是细胞外基质组成和构成。KEGG 通路富集结果显示共表达基因显著富集于 PI3K–Akt、WNT 以及 TGF–beta 等多个已知致癌信号通路，并与细胞黏附分子、细胞外基质 ECM– 受体相互作用、干细胞多能性调节等相关通路紧密联系。有研究认为，ANTXR1 在肿瘤微环境中特异性表达，ANTXR1 通过与裂解的胶原 VIa3 的 C5A 片段相互作用桥接了肿瘤微环境中胶原切割和重塑的网络，将其与驱动转移进展的干性信号网络联系起来。因此，推断 ANTXR1 是胃癌肿瘤微环境中的关键成分，通过影响上述某个信号通路参与胃癌干性和 / 或转移计程。

第二十一节　CYP2W1 在胃癌组织中表达研究

细胞色素 P450 酶 2W1（CYP2W1）是细胞色素 P450 酶（CYP450）家族成员，在消化道的发育及形成过程中具有重要的作用。

近年来发现在肿瘤组织中存在 CYP2W1 激活表达，其在肿瘤发生发展中的参与意义已得到证实，CYP 对某些肿瘤的诊疗有显著作用。CYP 酶虽然被用作不同类别致癌物的简写，涵盖杂环胺、烷基化剂、多环芳香烃等，但 CYP 家族仍有许多成员与恶性肿瘤存在密切关系。

CYP2W1 是 P450 家族成员之一，定位于 7 号染色体，CYP2W1 的生物学特性目前还不完全清楚，但其在胎儿时期与消化道的形成及发育有关，随着消化道的发育成熟，CYP2W1 发生甲基化而封闭，失去活性。CYP 家族蛋白具有多种生物活性，诸如代谢功能、催化功能及固醇类激素的合成功能，其中代谢功能与肿瘤的发生及发展具有密切的关系，CYW 具有代谢酶活性，能够参与多种毒素及前致癌物质的体内活化过程，前致癌物质经 CYP 代谢活化后，形成致癌产物，与细胞内 DNA、RNA 等遗传物质结合后引起细胞的代谢及增殖异常，并能够引起基因的突变，诱发肿瘤。

研究显示，在多种消化道肿瘤中，存在 CYP2W1 过度表达的情况，提示其可能与肿瘤的发生及其生物学行为有关。张奕颖等研究显示，CYP2W1 主要在研究组胃癌组织黏膜上皮细胞胞浆中表达，在对照组正常胃黏膜组织中不表达或弱表达。提示在正常胃黏膜组织中，CYP2W1 可能由于甲基化而失去活性，而在胃癌组织中，CYP2W1 失去甲基化的封闭作用，出现高表达及生物活性，参与肿瘤的发生与进展。

研究显示，研究组 CYP2W1 蛋白表达阳性率显著高于对照组，表达量显著高于对照组；肿瘤直径、肿瘤浸润程度、区域淋巴结转移情况、TNM 分期是 CYP2W1 表达阳性率的影响因素；CYP2W1 表达阳性患者中位生存时间显著短于 CYP2W1 表达阴性患者。提示 CYP2W1 不仅与胃癌的发生有关，而且也与胃癌的侵袭及进展有关。

既往研究显示 CYP2W1 可能是消化道肿瘤生物治疗的有效靶点之一，大多数抗肿瘤药物都需要经 CYP2W1 参与下的转化作用后才能表现出抗肿瘤活性，提示其可能为胃癌的治疗提供新的契机。

第二十二节　CapG 在胃癌细胞迁移、增殖研究

目前有许多学者开始关注细胞骨架蛋白，细胞骨架蛋白是肿瘤细胞膜的主要成分，在肿瘤的转移和浸润中起关键作用。细胞骨架的修饰和重建与细胞的迁移和浸润密切相关，寻找参与细胞骨架形成的靶标可能成为将来抑制肿瘤转移的靶标。

研究发现，CapG 蛋白与肿瘤转移有关。当存在 Ca^{2+} 时，CapG 蛋白作为一种作用结合蛋白，可以与 Ca^{2+} 结合，在 F-action 延伸末端加帽以防止其延伸，参与肌动纤维重塑，控制细胞凋亡并调节细胞行为。体外和体内研究表明 CapG 蛋白在肿瘤迁移中起作用，且与淋巴结转移密切相关。也有报道称，核内 CapG 的量与肿瘤的增殖有关，CapG 的量越高，肿瘤的生长越快，但是关于其在胃癌中的作用的研究却很小。

大多数研究认为 CapG 与肿瘤增殖没有明显关系，到目前为止，CapG 与肿瘤迁移和增殖之间的关系仍存在争议。不同的肿瘤具有不同的功能，它们的核外作用机制和核内调节机制有待进一步探讨。

研究 CapG 与胃癌细胞 BGC823 迁移和增殖之间的关系。结果显示：胃癌组织中的 CapG 蛋白阳性表达率显著较癌旁组织高。分析原因是：CapG 与细胞骨架结合并作用后，能够调节细胞的迁移行为。CapG 蛋白还可能参与细胞内信号转导过程，例如肌动蛋白的聚合和激活。胃癌发生淋巴结转移的概率较高，研究发现不同 AJCC 分期、是否发生淋巴结转移的患者之间 CapG 蛋白阳性表达率有显著差异，提示 CapC 可能在肿瘤进展中起基础性作，CapG 是 1 种细胞骨架蛋白，细胞骨架是真核细胞中蛋白质纤维的网络结构，细胞骨架蛋白可以通过某种机制与细胞骨架相互作用形成细胞，导致骨骼系统异常。肿瘤细胞恶化后，肿瘤细胞内的微管结构发生变化，异常的微管结构使癌细胞的增殖能力增强，利于肿瘤发生淋巴结转移，CapG 还会增加肌动蛋白小体的水平，CapG 通过在肌动蛋白丝的两端添加帽调节肌动蛋白的行为，使核 CapG 经由核转运受体到达细胞核，促进了肿瘤细胞的转移。

研究结果显示：CapG 沉默组 CapG 蛋白相对表达强度显著低于非沉默组。表明 CapG 的表达在胃癌肿瘤的迁移过程中起重要作用。经嘌呤霉素筛选后，获得了稳定且低表达 CapG 的 BGC823 细胞。CapG 在通过 C 端 F-肌动蛋白和微管结合序列调节骨架重排中起重要作用。研究报道，CapG 可能经由 Hippo-YAP 信号通路发挥调节细胞增殖、凋亡过程，进而在肿瘤发生和发展中发挥作用。

CapG 在胃癌细胞 BGC-823 细胞中的过度表达对胃癌的增殖及迁移过程中起到促进作用，研究结果显示：Transwell 实验检测结果显示，CapG 沉默组的细胞穿过小室的细胞数目显著低于非沉默组。分析原因是因为：CapG 的表达被抑制后，细胞克隆形成减少，增

殖能力下降。转染后，嘌呤霉素用于筛选获得稳定的低表达 CapG，可以抑制 EMT 过程的发生，抑制肿瘤细胞的侵袭和迁移，抑制肿瘤细胞的生长并促进胃癌细胞的凋亡。动物实验发现，在裸鼠皮下荷瘤实验中，发现 CapG 可以显著抑制沉默后皮下肿瘤的体积和重量，肿瘤抑制信号途径中 Hippo 信号通路中主要蛋白升高，并抑制肿瘤细胞的生长。

目前国内针对 Cap 蛋白与癌症之间关系的研究相对欠缺，在胃癌中就更少有研究报道，通过一系列研究证明了 CapG 蛋白与胃癌的发生发展有关，这为胃癌的诊治提供临床参考，并指导今后研究方向。

第二十三节 VGLL4、CD44v6 蛋白在胃癌组织中表达研究

VGLL4 作为最近发现的原癌蛋白拮抗因子，为 VGLL 蛋白家族一员，研究表明对癌细胞增殖具有一定抑制效果，可通过与 TEA 转录增强因子 4（TEAD4）结合，竞争性抑制 Yes 激酶相关蛋白（YAP）活性。Hippo 信号通路为近年来发现的信号通路，对癌细胞增殖具有一定抑制作用，YAP 为其下游重要效应分子。正常组织中 YAP 表达量较低，其 Hippo 信号通路中某些物质可通过磷酸化调控 YAP 的表达。机体组织发生病变时，参与调控 YAP 表达的分子出现异常，造成 YAP 表达量增加，结合 TEDA1，引起癌细胞的产生。因此，可根据对 YAP 表达的抑制调控 Hippo 信号通路，进而对癌细胞的增殖进行干预。研究 VGLL4 在癌组织中的表达较癌旁组织降低，可能原因为癌组织 Hippo 信号通路相关调控因子水平异常，导致 YAP 水平显著升高，YAP 与 TEAD4 的结合抑制了 VGLL4 的表达，造成癌组织中 VGLL4 含量降低。而 VGLL4 在 III ~ IV 分期、浸润程度 T_3~T_4、淋巴结转移的患者中表达相对较低，提示其可能参与胃癌的发生发展过程，且可能与胃癌患者的病症严重程存在相关性。

CD44 为广泛存在于机体细胞表面的蛋白，在细胞与细胞间、细胞与胞质间的物质交流中发挥重要作用，可促进癌细胞进入机体体液循环进而加速癌细胞的扩散。CD44v6 为 CD44 蛋白的变异类型，在正常机体组织以及癌变组织中均有表达但差异明显。研究表明，CD44v6 能够通过对癌细胞内 NF-κB 信号通路的激活作用加速癌细胞的增殖复制，促进恶性肿瘤的早期产生。此外，CD44v6 还可通过对癌细胞上皮和间质之间转换效率的提升，加速癌细胞的浸润能力以及转移能力。研究 CD44v6 在癌组织中的表达率明显高于癌旁组织，提示其阳性表达与胃癌的病情进展存在一定关系，分析原因可能为 CD44v6 表达量的提高可增强癌细胞的复制能力，使癌细胞能够快速扩增。试验所显示的 CD44v6 表达在不同浸润深度、淋巴转移情况、不同 TNM 分期上的不同提示 CD44v6 与癌细胞的转移以及浸润能力存在一定的关系，可能原因为 CD44v6 的大量表达对胃黏膜的浸润和黏附能力有明显促进作用，导致癌细胞浸润深度增加，对淋巴组织的黏附能力增强，促进了淋巴结转

移，从而造成临床分期的提高。

段军等在微小 RNA-22（miR-22）、VGLL4 在胃癌组织中的表达及意义中的研究中发现，VGLL4 高表达者 3 年生存率明显低于低表达者。研究者对 VGLL4、CD44v6 表达情况与患者 5 年生存率进行了比较，VGLL4 阳性组 5 年生存率为 85.71%，高于阴性组的 50%，结论与上述相似，表明 VGLL4 的表达情况对患者生存率存在一定影响。研究 CD44v6 对患者 5 年生存率的影响，结果发现，CD44v6 阳性表达患者 5 年生存率为 50.63%，低于阴性组的 80.00%，与陈勇等研究相比 5 年生存率相比稍高，造成此种差异的可能原因为试验选取患者胃癌不同分期所占比例不同。

了解影响胃癌患者 5 年生存率的重要原因，研究对胃癌患者常规因素与患者预后的关系进行分析，结果显示肿瘤分化程度、浸润深度、淋巴结转移情况、TNM 分期对患者预后存在一定的影响，结论与沈绮雯等相符。研究发现肿瘤分化程度、淋巴转移情况、TNM 分期及浸润深度为影响胃癌患者 5 年生存率的独立危险因素。研究除了对上述因素进行回归分析外，还对 VGLL4、CD44v6 的表达与患者预后的关系进行探究，结果表明，VGLLA 阴性表达、CD44v6 阳性表达亦为影响患者 5 年生存率的独立危险因素。

第二十四节 Nesfatin-1 在胃癌中研究

Nesfatin-1 可增强膀胱癌 T24 细胞株的细胞增殖、迁移和侵袭能力，Nesfatin-1 可作为膀胱癌潜在生物标志物。Nesfatin-1 与乳腺癌复发和进展相关，通过小干扰 RNA 转染证实，Nesfatin-1 能促进乳腺癌 MCR-7 细胞株和 ER-SK-BP-3 细胞株的增生、转移及浸润。Nesfatin-1 可被雌激素上调，促进乳腺癌转移，是乳腺癌进展的潜在预后因素。实验发现，随着 Nesfatin-1 浓度增加和时间延长，人胃癌细胞 AGS 的增殖活力也明显增强，说明 Nesfatin-1 促进胃癌细胞增殖的作用呈剂量和时间依赖性。也有研究显示，胃癌合并抑郁症患者的血浆 Nesfatin-1 浓度显著降低。胃癌不合并应激抑郁的小鼠脑组织及血浆中 Nesfatin-1 水平均降低，慢性温和不可预知应激（CUMS）不仅可以引起胃癌小鼠的抑郁样行为，并且可以使脑组织及血浆 Nesfatin-1 水平升高，因此 Nesfatin-1 可能参与胃癌相关应激抑郁的发病。Hp（-）组患者的血清及胃黏膜组织 Nesfatin-1 表达较 Hp（+）组的患者明显升高；Hp（+）组中消化性溃疡患者的血清及胃黏膜组织中 Nesfatin-1 表达较非溃疡组明显降低。Wang 等研究发现，胃癌患者的血浆 Nesfatin-1 浓度较健康对照组明显增加，ROC 分析显示，在中区分胃癌患者和健康对照者中，Nesfatin-1 的 AUC 值为 0.857，灵敏度为 70.0%，特异度为 95.0%。因此，Nesfatin-1 可能是一种潜在的胃癌诊断生物标志物。

胃癌细胞的增殖与凋亡涉及多条信号通路，其中主要包括 RhoROCK-1、PI3KAkt/mTOR 等信号通路。小 G 蛋白 Rho 家族是细胞信号传导通路中重要的调节分子，不仅参与肿瘤发生发展，还具有调节细胞骨架重组、分化、凋亡、黏附、运动等作用，Rho 蛋白质在多种肿瘤中被激活已得到证实，Rho 的过表达与胃癌的恶性表型相关，Rho 在晚期胃癌及癌细胞中呈高表达。因此 Rho 也被认为是肿瘤发生发展的重要标志物之一。ROCK-1 是 Rho 下游激酶，活化的 ROCK-1 可使肌球蛋白轻链的磷酸化水平升高，通过增加肌球-肌动蛋白的收缩力促进癌细胞侵袭迁移，从而参与调节肿瘤的侵袭转移、发生发展等多种生物学过程。研究发现，抑制 RhoA 的表达可引起下游效应蛋白 ROCK-1 的激活明显减少，从而抑制胃癌细胞的过度增殖和促进胃癌 AGS 细胞的凋亡，增加 caspase-3/cleaved-caspase-8 等凋亡相关蛋白的表达，说明 RhoAROCK-1 在胃癌细胞的增殖、凋亡过程中起到重要的调节作用，可作为有效防治胃癌发生发展的一个新的靶点。也有研究发现，Nesfatin-1 可通过 RhoAROCK 通路抑制人卵巢癌细胞株 HO-8910 细胞增殖，诱导细胞凋亡提示 Nesfatin-1 对肿瘤细胞增殖的影响不仅仅是通过单一的信号通路起作用，其作用可能具有细胞特异性。实验发现，加入 ROCK 抑制剂 Y-27632 后，胃癌 AGS 细胞增殖明显低于 Nesfatin-l 组，但高于对照组。说明 ROCK 抑制剂 Y-27632 抑制 Nesfatin-1 对胃癌细胞的增殖作用。

Nesfatin-1 组的 RhoA、ROCK-1 蛋白表达显著高于对照组；当给予 ROCK 抑制剂后，细胞内的 RhoA、ROCK-1 蛋白表达低于 Nesfatin-l 组，但仍高于对照组。提示 Nesfatin-l 在促进癌细胞增殖的同时，上调了 RhoA、ROCK-1 的蛋白表达，由此推测，Nesfatin-1 可能通过 RhoA/ROCK 信号通路参与胃癌细胞的增殖。

第二十五节　G 蛋白偶联受体 48 在胃癌中研究

G 蛋白偶联受体 48（GPCR48）是 GPCR 家族 LGR 亚组的成员，是具有 7 个跨膜蛋白和 17 个富含亮氨酸重复序列的大分子蛋白。GPCR48 在人体的各个组织均广泛表达，且在皮肤的表皮和毛囊、胰岛细胞以及男性和女性生殖器官的上皮细胞中表达水平最高。Rspo 是 GPCR48 的配体，两者结合可刺激 Wnt 信号通路，而 β 联蛋白作为 Wnt 信号通路的中心下游效应物。

肿瘤坏死因子超家族成员 11 也是 GPCR48 的配体，其与 GPCR48 结合，可激活 Gq 和糖原合成酶激酶-3β 信号通路，从而参与调节细胞的分裂、增殖、分化及肿瘤的发生和发展等过程。

现已证实 GPCR48 在多种肿瘤中高表达，并在肿瘤的发生发展中起关键作用。

GPCR 家族在调节胃癌的发生发展过程中起至关重要的作用。Steffen 等研究发现，GPCR48 在胃癌组织中的表达水平明显高于相应的非肿瘤黏膜组织；免疫组织化学检测发现，GPCR48 的表达与淋巴结转移相关。朱健康等通过对Ⅰ期、Ⅱ期、Ⅲ期、Ⅳ期胃癌患者的血清 GPCR48 表达进行分析发现，GPCR48 的表达水平在胃癌的分期诊断中具有一定的诊断价值；进一步研究发现 GPCR48 是胃癌发生的独立危险因素。另一项探讨 GPCR48 表达与胃癌患者预后关系的研究也证明，胃癌细胞 GPCR48 的表达与淋巴结转移相关，但未发现 GPCR48 的表达水平对胃癌患者的生存产生影响。可见，GPCR48 参与了胃癌的生物学过程但其是否可以作为胃癌患者诊断、预后或治疗的点仍需进一步研究。

第二十六节　碱性磷酸酶在胃癌中研究

碱性磷酸酶（ALP）是广泛分布于人体各脏器器官中，其中以肝脏为最多，其次为肾脏、骨骼、肠和胎盘等组织。这种酶能催化核酸分子脱掉 5′ 磷酸基团，从而使 DNA 或 RNA 片段的 5′–P 末端转换成 5′–OH 末端。

ALP 是一种能够将对应底物去磷酸化的酶，即通过水解磷酸单酯将底物分子上的磷酸基团除去，并生成磷酸根离子和自由的羟基，这类底物包括核酸、蛋白、生物碱等。而该脱去磷酸基团的过程被称为去磷酸化或脱磷酸化。

ALP 是一种肿瘤细胞的标志酶，含有 N 连接型糖蛋白，肝癌及骨肿瘤患者血清中 ALP 均有升高，且出现特异性区带。

胃黏膜上皮细胞癌变后，结构基因表达异常，细胞内蛋白质生成，分泌发生改变。在胃癌的病变过程中将发生代谢、功能及形态的变化，作为癌变的标志在组织、血液或其他体液中以酶或其他物质形式表现出来。碱性磷酸酶是细胞溶酶体中的一种碱性水解酶，能分解破坏周围组织，利于肿瘤细胞的扩散。既往的研究表明，它是鉴别胃恶变的一项重要指标。实验研究发现，低分化组血清碱性磷酸酶含量较高分化组明显升高，而低分化组与中分化组血清碱性磷酸酶含量比较，虽有增高趋势，但无统计学差异，由于胃癌细胞的类型不同，对癌周间质的溶解性亦有差异，从而表现出不同的病理组织学生长方式及大体形态，造成不同的转移扩散结果。在正常胃黏膜，用组化方法测不出碱性磷酸酶活性，而当胃黏膜发生癌变后，酶活性明显增高，推测胃癌患者血液中明显升高的碱性磷酸酶来源于胃癌组织，不同类型的胃癌组织由于其分化程度和组织来源不同，碱性磷酸酶的含量变化也不一致。因此血清碱性磷酸酶含量的变化在排除重要脏器功能疾患后，可作为诊断胃癌，判断其组织分化程度的一项重要参考指标。

第二十七节 维生素 D 与胃癌研究

一、维生素 D 与癌相关性的流行病学研究

UVB- 维生素 D- 癌症假说认为，暴露于 UVB 环境能够降低结肠癌的死亡率，随后越来越多的流行病学研究支持 UVB 相关的维生素 D 缺乏可增加胃癌发病和死亡风险。在关于 UVB 与胃癌发生率的研究中，Najafi 等针对位于不同纬度及不同 UVB 辐射水平伊朗城市的研究显示，胃癌的发病率与 UVB 水平呈极强的负相关，表明胃癌多发生在远离赤道的地区，而这些区域 UVB 水平相对较低。O' Sullivan 等认为，在高纬度国家，UVB 辐射水平与胃癌的发病率呈负相关，调整混杂因素后结果仍不变。对中国、日本的胃癌发病率和死亡率较高的亚洲国家的研究发现，太阳 UVB 辐射水平与胃癌的死亡率呈负相关，UVB 暴露可提高纳入分析的 10 种癌症（胃癌、乳腺癌等）的总癌症生存率，并认为上述结果与 UVB 相关的维生素 D 水平密切相关。故推测，维生素 D 水平与胃癌发生和发展密切相关，并在大多数细胞和动物实验中得到了验证。

关于维生素 D 摄入量与胃癌的关系，有学者对饮食摄入的多种微量元素水平和胃癌风险进行调查，结果显示，饮食摄入的维生素 D 水平与胃癌发生风险呈正相关，提示高维生素 D 摄入量可能是胃癌的危险因素。但 Giovannucci 等的队列研究发现，饮食维生素 D 摄入量与胃癌的发病率和死亡率均呈负相关，并推荐至少补充维生素 D1500U/d，以提高消化道癌症患者生存率。

美国有关血清维生素 D 水平的前瞻性队列研究调查了基线血清 25-（OH）D 水平与 30 年随访期间癌症总死亡率和特定器官癌症死亡率的关系，结果发现，美国人群血清 25-（OH）D 水平与癌症总体死亡率呈显著负相关，且高水平血清 25-（OH）D 患者的胃癌死亡率降低。 Abnet s 等在含 10 项前瞻性队列研究的罕见癌队列联合维生素 D 汇集项目中，对其中 8 项队列研究中维生素 D 水平与食管癌和胃癌风险的关系进行探讨，结果显示，与维生素 D 充足组相比，维生素 D 缺乏亚洲人群的胃癌风险显著降低。另有研究发现，低血清 25-（OH）D 水平苷酸多态性可能是与编码细胞毒素相关基因 A 的 Hp 菌株相互作用的重要因素。以上研究证实，VDR 及其基因多态性可能与维生素 D 抑制胃癌发生发展的机制密切相关。

二、维生素 D 的发挥抗 Hp 作用

1. 对先天性免疫反应的调节：维生素 D 可促进天然抗菌肽表达，Cuo 等发现，Hp 感染时，胃上皮细胞中 VDR 和抗菌肽 Cathelicidin（CAMP）表达上调，$1,25-(OH)2D_3$ 对细胞内 Hp 复制细菌的杀伤作用增强。一项体内实验证实，$1,25(OH)2D_3-VDR-CAMP$ 通路存在，且 $1,25-(OH)2D_3$ 能通过增强 VDR 和 CAMP 表达抑制 Hp 感染。同时，该研究在 CAMP 启动子区域的远端（-1 649bp）发现 $1,25-(OH)2D_3/CDR$ 复合物的新结合位点，其可能是 $1,25-(OH)2D_3$ 抗 Hp 感染活性的重要机制。

2. 激活胃上皮细胞自溶酶体降解功能：$1,25-(OH)2D_3$ 通过激活蛋白质二硫键 A3 受体引起溶体降解功能的恢复，从而通过自溶酶体途径促进 Hp 的清除。

3. 促进细胞膜裂解：维生素 D 代谢物 VDP1 和 Hp 细胞膜中的脂质成分相互作用，破坏细菌细胞膜稳定性，最终诱导细菌溶解而发挥杀菌作用。可见，循环 $25-(OH)D$ 水平能够影响 Hp 感染及其根除率，即可通过维生素 D 影响 Go 感染及根除，抑制胃癌的发生和发展。VDR-CAMP 轴和蛋白质二硫键 A3 受体及细胞膜脂质成分可能介导 $1,25-(OH)2D_3$ 对 Hp 的杀菌效应。

三、维生素 D 补充在胃癌临床治疗中的作用

维生素 D 可作为胃癌术后改善预后的辅助治疗药物。观察性研究发现，低血清 $25-(H)D_3$ 水平胃癌患者，胃癌根治术后 3 年的复发率及转移率显著升高，提示术后补充维生素 D 可能改善血清低维生素 D 水平胃癌患者的预后。该作用在一项干预试验中得到了肯定。日本一项历时 8 年对基线血清 $25-(OH)D$（20~40）g/L 的Ⅰ～Ⅲ期食管癌、胃癌、小肠癌及结直肠癌患者的随机、双盲、安慰剂临床对照试验显示，术后口服维生素 D 补充剂（2000U/d）患者的 5 年无复发生存率高于口服安慰剂（由芝麻油、猪源性明胶和甘油组成的胶囊）患者，随后，对上述试验的进一步分析显示，维生素 D_3 补充剂亦能显著提高低水平生物可利用 $25-(OH)D$ 组［即与白蛋白结合、游离的低水平 $25-(OH)D$］消化道恶性肿瘤（包括胃癌）患者的 5 年无复发生存率。上述干预试验的结果表明，补充适宜剂量的维生素 D 可能减少胃癌术后复发，且具有良好的疗效和安全性。

维生素 D 及维生素 D 类似物或可协同多种化疗药物发挥抗肿瘤作用。在临床试验和基础研究中，$1,25-(OH)2D_3$ 及其类似物可增强卡铂、顺铂、紫杉醇、多西他赛等化疗药物对肺癌、前列腺癌、卵巢癌等恶性肿瘤的抗肿瘤活性，提高治疗的安全性。

体外研究中，Bao 等发现，与单用 $1,25-(OH)2D_3$ 或顺铂组相比，两者联合组的胃癌细胞 G2/M 期百分比显著降低，胃癌细胞阻滞于 G1 期且可增强顺铂诱导的细胞凋亡作

用。另有研究发现，1，25-（OH）2D₃能协同多柔比星抑制胃癌细胞的增殖，并促进其凋亡，表明维生素 D 能增强多柔比星对胃癌细胞的细胞毒性。

第二十八节　GPC3 在胃癌中的表达

磷脂酰肌醇蛋白聚糖 3（Glypican-3，GPC3）为一种细胞膜表面的糖蛋白，其氨基端为可溶性蛋白，可分泌至外周血液中。GPC3 在胚胎期的肝脏及肾脏高表达，而在成人正常组织中几乎不表达；在肝细胞癌、部分胃癌、肺鳞状细胞癌、卵巢透明细胞癌、黑色素瘤中高表达。

Ushiku 等研究发现，GPC3 在胃癌中的表达率为 11%，其中 44.5% 为弥漫阳性，不管 GPC3 在胃原发肿瘤中是灶性或弥漫表达，其转移灶都以 GPC3 阳性表达为主，组织学类型主要包括肝样腺癌、透明细胞癌及产生甲胎蛋白的胃癌。前期研究也发现：胃肝样腺癌中 GPC3 的表达显著增高，其表达与癌组织脉管侵犯及血清甲胎蛋白水平升高显著相关，是预后不良的相关因素。Rahhari 等的研究显示，在食管胃结合部腺癌中，与正常对照相比较，tGPC3 的表达显著增加，同时也与预后不良相关。童玲等研究显示，tGPC3 在胃癌组织中的表达为 10.07%，其中局灶阳性为 5.75%，弥漫阳性 4.32%。

GPC3 的表达模式可以为腔缘阳性或胞浆及胞膜阳性，在肝样腺癌或具有肠母细胞分化的胃癌组织常高表达 GPC3。Akazawa 等研究显示，在 51 例具有肠母细胞分化的一组胃癌中，GPC3 的阳性率高达 82.4%。研究中具有 GPC3 弥漫表达的胃癌中，部分也显示出肝样腺癌或伴有肠母细胞分化的特征。有的文献显示，GPC3 在胃癌组织中表达下降，低表达 GPC3 的胃癌组织其生存预后更好。

研究显示，sGPC3 水平在弥漫表达 GPC3 的胃癌组织中较高，其水平与 tGPC3 的表达密切相关，在 tGPC3-D 或 tGPC3-F 的胃癌中，sGPC3 表达水平较高，在 tGPC3-N 的胃癌中，sGPC3 为低水平，这提示在组织阳性表达 GPC3 的患者中其血液样本中有更高的概率能检测到一定水平的 GPC3。这与 GPC3 的分子结构相关，GPC3 通过糖基磷脂酰肌醇锚定在细胞表面附着，在不同的剪切位点，GPC3 的 N 端片段释放到血清中，从而被检测到。在肝癌领域有关 GPC3 的部分研究中，胃癌作为肝细胞癌的对照组也进行了 sGPC3 水平的检测，这些研究均没有发现胃癌 sGPC3 的水平有显著升高。Chen 等的研究显示 sGPC3 在 13.5% 的肺癌及 13.2% 的甲状腺乳头状癌中表达水平升高，而在胃癌血清中表达水平不升高。这可能与胃癌的组织学的分型有一定的关系。具有肝阳腺癌形态或肠母细胞形态的胃癌患者 sGPC3 出现升高的可能性会更高一些。而 Rahhari 等的研究显示 GPC3 在总血清中水平升高，比其在外泌体组分中表达更丰富，这可能与 GPC3 可以被血流中的不同蛋白酶裂解相关。

第二十九节　Hp-NAP 对 615 系列胃癌小鼠研究

　　幽门螺杆菌（Hp）中性粒细胞激活蛋白（Hp-NAP）是 Hp 感染所致胃炎的重要致病因子之一，它促进了炎性细胞中性粒细胞、单核细胞在胃黏膜的聚集，并释放大量的炎症因子，同时诱导氧化活性产物的产生，导致胃黏膜损伤。研究发现 Hp-NAP 通过激活细胞毒 Th1 免疫应答抑制了小鼠膀胱癌、肝癌的生长。

　　黄雪芳等研究通过建立无免疫缺陷的小鼠胃癌模型，发现干预组给予胃癌小鼠瘤旁注射 Hp-NAP 后，小鼠瘤体较胃癌组偏小，并且有 1 例胃癌组小鼠发生了癌细胞腹腔转移及血性腹水的形成，这说明 Hp-NAP 通过某种机制一定程度上抑制了肿瘤的发展。

　　肿瘤的发生、发展除了涉及机体免疫平衡的打破，丰富的血供是肿瘤不断进展的又一重要因素，其中血管内皮生长因子（VEGF）是已知最有效的内皮特异性促有丝分裂原，作用于血管内皮细胞促进血管内皮细胞增殖和新生血管形成并增加血管的通透性，与肿瘤的生长及转移密切相关。研究显示，在肿瘤的微环境中，VEGF 在干预组表达较胃癌组显著减少，同时 HE 染色可见干预组微血管密度明显低于胃癌组，提示 Hp-NAP 可显著抑制肿瘤组织内微血管的生成。

　　正常情况下机体的免疫功能处于平衡状态，当肿瘤发生时，机体的体液免疫及细胞免疫将发挥抗肿瘤作用，而主要以细胞免疫为主。有学者报道胃癌患者血清中高表达 IL-17 蛋白，肿瘤微环境存在 Th17 及 Treg 细胞的大量浸润，即胃癌患者机体存在着 Th17/Treg 细胞的失衡。研究结果显示，与正常小鼠相比，胃癌小鼠脾脏组织中 Th17、Treg 细胞显著增高，这与先前的大部分研究结果相符。

　　Th17 细胞及其因子 IL-17 主要与自身免疫性疾病相关，文献报道肿瘤环境中存在大量 IL-17、IL-23 浸润，同时在人与小鼠肿瘤外周血及肿瘤环境中也存在 Th17 的聚集，Th7 细胞可消除高分化小鼠黑色素瘤，这些说明 Th17 可能在肿瘤致病过程起着积极抗肿瘤免疫作用。将鼠结肠腺癌细胞株 MC38 细胞行皮下注射后，IL-17 缺陷鼠比野生鼠的肿瘤生长速度更快，而增加内源性 IL-17 的表达或促进 Th7 分化可促进抗肿瘤的免疫应答，抑制肿瘤的生长和转移。Treg 细胞是机体的免疫调节细胞，主要分泌因子 IL-10、TGF-β，参与调节抑制自身免疫反应性 T 细胞的功能，其中 foxP3 是 Treg 细胞特异性转录因子。文献报道胃肠道恶性肿瘤环境中存在着大量 Treg 细胞的浸润，Treg 细胞抑制了免疫应答，促进了肿瘤的进展。Th17 与 Treg 细胞的分化均依赖于 TGF-β，在 TGF-β 单独作用下，活化的初始 CD4+T 细胞分化为抗炎的 Treg 细胞，而在 TGF-β、IL-6 共同作用下，活化的 CD4+T 细胞分化为促炎的 Th17 细胞，IL-6 起着关键的调节作用。Romagnani 等证明，Th17 细胞和 Treg 细胞具有共同的起源，抑制 Th17 细胞可以促进 Treg 细胞的发育。Th17

与 Treg 的分化起着相互抑制关系。研究报道 TLR2 激活可促进辅助性 T 细胞向 Th17 分化，抑制 Treg 细胞功能，TLR2 活化后协同 TCR 激活及共刺激作用可促进初始及记忆或效应 Tregs 向 Th17 表型分化并扩增。

Hp-NAP 作为 TLR2 配体，可通过调节免疫细胞 Th17/Treg 的失衡来发挥积极的抗肿瘤作用。实验研究结果显示干预组较胃癌组脾脏组织有更高的 Th17 细胞浸润，瘤体组织中 I-17 在 mRNA 高的 Th17 细胞浸润，瘤体组织中 IL17 在 mRNA 和蛋白水平均较胃癌组增高，且具有显著性差异。而干预组与胃癌组比较，Treg 细胞浸润及瘤体组织中 foxP3mRNA、TGF-β 表达有所下降，但无明显差异。推测，Hp-NAP 干预可能通过激活 TLR2，促进了干预组 Th17 细胞浸润及增加了瘤体组织中 IL-17 的表达抑制了肿瘤的进展。

第七章

胃癌标志物

第一节　胃癌生物学标志物

一、生物学标志物

随着癌症发病率和死亡率的攀升，癌症已经成为我国主要的死亡原因。胃癌发病在世界范围上，主要集中在中国、日本和韩国。我国每年检出总数占到全世界的42%，达到每年40万例；死亡人数超过三分之二，达到30万人左右。

目前的研究显示胃癌筛查是减少胃癌病死率有效的策略之一。利用胃癌生物标志物代替胃镜筛查，可达到更高的普及率，能做到早发现、早诊断、早治疗。

1. CA 与 CEA：糖类抗原 199（CA19-9）是一种对消化道肿瘤有高度特异性的肿瘤相关抗原，是被美国 FDA 批准的用于胰腺癌的血清标志物。在胃癌诊断方面，CA19-9 与肿瘤的大小、淋巴结的转移和浸润深度都具有相关性，也可以作为胃癌患者独立判断的预后指标 CEA 首先在 1965 年由 Gold 和 Freedman 在结肠癌组织提取物中分离得到。由胎儿胃肠道上皮组织、胰和肝细胞合成的糖蛋白，可于成年人的胰腺、肝脏、肠道和卵巢等器官中检测到少量表达。目前在临床诊断中，CEA、CA19-9 是胃癌较可靠的 2 种血清标志物，CEA、CA19-9 与胃癌进展期具有很高的相关性。但是 CA19-9 被证实并非肿瘤特异性标志物，在许多肝胆肿瘤及胆道梗阻疾病中均可以检测到其表达量的增加。与 CA19-9 出现的问题类似，CA125、CA50 标志物特异性也不高。由于血清标志物无法同时具有特异度和灵敏度高的特点导致以上指标阳性检出率偏低。另外，研究证实在进展型胃癌血清 CA72-4 的阳性率优于癌胚抗原（CEA）和 CA19-9，但在早期胃癌中阳性率低。而且在腹膜转移和复发的病例中优于其他标记物，有更高的阳性率。研究认为 CA72-4 阳性对有淋巴结、腹膜、肝转移的患者有重要的预测价值。

多数研究者认为在临床检测胃癌时可采用联合检测，避免单一检测中特异度或灵敏度低的缺点，并高阳性检测率。同时经临床研究表明，在消化道肿瘤恢复患者中，肿瘤标志物假阳性检出率患者的肿瘤复发率高于肿瘤标志物阴性检出率患者。所以，治疗后恢复患者中的假阳性检出率对患者是否会复发肿瘤有预见性。

2. CD44V9：CD44 是一种细胞外基质的主要的黏附分子，是透明质酸（HA）的细胞表面受体，并参与各种生物过程，例如细胞黏附、细胞迁移和癌症转移。其作为肿瘤干细胞（CSCs）的标志物已经被广泛接受。标准的 CD44 的同种型（CD44s）在造血干细胞和正常上皮细胞中显著表达，其中 C 造血干细胞和正常上皮细胞中显著表达，其中 CD44v9 在小鼠的胃癌的增殖细胞中高表达。研究证明，相比于在非肿瘤组织中，CD44v9 在肿瘤组织中的表达更加的频繁，并且 CD44v9 的阳性免疫表达可作为早期胃癌的不良预后指标，但不能作为进展期胃癌的不良预后指标，因此，CD44v9 可作为早期胃癌的一个预后生物标志物。

3. DNA 甲基化：DNA 甲基化是最广泛的一种表观遗传修饰，其经常发生于 5 端启动子 CG 岛区的胞嘧啶 5 号碳上。导致 DNA 甲基化的可能因素有：细菌感染（如 Hp）、病毒感染（如 EB 病毒）。目前发现肿瘤普遍存在甲基化失衡的现象，整个基因组广泛低甲基化和局部 CpG 岛的高甲基化，这种变化可在同一肿瘤中同时发生。

高甲基化是正常组织中未甲基化的位点被甲基化，肿瘤抑制基因与 DNA 修复基因启动子区 CpG 岛高度甲基化导致这些基因转录表达沉默或下调，造成抑癌基因失活及基因损伤增加，最终导致胃癌的发生。DNA 高甲基化基因主要包括 P14、ARF、P16、APC、HmIh1、CDH1、DAPK、CHFR、PTEN、RUNX3、HPP1、RASSP1A 和 RASSF10，且这些基因甲基化指数从慢性胃炎到胃癌呈现明显增加，表明基因甲基化指数与胃癌发生率成正相关。

低甲基化是在正常组织中发生甲基化的位点去甲基化，其可以激活原来保持沉默状态的基因（尤其是原癌基因）激活，而且还可以引起染色质改变，进而导致遗传不稳定性增加。c-myc 基因在 40% ~50% 的胃癌组织中甲基化水平降低，破坏了其表达的时间和空间特异性，从而引起肿瘤的发生。癌基因和癌相关基因的低甲基化以及随之发生的基因的激活与胃癌的发生、进展、转移相关。

基因甲基化作为标志物的优势在于可以对活检标本和无创体液如血清和胃液进行诊断和检测。另外，甲基化的癌症特异性改变可以提供疾病严重程度的良好指示和相对简单的预后标记物，并且通过去甲基化治疗纠正发生 DNA 甲基化的肿瘤，可能成为某些抗癌药物的作用新靶点。

4. miRNA：miRNA S 约 22 个核苷酸，高度保守的小的非编码 RNA 分子，MIRNA 通过调控癌基因或抑癌基因表达，参与胃癌的发生、发展。miR NA 可能通过调控下游靶基因，促进胃癌细胞增殖并抑制其凋亡，从而发挥促癌作用；或通过抑制胃癌细胞增殖并促进其凋亡，从而发挥抑癌作用。另外，Hp 感染能够影响相关 miR NA 表达，通过参与调控细胞生物学行为、表观遗传学修饰等，促进胃癌的发生、发展，在 Hp 感染相关胃癌的诊治中具有重要作用。

二、胃癌生物学标志物的研究

参与肿瘤的调控和转移的基因包括人类表皮生长因子受体（HER）、上皮钙黏素（E-cad）、肝细胞生长因子受体（HGFR）、微 RNA（miRNA）等，因此可以将其作为胃癌的诊断、治疗及预后指标。

1. HER2：HER2 基因是表皮生长因子受体家族成员之一，该家族还包括 HER1、HER3、HER4 三个成员，是致癌基因 C-erB-2/neu 的产物，HER2 基因在正常条件下是一种非激活状态，但接受体内外的相关因素刺激后其结构、表达及调控均将失常，从而使 HER2 基因处于被激活状态，基因扩增下诱导细胞膜蛋白的过表达，调节细胞内信号转导途径，包括增生、分化、细胞凋亡等。目前，在多种不同的恶性肿瘤中已经检测到 HER2 基因，其中，研究最多的是乳腺癌。研究显示，HER2 在多种癌症的发生中起作用，HER2 过表达可在 10%~34% 的浸润性乳腺癌以及 7%~34% 的胃癌或食管胃结合部癌中检测到。此外，在结肠癌、膀胱癌、卵巢癌、子宫内膜癌、肺癌、宫颈癌、食管癌中也有 HER2 过表达或扩增的报道。对于乳腺癌患者 HER2 基因为常规性检测，而对于胃癌患者尚未广泛开展。未来，随着对 HER2 基因与胃癌相关研究的进展，胃癌中 HER2 基因的检测也逐渐成为胃癌诊断、治疗及预后的热点。

（1）HER2 基因在胃癌中的检测方法及表达差异：最常用于检测 HER2 蛋白表达及基因扩增情况的方法主要有免疫组织化学染色（IHC）和荧光原位杂交法（FISH）。早期利用乳腺癌的 HER2 评判标准来评判胃癌细胞的 HER2 状态，但后期发现胃癌与乳腺癌中 HER2 表达有明显差异。现已被学术界广泛接受的 Hofmann 等改良的评判胃癌 HER2 状态标准通过 ToGA 研究等验证了其准确性和可行性。ToGA 研究是一项全球范围内关于胃癌和食管胃结合部腺癌的多中心临床研究，其研究结果显示，HER2 IHC++FISH 阳性或 IHC+++ 占据 16.6%。结合该临床中心的研究结果，将 HER2 阳性定义为 IHC++FISH 阳性或 IHC+++，其中不包含 IHC 0 或 +/FISH 阳性。有研究提出，对于诊疗中 HER2 阳性胃癌患者需要采取不同的治疗措施。

胃癌 HER2 的检测标准日益规范。国内外均采用 Hofmann 等改良后的 HER2 评判标准进行大样本的研究，结果显示胃癌患者中 HER2 的阳性率为 7.3%~20.2%。国内关于该方面的多项多中心研究结果显示约为 12%，尤其在肠型胃癌和胃食管结合部的一些腺癌中，其阳性率有升高趋势。

（2）HER2 基因与胃癌预后的关系：HER2 基因是否能成为胃癌预后的一项独立因素尚存在争议。Qiu 等研究证实 HER2 基因阳性与早期胃癌的预后存在相关关系，但对于晚期胃癌并不适用。Grabsch 等提出 HER2 的过表达与胃癌的预后之间并不存在明显关系，而有研究认为 HER2 的过表达对胃癌的预后起一定的预测作用，其中 HER2 阳性的胃癌患者预后可能较 HER2 阴性者差。Liang 等对 HER2 与胃癌预后的 meta 分析指出：HER2 过表达与胃癌患者总生存期存在一定程度的相关，HER2 的过表达与鲍曼分型、肿瘤分化、淋巴转移、静脉浸润、淋巴管浸润方面相关，而在肿瘤大小、浸润深度以及肿瘤分期方面并未发现具有相关性。总之，HER2 基因过表达患者的预后较非表达者差。目前，虽然针对 HER2 阳性是否与胃癌预后相关性方面的结论尚不统一，但 HER2 基因参与受体活化、信号转导等过程，并且发挥重要作用，与此同时也与肿瘤细胞的增殖、分化、转移转化过程有关。

（3）HER2 基因与胃癌的靶向治疗：对于晚期胃癌患者的治疗方式主要是以化疗联合靶向治疗为主的一种综合治疗方案。随着肿瘤生物学的快速发展，肿瘤分子标志物的不断涌现，众多靶向药物治疗由此产生，如表皮生长因子、血管生成、免疫关键位点阻滞剂、细胞周期、细胞凋亡、关键酶等信号通路。

曲妥珠单抗是一种人源化抗 HER2 的单克隆抗体，其选择性作用于 HER2 胞外域，降低了 HER2 受体的活性，减弱了后续的一系列信号的发生，其中包括蛋白激酶 B、信号转导及转录激活因子 3。一项多中心的关于评估化疗药物联合曲妥珠单抗治疗 HER2 阳性晚期胃癌疗效的相关研究结果显示，化疗药物联合曲妥珠单抗对 HER2 阳性晚期胃癌患者的总体生存率反而有一定的提高。2010 年欧盟已批准将曲妥珠单抗作为 HER2 阳性胃癌晚期患者的治疗药物。未来的研究中随着胃癌发展的分子机制进一步深入，胃癌靶向精准治疗也会成为治疗胃癌的一项新的治疗方案。

2. E-cad：E-cad 基因位于染色体 16q22.1，全长约 100kb，其结构由 16 个外显子和 15 个内含子构成，其中包括 3 个部分（细胞外区、跨膜区和细胞质区），细胞外区的外显子能与钙特异性结合发挥黏附功能。E-cad 是一类钙依赖性跨膜蛋白，几乎存在于所有上皮细胞表面，可介导细胞与细胞间相互黏附，具有维持细胞与组织结构完整性的作用，其表达量与肿瘤细胞分化、侵袭及转移方面均有一定关系。E-cad 只有通过与链蛋白互相接合构成完整的一个复合体才能发挥正常功能，如果该复合体中任一部分发生改变，对正常组织来说，则意味着不能正常发育，对于来源于上皮性肿瘤细胞而言，则有机会引起瘤细胞从原发病灶的脱离，从而向邻近组织侵袭和向远处转移。有文献报道，E-cad 在多种来源于上皮细胞源性肿瘤中呈失表达状态，如乳腺癌、直肠癌、食管癌、宫颈癌等。

马钊等研究发现，正常胃黏膜和胃癌组织中 E-cad 表达差异有统计学意义，在高、中、低分化的胃癌中，阳性表达率逐渐减少，提示肿瘤的分化程度与 E-cad 的低表达有紧密关系。刘津等通过研究表明，胃癌浸润深度与 E-cad 表达的阳性率存在相关性，未侵及浆膜的胃癌 E-cad 表达阳性率较侵及浆膜低，各浸润深度间的 E-cad 表达具有一定差异，有胃癌淋巴结转移的 E-cad 表达阳性率低于无淋巴结转移者，原发灶中 E-cad 的低表达是早期胃癌患者是否出现淋巴结转移的一个高危因素。故 E-cad 的表达与肿瘤浸润深度有关，其表达异常与胃癌病理分型、分化程度、浸润深度及是否淋巴转移具有明显相关性，对胃癌的发生、发展、浸润、转移、预后起重要作用。

E-cad 基因在转移的肿瘤中出现低表达说明该基因可能是一种抑癌基因，虽然目前已经有相当多关于 E-cad 的研究，但其许多作用机制尚不明确，如 E-cad 在胃癌淋巴转移中的表达及参与调控的确切机制尚不明确，所以关于 E-cad 的研究仍需进一步深入，如 E-cad 低表达发生在肿瘤前还是后，E-cad 是否促进 E-cad 的低表达等。

3. HGFR：HGFR 是具有多功能的一种细胞因子，其可以参与上皮细胞与部分肿瘤细胞的分裂作用，并促进细胞的移动，c-Met 编码的蛋白是一种原癌基因，该基因是 HGFR 的主要受体，c-Met 属于酪氨酸激酶受体，HGFR 与细胞上的 c-Met 结合后，c-Met 的自身磷酸化可激活受体内在的酪氨酸激酶活性，从而导致细胞分裂或分化增加，细胞分离，运动能力增强，连接消失，最终参与细胞的增殖、分化、转移。HGFR 可快速、可逆、可饱和、特异性、高亲和度地与其受体相结合，不同浓度的 HGFR 针对不同类型的细胞作用也存在不同，其中可能与存在于细胞膜上不同类型受体及相应受体数量有关，同时与 HGFR 受体结构的变化也存在关系。

HGFR 起初被认识是作为刺激肝细胞增生的一种分子，现在已逐渐被认为是一种具有许多复杂功能的细胞因子。许多学者根据基因的复制与蛋白表达发现，c-Met 过度表达与胃癌的发病机制有密切关系，并且认为 c-Met 的过表达作为胃癌预后的不良因素。但胃癌患者中 c-Met 的表达程度为 0%~68%。这一差异很大程度上是由于人们对 c-Met 基因复制、扩增、蛋白表达方法的不同。Wu 等通过胃癌及其邻近的正常胃组织标本进行 HGFR 与 c-Met 基因的检测，结果提示 HGFR 及其受体与肠型胃癌的形成有关。Amemiya 等通过实验指出在甲胎蛋白阳性的胃癌组中 c-Met 表达率高于甲胎蛋白阴性胃癌组，两者差异有统计学意义，这可能是甲胎蛋白阳性胃癌患者预后较差的一种原因。有研究显示，大约一半胃癌患者人群中血清 HGFR 明显高于正常人，手术切除胃癌后其血清 HGFR 水平具有降低趋势，这一结论说明肿瘤的发生使血清 HGFR 升高。Lamsaus 等在鼠乳腺癌和胶质瘤模型的研究中还发现 HGFR 对刺激肿瘤血管的形成具有重要作用。

HGFR 在胃癌发生、发展、转移过程中存在一定关系，从而影响肿瘤生长速度、浸润深度。NK4 可竞争结合 HGFR 受体 c-Met，从而在抑制肿瘤发生、发展及侵袭生长过程中起作用，这可能在以后将会成为一种抑制癌症发生、发展、转移的一种新型基因治疗方法。同样可以利用 HGFR 与胃癌组织中 c-Met 的高亲和力关系，采用 HGFR 作为载体对胃癌进行导向治疗。未来的研究中，对于 HGFR 与胃癌相关性的研究可为胃癌的发生、发展及治疗提供一种新方法。

4. miRNA：miRNA 是一类真核生物内源性的小分子单链 RNA，长度通常 21~25 核苷酸，可以通过与靶信使 RNA 上 3- 非编码区互补结合，抑制基因的翻译和 / 或使信使 RNA 降解抑制靶基因表达，每个 miRNA 具有调节数百个信使 RNA 的潜能，故 miRNA 的异常表达与肿瘤的发生存在一定的联系。研究发现，miRNA 与胃癌的形成具有一定相关性，既可以发挥抑癌基因的作用，也可以起到致癌基因的作用。如 miR-148a 在胃癌组织中低表达，在体外，上调 miR-148a 后能显著抑制胃癌细胞的迁移能力，提示其可能为一个抑癌基因，起到抑制胃癌侵袭、转移的作用。近年来，关于 miRNA 与胃癌发生、发展中的具体功能和机制及其对胃癌诊断、治疗、预后中的应用已完成了大量的科学基础研究，更进一步地完善了胃癌发生、发展的生物分子学和遗传学方面的机制，并为胃癌的诊断、治疗及预后提供了新的标志物。

（1）与胃癌发生有关的 miRNA：miR-21、miR-23a、miR-27a、miR-9、miR-101、miR-106a、miR-13ob、miR-106b-2簇、miR-200 等在胃癌形成过程中起到促进及诱导其发生的作用，miR-31、miR-34、miR-34b/c、miR-93、miR-141、miR-181-c、miR-218 等抑制胃癌的发生。这些 miRNA 表达在胃癌组织与非胃癌组织中不尽相同，部分是对细胞侵袭或转移有作用，另外一些则对恶性细胞的生长、分化具有一定的作用。

幽门螺杆菌感染可促进胃癌的发生，目前已将幽门螺杆菌列为生物学致癌因子，Tsuchiya 等研究表明，miR-146a 与 miR-15 可能参与幽门螺杆菌感染的胃黏膜上皮细胞天然免疫下的核因子 κB 信号活化的负调控，从而引起幽门螺杆菌感染的胃黏膜上皮发展为胃癌过程。Yuan 等结果显示用 EB 病毒感染胃癌细胞后 miR-200 表达性降低，同时伴有细胞黏附的缺失，其表明 miR-200 与 EB 病毒感染密切相关，而 EB 病毒的感染与胃癌的发生、发展也有紧密的关系。

（2）与胃癌诊断与预后有关的 miRNA：医疗技术的不断进步与发展使胃癌的诊断和治疗手段也有了一定的改变。但是由于胃癌早期症状的隐匿、患者缺乏健康体检认识、胃镜检查属有创性操作等，胃癌早期诊断率没有明显提高。有研究表明，通过无创性检测患者血清中 miRNA 可帮助诊断早期胃癌，miRNA 也将成为一种无创性诊断胃癌的生物学标志物，与传统胃镜检查相比，具有创伤小、痛苦小、花费低等优势。

有研究表明，miR-100、miR-105、miR-125b、miR-133a、miR-143、miR-145 在弥漫型胃癌中高表达，而 miR-20、miR-373、miR-494、miR-498 在肠型胃癌中高表达。对于临床病理类型不同的胃癌，miRNA 的表达也有一定差异，这将成为胃癌远期预后一个较好的参考。

三、新发现 7 项胃癌血清标志物

上海瑞金医院刘炳亚课题组与上海交通大学系统生物医学研究院陶生策课题组进行合作，利用蛋白质芯片平台，筛选出了 7 个新的胃癌血清标志物。

相比于传统的标志物及其联合，新发现的这 7 个胃癌血清标志物无论是敏感性、特异性、准确性方面均有大幅度提高，对于胃癌的筛查和早期诊断具有较高的临床价值。

研究团队利用蛋白质芯片平台，采用包含 17000 余种蛋白质的人蛋白质组芯片分析胃癌患者、胃癌的癌前疾病患者和健康人的血清，进行大规模筛选，再经大样本（超过 1400 例样本）多中心临床验证，筛选出了 7 个胃癌血清标志物（CCDC49、RNF19、BFAR、

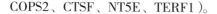

COPS2、CTSF、NT5E、TERF1）。

这 7 个标志物对于进行胃癌诊断，其敏感性、特异性和准确性均明显高于临床上常用的传统的标志物及其联合（CEA、CA25、CA72–4、CA199），其中 COPS2、CTSF、NT5E、TERF1 诊断胃癌的敏感性分别达到 92%、96%、84% 和 80%，特异性达到 88%、88%、92% 和 88%，准确性分别达到 92%、96%、89% 和 85%。而联合应用 CEA、CA25、CA72–4 和 CA199 的敏感性仅 40%、特异性 76%、准确性 51%。

第二节　胃癌分子标志物的研究

目前胃癌的早期筛查技术较复杂，且缺少标准化操作规程，在临床上无法进行大队列、多地区的普查。

近年来利用各种技术，从组织、细胞和体液中发掘出一大批与肿瘤病变相关的分子标志物如易感基因、致癌 / 抑癌基因、微 RNA（miRNA）、长链非编码 RNA（lncRNA）、环状 RNA（circRNA）、癌胚活性蛋白及代谢产物等。临床上也已将这些分子标志物用于肿瘤高危人群的筛查、原发肿瘤的早期诊断、良性和恶性肿瘤的鉴别诊断、肿瘤恶性程度的判断、药靶、治疗敏感性或耐药性的评估以及肿瘤复发与预后的预测和干预等。

迄今为止只有微量的生物标志物可用于临床胃癌的辅助诊断，且检出率和精准度较低，不足以替代常规的病理诊断。

一、核酸

核酸生物标志物可分为 DNA 和 RNA 两大类，其中 DNA 生物标志物研究的重点多着眼于单核苷酸多态性（SNP）方面，而 RNA 生物标志物则可分为大分子 RNA（如信使 RNA、lncRNA 和 circRNA）和小分子 RNA〔如 miRNA、piRNA（与 Piwi 蛋白相作用的 RNA）、小干扰 RNA、核仁小 RNA、转运 RNA 以及转运 RNA 衍生片段等。另外，一些与表观遗传（如 DNA 甲基化）和微卫星不稳定性（MSI）有关的分子标志物的研究也备受关注。

1. SNP：SNP 检测可发现与疾病相关的基因突变。研究已经证实，SNPs 参与启动子活性改变、基因表达调控、剪接位点改变、转录因子结合位点改变和表观遗传修饰等生理与病理活动。有研究指出，位点多态性与胃癌的易感性显著相关。多种酶的 SNPs 与包括胃癌在内的多种肿瘤的发生、发展有关。通过对胃癌 SNPs 相关的转录组数据进行分析发现，5p13 染色体上 rs6872282 的变异与胃癌风险基因前列腺素 E2 受体 4 的表达上调有关，而 8q24 染色体上 rs2585176 的变异既与胃癌风险基因前列腺干细胞抗原的表达上调有关，又与胃癌风险基因 MBOAT7 的表达下调有关。同时还发现，特异位点的突变引起胃组织中前列腺素 E2 受体 4 和前列腺干细胞抗原的表达上调以及 MBOAT7 的表达下调，有可能是胃癌发病的危险因素。由此表明，一些相关基因的多态性可作为胃癌预测的潜在靶标。Wang 等发现，DNA 甲基转移酶 3A rs1550117 突变体的 GG 基因型可降低胃癌的死亡风险。而 Jia 等发现，P-534AA 基因型胃癌患者的生存率显著低于 CC 或 C/A 基因型携带者，提示 CD24 基因的 P-534 位点可作为胃癌预后的指标。

Chen 等发现，DNA 甲基转移酶 -3B 启动子上的常见多态性 rs1569686 与中国人群的胃癌发病风险相关。但 Ahmadi 等并未观察到伊朗胃癌患者 rs1569686 与胃癌间的显著关联。提示，基质金属蛋白酶（MMP）基因的多态性在胃癌病变过程中可能起到了关键作用。

2. 游离环状肿瘤 DNA（ctDNA）：ctDNA 是近年来液体活检的一个主要检测项目。研究表明，一些 ctDNAs 靶点的突变和水平变化，不仅与胃癌患者预后、特异性及药物敏感性显著相关，还能反映患者的疾病状态。Lan 等发现，术后某些 ctDNAs 水平持续升高可能是胃癌复发的指征。但 ctDNAs 在体液中的组成成分和数量易受环境、遗传及肿瘤异质性等因素的交互影响。目前，尚无一种 ctDNA 可作为胃癌分子标志物的独立检测因子，通常是运用多种标志物联合进行检测。利用 ctDNAs 的液体活检技术在胃癌的临床转化诊疗中最具前景。

3. lncRNAs：lneRNAH19、TUSC7、MEG3 和肺腺癌转移相关转录物 1（MALAT1）等 lncRNAs 的异常表达，在胃癌的细胞周期、凋亡、增殖、侵袭与迁移中发挥重要作用，且其中一些 lncRNAs 可通过与 miRNAs 完全结合，在转录水平调控胃癌的进展。例如，剔除 lncRNA- 尿路上皮癌相关基因 1（UCA1）能通过调控 miR-182 抑制胃癌细胞的存活、迁移和侵袭。

lncRNA-PCTA6 在胃癌组织中的表达呈异常增高，有可能通过靶向 MKRN3 基因，参与 miR-30 的内源性竞争，以促进胃癌的恶变。Wang 等比较 lncRNA AB007962 在胃癌患者的癌组织与癌旁组织中的表达差异，发现 AB007962 在胃癌组织中的表达下调，且表达高低与肿瘤大小呈负相关；进而表明 AB007962 的表达与不良预后显著相关，可能是一种潜在的预后判断的分子标志物。

4. miRNAs：miRNAs 可抑制翻译过程，调控靶基因的表达。一项对 miRNAs 综合表达谱分析的研究提示，胃癌患者外周血 miR-331 和 miR-21 的表达高于正常对照人群，且高表达 miR-21 患者呈现明显的低生存率。另外，多项研究分析了 miRNAs 在胃癌中的预后判断价值，Zhang 等认为，miR-20b、miR-125a、miR-137、miR-141、miR-146a、miR-196A、miR-206、miR-218、miR486-5p 和 miR-506 的表达水平可以提示胃癌患者的预后。Huang 等使用 Exiqon 技术检测发现 miR-10b-5p、miR-132-3p、miR-185-5p、miR-195-5p、miR-20a-3p 和 miR-296-5p 在胃癌中过表达，且在未接受化疗的患者中，miR-10b-5p 或 miR-296-5p 的高表达与患者的生存期缩短相关。由此推测，miRNAs 可能在胃癌的诊

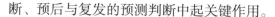

断、预后与复发的预测判断中起关键作用。

5. DNA甲基化：DNA甲基化是经典的表观遗传事件，很多肿瘤的发生、发展与DNA甲基化的存在有着一定程度的关联。Balgkouranidou等研究了胃癌Ⅰ～Ⅲ期手术治疗患者的RAS相关区域家族1A甲基化和活化蛋白C甲基化，发现RAS相关区域家族1A启动子甲基化与临床预后无显著相关性，而活化蛋白C启动子高甲基化患者的病死率较高。Ding等发现，与正常胃黏膜相比，胃癌患者胃黏膜细胞有丝分裂检查点-CHFR的甲基化水平显著升高，其启动子的甲基化水平又与肿瘤分化及淋巴结转移相关。一项研究显示，在高度甲基化的胃癌细胞系中存在脂肪非典型钙黏蛋白4基因表达缺陷，同时幽门螺杆菌感染也与脂肪非典型钙黏蛋白4基因的甲基化频率存在某种关系。

6. MSI：DNA错配修复系统功能紊乱会引起MSI，导致基因组不稳定，增加肿瘤发生的易感性。MSI阳性胃癌发病时间较晚，且多位于胃的远端，通常呈肠组织型，与MSI阴性胃癌相比，MSI阳性胃癌的局部侵袭能力和淋巴结浸润率较低，因此预后较好。

一项随机临床试验报告显示，当胃食管癌患者行单一手术治疗后，高MSI患者的生存期显著长于低微卫星稳定/MSI患者；经过手术治疗和围手术期化疗的综合治疗后，高MSI患者的生存期则短于低MSI患者。由此推测，MSI频率可作为胃癌患者的一个辅助预测和预后的指标。但有研究指出，MSI对于胃癌患者的预后判断可能与年龄有关。

二、蛋白质

1. 糖类抗原（CA）19-9：CA19-9是胃癌患者血清和胃液中均可检测到的一种蛋白质，表达于内皮细胞表面，可作为消化道肿瘤的常用标志物。有研究发现，CA19-9阳性表达与淋巴结转移和肿瘤大小呈正相关，因此临床使用术前血清CA19-9和癌胚抗原联合检测的方案，可更好地预测术后胃癌的复发、转移和生存期。

2. 人类表皮生长因子受体2（HER2）：HER2是表皮生长因子受体（EGFR）家族的成员之一，可编码具有酪氨酸激酶活性的跨膜蛋白，参与调控细胞的生长和分化。早先发现HER2在乳腺癌中呈过表达，随后又发现HER2也高表达于胃癌等其他肿瘤中。目前，临床上已使用针对HER2的靶向药物，如曲妥珠单抗和拉帕替尼的联合化疗也被视为治疗HER2阳性胃癌的新疗法。

3. MMP：MMP是一个需要钙离子、锌离子等金属离子辅助功能的肽链内切酶家族，现分离鉴别出26个成员（MMP1~MMP26），它们可破坏细胞间的组织学屏障，降解多种细胞成分，在肿瘤侵袭与转移中起着关键性作用。王磊等对不同浸润度胃癌组织中MMP-2的表达和活性进行检测和分析发现，MMP-2在胃癌T_3、T_4期中信使RNA和蛋白的表达以及酶的活性均高于T_1、T_2期，提示MMP-2在胃癌晚期的高表达可能有助于胃癌细胞的侵袭和浸润。Lin等研究了MMPs基因多态性与胃腺癌临床预后的关系，发现MMP-2、MMP-3

和 MMP-8 基因多态性可能通过增加或降低胃腺癌患者的上述酶活性而增加肿瘤的复发和死亡。提示 MMP 基因多态性在胃癌形成过程中可能发挥了重要作用。

4. 上皮钙黏素（E-cadherin）：E-cadherin 是由位于染色体 16 的 CDH1 基因编码的、参与细胞钙介导黏附的跨膜糖蛋白。CDH1 基因突变、杂合缺失及高甲基化均可导致 E-cadherin 功能丧失，进而促进肿瘤细胞增殖、侵袭和转移。在生殖细胞携带 CDH1 遗传突变的弥漫性胃癌家族中，E-cadherin 与 catenin-EGFR 直接或间接相互作用可激活 EGFR 并使磷脂酰肌醇 -3- 激酶的敏感性增强，间接提示可用相关抑制剂对胃癌患者进行靶向治疗。另外，Wen 等证实，CDH1 表观遗传和结构阳性改变胃癌患者的存活率较阴性患者差，说明甲基化程度极有可能是胃癌的一种较好的分子标志物。有研究显示，E-cadherin 阳性表达在 60 岁以上的胃癌患者中检出率较高，而阳性表达组的化疗效果显著优于阴性组，且高、中分化的胃癌组织中 E-cadherin 阳性表达率显著高于低分化胃癌组织，提示 E-cadherin 阳性表达与年龄、肿瘤分化度及疗效相关。

5. 血管内皮生长因子（VEGF）家族：VEGF 家族成员包括 VEGF-A、VEGF-B、VEGF-C、VEGF-D 和胎盘生长因子。目前通过抗血管生成治疗癌症和其疾病的策略，主要集中在调控 VEGF 及其受体的信号通路上，并已公认是一种有效的抗癌方法。雷莫芦是一种抗 VEGF-R2 的重组人源化单克隆抗体，其活性受到 VEGF 的抑制，雷莫芦单抗单一使用或与紫杉醇联合使用，在临床实践中具有抗肿瘤作用。另一项运用雷莫芦联合 FOLFORI 方案对结直肠癌进行二线治疗的研究表明，VEGF-D 高表达患者较低表达患者的存活时间更长。因此，VEGF-D 有可能成为一种预后判断的胃癌分子标志物。

6. 肝细胞生长因子受体（HGFR/c-Met）：c-Met 是一种酪氨酸激酶的跨膜蛋白，c-Met 磷酸化可导致下游通路的激活，进而影响癌细胞的生存、增殖、侵袭和转移。赵郁等发现，c-Met 阳性表达胃癌患者的化疗有效率（21%）显著低于阴性患者（55%）。另有研究证实，c-Met 过表达可导致胃癌的预后差，与 c-Met 阴性胃癌患者相比，c-Met 基因高表达与胃癌的高侵袭性及短生存期显著相关。利妥木单抗是一种能阻止 c-Met 受体与其配体肝细胞生长因子结合的单克隆抗体，当靶向治疗与化疗结合时，可将癌扩散的 c-Met 高表达患者的生存期延长至 11.1 个月，而单纯化疗患者只有 5.7 个月。提示 c-Met 阳性表达可能是胃癌患者转移与复发的独立危险因素，也可能是胃癌患者的一个潜在的预后判定因子。

7. 程序性细胞死亡受体 -1（PD-1）：PD-1 是一种重要的免疫检查点受体，程序性细胞死亡配体 -1（PD-L1）在实体瘤中高表达，肿瘤细胞可利用 PD-1/PD-L1 通路逃避 T 细胞的免疫监视，降低免疫系统对癌症的应答。临床实践发现，抗 PD-1 的帕博利珠单抗可使 39 例晚期胃癌患者的生存期延长 6 个月。一项临床 II 期的研究表明，在晚期胃癌治疗过程中，用帕博利珠单抗治疗 PD-L1 阳性患者的总有效率显著高于阴性患者；此外，另一个 PD-1 的配体 PD-L2 可抑制并调控辅助性 T 细胞 2 的功能。因此，抗 PD-1 的单克隆抗体对免疫检查点进行阻断，可有效提高胃癌患者的总生存率，对临床胃癌的精准治疗具有重大的意义。

三、代谢产物

随着代谢组学分析技术的发展，已有不少研究针对胃癌患者血液、胃液、尿液等标本的代谢谱进行了研究，试图明确胃癌患者代谢改变的疾病特征。机体内一氧化氮的产生与多种癌症的发生发展具有肯定的关联。已知幽门螺杆菌可刺激巨噬细胞和多形核白细胞的诱导型一氧化氮合酶产生大量的一氧化氮，而根除幽门螺杆菌后，胃黏膜诱导型一氧化氮合酶显著减少，可减少细胞凋亡，减轻胃黏膜损伤。研究表明，内皮型一氧化氮合酶 2070744 的等位基因、显性和隐性模型与胃癌风险均呈显著相关性。另外，Park 等通过分析晚期胃癌患者化疗后的代谢变化与肿瘤大小之间的关系以及与患者总生存率或无进展生存率的关系发现，患者代谢的变化与肿瘤大小的变化相关，表明检测代谢产物的变化可以预测肿瘤大小，也可为此类患者提供更准确的预后。有学者通过气相色谱 - 质谱法对 94 份胃癌患者尿液样本中 17 种代谢产物进行检测分析发现，其中 14 种代谢产物较 199 份血液样本检测的生物标志物具有更好的诊断价值，尤其在受试者工作特征曲线下面积 > 0.75 时，L- 丙氨酸、L- 异亮氨酸、L- 丝氨酸、L- 苏氨酸、L- 脯氨酸和 L- 甲硫氨酸均可作为有较好诊断价值的生物标志物。Chan 等发现，与良性胃部疾病和健康人群相比，胃癌患者具有独特的尿液代谢特征，主要是 2- 羟异丁酸、3- 吲哚硫酸盐和丙氨酸等代谢物异常，由此，在受试者工作特征曲线下面积为 0.95 时可产生一个判断胃癌的模型。另有文献报道，肿瘤组织中由胶原降解所致的脯氨酸变化可能在肿瘤转移中发挥重要作用。在肿瘤侵袭和转移的情况下，升高的脯氨酸具有作为胃癌转移分子标志物的潜能，但胃癌特异性代谢谱还需要进一步研究验证。

四、微生物

幽门螺杆菌是引起胃组织慢性炎症、胃十二指肠溃疡和癌症的高致病性人类病原体，是胃癌发生的独立危险因子。McClain 等指出，含有特异性 VacA 等位基因类型的幽门螺杆菌菌株与胃癌风险增加相关。虽然成功根除幽门螺杆菌可降低胃癌发生的风险，但不能完全阻止胃癌的发展，而且并不是所有幽门螺杆菌感染者最终都会患胃癌。因此，胃癌的发生不仅与幽门螺杆菌感染相关，也可能与其他菌群有关。

人乳头瘤病毒是一种双链 DNA 病毒，Talia 等研究未感染人乳头瘤病毒的胃型原位宫颈腺癌，结果发现，人类乳头瘤病毒疫苗将导致恶性宫颈腺样病变的发病率增加，并与腺样病变中胃型细胞的分化程度有关。Talia 和 McCluggage 在研究胃型宫颈腺癌病变的表达谱中也发现了这一现象。Hu 等发现，在胃癌中微生物物种的丰度降低，特别是能够降解

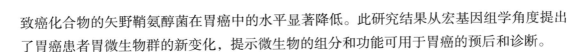

致癌化合物的矢野鞘氨醇菌在胃癌中的水平显著降低。此研究结果从宏基因组学角度提出了胃癌患者胃微生物群的新变化，提示微生物的组分和功能可用于胃癌的预后和诊断。

五、结语

目前胃癌诊断新分子标志物的种类繁杂，包括来源于内镜活检组织、血浆/血清、外泌体、唾液、粪便中的 SNP、ctDNA、信使 RNA、lncRNA、circRNA、miRNA、小干扰 RNA、蛋白质、多肽以及代谢产物和离子产物等。与传统内镜诊断技术相比，液体活检技术具有无损伤或损伤小、操作简单以及患者依从性好等优点。同时，潜在的分子结构与表达异常对肿瘤的进展与预后也有显著影响，但目前尚处于实验筛选阶段，其参与调控的分子发病机制尚不明确，也缺少大样本的生物统计学与临床实践的验证。另外，这些候选生物标志物的特异性与敏感性也有待提高。亟待科学家和临床医师加大研发力度，更好地利用和推广新分子标志物的有效特征和对病变的干预，以实现对胃癌的早期精准诊疗。

第三节 肿瘤标志物在胃癌中研究

肿瘤标志物是与肿瘤相关的抗原，在一定程度上能够反映肿瘤的发生、发展，对于肿瘤的诊断及预后判断等都具有重要意义。近年来，由于分子生物的迅猛发展，逐渐发现一些临床常用的肿瘤标志物之外的新的肿瘤标志物与胃癌预后有关。

一、基因指标

1. 长链非编码 RNA（lncRNA）：lncRNA 是一类长度超过 200 个核苷酸，因缺乏完整开放阅读框而不能编码蛋白的 RNA 分子。它们参与了肿瘤浸润与转移及细胞凋亡调控，在肿瘤的预防诊断中扮演了重要角色。近年来，一些学者已在胃癌中鉴定了多种 lncRNA，包括 lncRNA HULC、lncRNA SPRY4-IT1、lncRNA HOTTIP、lncRNA CCAT2、lncRNA H19、lncRNA LINC00261、lncRNA LINC00982，这些 lncRNA 与预后不良相关。最近研究发现，lncRNA RP11-19P22.6-001、lncRNA ZFAS1、lncRNA FEZF1-AS1、lncRNA AGAP2-AS1 等可作为胃癌预后的新型生物标志物，可能是胃癌的潜在治疗靶点。

2. 环状 RNA（circRNA）：circRNA 是一种缺乏 5'末端帽和 3'末端 polyA 尾的新型非编码 RNA 分子，其与线性 RNA 不同，形成共价闭合的连续环并在真核转录组中高度表达。有证据表明，circRNA 可能在动脉粥样硬化性血管疾病、神经系统疾病、朊病毒疾病和癌症中起重要作用。最新的研究证实，hsa circ 0001895、cirePVT1 等可作为胃癌临床预后预测的潜在生物标志物。

3. 微小 RNA（miRNA）：miRNA 是由一类内源性、长度为 20~22 个核苷酸构成，由一段单链 RNA 前体经过 dicer 酶加工而成。它们具有各种类型癌症诊断和预后的非侵入性生物标志物的潜力。近年来，多种 miRNA，包括 miRNA-22、miRNA-1271、miRNA-186、miRNA-16、miRNA-451、miRNA-1225-5p 等已证实与胃癌的增殖、侵袭和转移有关。最新的研究表明，miR-218 rs11134527、miR-144-3p 等可用于评价胃癌治疗疗效和预后，是检测胃癌复发或转移的新型生物标志物。

4. DNA 甲基化：DNA 甲基化是不依赖于 DNA 碱基序列突变的基因表达转录前调控机制，高甲基化异常往往导致基因表达下降而发生基因沉默。有相当多的证据表明，表观遗传改变，特别是通过启动子高甲基化失活肿瘤抑制基因，在胃癌的发生、发展中起重要作用。许多研究表明，启动子甲基化可以作为胃癌有希望的预后生物标志物。CHEN 等首次报道了 NDRG4 启动子超甲基化作为胃癌的预测生物标志物，NDRG4 启动子超甲基化被认为是中国胃癌患者生存结局的独立预后因素。MA 等研究确定了一种新型的肿瘤抑制基因 KCNMA1，其通过调节 PTK2 表达激活 PI3K-AKT 通路，发挥肿瘤抑制功能。此外，KC-NMA1 启动子高甲基化可作为胃癌患者的潜在预后生物标志物。

二、组织学指标

1. 钙黏蛋白（cadherin）：钙黏蛋白是一组跨膜糖蛋白，在细胞与细胞间黏附过程中起重要作用。E-钙黏蛋白的异常表达已证实参与胃癌的进展与转移，且与胃癌预后相关。R-钙黏蛋白及 PCDH7 属于新型的钙黏蛋白超家族成员。Chen 等的一项队列研究结果显示，R-钙黏蛋白阳性表达的患者比阴性表达组显示更好的总体存活率。Cox 多变量生存分析显示，缺乏 R-钙黏蛋白的表达是胃癌临床结果差的主要独立预测因子。

最近的一项研究发现，PCDH7 的低表达与 Lauren 分类、淋巴结转移和肿瘤淋巴结转移期及预后差显著相关。PCDH7 可作为胃癌的潜在诊断和预后生物标志物。

2. 非洲爪蟾驱动蛋白样蛋白 2（TPX2）：TPX2 是由位于人染色体带 20q11.1 上的基因编码的微管相关蛋白。已有学者证实，TPX2 过表达可作为胃癌预后指标和治疗靶点。Shao 等第一次发现，TPX2 是胃癌患者 OS 的独立预测因子。Tomii 等对 290 例接受胃切除术的胃腺癌患者的研究表明，高 TPX2 表达与年龄、组织学类型、肿瘤深度、淋巴结转移、分期和远处转移或复发呈正相关。高 TPX2 表达与较差的疾病特异性存活和无复发间期显著相关。

3. 驱动蛋白家族蛋白 2A（KIF2A）：KIF2A 属于驱动蛋白 -13 家族的成员，是一种 M 型非微生物微管蛋白。已经证明，对于某些类型的人类癌症如结直肠癌、乳腺癌、喉鳞状细胞癌等有高表达 KIF2A 的患者倾向于具有较差的预后。Shu 等研究表明，KIF2A 表达与胃癌患者5年生存率呈负相关。此外，多变量分析表明，KIF2A是胃癌中独立的预后因子，故高KIF2A表达可能作为胃癌患者预后不良的独立标记。

4. 半乳糖凝集素-8：半乳糖凝集素-8是由LGALS8基因编码的半乳糖凝集素家族蛋白质。目前，已在透明细胞肾细胞癌、膀胱尿路上皮癌、前列腺癌和喉鳞状细胞癌中评估了半乳糖凝集素-8的预后价值。然而，其在胃癌中的预后价值尚未明确。Wu等研究表明，低半乳糖凝集素-8表达显示较差的OS和无病生存。此外，其表达水平被认为是OS的独立有利预后因子。这是第一项提出半乳糖凝集素-8表达与术后非转移性胃癌患者复发和生存恢复风险关系的研究。

5. 肺癌相关蛋白（OLC1）：OLC1是一个新型肺癌相关基因。它在肺癌和其他恶性肿瘤中均有较高表达，并与食管鳞癌、卵巢癌、乳腺癌、结直肠癌患者的不良预后相关。Wang等对393个胃腺癌样本的一项回顾性研究结果显示，只有高表达的OLC1可预测不良预后。此外，过表达的核OLC1蛋白可能是胃腺癌的独立危险因素。这是第一次调查OLC1与临床病理参数之间的相关性及胃腺癌患者的预后。

6. RNA结合基序单链相互作用蛋白3（RBMS3）：RBMS3属于c-Myc基因单链结合蛋白（MSSP）家族。Zhang等研究结果显示，RBMS3和SFRP1蛋白的低表达与组织学差异和预后差异均有统计学意义，RBMS3和SFRP1共表达状态是胃癌患者OS的独立预后因素。有学者证实，RBMS3可能是胃癌的独立预后因素。

7. Wntless（WIs）：Wls是近年来发现的一个Wnt配体转运蛋白，协助Wnt蛋白的分泌，是Wnt信号通路的重要成员。已经研究了Wls在某些类型人类癌症中的表达水平和作用，包括恶性星形细胞瘤、乳腺癌和卵巢癌。STEWART等分析了一组胃癌、卵巢癌和乳腺癌标本中WIs的表达，结果显示，Wls表达与胃癌中任何临床病理参数之间无显著相关性。然而，Zhang等研究结果显示，WIs的高表达与良好和中度分化的胃癌、淋巴结转移和晚期TNM期呈正相关，可作为胃癌预后的新标记。

8. Arpin：Arpin于2013年首次被报道，是由C15ORF38基因编码，含有定位于细胞膜的220个氨基酸残基的蛋白质组成。它是一种新发现的Arp2/3复合物抑制剂。相关研究表明，Arpin降低与乳腺癌预后较差显著相关。Li等首次报道了Arpin表达在胃癌患者中的临床意义，研究表明，Arpin表达风险比是胃癌患者OS的独立预后指标。关于3年无病生存率、Arpin表达水平低的胃癌患者复发率高于高Arpin表达组。Arpin表达是无病生存率的独立预后指标。

9. Apelin及其受体（APJ）：Apelin是G蛋白偶联受体APJ的内源性配体。Apelin和APJ在包括心脏、脑、四肢、视网膜、肝、肺、皮肤、肾脏和脂肪组织在内的各种组织中广泛表达。研究表明，Apelin与体内肿瘤生长和淋巴结转移有关，Apelin和APJ具有肿瘤血管生成的促进作用。Feng等认为，Apelin可用作预测胃癌患者预后的标志物。HAO等研究发现，高APJ的表达具有的肿瘤侵袭率、局部淋巴结转移、远处转移明显较高，总生存期更短。此外，多变量生存分析显示，APJ表达是用CRT+endostar治疗的胃癌患者OS

的独立预测因子。

10. 甘露糖受体：甘露糖受体是主要在抗原呈递细胞的表面上表达的免疫黏附分子，例如非成熟树突状细胞和巨噬细胞。Liu 等研究显示，胃癌细胞中甘露糖受体的表达率为 45.8%，明显高于癌旁组织。Kaplan-Meier 生存模型表明，高表达甘露糖受体组患者的生存期显著低于低表达甘露糖受体组。Cox 回归分析显示，高甘露糖受体表达是胃癌患者预后的独立预测因子。甘露糖受体可能是胃癌预后的重要分子标志物。

11. 趋化因子及其受体：趋化因子是一些低分子量又可作为免疫调节器和化学趋向因子的分泌蛋白，各种趋化因子及其受体已被证明在癌症发病机制、进展和转移中起关键作用。研究证实，CCR3、CCR5、CCR7、CXCR4、CCL2、CCL5、CCL17、CXCL1、CXCL8、CXCR1、CXCR2 等多种趋化因子及其受体同胃癌发生、发展密切相关。WEL 等对 273 例接受胃癌根治性手术的患者术后随访 1 年，发现术前高 CCL22 水平是腹膜转移的风险因素、术后早期复发的独立危险因素。有学者认为，CXCR7 可能是胃癌与腹膜传播预后指标和治疗靶标，作为 SDF-1 的趋化因子受体通过 MAPK 途径促进胃癌进展。

12. Kruppel 样因子 15（KLF15）：KLF15 也被称为肾脏富集 KLF（KKLF），是 KLF 转录因子家族中的一员，在多种组织中表达，包括肾脏、肝脏、心脏等。最新研究显示，KLF15 的过表达可以通过在胃癌细胞系中上调 CDKN1Ap21 和 CDKN1Cp57 抑制细胞增殖，可能是预测胃癌患者预后的新型生物标志物。

13. PDZ 结合激酶 T-LAK 细胞起始蛋白激酶（PBKTOPK）：PBKTOPK 是一种丝氨酸－苏氨酸激酶，通过抑制 p53 和 PTEN 的反式激活活性，在各种类型的癌症中过表达。OHASHI 等研究显示，PBKTOPK 过度表达比非表达的胃癌患者存活率差。PBKTOPK 阳性与多变量分析中的不良结果独立相关。故 PBKTOPK 可作为胃癌预后因素。

14. 羧肽酶 A4（CPA4）：CPA4 属于特异性催化羧基末端氨基酸释放的含 Zn 金属环羧肽酶的家族。据报道，CPA4 可能是前列腺癌侵袭性的强候选基因。CPA4 的异常表达与胃癌侵袭和进展高度相关。Sun 等的研究首次表明，CPA4 在胃癌组织中高度表达，CPA4 的过度表达可作胃癌独立的预后不良因素。

15. 其他组织学指标：最近研究还发现，PSM1-7、FAM46C、SAMSN1、SCNN1B、LXRa、EPACI、CtBP2、CD98、FAP-α、KRT17 等可作为胃癌预后标志物。

三、其他

1. 循环肿瘤细胞（CTCs）和循环肿瘤微栓子（CTM）：CTCs 于 1869 年由 Thomas Ashworth 首次发现，是从肿瘤释放到被认为在癌症转移中具有关键作用的血流中罕见的癌细胞。在多种癌症中，包括乳腺癌、肺癌、结肠直肠癌和前列腺癌，CTCs 与预后不良相关。CTCs 与胃癌复发 / 转移之间存在潜在的相关性，且与 OS 相关。Liu 等认为，CTCs 可能是一种良好的化疗监测标志物，也是接受姑息化疗患者的理想预后标志物。Zheng 等研究表明，CTM 是 IV 期胃癌患者较短 PFS 和 OS 的独立预测因子，是预测 IV 期患者预后的有用工具。

2. 尿激肽释放酶 10（KLK10）：人类激肽释放酶 10（KLK10）是染色体 19q13.4 上的激肽释放酶基因家族的成员。在胃癌方面，已有研究报道了 KLK10 作为预后生物标志物。所有这些研究都使用胃癌组织样本，没有报道在胃癌患者的尿液和血清中检测到循环 KLK10 的存在。SHIMURA 等研究首次证明，KLK10 在胃癌患者尿液中存在，通过使用 uKLK10，肿瘤位置和大小获得的 AUC 达到 0.859 的极好水平，用于预测不可手术的胃癌，灵敏性为 82.4%，特异性为 86.2%。同时表明，使用 uKLK10 作为生物标志物比 pKLK10 在预测胃癌的不可逆性更有优势。

现有分子标志物为胃癌预后判断提供了可能和美好的前景。但胃癌的发生是一个多因素、多途径的过程，目前发病机制尚未完全明确，标志物的敏感性和特异性还有待进一步提高。随着对胃癌发生机制的不断认识和技术手段的不断提高，胃癌的预后将会进一步提高。

第四节　微卫星不稳定性与胃癌

微卫星不稳定性（MSI）是指与正常组织相比，肿瘤细胞中微卫星区域由于重复序列的插入或缺失而导致的微卫星长度的任何变化，其发生的实质是 DNA 错配修复（MMR）蛋白表达缺失。研究表明，MSI 在结直肠癌、食管癌、卵巢癌、子宫内膜癌、胆管癌、胃癌等多种肿瘤中均有发生，其中在胃癌中的发生率为 5.6%~33.9%。

一、MSI

微卫星是指 DNA 基因组中 1~6 个核苷酸的串联重复序列，多分布于基因组的编码区。参照 1997 年美国国家癌症研究所（NCI）推荐的评估方法，可以使用 2 个单核苷酸标志物以及 3 个二核苷酸标志物评估 MSI：当 2 个或更多标志物在 5 个基因位点上显示出不稳定性时，认为肿瘤具有微卫星高度不稳定性（MSI-H），1 个基因位点不稳定则为微卫星低度不稳定性（MSI-L），无涉及基因位点不稳定为微卫星稳定肿瘤（MSS）。

MSI 在多种肿瘤中均有发生，其发生的实质是由于 DNA 错配修复基因的表观遗传失活或者种系突变，导致 MMR 蛋白表达缺失错配修复蛋白缺乏（dMMR），不能修复 DNA 复制过程中碱基的插入或缺失，从而发生 MSI 或癌基因的突变，这种修复方式则称为 MMR，因此 dMMR 常被认为是 MSI-H 的标志。

二、胃癌中的 MSI

MSI 在胃癌中的发生率为 5.6%~33.9%，其原因是在人类基因组中存在大量微卫星区域，MSI 检测的位点为 2~13 个，而 MSI 的发生率取决于被研究的位点。参照 NCI 标准，将胃癌分为 MSI-H、MSI-L 以及 MSS。研究资料表明，胃癌中 MSI 的发生与临床分期、Lauren 分型、肿瘤部位、性别、年龄等密切相关。

2018 年 Polom 等纳入 48 项研究的荟萃分析显示，MSI-H/dMMR 在胃癌的各个阶段均有发生，但集中于 I ~ III 期，其分布的比例 I 期 11.2%，II 期 21.2%，III 期 10.8%，IV 期 7.9%。肠型胃癌 MSI 的发生率为 10.7%，高于混合型胃癌（0.9%）和弥漫型胃癌（2.9%）。胃原发灶位于胃上部、中部及下部 MSI 的发生率分别为 9.5%、8.8% 和 22.0%，表明 MSI 多发生于胃中、下部。女性胃癌患者 MSI 发生率为 46.2%，较 MSS（33.7%）的发生率高。胃癌患者中，发生 MSI 的患者平均年龄 65.9 岁，发生 MSS 的患者平均年龄 60.4 岁，表明 MSI 的发生与年龄相关。

在胃癌中 MSI-H 与 dMMR 也具有高度一致性。Kim 等对胃癌的微卫星状态与 MMR 蛋白的表达情况进行了评估，MSI-H 和 dMMR 表达的一致性为 80%~94%。Smyth 等使用 MSI 分析系统检测胃癌患者 MSI 的程度，同时使用免疫组织化学方法来检测 MMR 蛋白的表达情况，结果显示 MSI-H 和 dMMR 一致性高达 97.6%。Hashimoto 等发现 85.7% 的 dMMR 胃癌为 MSI-H 表型，再次证实了胃癌中 MSI-H 与 dMMR 高度一致。

三、MSI/MMR 状态对胃癌影响

1. MSI/MMR 状态对胃癌预后的影响：多数研究提示微卫星状态与胃癌患者的预后相关，且 MSI-HdMMR 是 I ~ III 期胃癌预后良好的预测因素。Schneider 等对来自北美地区的 169 例胃癌切除术后的患者进行预后分析，发现 MSI-HdMMR 胃癌患者的 5 年生存率最高（21.5%），而 MSI-L 和 MSS 表型的胃癌患者 5 年生存率为 8.9% 和 8.3%。虽然 MSI-L 和 MSS 患者的 5 年生存率相似，但 MSI-L 患者的中位生存期长于 MSS 型患者，提示微卫星的状态与 I ~ III 期胃癌的预后相关。

Falchetti 等纳入 159 例胃癌根治术后的患者进行研究，结果表明 I ~ III 期的 MSI-HdMMR 胃癌患者 7 年生存率高于 MSSMSI-L 患者，提示 MSI-H/dMMR 是 I ~ III 期胃癌预后良好的预测因素。

MSI-HdMMR 可能是 I ~ III 期胃癌患者的预后良好的预测因素，而对于 I ~ III 期的肠型胃癌，研究发现 MSI-HdMMR 与 I ~ III 期肠型胃癌预后预测密切相关。Marrelli 等关于 MSI 和肠型非贲门胃癌预后的前瞻性研究，对 435 例 R0 切除术后的肠型非贲门胃癌患者

进行随访，发现 MSI-HdMMR 对肠型非贲门胃癌患者的预后有显著影响，尤其是Ⅱ期和Ⅲ期患者，且与 MSS 患者相比，MSI-HdMMR 胃癌患者的 5 年 OS 率更高。

2. MSI/MMR 状态对不可切除胃癌预后的影响：对于不可切除胃癌，MSI-HdMMR 可能是预后良好的预测因素。Giampieri 等在 2017 年对接受一线铂类化疗的Ⅳ期胃癌患者的预后进行研究，发现 MSI-HdMMR 患者中位 OS 时间优于非 MSI-HdMMR 胃癌患者。并且 MSI-HdMMR 胃癌患者的中位无进展生存时间也具有优势，提示 MSI-H/dMMR 可能是Ⅳ期胃癌患者的预后良好的预测因素。

3. MSI/MMR 状态对胃癌化疗疗效的影响：D2 根治术联合术后辅助化疗是可切除胃癌的标准的治疗模式，但真正能从术后辅助化疗中获益的患者十分有限，因此如何筛选适合化疗的患者以避免过度治疗意义重大。近年来，微卫星状态对胃癌术后辅助化疗的疗效预测作用受到人们的关注。An 等对 1990 例 Ro 根治术后的胃癌患者进行分析，发现Ⅱ期和Ⅲ期患者接受辅助化疗后，MSSMSI-L 患者表现出更好的 DFS 率，MSI-HdMMR 患者却无获益，提示 MSI-H/dMMR 可能是可切除胃癌辅助化疗的负性预测因素。

Kim 等对 1276 例胃癌切除术后的患者进行回顾性分析，其结论与 An 等得出的结论一致。2014 年 CLASSIC 临床研究结果表明，Ⅱ期胃癌患者接受辅助化疗后可明显延长 DFS 期；但是 Choi 等对 CLASSIC 试验进行二次分析，发现虽然辅助化疗提高了 MSS 组胃癌患者的 5 年 DFS 率但未提高 MSI-HdMMR 组胃癌患者的 5 年 DFS 率提示与单纯手术患者相比，MSI-HdMMR 胃癌患者接受辅助化疗的生存获益不明显。因此对于可切除胃癌，检测 MSIMMR 状态可能有助于排除难以从辅助化疗中获益的患者，进一步实现精准辅助化疗除辅助化疗外。也有学者进一步探索了微卫星状态在可切除胃癌围术期化疗以及新辅助化疗中的疗效预测作用。Smyth 等在 MAGIC 试验分析中指出，对于可切除胃癌，仅通过手术治疗时，MSI-HdMMR 患者的 OS 时间优于非 MSI-HdMMR 患者；但是在接受围术期化疗后，MSI-HdMMR 患者的中位 OS 时间为 9.6 个月，而 MSSMSI-L 患者的中位 OS 时间为 19.5 个月，MSI-HdMMR 患者并没有受益于围术期化疗，表明 MSI-HdMMR 可能是可切除胃癌患者围术期化疗疗效的负性预测因素。随着研究的深入，MSI 在胃癌的新辅助化疗中也具有一定的预测作用。Haag 等纳入 120 例局部晚期可切除胃腺癌或食管胃结合部癌的的患者，9 例患者表现为 MSI-HdMMR，为达到胃癌的可切除标准，所有患者均接受了新辅助化疗，术后随访结果显示 MSI-HdMMR 患者的中位 OS 时间明显优于 MSS 型患者，提示 MSI-HdMMR 可能是胃癌患者新辅助化疗的有利预测因素。

4. MSI/MMR 状态对晚期胃癌免疫检查点抑制剂治疗疗效的影响：研究表明，MSI-HdMMR 导致肿瘤的体细胞突变数量增加，这可能会诱发先天性抗肿瘤免疫反应，并使肿瘤对免疫检查点抑制剂（ICI）的反应更加敏感。因此，晚期 MSI-HdMMR 型的胃癌患者可能是 ICI 治疗的优势人群，MSI-HdMMR 可能是晚期胃癌 ICI 疗效的有利预测因素。Keynote 研究表明，在 MSI-H 晚期胃癌的一线治疗人群中，无论是 CPS > 1 分或 10 分，派姆单抗联合化疗亦优于单纯化疗，OS 的 HR 分别为 0.37 和 0.26；pembrolizumab 联合化疗的客观缓解率亦明显提高，优于总人群的 48.6%（综合阳性评分 ≥ 1 分）。Kim 等的研究表明 pembrolizumab 用于治疗 MSI-HdMMR 型晚期胃癌患者的 ORR 为 85.7%，提示 MSI-H/dMMR 是晚期胃癌 ICI 疗效好的可靠预测因素。2018 版美国国立综合癌症网络胃癌临床实践指南认为对于接受程序性死亡受体 1（PD-1）单抗免疫治疗的的局部进展期、复发或转移的胃癌患者，均应考虑检测 MSI 和 MMR 状态。

胃癌的 ICI 治疗虽然取得了一定的疗效，但是仍不令人满意，能够从中获益的患者非常有限，如何筛选有效人群，进一步提高疗效是当前的重点和难点。MSI-HdMMR 是目前比较可定的胃癌 ICI 疗效的有利预测因素，但受众人群数量少，获益有限，因此如何进一步突破 MSS 错配修复基因完整（pMMR）胃癌患者 ICI 疗效意义重大。

综上，MSI-HdMMR 可能是胃癌患者预后良好的预测因素，也可能是可切除胃癌辅助化疗疗效的负性预测因素；MSI-HdMMR 是晚期胃癌 ICI 有效治疗的预测标志物，为胃癌的治疗提供了新方向。但现有关于 MSI-H/dMMR 型胃癌的研究与临床数据十分有限，且结论尚不统一，仍需要深入探索。

第五节 血清胃蛋白酶原研究

一、血清胃蛋白酶原与胃癌

近年来很多学者提出以血清胃蛋白酶原含量作为胃癌早期筛选，术后复发与转移的指标。

胃蛋白酶原（PG）是由胃主细胞分泌的一种门冬氨酸蛋白酶前体，是分子量为 42000 的单链多肽，在胃内转变为具有活性的胃蛋白酶，水解蛋白质和多肽。

PG 有 7 种同工酶，分为 PG1、PG2 两个亚群，均可在血液中检出。PG1，PG2 的基因位点、免疫反应性及生化特性上均有一定差异。PG1 由 5 种同工酶组成，主要由胃底腺主细胞分泌，另外 2 种同工酶组成 PG2，除胃底腺外，幽门腺、十二指肠腺也可以分泌。

由于胃几乎是胃蛋白酶原的唯一来源，所以其变化能够反映出胃黏膜的功能变化。血清胃蛋白酶原含量变化可以作为胃癌的早期诊断指标之一。胃癌患者 SPG Ⅰ 较正常健康者相比明显下降，SPG Ⅱ 变化不大，SPGISPG Ⅱ 能够较全面地反映胃黏膜的病变情况，胃癌患者 SPGISPG Ⅱ 比值明显降低。另外血清胃蛋白酶原变化还可以作为我国胃癌高发地区胃癌的可靠筛查指标，血清胃蛋白酶原异常居民是胃癌的高发人群。血清胃蛋白酶原可以作为胃癌的肿瘤标记物进行胃癌的早期诊断和普查，但是对于具体的血清胃蛋白酶原浓度多大可以确诊胃癌还没有统一的标准。因为胃蛋白酶原浓度会因为国家、种族以及其他一些膳食因素的影响而不同。很多国外学者还提出血清胃蛋白酶原检查作为筛选萎缩性胃炎中的高危人群方法远比作为确诊胃癌的工具好得多。血清胃蛋白酶原含量还可以作为胃癌术后复发与转移的检测指标。许多学者对全胃切除术后 PG 变化进行追踪调查，认为 PGⅠ，PGⅡ相对性升高是胃癌复发临床指标之一。胃癌根治术后长期呈良性状态的患者，血尿中 PG 无明显变化，分别为（4.17±0.51）μg/L，（32.2±3.83）μg/L，为正常值的 1/15，1/12，但在胃癌复发病历，死前血尿 PGⅠ常明显升高，因而认为血尿 PGⅠ检测对诊断胃癌复发、转移有意义。

胃蛋白酶原作为一种新的肿瘤标记物，对于胃癌的早期诊断和筛选，以及胃癌术后复发与转移的检测项目都有重要的作用，可以和其他方法一起应用提高胃癌的早期诊断率，从而早期治疗，降低死亡率以及预防术后复发，提高生存率。

二、两种血清学方法在胃癌及其癌前状态筛查中的价值

近年来，国内外大量研究表明，血清 PG、G-17、Hp-IgG 抗体检测能较好地反映胃黏膜不同部位的分泌功能，评估胃癌发生风险，适合大规模胃癌筛查。

日本于 2007 年开始采用 PG 联合 Hp-IgG 抗体检测（即"ABC"法）筛查早期胃癌并对胃癌的发生风险进行评估。该法根据血清学结果将受试者分为 4 组，即：A 组，Hp（−）PG（−）；B 组，Hp（+）PG（−）；C 组，Hp（+）PG（+）；D 组，Hp（−）PG（+），其中 C 组及 D 组发生胃癌的危险性较高。按照胃癌发生的危险度，推荐进一步胃镜检查的频率分别为：A 组每 5 年 1 次，B 组每 3 年 1 次，C 组每 2 年 1 次，D 组每年 1 次。

研究根据受试者血清 PG 和 Hp-IgG 抗体的结果，按照"ABC"法将受试者分组，其中 C 组和 D 组受试者的胃癌比例显著高于 A 组和 B 组，提示该法对胃癌发生风险有一定的预测作用。但本研究中有 5 例（9.3%）胃癌、3 例（15.0%）高级别上皮内瘤变及 9 例（29.0%）低级别上皮内瘤变患者血清学指标正常，被归入 A 组中，这些患者若单纯依靠血清学检测进行诊断，易出现临床漏诊。

国外的研究也有类似报道，考虑原因可能是由于 PG 水平只能反映胃体胃底部黏膜病变情况，对胃窦部癌肿的筛查效果并不理想；也可能由于 Hp 根除后，血清 Hp-IgG 抗体水平虽能在较长时间内持续阳性，但仍存在转阴的情况，因此会出现假阴性。另外，该法诊断胃癌假阳性率较高，可能是由于 B 组的部分患者处于 Hp 感染的初期，血清 Hp-IgG 呈阳性，但黏膜仍未发生病变。本研究中，受检者仅 25.5% 归为 A 组，而 B-D 组占 74.5%，若将该法应用于大规模的胃癌筛查中，大量受试者将被归于提示胃癌高危的 B~D 组，要求进一步行胃镜检查以明确诊断，从而大大降低筛查效率。Shimoyama 等的研究也显示，在 Hp 感染率较高的地区和萎缩性胃炎患病率高的老年人群中行胃癌筛查时，PG 联合 Hp-IgG 抗体检测的适用性有待进一步考证。

G-17 是由胃窦部及十二指肠 G 细胞分泌的一种胃肠激素，当胃窦部发生萎缩或者癌变时，G 细胞大量破坏引起 G-17 分泌减少；而当胃体部发生萎缩或者癌变时，由于胃内置酸水平降低引起 G-17 分泌反应性增多；当胃内发生胃体胃窦部广泛萎缩时，G-17 水平相应减少。由于 G-17 水平可以弥补 PG 对于胃窦部病变筛查的不足，同时，PG 和 G-17 都是反映胃黏膜功能和形态的指标，假阳性率较低。因此可采用 PG 联合 G-17 的方法（即新"ABC"法）进行胃癌的筛查，具体分组方法为：将"G-17 ≤ lpmol/L 或 G-17=15pmol/L"定义为 G-17 阳性；将"PGI ≤ 70μgL 且 PGI/PG Ⅱ 比值 ≤ 7.0"定义为 PG 阳性。根据血清学结果分为：A 组，G-17（-）PG（-）；B 组，G-17（+）PG（-）或 G-17（-）PG（+）；C 组，G-17（+）PG（+）；胃癌发生风险 C 组 > B 组 > A 组。本研究中，采用新"ABC"法将受检者分组后，C 组的胃癌比例最高，达到 56.52%，并且 B 组和 C 组的胃癌比例明显高于 A 组。对比两种筛查方法可以发现，与旧"ABC"法相比，新"ABC"法诊断胃癌有更高的敏感度和特异度，血清阳性率低但诊断符合率更高，具有更高的筛查诊断效率；在胃癌癌前状态的诊断方面，旧"ABC"法灵敏度较高，新"ABC"法特异度及诊断符合率较高。

值得注意的是，研究结果提示，在两种方法中均存在个别癌症及癌前状态患者血清学检查表现正常，被归入提示低危的 A 组中。该类患者如果单纯依靠血清学检测就排除胃黏膜病变的存在，在临床上就容易造成漏诊。考虑原因可能与胃癌发生的病理过程有关，Lauren 病理分型将胃癌分为肠型、弥漫型和混合型。而 PG 和 G-17 对胃癌发生风险的预测主要是在对胃黏膜萎缩、肠化生诊断的基础上进行的，因此新旧"ABC"法都对肠型胃癌的风险评估具有较高的准确性，而对弥漫型胃癌发生的风险提示能力较差。因此，在临床应用过程中还需综合评估患者的临床表现、家族史等情况，必要时考虑进一步胃镜检查。

血清学检测可预测一部分胃癌发生的风险，G-17 联合 PG 筛查的新"ABC"法较 PG 联合 Hp-IgG 抗体筛查的旧"ABC"法在胃癌的筛查诊断方面有更高的敏感性和特异性，但仍不能排除漏检，因此胃镜联合胃黏膜活检在胃癌的诊断和筛查中仍是必要的检查手段。

三、阿司匹林对胃黏膜癌前病变的 PG Ⅰ、PG Ⅱ 和 PGR 影响

研究表明血清 PG Ⅰ、PG Ⅱ 和 PGR 是多种胃黏膜病变的预测因子，随着患者胃黏膜病变加重，腺体分泌功能下降，血清 PG 和 PCR 水平显著下降。有学者发现随着患者胃癌前变化进展，血清胃泌素 17 水平逐渐升高，当发生胃癌时胃泌素 17 水平明显高于非胃癌患者。

空腹血清胃泌素 17 水平 ≥ 1.50pmol/L 是胃癌的高危因素之一，且当胃泌素 17 水平 =

> 5.70pmoL/L 时胃癌发生的风险显著上升。

高宇飞等研究结果显示，阿司匹林组患者的血清 PCⅠ、PCⅡ水平均高于对照组（P 均 < 0.01），而 PCR 和胃泌素 17 水平均低于对照组（P 均 < 0.05），说明服用阿司匹林可一定程度改善胃黏膜的分泌功能。

研究进一步分析了阿司匹林对胃前变化病理类型的影响，结果显示阿司匹林组萎缩性胃炎（AG）患者的血清 PGⅠ、PGⅡ水平均高于对照组，PGR、胃泌素 17 水平均低于对照组（P 均 < 0.05），阿司匹林组肠化生患者的血清 PGⅠ水平高于对照组，胃泌素 17 水平低于对照组（P 均 < 0.05），说明阿司匹林可改善 AG、肠化生患者的胃黏膜分泌功能。阿司匹林组胃溃疡患者血清 PG 水平高于对照组和阿司匹林组中 AG、肠化生患者（P 均 < 0.05），胃泌素 17 水平高于阿司匹林组中 AG、肠化生患者（P 均 < 0.05），但与对照组比较差异无统计学意义，说明服用阿司匹林无法降低胃溃疡患者的血清胃泌素 17 水平，且可能因胃黏膜损伤导致 PG 过量分泌，表明服用阿司匹林或许并不能改善胃溃疡患者的胃黏膜分泌功能。

研究发现，在 Hp 阳性患者中，阿司匹林组血清 PGⅠ、PGⅡ水平均高于对照组，胃泌素 17 水平低于对照组，而在 Hp 阴性患者中，阿司匹林组血清 PGⅠ、PGⅡ水平与对照组比较差异均无统计学意义。胃泌素 17 水平高于阿司匹林组 Hp 阳性患者，说明阿司匹林可改善 Hp 阳性患者的胃黏膜分泌功能，但对 Hp 阴性患者效果不佳。Wu 等通过一项纳入 52161 例胃溃疡患者的大规模随访研究发现，在长期服用阿司匹林的胃溃疡患者中，未根除 Hp 者罹患胃癌的风险较已根除 Hp 者更低，说明服用阿司匹林在 Hp 阳性患者中预防胃癌的效果更显著。

研究还探讨了阿司匹林服药时长对患者胃血清学活检的影响，结果显示在阿司匹林组中，血清 PGⅠ、PGⅡ水平均高于对照组，而服用阿司匹林 1~3 年和 > 3~5 年的患者胃泌素 17 水平均低于对照组，服用阿司匹林 > 5 年的患者 PGR 低于对照组。双变量相关分析结果显示，血清 PGR 和胃泌素 17 水平均与服用阿司匹林时长呈负相关，进一步 logistic 回归分析发现，服用阿司匹林 1~3 年、> 3~5 年是胃癌前变化患者血清 PGR、胃泌素 17 水平变化的保护因素，服用阿司匹林 > 5 年不是 PGR 的保护因素。

说明阿司匹林对患者胃黏膜的保护作用可能存在服药时间节点，在 1~5 年内随服药时间延长，阿司匹林可改善患者胃黏膜分泌功能，但是服药时长 > 5 年时血清 PG、胃泌素 17 水平同时显著升高，或许会增加癌前变化进展的风险。

结果显示，服用阿司匹林可改善萎缩性胃炎、肠上皮化生患者的胃黏膜分泌功能，且在 Hp 阳性患者中效果更显著，服用阿司匹林 1~5 年是胃癌前变化患者血清 PGR、胃泌素 17 变化的保护因素。

第六节　糖类抗原等标志物研究

一、糖类抗原等标志物检测与联合其他检测胃癌研究

1.肿瘤标志物检测在胃癌诊断价值：胃癌在我国为第2位的常见恶性肿瘤，病死率则高居首位，极大危害着患者的生命健康。血清CEA、CA19-9、CA724高表达亦是胃癌发生的相关危险因素，提示血清CEA、CA19-9、CA724与胃癌发生有关。

肿瘤发生和增殖是一个复杂的过程，在机体中涉及一系列的变化，其中包含肿瘤细胞合成、释放或是机体对肿瘤细胞反应而产生的一类物质，即肿瘤标志物，这些物质可存在于肿瘤细胞和组织中，也可进入血液中，其中CEA广泛存在于内胚叶起源的消化系统癌，在成年人胃肠道中有少量合成，通过胃肠道排出，不进入血液系统。当发生胃肠道肿瘤时，血清中CEA表达可明显升高。刘忆华等研究显示，胃癌随访复发患者中，CEA诊断阳性患者复发率高于阴性，而无癌生存患者中，CEA阳性患者占比低于阴性。

研究结果显示，胃癌组患者血清CEA高于良性组、对照组，直接证实血清CEA在胃癌患者中高表达。国内学者周萍等报道发现，胃癌患者血清CEA水平高于正常对照组。

采用ROC分析发现，CEA诊断胃癌AUC为0.814，大于单纯CA19-9、CA724的AUC，提示CEA对胃癌的诊断价值较高。

CA19-9属低聚糖肿瘤相关抗原，表达于消化系统的食管腺上皮、胃肠道上皮、胰腺导管上皮等。蔡晓娟等研究显示，胃癌治疗有效患者血清CA19-9降低幅度较大，若CA19-9无明显降低或降低后又升高，可提示治疗无效或复发。吴爱军和张振显研究纳入了135例胃癌患者，采集血清并测定CA19-9水平，并于术后收集肿瘤组织测定促增殖分子血管内皮生长因子的表达，发现CA19-9与肿瘤病灶中细胞增殖分子的含量具有良好的一致性，说明CA19-9可反映胃癌细胞增殖情况。研究发现，胃癌组患者的血清CA19-9水平高于良性组、对照组，直接证实血清CA19-9在胃癌患者中高表达。

王胜等研究显示，胃癌患者血清CA19-9表达高于胃部良性疾病、健康人群，研究结果佐证了上述结论。分析其原因，胃癌细胞增殖过程缺氧导致的细胞增生较快，产生的CA19-9较多，细胞破坏更严重，释放入血的CA19-9量就更大。同时，研究ROC分析结果显示，CA19-9诊断胃癌的AUC为0.731，最佳截断值为37.71U/ml，敏感度、特异度分别为60.80%、73.62%，可为临床诊断胃癌提供量化参考，CA724是一种高分子糖蛋白，生理状态下呈低表达，异常升高可见于各种消化系统肿瘤、卵巢癌等。研究发现，胃癌组患者的血清CA724水平高于良性组、对照组，与Jing等报道相似，说明血清CA724在

胃癌患者中高表达。Chen 等报道显示，CA724 诊断胃癌的敏感度和特异度分别为 67.3%、78.9%。研究结果显示诊断胃癌的 AUC：CEA+CA19-9+CA724 > CEA > CA724 > CA19-9，提示 CEA、CA19-9 及 CA724 联合检测对胃癌的诊断价值最高，可弥补单一指标敏感度或特异度不足的缺点，为临床提供更准确的信息。

有调查显示，胃癌早期诊断率不足 10%，预后效果较差的原因与疾病分期较晚、癌细胞侵袭转移密切相关，因此准确评估胃癌分期意义重大。

研究发现，血清 CEA、CA19-9、CA724 均与分化程度呈负相关，均与临床分期呈正相关，表明分化程度越低，临床分期越高，产生的 CEA、CA19-9、CA724 越多，故检测血清 CEA、CA19-9、CA724 水平可评估胃癌分化程度、临床分期，为临床决策提供重要信息。江唯波等研究指出，随着病理分期增加，血清 CEA、CA19-9、CA724 水平逐渐增高。

2. 血清 lncRNA PTENP1 联合 CA724、CA19-9、癌胚抗原检测在胃癌诊断及预后中的价值 CEA 是一种具有胚胎抗原特性的酸性糖蛋白，在胃肠道恶性肿瘤及乳腺癌、肺癌等肿瘤患者体内表达升高，对恶性肿瘤的诊断具有提示作用。CA19-9 是糖抗原的一种，其表达升高多提示有胰腺炎、肝硬化、糖尿病、消化道肿瘤可能。CA724 是一种较新的肿瘤标志物，对胃肠道肿瘤的判断具有潜在价值。

临床研究发现：①胃癌患者的血清 CA199、CA724 和 CEA 联合检测水平明显高于健康人群。②胃癌患者血清 CEA、CA724 联合检测水平阳性率均明显高于对照组。③胃癌患者血清 CA724、CA19-9、CEA 联合检测表达水平均显著高于胃良性疾病患者和健康体检者，与国内外研究结果一致，进一步的相关性分析发现，血清 CA724、CA19-9、CEA 水平与胃癌患者淋巴结转移及 TNM 分期均具有显著相关性。

除肿瘤标志物外，lncRNA PTENP1 也被证实在胃癌患者体内异常表达，与胃癌的发病及转移过程密切相关。Dong 等通过检测 110 例胃癌患者血浆 lncRNA PTENP1 表达，发现与健康对照相比，胃癌患者血浆 lncRNA PTENP1 表达水平显著降低。Guo 等通过基因重组方法构建 lncRNAPTENP1 的 siRNA 载体，并感染人 SGC7901 及 MKN45 胃癌细胞系，发现下调 lncRNA PTENP1 表达后可显著降低胃癌细胞系中抑癌基因 PTEN 的表达，表 lncCRNAPTENP1 在抑制胃癌细胞的生物学过程中发挥了重要作用。Zhang 等的研究证实，lncRNA PTENP1 可通过影响胃癌组织血管形成微环境，抑制肿瘤组织新生血管形成，从而抑制肿瘤的生长转移，此外，该研究提示 lncRNA PTENP1 可通过"海绵作用"吸附并抑制 miR-106b 和 miR-93 发挥功能，从而抑制胃癌细胞的增殖与侵袭。同样，研究发现 lncRNA PTENP1 水平在Ⅲ～Ⅳ期胃癌患者及发生淋巴结转移患者中明显降低，提示低水平的 lncRNA PTENP1 与胃癌的不良预后相关。

此外，研究还探究了联合检测血清 CA74CA19-9、CEA 和 lNCRNA PTENPI 水平对胃癌的诊断价值，发现联合 4 项指标可将胃癌诊断的敏感度提高至 96.1%，高于单独检测 CA724（91.2%）、CA19-9（63.1%）和 CEA（66.2%）。

联合检测血清 CA724、CA19-9、CEA 和 lNCRNA PTENP1 水平对胃癌的诊断和预后具有一定价值，有望为胃癌的临床诊疗路径提供新的思路。

二、血清 CA72-4 的临床应用研究

糖类抗原 7-24（CA72-4）是一种高分子量黏蛋白，有多个抗原决定簇，因其可被两个不同的单克隆抗体 B72.3 和 CC49 通过双位点放射免疫分析识别，故被命名为 CA7-24。

目前 CA72-4 已被广泛应用于临床，特别是与癌胚抗原 CA19-9、CA125 联合应用于多种恶性肿瘤诊断、监测和预后判断。然而，临床工作中发现，CA72-4 诊断恶性肿瘤的灵敏度和特异度均偏低，并且在胃肠息肉、2 型糖尿病、结缔组织病等良性疾病，以及服用秋水仙碱、灵芝孢子等药物时，患者血清 CA72-4 亦可升高，这可能对临床决策产生误导。

1. CA72-4 在胃癌诊断中的价值：既往研究认为 CA72-4 可存在于多种恶性肿瘤组织，尤其是腺癌组织中，在非上皮性恶性肿瘤和良性组织中几乎无表达。因此，血清 CA72-4 常被用于恶性肿瘤的诊断和良恶性疾病的鉴别诊断。

血清 CA72-4 在胃癌中的阳性率为 16%~70%，在结肠癌中的阳性 20%~67%，在部分胆管癌、胰腺癌、乳腺癌、卵巢癌甚至食管癌患者血清中也呈高表达。

一项系统综述分析了癌胚抗原、CA19-9 和 CA72-4 在胃癌中的临床意义，结果显示 CA72-4 在胃癌患者中的总阳性率为 29.9% 高于癌胚抗原 24.0% 和 CA19-9 27.0%。

另一项纳入 279 例胃癌患者的前瞻性研究中，CA72-4 的灵敏度和特异度则分别为 44.8% 和 97%，略高于既往研究中胃癌的报道。

多数研究认为 CA72-4 与其他肿瘤标志物联合并不能提升对肿瘤的诊断效力。

2. CA72-4 与胃癌临床特征的关系：研究表明血清 CA72-4 水平与恶性肿瘤的分化程度、浸润深度、淋巴结转移、远处转移和肿瘤分期等临床特征具有一定相关性。Gao 等发现，在结直肠癌患者中，伴有淋巴结侵犯、肿瘤分化程度差、病理学 TNM 分期高的患者血清 CA72-4 升高比例较高。胃癌患者中也表现出类似的结果，一项系统综述发现 TNM Ⅰ、Ⅱ、Ⅲ、Ⅳ期胃癌患者中 CA72-4 阳性率分别为 12%、15.6%、36.7%、49.6%，且 CA72-4 升高与肿瘤浸润深度、淋巴结受累、腹膜转移、肝脏，以及其他脏器远处转移和肿瘤分期有关。赵骏杰等开展的一项研究发现 CA72-4 水平 ≥ 10U/ml 是胃癌腹膜转移的独立危险因素，此时，28.2% 的患者发生腹膜转移，当 CA724 水平 < 10U/ml 时，腹膜转移率仅为 3.7%。该研究还建立了由 Lauren 分型、CA125、CA724 和中性粒细胞 / 淋巴细胞比值构建的胃癌腹膜转移评估模型，可较好地预测胃癌患者腹膜转移风险。此外，还有研究发现 CA72-4 水平与胃癌肿瘤部位、肿瘤大小相关，胃体癌患者的 CA72-4 水平明显高于贲门癌和幽门窦附近肿瘤患者。因此，随访 CA72-4 水平可在一定程度上协助监测病

情，对肿瘤的治疗决策也有参考价值。

3. CA72-4 在恶性肿瘤随访和预后评估中的价值：关于术前 CA72-4 水平与预后关系的研究在胃癌中较多，结直肠癌和食管癌中也有少量报道。CA72-4 阳性胃癌、结肠癌患者的预后均较阴性者更差。Jing 等报道，术前 CA72-4 阳性的胃癌患者中位生存期为 16.03 个月，短于术前 CA72-4 阴性的胃癌患者，差异有统计学意义。Guo 等报道，当胃癌患者 CA72-4 水平 < 2.47U/ml 时，中位生存期为 24.97 个月；而当 CA72-4 水平 > 2.47U/ml 时，中位生存期仅为 17.67 个月，差异有统计学意义。上述研究表明 CA72-4 水平低的胃癌患者生存期更长。有研究发现，术前 CA72-4 阳性的结肠癌患者 3 年生存率仅为 48.4%，而阴性患者可达 75.8%。对食管癌患者 CA72-4 水平与生存期的研究也有类似结果。

有研究探讨了随访 CA72-4 变化在肿瘤复发和预后评价中的价值一项回顾性研究分析了 479 例由同一名外科医师完成根治性胃切除和 D2 淋巴结清扫术的胃癌患者围手术期肿瘤标志物癌胚抗原、CA19-9 和 CA72-4 与胃癌复发之间的关系，发现 CA72-4 在早期胃癌患者中预测术后复发的灵敏度仅为 2.8%，而在晚期胃癌中灵敏度可达 51.3%；多变量分析显示年龄 > 60 岁、肿瘤分期为 III 期和术后 CA72-4 阳性是晚期胃癌复发的独立预测因素；而围手术期 CA72-4 对于预测早期胃癌复发的价值不大。

4. 导致 CA72-4 升高的良性疾病：既往曾认为，CA72-4 等肿瘤相关标志物仅在肿瘤细胞中表达；然而近年来研究显示，除了在肿瘤细胞中表达，多数肿瘤相关标志物也在炎症反应时表达。CA72-4 作为高度糖基化的细胞表面糖蛋白，在炎症反应时可作为黏附分子在炎症细胞表面表达，并且其水平在与炎症反应相关的部分良性疾病中也有所升高。有研究发现，557 例 CA72-4 升高的健康体检者中，消化性溃疡、反流性食管炎、胃息肉、糜烂性胃炎。萎缩性胃炎患者各占 9.5%、25.7%、14.9%、13.3%、10.25%，而多因素分析表明胃溃疡、胃息肉、高龄、Hp 感染均与 CA72-4 升高相关。目前，较为明确可出现 CA72-4 升高的常见疾病除上述良性胃疾病外，还包括糖尿病、结缔组织病等。Shang 等回顾分析了 268 例 2 型糖尿病患者和 95 例非糖尿病患者的血清 CA72-4 水平，发现 2 型糖尿病患者 CA72-4 升高，在糖化血红蛋白 > 11% 的患者中升高尤其明显；多元回归分析显示 CA724 与空腹血糖、餐后 2 小时血糖、糖化血红蛋白呈正相关。在结缔组织病相关研究中发现，与年龄和性别匹配的健康对照相比，系统性红斑狼疮患者中血清 CA72-4 升高的比例更高 8% 与 15% 且血清 CA72-4 阳性与系统性红斑狼疮患者中枢神经受累相关。

5. 引起 CA72-4 升高的其他因素：除肿瘤和炎症外，血清 CA72-4 水平可能在服用某些保健品或药物时升高，报道较多的为秋水仙碱和灵芝孢子等。Zhao 等报道 1 例患者在常规体格检查中检测到 CA72-4 水平显著升高，在排除可能的恶性肿瘤后发现，患者因治疗痛风口服秋水仙碱，停用秋水仙碱 1 周后，复查血清 CA72-4 水平大幅下降。研究发现所有患者在治疗前血清 CA72-4 水平均在正常参考值范围内，秋水仙碱治疗 5d 后 CA72-4 水平显著升高，停止治疗 3 周后降低至正常参考值范围内。

Yan 等和 Liang 等分别报道了胃肠道肿瘤和肺癌患者服用灵芝孢子后出现 CA72-4 的

激增。

研究推测血 CA72-4 水平的升高可能与灵芝孢子在体内的生物活性有关，灵芝孢子可能直接或间接调节 CA72-4 的产生而对肿瘤进展无影响。

结论：CA72-4 作为肿瘤标志物应用于临床已有 30 余年，为胃癌、结直肠癌、胰腺癌、卵巢癌、肺癌等恶性肿瘤的筛查、诊断、随访监测提供了参考。然而，CA72-4 水平诊断恶性肿瘤的灵敏度和特异度均偏低，在某些良性疾病中也可升高，可能对临床决策产生误导，临床上应重视对 CA72-4 指标的解读，重新认识 CA72-4 的应用价值，以更好地指导临床决策和肿瘤筛查。

三、癌胚抗原在肿瘤中应用研究

癌胚抗原（CEA）是最早被应用于临床的肿瘤标志物之一，在 1965 年首次发现于胎儿和结肠癌组织中。

1. 在肿瘤诊断及临床分期中的应用：CEA 作为最常用的肿瘤标志物，广泛应用于多种肿瘤的诊断，已成为临床诊断的重要辅助指标之一。健康者血清 CEA 水平一般小于 5ng/ml。恶性肿瘤可导致 CEA 表达水平明显升高，当其持续升高 5~l0 倍时，提示可能存在肠癌。张相民等报道了以 CEA 水平升高为首发表现的甲状腺髓样癌，提示在鉴别 CEA 升高的疾病时．应考虑甲状腺髓样癌的可能。

CEA 表达水平与肿瘤临床分期密切相关。有研究显示，胃癌患者 CEA 阳性率随胃癌分期递增而升高，ⅠA、ⅠB、Ⅱ、ⅢA、ⅢB、Ⅳ期胃癌患者 CEA 阳性率分别为 4.6%、12.3%、27.8%、39.1%、48.3%、53.0%。陈彼得等报道，乳腺癌患者 CEA 表达水平与疾病临床分期也呈正相关，随着临床分期升高而增高。

2. 在肿瘤复发与转移评估中的应用：80% 的结直肠癌患者血清 CEA 水平升高，且血清 CEA 水平超过 100ng/ml 时，癌组织转移风险明显增加，乳腺癌患者 CEA 水平随病情的不同、转移与否及转移部位的不同而呈不同程度的升高。赵桂梅等报道，乳腺癌发生转移后，CEA 阳性率从 9.05% 升高到 17.43%。高华等对 52 例乳腺癌患者术后 1 年的随访结果显示，有局部复发及远处转移者 CEA 水平持续升高，平均水平超过 32ng/ml。

3. 在手术疗效及预后评估中的应用：CEA 可用于肿瘤术后疗效评价，术后 CEA 水平明显降低表示手术效果较好，在有效的结直肠癌切除术后，外周血 CEA 水平一般在 4~6 周恢复正常水平，若超过 6 周仍未恢复正常，提示肿瘤有可能早期复发。

有研究对肺癌患者手术后随访 1 个月，结果显示，术后 CEA 水平明显下降，平均水平从术前 45ng/ml 降至术后 28ng/ml。提示手术治疗有效。胃癌根治性手术后 3~6 个月，CEA 水平可恢复正常，乳腺癌手术治疗 3 个月后，血清 CEA 水平恢复正常。CEA 对结直肠癌的预后评估也有较高价值。潘宏达等报道，若结肠癌患者同时存在 CEA 水平升高、肿瘤直径大于或等于5cm及具有更高N分期的情况，3年无病生存率仅为9.1%。

4.在放化疗疗效评估中的应用：在肿瘤治疗方法中，放化疗和手术治疗一样重要。在放化疗过程中，应定期检测血清CEA水平，以监测放化疗疗效。一般而言，CEA水平在放疗后明显降低。马虎等报道，肺癌放疗前CEA阳性率为53.3%，放疗后阳性率明显降低，尤其在放疗后2个月下降明显。动态监测肺癌患者第1、2化疗周期前后CEA水平变化，可有效评价影像学改变及化疗疗效。部分乳腺癌患者化疗后肿瘤体积缩小不明显，不利于通过监测肿瘤体积评价疗效，此时需监测CEA水平，若CEA水平呈进行性下降趋势，提示疗效较佳。

5.CEA相关细胞黏附分子（CEACAM）在肿瘤中的表达：CEACAM属于CEA基因家族成员之一，目前对CEACAM1、CEACAM5、CEACAM6、CEACAM7研究较多，CEACAM1、CEACAM7被认为是抑癌基因，在乳腺癌、肝细胞癌、结肠癌等上皮来源肿瘤中表达下调或缺失。

CEACAM5和CEACAM6在胃、胰腺等器官肿瘤中过度表达、对肿瘤发生、发展、侵袭。

四、miR-135、miR-601、CA72-4及CA19-9四项联合检测早期胃癌诊断价值

研究显示，与非胃癌组和对照组比较，胃癌组血清milR-135、miR-601、CA72-4及CA19.9水平均明显升高，而与非胃癌组和对照组比较差异无统计学意义。提示血清miR-135、miR601、CA72-4及CA19-9水平在胃癌患者中异常高表达，其可能具有癌基因的作用，参与胃癌的发生、发展过程。有研究显示，miRNA有可能是一类新的癌基因，在胃癌的发病机制中发挥关键作用。Yu等研究也发现，胃癌患者血清CA72-4及CA19-9水平高于胃良性疾病组和对照组，而胃良性疾病组与对照组之间差异无统计学意义，提示其水平变化与胃癌进程有关。

研究中血清miR-135及miR-601水平在进展期胃癌组明显高于早期胃癌组，在Ⅲ~Ⅳ期患者明显高于在Ⅰ~Ⅱ期患者，有淋巴结转移组明显高于无淋巴结转移组，提示miR-135及miR-601在胃癌的发生、发展过程中起到重要的作用，其高表达对促进胃癌的病情进展和淋巴结转移具有重要的作用。有研究发现，miR-135b在胃癌组织中的表达水平升高，miR-135b的高表达与分化程度、浸润深度和TNM分期密切相关，可能参与胃癌的发生、发展。Kong等研究表明，miRNA在胃癌患者中明显升高，肿瘤复发和淋巴结转移与miRNA表达密切相关，是影响胃癌患者总生存率的独立预后因素。

研究ROC曲线显示，血清miR-135miR-601、CA72-4及CA19-9水平诊断早期胃癌的最佳截断值分别为3.78、7.14、17.63U/ml、35.70U/ml，4项联合诊断早期胃癌的AUC

（0.920，95％ CI：0.860~0.978）最大，其灵敏度较高。相关分析显示，胃癌患者血清 miR135、miR-601 水平与 CA72-4 及 CA19-9 均呈正相关。这说明 miR-135 及 miR-601 有望作为诊断早期胃癌的新型生物标志物，4 项联合检测有助于提高早期胃癌诊断的灵敏度。Yin 等研究显示，miR-135 在胃癌患者中明显升高，其高表达与肿瘤标志物 CA19-9 相关，对胃癌诊断具有较好的价值。Min 等研究发现，miR-601 在胃癌组织和细胞中的表达明显高于对照组，miR601 的高表达可促进胃癌的进展，是胃癌患者生存率低的一个新的指标，有可能作为胃癌预后预测的生物学标志物。另有研究表明，胃癌发生、发展与血清 miRNA 表达水平上调有关，对胃癌诊断的价值较好，miRNA 有望作为一种非侵入性生物标志物应用于早期胃癌的筛查。

第七节　全谱氨基酸代谢组学在胃癌诊断中的应用

目前临床上常用的血清学血肿瘤标志物，如癌胚抗原（CEA）、癌抗原 125（CA125）和糖链抗原 CA-199（CA19—CA199）等的灵敏度不足以用于胃癌。

代谢组学是继基因学和蛋白质组学之后发展起来的一门新兴学科，已被广泛用于疾病诊断、生物标志物筛选、药物疗效和毒性评估等领域。

代谢轮廓分析是指对某一类结构或功能相似或具有共同代谢通路的物质进行检测，弥补了代谢组学上的缺点，并继承了分辨率高、选择性好、灵敏度高等优点。在所有候选代谢物中，氨基酸是最适合的物质之一。

全谱氨基酸代谢组学检测技术作为精准医疗的重要手段，已在包括胃癌在内的多种实体瘤诊断中的得到广泛应用。

一、不同检测方法的氨基酸代谢组学在胃癌诊断中应用

目前代谢组学的检测方法主要包括高效液体相色谱串联质谱、气相色谱串联质谱和磁共振谱。基于上述各种检测已有一系列氨基酸代谢组学研究应用于胃癌诊断。

如 Jing 等应用 HPLC/MS 法等 84 例胃癌和 82 例胃溃疡患者血清氨基酸代谢谱进行检测发现，胃癌组血清中谷氨酰胺、组氨酸、精氨酸和色氨酸浓度显著降低，鸟氨酸浓度显著升高，联合检测上述 5 种氨基酸用于胃癌诊断的 ROC 曲线下面积为 0.922，灵敏度和特异度分别为 89.1% 和 85.5%。

Liang 等同样应用 HPLC/MS 法对 4 例胃癌患者和 9 名健康对照者尿液代谢谱进行检测发现，胃癌组尿液中甘氨酸浓度显著降低，丙氨酸、脯氨酸、牛磺酸和尿素浓度显著升高，代谢通路分析结果表明上述差异与氰基氨基酸代谢、初级胆汁酸生物合成及精氨酸和

脯氨酸代谢关系密切。

Kuligowski 等应用超高效液体相色谱串联质谱法对 33 例胃癌和 110 例良性病变患者血浆代谢谱进行检测发现，胃癌组血浆中色氨酸浓度显著降低。犬尿氨酸浓度显著升高，因此，推测上述差异可能是由于胃癌组织中上调吲哚胺 2，双加氧酶的表达所致。

Wu 等应用 GC/MS 法对 18 例胃癌患者癌组织和癌旁组织代谢谱进行检测发现，胃癌组织中缬氨酸、丝氨酸、谷氨酰胺和磷酸丝氨酸浓度显著降低，异亮氨酸浓度显著升高，联合检测包含上述 5 种氨基酸在内的 18 种代谢物，用于胃癌诊断的 AUC 为 0.963。

Song 等应用 GC/MS 法对 30 例胃癌患者和 30 名健康对照者血清代谢谱进行检测发现，胃癌组血清中谷氨酰胺浓度显著降低，缬氨酸浓度显著升高，上述差异与胃癌患者氨基酸代谢紊乱密切相关。

Chan 等的应用磁共振谱法对 43 例胃癌患者和 40 名健康对照者尿液代谢谱进行检测，发现胃癌组较健康对照组尿液中丙氨酸等 3 种小分子化合物的浓度显著升高，应用这 3 种差异代谢物进行胃癌诊断的 AUC0.950。

二、不同样本类型的氨基酸代谢组学在胃癌诊断中的应用

1. 血浆游离氨基酸代谢谱与胃癌诊断：Miyahi 等应用 HPLC/MS 法对来自 3 个医疗中心约 1000 例癌症患者（包括胃癌、结肠癌、肺癌、乳腺癌和前列腺癌患者各 200 例）及 1000 名健康对照者 PFAASs 谱进行检测。结果表明，除了前列腺癌以外，其余 4 种类型癌症患者血浆中谷氨酰胺、组氨酸和色氨酸浓度均显著降低。

另一项研究中，Gu 等应用氨基酸分析仪对 117 例肿瘤患者（包括胃癌 56 例、乳腺癌 28 例和甲状腺癌 33 例）及 137 名健康对照者 PFAAS 谱进行检测。结果显示，与健康对照组相比，肿瘤组患者血浆中苏氨酸和精氨酸浓度均显著升高，天冬氨酸、谷氨酸、甘氨酸和脯氨酸浓度均显著降低。

2. 组织游离氨基酸代谢谱于胃癌诊断：HIRAYAMA 等应用毛细血管儿电泳串联飞行时间质谱法对 12 例胃癌和 16 例结肠癌患者癌组织和癌旁组织代谢谱进行检测发现，除谷氨酰胺外，几乎所有其他类型的氨基酸都在肿瘤组织周围异常聚集，表示肿瘤自噬性降解，谷氨酰胺分解及产能代谢活跃。

Aa 等对 17 例胃癌和 20 例慢性浅表性胃炎患者组织和血清代谢谱同时进行检测。结果表明，与 CSG 患者相比，胃癌患者组织和血浆均呈截然不同的代谢表型，且胃癌组织和血浆中代谢物浓度变化趋势也不尽相同，例如胃癌组组织中三羧酸循环中间代谢产物，乳酸、氨基酸和脂肪酸浓度显著高于 CSG 组，血浆中上述代谢产物的浓度却显著低于 CSG 组。证实肿瘤微环境与循环体液中代谢产物的浓度之间存在平衡关系。

3. 尿液游离氨基酸代谢谱与胃癌诊断：Fan 等应用离子色谱法对 23 例胃癌患者和 15

名健康对照者尿液游离氨基酸谱进行检测发现，胃癌组 UFAAs 谱较健康对照组差异有显著统计学意义。与健康对照组相比，胃癌组尿液中缬氨酸、亮氨酸和异亮氨酸浓度显著升高，甲硫氨酸、组氨酸和天冬氨酸浓度显著降低。

Jung 等应用 NMR 法对 50 例胃癌患者和 50 名健康对照者的尿液标本进行检测发现，胃癌组尿液中丙氨酸、精氨酸、甘氨酸、甲硫氨酸、苯丙氨酸和酪氨酸浓度均显著升高，对其中 30 例胃癌患者的癌组织及癌旁组织标本进行检测发现，胃癌组织中亮氨酸、异亮氨酸、丙氨酸、谷氨酰胺、赖氨酸、酪氨酸和苯丙氨酸浓度显著升高。

4. 胃液游离氨基酸代谢谱与胃癌诊断：Oh-Uti 等应用放射性纸层析法对 68 例胃癌、31 消化性溃疡和 14 名健康对照者 15 种 GJFAAs 浓度行检测发现，胃癌组患者胃液中亮氨酸、缬氨酸和丙氨酸等 7 种 GJFAAs 的浓度较健康对照组和消化性溃疡组显著升高。且胃癌术后大部分 GJFAAS 度恢复正常，提示动态监测 GJFAAs 浓度有助于胃癌的诊断和疗效评估。

Abasov 应用纸上层辐射法结合茚三酮反应对 100 例胃癌、115 例 NGD，25 名健康对照者 GJFAAs 浓度进行半定量检测，结果显示，丙氨酸和亮氨酸在胃癌组患者胃液中的浓度较健康对照组和 NGD 组均升高 2 倍以上。

Segawa 等应用高效液相色谱对 16 例胃癌、31 例消化性溃疡患者和 9 名健康对照者 GJFAAs 浓度进行检测，结果表明，胃癌组 GJFAAs 浓度较消化性溃疡组和健康对照组均显著升高，其中多种 GJFAAs 的浓度升高 2 倍以上，以丙氨酸、丝氨酸和缬氨酸的浓度升高最显著。

后续机制研究结果显示，早期胃癌组织过上调基质金属蛋白酶 -2/9（MMP-2/9）蛋白的降解细胞外基质和基底膜中Ⅳ型胶原蛋白，可能起胃癌患者胃液 AAAs 浓度异常升高的原因之一，为进一步探讨胃癌和 NGD 患者 GJFAAs 代谢轮差异，并筛选具有诊断意义的 GJFAAs，Liu 等收集 130 例（包括 47 例胃癌和 83 例 NGD 患者）中心接受胃镜检查且病理诊断明确患者的胃液标应用全自动氨基酸分析仪对上述患者包括 8 种必需氨基酸和 20 种编码氨基酸在内的 34 种 GJFAAs 浓行检测。通过多变量结合单变量统计分析的方法筛选出 14 种差异 GJFAAs，其用于胃癌诊断的 AUC0.666~0.868，联合检测 AUC 为 0.902（95%0.846~0.959）；更重要的是，其用于 EGC 诊断的为 0.649~0.857，联合检测 AUC 为 0.880（95%0.792~0.969）。代谢通路分析结果显示，14 种 GJFAAs 主要分布在 8 条代谢通路上，与上述 GJ 浓度差异相关性最高的为氨基酰 tRNA 生物合成通路。这说明两组患者 GJFAAs 浓度的差异与胃组织快速增殖过程中旺盛的蛋白质生物合成关系。因此，GJFAAs 谱检测有望成为胃癌早期诊断的方法，并可以用于补充组织和外周体液中氨基酸的信息，更好地为胃癌发病机制及治疗靶点的研究。

第八节 RNA 在胃癌中研究

一、miRNA 在胃癌标志物研究

1. miR-182 胃癌潜在生物学标志物：研究认为，miR-182 在胃癌中是上调的，诊断性 meta 分析的结果表明，miR-182 在胃癌中的表达水平较高，组织和血液 / 血清中 SROC 曲线下面积分别为 0.76 和 0.90。因此，miR-182 表达水平可将胃癌患者与健康人群区分开来，其可作为胃癌的诊断生物学标志物。

既往研究表明，miR-182 在增殖、侵袭和上皮间质转化等肿瘤发生的关键步骤中起着重要作用。miR-182 的功能复杂，其在不同癌症中分别具有抑癌或致癌作用。在卵巢癌中 miR-182 表达上调会促进肿瘤转移。miR-182 的过表达可抑制 FOXO3 和与鸭小眼畸形相关的转录因子（MITF-M），从而促进黑色素瘤的迁移和存活。在肝细胞癌中，miR-182 通过抑制转移抑制因子 1（MTSS1）的表达而促进肿瘤转移。与上述研究相反，miR-182 可靶向 Met 基因以抑制肺癌的转移和上皮 - 间质转化。在肾细胞癌中，miR-182 被下调，它可能通过靶向 IGFI R 来抑制细胞的侵袭和迁移。

在胃癌中 miR-182 的功能尚不明确，不过已发现 miR-182 的几个靶基因在胃癌中起重要作用。Li 等指出 miR-182 在胃癌组织中增加，其可通过抑制 RAB27A 促进胃癌的进程。相反，一些研究证明 miR-182 是一种抑癌基因。Kong 等研究发现 miR-182 在胃癌中表达较低，它通过靶向 cAMP 反应元件结合蛋白 1（CREBI）抑制胃癌细胞的增殖和集落的形成。此外，Tang 等表明，miRNA-182 可通过下调胃癌中的 ANUBI1 抑制肿瘤增殖。

研究共预测出 4 个基因（NRAS、CREB1、FBXW7 和 SOX2）可能是 miR-182 的相关靶基因。

NRAS 是 5'- 三磷酸鸟苷结合蛋白家族的成员，被认为是致癌基因，NRAS 的激活与胃癌细胞的转移和肿瘤发生有关。

CREB1 是亮氨酸拉链（bZIP）家族的成员，它是一个转录因子，其在癌症进展中起着至关重要的作用。Wang 等研究发现 CREB1 与胃癌的分期、转移和预后有关。如上所述，已有研究提出 miR-182 通过靶向 CREB1 来调节胃癌细胞的生长。

FBXW7 是 Skpl-Cull-F 一 box（SCF）的组成部分，其为抑癌基因，它的缺失可促进肿瘤进展。Yakobori 等研究发现 FBXW7 的表达水平与胃癌的大小、淋巴转移和预后有关。

SOX2 是高度保守的转录调节因子，其在干细胞自我更新、细胞周期、细胞凋亡和增殖中起着至关重要的作用。一些研究发现，SOX2 在胃癌中过度表达并具有致癌作用，然而其他研究表明，SOX2 是胃癌中的抑癌基因。

2. miR-1269 在胃癌及胃黏膜癌前病变组织中表达：研究发现，miR-1269 在胃癌组织中的相对表达量明显高于胃黏膜癌前病变组织及浅表性胃炎组织，结果提示，miR-1269 在胃癌组织中表达上调。有学者对 miR-1269 与肺癌进行研究，发现 miR-1269 在肺癌组织中的表达增加，其在肺癌组织中的表达水平高于癌旁正常组织，过表达的 miR-1269 通过抑制 TP53 和 daspase-9 的表达而促进细胞存活和增殖。另有学者研究发现，miR-1269a 的过表达可抑制胃癌细胞的凋亡。

研究显示，miR-1269 在不同分化程度、TNM 分期、浸润程度、是否发生淋巴结转移的胃癌组织中的表达量比较，差异有统计学意义，结果提示，miR-1269 在胃癌组织与胃黏膜癌前病变组织中的表达存在差异，分化程度越低、TNM 分期越高、浸润深度越深、发生淋巴结转移，则胃癌患者癌组织中 miR-1269 的相对表达量越高。进一步采用 ROC 曲线进行分析，结果显示，miR-1269 诊断胃癌的 AUC 为 0.807，诊断灵敏性为 88.21%，特异性为 79.46%。提示，miR-1269 诊断胃癌的敏感性和特异性均较高。有学者研究报道，miR-1269 高表达于肝细胞癌组织，且 miR-1269 的表达水平与淋巴结转移、肿瘤浸润等存在相关性，miR-1269 可能参与肝细胞癌的发生和发展，miR-1269 可作为预测肝细胞癌患者预后的潜在生物标志物。

进一步对 50 例胃癌患者进行随访，结果发现，48 例（96%）完成随访，其中，miR-1269 高表达组 19 例，死亡 8 例，死亡率为 42.11%；miR-1269 低表达组 29 例，死亡 4 例，死亡率为 13.79%。由生存曲线可知，高表达组胃癌患者的平均生存时间明显短于低表达组，提示胃癌组织中 miR-1269 表达越低的胃癌患者生存时间越长，预后越好。

3. 微 RNA 在胃癌中诊断：无临床症状的胃癌患者血清胃蛋白酶原、胃泌素 17、糖类抗原 19-9 和癌胚抗原等非侵入性血清学标志物在早期诊断中存在交叉反应性（25%~45%），缺乏足够的特异性和敏感性。

miRNA 在胃癌的早期诊断中具有许多优点，Lawrie 等首次提出使用 miRNA 作为生物标志物用于癌症的诊断和预后，他们在弥漫性 B 细胞淋巴瘤患者的血清样本中发现了几种与肿瘤相关 miRNA，并且进一步研究证实了这一结果。在胃癌和正常细胞系的比较微阵列分析中揭示了 miRNA 的差异表达，显示出在胃癌细胞中的 miR-21、miR-26b 和 miR-30b 等 14 种 miRNA 表达上调，以及 let-7i、miR-7、miR-622 在内的等 19 种 miRNA 的表达下调。Wu 等研究了 50 例胃癌患者和 50 名健康对照的血清和外周血单核细胞，发现在胃癌患者中 miR-21、miR-421 表达显著上调。Liu 等设计了一项关于 164 例胃癌患者和 127 名健康对照者的研究，首先对血清样品进行高通量技术测序，然后进行实时荧光定量聚合酶链反应，在胃癌患者中发现了 5 种 miRNA（miR-1、miR-20a、miR-27a、miR-34a 和 miR-423-5p）显著上调。这些研究证实了 miRNA 在胃癌诊断中具有高敏感性和特异性。

在一项关于血清中 740 种 miRNA 的研究中，研究人员发现早期胃癌患者血清中只有中 iR-195-5p 的表达水平明显低于对照组，且 112 例早期胃癌患者血清中 miR-221 和

miR-376c 均显著降低，它们在胃癌患者中的表达水平与胃癌癌细胞分化程度呈正相关，而 miR-744 则与这些细胞的高增殖和高分化有关，说明这 3 种 miRNA 均可作为胃癌无创诊断的早期生物学标志物。在 37 例胃癌患者的肿瘤组织和癌周组织中，定量聚合酶链反应技术测量的 miR-21 表达水平在 92% 胃癌样品中过表达，因此可作为胃癌诊断的有效生物标志物，通过碱基配对过表达的 miR-21 与肿瘤抑制基因 PDCD4 的结合可以抑制 PDCD4 蛋白的表达，同时说明 miR-21 和抑癌基因 PDCD4 与肿瘤大小、侵袭程度、淋巴结转移和血管侵犯直接相关，也进一步显示 miR-21 并不利于胃癌患者的临床预后情况。以上这些 miRNA 均有作为诊断胃癌肿瘤生物学标志物的潜力。

4. 血清循环 miR-551b-3p 诊断胃癌的价值研究：血清循环 miR-551b-3p 可能是诊断胃癌（GC）的新型生物学标志物。

研究通过比较血清 miR-551b-3p 在 GC 患者与正常健康者之间的表达差异，发现 GC 患者 miR-551b-3p 水平明显低于正常健康者，表明血清 miR-551b-3p 可能与 GC 的发生、发展密切相关。

研究绘制 ROC 曲线评估血清 miR-551b-3p 作为 GC 的早期诊断标志物的价值表明，ROC 曲线下面 AUC 为 0.857，灵敏度、特异度分别为 87.5%、70.0%，对应的 cut-off 值为 0.0152。与传统的 GC 实验室辅助诊断经典标志物 CA72-4 相比（有文献报道其灵敏度低仅为 33.3%），其预测价值相对更佳。

miRs 广泛存在于多细胞生物体中并参与各种生物学过程，各类肿瘤组织和肿瘤细胞中的异常表达，在血清等体液中稳定存在，是诊断和筛查癌症、评估疗效和患者预后的好方法，已受到越来越多的关注。

已有的研究证实，miRs 在各种肿瘤中异常表达，有可能成为理想的肿瘤生物学标志物。有关 miRs 与 GC 的研究，miR-1284 可以抑制 GC 细胞的侵袭、迁移和增殖，与 GC 肿瘤大小、分化程度和远处转移显著相关。Xu 等研究表明，miR-876-5p 通过靶向作用 Wnt5a 和 Mitf 调控 GC 细胞增殖、凋亡和迁移，但有关 miR-551b-3p 与 GC 的研究较少。Yuan 等在 GC 组织中发现了 miR-551b-3p 的表达下降，他们认为 miR-551b-3p 是 GC 的抑癌基因，其功能受 lncrna-smarcc2/mir-551b-3p/tmprss4 轴调控，但具体生物学作用和潜在的机制尚不清楚。

研究旨在检测 GC 患者血清 miR-551b-3p 表达水平和探索其作为 GC 诊断标志物的潜力。结果表明与正常健康者相比，GC 患者的血清 miR-551b-3p 表达明显下降。进一步分析血清 miR-551b-3p 的表达与 GC 的临床病理特征之间的相关性，结果表明血清 miR-551b-3p 表达与年龄、性别无相关性，但与肿瘤大小、侵袭深度和 TNM 阶段有明显相关性。

5. MiR-20a 在胃癌中诊断价值探讨：血清学肿瘤标记物如 CA199、CEA 在无症状患者中的敏感性和特异性均较低，近年来，微 RNAs（microRNAs，miRNAs）的组织特异性和疾病特异性表达特征引起了研究者的关注。研究发现，miR-20a 与胃癌发生、进展密切相关，能通过多种机制促进胃癌细胞生长、增殖，诱导化疗耐药产生；与其他 miRNAs 联合检测有助于诊断早期胃癌，准确性高于 CA19-9、CEA 等传统血清学肿瘤标记物，有可能成为胃癌早期诊断有价值的非侵入性生物学标记物。

（1）MiR-20a 概述：MiR-20a 为 miR-17-92 簇成员，是一种在多种恶性肿瘤组织如前列腺癌（雄激素受体阳性）、乳腺癌、结直肠癌、肺癌、膀胱癌（中广泛上调的 miRNA，在肿瘤发生、进展中起重要作用，血清 miR-20a 检测有助于肿瘤诊断已在鼻咽癌、星形细胞瘤中得到证明。Guo 等采用微流体芯片技术行胃癌组织 miRNAs 表达谱分析，发现癌组织中的 miR-20a 表达较毗邻非癌组织显著上调。纳入胃癌组织与毗邻非癌组织 miRNAs 表达谱研究的系统综述表明，miR20a 在入选研究中一致表现为在胃癌组织中表达上调，这一结果通过对胃癌组织的 real-time PCR 检测得到验证，验证研究还发现 miR-20a 表达与胃癌临床病理特征显著相关。有研究对进展期胃癌患者的癌组织标本行 real-time PCR 检测，发现 miR-20a 高表达与淋巴结转移密切相关。此外，miR-20a 表达上调还被发现是消化道恶性肿瘤预后不良的独立危险因素。

（2）MiR-20m 介导胃癌进展的机制及其表达调控：研究显示 miR-20a 能维持胃癌干细胞的自我更新，并通过靶向抑制且有细胞周期调控作用的 E2F 转录因子 1（E2F1）基因表达促进胃癌细胞增殖。作为细胞有丝分裂中期向后期转变的关键调节分子的编码基因，泛素结合酶 E2C（UBE2C）基因亦为 miR-20a 在胃癌细胞中的靶基因，其在胃癌组织中的 mRNA 和蛋白表达均受 miR20a 调节；miR-20a 表达上调可通过调节 UBE2C 促进胃癌细胞生长。FBX031 为 SCF 泛素连接酶亚基，在 DNA 损伤反应和肿瘤发生中起关键作用。在胃癌细胞中，其过表达能明显减少细胞集落形成，并诱导细胞周期 G1 期阻滞，抑制细胞周期蛋白 D1 表达，抑制裸鼠移植瘤生成；胃癌组织中的 FBX031mRNA 和蛋白表达均显著下调，并与肿瘤大小、浸润深度、临床分级和患者预后密切相关。FBX031 基因是 miR-20a 在胃癌细胞中的又一靶基因，其在胃癌组织中的表达与 miR-20a 呈显著负相关，受 miR-20a 负向调控，miR-20a 可通过调控 FBX031-cyclin Dl 信号通路促进胃癌进展。MiR-20a 可负向调控肿瘤抑制基因早期生长反应蛋白 2（EGR2）表达，EGR2 亦为 miR-20a 参与介导胃癌进展的重要靶基因。MiR-20a 能促进胃癌细胞生长、迁移和侵袭，而过表达 EGR2 可显著减弱 miR-20a 的促癌效应。

胃癌组织中 miR-20a 的表达受 WntB-catenin 信号通路调控。WntB-catenin 信号通路异常激活在包括胃癌在内的多种恶性肿瘤的发生、进展中起重要作用，β-catenin 蛋白表达水平与胃癌细胞分化程度、肿瘤部位、浸润深度、患者预后等临床病理特征密切相关，并可影响肿瘤细胞的生物学行为。研究发现沉默 β-catenin 可抑制胃癌细胞增殖，促进其凋亡，弱化其侵袭能力并增加其对 5- 氟尿嘧啶的敏感性，此过程中伴有多个 miRNAs 表达改变，包括 miR-20a-3p 表达下调。

（3）MiR-20a 诱导胃癌化疗耐药的机制：Zhu 等的研究发现 miR-20a 在顺铂（DDP）耐药胃癌患者的血浆和癌组织以及 DDP- 耐药胃癌细胞株 SGC7901（SGC7901/DDP）中的

表达均显著上调。进一步的机制研究表明，miR-20a 系通过抑制其靶基因 cylin-dromatosis（CYLD）表达而参与胃癌细胞化疗耐药。NF-κB 信号通路持续激活在肿瘤化疗耐药中发挥重要作用。肿瘤抑制因子 CYLD 具有去泛素化酶活性，可将 NF-κB 信号通路中的关键分子肿瘤坏死因子受体相关因子 2（TRAF2）上 Lys63 相互连接的多聚泛素链去除，从而阻断 TRAF2 信号传递，进而抑制 NF-κB 信号通路过度激活。MiR-20a 可直接抑制 CYLD 基因表达，导致 NF-κB 信号通路激活及其下游活素（livin）、存活素（survivin）基因转录、表达，从而诱导 SGC7901 细胞对 DDP 耐药；抑制 miR-20a 则可上调 CYLD 表达，进而下调 NF-κBp65 和 livin、survivin 表达，使 SGC7901/DDP 细胞凋亡比例显著增加。该研究小组还发现，NF-κB 抑制因子 β（IκBβ）亦为 miR-20a 的靶基因，因此 miR-20a 还可通过直接抑制 NFκBIB 基因导致 NF-κB 持续激活，诱导胃癌细胞对 DDP 的耐药性。

（4）MiR-20a 对胃癌发生的影响：慢性萎缩性胃炎为胃癌前病变，胃蛋白酶原（PG）表达水平及其类型（PGⅠ和PGⅡ）可反映胃黏膜功能状态，有胃黏膜"血清学活检"之称。研究发现胃黏膜中的 PGⅡ 表达从正常胃黏膜、非萎缩性胃炎胃溃疡、萎缩性胃炎肠化生至胃癌依次降低，与胃黏膜病变的进展及其恶性程度密切相关。一项纳入萎缩性胃炎、胃癌和对照者的病例对照研究显示，血清 miR-20a-5p 表达水平与 PGⅠ/PGⅡ 比值呈正相关，可间接反映胃黏膜功能状态。

幽门螺杆菌（Hp）为胃癌致癌原已得到公认，研究发现 Hp 致癌过程中亦有 miR-20a 参与。Hp 毒力因子 CagA 在 Hp 相关致癌机制中起关键作用，其可引起上皮细胞内 Erk 信号通路异常激活，进而抑制细胞周期蛋白依赖性激酶（CDK）抑制剂家族的重要成员 p21Wo0/cpl 表达，而该抑制过程与癌基因 c-Mye 激活、诱导 miR-17、miR-20a 表达有关。作为 miR-17-92 簇的靶基因，p21Wl/cl 具有肿瘤抑制作用，并可通过抑制 CDKs 复合物活性协调细胞周期、DNA 复制与修复之间的关系，从而将肿瘤抑制作用与细胞周期调控过程紧密相连。

（5）外周血 R-20a 诊断胃癌的价值探讨：最近研究显示来源于肿瘤组织的 iRNAs 能进入血液循环，且因不易被内源性 RNA 酶降解而能稳定存在于血液中，不同组织来源恶性肿瘤的外周血 miRNAs 表达谱有其组织特异性。因此，外周血 miRNAs 有潜力成为早期辅助发现和诊断不同类型胃癌的新的生物学标记物，这一发现将开创胃癌筛查和监控的新时代。现已证明胃癌患者外周血 miR-20a 水平较健康人显著升高，并与肿瘤分级和分期有关。Liu 等采用全基因组血清 miRNAs 表达谱检测，并经由 real-timePCR 验证，创建了包括 5 个 miRNAs（miR-ImiR-20a、miR-27a、miR-34、miR-423-5p）的组合用于胃癌诊断，结果显示该组血清 miRNAs 表达水平与肿瘤分期相关，用于诊断早期和晚期胃癌的 ROC 曲线下面积（AUC）分别为 0.879 和 0.831，显著高于传统血清学肿瘤标记物 CEA（0.503）和 CA19-9（0.600），表明该组标记物有助于胃癌诊断和分期。Huang 等筛选出 6 个在胃癌患者中过表达的血清 miRNAs（miR-10b-5p、miR-132-3p、miR-185-5p、miR-195-5p、miR-20a-3p、miR-296-5p）并对该 miRNAs 组合对胃癌的诊断性能进行验证，然而结果显示其 AUC 仅为 0.702，低于 Liu 等创建的血清 miRNAs 组合的诊断性能。Cai 等分别分析了 15 个 miRNAs 在胃癌患者血浆中的表达水平，结果显示 miR-106b、miR-20a、miR-221 表达显著上调，进一步分析三者对胃癌的诊断性能，发现 miR-20a 的 AUC 显著高于另两者（0.8593 对 0.7733 和 0.7960），亦高于 Huang 等创建的血清 miRNAs 组合，且血浆 miR-20a 在 TNM Ⅰ、Ⅱ、Ⅲ、Ⅳ期胃癌患者中的表达水平均显著高于健康对照组，但 4 期间差异无统计学意义。由此认为 miR-20a 有望作为胃癌早期诊断的非侵入性生物学标记物。Wang 等的研究纳入术前、术后和复发胃癌患者，对其血浆 miR17-5p/20a 水平进行检测，结果显示其水平与肿瘤细胞分化程度、肿瘤 TNM 分期和患者预后显著相关，分化较差、TNM Ⅲ期和预后较差的患者血浆 miR-17-5p/20a 水平较高，表明其水平可反映肿瘤病理进展和预后不良；Cox 回归分析显示血浆 miR-20a 水平是预后不良的独立危险因素。该研究还发现胃癌患者术后血浆 miR-17-5p/20a 水平较术前显著降低，复发者则回复至术前水平，提示外周血中的 miR-17-5p/20a 系由胃癌细胞所释放，其检测可用于术后复发的监测。进一步的小鼠移植瘤模型研究显示，予 miR-17-5p/20a 拮抗剂处理后，小鼠血浆 miR-17-5p/20a 水平显著降低，伴肿瘤体积缩小，表明血浆 miR-17-5p/20a 水平还可用于胃癌化疗效果的监测。

miR-20a 可由胃癌细胞释放入血并稳定存在于外周血中，可作为胃癌早期诊断非侵入性生物学标记物。

6. miRNA-372-3p 在胃癌组织中的表达：有研究表明，miR-372-3p 与一些肿瘤的进展相关，miR-372-3p 位于 19q13.42，属于 miR-371 至 miR-373 族，已被证实参与多种肿瘤的发生发展。在肝癌中，miR-372-3p 可显著抑制肝癌细胞的增殖和侵袭骨肉瘤细胞株中，miR-372-3p 的表达水平低于健康人成骨细胞，可能是通过靶向 FXYD6 实现的。此外，miR-372-3p 也参与了肺鳞状细胞癌等其他肿瘤的发展。推测 miR-372-3p 可能成为胃癌临床早期诊断、疗效观察、疗效判断的标志物。

miR-372-3p 发挥不同功能取决于其靶向基因。虽然 miR-372-3p 在多种肿瘤中的作用已被报道，但其在胃癌中的表达和功能仍不清楚。研究结果提示 miR-372-3p 在胃癌的发生发展中可能作为调控基因发挥作用。我们首先评估了 miR-372-3p 在胃癌组织和细胞株中的表达水平，结果发现 miR-372-3p 在胃癌组织和细胞株中高表达。然后通过在胃癌 MGC-803、SGC-7901 细胞中转染 miR-372-3p NC、miR-372-3p 抑制剂并进行功能实验发现，敲低 miR-372-3p 能抑制肿瘤细胞株的增殖、促进细胞凋亡。为了进一步探索这一现象的潜在机制，我们重点研究了在多种肿瘤进展中发挥复杂作用的 RAB22A 与 miR-372-3p 的关系。RAB22A 是 RAS 癌基因家族的成员，在多种人类癌症中发现其显著上调。其编码的蛋白已被证明与早期核内体抗原 1（EEA1）相互作用，并可能参与核内体室间的运输和相互作用，从而维持细胞和细胞器的稳态，如果 RAB22A 异常表达，则会导致疾病发生，甚至产生肿瘤把向 RAB22A 并促进其蛋白表达，我们会进一步研究 miR-372-3p 如何调控 RAB22A 表达从而影响胃癌的发生发展。

研究结果表明 miR-372-3p 可能与人胃癌的进展和细胞凋亡有关，其可成为潜在的治疗靶标，为临床胃癌基因检测提供了实验方法和数据。

7. 胃癌组织中 miR-1258 的表达水平及其对胃癌细胞侵袭转移能力的调节机制研究：作为内源性短链小分子非编码 RNA 之一，miRNA 长度为 19~24 个核苷酸，对基因转录水平后的表达具有重要的调控作用。目前已知的 miRNAs 超过 2000 个，且超过 1/3 的 miRNAs 在人类基因表达中发挥重要的调节功能。并且，多种 miRNA 在机体应激反应和细胞分化、增殖、凋亡等多种生物进程方面均具有重要的调节作用。此外，mirNAs 均具有调控不同 mRNA 的作用，且不同 mRNAs 可反过来同时受多种 miRNAs 调控，这亦揭示 miRNAs 对基因表达的调控机制既充满复杂性，亦存在多样性。已有多项研究报道，miRNAs 异常表达于胃癌、前列腺癌、肠癌及乳腺癌等多种恶性肿瘤中，均具有肿瘤标志物的作用。既往研究表明，多种 miRNAs 在不同恶性肿瘤中具有相似的调节功能，如 miR-203 在肺癌和乳腺癌中均具有阻滞癌细胞增殖和迁移的作用，因此可有效阻滞肿瘤转移。目前已知 miRNAs 在多种肿瘤的病理过程中均具有重要的调控作用，并且调控 30%~60% 人体基因的表达，因此深入探究 miRNAs 在人体尤其是肿瘤患者中的表达调控机制具有重要的临床意义。

既往研究报道，miR-1258 低表达于肺癌、肝癌及卵巢癌等部分恶性肿瘤，并参与肿瘤的发生、发展、侵袭及转移过程，提示其具有阻滞癌细胞侵袭和转移的功能。研究发现，相比癌旁正常组织，miR-1258 低表达于胃癌组织。结果表明，miR-1258 在胃癌组织中具有低表达的特点。其次，研究结果发现，随着时间的延长，空白对照组细胞增殖能力明显升高，其次为阴性对照组，而实验组细胞增殖能力明显减缓。结果表明，转染 miR-1258 使之过表达具有减缓胃癌 SGC-7901 细胞增殖的作用。此外，研究发现，相比空白对照组和阴性对照组，实验组 SGC-7901 细胞侵袭能力明显下降。结果表明，转染 miR-1258 具有阻滞胃癌 SGC-7901 细胞侵袭的作用。同时，研究结果显示，相比空白对照组和阴性对照组，实验组小鼠肺部转移癌灶数量明显减少。结果表明，mR-1258 高表达具有阻滞小鼠胃癌肺转移的作用。研究结果提示，miR-1258 具有调节胃癌细胞增殖、侵袭和转移的重要功能，由此推断 mR-1258 可能是胃癌转移临床早期诊断的重要靶点，具有潜在的研究价值。

8. microRNA-21 在胃癌患者血清中表达：microRNA-21 在胃癌组织中呈高表达，其诊断胃癌的敏感度和特异度优于肿瘤标志物癌抗原 19-9 和癌胚抗原。高表达 microRNA-21 的胃癌患者淋巴结转移率更高，总生存时间更短。研究分析了胃癌及正常人血清 microRNA-21 的表达，发现胃癌患者血清呈高表达，是正常对照的 1.87 倍，其表达水平与胃癌患者的年龄、性别、肿瘤分化程度无关但与临床分期、淋巴结转移和远处转移密切相关。临床分期为 T_3/T_4 期胃癌患者血清 microRNA-21 表达水平高于 T_1/T_2 期患者，淋巴结转移组、远处转移组胃癌患者血清 microRNA-21 表达水平高于无淋巴结转移组、无远处转移组。microRNA-21 与胃癌靶基因的基础研究发现，microRNA-21 作为种癌基因，通过与程序性细胞死亡基因的 3UTR 结合，下调其表达。

9. 胃癌组织微 RNA-539 和微 RNA-4317 表达与预后：胃癌组织中 miRNA-539 和 miRNA-4317 表达水平均低于相应癌旁正常组织，提示 miRNA-539 和 iRNA-4317 在胃癌组织中异常低表达；在 TNM Ⅲ 或Ⅳ期和有脉管瘤栓、淋巴结转移、腹膜转移和肝转移的胃癌患者中，胃癌组织中 miRNA-539 和 miRNA-4317 的表达水平均下调，证明 miRNA-539 和 miRNA-4317 低表达可能参与并促进了胃癌的发生、发展，并可能是胃癌治疗的靶点。

苏显都等研究进一步探讨了胃癌组织中 miRNA-539 和 miRNA-4317 的表达对患者预后的预测价值，并分析了两者的表达与生存期的关系。结果显示，miRNA-539 低表达组和 miRNA-4317 低表达组患者的总生存率、无进展生存率均分别低于 miRNA-539 高表达组和 miRNA-4317 高表达组，说明 miRNA-539 和 miRNA-4317 低表达与胃癌患者生存期短有关，可能对预测胃癌患者预后不良有参考价值。Jjn 等研究发现，miRNA-539 在胃癌组织和细胞系中表达均降低，其下调与胃癌患者淋巴结转移、高 TNM 分期和预后不良密切相关，是胃癌的独立预后因素。Zhang 等研究发现，miRNA-4317 在胃癌细胞中的表达低于正常组织，其低表达患者的总生存期较短，是影响总生存率的独立因素。研究 Cox 比例风险回归分析显示，腹膜转移、肝转移、miRNA-539 相对表达量 < 6.10 和 miRNA-4317 相对表达量 < 3.15 是胃癌患者预后不良的独立危险因素。以上结果表明 miRNA-539 和 miRNA-4317 可能是预胃癌预测后的生物标志物和潜在治疗靶点。

10. 胃癌患者外周血 miR-93 和 miR-185 的表达研究：miRNA 在不同肿瘤中呈现不同的表达谱，可参与个体发育、细胞分化、增殖、代谢、凋亡、迁移和转移等细胞生物学过程。

研究显示，观察组外周血 miR-93、miR-185 水平明显高于对照组，提示 miR-93、miR-185 具有成为诊断胃癌的重要指标的潜力。有研究表明，超过半数的 miRNA 定位于或靠近染色体特定区域，可调控多种重要的促癌基因或抑癌基因，进而促进或抑制肿瘤的发生、发展。

胃癌患者外周血 miR-93、miR-185 的表达水平与临床病理学特征的关系，结果发现肿瘤直径 ≥ 5cm、临床分期为 Ⅲ ~ Ⅳ 期、有淋巴结转移的患者，其外周血 miR-93、miR-185 的相对表达量均显著高于肿瘤直径 < 5cm、临床分期为 Ⅰ ~ Ⅱ 期、无淋巴结转移者。提示 miR-93、miR-185 可能参与了胃癌的发生、发展及转移过程，具有作为评估胃癌疾病进展的重要指标的潜力。有研究发现，miR-93 能够抑制整合素 138 的表达，促进肿瘤生长和肿瘤血管生成。另有研究指出，miR-185 能够调控抑癌基因的表达，影响 β- 连环蛋白、细胞周期蛋白 D1（cyclinD1）和 c-Myc 等细胞凋亡蛋白的表达，进而通过调节细胞周期，抑制细胞凋亡。由此推测 miR-185 可能是通过影响细胞的正常凋亡，参与胃癌的发生、发展及转移过程。

对观察组外周血 miR-93 与 miR-185 的表达水平进行相关性研究分析，结果显示两者的相对表达量呈正相关，提示胃癌患者外周血 miR-93、miR-185 具有同向作用。研究结果显示，胃癌患者治疗后外周血 miR-93、miR185 的表达水平均较治疗前显著降低，提示两者具有较高的敏感度。胃癌的发病机制复杂，幽门螺杆菌感染、环境因素以及遗传因素等均可诱发胃癌，miRNA 因具有高度的时序性、保守性及组织特异度，相较于传统的肿瘤标志物更具有优势，使肿瘤检测能够兼容特异度和敏感度。

11. miRNA-106a 在胃癌的调控作用：miR-106a 是 miR 家族中重要的一员，是与人类肿瘤密切相关的 miRNA 之一，调控细胞的增殖、分化、形成抗药性以及编码炎性蛋白、造血和红细胞生成肿瘤抑制基因等过程。研究显示细胞转染后 24h 与 48h，与空白组和对照组相比，miR-106a 组的细胞增殖指数显著降低，细胞凋亡指数显著增加，表明 miR-106a 的过表达能抑制胃癌细胞增殖，促进细胞凋亡。

有研究表明，miRNA 可在转录后水平通过抑制靶基因 mRNA 翻译或诱导靶基因 mRNA 降解来调控靶基因的表达，从而参与早期胚胎发育、肿瘤发生发展、细胞增殖和凋亡等过程。李丽等研究显示，细胞转染后 24h 与 48h，与空白组和对照组相比，miR-106a 组的细胞迁移与侵袭指数显著降低，表明 miR-106a 的过表达能抑制胃癌细胞转移与侵袭。

miRNA 可通过靶向于不同的促癌或者抑癌基因而在胃癌形成中产生类似肿瘤抑制因子或者促癌因子的作用，PTEN 参与调节肿瘤细胞的浸润和转移，从而发挥抑癌基因作用。有研究表明 PTEN 或其蛋白的丢失与恶性肿瘤的进展显著相关，胃癌组织 PTEN 蛋白表达阳性率高于相邻正常组织，从而发挥促癌基因作用。miRNA 是通过抑制靶基因 PTEN 的表达而发挥作用，其可与 PTEN mRNA 的 3、非翻译区结合抑制其转录翻译，从而参与调控单核细胞凋亡延迟。研究显示，细胞转染后 24h 与 48h，miR106a 组的 PTEN 蛋白相对表达水平较空白组和对照组显著降低，表明 miR-106a 的过表达能靶向抑制 PTEN 信号通路的激活。

12. miRNA-27a 在胃癌中的研究：miRNA-27a（miR-27a）被发现在胃癌中表达异常，能够靶向调控多个基因，调节胃癌细胞的增殖、转移、侵袭和耐药性。

Zhou 等研究发现胃癌细胞中，miR-27a 的主要表现形式是 miR-27a-3p，而 miR-27a-5p 的表达量非常低，并且在体外过表达 miR-27a-5p 并未观察到促进肿瘤生长的效应。双荧光素酶实验表明，B 细胞转位基因（BTG2）是 miR-27a-3p 的新靶标。敲低 BTG2 能上调 c-myc 和激活 Ras-MEK-ERK 信号通路，使胃癌细胞更容易由 CG 期向 S 期跨越，促进胃癌细胞的增殖。有研究发现在胃癌细胞中过表达 miR-27a 可抑制 FOXO1 的表达，进而抑制胃癌细胞的凋亡。过表达 miR-27a 或敲低 FOXO1 的胃癌细胞中 bcl-2 蛋白升高，推断 miR-27aFOXO1 轴通过 bcl-2 抑制胃癌细胞的凋亡，促进胃癌进展。Hua 等的研究则发现在胃癌细胞中 miR-23a、miR-27a、miR-24-2 均明显上调，分子机制表明 miR-23a、miR-27a、miR-24-2 能够协同作用于细胞因子信号转导抑制因子 6（SOCS6），间接激活细胞增殖的信号通路。这提示同时抑制 miR-23a、miR-27a、miR-24-2 能够获得更好的抑瘤效果。细胞信号通路相互交错，前面提到的受 miR-27a 调控的 Wnt 通路、Akt-GSK3β 途径也参与调节胃癌细胞的增殖。而在其他文献报道中，miR-27a 抑制 FOXO1 能通过激活 Wnt 通路促进肿瘤细胞的 EMT。

13. microRNA-214 在胃癌中表达：研究结果表明，miR-214 在胃癌组织中高表达，它的表达水平与胃癌患者淋巴结转移、TNM 分期有关，即 TNM 分期越高及有淋巴结转移的患者，miR-214 的表达越高；由此推测，miR-214 可能参与了胃癌的转移过程。进一步在胃癌细胞中进行了功能试验，以胃癌细胞 GC9811 和具有较强腹膜转移能力的胃癌细胞 GC9811-P 为模型。GC9811-P 细胞是由 Bai 等建立的具有较强腹膜转移能力的细胞系，并且证实 GC9811-P 细胞的黏附能力明显低于 GC9811 细胞，GC9811-P 细胞的体外侵袭能力、生长速度明显强于 GC9811 细胞，是具有向腹膜转移的高潜能细胞系。研究发现 miR-214 在胃癌腹膜高转移 GC9811-P 细胞中较其母系细胞 9811 表达明显上调，因此选择在 GC9811 细胞中过表 miR-214，结果发现上调表达的胃癌细胞系的增殖活力和细胞迁移能力显著增强，凋亡能力显著减弱；在 GC9811-P 细胞中下调 miR-214 后，胃癌腹膜高转移细胞系的增值活力和细胞迁移能力显著降低，凋亡能力明显增强。

14. miR-188-5p 在胃癌组织中表达：MiR-188-5p 与 miR-188-3p 组成了 miR-188 家族，研究显示在 120 例胃癌患者中，不同 Dukes 分期、淋巴结转移、分化程度、远处转移、浸润深度有关。

二、长链非编码 RNA 在胃癌中研究

1. 长链非编码 RNA 在胃癌中的作用及临床价值：研究表明，近 75% 的人类基因转录为 RNA，其中 2% 的 RNA 可翻译为蛋白质，长链非编码 RNA（LncRNAs，长度从 200 到 100000bp，很少或根本没有蛋白质编码能力的转录产物）为其中最大的一类，与胚胎发育、遗传印记、表观遗传修饰、转录及转录后调控等多种生理和病理过程有关，被证明参与肿瘤发生，且与患者临床预后有关。近年来，运用靶基因预测技术在 7 条不同的通路上发现高表达的 221 个 IncR NA-mRNA 作用对，其中 p53 信号通路最为重要，且被证明和胃癌的发病密切相关。

（1）长链非编码 RNA 的作用及调控机制：LncRNA 能够通过作用于基因组特定位点的表观遗传调节蛋白发挥表观遗传调控作用。蛋白质合体 PRCs 通过调节表观遗传染色质修饰基因表达形成 RNA-DNA- 蛋白复合物以招募蛋白修饰染色质影响基因的转录。

研究发现，在人胃癌细胞中，c-Myc 与 IncRNA H19、CCAT1 表达直接相关，编码 RNA、非编码 RNA 和转录因子 c-Mye 结合启动子调节区域。c-Mye 在细胞周期、增殖、分化凋亡方面发挥重要调节作用。LncRNA 作为竞争内源性 RNA（ceRNA），参与基因的转录后调节，通过与其他 RNA 竞争性结合 MREs，影响 miRNA 的活和相应 mRNA 的生成，

在另一个水平影响基因转录后调节。

（2）LncRNA 在胃癌中的抑癌作用：研究表明，FENDRR 在胃癌组织和细胞系中低表达，且与肿瘤侵袭、肿瘤分期、淋巴转移、预后不良相关，在移植瘤小鼠模型中，过表达 FENDRR 能够有效地减少转移性结节的数量，抑制胃癌细胞移。MEG3 被认为是一个抑癌基因，其表达量在癌组织中显著减少，且与更高的 TNM 分期，更深的浸润深度，更大的肿瘤体积和不良预后相关。LncRNA GAS5 被认为是膀胱癌、胰腺癌、乳腺癌的基因。GAS5 与更大的肿瘤体积、高病理分期、低率有关。

（3）LncRNA 在胃癌中的促癌作用：

1）HOTAIR：目前，关于 HOTAIR 的研究认为，HOTAIR 高表达与胃癌肿瘤分期、静脉入侵、淋巴结转移、腹膜转移、低总体生存率相关。过表达 HOTAIR 可促进胃癌细胞增殖、上皮间质化、迁移和侵袭，而敲低 HOTAIR 能够有效抑制胃癌细胞的这些恶性行为，减少 MMP1、MMP3 和 Snail 蛋白表达，抑制移植瘤小鼠肿瘤的生长和腹膜转移。

2）LncRNA ANRIL：LncRNA ANRIL 表达水平与 TNM 分期和肿瘤大小密切相关，E2F1 可以诱导 ANRIL 表达并促进 ANRIL 介导的细胞快速生长。ANRIL 可以招募并结合于 PRC2 复合体，通过表观遗传机制在转录水平抑制 miR-99amiR-449a 表达激活 miR-99amiR-449a 把点（mTOR 和 CDK6/E2F1 通路），从而导致细胞异常增殖。Mercer 等在 80 例胃癌及其配对的癌旁正常对照组织中进行了 LncRNA ANRIL 表达检测，研究结果显示 LncRNA ANRIL 在胃癌组织中显著高表达，高表达比例为 71.25%（57/80），临床相关性分析结果显示：LncR-NA ANRIL 表达水平与胃癌 TNM 分期和淋巴转移等临床病理因素相关。

3）lncRNA H19：H19 是胃癌发展过程中的一个关键分子，miR-675 通过使特定肿瘤抑制基因表达沉默促进胃癌进展。RUNX1 是 miR-675 的直接作用靶点，H19/miR-675 介导的 RUNX1 消耗触发胃癌细胞增殖，抑制细胞凋亡。另外，H19 可作用于肿瘤抑制基因 p53，抑制 p53 激活，从而抑制 p53 靶基因 BAX 的表达，导致胃癌细胞增殖。Lee 等采用 qRT-PCR 对 112 对胃癌患者癌组织和匹配的癌旁正常对照组织以及 4 株胃癌细胞和正常胃黏膜细胞的 lncRNA H19 表达水平进行检测，结果显示 lncRNA H19 在胃癌组织及胃癌细胞株中均呈显著高表达，其表达水平与临床病理因素相关分析提示，lncRNA H19 表达水平与胃癌分化程度、肿瘤大小、浸润深度和 TNM 分期显著相关。

4）LncRNA 在胃癌诊断中的作用：传统的 CEA 和 CA19-9 对于胃癌常规筛查的敏感性和特异性不甚理想。lncRNAs 的表达具有组织特异性的特征，可在体液中被检测到，而且 lncRNA 表达水平的改变可能是提示癌症发生。研究发现，胃癌患者血浆中 H19 水平最为稳定，且可通过 qRT-PCR 检测，提示血浆中 H19 可作为潜在生物标志物，H19 可能主要由胃癌肿瘤释放，可能成为新的胃癌肿瘤标记物。

一些在胃癌组织中稳定低表达的 lncRNA 也具有诊断价值。AA174084 表达降低与 Bormann 类型和神经浸润呈负相关。AA174084 可以通过 qRT-PCR 在胃液中检测到，且胃癌患者胃液中 AA174084 水平显著高于正常黏膜、轻度胃炎、胃溃疡、萎缩性胃炎。ROC

曲线下的面积是 0.848。敏感性为 46%，特异性为 93%，高于以组织 AA174084 水平作为生物标志物所得数据，证明了胃液水平 AA174084 可能是一个潜在的胃癌早期诊断的生物标志物。

5）LncRNA 在胃癌预后中的作用：lncRNAs 的异常表达与不良预后密切相关，这些 lncRNAs 可能作为理想的指标监测胃癌高危人群和评价预后。通过对 150 例胃癌患者肿瘤和相应癌旁组织 lncRNA 表达检测，发现 MALAT1 和 HOTAIR 在肿瘤中高表达且与患者的腹膜转移明显相关。高水平的 HOTAIR 与淋巴血管侵犯、淋巴结转移、高 TNM 分期、低存活率相关。此外，H19 是另一个被广泛研究的具有潜在判断预后价值的 lncRNA。高水平的 H19 与淋巴结转移、高 TNM 分期和低生存率相关，并被认为一个预测胃癌患者总体存活率的独立因素。

2. 胃癌中 lncRNA-BBOX1-2、FGFR1 的表达：LncRNAs 是一类转录本长度大于 200nt 但无开放阅读框、缺乏蛋白编码功能的 RNA 分子。部分 lncRNAs 如 MEG3 对肿瘤发生、发展起抑制作用，另一部分如 HOTAIR 则对肿瘤发生、发展起促进作用。胃癌组织中，MEG3 表达较癌旁正常组织显著降低，其低表达与胃癌浸润深度、TNM 分期和预后不良呈正相关。HOTAIR 表达则较癌旁正常组织显著上调，并与胃癌淋巴结转移和 TNM 分期呈正相关。抑癌或促癌机制可能涉及激活抑癌基因 p53、促进上皮 – 间质转化以及表观基因组学调控等。LncRNA-H19、CCAT1、AC096655.1-002 等亦在胃癌发生、发展中起重要调控作用。

研究应用微阵列技术在 6 对胃癌及其毗邻正常组织中鉴定出 1297 个差异表达 lncRNAs，并通过 real-time PCR 在另一组共 10 例胃癌病例中对 4 个差异表达 lncRNAs（表达上调的 UCA1、lncRNA-BBOX1-2 和下调的 CR594506、BC015134）进行验证。LncRNA-BBOX1-2 位于 11 号染色体，编码 – 非编码基因共表达网络（CNC）将其表达与肿瘤驱动基因 FGFR1 相关联。目前已发现的 FGFRs 超家族共有 5 个成员，家族成员参与介导多个信号转导通路，包括 JAK/STAT、PI3K、MAPK 等。其配体碱性成纤维细胞生长因子（bFGF）在体内分布广泛，与特异性的 FGFR 结合后能使受体二聚化、激活，进而激活多种信号通路，促进细胞增殖、分化以及组织增生和血管形成。既往研究发现 FGFR1 在多种肿瘤组织中存在过表达，包括肺鳞癌、口腔鳞癌、乳腺癌、胃癌等。

研究结果显示，lncRNA-BBOX1-2 和 FGFR1 在胃癌组织中的表达显著高于癌旁正常组织，提示两者可能参与了胃癌的发生、发展过程。ROC 曲线分析显示，两者判断胃癌发生的 AUC 分别为 0.916 和 0.862，表明诊断效能较好，两者最佳诊断界值分别为 1.388 和 1.309，相应敏感性和特异性均在 80% 以上，有较好的临床应用价值。在区分临床分期较早的 TNM Ⅰ~Ⅱ期胃癌组织与癌旁正常组织时，两者仍有较高的准确性（AUC 分别为 0.887 和 0.819）。进一步分析 lncRNA-BBOX1-2 和 FGFR1 在胃癌组织中的表达与胃癌临床病理特征的相关性，结果显示两者均与淋巴结转移和 TNM 分期呈显著正相关，存在淋巴结转移和 TNM 分期较晚的患者，lncRNA-BBOX1-2 和 FGFR1 表达水平较高，提示两者高表达与肿瘤侵袭转移有潜在关联。ROC 曲线分析同样表明，lncRNA-BBOX1-2 和 FGFR1 对胃癌淋巴结转移的评估有一定应用价值（AUC 分别为 0.720 和 0.774）。此外，Pearson 相关系数分析显示，lncRNA-BBOX1-2 与 FGFR1 在胃癌组织中的表达呈弱相关关系，以 siRNA 敲除人胃癌细胞株 SGC-7901 中的 lncRNA-BBOX1-2 后，FGFR1 mRNA 和蛋白表达均显著下调。结合前期研究 CNC 网络预测结果，推测 lncRNA-BBOX1-2 可能通过直接或间接途径正向调节 FGFR1 表达，进而通过介导可能的信号通路调控肿瘤发生、发展。

3. lneRNA LOXL1-AS1 通过靶向 miR-142-5p/PIK3CA 调控胃癌细胞侵袭、迁移能力研究：lncRNA 研究已经成为肿瘤基因领域研究的热点，大量研究证实，lncRNA 的异常表达与肿瘤的发病机制、复发、侵袭、转移、耐药及预后等密切相关。

研究发现，LOXL1-AS1 在胃癌中的表达水平显著高于癌旁组织，且与肿瘤直径、局部淋巴结转移、远处转移、TNM 分期和患者预后密切相关；敲低 LOXL1-AS1 表达可显著抑制胃癌细胞增殖并促进细胞凋亡。

实验探讨了 LOXL1-AS1 对胃癌细胞侵袭、迁移的影响，结果显示，敲低 LOXL1-AS1 抑制了胃癌细胞侵袭和迁移能力，并抑制胃癌细胞 EMT。

lneRNA 可以直接与 miRNA 相互作用，并作为竞争性内源 RNA（ceRNA）调节 miRNA）表达和活性，进而参与机体病理生理学进程。实验中，假设 LOXL1-AS1 可以靶向 miRNA 在胃癌中发挥作用，为证实这一假设，我们进行了生物信息学分析，数据显示 miR-142-5p 含有 LOXL1-AS1 的结合位点。进一步实验结果提示，LOXL1-AS1 负调控胃癌细胞中 miR-142-5p 的表达。此外，我们进行了双荧光素酶报告基因检测，以确认 LOXL1-AS1 可以直接与 miR-142-5p 结合，结果提示 LOXL1-A51 可直接靶向胃癌细胞中的 miR-142-5p。

磷脂酰肌醇 3- 激酶（PI3Ks）蛋白家族参与细胞增殖、凋亡、分化、侵袭、转移和葡萄糖转运等多种细胞功能的调节。PIK3CA 是编码磷脂酰肌醇 -3 激酶（PI3K）pll0a 催化亚单位的基因，PIK3CA 的表达异常上调会增强 PI3K 的催化活性，继而激活 PI3K-Akt 信号通路，使细胞过度增殖，并增加细胞的迁移和侵袭能力。根据生物信息学数据库，我们发现 PIK3CA 可能是 miR-142-5p 的候选靶标之一，既往研究证实 PIK3CA 是非小细胞肺癌（NSCLC）细胞中 miR-142-5p 的靶标。实验结果显示，过表达 LOXL1-AS1 可上调 PIK3CA 蛋白表达，过表达 miR-142-5p 可降低 PIK3CA 蛋白表达，且 miR-142-5p 可减弱 LOXL1-AS1 诱导的 PIK3CA 上调的作用，提示 LOXL1-AS1 通过调节 miR-142-5p，进而调节下游 PIK3CA 表达。

4. lncRNA TPTI-AS1 在正常与胃癌组织中的差异表达及其诊断、预后价值的评价：lncRNA TPT1-AS1 在胃癌组织中表达降低，具有作为胃癌诊断生物标志物的可能。

TPT1-AS1 是位于 13 号染色体的 lncRNA，目前仅在脑胶质瘤和宫颈癌中有 2 篇研究报道。

研究发现、TPTL-ASL 在胃癌组织中较远端基本正常组织呈现低表达，这表明 TPT1-

AS1 在胃癌发生中可能是一个抑癌基因。关于 TPT1-AS1 在肿瘤发生中的分子机制，目前有研究通过细胞实验证实 TPT1-AS1 靶向调控 miR-324-5p 促进宫颈癌细胞的增殖、侵袭、迁移及上皮间质转化过程。关于 TPT1-AS1 抑制胃癌发生的分子机制，进一步通过 ROC 曲线的分析，结果显 TPT1-AS1 作为胃癌诊断生物标志物时，其曲线下面积、灵敏度及特异性分别为 0.641、72.6% 及 51.5%。研究结果提示 TPT1-AS1 可能与胃癌的发生过程相关，且具有作为胃癌诊断生物标志物的潜能，这为胃癌的早诊早治提供了新的线索。

5. 胃癌患者组织及血清中 lncRNA EXOC7 的表达及其临床意义：近年来引起广泛关注的 lncRNA 可能是我们所要寻找的癌研究的突破口。目前，有研究发现，多种 lncRNA 在胃癌中均有表达、但 lncRNA 与胃癌的关系尚不明确。

研究中 qRT-PCR 检测结果显示，134 例胃癌患者癌组织中 lncRNA EXOC7 的相对表达量明显高于癌旁组织，差异有统计学意义，这与基因芯片结果相致，胃癌患者血清中 lncRNA EXOC7 的相对表达量明显高于对照组，差异有统计学意义，进一步证实了 lncRNA EXOC7 在胃癌患者血清及癌组织中呈高表达。通过进一步分析 lncRNA EXOC7 的表达与胃癌患者临床病理特征的关系发现，不同性别、年龄、肿瘤直径、肿瘤位置的患者胃癌组织及血清中 lncRNA EX0C7 表达水平比较，差异均无统计学意义，但胃癌患者血清及癌组织中 lncRNA EXOC7 在不同临床分期、浸润深度、分化程度及有无脉管癌栓、淋巴结转移中的表达比较，差异有统计学意义，即 TNM 分期越高、分化程度越低、浸润深度越深、有淋巴结转移、有脉管癌栓，则患者胃癌组织及血清中 INCRNA EXOC7 表达水平越高，这提示 lncRNA EXOC7 与胃癌的恶性程度呈正相关，过表达的 lncRNA EXOC7 可促进肿瘤细胞的恶性转化，推测下调 lncRNA EXOC7 的表达可能成为临床胃癌治疗的潜在靶点。

6. lncRNA 尿路上皮癌抗原 1（UCA1）在早期胃癌中心表达研究：lncRNA UCA1 在消化系统恶性肿瘤中异常高表达，是潜在的致癌基因。然而，UCA1 在胃癌特别是早期胃癌、胃癌前病变中的表达水平和作用机制仍不明确。研究主要验证了 UCA1 在胃癌组织和胃癌细胞株中的表达水平，并通过体外功能实验探讨了 UCA1 在胃癌细胞增殖、迁移中的作用。

研究对不同阶段胃癌、胃癌前病变患者组织中 UCA1 的表达水平进行半定量检测，结果发现 UCA1 在胃低级别上皮内瘤变、胃高级别上皮内瘤变、早期胃癌、进展期胃癌患者组织中的表达水平均高于慢性非萎缩性胃炎患者。此外，UCA1 的表达水平在多种胃癌细胞株中也明显升高。由此可以推断，UCA1 的异常表达在胃癌变的早期就已经出现，可能为胃癌的早期诊断与治疗提供作用靶点。

为进一步探索 UCA 的生物学功能，研究选取胃癌细胞 HGC-27 进行体外功能实验。研究利用 RNA 干扰技术构建了沉默表达 UCA1 的胃癌细胞模型，并通过 CCK-8 和划痕实验检测该模型细胞的增殖和迁移能力，结果发现沉默表达 UCA1 后，胃癌细胞的增殖和迁移能力均受到明显抑制，提示 UCA1 在胃癌组织和胃癌细胞株中的高水平表达可促进胃癌细胞的增殖和迁移，在胃癌的发生和发展过程中发挥重要作用，是胃癌潜在的非编码致癌基因。

研究还对沉默表达 UCA1 的胃癌细胞模型进行了基因表达谱分析，以进一步探索 UCA1 在胃癌中的作用的机制。结果发现与未沉默表达 UCA1 的 HGC-27 细胞相比，沉默表达 UCA1 的胃癌细胞存在 423 个异常表达的基因，表明 UCA1 沉默表达后对胃癌细胞的基因表达谱产生了很大的影响。对上述异常表达的基因进行基因本体富集分析发现，沉默表达 UCA1 的胃癌细胞表达下调的 121 个基因功能主要集中在细胞膜功能、膜表面糖蛋白、细胞跨膜功能、细胞信号转导、二硫链等生物学过程，而表达上调的 302 个 mRNA 未富集出明显集中的功能群。肿瘤细胞具有无限生长和转移的特点，其在细胞的辨认、接触抑制和黏附力等方面发生了异常改变，而细胞的这些性质均与细胞膜的功能有直接联系。糖蛋白在真核细胞表面普遍存在，其糖链参与细胞间识别、黏着、生长调节、增殖、接触抑制等多种生物功能，肿瘤细胞表面糖蛋白表达水平异常和出现特殊糖链结构等糖基异常化，与肿瘤细胞的侵袭和转移有着密切的联系。此外，肿瘤细胞膜结构的改变也会影响细胞膜通透性，改变细胞表面电荷并影响细胞信号转导，进而导致肿瘤细胞表现出凋亡失调、无限增殖、恶性侵袭等自主信号转导模式。研究中 UCA1 沉默表达的胃癌细胞模型的基因表达谱和基因本体富集功能分析结果表明，异常表达的 mRNA 主要功能集中在细胞膜功能、膜表面糖蛋白、细胞信号转导等过程，进一步证明 UCA1 在胃癌变过程中发挥重要作用。

7. 长链非编码 RNA DSCR8 在胃癌中表达：唐氏综合征关键区域 8（DSCR8）已发现在黑色素瘤和子宫癌中表达失调。研究还发现，miR-98-5p 在不同胃癌细胞系中表达水平均显著降低，上调 miR-98-5p 表达可抑制上皮间质转化从而抑制胃癌细胞的侵袭。STAT3 激活可促进癌细胞的上皮间质转化的发生并抑制细胞分化，还发现，STAT3 在胃癌组织中转录及翻译水平显著高于正常组织，研究结果发现，与癌旁组织相比，胃癌组织中 DSCR8、STAT3 的表达水平显著增加，而 miR-98-5p 的表达水平则显著降低；STAT3 与 miR-98-5p 的表达水平呈显著负相关；DSCR8 与 STAT3 呈显著正相关，与 miR-98-5p 呈显著负相关。该结果表明 DSCR8 可能通过调节 STAT3 与 mR98-5p 的表达参与胃癌的发展。

三、miRNA-27a 在胃癌中的研究

miRNA-27a（miR-27a）被发现在胃癌中表达异常，能够靶向调控多个基因，调节胃癌细胞的增殖、转移、侵袭和耐药性。

1. miR-27a 的基因定位及成员：miR-27a 位于人类 19（2）号染色体上，因为邻近 miR-23 和 miR-24 基因，被称 miR-23a-27a-24 基因簇。成熟的 miR-27a 长度为 22nt，为 RNA 双链中的一条，来自 3 臂的为 miR-27a-3p，来自 5 臂的为 miR-27a-5p。miR-27a 有两个功能位 SNP：rs895819 位点是碱基 A > G 突变，rsll671984 位点是碱基 G > A 突变，

这两个位点相隔 4 个核苷酸，其中 rs895819 位于前体 miR-27a 茎环结构的发夹编码区域。

2. miR-27a 在胃癌诊断与评估中的作用：Park 等采用实时荧光聚合酶链反应（qRT-PCR）检测血清中 miR-27a 表达水平，发现胃癌患者血清中 miR-27a 较健康人明显升高。在 35 例胃癌患者与 35 名健康对照者的验证试验中，血清 miR-27a 诊断胃癌的灵敏度为 75%，特异度为 56%，曲线下面积（AUC）为 0.70，且血清 miR-27a 表达水平与胃癌患者的生存预后相关。Xu 等的研究发现血清 miR-27a 表达水平能够用来预测胃癌化疗敏感性。该研究中，74 例进展期胃癌患者接受新辅助化疗，患者血清 miR-27a 表达水平在新辅助化疗后均下降，其中 51.4% 的患者对化疗有效，且有效组的 miR-27a 水平更低；受试者工作特征曲线（ROC）分析结果表示，血清 miR-27a 预测对化疗有效率的敏感度与特异度分别为 72.2% 和 89.5%，在长达 36 个月的随访追踪中发现，miR-27a 表达水平低的患者在化疗有效率与中位总生存率方面均更优。

3. miR-27a 促进胃癌的上皮间质转化（EMT）：EMT 是指上皮细胞向间质细胞转化，EMT 使肿瘤细胞丢失原有上皮细胞的特性，如 E 钙黏蛋白的缺失、细胞极性的丧失，并表达具有间质细胞特性的蛋白，促使肿瘤细胞离开原位，是肿瘤发生转移和侵袭的关键。有学者将 miR-27a 模拟物转入胃癌细胞株 MKN-45 后，实验组细胞的干性因子八聚体结合转录因子 4 和性别决定区 Y 框蛋白 2 的转录基因和蛋白明显增加，肿瘤细胞的成球能力明显增强，在维持肿瘤干细胞干性特征起重要作用。Ding 等用 qRT-PCR 检测了 50 例手术切除的胃癌组织及其癌旁组织中 miR-27a 表达水平，发现 miR-27a 表达在胃癌组织中明显升高，并且 miR-27a 的表达水平与胃癌远处转移、淋巴结转移相关。细胞实验表明 miR-27a 在胃癌的细胞中能够靶向下调 PH 结构域和富含亮氨酸的重复蛋白磷酸酶 2（PHLPP2），激活 Akt-CSK3β 途径促进胃癌细胞的侵袭。而 GSK3β 途径已被证实能够调控肿瘤细胞的 EMT。有研究发现，胃癌细胞中 miR-27a 能与分泌卷曲蛋白 1（SFRP1）的 3UTR 结合，抑制 SFRP1 的表达后，p-B-catenin、p-Wnt 明显增加，Wnt 通路激活，促进胃癌细胞的 EMT，Li 等用免疫组织化学检测 108 个胃癌样本中肿瘤神经腹侧抗原 1（NOVA1）表达。结果表明 NOVA1 表达降低与淋巴结转移和较短的总生存期有关。在 AGS 细胞中转染 miR-27a-3p 模拟物能抑制 NOVA1 的表达，而实验表明 NOVA1 的沉默则促进了 AGS 细胞中的 EMT。由此可见 miR-27a 能够通过调控多个靶基因，参与多个通路促进胃癌的 EMT，对胃癌细胞的转移和侵袭有重要作用。

4. miR-27a 促进胃癌细胞增殖：Zhou 等研究发现胃癌细胞中，miR-27a 的主要表现形式是 miR-27a-3p，而 miR-27a-5p 的表达量非常低，并且在体外过表达 miR-27a-5p 并未观察到促进肿瘤生长的效应。双荧光素酶实验表明，B 细胞转位基因（BTG2）是 miR-27a-3p 的新靶标。敲低 BTG2 能上调 c-myc 和激活 Ras-MEK-ERK 信号通路，使胃癌细胞更容易由 CG 期向 S 期跨越，促进胃癌细胞的增殖。有研究发现在胃癌细胞中过表达 miR-27a 可抑制 FOXO1 的表达，进而抑制胃癌细胞的凋亡。过表达 miR-27a 或敲低 FOXO1 的胃癌细胞中 bcl-2 蛋白升高，推断 miR-27aFOXO1 轴通过 bcl-2 抑制胃癌细胞的凋亡，促进胃癌进展。Hua 等的研究则发现在胃癌细胞中 miR-23a、27a、24-2 均明显上调，分子机制表明 miR-23a、27a、24-2 能够协同作用于细胞因子信号转导抑制因子 6（SOCS6），间接激活细胞增殖的信号通路。这提示同时抑制 miR-23a、27a、24-2 能够获得更好的抑瘤效果。细胞信号通路相互交错，前面提到的受 miR-27a 调控的 Wnt 通路、Akt-GSK3β 途径也参与调节胃癌细胞的增殖。而在其他文献报道中，miR-27a 抑制 FOXO1 能通过激活 Wnt 通路促进肿瘤细胞的 EMT。

5. miR-27a 与胃癌微环境：肿瘤微环境（TME）能够削弱免疫和药物的对肿瘤细胞的杀伤，也能通过分泌细胞因子促进肿瘤的进展，而肿瘤相关成纤维细胞（CAF）是 TME 中的重要组成部分。Wang 等通过 qRT-PCR 检测到从胃癌细胞分离的外泌体中 miR-27a 表达水平高。体外细胞实验表明胃癌细胞分泌的 miR-27a 能够诱导成纤维细胞转化成 CAF。miR-27a 过表达的 CAF 在体内和体外实验中均能够促进胃癌细胞的增殖与迁移。

6. miR-27a 与胃癌的缺氧耐药性：化疗、缺氧是导致胃癌产生耐药性的重要机制。缺氧促进缺氧诱导因子 1α（HIF-lα）的表达，通过启动下游的多药耐药基因 1（MDR1）促进肿瘤细胞产生耐药性。Zhao 等研究发现在对奥沙利铂耐药胃癌细胞株 OCUM-2MD3 中，HIF-1α 能够结合 miR-27a 的启动子区域增强其转录活性，miR-27a 上调诱导胃癌细胞的多药物耐性。但在另一个研究中却得到不同的结论：HER2 阴性的晚期胃癌患者在接受化疗方案后，与疾病控制组相比，疾病进展组的 miR-20b、miR-27a、miR-181a 表达水平下调，而 MDRI、HIF-1α 和同源结构域相互作用蛋白激酶 2 基因的表达则相对上调。

7. miR-27a 的 SNP 与胃癌的关系：SNP 可发生在 miRNA 中的任何位置，包括成熟 miRNAI 的靶基因结合位点，影响 mRNA 与靶基因的结合。发生在 pri-/pre-miRNA 上的 SNP 可能会影响 Droshai 或 Dicer 酶的酶切效应，最终导致成熟 miRNA 表达水平的上调或下降。

（1）rs11671784G/A 与胃癌：Yang 等用 Taqmam 探针法检测 892 例胃癌患者及 978 名健康志愿者的血清，发现 miR-27a rs11671784 的 A 变体能减少胃癌患病风险，在显性模型中，GA 与 AA 基因型是 GC 基因型胃癌患病风险的 0.775 倍。将 rs11671784 的 G、A 基因型分别转入 GES-1 细胞并检测成熟的 miR-27a 表达水平，结果表明 A 基因型成熟的 miR-27a 只有 G 基因型的 50%。由此推断 rs11671784 的 A 变体可降低 miR-27a 的表达水平，从而降低胃癌的患病风险。该研究还检测了 rs895819 的基因型，但未发现与胃癌患病风险有关系。Song 等收集了 59 例胃癌患者及 219 名健康对照者的血清，用直接测序法检测了 miR-27a 的基因型，也发现 rs11671784 A 变体的受试者胃癌的患病风险则更低。

（2）rs895819 A/G 与胃癌：Sun 等应用 PCR-限制片断长度多态分析技术（PCR-RFLP）检测了 304 例胃癌患者及 304 名健康者血清的 miR-27a 基因型，分析发现 SNP rs8895819 的显性模型中，GG+AG 基因型的患病风险是野生基因型 AA 患病风险的 1.48 倍。并且在临床病理分析中，s895819 的 G 变体会增加胃癌淋巴转移的风险。进步的实验研究表明，SNP rs8895819 的 G 变体能够增加成熟 miR-27a 的表达水平，减少 miR-27a 下游靶基因

ZBT10 的表达，进而增加了胃癌的患病风险。Song 等的研究也得到同样的结果。Xu 等的研究表明 rs895819 基因型的遗传模型为超显性模型。在超显性模型中，AG 型基因胃癌患病风险是 AA 与 GG 基因型的 1.24 倍。刘冬兰等采用 Sequenom 法检测了 98 例胃癌患者的 miR-27a rs895819，结果表明在隐性模型中，AA+AG 型患者与纯突变的 GG 型患者相比，预后更好，但与临床病理特征不相关。

Zhou 等使用基质辅助激光解吸电离飞行时间质谱（MALDI-TOF）法分析了 311 例胃癌患者和 425 名健康对照者的血清中 19 种 SNP，结果表明 rs895819 的变异基因能减少胃癌的患病风险，与前面的研究结果相反。Jiang 等研究未发现 s895819 与胃癌风险间存在关系。此外，在罗马尼亚人群中的研究也表明 rs895819 与胃癌患病风险无关。

8. tRNA 来源的非编码小 RNA 在胃癌中研究：转移核糖核酸（tRNA）是将核酸的遗传信息翻译成蛋白质一级结构的重要接头分子，其特异性识别信使 RNA（mRNA）分子中的密码子，将氨基酸基团运载至新合成的多肽链。

近期研究发现 DNA 去甲基化浆 10-11 易位酶 2（TET2）通过 tRNA 的 5- 甲基胞嘧啶 /5- 羟甲基胞嘧啶化学修饰间接或直接参与调控不同类型 tsRNA 的生物发生及其稳定性。tsRNA 表达失调与胃癌有关。

胃癌患者血浆中存在异常表达的 tsRNAs，提示检测血浆 tsRBAs 具有潜在的临床诊断价值。有研究显示，tiRNA-5034-、GluTTC-2 在胃癌组织和细胞中表达下调，其在胃癌组织和血浆中的 ROC 曲线下面积（AUC）分别是 0.779 和 0.835，而组织与血浆联合检测的诊断敏感性、特异性和 AUC 分别达到 84.7%、92.8% 和 0.915；且 tiRNA-5034-GluTTC-2 表达水平与肿瘤大小和患者总生存率密切相关。另有研究发现，与健康对照组相比，胃癌患者血浆 tRF-19-3L7L73JD 表达水平降低，术后则表达水平升高，且其表达水平与肿瘤大小呈负相关。Gu 等的研究中，tRFhsatsr016141 在胃癌患者肿瘤组织和血清中的表达显著上调，术后则明显下降，其表达水平与淋巴结转移程度和肿瘤分级呈正相关；ROC 曲线分析提示其血清水平可鉴别胃癌、胃炎和健康受试者。胃癌患者还存在血浆外泌体 tRF-25、tRF-38 和 tRF-18 表达水平上调。上述研究表明 tsRNAs 在胃癌诊断和预后评估中具有应用价值。

9. MicroRNA 在幽门螺杆菌阴性胃癌中的研究：研究结果显示在部分胃癌患者中未发现 Hp 感染的证据，该类型胃癌被定义为幽门螺杆菌阴性胃癌（HpNGC）。与幽门螺杆菌阳性胃癌（HpPGC）相比，HpNGC 具同临床病理特征和预后。

已有研究表明 HpNGC 和 HpPGC 之间存在差异的 microRNA（miRNA），说明 miRNA 在线 HpNGC 的发病中起有重要作用。MiRNA 可调节慢性炎症性疾病和各种肿瘤性疾病的发生。

10. IncRNA 在胃癌临床应用中的研究：IncRNA 目前研究证据显示，其在肿瘤（包括胃癌）研究的各个领域做出了重大贡献，包括功能和机制研究以及临床应用。IneRNA 已被证明在胃癌中起着至关重要的作用，可以作为诊断、预后和治疗的有效生物标志物。循环或胃液 lncRNA 因易于获得且为非侵入性，作为胃癌诊断和预后标志物具有极大的优势，具有较好的临床应用前景。

第九节　环状 RNA 在胃癌中表达

环状 RNA（circRNA）是一种共价闭合环状结构的非编码 RNA，由前体 mRNA 经可变剪切产生，可调控基因表达或结合 RNA 相关蛋白发挥生物学功能。CircRNA 广泛存在于生物体中，与传统线性 RNA 不同的是，circRNA 呈环状。CircRNA 还具有高度保守性和特异性表达的特点，其功能目前尚完全明确，但其生物学稳定，不受反复冻融、RNA 酶降解的影响，因此可作为疾病早期诊断、治疗和评估预后的指标。

部分 circRNA 可作为肿瘤早期筛查和预后评价的标志物，Smid 等通过数据测序和生物信息学分析确定了一个与乳腺癌相关的 circRNA 谱系，并验证了 circCONT2 在乳腺癌中的生物学功能。多种 circRNA 与胃癌的发生、发展密切相关，可作为胃癌诊断、预后评价的生物学标志物。张友满等发现，胃癌组织和外周血中 circRNA UBAP2 均呈高表达，有望成为临床诊断胃癌的新指标。魏娟等的研究结果显示，circRNA102958 在胃癌组织中高表达，且与胃癌分期相关，可能与胃癌的发生、发展具有相关性。唐小证实 hsa_circ_0003048 可抑制胃癌细胞增殖、侵袭和转移的能力。有研究显示，circRNA FBXO11 可通过靶向 miR-376a-3p/SNRPB 轴调控胃癌 SNU-1 细胞的增殖和凋亡。有实验证实 circNRIP1 可促进胃癌细胞的增殖、迁移和侵袭。陈婧研究通过检测 76 例病理确诊的胃癌患者和 63 名健康体检者血清 circNRIP1 表达，结果显示胃癌患者血清 cireNRIP1 表达显著高于健康对照组，且 circNRIPI 表达与肿瘤细胞分化程度、浸润深度、淋巴结转移和 TM 分期具有明显相关性，同时，胃癌患者术后血清 circNRIP1 表达较术前显著降低对这些接受手术的胃癌患者随访 2 年后发现，胃癌存活组血清 circNRIP1 表达明显低于死亡组。进一步的 ROC 曲线显示血清 circNRIP1 表达对胃癌的诊断效能较高，AUC 为 0.876。说明 circNRIP1 可能是胃癌早期诊断治疗和预后评估的标志物。

第十节　Foxf1 毗连非编码发育调控 RNA 研究

长链非编码 RNA（LncRNA）是一类长度 > 200 个核苷酸、缺少或无开放性阅读框的 RNA 分子，因其不直接编码蛋白，最初被认为是转录产物的"垃圾"。随着研究的深入，发现 LncRNA 可通过基因印记、染色质修饰、转录激活、与干扰、核内运输等多种方式，在表观遗传、转录、转录后等多个层面调控细胞生长发育等相关靶基因的表达，其异常表达与多种恶性肿瘤的发生发展密切相关。

近年来研究发现 Fof1 毗连非编码发育调控 RNA（FENDRR）在多种恶性肿瘤中表达失调，从而影响肿瘤的发生发展及对化疗药物的敏感性。

一、FENDRR

FENDRR 基因位于人类 3 号染色体长臂 1 区 3 带 3 亚带 1 次亚带（3q13.31），长度为 3099 个核苷酸，由 4 个外显子组成是由转录因子编码基因 Foxf1 转录而来，定位于 Foxf1 基因上游的 1250bp 处。最初发现其在小鼠胚胎后中胚层中特异性表达，对心脏和体壁的生长发育具有重要作用。近年来研究显示 LncRNA FENDRR 能与 TrxGMLL 蛋白复合物（TrxGMLL）及核心蛋白复合体 2（PRC2）结合，从而在染色体结构和基因活性的调节中发挥重要作用。

二、FENDRR 与人类恶性肿瘤

1. FENDRR 与非小细胞肺癌（NSCLC）：近年来的研究显示，FENDRR 在 NSCLC 中表达下调并调控 NSCLC 细胞的增殖、迁移、侵袭等生物学行为，在 NSCLC 的发生发展中发挥重要作用。

2. FENDRR 与肝细胞癌：研究显示，FENDRR 在肝细胞癌中表达下调并参与肝细胞癌的发生发展以及免疫逃逸。

3. FENDRR 与结肠癌：研究显示，FENDRR 在结肠癌组织和结肠癌细胞株中表达下调并调控结肠癌细胞的增殖迁移、侵袭等生物学行为，从而影响结肠癌的发生发展。

4. FENDRR 与乳腺癌：近年来，研究发现 FENDRR 表达下调与乳腺癌患者的较短总生存期和较短无进展生存期密切相关，FENDRR 过表达能显著抑制乳腺癌细胞增殖和迁移并促进细胞凋亡，从而抑制乳腺癌的发展，延长乳腺癌患者的生存时间。

5. FENDRR 与胃癌：胃癌因早期症状不明显，诊断延误已成为影响胃癌治疗及预后的最大障碍。近年研究显示，FENDRR 在胃癌组织及其细胞株中表达下调并调控胃癌细胞的迁移和侵袭。FENDRR 与纤维连接蛋白 1（FN1）存在负性相关关系，FNI 可以调控基质金属蛋白酶（MMP）的活性，而 MMP 能促进肿瘤细胞的侵袭和转移，所以胃癌发生时 FENDRR 表达下调，FN1 则表达上调，MMP 的活性增强，促进胃癌发展。

6. FENDRR 与肾细胞癌：研究发现，FENDRR 低表达与肾细胞癌患者的预后不良密切相关，而 FENDRR 过表达则能抑制肾细胞癌细胞的增殖、迁移、侵袭和集落生长能力。

7. FENDRR 与前列腺癌：近年研究显示，FENDRR 在前列腺癌组织及其细胞系中表达显著下调并调控前列腺癌细胞增殖和凋亡参与前列腺癌的发生发展。

8. FENDRR 与胆管细胞癌（CCA）：近年研究显 FENDRR 在 CCA 组织及其细胞株中表达下调并调控 CCA 细胞的增殖、迁移、侵袭等生物学行为。

9. FENDRR 与骨肉瘤：研究表明 FENDRR 在多柔比星抗性的骨肉瘤细胞系及其组织中表达下调，FENDRR 低表达与骨肉瘤患者不良预后密切相关，并且 FENDRR 能通过抑制多柔比星抗性的骨肉瘤细胞周期中的 G2~M 期从而抑制细胞生长并促进其凋亡。进一步研究表明 FENDRR 与多药耐药性基因 1（ABCB1）表达呈负相关，FENDRR 可通过调节 ABCB1 的转录后表达从而调节骨肉瘤细胞对化疗药物的敏感性，提高化疗效果。

结语：随着研究深入，发现 FENDRR 在多种人类恶性肿瘤中异常表达，其在多种恶性肿瘤中发挥的生物学作用被广泛研究，备受人们关注和重视，FENDRR 很可能成为人类恶性肿瘤诊断分型及预后预测的潜在生物标志物。

第十一节　eIF4E、C-mye 及 CDK4 与胃癌研究

一、eIF4E、C-mye、CDK4 与胃癌

eIF4E 与肿瘤的关系是目前国内外研究的热点，在真核细胞中，eIF4E 是翻译起始的限速点。国内外许多研究表明，eIF4E 参与了多种肿瘤的发生、发展、转移和复发，如肺癌、前列腺癌、结直肠癌、乳腺癌、急性髓系白血病等，并可能预示了患者的不良预后。

研究结果显示，胃癌组织 eIFIE 蛋白表达分别显著高于非癌各组。eIF4E 蛋白阳性表达率从慢性萎缩性胃炎组及低级别上皮内瘤变组→高低级别上皮内瘤变组胃癌组逐渐上升，且 eIF4E 蛋白阳性表达率和表达水平在有淋巴结转移和进展期的胃癌中显著增高。

研究的一个重要发现是：在慢性萎缩性胃炎、低级别上皮内瘤变、高级别上皮内瘤变组癌旁黏膜组织 eIF4E 蛋白阳性表达率分别明显高于非癌黏膜组织。

国外已有学者报道，eIF4E 在胃癌组织中的表达远高于癌旁组织，研究在此基础上还发现在胃癌前情况病变组织中 eIF4E 蛋白阳性细胞多呈局灶或片状区域分布于萎缩和上皮内瘤变胃黏膜，其中高级别上皮内瘤变胃黏膜组织阳性信号强度明显高于萎缩以及低级别上皮内瘤变胃黏膜组织；而胃癌组织 eIF4E 蛋白阳性细胞多呈弥漫性分布，其阳性信号强度较胃癌前情况组织增强。这提示 eIF4E 蛋白表达上调与胃黏膜癌变过程的进展密切相关，即随着胃黏膜癌变进展，其 eIF4E 蛋白表达持续增加。

研究另一重要发现是，胃癌组织与对应的癌旁组织 eIF4E 蛋白表达结果存在显著正相关。推测 eIF4E 蛋白阳性表达的慢性萎缩性胃炎及上皮内瘤变胃黏膜发生癌变的危险性增高，这些病灶在细胞形态学变化之前就可检测到 eIFIE 表达增强改变，如对这些患者进行

密切随访，可能有助于胃癌的早期发现。

C-mye 及 CDK4 异常表达与胃癌发生关系目前已有报道。C-mye 基因在细胞周期循环的控制中起重要作用，并相关于增殖细胞核分数，即在细胞的增生过程中，C-mye 可能驱使细胞从 Go 期进入 Gl 期，从而由静止期激活 DNA 合成。C-mye 基因的表达受多个水平的调控，影响这些水平的相关遗传学的变化可导致 C-mye 蛋白表达的增高，从而对肿瘤起促进作用。有研究报道，CDK4 是细胞周期 G1 与 S 期间调控点的限速因子。在肿瘤形成过程中当 CDK4 表达失控时，则将引起细胞增殖失调，进而导致肿瘤形成。

研究结果显示，C-mye 和 CDK4 在慢性非萎缩性胃炎中均未见阳性表达，在胃癌前情况及胃癌中其阳性表达逐渐升高，即胃癌组及癌前情况各组 C-mye 和 CDK4 蛋白阳性表达率与慢性非萎缩性胃炎组比较均差异有统计学意义，且胃癌组与高级别上皮内瘤变组、慢性萎缩性胃炎和低级别上皮内瘤变组相比较，均差异有统计学意义。提示 C-mye 和 CDK4 过度表达可能在胃癌发生过程中的早期阶段就起作用。

关于 eIF4E 与包括 C-mye 和 CDK4 等一些重要细胞周期调节因子的关系尤其令人关注。当人体组织 eIF4E 出现过度表达时，在正常情况下不被翻译的含长 5'-UTRsmRNAs 的基因产物上调，这些基因产物中包括一些原癌基因及一些重要的细胞生长调节因子，如 C-mye、Cyclin D1、CDK4、VEGF、bFGF 等，上述所提到的基因产物对细胞恶性转化和分裂有重要影响。通过检测 eIF4E 与 C-mye 及 CDK4 在胃癌及胃癌前情况中的表达，分析它们之间的相关性，结果表明，eIF4E 分别与 C-mye 及 CDK4 呈非常显著正相关，提示胃癌及癌前情况中 eIF4E 高表达可能导致 C-mye 及 CDK4 表达水平增高。这不仅有助于深入认识 eIF4E 致癌的分子机制，而且有鉴于此，若通过抑制或降低 eIF4E 表达水平来降低 C-mye 和 CDK4 表达，从而抑制胃癌及胃癌前情况细胞增殖，这将是很好的抗肿瘤策略，具有良好的应用前景。

二、eIF4A1 表达与胃癌发生发展及对胃癌细胞侵袭能力的影响

真核起始因子 4A1（eIF4A1）是真核生物细胞内真核其实因子的重要类型，其更倾向于调节真核生物帽子结合蛋白依赖的 mRNA 翻译过程，有研究发现 miRNA-1284 的表达受 eIF4A1 影响，进而可能发挥抑制胃癌的迁移、侵袭并提高化疗药物诱导细胞凋亡的作用，因此 eIF4A1 逐渐成为部分抗肿瘤药物研发的重要靶点。

dIFA1 归属于 DEADbox RNA 解旋酶家族、具有 ATP 依赖性 RNA 解旋酶活性和 RNA 依赖性 ATP 酶活性，可参与蛋白翻译阶段的核糖体募集作用，相关文献提示癌细胞中 elF4A1 等多种翻译起始因子水平变化可造成翻译失控，诱发癌细胞的发生、发展；部分癌症研究发现 eIF4A1 在雌激素受体影响的卵巢上皮癌和乳腺癌高表达，而 eIF4A1 高表达的患者较 eIF4A1 低表达形式生存率更低。

研究结果显示胃癌组织 eIF4A1 阳性表达率明显高于癌旁组织，TNM 分期 Ⅲ～Ⅳ 期、有淋巴结转移胃癌组织 eIF4A1 阳性表达率明显高于 Ⅰ～Ⅱ 期、无淋巴结转移胃癌组织，该结果证实胃癌组织中存在 eI4A1 的异常高表达并影响胃癌组织的发生发展，与卵巢上皮癌和乳腺癌等恶性肿瘤的表达具有一致性。相关机制研究发现胃癌患者存在拉链蛋白激酶的异常激活并相互作用，进而将 AKT/NF-κB 通过激活，促进胃癌细胞的上皮间质转化，进而促进胃癌细胞的增殖和活化并提示 AKT 在胃癌的发生、发展过程可能发挥重要调节作用，有效抑制 AKT 表达和活性成为抑制胃癌异常增殖和侵袭的重要方向，沉默 eIF4A1 可降低 ERT 蛋白和 AKT 蛋白的活性和表达，进而抑制胃癌细胞的迁移和增殖，促进癌细胞的凋亡，但具体机制还有待进一步深入研究。

研究的 AGS 细胞试验和 SGC7901 细胞试验中，干预组培养 12h、24h 和 48h 时的 OD 值均明显低于对照组和阴性对照组；干预组细胞侵袭数明显低于对照组和阴性对照组。上述结果提示抑制 IF4A1 表达，对胃癌细胞增殖、侵袭有一定抑制作用。有研究证实敲除 eIF4A1 后能够显著降低 ERKs 和 AKT 蛋白的活性和表达，AKT 能够有效激活哺乳动物雷帕霉素靶蛋白的表达，进而调控内皮细胞 Jaggedl 相关蛋白表达促进血管平滑肌细胞生成，促进癌细胞的转移和侵袭，AKT 还可依靠 CDH1 E-钙黏蛋白调控 Skp2 表达，而 JUN 积聚依赖于 CDH1 激活进而发挥黏合细胞作用，JUN 表达下侵袭，因此抑制 eIF4A1 表达，对胃癌细胞增殖、侵袭有一定抑制作用。另外，JaggedI 是 Notch 受体的重要配体 eIF4A1 高表达可介导 Notch 信号通路或间接调控下游基因 C-mye 和 DERTOR 促进癌细胞的存活和增殖，而抑制 eIF4A1 表达可通过介导 Notch 信号通路，减少胃癌上皮间的转化，进而抑制胃癌细胞的增殖、侵袭和迁移能力肿瘤的转移和侵袭是一个多基因、多因素、多分子、多阶段的复杂过程，其中肿瘤细胞出现上皮细胞-间质转化介导的上皮细胞运动能力增强和黏附减弱机制及 ECM 异质型黏附增强等机制已得到证实。

研究证实胃癌组织中 eIF4A1 呈高表达，与临床分期、淋巴结转移有一定相关性；抑制 eIF4A1 表达，对胃癌细胞增殖、侵袭有一定抑制作用，结合先前的机制研究可能与介导 AKT 通路和 Nothc 信号通路有关，具有进一步研究和开发的价值，可为临床胃癌研究提供数据参考。

第十二节　胃癌组织中 HOXC10 表达研究

HOX 基因编码的蛋白是负责调节细胞分化、增殖、凋亡及血管生成的转录因子，除了在胚胎发育和组织重塑中的作用外，HOX 基因网络也参与机体造血和白血病的发生、发展。研究发现 HOX 基因在口腔鳞癌、食管癌、结直肠癌及胰腺癌中呈异常高表达，参与了肿瘤的发生、发展。然而，目前对 HOX 基因表达与胃癌的关系仍知之甚少。

HOXC10 是 HOX 基因家族的成员，由于其在肿瘤发展中的重要作用而受到越来越多的关注。目前研究表明，HOXC10 在多种实体肿瘤中呈异常高表达，如乳腺癌、脑胶质瘤、宫颈癌、甲状腺癌等，且参与各种肿瘤的发生、发展过程。Guo 等的研究发现 HOXC10 在胃癌细胞中表达异常上调，促进了胃癌细胞增殖、侵袭和转移，机制研究表明其主要通过激活丝裂原活化蛋白激酶（MAPK）信号通路促进胃癌细胞的增殖、侵袭和迁移。Tang 等的研究发现 HOXC10 在肺腺癌中高表达，且其高表达与淋巴结转移、器官转移及 TNM 分期等临床病理特征密切相关，相对于 HOXC10 低表达者，HOXC10 高表达者的 RFS 和 OS 更短，预后更差。

研究对 20 对新鲜胃癌组织及癌旁组织进行 RT-PCR 检测，结果显示 HOXC10 在胃癌组织中的表达较癌旁组织显著上调。为了进一步明确 HOXC10 在胃癌组织中的表达情况，对 264 例术后胃癌组织标本进行免疫组织化学分析，结果显示 HOXC10 表达水平与病理分级、Lauren 分型、TNM 分期、肿瘤浸润深度及淋巴结转移数量等临床病理特征明显相关，与性别及年龄无明显相关性。Kaplan-Meier 生存分析结果显示，HOXC10 高表达者的 RFS 和 OS 均较低表达者短，预后更差。Cox 回归分析发现病理分级、Lauren 分型、TNM 分期、T 分期、N 分期及 HOXC10 表达水平与胃癌患者的 RFS 及 OS 均显著相关。此外，Logistic 回归模型分析结果显示，HOXC10 高表达是胃癌的独立预测因子，基于 HOXC10 参数的 Logistic 回归模型与基于传统临床病理特征参数的 Logistic 回归模型对胃癌患者术后 5 年内复发或死亡风险的预测效果差异无统计学意义，说明两类预测模型效果相当。

研究结果表明，胃癌组织中 HOXC10 的表达水平与患者临床病理特征及预后密切相关，HOXC10 可能在胃癌的发生、发展及转移等过程中起着重要的促进作用，其可能成为预测胃癌患者预后、指导治疗的生物学指标。

第十三节 胃癌腹膜转移生物学标志物的研究

胃癌腹膜转移是指原发灶肿瘤细胞经血行、淋巴或种植而生长于腹膜。大部分胃癌所致的死亡与腹膜转移有关，大多数胃癌患者在初次诊断时已发生转移，发现诊断和预测预后的生物学标志物有重要的临床意义。

一、RNA

1. 微 RNA：微 RNA（miRNA）是一类非编码单链 RNA，参与转录后基因表达的调控。Imaoka 等发现腹膜转移组血清中 miR-203 的表达水平明显低于无腹膜转移组，表明 miR-203 低表达的胃癌患者可能预后不良。Feng 等利用具有高度腹膜转移潜能的 GC9811 细胞系进行研究，发现沉默 miR-21-5p 在天然 GC9811 细胞中的表达可增强胃癌细胞的迁移和侵袭潜力，表明 miR-21-5p 有抑制胃癌腹膜转移的潜能。Kurashige 等的研究显示，胃癌腹膜转移组的 miR-200b 表达水平低于无腹膜转移组。miRNA 可作为胃癌腹膜转移的诊断标志物。

2. 其他 RNA：信使 RNA（mRNA）是以 DNA 的单链作为模板转录而来的，携带遗传信息并能指导蛋白质合成的一类单链核糖核酸。Sawaki 等的研究表明，与肌钙蛋白 I2（TNNI2）mRNA 低表达组相比，TNNI2 mRNA 高表达组中胃癌患者的腹膜转移率明显升高，而血行和淋巴转移率无明显差异。多变量 Cox 模型分析显示，TNNI2 高表达是胃癌腹膜转移的一个独立危险因素。

长链非编码 RNA（lncRNA）是长度 > 200 个核苷酸的非编码 RNA，其在表观遗传调控、细胞周期调控和细胞分化调控等众多生命活动中发挥着重要作用。Okugawa 等报道，同源异型框基因反义基因间 RNA（HOTAIR）高表达是胃癌腹膜转移的独立危险因素及不良预后因素。

二、趋化因子和细胞因子

1. 趋化因子及其受体：趋化因子配体 5（CCL5）主要表达于淋巴细胞、巨噬细胞、肾小管上皮细胞等表面，在胃癌组织中也有表达，其基因定位于 17q12。Wang 等的研究表明，血清 CCL5 水平是隐匿性胃癌腹膜转移的良好生物标志物，对于胃癌腹膜转移有诊断价值。Wei 等的研究发现，与无转移患者相比，胃癌腹膜转移者的 CCL22 水平显著升高。高表达的 CCL22 可在肿瘤微环境募集调节性 T 细胞，抑制免疫反应，促进肿瘤细胞生长，参与介导胃癌腹膜转移。吴伟强等的研究发现当胃癌患者符合低分化（包括印戒细胞癌和黏液癌）、肿瘤直径 > 5cm、浸润深度为 T_3 和 T_4、淋巴结转移数为 N2 和 N3 这些情况之一时，腹膜转移组和对照组的趋化因子受体 7（CXCR7）表达水平差异有统计学意义。体外实验证明，可利用 CXCL12 刺激 CXCR7，促使 CXCR7 进入细胞膜，并通过 β 抑制蛋白 -2 激活丝裂原活化蛋白激酶（MAPK）级联反应。CXCL12 还可刺激其另一个配体 CXCR4。Yasumoto 等发现 CXCR4 阳性与胃癌腹膜转移的发生显著相关，CXCR4/CXCL12 轴在胃癌腹膜转移中发挥了重要作用。趋化因子及其受体在胃癌的发生、发展中发挥着重要作用。

2. 细胞因子：Lv 等收集 39 例胃癌患者及 6 例胃良性病变患者的腹膜组织和腹膜灌洗液进行体内外研究，结果均证实通过 P17 肽阻断转化生长因子 -3（TGF-）的表达，可减弱腹膜纤维化，预防胃癌细胞腹膜播散，该研究证实 TGF- 通过诱导腹膜纤维化促进了胃癌细胞的腹膜转移。Guo 等的研究发现，肿瘤坏死因子 -α（TNF-α）表达是腹膜转移的独立危险因素。Toiyama 等的研究显示，肝细胞生长因子（HGF）和酪氨酸蛋白激酶受体

c–Met 共表达能促进胃癌腹膜转移；腹膜转移组的 HGF 表达水平显著高于无腹膜转移组（$P=0.0004$）。多变量分析显示 HGF 高表达是胃癌腹膜转移的独立危险因素。细胞因子在胃癌细胞的迁移和侵袭过程中发挥着重要作用，可能成为胃癌腹膜转移的潜在治疗靶点。

三、蛋白质家族

Miao 等的研究发现，胃癌患者的缺氧诱导因子 –1α（HIF–1α）表达与胃癌腹膜转移呈正相关。HIF–1α 是缺氧刺激后的关键转录因子。缺氧微环境决定了肿瘤干细胞的表型。在腹膜转移过程中，胃癌干 / 祖细胞（GCSPC）进入具有缺氧微环境的腹膜乳状斑（PMS）中。缺氧时通过 HIF–1α 的介导，GCSPC 的分化能力减弱，扩增能力增强；此外，PMS 作为缺氧生态位，通过 HIF–1α 促进 GCSPC 的腹膜转移。

肝再生磷酸酶 –3（PRL–3）属于蛋白质磷酸酶家族。一项针对结直肠癌样本的全基因组转录分析显示，磷酸酶与结直肠癌转移有关。Li 等的研究发现 PRL–3 在腹膜转移灶中的表达水平高于原发灶，表明了 PRL–3 在胃腹膜转移中具有重要作用。

Kanda 等检测了 14 种在腹膜转移组和对照组中表达存在差异的生物学标志物，其中突触结合蛋白 8（Syt8）与胃癌腹膜转移相关，并且在 Ⅱ Ⅲ 期胃癌中可作为无复发生存期的独立预后标志物。Syt8 对腹膜转移具有高度特异性，胃癌肝脏转移组和淋巴结转移组的 Syt8 表达水平均未升高。目前研究认为 Syt8 是一种与生长因子和抗癌药物转运相关的跨膜蛋白。Kanda 等的另一项多变量分析研究表明，在 Ⅱ Ⅲ 期胃癌患者中，高表达 Syt3 也是胃癌无复发生存期的独立预后因素。

Kanda 等的研究显示蛋白精氨酸甲基转移酶 5（PRMT5）的表达与腹膜转移显著相关。PRMT5 参与了转录调控、RNA 代谢、核糖体形成、高尔基体稳态和细胞周期调节。该研究表明在胃癌细胞中，PRMT5 与其他上皮间质转化（EMT）的诱导分子协调表达，参与了EMT。EMT 是上皮细胞通过特定程序转化为具有间质表型细胞的过程，是上皮细胞来源的恶性肿瘤细胞获得迁移和侵袭能力的重要生物学过程。通过 EMT，细胞形态发生改变、极性丧失，黏附性下降，与基底膜的连接离散，细胞迁移能力、侵袭能力、抗凋亡能力增加，细胞外基质或分解产物增加。

四、细胞生长因子家族

血管内皮生长因子（VEGF）是一种高度特异性的促血管内皮细胞生长因子。具有促进血管通透性增加、细胞外基质变性、血管内皮细胞迁移、增殖血管形成等作用。Aoyagi 等的研究发现，腹膜转移组的 VEGF 水平较无腹膜转移组显著升高，多变量分析显示 VEGF 水平是腹膜转移的重要预测因素。

集落刺激因子 –1（CSF-1）是一种关键的造血细胞生长因子。CSF-1 通过与其受体 CSF-1R 结合，在小胶质细胞和巨噬细胞中，参与了细胞分化、增殖和活化。多项研究已证明 CSF-1 和 CSF-1R 的过表达与多种肿瘤进展显著相关。Yang 等的研究显示 CSF-1 表达水平升高与胃癌腹膜转移显著相关。此外，CSF-1R 的过表达也与胃癌腹膜转移相关。CSF-1/CSF-1R 共表达被证明是腹膜转移的独立预测因子。

五、经典肿瘤标志物

Matsusaka 等的研究纳入了 1461 例胃癌患者，其中 21.2% 的人表皮生长因子受体 –2（HER2）阳性。Logistic 回归分析显示，HER2 阳性表达是胃癌腹膜转移、肝脏转移、Lauren's 分型（肠型和弥漫型）的独立预测因子。

癌胚抗原（CEA）、糖类抗原 125（CA125）、CA19-9、CA724 是常用的胃癌标志物。尽管这些血清学指标的升高与腹膜转移呈正相关，但用于胃癌腹膜转移的诊断时，其敏感度及阳性预测值均较低。腹膜间皮细胞在受到肿瘤侵犯时可释放 CA125 入血，理论上 CA125 是检测腹膜转移的潜在指标。Hwang 等的研究表明，血清 CA125 预测胃癌腹膜转移的界限值为 35U/ml。另有研究报道 CA125 预测胃癌腹膜转移敏感度为 13.8%~46.1%，特异度为 85.8%~98.4%，阳性预测值为 40.0%~75.6%，准确度为 65.0%~84.0%。

六、激素类

肿瘤腹膜转移患者的病死率较高，这与上皮特征的丧失、间充质特征的获取以及肿瘤细胞的侵袭性有关。Wu 等的研究表明，褪黑素可能通过减轻内质网应激沉默 CEBPE-cadherin 的基因表达、抑制了 EMT，最终抑制胃癌的生长和腹膜转移。褪黑素是防治腹膜转移的一个新靶点。

七、自身抗体和免疫标志物

程序性死亡蛋白 –1（PD-1）/ 程序性死亡配体 –1（PD-L1）在肿瘤免疫中发挥作用，被认为是肿瘤治疗的一个新靶点。通常情况下，PD-1 由活化的淋巴细胞表达，并与 PD-L1 相互作用。PD-1 和 PD-L1 结合会抑制 T 细胞的增殖和激活，最终导致肿瘤免疫逃逸。Shigemori 等的研究显示，胃癌组织中 PD-L1 高表达与腹膜转移显著相关。可溶性 PD-L1 可作为胃癌转移和预后的预测因子。

八、其他

Mukai 等研究了基因原钙黏蛋白 B9（PCDHB9）的表达水平与胃癌腹膜转移之间的关系，PCDHB9 在肠型胃癌中表达较多且与肠型胃癌患者的腹膜转移相关。PCDHB9 的特异性抑制剂有可能成为不良反应较小的抗肿瘤药物。

Wu 等的研究发现前列腺 6 次跨膜上皮抗原 1（STEAP1）参与了肿瘤细胞的增殖、转移和侵袭。STEAP1 通过调节肿瘤发生和化学抗性促进了胃癌腹膜转移。在 MKN45 细胞中沉默 STEAP1 的表达可抑制肿瘤细胞的转移和侵袭。

第十四节　DOK3 和 DOK2 在胃癌中表达研究

DOK3 和 DOK2 都为一种接头蛋白，参与负反馈调节氨酸激酶受体介导的信号传递。抑制 DOK3 和 DOK2 的表达，均可以促进恶性肿瘤的发生，提示它们为恶性肿瘤的抑癌基因。

研究显示，胃癌组中的血清 DOK3 和 DOK2 相对表达水平都显著低于对照组，表明胃癌患者多伴随有血清 DOK3 和 DOK2 的低表达。从机制上分析，DOK2 和 DOK3 是关键酪氨酸激酶的底物，两者都可以下调人巨噬细胞集落刺激因子刺激的巨噬细胞反应，可以抑制 PTK 介导的致癌信号。

DOK 家族的成员都具有典型的结构特征：N 端的 PH 结构域，负责将蛋白定位到细胞膜上；中间的磷酸化氨酸结合结构域，介导 DOK 家族蛋白与磷酸化酪氨酸的结合；C 端序列富含脯氨酸，可作为活化的蛋白酪氨酸激酶诱导的信号复合组装的平台。

研究显示，不同组织学分化、临床分期、淋巴结转移、病灶直径胃癌患者的血清 DOK3 和 DOK2 表达水平对比差异都有统计学意义。

Pearson 分析显示胃癌患者的血清 DOK3、DOK2 表达与组织学分化、临床分期、淋巴结转移、病灶直径都存在相关性。也有研究显示 DOK3 在低级别的消化道炎症病变中呈现高表达状况，而在消化道恶性肿瘤中呈现低表达状况。

胃癌的过渡增殖伴随有一些生长因子的过度表达，生长因子与受体结合触发位于胞膜上的受体形成二聚复合物，过度活化胞内区酪氨酸激酶，下游信号途径中关键蛋白元件受到持续激活，引起信号转导紊乱，从而导致恶性肿瘤的发生。

研究显示在胃癌组中，死亡患者的血清 DOK3 和 DOK2 表达水平显著低于生存患者。从机制上分析，DOK3 和 DOK2 表达下降可能提高胃癌上皮细胞的黏附能力与浸润能力，促进胃癌患者的病变进展，从而使得患者的死亡率上升。

第十五节　FOXK1、SATB2 在胃癌中表达研究

近年研究发现，特异 AT 序列结合蛋白 2（SATB2）、叉头框转录因子 1（FOXK1）在胃癌组织中表达。

FOXO1 是 FOX 家族中的一员，其参与了蛋白质的磷酸化和去磷酸化过程，对细胞生长、增殖和代谢具有调控作用。正常机体的 FOXO1 阳性表达率较低，FOXO1 可与转录因子蛋白结合，抑制 DNA 损伤诱导基因的表达，降低 DNA 修复能力，易使细胞发生突变。

FOXO1 正常情况下均在细胞核内表达，但信号通路发生变化后，FOXO1 转移至细胞质，影响细胞的 DNA 复制、转录过程。导致细胞异常增殖。研究发现，胃癌组织的 FOXK1 阳性表达率高于癌旁组织，表明胃癌组织中存在 FOXK1 过表达的现象。

SATB2 位于 2 号染色体上，既是顺序特异性 DNA 结合蛋白，也是组织特异性的核基质结合蛋白和转录因子，参与了染色质结构的形成和组织特异性基因的表达调控，与多种器官分化密切相关。有研究证实，SATB2 蛋白参与了骨骼的形成及神经系统的发育过程。有研究结果显示，胃癌组织的 SATB2 阳性表达率高于癌旁组织，表明 SATB2 在胃癌组织中存在高表达的现象，提示其可能与胃癌的发生过程有关，或可通过检测 SATB2 表达对胃癌进行初步诊断。

沙金平等研究进行了进一步分析，结果发现 FOXK1、SATB2 表达联合检测对胃癌具有较高的诊断价值，故可通过检测胃部组织中的 FOXK1、SATB2 表达，判断其是否患有胃癌。

研究显示，肿瘤大小 ≥ 5cm、淋巴结转移、分化程度高是影响 FOXKI、SATB2 表达的危险因素，表明癌细胞增殖分化及转移会导致胃癌组织的 FOXK1、SATB2 过表达。而淋巴结转移及病理组织分化程度高会影响患者预后，因 FOXKL、SATB2 表达可能与预后有关。

研究发现，SATB2 过表达提高患者术后 3 年死亡率。FOXK1 阳性及 SATB2 阳性表达预后较差，这可能与 FOXK1、SATB2 表达与肿瘤大小、淋巴结转移、分化程度有关，FOXK1、SATB2 过表达或会促进癌细胞增殖、周围组织浸润，进而影响患者预后。

第十六节　瘦素受体与胃癌

瘦素受体（LEPR）是瘦素的下游受体，广泛分布于下丘脑、胃、肝脏、脾脏、肠管、胰腺、性腺、胎盘、胸腺等组织器官中，是参与瘦素控制饮食与能量平衡的重要受体。

LEPR 在介导瘦素信号向中枢系统及外周组织转导过程中具有重要作用。LEPR 数量及结构的变化可导致瘦素信号转导异常，这可能与代谢类疾病的发生密切相关。

随着研究的深入，LEPR 与消化系统肿瘤之间的联系已取得一定进展。

LEPR 基因是预测和治疗胃癌结的候选基因，Yu 等发现，肿瘤组织的 LEPR 基因甲基化水平显著低于相邻非肿瘤组织。该研究还发现，在男性胃癌患者及胃癌术后患者中 LEPR 基因低甲基化水平与胃癌发生风险有关，提示未来对于 LEPR 基因甲基化的检查可作为早期筛查胃癌的有效方法。另有研究显示，LEPR 基因 rs1137100 及 rs1137101 位点多态性与人类胃癌易感性相关，且 LEPR RSI137100 基因位点为 AA 基因型时可以降低胃癌的发生风险，提示 LEPR 可能与胃癌的发生有关。Aita 等研究发现，小鼠胃黏膜的癌前病变与 LEPR 介导的 STAT3、细胞因子信号转导抑制因子 3、胞外信号调节激酶 1/2 及蛋白激酶 B（PKB/Akt）信号通路有关，这可能是由于 LEPR 介导的相关信号通路激活后导致细胞血管内皮生长因子高表达，促进了胃癌细胞的增殖、分化。临床研究显示，在胃癌组织中 LEPR 的表达水平显著升高，且其表达水平与胃癌的分化程度呈正相关，与术后生存率呈负相关。因此，作为瘦素信号转导的关键环节，LEPR 可能是预测胃癌发生、发展及预后的重要因子。

第十七节　m6A 甲基化修饰与胃癌

m6A 甲基化修饰作为一种极其重要的 RNA 修饰，可调节关键的细胞过程，包括肿瘤干细胞更新以及细胞增殖、分化、对脱氧核糖核酸损伤的反应等，一旦相关细胞过程失调，则导致疾病发生，尤其是恶性肿瘤。

通过基因集富集系统性地分析 m6A 在胃癌中的生物学功能发现，写复合物以及读取复合物是潜在的肿瘤抑制信号，而去除复合物则是胃癌的致癌信号。其中，可通过敲除 METL14 的表达降低 m6A 水平激活 Wnt 和磷脂酰肌醇 3- 激酶蛋白激酶 B 信号的转导通路，以促进胃癌细胞的增殖和侵袭，而通过敲除 FTO 表达增加 m6A 甲基化修饰则会逆转分子信号通路，达到相反的效果。然而，作为腺苷甲基转移酶之一的 METTL3 基因则具有致癌作用，敲除 METTL3 基因可以降低 B 细胞淋巴瘤 -2 的表达，增加 B 细胞淋巴瘤 -2 相关 X 蛋白和胱天蛋白酶 3 的活性，促进肿瘤细胞凋亡。此外，下调 METTL3 的表达可导致磷脂酰肌醇 -3- 激酶蛋白激酶 B 信号通路失活，从而抑制胃癌细胞的增殖和迁移。由此可见，METTL3 和 METTL14 均属于腺苷甲基转移酶，但在胃癌中的作用却相反，这可能由肿瘤微环境的复杂性和高度的肿瘤异质性所致。

第十八节　CD1D 基因甲基化异化与胃癌诊断

　　DNA 甲基化在胃癌中的相关研究较多，但尚未见明确可靠的甲基化分子靶标用于胃癌诊断的文献报道。CD1D 基因是 CD1 家族中的成员，在 B 细胞亚群、胸腺细胞、树突状细胞亚群中表达丰富，CD1 分子是独立于主要组织相容性复合体（MHC）分子之外的一类特殊的抗原递呈分子，它递呈的抗原主要为脂质分子，供 NKT 细胞识别，在免疫调节、NKT 细胞发育、感染性疾病、自身免疫性疾病及肿瘤的发生、发展中起着重要作用。2018 年 Anderson 等通过两个中心全基因组甲基化基因芯片筛查及胃癌蜡块组织验证，发现 CD1D 基因在胃癌中呈高甲基化状态，两个中心诊断胃癌的 AUC 分别为 0.94、0.91，敏感度分别为 89%、86%。但因其验证的病理组织样本量较小，两个中心的胃癌蜡块组织分别为 35 例、36 例，未在真实病例中进行研究，故该研究结果仍需进一步研究证实。

　　胃液中含有大量胃黏膜脱落细胞及其 DNA，易于获取，是进行胃癌分子诊断的良好标本，通过胃管法获取胃液进行胃癌分子靶标的检测，对于人群的胃癌筛查具有更高的依从性和社会经济效益比。2016 年 Yamamoto 等的研究显示，胃液可用作胃癌甲基化异化分子靶标的检测标本。

　　宋健等研究探讨了 CD1D 基因在胃癌患者的胃癌和癌旁组织，慢性非萎缩性胃炎、慢性萎缩性胃炎患者的病理组织，以及 3 类患者的胃液中的甲基化异化情况，并分析了 CD1D 基因甲基化异化与胃癌患者临床病理特征的关系。研究结果表明，胃癌患者的胃癌组织及胃液 DNA 中 CD1D 基因启动子区均呈高甲基化状态，有较高的一致性，CD1D 基因甲基化异化在胃癌早期即有发生。在慢性非萎缩性胃炎和慢性萎缩性胃炎患者中有少量 CD1D 基因甲基化异化发生，两组均与胃癌组差异显著。在胃癌组织中 CD1D 基因甲基化异化率高达 86.5%，癌旁组织中的甲基化异化率也较高，发生甲基化异化的机制尚不清楚。研究结果提示 CD1D 基因甲基化异化具有潜在的作为胃癌诊断的分子靶标的可能。CD1D 基因在萎缩性胃炎患者病理组织中的甲基化异化率为 35%，提示 CD1D 甲基化异化可能对胃癌的发生有一定的预警作用。研究的相关性分析显示，胃癌患者胃癌组织中 CD1D 基因启动子区甲基化异化与肿瘤的分期相关，分期越晚则甲基化异化率越高，而与年龄、性别、肿瘤发生部位及淋巴结转移等无显著相关性。

第十九节　两种血清学方法在胃癌及其癌前状态筛查中的价值

近年来，国内外大量研究表明，血清 PG、G-17、Hp-IgG 抗体检测能较好地反映胃黏膜不同部位的分泌功能，评估胃癌发生风险，适合大规模胃癌筛查。

日本于 2007 年开始采用 PG 联合 Hp-IgG 抗体检测（即"ABC"法）筛查早期胃癌并对胃癌的发生风险进行评估。该法根据血清学结果将受试者分为 4 组，即：A 组，Hp（-）PG（-）；B 组，Hp（+）PG（-）；C 组，Hp（+）PG（+）；D 组，Hp（-）PG（+），其中 C 组及 D 组发生胃癌的危险性较高。按照胃癌发生的危险度，推荐进一步胃镜检查的频率分别为：A 组每 5 年 1 次，B 组每 3 年 1 次，C 组每 2 年 1 次，D 组每年 1 次。

研究根据受试者血清 PG 和 Hp-IgG 抗体的结果，按照"ABC"法将受试者分组，其中 C 组和 D 组受试者的胃癌比例显著高于 A 组和 B 组，提示该法对胃癌发生风险有一定的预测作用。但本研究中有 5 例（9.3%）胃癌、3 例（15.0%）高级别上皮内瘤变及 9 例（29.0%）低级别上皮内瘤变患者血清学指标正常，被归入 A 组中，这些患者若单纯依靠血清学检测进行诊断，易出现临床漏诊。

国外的研究也有类似报道，考虑原因可能是由于 PG 水平只能反映胃体胃底部黏膜病变情况，对胃窦部癌肿的筛查效果并不理想；也可能由于 Hp 根除后，血清 Hp-IgG 抗体水平虽能在较长时间内持续阳性，但仍存在转阴的情况，因此会出现假阴性。另外，该法诊断胃癌假阳性率较高，可能是由于 B 组的部分患者处于 Hp 感染的初期，血清 Hp-IgG 呈阳性，但黏膜仍未发生病变。本研究中，受检者仅 25.5% 归为 A 组，而 B-D 组占 74.5%，若将该法应用于大规模的胃癌筛查中，大量受试者将被归于提示胃癌高危的 B~D 组，要求进一步行胃镜检查以明确诊断，从而大大降低筛查效率。Shimoyama 等的研究也显示，在 Hp 感染率较高的地区和萎缩性胃炎患病率高的老年人群中行胃癌筛查时，PG 联合 Hp-IgG 抗体检测的适用性有待进一步考证。

G-17 是由胃窦部及十二指肠 G 细胞分泌的一种胃肠激素，当胃窦部发生萎缩或者癌变时，G 细胞大量破坏引起 G-17 分泌减少；而当胃体部发生萎缩或者癌变时，由于胃内置酸水平降低引起 G-17 分泌反应性增多；当胃内发生胃体胃窦部广泛萎缩时，G-17 水平相应减少。由于 G-17 水平可以弥补 PG 对于胃窦部病变筛查的不足，同时，PG 和 G-17 都是反映胃黏膜功能和形态的指标，假阳性率较低。因此可采用 PG 联合 G-17 的方法（即新"ABC"法）进行胃癌的筛查，具体分组方法为：将"G-17 ≤ lpmol/L 或 G-17=15pmol/L"定义为 G-17 阳性；将"PGI ≤ 70μg/L 且 PGI/PG Ⅱ比值 ≤ 7.0"定义为 PG 阳性。根据血清学结果分为：A 组，G-17（-）PG（-）；B 组，G-17（+）PG（-）或 G-17（-）PG（+）；

C 组，G-17（+）PG（+）；胃癌发生风险 C 组 > B 组 > A 组。本研究中，采用新"ABC"法将受检者分组后，C 组的胃癌比例最高，达到 56.52%，并且 B 组和 C 组的胃癌比例明显高于 A 组。对比两种筛查方法可以发现，与旧"ABC"法相比，新"ABC"法诊断胃癌有更高的敏感度和特异度，血清阳性率低但诊断符合率更高，具有更高的筛查诊断效率；在胃癌癌前状态的诊断方面，旧"ABC"法灵敏度较高，新"ABC"法特异度及诊断符合率较高。

值得注意的是，研究结果提示，在两种方法中均存在个别癌症及癌前状态患者血清学检查表现正常，被归入提示低危的 A 组中。该类患者如果单纯依靠血清学检测就排除胃黏膜病变的存在，在临床上就容易造成漏诊。考虑原因可能与胃癌发生的病理过程有关，Lauren 病理分型将胃癌分为肠型、弥漫型和混合型。而 PG 和 G-17 对胃癌发生风险的预测主要是在对胃黏膜萎缩、肠化生诊断的基础上进行的，因此新旧"ABC"法都对肠型胃癌的风险评估具有较高的准确性，而对弥漫型胃癌发生的风险提示能力较差。因此，在临床应用过程中还需综合评估患者的临床表现、家族史等情况，必要时考虑进一步胃镜检查。

血清学检测可预测一部分胃癌发生的风险，G-17 联合 PG 筛查的新"ABC"法较 PG 联合 Hp-IgG 抗体筛查的旧"ABC"法在胃癌的筛查诊断方面有更高的敏感性和特异性，但仍不能排除漏检，因此胃镜联合胃黏膜活检在胃癌的诊断和筛查中仍是必要的检查手段。

第二十节　MG7-Ag 对胃癌的血清诊断价值

MG7 抗体是由胃癌细胞株 MKN-46-9 直接免疫 BALBC 小鼠制备的单克隆抗体，其所识别的 MG7 抗原（MG7-Ag）是一种胃癌相关抗原，为中性糖脂，属糖蛋白抗原。从对 MG7 抗原表达的纯化、定性及胃癌组织的分布等研究显示，其与 CEA、AFP 等肿瘤相关抗原不同，对胃癌诊断具有较高特异性。MGF 抗原在正常胃黏膜中不表达，在其他恶性肿瘤细胞中低表达，在胃癌细胞系中优势表达，其在血清中的敏感性优于 TAG72、CA199 等指标，是一种良好的胃癌标记物。

MG7-Ag 可出现于正常人血液中，它只是一种含量极低、非特异性的膜表面抗原，抗体不对其产生免疫应答或仅发生免疫耐受，对机体无损伤作用。但在各种致癌因子作用下，组织细胞膜表面糖蛋白结构发生改变，抗原决定簇出现质和量的变异，分泌入血的抗原与相应抗体结合，此时测定抗原抗体结合率可以反映出机体肿瘤相关抗原含量。宋琳琳等研究显示胃癌组患者血清 MG7-Ag 含量明显高于其他各组，萎缩性胃炎组次之，其与浅表性胃炎组、溃疡组比较差异亦有统计学意义。而其他各组比较差异无统计学意义。以阳性表达为标准，胃癌组阳性率高达 84.4%。胃癌患者血清 MG7–Ag 含量明显增高，说明 MG7–Ag 是一个有效的标志物，具备肿瘤标志物区分良恶性的能力，与胃癌发生发展有良好的相关性。

第八章

胃癌实验研究

第一节　胃癌实验动物模型研究

胃癌是消化系统最常见的恶性肿瘤，其死亡率居恶性肿瘤首位。探寻胃癌的生物学特性、发病及转移机制已成为当今研究的热点。

动物模型的构建能够模拟胃癌在人体内的发生发展及转移等一系列生物学特性，因此理想的动物模型是研究胃癌的重要前提。

一、实验动物的选择

在实验动物的选择方面，应尽量选择结构、功能、代谢方面与人类相近的动物，以使最大程度拟胃癌在人体内的生物学行为。

1. 非人灵长类动物：非人灵长类动物与人相似度较高，利用诱导剂亚胺类致癌物质乙基硝基亚硝基胍及幽门螺杆菌在恒河猴体内构建模型，其中在 2~5 年时间内观测到恒河猴黏膜肠上皮化生和上皮内瘤变，且活标本显示这组恒河猴肿瘤相关性基因发生了惊人的改变。实验结果表明亚硝胺致癌物质与幽门螺杆菌协同导致瘤发生。尽管非人灵长动物与人相似度较高，能够建立理想的实验模型，但其属于稀有动物，来源少，且建模时间长、费用高，这些限制了非人灵长类动物在胃疾实验中的大规模应用。

2. 哺乳动物：哺乳类动物如犬的胃囊容积与人胃相似，也可以建立理想的胃癌模型。日本学者给犬喂饲致癌物质，成功构建胃癌模型，尽管胃癌诱发率较高，但同时也诱发较多的小肠平滑肌肉瘤，犬常因肉瘤而死亡。有研究用 36 只兔子构建胃癌腹膜转移模型，在构建胃癌模型方面，哺乳动物有着其特有的优势，其体型较大且血流供应丰富，能承受复杂的外科干预。

3. 小鼠：非人灵长动物和犬类等哺乳动物由于上述缺点均未能大规模应用于胃癌实验中，面实验小鼠因其丰富的遗传信息，且通过转基因和基因敲除技术，更容易导致癌变，并且其生长繁殖周期短，费用低，这些优势使得实验小鼠成为在胃肠道的机制研究中应用最为广泛的动物物种之一。1966 年人们首次发现裸小鼠，由于其先天无胸腺，导致免疫功能缺陷，这使得建立胃癌模型有较高的成功率。

二、胃癌动物模型构建的方法

1. 自发型胃癌动物模型：自发型胃癌很少发生在实验动物体内，国外有报道犬体内可发生自发型胃癌。但近年来转基因动物逐渐成为研究的热门，人们注意到一些转基因小鼠在没有外界刺激的情况下，可以自发形成胃癌，INS–GAS 小鼠是一种胃泌素过度表达的转基因小鼠，在无外界刺激的情况下，自发的形成胃癌。限在没有外界刺激的情况下可以自发形成胃癌。

有的学者发现 E– 钙黏蛋白缺失的转基因小鼠可能引起胃癌癌前病变。尽管转基因动物形成胃癌的生物学行为等与人相似，但肿瘤的发生情况参差不齐，不易同时间获得大量肿瘤模型，且目前转基因动物模型的研究大部分局限于单个基因的研究，而胃癌的发生发展通常是基因之间相互作用的结果，随着对转基因动物研究的不断深入，转基因动物胃癌模型将更加成熟。

2. 诱导剂构建胃癌动物模型：甲基硝基亚硝基胍是一种化学诱变剂和致癌剂，其与肿瘤尤其是胃癌密切相关。其衍生物已被人们泛用于癌模型构建中。研究选用 72 只大鼠，喂饮甲基硝基亚硝基胍，30 周后，雄性大鼠胃癌检出率 75%，雌性胃癌检出率 38%。实验证实，雄性大鼠胃癌诱发率高于雌性大鼠。诱导胃癌模配方法简单，诱发率高，但其周期较长，现已少有文献报道。

幽门螺杆菌（Hp）与胃癌密切相关，近年来用小鼠构建 Hp 感染胃癌模型已更加广泛，但同一菌株在不同品系小鼠中诱发胃癌却不尽相同，在研究免疫缺陷小鼠，Hp 诱导胃癌时发现，细胞介导的宿主反应是关键。

尽管单一诱导剂能够构建较为理想的胃癌模型，但多因素联合诱导在诱导率、周期等方面更有优势，研究利用亚硝胺致癌物质与幽门螺杆菌共同构建恒河猴胃癌模型，同时也证实两者可共同诱导胃癌发生。

3. 移植胃癌模型的构建：为探索胃癌在人体内的生物学行为、发病机制、治疗和预防等，人们一直在探索构建理想的移植模型，由于动物自身有免疫，使得起初的一些移植瘤成瘤率很低。随着裸鼠等一些自身免疫缺陷实验动物的出现，移植瘤成瘤率有显著的提升，现已成为应用最多的胃癌模型。移植模型更合理的模仿人类肿瘤疾病，因为这些模型复制了原发肿瘤生长的全过程及肿瘤的局部肿瘤浸润和远处转移。主要方法有皮下注射、腹腔注射、原位移植。

第二节　实验性胃癌模型的研究

实验性胃癌模型的应用研究，能在胃癌的早期诊断与治疗方面起到应有的先驱作用。但目前胃癌模型的研究，无论在模型的建立或在检测方法上，均未达到理想的程度。随着研究进步，能在人工控制诱癌周期和诱癌类型，动态观察活体胃癌模型的病变过程，进一步研究各种促癌因类的影响，并深入研究癌前病变的阻抑性治疗，更能提高实验性胃癌模型的研究价值。

一、致癌物质的选择

1. 理想致癌剂的标准：①致癌剂易获得或合成简单。②致癌方法简便，诱癌时间短，致癌率高。③能在多种动物中致癌。④对器官有选择性。⑤诱发的动物癌与人体癌有相似性。

2. 甲基胆蒽（MCA）：20世纪30~50年代，国外 KleinAJ 等先后用芳香环烃类化合物如3-甲基胆蒽、3，4-苯并芘、7，12-二甲苯蒽等作胃壁内直接注射或包埋，试图诱发与人类相似的胃癌，但诱癌率低（10%~25%），且多并发前胃部鳞癌、小肠平滑肌瘤和肝癌而致死，未能得到推广。我国学者在20世70年代，作了许多有益的尝试，提高了诱癌率。首先是在1973年，胡素坤等用挂线法给予每只小白鼠 MCA 5mg，从 d10~d174 自行死亡及处死的动物中检测总的癌发率，为64.4%，以后，董豪炜等也用挂线法给予每只大白鼠 MCA 1mg，15d~5mo，总的癌发生率为31%。徐建国等则给予每只大白鼠 MCA 5mg 和2mg，15~20d 胃癌的癌发率为33.3%，两种剂量诱癌时间无明显差异，结合其他学者的实验，认为以2mg为宜。

3. MNNG 和 ENNG：早在1967年，Sugunura 和 Fujinura 等均成功地用 MNNG（N-甲基-N'-硝基-N-亚硝基胍）水溶液口服法在 Wistar 大鼠中诱发了胃癌，其较高的癌发率（69.2%）使胃癌模型的研究有了突破性进展，以后，国内外许多学者用 MN NG 及其衍生物 ENNG（N-乙基-N'-硝基-N-亚硝基胍）在多种物中透发了胃癌，Takahashi M 等于1976年给大白鼠饮用 MNNG.16wk 癌发率80%。SumiY 等给新生 Wistar 大鼠行插管法喂饮 MNNG 1d，观察30~473d，癌发率为50%。若连续喂饮3d，癌发率100%。国内学者邓太君等于1994年首次建立 MNNG 诱发胃癌的大鼠模型，其通过对新生 Wistar 大鼠灌胃给药，55wk 诱发胃腺癌、腺瘤和异型增生分别为39%、50%、100%。MNNG 和 ENNG 的诱癌方法简便、特异高、重复性好、诱癌率高（70%~100%），癌前病变和各期胃癌的组织形态学都与人胃癌相似，是目前建立胃癌模型最常用的致癌剂，给药的剂量依各给药方法的不同而有差异。

二、实验动物的选择

国内外学者已在大白鼠、小白鼠、仓鼠、大猴等动物中成功地诱发了胃癌，对动物的要求一般是癌发率高、饲养方便、容易获得，大鼠最常用，但不同的品系、性别、月龄的大鼠对致癌物的敏感性不同，伴不典型增生，小白鼠的术后成活率，癌发率均低于大白鼠，裸鼠由于其娇弱、需在特定条件下饲养，恒温、恒湿的 SPF 条件，成本高，未能推广使用，用大动物作胃癌模型，可行钡餐、内镜等动态观察，但饲养较困难，诱癌时间长，实用周期短，或动物来源困难，应用亦受限制。

三、诱癌方式与致癌时间

其他的诱癌方式与上述的剂量一样，没有规范化，依各实验室的使用情况而不同，目前，主要有口服法、灌胃法、胃黏膜注射和挂线法，MNNG、ENNG 常用口服法和灌胃法，而 MCA 则通过剖腹手术直接注射于黏膜层或浸泡在棉线结上穿挂于胃壁，使线结紧贴于胃黏膜。

归纳国内外学者的实验，给予致癌剂后，较高的癌发时间（癌发率为 40%~100%）为：小鼠 4mo~6mo，大鼠 10mo~12mo，犬 15mo~22mo，增大给药浓度、延长给药时间，癌发率相应增高，增加动物的自然死亡数，要注意动物的存活率。

四、胃癌模型的实验研究

1. 组织病理学方面：多年的研究已经证实，诱发的动物胃癌与人类胃癌具有相似性，癌前期可见胃黏膜糜烂、萎缩、溃疡、肠上皮化生及异型增生，Saito 曾系统观察过 MNNG 诱发的大鼠胃癌，将其分为在三个阶段：①腺体增生（20wk）。②腺瘤性增生（21wk3~0wk）。③腺癌（31wk 后），腺样增生及腺瘤样增生均发生在黏膜糜烂区或其周边。肠上皮化生和萎缩性病变在实验性胃癌中不如胃癌那样多见。

胡素坤等报道用 MCA 诱发的小鼠胃癌多为浸润癌，其将病变分为三级：一级为增生性及癌前病变，包括腺瘤样息肉、单纯性增生和不典型增生；二级病变为早期癌，包括原位癌（上皮内癌及黏膜内癌）及早期浸润癌；三级病变为浸润性癌及其他恶性肿瘤，包括腺癌、癌肉瘤、平滑肌肉瘤及纤维肉瘤。

概括各实验室报道，诱发的鼠胃肿瘤主要发生于腺胃部（鼠胃分为前胃和腺胃两部分），组织学类型主要是高分化的腺癌，极少数为未分化癌及其他恶性肿瘤。

2. 细胞动力学方面：近年来，通过对肿瘤细胞动力学的究，经追踪肿瘤细胞群体中，处于增殖状态的细胞增多，仅少缴停留在 Gn 期，Deschnere 等采用 3H-TdR 放射自显影技术，标记大鼠的 DNA 合成细胞，发现 MNNG 诱癌后癌前期胃小凹上皮内标记指数明显增高，分别向表层与深层扩展，胃黏膜异常增生区 DNA 合成活性比正常黏膜高 3~7 倍，显示处于增殖状态的细胞明显增多。

朱人敏采用纤维内镜活检获取胃黏膜，并体外培养掺入 "H-TdR 放射自显影，动态研究 ENNG 诱发犬胃癌发生过程的细胞增殖动力学，结果表明；随着犬正常胃黏膜向癌前病变、癌发展，细胞标记指数（LI）出现三期变化，第一期为喂药后 2~14d，LI 下降，即细胞增殖受抑，可能与 ENNG 毒性相关；第二期为喂药后 30d 起，随着时间的延长，LI 上升，说明细胞随增值速率不断加快：第三期为喂药后 45d 以后，LI 处于高水平的平坦期、细胞增殖达到最旺盛的阶段，实验还显示，随着喂药时间延长，当细胞增殖区逐渐扩大，细胞周期时间逐渐缩短，细胞有去分化现象时，既被认为已进入癌前病变阶段，胃黏膜上皮增殖活性的变化先于形态学改变，有助于确立癌前期病变。

3. DNA 转染实验：邓大君从 MNNG 诱发的大鼠胃癌细胞中提取 DNA，与 PSV2neo 质粒对 NlH 3T3 细胞进行共转染，并接种于 4~8wk 龄的 Balb 裸鼠皮下，转染的 NIH/3T3 细胞能使裸鼠成瘤，而正常大鼠腺胃黏膜细胞的 DNA 没有获 NIH 3T3 细胞产生恶性转化的能力，认为 MNNG 诱发的腺胃癌的 DNA 中存在着转化基因，这种转化基因的类别，易性和功能有待进一步研究。NIH 3T3 细胞的转染系统主要对 rur 和 neu 家族癌基因点突变激活敏感，在该研究中，6 个胃癌的 DNA 仅 4 个有使 NTH3T3 恶性转化的能力，提示 MNNG 还可能通过改变其他基因致癌。

4. 促癌因素的研究：研究动物胃癌的促癌因素，旨在提高 MNNG 和 MCA 的诱癌率，并为人类胃癌致癌因素的研究提供信息和依据。张旭展报道，采用大鼠幽门部置入金属弹簧，结合饮用 MNNG 4mo，其胃黏膜病变与正常组及单纯饮用 MNNG 组相比，有显著性差异，诱癌率更高，效果更好。Tahara 报道，给大鼠饮用 MNNG 并胃泌素皮下注射，可增加胃癌的癌发率。而 Tacsuca et al 则报道，MNNG 加胃泌素皮下注射刺激大鼠，可促其胃酸分泌明显增加而癌发率明显下降。Kobori 用牛磺酸钠加 MNNG，可使给药 55wk 大鼠胃黏膜增生性病变由单用 MNNG 50% 增至 100%，瘤形成率由 0% 增至 32%，而单用牛磺酸钠加 MNNG，则既不出现增生性病变，又不出现瘤的形成，Takahashi 用硝乙酸胺和 MNNG 刺激大鼠，发现被前者诱发溃疡的基底部有高的癌发率（66.6%~77.7%），而单用 MNNG 组在基底部不出现胃癌变，只在幽门区有高的癌发率（80%）。单用硝乙酰胺则不出现癌变。董来炜用局部烧灼加 MCA 使大白鼠胃癌的癌发率由单用 MCA 的 31% 增至 49%。残胃癌的研究报道较多，被认为是十二指肠液反流破坏了胃黏膜屏障，从而在 MNNG 作用下更易癌变。Salmon et al 报道在对 Wistar 大鼠进行胃窦部切除并行 Billroth Ⅱ 式吻合术，可使癌发率由单用 MNNG 组的 50% 增至 70%.。Sumi 比较了无菌条件下喂养与普通喂养大鼠 MNNG 的诱癌率，前者仅 29%，而后者高达 93%。认为微生物丛可能对致癌起促进作用。

5.癌前病变的实验性治疗：近年来，对癌前病变的研究已成为胃癌研究领域的一个热点，其阻抑性治疗将可能成为胃癌治疗的一个新的突破。

已有不少实验显示，维甲酸是胃癌前病变的阻抑剂，李春启在诱发大鼠腺黏膜病变率第36wk起，每只喂服维甲酸40mg/kg，共8wk，结果发现治疗组腺胃黏膜肠上皮化生、中重度异型增生及胃癌的发生率为（分别为72%、24.0%、0%），显著低于对照组（分别为100%、52%、16%）且病变黏膜血流改善，泌酸功能显著好转，血和组织中自由基含量明显下降，表明维甲酸对胃癌的癌前病变有一定治疗作用。

尹浩然在用 MNNG 诱发 Wiatar 大鼠腺胃癌前病变后，分别给服全反式维甲酸、β-胡萝卜素、倍半氧化羧乙基锗和硒酵母，结果显示：除 β-胡萝卜素的作用下明显外，其余3种物质对由 MNNG 诱发的大鼠腺胃癌的发生率、癌肿的浸润程度等均有不同程度的抑制作用。张旭晨在研究中发现，MNNG 诱发胃癌前病变的大鼠存在着血流动力学的异常，而某些中草药如消痞灵冲剂则通过改善其血流动力学的异常对病变起到治疗作用。

第三节　幽门螺杆菌感染在蒙古沙土鼠建立胃癌模型

幽门螺杆菌（Hp）与胃癌的危险性增高关系密切，1994 年被 IART/WHO 定为人胃癌的 I 类致癌原，但还缺乏直接证据。1998 年 Watanabe 及 Honda 等分别报道，单独用 Hp 感染蒙古沙土鼠诱发胃癌成功，在动物实验中直接证实 Hp 与胃癌发生有关，但未能重复实验结果，2003 年上海仁济医院发表"幽门螺杆菌长期感染蒙古沙土鼠建立胃癌模型的研究"。

该实验研究 Hp 长期定植于 MGs 导致胃黏膜病变及其致癌性，方法：36 只远交封闭群 MGs（雌雄各半）分别接种 Hp 标准株 ATCCA3504，或从胃癌患者胃内分离的 Hp161 株，10 只 MGs 作为对照。接种后 8 周、20 周、28 周和 84 周分别处死，检查细菌定植及胃黏膜病变情况。结果：绝大多数 MGs 胃内 Hp 持续定植，胃黏膜炎随时间逐渐加重。第 84 周组织学特征是胃黏膜中~重度胃炎，以淋巴细胞为主的单核细胞弥漫性浸润，黏膜、黏膜下，甚至浆膜下有大量淋巴滤泡浸润，偶见淋巴上皮病变，缩缩、肠化较少见。上皮增生明显，24%（4/17）发生增生性息肉，第 84 周时 18%（3/17）发生高分化息肉（Hp161 组 1 例，ATCC43504 组 2 例：1 雄 2 雌）。结论：单独感染 Hp 能诱导 MGs 发生胃癌，并提示可利用不种属的 MGa 和不同 Hp 菌株进行相关研究。

Correa 提出，Hp 感染后胃癌的发生遵循"Hp 感染 – 慢性胃炎 – 萎缩、肠化 – 异型增生 – 分化型腺癌"途径，但是这 3 例高分化腺癌均发生在显著增生的黏膜背景上，癌灶、癌旁及远处黏膜均无萎缩、肠化，HE 染色也无杯状细胞，黏液染色癌周黏膜同正常 MGs 相似，可见所发生的高分化腺癌并非起源于肠化。仅在 2 只 MGs 中发现少数腺上皮发生杯状细胞化生，与有些日本学者所报道的肠化常见的结果不甚相似。而 Ikeno 等报道，正常 MGs 的幽门腺黏液细胞、胃窦部表面黏液细胞可以含有 HID 阳性的酸性黏液，我们的观察结果与之相符。我们认为在 MCs 判断胃黏膜肠化不能仅根据 AB-HID 染色，还需要有典型的形态学表现。

Hp 感染 MCs 后可长期定植，主要在胃上皮表面黏液层，部分在胃小凹。组织学表现与人相似，可逐步发生胃炎、萎缩、肠化、溃疡和胃癌，但也有与人类不同的特点：人类慢性胃炎仅是黏膜层炎症，极少累及黏膜下层。而 MGs 慢性胃炎时黏膜层和黏膜下层均有明显慢性炎症细胞浸润，随感染时间延长还渐加重，尤其在第 84 周时，多数 MGs 可见胃黏膜淋巴细胞弥漫浸润，固有层深层或黏膜下层见大量淋巴滤泡，甚至达肌层或浆膜下，可见形态异常的单核细胞淋巴上皮病变。根据 Wotherspoon 和 Isaacsn 提出的淋巴增殖性病变诊断分级标准可达 3~4 级，提示有向 MALT 淋巴瘤发展的倾向。另外，Hp 感染的 MGs 深在性囊性胃炎常见，而在人类，多数见于因胃癌行胃切除的患者中，发生率为 3.0%~3.4%。萎缩性胃炎时，也可见到黏膜深层囊状扩张的腺体，但并不普遍。

再者，所有感染 Hp 的 MCs 上皮细胞增生表现突出，4 只 MGs 发生 7 个增生性息肉，除 1 例胃癌表面有浅溃疡外，其余未见溃疡形成。据报道，MGs 的溃疡一般发生在 Hp 感染后 24~32 周，我们发现，在感染后第 20 周和 28 周时有 7 只 MGS Hp 阳性，但均未发现溃疡。Ikeno 等同样用 ATCC43504 菌株感染 MCs，相同饲养条件下，26 周后胃内病变主要分为两型，25% 为溃疡型，血清抗 Hp 抗体滴度高，活动性炎症明显，糜烂和溃疡多见，无明显增生以及萎缩或肠化；而另 75% 为增生型，血清抗 Hp 抗体滴度较低，无溃疡发生，以增生型息肉和萎缩、肠化为主，似乎与宿主因素有关。MGs 基础胃酸分泌约为大鼠的 1/15，Hp 感染还能促使 MGslL-1B mRNA 水平增高而进一步抑制酸分泌，推测低胃酸水平可能与 MCs 溃疡发生较少有关。

总之，本研究继 1998 年日本学者报道 Hp 直接诱发 MCs 胃癌后，再次证明 Hp 是胃癌的致癌原，在国内首次建立了 Hp 感染 MGs 胃癌模型，并首次证实雌性 MGs 感染也可发生胃癌。

第四节　胃癌前病变大鼠动物模型研究

胃癌前病变（PLGC）是指胃部易发生癌变的病理组织学改变，包括肠上皮化生（IM）和异型增生（DYS）。关于胃癌的形成，已被广泛接受的是 Correa 模式，因此如何阻断 PLGC 是胃癌二级预防的重要手段之一。而如何建立理想的 PLGC 实验动物模型，对研究 PLGC 的预防、发病机制以及逆转治疗具有至关重要的作用。

目前建立胃癌前病变动物模型的方法有如下几种。

一、生物造模法

目前国内外非常重视 Hp 感染的预防和治疗，因此复制 Hp 感染的动物模型起着关键作用。Watenablc 等首次在蒙古沙土鼠上用 Hp 诱发了胃癌，为后人研究指明了新的方向。并且沙土鼠复制的 Hp 感染胃炎模型其病理变化与人及其相似，日益受到人们重视。李琦等使大鼠每隔一天灌服 1ml Hp 菌液，共感染 5 次，45 周后出现肠化生和不典型增生，72 周后肠化生和不典型增生发生率分别达 77.8% 和 33.3%，并出现胃癌。Wang TC 将 Hp 混悬液注射到大鼠的胃部，3 个月后成功复制 PLCC 模型。唐旭东等改进其方法，证明用 Hp 菌株加上水杨酸钠和乙醇混合灌胃可以建立 PLCC 模型，且比单纯使用 Hp 灌胃效率高。但 Hp 感染法造模周期较长，并受到菌株、动物、实验环境等影响，该造模方法还需进一步改进。

二、化学物理刺激胃黏膜造模法

李岩等运用 55℃ 95% 氯化钠液联合 2% 水杨酸钠液灌胃、20mmol/L 去氧胆碱钠及饥饱失常，12 周后造模成功。张玉禄等经胃前壁将金属弹簧插入幽门环进入十二指肠，联合 60~70℃高盐热淀粉糊每周 2 次灌胃，24 周后造模成功，该模型以金属和高热的物理刺激及高盐化学刺激导致胃黏膜损伤引起癌变。杨鸿等将大鼠距幽门约 2cm 的前胃部和距Treilz 韧带约 3cm 的空肠相吻合，随后将距胆管十二指肠开口处约 0.5cm 处的远胃端十二指肠横断，做荷包缝合。将手术后存活大鼠分为 2 组，14 周组和 20 周组。造模结束后，病理形态学积分 20 组高于 14 组，2 组都复制模型成功。

三、免疫造模法

Watanabe 首次用大鼠胃抗原皮下注射，成功复制了 PLGC 模型。张淑芹等用同样的方法，大鼠皮下注射胃佐剂抗原 0.3ml，3 周后重复一次，配合饥饱失常，6 周后造模成功。蔺焕萍等造模动物在第一周及第五周每只大鼠皮下注射佐剂抗原免疫 1 次，且 2g/L 去氧胆酸钠自由饮用，每天热开水 55℃灌胃进行刺激，90d 后造模成功。

四、化学诱变剂造模法

化学诱变剂亚硝基胍单用效果不佳，常联合其他化学诱剂，如：无水乙醇、热糊等造成胃黏膜损伤；高浓度氨水模拟 Hp 感染；去氧胆酸钠可以形成胆汁反流；高渗热盐水促使胃黏膜腺体萎缩；雷尼替丁抑制胃酸分泌；非体类抗炎药物降低胃黏膜损伤修复作用。叶景阳等以 170μg/ml MNNG 连续饮用加定量灌胃 8 周后造成胃癌前病变。杨宗保等用 170μg/ml MNNG 自由饮用联合 30% 乙醇灌胃、鼠尾刺激、饥饱失常，20 周后造模成功，可见乙醇使胃黏膜损坏提高 MNNG 的致癌率。袁红霞等用 100μg/ml 的 MNNG 联合无水乙醇、20mmol/L 去氧胆酸钠及饥饱失常分别造模，24 周后模型成功率为 73%。谢晶日等给予 100μg/ml MNNG 联合雷尼替丁和热盐水混合灌胃配合饥饱失常，再在此基础上使乙醇与 MNNG 混合，10 周后使造模成功率 72.23%。魏明等采用 120μg/ml 的 MNNG 灌胃配合 0.1% 氨水自由饮用及 0.03% 雷尼替丁饲料，28 周后造模成功。刘婷 MNNG 配合雷尼替丁饲料和水杨酸钠灌胃 14 周造模成功。还有学者利用手术法 +MNNG 造模，如周本杰等用乙醚麻醉大鼠，打开腹腔使胃部暴露，将 0.03ml 0.052mol/L 醋酸注射到腺胃前壁窦体交界处浆膜内，缝合腹壁。连续 170μg/ml MNNG 灌胃攻击 8 周后停止，16 周造成胃癌模型，并发现轻 - 重度异型增生。李春英等利用关木通提取物马兜铃酸制备 PLCC 模型，发现在合适剂量下 10~15 周内可形成近 100% 的胃癌前病变；施建平等用关木通乙醇提取物（5.0mg/kg）灌胃，13 周后出现异型增生，15 周后已基本全部造模成 10ml/kg 灌胃。灌胃前后禁食禁水 1 小时。连续 10 周，10 周末随机抽取 6 只大鼠麻醉处死。通过光镜观察胃黏膜组织，以确认 PLGC 大鼠模型。6 只中，5 只在光镜下出现肠上皮化生和异型增生即为造模成功。

五、中医病证结合造模法

李海文等采用 MNNG 自由饮用、小承气汤灌胃法及饥饱失常复制脾虚证型 PLCC 动物模型，18 周后成功。徐珊等在 MNNG 基础上，采用苦寒泻下法加饥饱失常法建立脾虚证 CAG-PLCC 模型，采用夹尾加肾上腺素注射法建立肝郁证 CAC-PLGC 模型，采用高脂高糖饮食加造模箱内温度（33±2）℃，相对湿度（95±3）% 建立湿热证 CAG-PLGC 模型，其中以脾虚证 CAG-PLCC 模型效果最好。彭继升等以 120μg/ml 的 MNNG 溶液灌胃为基础，配合由饮用浓度为 0.05% 氨水溶液，进食含 0.03% 盐酸雷尼替丁大鼠饲料，进行造模。于第 32 周成功建立异型增生伴脾胃气虚、结合大鼠模型。

近年来 PLGC 越来越受到人们的关注，对其实验动物模型的研究也受到重视。目前虽然造模方法较多，但仍未有统一的理想方法。

第五节　基因工程小鼠胃癌模型的研究

动物模型能模拟体内胃癌发生、转化、侵袭等一系列生物学特性，是研究胃癌及其潜在机制的重要工具。近年来，随着基因工程和分子生物学技术的发展，基因工程小鼠模型的运用越来越广泛。这种小鼠模型往往用于探究特定基因型与疾病表型的关联，极大地丰富了对宿主基因功能和疾病遗传特征的理解。

一、胰岛素 – 胃泌素（INS-GAS）小鼠

INS-GAS 小鼠是应用最为广泛的肠型胃癌模型，其转基因序列由人胃泌素编码序列上游的胰岛素启动子组成。小鼠早期表现为高胃泌素血症、胃萎缩，随后向肠化生和异型增生发展，20 月龄时 75% 发生胃体侵袭性肿瘤。幽门螺杆菌（Hp）是 INS-GAS 小鼠的 I 类致癌物，Hp 感染后小鼠肠化生明显加快，且易发生黏膜内浸润和血管浸润。由于致癌阈值低，重现性好，Hp 感染的 INS-GAS 小鼠是较为理想的胃体肿瘤模型。

目前，这种小鼠模型主要用于研究胃癌的发病机制、干预治疗、菌群共生等。Hp 感染促进小鼠体内胃泌素表达，进而诱导胃上皮细胞尤其是壁细胞凋亡。同时，Hp 感染可抑制小鼠核苷酸结合寡聚化结构域 1（Nod1）受体表达，改变巨噬细胞的极化状态，加重损伤反应。作为药物治疗模型，INS-GAS 小鼠已获得良好的应用。有研究将雌二醇联合他莫昔芬治疗小鼠胃癌，证实了雌激素信号转导在胃癌中的作用。经化疗药物吉非替尼干预后，INS-GAS 小鼠体内表皮生长因子受体（EGFR）和丝裂原活化蛋白激酶（MAPK）受到抑制，提示吉非替尼对胃癌有潜在的治疗效应。此外，对不同感染状态下 INS-GAS 小鼠的研究发现，肠道细菌协同 Hp 感染可诱导胃癌的发生。3 种肠道细菌（包括 ASF356 梭菌属、ASF361 乳杆菌属和 ASF519 拟杆菌属混合物）促进 INS-GAS 小鼠胃部病变，Hp 感染可加速病变进展。最近一项评估 Hp 感染后小鼠胃黏膜谱系变化的研究，结果表明，Hp 主要启动胃中解痉多肽表达型化生（SPEM），进一步肠道细菌感染可促进凹陷性增生、肠化生和血管侵袭。上述研究结果提示，Hp 诱导 INS-GAS 小鼠发生胃癌需要额外细菌的作用，肠道细菌定植可能是胃癌发生的另一重要原因。

二、TFF1 基因敲除（TFF1-）小鼠

TFF1（又称 pS2）属三叶肽家族成员，具有黏膜保护和修复的作用。TFF1- 小鼠最早由 Lefebvre 等通过同源重组技术进行构建，所有小鼠均发展为胃窦和幽门腺瘤，30% 发展

为多灶性上皮内癌或黏膜内癌。Hp 与 TFF1 沉默表达具有协同作用，Hp 感染后 TFF1- 小鼠胃腺癌的发生率显著增加。体外实验表明，TFF1 能与 Hp 相互作用特异性结合人胃黏蛋白，促进细菌在胃黏液层中的定植。该现象解释了细菌对胃组织的趋向性，但尚缺乏体内证据，需进一步研究来阐明两者之间的关系。

TFF1- 小鼠模型常用于免疫细胞浸润、信号转导失调和上皮 - 间质转化（EMT）等促癌机制的研究。与野生型小鼠相比，TFF1- 小鼠胃窦组织中存在大量 T 细胞和巨噬细胞，TFF1 沉默是胃内免疫细胞浸润的关键步骤。研究表明，多种信号通路通过介导 TFF1 参与胃癌的发生。TFF1 基因沉默可激活肿瘤坏死因子 aIκB 激酶（TNF-αIKK）途径，促进 NF-κB 介导的炎症反应。通过调节 AKT-GSK-3B 轴，TFF1 沉默促进 β- 连环蛋白活化，进而诱导肿瘤的形成。在炎 - 癌转化过程中，EMT 与 TFF1 表达相关。胃损伤诱导 TFF1 表达上调，最终触发 EMT 参与黏膜损伤的修复。TFF1 在炎症中表达增高而在肿瘤中表达沉默。最近一项检测胃黏膜变化的研究发现，Hp 急性感染期（＜ 2 周）TFF1 表达上调以抑制炎症；当感染持续存在时，TFF1 表达下降直至沉默。发生其他消化系统肿瘤（如胰腺肿瘤）时，TFF1- 小鼠亦可检测出 EMT 表型。然而，胃癌中 TFF1 与 EMT 之间的关联尚未见报道。

三、Gp130 敲入突变（gp130757F/F）小鼠

Gp130757FF 小鼠由敲入点突变产生，该突变将细胞内 gp130757 位置上酪氨酸残基（Y）转化为苯丙氨酸残基（F），可阻断 SHP-2RasERK 信号转导。Gp130757FF 小鼠体内 TFF1 表达缺失，病理表现与 TFF1- 小鼠类似，3 个月时进展为胃腺瘤，成瘤率 100%。Gp130 受体主要触发下游 3 种信号途径，即 JAKSTAT、SHP-2ERKMAPK 和 SrcPI3KAKT。Hp 通过细胞毒素相关蛋白（CagA）影响不同通路的活性，磷酸化的 CagA 激活 SHP2ERK，而未磷酸化的 CagA 激活 JAK/STAT3 途径。

Gp130757FF 小鼠模型主要用于研究 gp130 配体在炎症反应、免疫应答和淋巴结转移中的信号转导作用。细胞因子白细胞介素（IL-11）和 IL-6 是 gp130 的主要配体。IL-11 通过经典途径激活 STAT1/3，是 gp130 信号转导的关键因子。作为潜在的治疗靶点，IL-11 通过 gp130JAKSTAT3Bcl-2 途径参与胃癌化疗药物的耐药作用，靶向 IL-11 治疗可能是克服耐药的新策略。IL-6 在胃窦中的活性较低，与肿瘤侵袭相关，而与肿瘤生长无关。除炎症反应外，宿主免疫应答在肿瘤进展过程中亦发挥重要作用。免疫相关基因 Toll 样受体 2（TLR2）和髓样分化因子 88（MyD88）可被 STAT3 激活，以不依赖炎症的方式调节胃肿瘤细胞增殖和凋亡。最新研究还发现，gp130757FF 小鼠胃窦黏膜下层富含淋巴样的聚集体，其中 gp130STAT3 信号轴可驱动体内胃肿瘤的三级淋巴结构发展，促进胃癌的发生和转移。Gp130757F/F 小鼠遵循经典的肠型胃癌发展序列，与人类肿瘤相似度极高，研究胃癌免疫

细胞的免疫效应以及转移和侵袭性表型可选择该模型。

四、H/K–ATPase–IL–1β 小鼠

IL–1β 是一种多效的促炎因子，具有强烈的抑酸作用。通过抑制细胞内钙离子的释放，IL–1β 可抑制 Sonic Hedgehog（Shh）基因表达。Shh 是 Hedgehog 蛋白家族成员，能调节胃上皮细胞分化，诱导胃内 H^+–K^+–ATP 酶（H^+K^+–ATPase）表达。利用鼠 H^+K^+–ATPase 启动子构建特异性表达人 IL–1β 的小鼠模型，即 H^+K^+–ATPase–IL–1β 小鼠。该小鼠表现为自发性胃炎、胃萎缩、肠化生，直至进展为胃癌。Hp 与 IL–1β 协同参与胃肿瘤的发生、发展。与 IL–1β 作用类似，Hp 感染抑制壁细胞 Shh 表达和 H^+K^+–ATPase 转录。敲除小鼠 IL–1β 基因，Hp 感染引起的巨噬细胞和中性粒细胞募集减少，NF–κB 活化减少。由此推测，IL–1β 可能是 Hp 感染的最终致病途径。

H^+K^+–ATPase–IL–1β 小鼠模型目前被广泛用于研究肿瘤早期的启动机制、癌相关成纤维细胞（CAFs）以及基质细胞在肿瘤微环境中的作用。通过激活 NF–κB 途径，IL–1β 募集胃内骨髓来源抑制细胞（MDSCs），对早期肿瘤的发生具有重要作用。至少 20% 的 CAFs 来源于骨髓间充质干细胞。IL–1β 可诱导 CAFs 中的信号传导，促进肿瘤向胞外基质和淋巴管侵袭。在此过程中，基质细胞衍生因子 –1 募集 MDSCs，促进胃异型增生。此外，H^+K^+–ATPase–IL–13 小鼠是检测胃癌表观遗传学变化的重要工具。IL–1β 可直接诱导胃肿瘤细胞的 DNA 甲基化，表明炎症因子可直接触发表观遗传学变化来促进胃病发展，揭示了炎症与胃癌之间的新机制。

五、其他

原癌基因 K–ras 的激活涉及多种恶性肿瘤的发生。将特异表达于胃颈 / 峡部的角蛋白 19（K19）与 K–ras 融合，构建 K19–K–ras–V12 突变模型。结果显示小鼠 3 个月时出现泌酸腺萎缩和黏液性化生，20 月龄发生高度异型增生和黏膜下浸润。另一种 K–ras 突变模型由 CK19CreERT 基因插入 LSL–K–rasG12D 小鼠构成，这种小鼠早期出现 SPEM、肠化生和胃祖细胞激活现象，与人癌前病变相似。因此，具有 K–ras 突变的小鼠模型常用于研究早期胃癌的分子事件。

K19–Wnt1 小鼠胃黏膜能特异表达 Wnt1 蛋白、环氧合酶 2（COX–2）和前列腺素 E2。K19–Wnt1 小鼠与 K19–C2mE 小鼠杂交生成 K19–Wnt1/C2mE 小鼠，5 周龄时可发生黏液性化生，20 周龄时形成胃肿瘤。这种小鼠模型主要用于探索 Wnt 途径、COX–2 和血管抑制素 2 等在胃癌生成中的机制。

Kruppel 样因子 4（KLF4）是锌指转录因子，主要表达于上皮细胞。KLF4 敲除

（KLF4-）小鼠由 Villin-Cre* 小鼠和 KIf4n 小鼠杂交培育而成，病理表现为胃上皮细胞增殖增加和分化改变，35 周龄时形成胃窦前肿瘤，80 周龄时 29% 小鼠发生胃窦肿瘤。这种模型可用于胃窦干细胞诱导的自发性肿瘤研究。

六、结语

基因工程小鼠直接将调控胃癌的特定基因转染至胚胎组织中形成原发性肿瘤，其肿瘤进展过程和形态特征与人类肿瘤相似。这些小鼠对研究基因突变、信号通路、药物研发以及药效评估具有独特的优势，是极为理想的实验模型。近年来，基因编辑技术 CRISPRCas9 被用于构建各种基因修饰的动物模型。有研究利用 CRISPRCas9 技术构建 TFF- 小鼠，这种新培育的模型的病理表型与以往研究一致。

另一项研究则在 gp130757/8 小鼠中敲除凋亡相关斑点样蛋白，从而探讨胃癌发生的新机制。

CRISPR/Cas9 基因编辑技术结合传统的基因工程小鼠模型，可从分子水平进行单基因或多基因的敲除，避免既往单基因突变模型带来的缺陷，更贴近人类肿瘤发生的特点，有望成为未来肿瘤研究的主流工具。

第六节 胃癌鼠模型研究

胃癌的确切发病机制目前尚不清楚。由于疾病早期无明显症状，并且缺乏早期筛查手段，大多数胃癌患者被确诊时已是疾病晚期，治疗手段有限，预后不良。即使治疗成功，诊疗胃癌患者也有很高的肿瘤复发风险和获得性耐药发生率。因此迫切需要了解胃癌发病的分子机制，以设计和开发提高患者生存率的新靶向疗法。鼠的基因组与人类基因组高度同源，能够模拟人胃癌细胞在体内的发生、发展及转移等一系列生物学特性，且饲养方便、价格低廉、易进行基因修饰，为研究胃癌提供了良好的工具，并为药物发现和验证提供了宝贵的平台。根据造模方式主要分为以下三种。

一、长期诱导造模

1. 幽门螺杆菌（Hp）：虽然胃癌的确切病因尚不明确，Hp 感染是诱发胃癌的一个重要因素，尤其与肠型胃癌密切相关。世界卫生组织将其列为一类致癌因子，根除 Hp 可预防胃癌的发生、发展。早在 1998 年，Honda 等就在蒙古沙土鼠胃内接种 Hp 成功建立了胃癌模型，用动物模型验证了 Hp 与胃癌的相关性现已开发出许多适应小鼠的 Hp 包括特征明确的悉尼菌株。但单纯使用 Hp 诱导胃癌，不仅实验周期长，而且成瘤率低，目前大多联合化学致癌物或在基因工程造模中使用。Han 等研究表明，同时接受致癌物 MNU 240μg/L 和 Hp 灌胃的小鼠，第 50 周时胃腺癌的发生率为 80%；但单独使用 Hp 感染的小鼠，直到 80 周也仅引起慢性萎缩性胃炎，而无任何癌变迹象，MNU 和 Hp 感染的组合导致胃腺瘤和腺癌的发生率明显升高。

2. 化学致癌物诱发：胃癌的常用化学试剂包括甲基亚硝基脲（MNU）和甲基硝基亚硝基肌（MNNG）等，多通过饮用水补充或灌胃法。其中 MNU 使用最广泛，Yanachika 等研究表明，MNE 的致癌率主要取决于试剂的浓度而不是总量；在总摄入量一致的情况下，短期、高浓度是较好的组合。Yamamoto 等进一步研究，在 6 种品系的小鼠中使用 120ppm MNU/5 周的组合均优得满意成瘤率，因此，在大多数标准方案中均建议使用此浓度。

化学致癌物造模时间较长，但操作简便，成瘤率较高，诱导的模型与人胃癌的自然发生机制相似，可用于揭示参与胃癌的信号传导途径及验证抗肿瘤药。

3. 中成药、中药提取物等对胃癌的抑制作用：Badr El-Din 等通过管饲法给予大鼠 200mg/kg 的致癌物 MNNC，2 次 d，持续 2 周，在 96 周后处死，处死时 80%（8/10）大鼠出现了胃异型增生和腺癌；并且验证了米糠提取物 MGN-3/Biobran 对此种胃腺癌具有化学预防话性。高华娟等利用 MNNG 造模，发现加味香砂六君子汤可通过抑制 Wnt 通路降低胃癌大鼠中桩蛋白和凋亡相关蛋白的表达。Mansingh 等利用 MNU 诱发 Wistar 大鼠发生胃癌，并发现生姜水提取物可以减轻与胃癌有关的氧化应激和炎症反应。Zhuang 等利用 MUN 诱发糖尿病小鼠发生胃异型增生，并发现六味地黄丸不仅可以降低空腹胰岛素水平，还可以抑制胃异型增生的发生。

此模型便于观察 Hp 对胃黏膜损伤直至癌变的阶段变化：即首先出现萎缩性胃炎，然后逐渐化生为肠黏膜上皮，继而出现异型增生，肿瘤细胞累及上皮全层形成原位癌，甚至突破基底膜向下浸润，最后广泛转移。利用此模型可以观察药物干预胃癌的作用，Lee 等用 MNU（200mg/L）和 Hp 联合造模，发现骨桥蛋白的消融可抑制胃癌的发展。科研人员还利用此模型观察到饮食和微生物对胃癌发生的影响。Toyola 等在 C57BL/6 小鼠中证明了感染 Hp 与高盐饮食的致癌性：对照组为致癌物造模小鼠，实验组在致癌物造模的基础上，对小鼠进行高盐饮食或 Hp 灌胃成联合刺激，结果表明实验组小鼠会出现更明显的胃萎缩和腺癌，共生菌群的组成被认为是胃癌的另一个危险因素。Loferen 等研究发现，无菌条件下饲养的 Hp 感染的胰岛素 - 胃泌素（INS-GAS）小鼠（胃癌转基因小鼠，见后续）其拟杆菌数量减少，厚壁菌增多；而未感染 Hp 的小鼠缺乏共生菌群，从而减轻了胃炎的病延缓了上皮内瘤变。这表明微生物群具有促肿瘤作用而不是抑制肿瘤功能。刘庭玉等发现，Hp 感染导致小鼠胃组织中丁酸及产丁酸盐的菌群丰度升高，丁酸盐可促进胃癌细胞的增殖和迁移。

二、快速种植造模

快速种植造模多使用先天性免疫缺陷的裸鼠，因此对肿瘤侵袭和转移的影响不可避免，并且无法评估使用免疫系统修饰的靶向疗法。但造模周期短，大大提高了实验效率，节约经济成本，适合短期批量实验。目前正在开发适合具有免疫力小鼠细胞系，Yamamoto等利用 CRISPR/Cas9 技术建立了可种植于 C57BL/6 小鼠的胃癌细胞系，毕研贞等基于新型 3D 微载体复合人胃癌 MKN45 细胞也建立了可种植于 C57BL/6 小鼠的胃癌细胞系，这种具有免疫能力的小鼠胃癌模型将可用于观察免疫疗法，并且参与转基因或基因敲除小鼠是 C57BL/6 背景，因此有望分析很多基因对胃癌的作用。

1. 异位种植：异位种植是将胃癌细胞或瘤块种植在胃以外的部位，常于腋下，使肿瘤位置表浅从而易于观察，且操作简便。贺玲等通过将 SGC7901（人胃低分化腺癌细胞系）注射到裸鼠腋下建立胃癌模型，并利用此模型评估 3 种近红外荧光分子探针（Intergr/Sense TM750、FolateRsense TM680、MMPSenseTM750FAST）在胃癌分子成像中的靶向性和荧光效应，发现三者均有较好的靶向性和信度比，可用于胃癌荧光分子成像。研究人员还用该模型观察免疫效应和药物干预作用。Sun 等通过将 SGC7901 注射到裸鼠腋下建立肿瘤模型，观察抑制剂对肿瘤细胞生长和凋亡的影响，证实 PI3K 抑制剂联合 NF-κB p65 抑制剂可以显著抑制肿瘤的生长，促进肿瘤细胞凋亡。Cheng 等用同样的方法造模，观察 Survivin 抑制剂 YM155 的疗效，发现 YM155 抑制移植瘤的生长而对正常组织（心、肝、肺、肾）不产生影响，YM155 可能是一种有前途的胃癌治疗药物。刘艳菊等将 MFC 胃癌细胞接种于 BALB/C 小鼠腋下造模，发现绞股蓝多糖可抑制肿瘤生长，其机制与免疫调节有关。Xie 等则利用此模型验证甘草的主要成分甘草甜素的抗胃癌作用。但异位种植不能真实反映胃癌细胞所处的周围环境，有所限制。

2. 原位种植：原位种植即将肿瘤细胞或组织接种于胃壁，比起异位种植能更真实地模拟胃癌细胞在人体内的生物学行为，可用此观察胃癌细胞在体内侵袭、转移的生物学行为，筛选抗肿瘤药物，评价分子靶向药物的疗效等，是目前最常用的造模方式有如下两种。

（1）细胞悬液接种：目前常用的细胞株有 8GC-7901、MKN45（人胃低分化腺癌细胞系）、AZ521（人胃癌细胞系）等。将胃癌细胞混匀成单细胞悬液后直接注射的方式，会使肿瘤细胞的结构及抗原成分遭到破坏，研究者们开始采用肿瘤细胞胶原复合物的建模方式。Spasur 等通过局部注射胃癌细胞胶原复合物，构建工程化的胃癌组织，使细胞呈现出三维立体式的生长方式，应用此种方式，可使相邻细胞之间的条件与环境发生改变，使该规合物与人体胃癌组织相似。活体成像技术有助于可视化观察肿瘤的发生、发展和转移过程，近年来得到广泛运用。Busuttil 和胡皓等将荧光素酶和绿色荧光蛋白标记于肿瘤细胞后再进行接种，以便在生物发光仪下观察肿瘤的生长和转移情况。Dai 等则用红色荧光蛋白标记，并观察传统中药人参的有效成分人参皂苷 Rg3 的疗效。刘长旭等使用量子点纳米荧光探针标记，性质稳定，可清晰看到恶性肿瘤边界及淋巴组织的转移。

（2）组织块接种：组织块接种是将胃癌细胞悬液接种于皮下，待其成瘤达到一定体积后，将组织块移植到动物的胃中；或直接接种手术切除的人胃癌组织块。Li 等将 SGC-7901 细胞悬液种植到裸鼠皮下，待皮下瘤块达到一定体积时，将瘤块取出切碎，用生物胶粘贴种植于胃大弯中，在第 6 周，原发性肿瘤开始快速生长，导致胃壁增厚和胃腔狭窄，并检测到肝和淋巴结转移。赵广银等首先建立共表达绿色荧光蛋白和荧光素酶的人胃癌细胞系，然后将其接种于高度免疫小鼠腋下，成瘤率 100%；继而取出肿瘤组织切碎，种植于小鼠腹部，建立人胃癌肿瘤皮下传代动物模型；最后取出传代动物的肿瘤组织，切碎后种植于小鼠胃部，建立原位种植模型。

三、基因工程造模

基因工程作为新兴的造模方法，或将外源基因导入细胞，或对特定基因进行敲除，导致小鼠发生胃癌，可以用来检查与胃癌有关的各种基因表达、基因治疗等。这些转基因鼠在无外界刺激的情况下就可以自发生成原发胃癌，与人类胃癌的自然发生、发展极为相似，是目前较为理想的胃癌模型。但基因工程小鼠多为单个基因的改变，而胃癌的发生是多基因、多因素相互作用的结果，且基因工程小鼠往往价格昂贵，实验成本过高，因此也存在缺陷。以下是常用的几种转基因小鼠。

1. INS-GAS 小鼠：胃泌素是由胃黏膜 G 细胞产生的重要激素，负责泌酸细胞分化和胃酸分泌，高胃泌素血症可能促进胃癌发展。INS-GAS 小鼠在胰岛素启动子控制下过表达胃泌素，导致持续的高胃泌素血症，自发发展为胃萎缩、化生、异型增生，最终约在 20 个月大时发展为胃癌，Hp 感染可加速胃黏膜的病变，带有 Hp 感染的 INS-GAS 小鼠已被广泛用作肠型胃癌的模型。TaKaishi 等使用这种小鼠模型研究了高胃泌素状态下 Hp 感染引起的基因表达变化，并发现了一组差异表达基因。Fox 等使用此模型观察性别与胃癌的关系，发现男性胃癌的发病率高于女性，这与人类流行病学研究相符。Smma 等利用此模型观察到吉非替尼治疗可显著减少 INS-GAS 小鼠的异型增生和癌变，有望成为胃癌治疗药物。

2. 三叶因子 1（TFF-1）基因敲除小鼠：TFF-1 是一种肿瘤抑制基因，通常表达于人或动物的胃黏膜上皮细胞，当患有各种胃肠道疾病或肿瘤时，会有 TFF-1 的异常表达；TFF-1 表达在胃癌中经常丢失。Kim 等运用新技术 CRISP/Cas9 破坏 TFF-1 基因进行造模，无插入外源抗生素抗性基因，可以更精确地研究胃癌的遗传和环境因素。Soutlo 等研究表明，TFF-1 的缺失通过诱导 PP2A（AKT-GSK3B 信号传导的主要调节剂）导致 β-catenin

信号的活化和胃肿瘤的发生。Omar 等在 TFF-1 基因敲除小鼠中发现组织抑制剂基质金属蛋白酶 -1（TIMP-l）的过表达，并且用 TFF-1 基因敲除小鼠中发现组织抑制剂基质金属蛋白酶 -1（TlMP-1）的过表达，并且用 TFF-1 基因敲除小鼠的胃建立胃类器官，发现 TIMP-1 仍过表达，使用重组蛋白重建 TFF-1 则导致 TIMP1 的表达显著降低，表明 TFF-1 可以在胃癌中抑制 TIMP-1 介导的增殖潜能。

3. K-ras 转基因小鼠：K-ras 是 RAS 基因家族成员之一，编码 K-ras 蛋白，与肿瘤的生成、增殖、迁移、扩散及血管生成均有关系。已分别在弥漫型或肠型胃癌中发现 6%~18% 的 K-ras 基因突变。可通过在 LSL-K-ras Cl2D 小鼠中插入 CK19CreERT 基因的方式造模。Matkar 等研究发现，K-as 的全身活化可导致胃细胞稳态快速变化，增殖变强；胃腺体增生，腺上皮被肠型柱状上皮所代替，并伴有炎症因子上调（COX-2），MAPK 途径激活等。因此，全身性 K-ras 激活的小鼠可作为研究胃癌发生早期分子事件的工具。

4. 白细胞介素 -1β（IL-1β）转基因小鼠：IL-1B 是一种调节细胞增殖、分化和凋亡的多效性炎性细胞因子。Tu 等使用 HK-ATPase 启动子将人 IL-1β 靶向胃，建立了 IL-1β 转基因小鼠，小鼠到 18 个月大时，30% 自发发展为炎症、萎缩、化生和胃腺癌。研究显示，IL-1β 可诱导胃癌相关成纤维细胞中的信号传导，促进肿瘤向胞外基质和淋巴管侵袭。且 IL-1β 的过度表达可以激活 NF-κB，动员和招募骨髓来源的抑制性细胞（MDSCs），单个促炎细胞因子 IL-1β 的升高足以诱导胃异型增生癌，从而确立 IL-1β 在胃癌发生中的关键病因。

构建理想的胃癌动物模型是进行胃癌基础研究的重要前提。近几十年来胃癌的鼠模型不断发展，从化学诱导随机突变，Hp 诱导异型增生到快速种植造模，再到利用转基因/基因敲除技术传建工程小鼠。人们也对致癌物、饮食、细菌、基因如何影响胃癌形成加深理解。可供选择的造模方法多种多样，不同的方法各有优缺点，根据实验目的选择合适的造模方式胃癌的形成是多步骤、多阶段的过程，化学致癌物和 Hp 造模周期长，但可较好模拟胃癌的"炎 - 癌"转化过程，因此可用于构建胃癌前病变模型和炎症转化模型，作为胃癌早期指标，寻求干预时机等，在实际操作中，诸如遗传背景、性别、饮食、住房条件、肠道菌群等因素均会影响模型，需要小心控制，目前的造模方式多为单一因素，而胃癌的发生发展是多基因、多因素相互作用的结果，如何更好地模拟胃癌自然发生是具有挑战性的问题，联合多因素造模将是较好的模式和方向，如 Hp 联合化学致癌物或基因工程进行造模。随着基因工程技术的成熟，实验技术的改进，胃癌动物模型会更加成路，更加贴合人类胃癌实际情况。

第九章

胃癌分型

第一节　胃癌的4种分子分型

一、4种分子分型

《自然》（*Nature*）杂志在线发表了一项重要研究发现：作为美国癌症基因组图集（TCGA）计划的一部分，研究者通过对295份原发性胃癌样本进行分子评估，鉴定出了4种胃癌分子亚型。研究者认为，这将为胃癌患者分层和靶向治疗临床试验提供广阔的应用前景。

TCGA研究者发现的4种胃癌分子分型具体如下。

1. 爱泼斯坦－巴尔（Epstein-Barr）病毒（EBV）阳性型肿瘤：约占胃癌的9%，表现为较高频率的PIK3CA基因突变和DNA极度超甲基化，以及JAK2CD274、PD-LPDCD1LG2（也称PD-L2基因扩增）。

2. 微卫星不稳定型肿瘤：约占22%，表现为重复DNA序列突变增加，包括编码靶向致癌信号蛋白的基因突变。

3. 基因稳定型肿瘤：约占20%，其组织学变异弥漫且丰富，RHOA基因突变或RHO家族GTP酶活化蛋白基因融合现象多见。

4. 染色体不稳定型肿瘤：此类肿瘤占胃癌的比例近一半，表现为显著异倍体性及受体酪氨酸激酶的局部扩增。

二、4种分子分型解读

为深入阐述这4种胃癌新分子分型的诞生及临床意义，TCGA研究组主要负责人之一、美国系统生物研究所的什穆列维奇（Shmulevich）教授，以及研究组成员、美国M.D.安德森癌症中心的张微教授对此研究进行详细解读。

1. 染色体不稳定（CIN）型：好发于食管胃结合部或贲门，多属Lauren。分型中的肠型，特点为TP53基因突变多见，显著异倍体性表皮生长因子受体（EGFR）基因扩增致

EGFR（PY1068）磷酸化水平升高，受体酪氨酸激酶 RTK）基因局部扩增。

张微教授：在 CIN 型胃癌中，存在可靶向的 RTK 基因扩增。由于此型中 VEGFA 基因扩增多见，抗血管生成作用明显。靶向 VEGFR2 的抗体 ramucirumab 对此型胃癌可显示出抗肿瘤作用，而其疗效是否由 VEGFA 基因扩增决定则有待验证。

2. 微卫星不稳定（MSI）型：好发于胃窦或幽门，多见于女性，初诊年龄偏高（中位年龄 72 岁）。特点为重复 DNA 序列突变增加，包括编码靶向致癌信号蛋白的基因突变；有胃型 CIMP、MHL1 超甲基化。

张微教授：在 MSN 型癌中，未发现 MSI 型结直肠癌中的 BRAFV60OE 基因突变，取而代之的则是可靶向的 PIK3CA、ERBB3、ERBB2 和 EGFR 基因突变。

3. 基因稳定（GS）型：好发于胃窦或幽门，初诊年龄偏低（中位年龄 59），其组织学变异多属 Lauren 分型中的弥漫型，特点为 CDH1、ARID1A、RHOA 基因突变或 RHO 家族 GTP 酶活化蛋白基因融合现象（CLDN18-ARHGAPR 融合）多见。

张微教授：GTP 酶中的 RHO 家族可调节肌球蛋白动力及包括黏附、增殖和生存在内的细胞行为。此外，RHOA 信号通路与肿瘤细胞侵袭和转移密切相关。

当 RHOA 表现为与 GTP 结合的活化形式时，可作为 ROCK1、mDA 和蛋白激酶 N 等的效应器，调控以肌动蛋白 - 肌球蛋白为基础的细胞收缩和运动，以及激活 STAT3 以促进肿瘤形成。结构制图（structralmapping）分析显示 RHOA 基因突变可能集中于 RHOA 与 ROCK1 等相互作用的 RHOA 两个相邻的氨基末端区域内，且可激活下游的信号。重复性基因结构改变的发现进一步提示了胃癌中 RHOA 通路的重要性，染色体内部 CLDN18（表达细胞间紧密连接黏附蛋白）和 ARHGAP26［表达 GTP 酶活化蛋白（GAP），有助于 RHO-GTP 酶转换以增强细胞动力易位也被发现。这些关键基因突变与融合的确定将为胃癌未来药物开发提供重要线索。

4. 爱泼斯坦 - 巴尔（Epstein-Bar，EBV）病毒阳性型：好发于胃底或胃体，多见于男性，特点为较高频率的 PIK3CA、ARID1A 和 BCOR 基因突变，DNA 极度超甲基化［极度 EBV-CpG 岛甲基化表型（CMP）CDKN2A 启动子超甲基化］，JAK2、CD274 和 PDCD1L G2 基因扩增，致 PD-L1 和 PD-L2 免疫抑制蛋白过表达。

张微教授：此亚型突出了胃癌的病毒起因，9% 的胃癌恶性上皮细胞内可发现 EBV。EBV 型癌较其他癌症（如结直肠癌、子宫内膜癌及胶质母细胞瘤）有更高的 DNA 超甲基化水平（如 CIMP），且 PIK3CA 基突变频率高，80% 有非沉默的 PIK3CA 突变，而其他亚型则罕见此突变（3%~42%）。在 EBV 阴性型胃癌中，绝大多数 PK3CA 突变发生于激酶区（外显子而在 EBV 型中则多为散发。EBV 阳性和阴性型癌对于 P3K 抑制剂的疗效反应将成为未来研究工作重点。此型胃癌中，可作为增瘤免疫反应靶点的免疫抑制蛋白 PD-L1/2 水平升高，提示 PDL1/2 拮抗剂可成为此类患者的治疗新选择。

张微教授：TCGA 研究组希望此工作能为探索和提炼胃癌分子分型提供有价值的基础和动力，从而为患者制定个性化治疗方案，显著降低死亡率，提高生存率。

三、胃癌分子分型在临床上应用研究

当前针对胃癌的治疗方法包括内镜治疗、胃切除术、化学疗法和放射疗法等。然而，Ⅱ～Ⅳ期的胃癌患者在治疗后仍有 25%～40% 的复发率。

近年来研究显示，胃癌作为一种异质性疾病，并且也对其进行了几种分子分型的研究，然而这些研究都只局限于小群体里，并且其他关于分子分型的报道只是在遗传和后生过程的基础上进行研究，这就很难决定在哪个基础上来采用此种分型，所以也就难以在临床上来发挥作用。

研究小组先前就对 49 例胃癌患者，进行了全基因组测序，发现了复发的体细胞突变。这次研究了另外 251 例原发性肿瘤，包括基因表达谱分析，全基因组拷贝数芯片以及靶向基因测序。利用表达数据对 4 种分子分型进行了定义，这些分子分型与术后基因组改变、存活结果以及复发模式相关。证实了在不同胃癌群体中，胃癌的分子分型及其预后意义，这也为胃癌的临床前、临床及研究中提供了一种分子分型框架。

研究人员对胃癌的分子分型进行分类，对 300 例肿瘤标本进行分析，对表达数据采用主要组成成分分析法并且与一些预设的基因表达特征进行比较（表皮间质转移 EMT、微卫星不稳定性 MSI、细胞因子通路、细胞增殖、DNA 甲基化、TP53 活性和胃组织等），通过对一些特征数据比较，将胃癌分为：MSSEMT，MSI，MSSTP53+ 和 MSS/TP53 这 4 种亚型。在之前已报道过的胃癌群体中也证实了这 4 种分子分型的存在，这预示着这分子分型在其他的胃癌群体中也同样存在。

研究团队进一步分析这些分子分型与临床表型的相关性，观察 3 种趋势：① MSSEMT 亚型显著地在年轻群体中出现。② MSI 亚型以 75% 的概率出现在胃窦中，60% 以上的本亚型具有肠亚型，50% 以上的患者在早期会被诊断出来。③相对于其他群体来说，EBV 感染频率在 MSSTP53+ 群体中更高。另外，对这 4 种亚型进行了生存分析，观察总生存数的大量差异，发现 MSI 亚型预后最好，其次是 MSI 亚型预后最好，其次是 MSSTP53+ 和 MSSTP53-，MSSEMT 表现出了最差的预后。

最后利用来自亚洲肿瘤研究群（ACRG）和 SMC-2 人群的临床数据，分析了不同亚型复发模式，MSS/EMT 复发率高于 MSI 群体（63% VS23%）。除此之外，观察到复发的第一位点和 TCGA C2 群体（在新加坡分类中的表达亚型缺失）之外，他们之间具有相似的表达亚型。在新加坡和 TCCA 群体中没有相同的亚型可以替代 ACRG MSSTP53+ 和 MSSTP53- 群体，他们的所有分析表明 ACRG 的分类模型是独一无二的。

以上的分子分型在胃癌的临床应用上可以得出如下的一些重要结论：第一，根据胃癌分子分型的分类，分子筛查和治疗发展可以作为一个考虑方向，尤其是当新的靶向药物被开发的时候。目前，分子靶向药物的抗肿瘤功效在临床前期和临床案例中都是作为一个整体的分子分型被研究。例如，PIK3CA 突变出现在不同的胃癌分子分型中，但是它们在预后及靶向 PK3CA 的抑制剂方面存在差异，这就可能需要考虑相同的分子亚型来解释这一现象。第二，分子治疗相关的分子改变与亚型分层入联。第三，弥散性的胃癌通常称为低分化和 EMT 状腺癌。第四，癌症细胞系也是解释 EMT 状腺癌。第五，癌症细胞系也是解释这一发现的重要工具。

研究者们提供了一个分层框架，这有助于对胃癌患者的治疗方案进行合理的开发，从而为他们提供更有意义的结果。

第二节 早期胃癌分型

早期癌仅侵犯胃壁之黏膜层或黏膜下层。根据日本内视镜学会的分类标准，可分为 3 个基本型：第 Ⅰ 型是指凸出型；第 Ⅱ 型又分为 Ⅱa、Ⅱb 及 Ⅱc 三种亚型，Ⅱa 即平凸型；第 Ⅲ 型是溃疡型，但癌细胞仅局限于溃疡周边黏膜。

一、早期胃癌的内镜分型

1962 年，日本胃肠道内镜学会提出了早期胃癌的定义，并制订了胃癌的分期及早期胃癌的胃镜（肉眼）下分期标准。根据日本内镜分类法，早期胃癌被分为 3 型。

1. Ⅰ 型（隆起型）：肿瘤呈明显隆起，其隆起高度相当于胃黏膜厚度 2 倍以上（相当于 5mm 以上），此型占 9%。内镜下呈息肉样隆起，表面凹凸不平，有白色或污秽状出物覆盖颜色发红或苍白，有出血斑、糜烂等改变，有蒂、无蒂或斜坡状，其底部直径多在 2cm 以上。因此，对广基病变，应高度怀疑早期胃癌。

2. Ⅱ 型（表面型）：又称浅表型，隆起高度或凹陷深度不超过胃黏膜厚度的 2 倍（< 5mm），有 3 个亚型。

Ⅱa 型（表面隆起型）：占 11.4%。内镜下呈表面不规则或稍隆起，隆起高度在 1~5mm 以内，病变有出血、糜烂或分泌物附着。周围黏膜可见出血或糜烂。

Ⅱb 型（表面平坦型）：占 12.4%。胃黏膜发红或苍白等变色，区域性黏膜不整、不规则、不平坦或颗粒状，与周围黏膜无明显分界，诊断困难。

Ⅱc 型（表面凹陷型）：占 27.6%。内镜下呈局部黏膜呈浅凹或浅表性糜烂，凹陷深度在 1~5mm，底部有白色分泌物或不正常发红，其中可残留岛状非癌性黏膜上皮，病灶边缘不规则或呈虫蚀状，黏膜皱襞集中，可突然中断、变细、膨大或融合。

3. Ⅲ 型（凹陷型）：肿瘤凹陷深度 > 5mm，此型占 24.4%。内镜下呈明显凹陷或溃疡，基底部常有出血或坏死性渗出物，边缘不整齐，有糜烂、出血、变硬或呈结节状。

以上 3 型以浅表型及凹陷型较为多见（70% ~80%）。有的早期胃癌可表现为两种甚至几种不同类型的形态，即所谓混合型。如Ⅱc+Ⅲ，Ⅱa+Ⅱc，Ⅰ+Ⅱa，Ⅰ+Ⅱb，Ⅱa+Ⅱb，Ⅰ+Ⅱa+Ⅰc+Ⅲ等，以Ⅱc+Ⅲ最多。

二、多发性早期胃癌

发生率为 5.0% ~10.7%。其诊断标准与多发性进展期胃癌相同，即：①各病灶均获病理组织学证实为早期胃癌。②各病灶在镜下有正常壁相隔离。③可以肯定某癌处不是其他癌灶之局部扩展和转移。病处多位于胃窦部及胃小弯。多发性早期胃癌多倾向于相类似病变，即凹陷型病变往往与凹陷型病变共存，而隆起型病变也往往与隆起型病变共存。多发性早期胃癌也多与胃内其他类似良性病变并存，即凹陷型早期胃癌往往与凹陷型良性病变共存，而隆起型早期胃癌也多与隆起型良性病变共存。

三、小胃癌

系指癌肿大小在 5~10mm 的胃癌，其发病率占早期胃癌的 6.3% ~15.0%，以Ⅰ型、Ⅱ型占绝大多数，特别是Ⅱc型多见。浸润深度约有 2/3 病例为黏膜层，1/3 病例为黏膜下层，多发生于胃窦小弯、胃角小弯，胃体后壁次之。由于近代胃镜诊断技术的更新，其镜头弯曲度的增大（目前已可达 230 以上），广视角技术（达 120° 以上）的应用，特别是能对病灶放大观察（20~60 倍），大大提高了微小胃癌的诊断率。半数以上病例可在术前确诊。

四、微小胃癌

系指直径＜5mm 的胃癌。内镜检查肉眼可分为 3 型：Ⅱa 型，大多呈轻度广基样隆起，表面平滑，部分可有轻度凹凸感，以黏膜苍白为主；Ⅱb 型，又可分为红色微凹型、红色微隆型，局限性胃黏膜微凹或微隆起，黏膜发红，此型诊断困难。Ⅱc 型，又可分为红色凹陷型、瘢痕溃疡型、红色边缘型及皱襞集中型，多呈不规则星状，也可为规则的圆形或椭圆形，底部少量渗出物，凹凸不平，边缘糜烂。多发性微小胃癌较单发性者容易漏诊，平坦型尤易疏忽。微小胃癌的术前诊断率：Ⅱa 型为 60%，Ⅱb 型为 5%，Ⅱc 型为 52%。

五、一点癌

有时内镜活检病理证实为早期胃癌，而胃切除标本反复检查未找到证据。由于其癌灶很少，在注意癌栓时已被全部摘除。

第三节　胃癌博尔曼（Borrmann）分型

一、博尔曼（Borrmann）分型

临床胃癌在组织病理分型当中的采取博尔曼病理分型的方式，是目前国内外比较普遍采用的一种分形方式。博尔曼分型一般分为 4 型博尔曼，临床疾病在治疗时可能需要根据不同的病理方针行采取不同的治疗原则，对临床疾病的治疗有一定的指导性意义。

Borrmann 分型（1923）是国际上最广泛采用的一种进展期胃癌分型法，它是根据癌瘤在黏膜面的形态特征和在胃壁内浸润方式进行分类的。

1. Borrmann Ⅰ型（结节或息肉型）：癌瘤主要向胃腔内凸出生长，可呈息肉状、蕈伞状或结状。表面也可以呈乳头状或菜花状，常可见不太明显的糜烂或溃疡。肿物的基底较宽，浸润现象不显，界限清楚。此型胃癌，生长较缓慢，转移发生也较晚，在 X 线检查和胃镜检查时，因有明显隆性肿块而易被发现和做出诊断。

2. Borrmann Ⅱ型（局部溃疡型）：癌瘤表面有明显的溃疡形成，溃疡边缘明显隆起，呈堤状界面较清楚、局限，向周围浸润现象不明显。

3. Borrmann Ⅲ型（浸润溃疡型）：癌瘤表面也有明显的溃疡形成，但溃疡边缘呈坡状隆起，底部向深层及周围作浸润性生长，使癌瘤界限不清。

4. Borrmann Ⅳ型（弥漫浸润型）：癌瘤向胃壁各层呈弥漫性浸润生长，黏膜面没有明显的肿隆起，也没有深溃疡形成，有的黏膜可完整或有浅溃疡、糜烂。此型胃癌的特点是，胃壁增厚变膜变平，皱襞多消失或不整，胃腔多数缩小，称"革囊胃"。根据浸润的范围累及全胃则称弥漫浸润型或全胃革囊胃，若仅累及胃窦部则称局限浸润型或局部革囊胃。

在 Borrmann 的 4 型中，以Ⅳ型及Ⅱ型最多见，Ⅰ型最少见。Borrmanr 分型与癌的组织学类型有一定的联系。一般分化较高的乳头状、乳头管状或管状腺癌多呈现 Borrmann Ⅰ型或Ⅱ型，而分化较低的腺癌，未分化癌及印戒细胞癌往往呈Ⅳ型或Ⅲ型。

近年来，在 Borrmann 分型原来 4 型的基础上又增添了两型，即将全部早期胃癌叫做 Borrmann 0 型，而把不能归入以上 4 型者叫做 Borrmann Ⅴ型。

二、全国胃癌协作组分型

全国胃癌协作组病理组制订的《胃癌病理检查及诊断规范》中规定，进展期胃癌的大体形态分为以下几型。

1. 结节蕈伞型：肿物主要向腔内生长，呈结节状，息肉状，中央可有溃疡，但溃疡较浅，切面界限清楚。

2. 盘状蕈伞型：肿瘤呈盘状，边缘高起外翻，中央有溃疡，切面界限清楚。

3. 局部溃疡型：似慢性胃溃疡，但溃疡较深，边缘隆起，界限清楚。

4. 浸润溃疡型：溃疡底盘大，浸润范围广泛，切面界限不清。

5. 局部浸润型：即局部革囊胃，肿物向周围扩展呈浸润性生长，表面可有糜烂或浅表溃疡。

6. 弥漫浸润型：即革囊胃，此型特点为癌组织累及大部胃或全胃，使胃壁僵硬，胃腔变小。

7. 表面扩散型：肿瘤主要在黏膜或黏膜下层浸润，范围较大，可浸润肌层或肌层以外。

8. 混合型：有上述几型中之两种或两种以上病变者。

9. 多发癌：多灶性，互不相连。

按此分型方案，全国胃癌病理协作组 8523 例进行期胃癌统计，以浸润溃疡型最多，占 41.6%，以下依次为局限溃疡型（25.5%）、结节蕈伞型（8.2%）、盘状蕈伞型（8.0%）、局限浸润型（7.8%）、弥漫浸润型（4.9%）、表面扩散型（0.8%）。

第四节　胃癌劳伦（Lauren）分型

1965 年，劳伦（Lauren）根据胃癌的组织形态结构和生物学特征，将胃癌分为肠型、弥漫型和混合型。肠型胃癌常发生于肠化生的基础上，基本病理过程为：慢性胃炎、胃上皮萎缩、肠上皮化生、不典型增生、癌变；弥漫型胃癌起源于胃固有黏膜；混合型胃癌是指肠型和弥漫型成分比例近似。

此分型的优点：①肠型胃癌预后较好，弥漫型胃癌预后较差。②胃镜活检标本也可以进行术前胃癌 Lauren 分型，进一步指导手术治疗。Lauren 分型是根据细胞形态和组织化学分为类似肠上皮的肠型癌和呈弥漫性扩散的弥漫性胃癌，两者不仅形态和组织化学所见不同，而且预后也有明显差别。

肠型胃癌起源于肠化生黏膜，一般具有明显的腺管结构，瘤细胞呈柱状或立方形，可见刷状缘，瘤细胞分泌酸性黏液物质，类似于肠癌的结构；常伴有萎缩性胃炎和肠化生，多见于老年男性，病程较长，发病率较高，预后较好。弥漫型胃癌起源于胃固有黏膜，癌细胞分化较差，呈弥漫性生长，缺乏细胞连接，一般不形成腺管，许多低分化腺癌和印戒细胞癌属于此型；多见于年轻女性，易出现淋巴结转移和远处转移，预后较差，部分弥漫型胃癌有家族聚集和遗传性，家系连锁研究发现 CDH1 基因胚系突变是其发病原因。

Lauren 分型不仅反映肿瘤的生物学行为，而且体现其病因、发病机制和流行特征。该分型的另一优点是可以利用胃镜下活检组织进行胃癌分型，指导手术治疗。

Lauren 分型简明有效，但有 10%~20% 的病例兼有肠型和弥漫型的特征，难以归入其中任何一种，从而称为混合型。

第五节　胃癌 WHO 分型

2000 年世界卫生组织（WHO）对胃癌各种组织学类型的形态学特征概括描述。

一、管状腺癌

胃癌肿瘤大部分由扩张的或裂隙样管腔构成，管腔有直径不等的分支，可见窦隙样结构。肿瘤细胞呈柱状、立方状或扁平状。可以见到透明细胞。依据细胞的异型程度分低度或高度恶性。有时将低分化的腺癌称为"实性癌"。肿瘤伴有大量淋巴细胞时称为"髓样癌"或癌伴有淋巴样间质。

二、乳头状腺癌

癌组织形成规则腔隙，而且形成分支的乳头向腺腔内突出，其分支乳头内具有纤维性轴心，但有时也呈假乳头。胃癌细胞柱状或矮柱状，核增大，畸形，细胞保持一定极性，属于分化比较好的腺癌。有时伴有管状腺癌的成分，称为乳头管状腺癌。细胞异型性和核分裂指数变异很大。肿瘤常伴有急性和慢性炎症细胞浸润。

三、黏液腺癌

此型也形成腺管，特点是胃癌癌细胞分泌大量的黏液堆积在腺腔内，腺腔常扩张或被挤破裂并浸润间质而形成黏液湖。通常认为 > 50% 肿瘤含有细胞外黏液湖。肿瘤有两种主要生长方式。

（1）胃癌癌细胞排列呈腺体，内衬分泌小肠黏液的柱状黏液分泌型上皮。

（2）胃癌癌细胞呈条索或小簇漂浮在黏液湖中。间质中可见黏液，可见散在的印戒样细胞。

四、印戒细胞癌

印戒细胞癌又称黏液细胞癌。50%以上不形成管腔或腺管，没有明显的癌巢，弥漫浸润性生长。癌细胞分泌黏液但多不排出到细胞外，由于胞浆内黏液增多，细胞核多被挤压到细胞的一侧周边，使整个癌细胞呈印戒状。有时癌细胞坏死和破裂也能形成黏液湖。肿瘤细胞有 5 种主要的表现形式。

（1）细胞核被分泌的黏液挤向细胞膜形成印戒样形态，奥辛蓝（pH25）染色阳性。

（2）细胞核位于细胞中央类似组。织细胞样的小细胞，缺乏分裂活性。

（3）嗜酸性细胞，胞浆内占中性黏液颗粒，PAS 染色阳性。

（4）不含黏液的小细胞。

（5）不含黏液的异型细胞。以上几种细胞混合排列，形成肿瘤的不同形态学表现。

五、鳞状细胞癌

指原发于胃黏膜的鳞状细胞癌。癌巢内可有角化珠和细胞间桥，一般认为是由于胃腺上皮发生鳞化而癌变后形成的。但不包括食管鳞癌向胃浸润的肿瘤。

六、腺鳞癌

腺鳞癌是指在一个癌肿中既有腺癌的形态，又有鳞癌的部分，而且两种成分比例相近，但鳞癌部分极少出现角化倾向。当一个肿瘤在两种成分间有明显的界限时，可能是"碰撞瘤"。肿瘤内含有明确的良性特征的鳞状化生灶时，称为腺癌伴鳞状化生或腺棘癌。

七、未分化癌

此型癌缺乏任何上皮分化特征，癌细胞不形成腺样结构，癌细胞体积较小，呈圆形卵圆形或不整形，排列呈实性条索或片状，在间质内弥漫浸润性生长。此型与低分化腺癌区分的关键在于无腺管样结构的癌巢。用免疫组织化学方法检测可能会发现此型内有其他组织来源的肿瘤。

八、类癌

为来自消化管腺体底部嗜银细胞的一种低度恶性的肿瘤。癌细胞较小且一致，呈圆形或立方形、矮柱状，核为圆形，位于细胞中央。癌细胞密集，排列条索状、腺泡状、实性或腺样结构。间质多少不一。银染色可见胞浆内有黑褐色的嗜银颗粒。免疫组化染色显示神经内分泌标记如 CgA、NSE、Syn 等阳性表达。WHO（2000 年对胃内分泌肿瘤按分化和来源进行了分类。把肠嗜铬样（ECL）细胞来源的胃类癌分成三型：Ⅰ型，与自身免疫性萎缩性胃炎（A-CAC）有关；Ⅱ型，与多发性内分泌肿瘤Ⅰ型（MEN-）或佐林格－埃利森（卓－艾）综合征（ZES）有关；Ⅲ型，散发性，即与胃高胃泌素血症或 A-CAC 无关。ECL 细胞来源的Ⅰ型和Ⅱ型胃类癌患者常有高胃泌素血症，其胃黏膜通常可见 ECL 细胞增生，大多数病例为局限于黏膜或黏膜下的结节状细胞直径大多小于 10Ni Scm，组织学上为典型类癌图像，亲银染色强阳性，免疫化染色示 CgA 阳性，肿瘤侵袭性较低，几乎不发生转移，临床呈良性行为。治疗上对Ⅰ型仅做内镜下病灶切除或较保守的外科手术即可取得满意的治疗效果。对于Ⅱ型的治疗原则要视其他伴发肿瘤的情况而定。散发性类癌（Ⅲ型）患者无高泌素血症，其黏膜无 ECL 细胞增生，无其他明显异常，通常为单个较大肿块，直径大于 1.5cm。组织学上与通常描述的不典型类癌相似，银染色和 CgA 免疫组化染色呈阳性，肿瘤侵袭性较强，确诊时已侵入胃壁深层，局部淋巴结或远处转移多见，属中度恶性肿瘤，治疗上应按胃癌根治切除。

九、其他少见类型

1.肝样腺癌：这种癌由腺癌和肝细胞样分化的癌细胞构成，癌细胞表达 AFP。患者血中 AFP 升高，肿瘤常呈结节状或巨块状生长。有广泛的静脉血栓，预后极差。

2.壁细胞癌：癌细胞含有丰富的嗜酸性颗粒状胞浆。电镜见细胞胞浆内大量线粒体、管泡、细胞内小管和细胞内腔。

3.胃绒毛膜癌：胃原发性绒毛膜癌多见于老年男性。胃绒毛膜癌中半数为纯绒毛膜癌，形态与绒毛膜癌相同；半数为合并有腺癌的混合型。癌组织表达 hCG，患者血 hCG 升高。

第六节　胃癌中医辨证分型

一、胃癌的中医辨证分型

1. 肝气犯胃型：胃脘胀痛，牵及两胁，纳食减少、呃逆频繁，吞酸甚至呕吐，舌淡暗，苔薄白，脉弦细或沉。

2. 胃热伤阴型：胃脘部灼热烧痛，嘈杂不适，纳食不香，口干欲饮，五心烦热，舌质红，脉弦细。

3. 气滞血瘀型：胃脘刺痛，心下痞满胀闷不适，恶心，大便色黑，呕血，面色晦暗，舌头暗紫或有瘀斑，脉沉细涩。

4. 痰湿凝结型：腹胀便溏，喜卧懒言，舌质淡，舌苔厚腻，脉缓、细、濡。

5. 脾胃虚寒型：虚弱懒言，朝食暮吐，肢冷畏寒，面色黄白，舌淡而胖，舌苔薄，口干不欲多饮。

6. 气血亏虚型：腹痛绵绵，纳差，乏力，消瘦，恶心，精神不振，自汗盗汗，头晕，舌质淡，舌苔薄、光或无苔，脉沉细、无力。

二、中医辨证分型治疗胃癌

癌属于中医"胃脘痛""噎膈""痞满""呃逆""积聚""反胃"等范畴，发病率呈上升趋势。近年来众多专家学者在继承传统中医理论的基础上，通过自身的摸索与实践，从各自不同的角度，提出了中医对胃癌的病因病机以及治疗方面的许多新学说、新观点，极大地丰富了中医药在胃癌临床治疗上的理论依据。

1. 从痰论治：在中医经典理论中，痰是疾病发病的重要病因之一，又是疾病过程中形成的重要病理产物。外感六淫、内伤情志、饮食劳逸均可导致痰的产生。痰滞成积既是胃的表现又是胃癌形成和进一步发展的朱丹溪所描述的"痰之为物，随气升降，无处不到"，正与胃癌易于浸润转移的特点相类似。手术以后，正气受戕，脾失健运，水失运化失司，容易促进痰浊的再次生成，恰好又为胃癌的复发及转移创造了物质条牛。由上所述我们可以发现"从痰论治"是中医辨治胃癌的一个重要法则。

2. 从瘀论治：胃癌的产生是多种致病因素长时间共同影响的结果，"久病必瘀""久病入络"，进而"瘀血在经络脏腑之间，则结为癥"，因此"从瘀论治"亦是中医辨治胃癌的一个重要法则。北京御方堂中医肿瘤科专家认为，肿瘤侵袭、手术创伤等加重了患者正气亏虚，气虚可导致血瘀（血）不足也可导致血脉不利而致血瘀。使用自拟扶正化瘀方药辨证论治胃癌，不仅降低了局部复发及转移率，而且血液流变异常指标有明显改善。瘀既可作为致病因素，又可成为病理产物同时存在，瘀癌之间存在着互为因果，交互为病的"瘀－癌－瘀"的恶性循环过程，癌潜瘀内，瘀渗癌中，癌瘀交结，瘀深癌剧。在遣方用药上必须癌瘀同治，攻癌勿忘化瘀，散瘀更须抑癌。

3. 从毒论治：毒既是致人各种细胞的基因与外基因改变的因素，也是致癌因素与促癌因素，其引起的癌症性质、种类也是多样的，临床表现也各异。抗癌解毒是临床上胃癌治疗的又一重要法则。李忠教授认为，癌邪为患，必夹毒伤人，且由于癌毒留结，又可以产生痰、瘀等病理产物，癌毒与痰瘀搏结，则形成肿块。因此治疗上提出以"抗癌解毒"为基本大法。

4. 从虚论治：癌属于本虚标实之证，整体属虚，局部属实，从虚论治是中医药治疗胃癌的方法。通过中西医结合治疗胃癌可减轻毒副反应，改善患者体质，提升机体免疫力，提高患者生存质量，是当前"从虚论治"胃癌的主要手段。胃癌的本质是脾虚。以补脾益气、清热解毒、软坚化痰的胃肠安复方为主方治疗胃癌，临证以小复方加减。用药当升清降浊同施，补通兼顾，清化湿热，并多用甘味补益。

5. 分期与分型论治：北京御方堂李忠教授诊治胃癌时，辨证用药立足于"邪正盛衰"，主张既不能专攻邪毒之实，又不宜峻补正气之虚，攻邪勿忘顾其正气，扶正尚需祛其邪毒，不同阶段，各有取舍。肿瘤患者在手术前，属痰瘀互结，予以化痰散结；手术后，多气血两虚，予以益气补血；放化疗术中，耗伤胃气，予以益气和胃降逆；放化疗术后，伤阴耗气，予以益气滋阴；放化疗间歇期，多虚邪实，急则治其标，加重祛邪抗癌；晚期肿瘤患者，全身衰竭，多气虚伴肾虚，予以益气补肾。

6. 内伤为发病的重要原因：内伤发病主要包括情志、饮食、劳逸失宜等。不良的饮食习惯、长期的情志失调，可以导致肝失疏泄，脾胃不和，从而产生瘀、痰、毒等引发胃癌的病理产物。北京御方堂刘学谦教授认为，胃癌病理分3阶段，初起多由情志不遂，肝气不舒或饮食不节，肝胃不和；迷则肝郁气滞，气机失宜阻于血络，气滞血瘀，日渐成积。治宜攻补兼施，以补为主，重在补养气血，健脾和胃；以攻为辅，重在疏肝理气，活血化瘀，软坚散结。很多患者在发病前有长期的情志抑郁史，导致肝郁而脾胃失调，痰浊、瘀血、热毒留滞。

第七节　胃癌细胞超微病理

一、胃癌细胞病理

胃癌细胞形态不规则，异型性明显。胃癌细胞核体积增大，核浆比例大（嗜银细胞及部分黏液性癌细胞例外），核形极不规则，分化差的癌细胞常呈扇形或花边状；核膜内陷增多；核周围间隙有不同程度加宽；核内常染色质十分显著，有的核内几乎全为常染色质，异染色质一般较少，分布在近核膜处或呈岛状散在分布于核中；核仁明显增大，呈海绵状或实体状，并常常靠向核膜，多为单个，亦可见双核仁的癌细胞；核内常见到核内小体及包含体。胃癌细胞胞浆量相对减少，游离核糖体特别是多核糖体增多，粗面内质网等细胞器相对较少，并可伴有畸变。如线粒体一般较肿胀，嵴形态排列不规则且数量较稀少，粗面内质网的量和高尔基体的发育程度则随胃癌的分化而异。细胞之间的连接装置不如正常上皮细胞发达，可少或缺如。

不同分化程度的胃癌细胞其超微结构亦不同。分化程度高的胃癌细胞，胞浆内可形成各种类型的黏液性分泌颗粒，其分布及变化具有一定的规律，或者由细胞游离面的质膜特化形成微绒毛结构，而在分化程度低的胃癌细胞中，则这些特化的细胞结构不发达。根据癌细胞的这一超微病理特点，可以判断胃癌细胞的分化方向和细胞的起源。向肠上皮方向分化的胃癌细胞，细胞游离面质膜形成比较发达的微绒毛，与肠上皮吸收细胞腺腔面的微绒毛相似，其内含有一束纵行的微丝向下伸入顶部细胞质中，形成小根。在细胞质中形成黏液性分泌颗粒时，与肠上皮杯状细胞的分泌颗粒相似，颗粒的直径般较大，颗粒内含有电子透明的絮状内容物。向胃固有上皮方向分化的胃癌细胞，其游离面质膜膜上的微绒毛稀疏、短小或缺如，微绒毛内不含轴丝束；细胞质中形成的黏液性分泌颗粒与胃固有上皮表面黏液细胞或颈黏液细胞中的黏液颗粒相似，黏液颗粒直径较小而内容物电子密度较大，或在黏液颗粒中存在一个偏位的致密性核样体。

电镜观察发现在一分泌黏液的胃癌细胞中见到一种特异性的结构——细胞内囊。细胞内囊多为细胞质内单一性的圆形囊腔，囊壁表面可见肠型微绒毛，囊腔内可见含有均质的或细颗粒性的黏液，有时见到细胞碎屑或絮状不定形物质。细胞内囊多为单个，偶尔可见两个，大小不等，大者直径约 $4\mu m$，小者 $0.5\mu m$。在各种类型的人体恶性肿瘤中，很少发现有细胞内囊的类似结构，因此，细胞内囊对胃癌来说有一定的特异性，在鉴别肠型胃癌与肠癌上有一定意义。

二、胃癌细胞的超微结构研究

在胃癌的超微结构研究中，有的学者将癌细胞与正常胃黏膜和有肠组织转化（化生）的胃黏膜细胞的超微结构相比较，而将胃癌细胞在超微结构改变方面分为 6 型。

1. 未分化型癌细胞：此型癌细胞内有丰富的聚核蛋白体，其他的细胞器稀少，仅可见少量的线粒体，核及核仁均大，癌细胞多呈圆形或椭圆形，常呈单个的游离状态，或排列成小团块，癌细胞桥粒连接少，而发育差。

2. 肠吸收细胞型癌细胞：胃癌细胞具有类似肠吸收细胞分化的特点，癌细胞多呈长方形，癌细胞核位于基底部。癌细胞表面有较密集的微绒毛，排列凌乱，微绒毛内有细丝组成的轴心，深入细胞质内深度不一，胞质内有丰富的粗面内质网及线粒体，线粒体常肿胀，变空，嵴少。癌细胞之间呈明显的复合连接（类似大肠癌）。

3. 肠黏液性细胞型癌细胞：癌细胞胞质内有多少不等的黏液泡。这种黏液泡，类似肠杯状细胞，电子密度小，PAM 染色阳性。粗面内质网较发达并有扩张，黏液多的区域，将核挤向一侧呈印戒状细胞。

4. 胃黏液细胞型癌细胞：这型癌细胞内有类似胃黏液细胞内的分泌泡。该黏液泡在电子密度小的黏液中，有电子密度大的偏核样小体，PAM 染色电子密度小的区域呈阳性反应，电子密度大的区域呈阴性反应。有一些线粒体及粗面内质网。

5. 嗜银细胞型癌细胞：该型癌细胞的胞质内可见有多数电子密度大，呈圆形或椭圆形颗粒，直径 $0.3{\sim}0.5\mu m$，也有个别较大的直径在 $1\mu m$ 左右，颗粒外有膜包绕，内有电子密度大的细颗粒组成。此外，有较发达的粗面内质网及线粒体，核较规则，呈圆形或椭圆形。

6. 鳞状上皮细胞型癌细胞：此型癌细胞在胃较少见（主要见于食管或直肠肛门）。

三、癌细胞胞质内微囊形成研究

在胃癌细胞中，常见胞质内出现微囊。癌细胞内微囊又称胞质内腔。超微结构特征是癌细胞胞质内呈圆形、椭圆形腺腔样结构，直径 $1{\sim}10\mu m$ 不等，以 $3{\sim}5\mu m$ 多见，大的微囊可使细胞核移位，变形。

关于胞质内微囊形成方式看法不一，其形成机制尚不明确，可能经多种途径形成。

（1）细胞膜内陷。Nesland 认为，细胞膜内陷可形成胞质微囊，且从此种方式形成者，多不含有细胞碎片和分泌物质。Tsuchiya 利用酶染色技术行电子显微镜观察，发现部分胞质内微囊与细胞间腔一样，ATP 酶染色阳性，并认为内陷的细胞膜封闭后形成一个球形腔隙。

（2）在胞质微囊周围、壁上及腔中均可见到坏死细胞碎片的存在。因此，认为细胞膜性结构的坏死、融合及断裂可能是胞质内微囊形成的方式之一。

（3）有报道胞质内微囊周围有大量的高尔基复合囊泡的聚集，故推测该种内腔可能由高尔基体囊泡融合而成。

（4）有人认为黏液颗粒的相互融合可形成胞质内微囊。

研究显示，分化程度越高，胞质内微囊出现数量越少，分化差，数量越多，而细胞恶性程度越高，预后越差。

胞质内囊与组织学分化程度的关系：有研究报道分化程度越高，胞质内囊出现数量越少，分化差，数量越多，而细胞恶性程度越高，预后越差。

第八节　早期胃癌的预后研究

一、早期胃癌的预后因素

早期胃癌的预后 5 年生存率明显高于进展期胃癌，如何进一步提高早期胃癌的生存率，各国学者在影响早期胃癌预后的因素方面做了大量的实验研究和临床总结。目前，大多数学者认为，肿瘤的浸润深度和淋巴结转移的情况与早期胃癌的预后有明显的关系。

1. 早期胃癌的淋巴结转移与预后：早期胃癌的淋巴结转移率大约为 15%。Folli 等对 584 例早期胃癌患者统计表明，早期胃癌的淋巴结转移率为 14.4%，且淋巴结的转移情况对早期胃癌患者的 5 年生存率有明显影响。

No 组患者的 5 年生存率为 95%，N1 期为 77%，N2 期为 60%。

淋巴结转移的个数对早期胃癌的复发转移和 5 年生存率也有明显的影响。Gunji 等对 305 例早期胃癌行 D2 淋巴结清扫的患者随访，评估淋巴结转移个数与转移的关系。研究表明，淋巴结转移率为 10.2%，其中 1~3 个淋巴结转移为 24 例（7.9%），4 个淋巴结以上转移者为 7 例（2.3%）。在 1~3 个淋巴结转移组没有发现临床复发转移。在 4 个以上淋巴结转移组的 7 例患者中有 6 例出现临床复发转移，其中 3 例出现骨转移，2 例腹膜转移，1 例同时出现骨转移和腹膜转移。比较无淋巴结转移组、1~3 个淋巴结转移组和 4 个以上淋巴结转移组之间的复发率有明显差异。

淋巴结转移的远近和淋巴结转移的个数与早期胃癌的预后有明显关系，淋巴结转移越远、个数越多，早期胃癌的预后越差。

2. 早期胃癌肿瘤的侵犯深度与预后：早期胃癌肿瘤的侵犯深度与其复发率、生存率的关系也是近年来学者们关注的问题。Basili 对 116 例早期胃癌患者进行回顾性分析，肿瘤位于黏膜层 43 例（37%），肿瘤侵及黏膜下层 73 例（63%）。淋巴结转移 11 例（9.4%），均为侵及黏膜下层者，其中 N15 例（4.3%）、N26 例（5.1%）。116 例患者中肿瘤复发死亡 16 例，其中侵及黏膜下层者占 14 例。研究人员用 Cox 回归分析表明，早期胃癌肿瘤的侵犯深度对患者的复发率、生存率的影响有显著性差异。近年来，日本和西方其他学者的研究均赞成此观点，即侵及黏膜下层的早期胃癌比局限于黏膜层的预后要差。

3. 早期胃癌预后的其他因素：各学者在早期胃癌肿瘤的侵犯深度、淋巴结转移与其预后的关系方面意见是一致的，但在早期胃癌的肿瘤大小、多少、组织类型、患者的年龄与预后的关系上有不同意见。

Maehara 等研究表明，年龄、性别、肿瘤的大小、大体形态、组织类型与早期胃癌的复发没有显著的联系。但大多数学者不赞成 Maehara 的意见。Shimada 取日本 Kumamoto 大学医院等单位 1980~1995 年收治的 2117 例胃癌切除病例进行分析，其中早期胃癌 1051 例（49.6%），在黏膜内早期胃癌中组织学类型和肿瘤大小与淋巴结转移不相关，但在侵及黏膜下的早期胃癌中组织学类型和肿瘤大小明显与淋巴结转移相关。

在年龄方面，Fujimoto 对年轻和年老早期胃癌患者的临床病理联系作了比较，该学者比较了 25 例年龄 < 40 岁以及 64 例年龄 > 70 岁早期胃癌的临床病理关系。与老年组相比，年轻者肿瘤的浸润深度和淋巴结转移数相差不大，但腺癌分化不良者比例数高（52% : 8.6%），凹陷病灶（Ⅱc + Ⅲ型）比例也高（100% : 58.5%），说明年轻人的早期胃癌的肿瘤侵犯性较强。

Maehara 等进一步研究了早期胃癌的肿瘤生长方式与生物学行为之间的关系，该学者把早期胃癌的生长方式分为两型：表面生长型（Super 型）和浸润生长型（Pen 型），Pen 型又分为 Pen A 和 Pen B 两个亚型。平坦型病灶以 Super 型和 Pen B 型生长为主，这两种生长方式侵犯血管的能力差，故有较好的术后预后。凹陷型病灶以 Pen A 型生长方式生长，易侵犯血管和淋巴管，术后有较高的淋巴和血运转移，预后较差。

Borie 等研究了多病灶的早期胃癌和单病灶之间的比较，该学者认为多病灶和单病灶早期癌患者的 5 年生存率没有显著性差异。

二、早期胃癌预后因素分析

早期胃癌根治性手术后的 5 年生存率可达 90% 以上，尤其是黏膜内癌 5 年生存率可达 95% 以上，预后主要与肿瘤分期、淋巴结转移及浸润深度等相关，近年来，随着肿瘤分子生物学、免疫组化等发展，出现许多新的实验室检验指标作为胃癌的预后因素，如 FOXO1A 磷酸化结构转录因子等，但在实际工作中应用甚少。

淋巴结转移与早期胃癌预后关系，有文献报道称淋巴结是否转移或转移个数是早期胃癌主要的预后因素。本组病例淋巴结转移组，5 年生存率为 73.4%；无淋巴结转移组，5

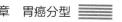

年生存率为 91.3%，与报道基本相符。说明淋巴结是否转移是影响预后的一个重要因素。曾有报道早期癌的预后与其浸润深度非常相关，但此类报道近年较少。本组研究中黏膜癌与黏膜下癌 5 年生存率分别为 92.5% 和 88.0%，差异无统计学意义，但另一方面却进一步证实了早期胃癌定义的科学性。

国外曾报道以肿瘤直径 < 2cm、≥ 2cm、=4cm 为界分为 3 组，得出早期胃癌淋巴结转移与肿瘤大小相关，并且 3 组生存率有显著性差异。本研究亦采用此标准，Kaplan-Meier 法统计分析发现，直径 < 2cm 者 5 年生存率达 100.0%，而直径 2~4cm 者 5 年生存率仅为 71.6%，有显著差异性，=4cm 者 5 年生存率仅为 50.5%，说明肿瘤大小在早期胃癌的预后方面是重要因素。Tsujitani 等报道，根据早期胃癌肿瘤大体分型及直径来决定早期胃癌的手术方式，效果良好。本组资料中，2cm 的早期胃癌良好的治疗效果也提示，当肿瘤直径 < 2cm 时，可以适当缩小某些类型早期胃癌的切除及淋巴结清扫范围，但对于肿瘤直径 > 4cm 者淋巴结转移率高，预后差。手术时应扩大淋巴结清扫范围，术后应给予化疗等辅助治疗。

三、内镜黏膜下剥离术及外科手术治疗早期胃癌预后评估

EGC 是指病处的浸润深度局限于黏膜层及黏膜下层，不论是否伴有局部淋巴转移。胃癌根治术是以往 EGC 的经典术式，术后患者 5 年生存率明显提高，但其创伤大，并发症多，严重影响患者术后的生活质量。随着微创及内镜技术的迅速发展，EMR 及 ESD 的相继出现完全颠覆了癌前病变、早癌及胃肠道间质瘤等消化道肿瘤仅限于传统外科或腹腔镜手术的现状，并逐渐向内镜治疗模式的转变。目前，已有大量文献对 ESD、EMR 的优劣进行系统性分析，认为 ESD 具有较高的整块切除率、治愈性切除率以及低复发率等优点，但关于 ESD 与传统外科手术之间的比较研究仍相对较少。

目前，ESD 已被国际胃癌协会列为 T1 期胃癌的标准治疗术式，其克服了 EMR 的局限性，可精确控制病处切除的形状与大小，实现对较大病变及溃疡性病变的一次性剥除，有利于术后病理诊断，但 ESD 对术者的技术要求较高，操作难度大，且存在出血、穿孔等并发症风险。研究 ESD 组与外科手术组的整块切除率、治愈性切除率相当，故既往所谓的外科手术比内镜治疗更彻底的观点有待进一步商榷。虽然 ESD 组的手术时间有所增加，但其住院时间、住院费用则明显降低，具有更好的社会经济学效益，主要与 ESD 创伤小、并发症少、患者需要更长的时间才能恢复有关。此外，ESD 并发症明显减少，且相对容易控制，无需接受外科处理，随着 ESD 的不断完善，其并发症发生率有望进一步降低。

对患者术后随访发现，ESD 组与外科手术组在术后 2 年内的生存率、复发率比较差异无统计学意义，究其原因，ESD 可一次性切除大范围的病灶，最大限度的排除淋巴结转移地发生，从而降低肿瘤局部残留及术后复发。余福兵等研究认为，对于无淋巴结转移、无

脉管转移的 EGC 患者，直径＞2.0cm 的病灶行 ESD 治疗，均可达到完整的剥离效果，且远期预后与外科手术相似。现研究已证实，是否伴随淋巴转移是 EGC 患者术后生存期及预后的关键因素，但由于 EGC 淋巴结转移的可能性较低，仅为 1%~3%，如果以根治性手术作为常规手术，则存在过度治疗之嫌，且根治性手术术后仍有 1.7%~3.4%的转移复发率。

综上所述，ESD 对 EGC 的治疗与外科手术疗效及预后相当，且住院时间短、费用低、并发症少，故在全面评估 EGC 并严格把握适应证的情况下行 ESD 安全有效，值得临床首选使用。

第九节 进展期胃癌预后与病理研究

重视胃癌的病理与胃癌的预后关系。对各种病理指标进行对比观察，如胃癌大体类、组织学类型及分化程度、生长方式、癌浸润深度、血管与淋巴管及神经侵犯、淋巴结转移、癌旁巴结网织细胞反应、肿瘤间质淋巴细胞浸润、肿瘤间质浆细胞浸润、胃癌周围纤维组织反应、脱氧核酸（DNA）倍体数、表皮生长因子和表皮生长因子受体及癌基因表达水平等，发现这指标对于判断胃癌的预后是有很大帮助的。

1. 胃癌的大体分型：按 Borrmann 分型，5 年生存率 Borrmann0 型（即早期胃癌）为 97.30%；Ⅰ型为 59.26%；Ⅱ型为 57.53%；Ⅲ型为 42.86%；Ⅳ型为 21.09%；Ⅴ型为 12.50%。

2. 胃癌组织学类型及分化程度：胃癌组织学形态类型反映不同的生物学特性并影响胃癌患者的预后，如乳头状腺癌 5 年生存率为 32.9%，管状腺癌为 25.4%，未分化型癌为 20.5%，低分化腺癌为 19.9%，黏液腺癌为 19.3%。

胃癌组织学类型与转移也有一定关系，乳头状腺癌肝转移率为 66.7%，印戒细胞癌为 17.0%，而印戒细胞癌腹膜种植者 39.6%，黏液腺癌为 36.4%，未分化型癌 33.3%。

胃癌分化程度与预后也有明显关系，I 级胃腺癌的 5 年生存率为 80%；Ⅱ级为 35.1%；Ⅲ级与Ⅳ级的 5 年生存率为 4.5%~9.7%。

一般的规律是早期胃癌多为高分化与中等分化腺癌，而晚期胃癌多见于低分化与未分化管状腺癌，而浸润黏膜肌层以外时则变为低分化腺癌或未分化癌。研究表明随着肿瘤的发展，肿瘤细胞的分化程度逐渐在变化。

3. 肿瘤部位：大量病例统计，胃远侧者占 60.2%；胃体部占 17.0%，胃近侧者占 9.4%。胃远侧部胃癌 5 年生存率为 31.7%，近侧部胃癌为 27.7%。

另一组资料统计：胃小弯癌 5 年生存率为 20%，胃大弯癌为 0%，幽门胃癌为 19.3%，贲门癌为 4.3%，胃体癌为 16.6%。

胃癌多开始于胃小弯，当延伸至胃大弯多属晚期或已侵及横结肠。

4. 肿瘤大小：一般认为胃肿瘤越大，切除后的生存率也越低。肿瘤直径小于 2cm 的 5 年生存率为 37.7%，肿瘤直径小于 4cm 的疗效较好，5 年生存率为 29.8%；直径大于 4cm 的胃癌 5 年生存率随着肿瘤直径增大，则疗效越差。

5. 胃癌侵犯深度：一组资料报道，原位癌 5 年生存率为 100%，侵犯至黏膜下 5 年生存率为 50%，侵犯肌层者为 22.4%，侵犯浆膜 1 级为 15.7%，侵犯浆膜 Ⅱ 级者为 3.6%，侵犯浆膜 Ⅲ 级者为 5.7%。

另一组报道胃部深度侵犯的 5 年生存率，侵及 Sm 者 5 年生存率为 97.37%，侵及 Pm 者为 76.19%，侵及 S1 者为 59.38%，侵及 S2 者为 43.50%，侵及 S3 者为 13.64%。

6. 胃癌生长方式：张萌昌报道以胃生长研究癌的生物学特性。将胃癌生长方式分为团块状生长型、巢状生长型及弥漫状生长型 3 种，根据他们对 316 例胃癌 5 年生存率的分析，团块状生长型最佳，巢状生长型次之，弥漫状生长型最差。

7. 血管、淋巴管及神经侵犯：根据 148 例胃癌的观察，有 17 例在血管内查见癌栓，经常可见癌细胞在静脉周围或静脉壁内浸润，有时癌细胞向静脉呈放射状排列，但与其并行的动脉完全不被侵犯，均于 2 年内死亡。淋巴管侵犯者 39 例，神经被侵犯者 42 例，淋巴管和神经多数有平行关系，其 5 年生存率亦很近似。淋巴管内查见癌栓者有 3 例并无淋巴结转移，说明淋巴管是肿瘤转移的通道，而淋巴结则是肿瘤住宿、生长、繁殖的场所。

8. 淋巴结转移：淋巴结转移与肿瘤侵犯深度和分化程度有关，如一组资料观察：肿瘤侵及黏膜下者淋巴结转移率为 40%，侵及胃肌层者为 52.2%，侵及胃浆膜者为 80.2%。腺癌 Ⅰ 级淋巴结转移率为 0%，腺癌 Ⅱ 级为 54.2%，腺癌 Ⅲ 及 Ⅳ 级为 77% 及 70%。胃癌有淋巴结转移者 5 年生存率仅 7.6%，无淋巴结转移者为 41.8%。

另一组资料报道，无淋巴结转移者 5 年生存率高于有淋巴结转移者的 2 倍。胃癌的预后不仅与有无淋巴结转移有关，而且与手术中清扫淋巴结有关，如全国胃癌协作组 5829 例手术切除病例分析，根治切除组无淋巴结转移的 5 年生存率为 47.5%，有淋巴结转移者为 242%；姑息切除组无淋巴结转移的 5 年生存率为 30.4%，而有淋巴结转移者仅 7.2%。

9. 胃癌旁淋巴结组织细胞反应：在 116 例胃癌旁淋巴结组织细胞反应性增生的观察：胃癌旁淋巴结网织内皮细胞增生 Ⅲ 级者生存率为 44.4%，网织内皮细胞增生 Ⅱ 级者 5 年生存率为 4.9%，网织内皮细胞增生 Ⅰ 级者 5 年率为 0%。提示机体对肿瘤免疫防御功能高者其预后亦好。动物实验证明，胃癌旁淋巴结增大，免疫活性细胞数增高，淋巴结生发中心浆细胞大量增生。有研究表明，胃癌旁淋巴结中 T 淋巴细胞增多且活性增强，对癌细胞的淋巴结转移有一定的抑制作用，故预后亦较好。

10. 肿瘤间质淋巴细胞浸润程度：肿瘤间质有时可见一小簇癌细胞的周围包裹着大量的免疫活性细胞，是宿主对癌细胞的免疫反应，除 T 和 B 淋巴细胞外，其他还有中性粒细胞、巨噬细胞和浆细胞，均参与杀伤肿瘤细胞，其中淋巴细胞能够杀伤肿瘤细胞已无疑义。随着淋巴细胞浸润增多，胃癌 5 年生存率也逐步提高，一组资料统计，淋巴细胞轻度浸润的 5 年生存率为 2.5%，中度浸润的 5 年生存率为 8.7%，而淋巴细胞重度浸润的年生存率高达 62.9%。

11. 肿瘤间质浆细胞浸润程度：浆细胞分泌免疫球蛋白（IgA 和 IgM），参与抗体依赖性细胞对肿瘤细胞的杀伤，能抑制肿瘤生长并影响宿主的预后。胃癌患者间质浆细胞轻度浸润的 5 年生存率为 3.4%，中度浸润的 5 年生存率为 30.4%，而浆细胞重度浸润的 5 年生存率高达 57.1%。

12. 胃癌旁纤维组织反应：胃癌间质的纤维组织反应程度与胃癌组织学类型及预后有关，如团块状生长的胃癌的癌周间质，一般包绕较致密的纤维组织，组织化学染色显示主要是大量致密的嗜银纤维组织和移行于胶原与嗜银纤维之间的纤维组织，这种组织反应是宿主对癌细胞的一种防御性反应，有限制癌细胞扩散作用。

第十章

早期胃癌

第一节 早期胃癌

一、早期胃癌研究

早期胃癌是指癌组织限于胃黏膜层及黏膜下层，不论其范围大小和有否淋巴结转移。早期胃癌多无症状，有时临床表现为上腹隐痛、腹胀、食欲不振等。胃低张力双重对比造影的 X 线检查及胃镜检查对发现早期胃癌具有很大的价值。早期胃癌患者手术（或内镜下切除）后 5 年生存率可达 90%~95%，对于病变局限于黏膜内的早期胃癌效果更好。

1. 病因：不良生活方式、消化道癌家族史、胃溃疡、胃息肉、慢性萎缩性胃炎、幽门螺杆菌感染等均是胃癌的危险因素。

2. 临床内镜表现：

（1）隆起型（Ⅰ型）：肿瘤从胃黏膜表面隆起超过 0.5cm，呈圆形或椭圆形，向胃腔内突出，一般在 0.2~0.25cm，基底较宽，很少带蒂，边界较清楚，但稍不规则，在双重造影时，有适当钡剂涂布后加压检查，可见到环形充盈缺损，轮廓可呈分叶状，有时表面凹凸不平，使病灶呈斑片状，切线位可显示病灶向胃腔内凸出、广基和界限清楚的小充盈缺损。

（2）浅表型（Ⅱ型）：可分 3 个亚型。

1）浅表隆起型（Ⅱa 型）：隆起高度不超过 0.5cm，以压迫法显示较佳，病灶表现为颗粒状突起。此型需要与息肉样腺瘤、小平滑肌瘤和迷走胰腺等鉴别。

2）表面平坦型（Ⅱb 型）：无明显隆起或凹陷，双重造影检查表现为病变区胃黏膜失去其正常均匀影像，胃小区和胃小沟破坏与消失，但有一定的边界可见。此型最难与局限性胃炎或良性溃疡愈合之瘢痕相鉴别，必须做胃镜活检以获得病理诊断。

3）浅表凹陷型（Ⅱc 型）：其凹陷深度不到 0.5cm，呈浅在性龛影，其周围黏膜纠集或中断，或呈杵状增生，龛影边缘可见指状压迹，病灶周围胃小区和胃小沟破坏、消失，不达溃疡边缘，有时也可见到胃轮廓的局限性僵硬感。

（3）凹陷型（Ⅲ型）：其胃黏膜表面凹陷超过 0.5cm，边缘呈锯齿状，形态不一，大多为稍不规则形。在双重对比和适当加压后可见到较浅的存钡区。由于病灶糜烂区尚有残留零星的正常黏膜，使钡剂涂布不均匀，呈"沼泽地"样改变。切线位可见在胃轮廓上出现小的突起，但与良性溃疡不同。在接近龛影处的黏膜皱襞突然中断，呈杵状或变尖或呈融合状等恶性溃疡的 X 线特征。

3. 临床症状表现：早期胃癌往往无临床症状，部分患者可出现上腹不适，胀满、食欲下降等。随着肿瘤进展，症状逐渐显现。

4. 检查：主要依靠无症状筛查发现高危个体；对于有上腹部症状者进行钡餐造影可发现病变，但是确诊需要胃镜及活检组织病理学检查。

5. 诊断：早期胃癌症状不典型，当出现疼痛加剧、发作频繁、胃部灼热、不明原因贫血等，则需警惕胃癌。诊断主要依靠胃镜及活检组织病理学检查。

6. 治疗：早期胃癌的治疗方法主要分为内镜下治疗和手术治疗两大类。

（1）内镜下治疗：

1）内镜下黏膜切除术（EMR）：包括大块活检法即双管道内镜法、帽吸引式 EMR 法（EMR-C）即透明帽法、结扎式 EMR 法（EMR-L）。

适应证一般为中等分化或高分化黏膜内腺癌。

2）内镜黏膜下剥离术（ESD）：与内镜下黏膜切除术（EMR）相比，内镜黏膜下剥离术（ESD）可以完整切除病变，有助于术后病理评估。

适应证包括：①任何大小的分化型黏膜内癌，且无溃疡形成者。②分化型黏膜内癌如伴溃疡形成，则病变直径应 < 3cm。③未分化型黏膜内癌如果无溃疡形成，则病变直径 < 2cm。④直径 < 3cm 的无溃疡形成及无血管（淋巴管）浸润的分化型黏膜下微小癌。

（2）手术治疗：早期胃癌采取根治性手术治疗疗效较好，术后 5 年生存率达 90% 以上。

二、内镜预测早期胃癌进入深度的研究

目前临床上有多种内镜技术可以用于预测早期胃癌的浸润深度。

1. 普通白光内镜（C-WLE）：C-WLE 是临床上筛查、诊断胃癌最常用的方法。总结既往研究中报道的 EGC 黏膜下浸润的危险因素包括：0~Ⅱ型（巴黎分型）、病灶直径较大、合并溃疡、明显发红、表面不规整、边缘明显隆起、襞增粗截断融合、易自发性出血及胃壁局部僵硬等。

Namieno 等在分析 1354 例 EGC 病例后得出结论，早癌浸润深度与病灶大小、大体形态和分化程度相关。隆起型且无溃疡的分化型 EGC 通常为黏膜内癌，而未分化或合并溃疡、瘢痕的病灶浸润深度通常更深。Sano 等通过对比 206 例 EGC 的 C-WLE 下表现及术后病理发现，病变位于胃窦，病变呈隆起型，襞边缘病态改变与 ECC 黏膜下浸润相关，C-WLE 区分黏膜内癌和黏膜下癌的准确率为 71.9%。其后，Choi 等开展的一项大样本回

顾性研究对 2 105 例 EGC 在 C-WLE 下的特点进行分析，总结出黏膜内癌的特点为病灶稍隆起或凹陷、表面光滑、边缘稍隆起、壁光滑，而黏膜下癌的特点为表面不规整、边缘明显隆起、襞融合或中断，以上特点诊断 EGC 浸润深度的总体准确率为 78%，诊断黏膜内癌、黏膜下癌的敏感度分别为 85.5%、72.6%，特异度分别为 73.9%、81.9%。

随着内镜下切除扩大适应证出现，仅分辨黏膜内癌和黏膜下癌已不能满足临床需求，如何进一步区分黏膜层 - 黏膜下浅层癌（M-SM1）及黏膜下深层浸润癌（≥ SM2）成为重点。Nagahama 等发现，当向胃腔内充气使胃壁极度扩张时，若病灶呈现梯形样隆起且周围黏膜襞纠集，则其黏膜下深层浸润可能性大，并定义该类病变为"非延展型"病变，该研究共入组 863 例 ECG，应用"非延展型"特点鉴别 M-SM1 和 SM2 的敏感度、特异度及准确率分别为 92%、97.7% 及 96.9%。

通过上述研究可看出，目前对于 ECG 浸润深度的判断尚缺乏客观标准，对内镜医师的个人经验要求较高，依据 C-WLE 下特征判断 ECG 浸润深度的准确性有待进一步提升，故部分研究者尝试通过建立深度预测模型以增进诊断客观性。Abe 等通过回顾性分析 EMR/ESD 或外科切除的 853 例分化型 EGC 的 C-WLE 图片（部分病例进行了靛胭脂染色），建立了预测 EGC 浸润深度的评分模型，其中黏膜下深层浸润的独立危险因素包括边缘隆起（2 分）、肿瘤大小超过 30mm（2 分）、明显发红（1 分）、表面不整（1 分），将该模型在 211 例分化型 EGC 病例中测试并由 3 名专家进行图片判读，当以 ≥ 3 分作为诊断黏膜下深层浸润标准时，诊断病灶黏膜下深层浸润的敏感度、特异度、准确率分别为 29.7%~45.9%、93.1%~93.7%、82.5%~84.8%。中国学者程畅等分别采用该模型及单纯 C-WLE 预测其单位 38 例 EGC 的浸润深度，结果显示模型组诊断病灶黏膜下深层浸润的准确率在 78.9%~84.2%，而单纯 C-WLE 诊断准确率仅为 55.3%~63.1%，显示模型组对 ECG 浸润深度诊断的准确率明显高于单纯 C-WLE。

综上所述，C-WLE 判断 EGC 浸润深度的总体准确率在 71.9%~96.9%。内镜下观察主观性大，观察者间一致性欠佳，仅为 0.54~0.60。目前通过 C-WLE 预测 EGC 浸润深度尚无统一标准，未来通过更大样本量的研究建立更为优化的预测模型十分必要。

2. 内镜超声检查（EUS）：EUS 始于 20 世纪 80 年代，经过不断技术革新，目前其是最常用于判断消化道肿瘤浸润深度的技术。根据胃壁 5 层结构在 EUS 下的表现，可对肿瘤浸润深度进行判断。既往研究证实 EUS 鉴别 T_1/T_2 期胃癌准确率较高，但其能否准确判断 T1 期癌的具体浸润层次，目前尚无定论。不同研究报道的 EUS 诊断 ECG 浸润深度的准确率在 65%~86%，这与影响 EUS 诊断 ECG 浸润深度准确率的因素较多有关。既往研究中曾报道的影响因素包括：胃体上 1/3 的病变、溃疡型或凹陷型病变、未分化型肿瘤、0-I 型病变、肿瘤大于 3cm、超声探头分辨率及频率、操作医师经验等。

一项 Meta 分析显示，EUS 对 EGC 浸润深度的判断并不十分准确，其诊断黏膜内癌的敏感度和特异度分别为 76%、72%，诊断黏膜下癌的敏感度及特异度分别为 62%、78%，诊断 M-SM1 癌的敏感度和特异度分别为 90%、67%。更有研究显示若操作者对病灶 C-WLE 下表现或患者临床资料（CT 等）不知情，单独使用 EUS 诊断 EGC 浸润深度的准确率仅为 53%。所以，仅用 EUS 预测 EGC 浸润深度的准确性并不优于 C-WLE。日本的一项单中心研究对 230 例（195 例 M-SM1、35 例 ≥ SM2）ESD 前曾行 C-WLE 及 EUS 的 ECG 进行回顾性分析后发现，病变表面不规则和黏膜下肿瘤样隆起与黏膜下深层浸润相关，诊断准确率在 73%~82%。同时，该研究发现单独应用 C-WLE 或 EUS 对 EGC 浸润深度的诊断效率无统计学差异，但若对 C-WLE 下诊断 ≥ SM2 的病例再行 EUS，可明显降低 C-WLE 的过度诊断率，使总体诊断准确率达到 85% 以上。为了能够使诊断更为客观，Cheng 等回顾性分析 205 例 EGC 术前的 C-WLE 和 EUS 图片，将病灶明显发红、黏膜皱襞突然截断、病灶位于胃体上 1/3 及 EUS 考虑深层浸润这 4 项黏膜下深层浸润（≥ SM2）的独立危险因素联合，构建了 C-WLE 联合 EUS 预测 EGC 黏膜下深层浸润的模型，根据分值辅助判断是否存在黏膜下层深浸润，其中建模组和测试组的曲线下面积分别为 0.865 和 0.797，通过该模型区分 M-SM1 癌与之 SM2 癌的准确率达到 89.86%，过度诊断率为 2.17%。

总之，相较于其他内镜检查技术，EUS 是唯一可以直观地观察胃壁各个层次的技术，对诊断 EGC 浸润深度具有不可替代的作用。但影响 EUS 诊断准确率的因素较多，超声设备较昂贵，且需要有经验的内镜超声医师进行操作，故目前并不推荐 EUS 作为判断 EGC 浸润深度的常规检查工具。

3. 窄带光成像（NBI）：窄带光成像是近年来运用在内镜检查中的一项技术，通过窄带光成像可以清楚地观察黏膜表层血管。但由于窄带光成像是窄谱光源，单纯应用时视野较暗，目前认为只有将窄带光成像和放大内镜结合，才能更好显示胃黏膜的表面微形态结构和微血管形态，有助于发现黏膜病变。在窄带光成像放大内镜下，胃黏膜的观察重点主要包括上皮下微血管结构（MV）和黏膜表面微形态结构（MS）两部分。前者包括上皮下毛细血管网、集合小静脉和病理微血管，后者包括腺管边缘上皮、腺管开口、中间部分。此外，还有亮蓝嵴和白色不透光物质等观察内容。

窄带光成像放大内镜在食管癌和结直肠早期癌的检查中依据现有理论体系可以较好地判断病变浸润深度，而窄带光成像放大内镜在 EGC 中目前主要用于判断病灶边界和预测分化程度，其预测 EGC 浸润深度的价值尚存争议。2011 年亚太共识认为，ECG 异于表浅食管鳞癌和结直肠癌，即使当病灶侵入黏膜下层，表面黏膜结构通常也不会有何特殊表现，故窄带光成像放大内镜对于预测胃癌浸润深度并无帮助。

近年来一些研究者尝试通过 ECG 在窄带光成像放大内镜下的某些特征来预测其浸润深度。Ok 等指出，60.9% 黏膜内癌的 MS 为卵圆形和 / 或管形，而 40.0% 黏膜下浸润癌的 MS 是破坏性结构。Yagi 等总结了黏膜下癌在窄带光成像放大内镜下的 2 种特点为黏膜结构模糊、不规则网格状，这 2 种特点诊断 EGC 黏膜下浸润的敏感度分别为 45%、93%，特异度分别为 25%、97%。Kikuchi 等将直径超过周边异常血管直径 3 倍的肿瘤血管作为黏膜下癌的特征，在观察的 119 例 ESD 切除的 EGC 病例中，该特征诊断 EGC 黏膜下浸润的敏感度、特异度、准确率分别为37.5%、88.3%、81.5%。Li等总结胃内病损在窄带光成像放大内镜下的分型：A型，边界内腺管结构较周边结构细小但血管结构与腺管开口均清晰、规则；B型，表面结构模糊、不规则，微血管增粗、扭曲、不对称分布；C型，表面结构缺失，微血管稀疏，存在孤立血管或无血管区。当病变特点为A型时84.4%是良性病变，当病变特点为EC型时，诊断黏膜下深层浸润的敏感度、特异度、准确率分别为72.7%、80.5%、78.9%。Kobara等在观察15例SM1癌和20例SM2癌后总结出凹陷型分化良好的SM2癌的窄带光成像放大内镜下特点：①无结构（即使在醋酸染色后放大视野下也观察不到腺管结构）。②散在血管（模糊的黏膜结构背景上观察到2根以上散在的血管）。③多口径血管（扭曲扩张的血管，血管直径为周边肿瘤血管2倍及以上）。在该研究观察的病例中，出现2种及以上上述特征的病变均浸润至SM2。

由上述研究可知，在窄带光成像放大内镜下EGC黏膜下浸润的特征可以总结为：表面微结构缺失、微血管异常增粗或扭曲、存在乏血管或无血管区。但现有的关于窄带光成像放大内镜预测ECG浸润深度的相关研究存在许多不足：①研究数量少，且每项研究中的样本量偏小。②现有研究几乎都是探究窄带光成像放大内镜判断分化型ECC浸润深度的作用，而对于未分化或低分化病变的研究少。目前通过窄带光成像放大内镜诊断EGC浸润深度的方法尚未成为主流，需要更大样本的研究进一步证实其价值。

4. 红外电子内镜：与波长为500~600nm的可见光相比，红外光（波长大于700nm）能更好地被血红蛋白吸收、散射少、组织穿透能力更强，故应用红外电子内镜可以更好观察黏膜下血管。Iseki等应用红外电子内镜联合静脉注射菁绿对61例凹陷型或溃疡性胃癌进行浸润深度的预测，证实该技术诊断黏膜内癌及黏膜下或更深层次浸润癌的准确率均为89%。Mataki等观察发现所有黏膜下胃癌会出现菁绿聚集，而分化型黏膜内癌则观察不到菁绿聚集，认为这一现象将有助于术前判断病灶能否行内镜下切除。不论有无溃疡，该方法诊断胃癌浸润深度的准确率超过80%，因此该法可以作为EGC浸润深度的诊断方法。但因该技术操作繁琐，且引哚菁绿的毒副作用也不能忽视，故其并未在临床中得到广泛应用。

5. 其他：自体荧光成像、高清智能电子染色内镜、智能分光比色内镜、蓝激光成像和共聚焦显微内镜等均为近几年出现的新技术。研究显示，上述技术可以提高EGC的检出率，但关于其预测ECG浸润深度的研究较少，目前尚无以上技术诊断EGC浸润深度的报道。

6. 展望：随着内镜设备不断革新，内镜下诊断和治疗消化道早期癌的技术不断进步，有更多的方法可供临床医师选择。各单位可以结合实际情况选择诊断技术。但目前内镜下诊断EGC浸润深度尚无标准的诊断标准，导致操作者主观性大，一致性差。因此，需要开展更大规模的临床研究，制定内镜下诊断EGC浸润深度的标准。

第二节　早期胃癌筛查现状及思考

胃癌作为全球最常见的恶性肿瘤之一，其全球发病率居所有恶性肿瘤第 2 位，死亡率居第 4 位，其中近 50% 在东亚国家，且 50 岁以下人群的发病率正在逐渐上升。我国是胃癌高发国家，其总体发病率和死亡率分别为 30% 和 21.48%，均高居所有恶性肿瘤的第 2 位。根据 2015 年中国癌症数据报告显示，我国每年胃癌预估新发病例高达 67.9 万例，约占全球 42.6%；死亡病例达 49.8 万例，约占全球 45.0%。因此，降低我国胃癌发病率和死亡率成为当前亟待解决的重大公共健康问题。

研究证实，胃癌的预后与发病年龄、性别、病理类型与分期、分化程度、治疗方法和时机的选择、是否伴有远处淋巴结转移等诸多因素密切相关。进展期胃癌的预后差，其死亡率超过 60%，5 年生存率低于 30%，且大量耗费有限的医疗资源，而早期胃癌可获得根治性切除，预后较好，5 年生存率可超过 90%。因此，提高人群早期胃癌检出率，对改善患者预后、提高生存率具有重要的现实意义。

基于我国目前社会经济和文化教育发展的现状，社区"无症状"的自然人群相对缺乏胃健康管理的观念，不会主动进行胃癌预防相关检查。所以，我国目前诊断为胃癌的人群主要是来医院就诊的有症状患者，这种针对有症状人群的机会性筛查，显然无法发现足够多的早期胃癌。因此，需要将工作重点放在胃癌高发地区的自然人群中，研究并制定科学高效的筛查策略，这样才能发现足够多、足够早的胃癌，从而改善预后、降低死亡率，用较少的成本获得较高的社会经济效益。

一、国外早期胃癌筛查现状

作为胃癌高发国家，日本和韩国在早期胃癌筛查研究方面起步较早，且已经取得了一定的成效，其早期胃癌的诊治率分别达到了 70% 和 50%。因此，虽然日韩的胃癌发病率较高，但其死亡率与发病率的比值却明显低于我国和西方国家，这与他们国家的筛查策略密切相关。

年胃癌死亡与发病的比值是目前判断胃癌诊治预后的综合指标，根据 WHO 2012 年资料显示，日本、韩国和我国分别为 0.41、0.31 和 0.79。从数据中可以看出，日韩胃癌患者的预后相对较好，这和他们开展早期胃癌筛查工作，从而提高早期胃癌发现率有关。

目前常用的胃癌筛查方法包括血清蛋白酶原（PG）、血清胃泌素 –17（G–17）和幽门螺杆菌（Hp）抗体检测、上消化道钡餐和内镜筛查等。研究显示，胃镜和钡餐检查可明显提高早期胃癌发现率、降低胃癌死亡率，因此在胃癌筛查中显得更具优势，且在基于大规模人口的早癌筛查中得到越来越广泛的应用。自从 1983 年以来，日本在全国范围对年龄 ≥ 40 岁的目标人群开展上消化道钡餐的胃癌筛查工作，再根据钡餐结果对需要进一步检查的人群进行胃镜检查。2012 年日本全国 47 个地区参加钡餐胃癌筛查的总人数为 3784967 人，仅占目标人群的 5%，参加钡餐检查人群中平均 8.8% 需要进一步胃镜检查，最终 271810 人实际接受了胃镜检查。

此外，有研究表明，相比影像学检查方法，内镜检查可使胃癌死亡率下降 50%~67%，在早期胃癌的最佳检测策略中显示出更优的成本 – 效益和更高的敏感度与特异度。以日本新潟市为例，2004 年参与胃癌筛查的 30690 例 40 岁以上的人群中，内镜筛查的早期胃癌发现率为 0.87%，是 X 线筛查的 2.7 倍，而花费仅为其四分之一（160.8 万日元比 417.7 万日元）。

因此，日本政府在 2016 年正式决定将胃癌的内镜筛查作为国家项目，并将 40 岁以上人群作为目标筛查人群。根据共识意见的推荐，首先通过流行病学调查确定"胃癌风险人群"或"胃癌筛查目标人群"，进一步行 PG、G–17、血清 Hp 抗体的检测，最终根据血清学检测结果以及新型胃癌筛查评分系统，分别给予不同的内镜检查与随访指导建议。这些共识充分考虑到我国国情，确定了开展胃癌筛查工作的原则，有重要的指导意义。

随着筛查手段的不断发展及对早癌筛查的逐步重视，在全国部分地区开展早期胃癌的筛查工作也取得初步成果。通过对胃癌高危人群进行早期筛查，可明显提高早期胃癌的检出率，从而有效延缓胃癌进展、降低其死亡率。以辽宁省庄河地区为例，通过对 1997 年至 1999 年、2002 年至 2003 年和 2007 年至 2011 年期间，共计 13078 人进行 PG 检测和胃镜胃黏膜活检筛查，共检出胃癌 108 例，其中早期胃癌分别占检出胃癌的 56.82%、51.22% 和 82.61%。早期胃癌 5 年生存率达 90.48%。成本效果分析显示，在庄河地区高危人群中每年投入 8448 元进行筛查治疗，就可以减少 1 例胃癌的死亡，成本效益比为 1∶2.6。

近年来，我国在早期胃癌筛查研究工作的投入也逐步加大。2015 年国家科技支撑计划、全国早期胃癌筛查项目在同济大学附属杨浦医院启动，随后全国有 200 多家医院加入全国早期胃癌筛查协同网络。以李兆申院士牵头的全国首个以三级医联体模式进行的消化道肿瘤筛查与防治项目——消化道肿瘤防治中心（GICC）项目于 2018 年初在无锡地区进行落地试点，目前已有多家单位参与 GICC 项目中，此项目将在全国范围内进行逐步推广，这对进一步完善我国早期胃癌的筛查策略起到积极作用。

二、关于早期胃癌筛查的分析与思考

在我国胃癌筛查共识意见的指导下，在社区实际开展工作中还需要解决一些落地衔接的问题。首先，在 40 岁以上的社区自然人群中，大部分无针对胃病的就医经历，在流行病学调查时无法明确他们是否存在 Hp 感染，是否患有慢性萎缩性胃炎、胃溃疡、胃息肉、肥厚性胃炎等胃癌前疾病，因此，无法相对准确地通过流行病学调查确定"胃癌风险人群"或"胃癌筛查目标人群"的范围。我国地域差异巨大，地区和个体饮食、生活习惯的不同，以及对高盐、腌制饮食、烟酒吸食程度等缺乏量化评价指标，个体对是否有不良饮食生活习惯的认识也有差异，因此在是否存在这些胃癌风险因素定量评价方面，想要客观地获得准确一手资料有一定困难。

其次，在流行病学调查基础上应用血清学检查进行胃癌风险分层，其原理依据在于通过这些检测可以筛出 Hp 感染患者以及在 Hp 感染基础上发生胃萎缩的这些胃癌的高危人群，但是贲门癌和 Hp 感染及萎缩没有直接的关系。1998 年至 2012 年在华西医院就诊的 5053 例胃癌患者中，发病部位由高到低依次为胃窦、贲门、胃体及全胃。其中，贲门癌共计 1723 例（占比 34.1%），仅次于胃窦癌的 2605 例（占比 51.6%）；胃窦虽仍是胃癌的最好发部位，但其比例呈下降趋势，由阶段 1（1988 年至 1992 年）的 63.7% 下降至阶段 5（2008 年至 2012 年）的 50.5%，而贲门癌发病率从阶段 1 的 22.3% 上升到阶段 5 的 35.7%，呈现逐渐增加的趋势。贲门癌的发生与生活饮食习惯、肥胖、胃食管反流病、吸烟、饮酒、焦虑抑郁心情、遗传等密切相关，而与 Hp 感染、萎缩等关系不甚密切，甚至有研究显示其与 HP 感染呈负相关。据南京鼓楼医院的研究结果，贲门癌占近年新发胃癌的 40%~50%，发病人群以中老年为主，且其在组织病理学上分化较好，与 Hp 感染的关系不大。统计了无锡市人民医院过去 10 年的手术胃癌不同部位发病情况、胃癌病例共计 2518 例，其中贲门癌 1170 例，占比 46.5%；发生在胃窦的癌 831 例，占比 33%；发生在胃角的癌 193 例，占比 7.7%；发生在胃体的癌 324 例，占比 12.9%。因此，我们在社区胃癌筛查过程中，需要考虑我国贲门癌相对高发的国情。

再次，胃癌一级亲属作为胃癌发病的高危因素值得我们格外的关注。研究表明，胃癌患者的一级亲属中，胃黏膜萎缩和肠上皮化生的发生风险更高，且胃黏膜萎缩程度更严重、肠上皮化生范围更广泛，患胃癌的风险明显增加。据 Mansour-Ghanaei 等研究显示，胃癌一级亲属的胃黏膜萎缩发生率为 7.4%，明显高于无胃癌家族史的 1.7%；同时发现有胃癌家族史的异型增生发生率亦显著高于无胃癌家族史组（4.0% 比 0.4%）。2016 年 11 月到 2017 年 11 月我们在无锡市新吴区开展的前期胃癌筛查工作显示，在该区 6 个街道随机抽取的 7 个小区中年龄在 40~69 周岁的参与胃癌血清学筛查（PG-I、PG-II、PGR 和 Hp-IgG）的 7773 例自然人群中，发现胃癌 14 例，其中胃癌一级亲属者 11 例，占比为 78.6%，提示在社区胃癌筛查时我们要重视针对胃癌一级亲属开展胃镜检查。

最后，由于胃癌发病情况在不同地区存在明显差异，社区胃癌筛查策略选择时需要充分考虑到胃癌甚至上消化道癌发病的地域差异。据全国肿瘤登记中心公布的 2014 年中国分地区恶性肿瘤发病和死亡情况数据显示，胃癌每年发病例数在中、东部地区明显高于西部地区，且年龄超过 40 岁的人群呈现显著增加的趋势。因此，对发病率高的中、东部地区采取积极的胃癌筛查措施，可以降低死亡率、改善预后；而对发病率低的西部地区要更着重健康知识宣教，提高百姓癌症防范意识，从而及时就医，提高机会筛查人数。这种针对不同地域的胃癌发病情况而采取的差异化筛查策略可以获得更高的成本－效益。根据江苏省肿瘤登记中心的调查数据，胃癌发病率和死亡率均高居所有恶性肿瘤的第二位，分别为44.05%和32.36%，且在年龄大于40岁时出现明显的上升趋势。此外，江苏省各地区的胃癌及其他肿瘤分布情况亦存在差异。研究显示，盐城、淮安等苏北地区虽然胃癌高发，但是食管癌发病率要高于胃癌，而无锡地区的胃癌发病率均明显高于食管癌。基于上述现状，如果将现在无锡地区的胃癌筛查经验应用于食管癌相对更加高发的苏北地区，或许不合理，苏北地区或许应该有综合考虑食管癌和胃癌的筛查方案。因此，我们在制订胃癌筛查策略时需针对不同地区综合考虑，不能将同一筛查方案应用于所有地区人群。

三、早期胃癌筛查的初步经验

2016年11月至2017年11月在无锡市新吴区开展早期胃癌筛查工作，首先对6个街道的7个小区中年龄在40~69岁的19881例自然人群进行逐一的问卷调查，然后根据其意愿进行血清学检查（PG－Ⅰ、PG－Ⅱ、PGR和Hp-IgG），最终参与的采血人数为7773例（应答率为39.1%）。根据ABC法将其分为ABCD4组，并确定需接受胃镜检查者1259例，包括所有CD组人员和CD组相比按3∶1比例随机抽取AB组人员以及剩余AB组中的胃癌一级亲属人员，最终有872例参加胃镜检查（胃镜应答率69.3%）。结果筛查出胃癌14例，其中早期11例（78.6%），贲门癌3例，AB组11例，CD组3例；全人群检出率为0.36%（14/39139，该地区的户籍人口总数），实际筛查人口胃癌检出率1.80%（14/7773），每百个胃镜胃癌检出率1.61。除此以外还检出中度异型增生2例，食管癌2例，类癌1例。

从以上数据可以看出，通过前期入户调查、根据血清学结果最终确定需要进行胃镜检查的人群这一筛查策略，可以有效筛选出自然人群中的早期胃癌患者，此方法相对简单、高效，且创伤较小，对进一步完善我国胃癌筛查策略具有重要意义。

在自然人群中推行早期胃癌筛查措施是改变我国胃癌诊治严峻形势的可行且高效途径。然而，我国目前尚缺乏开展科学高效的社区胃癌筛查足够的实践经验，尚未推行大规模人群胃癌筛查计划。胃镜检查作为胃癌诊断的金标准，由于其属侵入性检查、费用相对较高、人群接受度较低等原因，难以用于我国胃癌的大规模筛查。因此，在自然人群中相对准确地筛选出"胃癌高危人群"或"胃癌筛查目标人群"的基础上进行胃镜检查，才是行之有效的方法。中国胃癌筛查具体流程需要有自己的经验，在实践中进一步寻找、优化并确定筛查指标。

第三节　早期胃癌筛查

为了降低我国胃癌发病率，早期胃癌筛查方法、流程等相关研究作一探讨。

一、胃癌的一些特点决定了筛查可发现早期胃癌，降低死亡率

1. 早期胃癌与进展期胃癌的预后大不相同：尽管数十年来胃癌的治疗有了很大进展，但决定胃癌预后最重要的因素仍然是病期的早晚。早期胃癌内镜下或手术切除后的 10 年生存率可达 90%，而进展期胃癌的 5 年生存率 < 30%。我国诊断的胃癌中，早期胃癌 < 10%。日本和韩国的研究充分显示，提高胃癌检出病例中早期胃癌的比例可降低胃癌死亡率。目前常用年胃癌死亡 / 发病比值作为胃癌预后的综合指标。基于 WHO2012 年资料，这一指标在我国、日本和韩国分别为 0.79、0.41 和 0.31。

2. 临床上难以发现早期胃癌：多数早期胃癌患者无症状，因此他们不会去医院就诊。即使部分患者有症状，由于症状缺乏特异性（即与其他胃病症状相似），也易被忽略。因此等到患者就医时，多数已是进展期胃癌，故只有对无症状者进行筛查才能有效提高早期胃癌检出率。

3. 胃癌发生的危险因素和发生过程已基本清楚：Hp 感染是肠型胃癌发生的必要条件，但不是充分条件。胃癌的发生是 Hp 感染、环境因素（高盐饮食、吸烟等）和遗传因素共同作用的结果；环境因素的作用次于 Hp 感染。肠型胃癌的发生历经从慢性非萎缩性胃炎、萎缩性胃炎、肠化生、异型增生至胃癌的演变过程。这一过程需要数十年时间，因此胃癌发病率在 40 岁以后逐渐升高，年龄越大，风险越高。通过筛查发现存在癌前病变者并进行随访，也有助于发现早期胃癌。胃癌发病率男性高于女性。这些特点是设计早期胃癌筛查方案时应考虑的重要参数。

二、胃癌的筛查手段

胃癌的筛查手段主要有 X 线钡剂检查、内镜检查和血清学筛查。

1. X 线钡剂检查：是最早用于胃癌筛查的方法。鉴于 X 线钡剂检查的准确性低，多数阳性结果需内镜检查证实，因此目前已较少用于胃癌筛查。

2. 内镜检查：内镜检查可在直视下观察，可取胃黏膜活检行组织病理学检查，因此诊断胃癌的准确性高。色素内镜、电子染色内镜、放大内镜、共聚焦激光显微内镜等特殊内镜精查技术的应用，可进一步提高诊断准确性。但内镜检查具有侵入性，内镜精查尚未普

及，费用较高。

3. 血清学筛查：

（1）血清学筛查指标：目前用于胃癌血清学筛查的指标包括片 Hp 抗体（HpAb）、胃蛋白酶原（PG）Ⅰ、PGⅡ和胃泌素 17（G-17）。

1）HpAb：Hp 感染是胃癌发生最主要的危险因素，根除 Hp 可降低胃癌发生风险，尤其是在胃黏膜尚未发生萎缩、肠化生前根除可取得更好的效果。Hp 只能在胃型上皮定植，胃黏膜严重肠化时，不能在胃内定植，感染自动消失，经过较长一段时间后，血清 HpAb 会转成阴性。

2）PGⅠ和 PGⅡ：PGⅠ主要由胃体（底）腺的主细胞产生，而 PGⅡ主要由全胃颈黏液细胞和十二指肠 Brunner 腺产生，这些腺体产生的 PG 约 1% 进入血液。因此当胃体黏膜萎缩（包括肠化生）时，主细胞数量减少，产生的 PGⅠ减少，导致血清 PGⅠ水平下降；而 PGⅡ几乎不受胃体黏膜萎缩影响，血清 PGⅡ水平稍下降或不变；血清 PGⅠ水平下降，而 PGⅡ水平稍下降或不变，导致 PGⅠ/PGⅡ比值下降 19。目前通常将血清 PGⅠ ≤ 70mg/mL 和 PGⅠ / Ⅱ ≤ 3 定义为 PG 阳性。

3）G17：由胃窦部 G 细胞产生，受胃窦部 G 细胞数量和胃酸水平影响。胃酸分泌减少时，G 细胞分泌 G-17 增加，反之则减少。胃窦黏膜萎缩时，G 细胞数量减少，G-17 水平降低。单纯胃体黏膜萎缩时，胃酸分泌减少，G-17 分泌增加；但胃窦黏膜萎缩（包括单纯胃窦萎缩和全胃萎缩）时，G 细胞数量减少，G-17 分泌减少。因此，血清 G-17 水平增加反映胃体萎缩，与 PG 阳性的意义相似；而其水平降低则可反映胃窦萎缩。

（2）血清学筛查指标组合：

1）Gastro Panel 试剂盒：可检测 PGⅠ、PGⅡ、G-17 和 HpAb。PGⅠ、PGⅡ检测反映胃体黏膜萎缩，而 G17 检测不仅可反映胃体萎缩（G-17 水平升高），也可反映胃窦萎缩（G-17 水平降低）。但前者直接反映胃体主细胞数量，后者则是反映胃酸分泌水平，间接反映胃体壁细胞数量。因此前者异常与胃体黏膜萎缩的相关程度高于后者。Meta 分析结果显示，单纯 PGⅠ、PGⅡ异常预测胃黏膜萎缩的敏感性和特异性分别为 69% 和 88%，单纯 G17 异常为 48% 和 77%，两者异常相结合则为 74.7% 和 95.6%。两项指标结合敏感性、特异性提高的原因为其异常可反映胃窦、胃体或全胃萎缩，因此被称为"血清学活检"（serological biopsy）。

2）ABC 试剂盒：可检测 PGⅠ、PGⅡ和 HpAb，不含 G-17 检测，可预测胃体黏膜萎缩，不能预测胃窦黏膜萎缩。

检测结果的意义：与 X 线钡剂检查和内镜检查能观察到胃癌病灶不同，血清学筛查并不能诊断胃癌，而主要是筛查存在胃癌发生高危因素（胃黏膜萎缩、Hp 感染）的个体。鉴于绝大多数胃癌发生于或将发生于具有这些危险因素的个体中，因此在血清学筛查阳性者中更易发现胃癌。基于血清 PGⅠ、PGⅡ和 HpAb 检测结果，可进行胃癌发生风险分层，称为 ABC 法。

表 1　ABC 法胃癌发生风险分层

分组	A	B	C	D
Hoab	—	+	+	—
PG 异常	—	—	+	+
非萎缩性	轻		中度	重度胃体萎缩
胃炎	正常			
胃炎	胃体萎缩	广泛肠化生		
胃癌风险	低	低 – 中	高	高

三、胃癌的筛查对象

胃癌筛查可以分为有组织的筛查和机会性筛查。前者指有组织地在胃癌高发区进行大规模人群筛查，主要以年龄界定筛查对象（一般 > 40 岁）；后者指按相关要求对高危个体进行筛查。

上文已阐述了与胃癌发生相关的危险因素，基于这些危险因素，可建立相关模型进行风险预测，这对确立机会性筛查对象和随访频度具有重要意义。

日本公共卫生中心在 1993–2009 年间随访了 19028 例对象，在 270854 人·年（平均 14.2 年）中发现 412 例胃癌，基于此资料建立胃癌发生风险预测模型。这一模型基于年龄、生活习惯（吸烟、高盐）、胃癌家族史和 ABC 法分组资料进行计分，10 年胃癌发生风险概率从最低 ≤ 0.4% 至最高 13.4%。我国也有相关模型报道，但这模型的指标权重设置等问题值得商榷。例如：①日本的模型中 Hp 感染赋予的权重占总分的 1/3，而我国的模型中 Hp 感染赋予的权重仅占总分的 1/23。鉴于 Hp 感染是肠型胃癌发生的必要条件，日本模型中 Hp 感染赋予的权重比我国模型合理。②基于我国模型，49 岁女性 Hp 感染伴严重胃体萎缩（PG 指标异常、G–17 异常）的计分为 9 分（低度风险），而 70 岁男性其他风险指标均阴性者计分为 14 分（中度风险）。而日本类似模型中前者计分至少为 12 分（中度风险），后者计分为 10 分（低度风险）。事实上，前者（有 Hp 感染、胃黏膜重度萎缩）胃癌发生风险肯定大于后者（高龄、健康胃）。③未利用血清 G–17 水平降低可预测胃窦萎缩这优势。④将 HpAb 阴性计为 0 分不妥，因为这一情况也可出现在胃黏膜严重萎缩广泛肠化生患者中。

四、胃癌筛查流程的优化

1.胃癌筛查流程的演变：日本是全球最早开展胃癌筛查的国家，始于20世纪60年代，早年主要依赖X线钡剂检查筛查胃癌。随着内镜技术的推广和应用，内镜检查逐步替代X线钡剂检查成为胃癌筛查的主要手段。血清学筛查始于20世纪90年代，鉴于这一方法可筛查出胃黏膜萎缩和Hp感染者，而且这些个体的胃癌发生风险增加，因此这一方法已被逐步纳入胃癌筛查流程中。

2.胃癌筛查流程的评估：胃癌筛查流程评估的核心是成本效益。内镜检查是胃癌筛查中最可靠的方法，但内镜检查具有侵入性费用一般比其他筛查方法高。血清学筛查属非侵入性检查，费用一般比内镜检查低。但血清学筛查的准确性不如内镜检查，部分结果需内镜检查证实。目前有3种筛查策略。

（1）X线钡剂初筛 + 胃镜检查证实：日本少部分胃癌筛查还在采用这一策略。X线钡剂检查准确性低，易漏检早期胃癌。

（2）直接胃镜检查：这是目前最常用的筛查方法。韩国胃癌筛查主要采取这一策略，相关研究结果显示，内镜筛查可降低胃癌死亡率，而X线钡剂筛查则不能。

（3）血清学方法初筛 + 胃镜检查证实：血清学方法具有简单、非侵入性等优点，其有效性已在我国较大规模研究中得到验证。但血清学检查的临界值受到若干因素影响，ABC法中分层为C、D组者（提示存在萎缩性胃炎）需胃镜检查证实，分层为B组者也应考虑胃镜检查，因此如筛查人群中萎缩性胃炎患病率高，则这一策略与直接胃镜检查相比会缺乏优势。根除治疗后的患者采用ABC法筛查会影响分层准确性。此外需注意的是，贲门癌和弥漫型胃癌患者并不伴有显著胃黏膜萎缩，因此采用ABC法筛查会发生漏检。

五、重视 Hp 的检测和治疗

胃癌筛查提高早期胃癌检出率可降低死亡率，但不能降低其发病率。感染是胃癌的主要病因，根除Hp可降低胃癌发病率。早期胃癌筛查与检测 / 根除Hp策略相结合，能更有效地提高胃癌防治水平。胃癌筛查流程中包含胃镜检查，这为Hp检测提供了便利；血清学筛查指标中亦包含HpAb。因此，早期胃癌筛查为Hp感染的检测和治疗提供了很好的平台，应充分利用这一平台，开展胃癌的一级预防（根除Hp）和二级预防（筛查、高危人群随访）。在早期胃癌筛查中，我们的眼睛不应只盯住胃癌，而忽略了Hp感染的检测和处理。

第四节　早期胃癌治疗的共识与问题

近年来、我国早期胃癌的发病率正逐年提高，而以腹腔镜及内镜为代表的临床诊治技术的进步也正逐渐改善早期胃癌的疗效。目前，早期胃癌的治疗共识与争议并存。

一、早期胃癌的定义及特点

1962 年，日本内镜学会最早提出早期胃癌（EGC）的概念，即指肿瘤局限于黏膜层或黏膜下层，不论淋巴结转移与否。同年 6 月，日本胃癌研究会制订的《胃癌处理规约》中纳入了此概念。日本癌研有名医院的胃癌诊治例数为日本之最，1949~1979 年间胃癌手术病人 7220 例，其中 1278 例（17.7%）被证实为早期胃癌，包括 178 例同时性多发早期胃癌。之后，日本早期胃癌发病率从 20 世纪 50 年代的约 2% 逐渐增长到 20 世纪 80 年代的 30%，即伴随着诊断技术的发展而增长。20 世纪 50 年代，早期胃癌往往是在因良性溃疡行胃切除术的标本中偶然发现的，随着 1950 年引进胃内照相机，1953 年实施普查及 1954 年应用气钡双重造影技术，早期胃癌的诊断率逐步提升，而 1962 年临床投入使用胃十二指肠纤维镜，以及 1964 年实现经纤维胃镜行组织活检，更是给早期胃癌的诊断率带来了质的提高。早期胃癌的概念提出后在临床广为应用并延续至今充分说明其具有合理性，定义本身与 TNM 分期系统中的 I 期胃癌不尽相同。"不论淋巴结转移与否"是临床诊断水平的写实，因早期胃癌的淋巴结转移在其概念提出时没有满意的诊断方法（如果有，定义可能会不同），而现今仍是如此。此定义范围内的早期胃癌病人是胃癌人群中预后最好者，5 年存活率达 90% 以上。但也同时反映出早期胃癌中仍有一部分病人尚难获得治愈，其中淋巴结转移无疑是主要的高危因素，而肿瘤浸润深度、大小病理学分化类型及脉管癌栓、神经侵犯以及相关治疗的合理性等也都有一定相关性。

随着人们健康意识的提高以及癌症筛查的推广，早期胃癌的检出率逐年提高。日本和韩国较早实施了基于本国人群的胃癌常规筛查，日本 EGC 的检出率于 2002 年达到 49.7%，而韩国已由 2009 年的 57.6% 提升至 2014 年的 61.0%。我国早期胃癌筛查工作开展并不理想，但是近年临床早期胃癌的检出率增加的趋势也较为明显，根据中国胃肠肿瘤外科联盟近 3 年的数据，我国外科诊治胃癌人群中早期胃癌的检出率已接近 20%。而临床诊治技术的不断提高正在进一步改善着早期胃癌的疗效，此领域的研究重点已倾向于更加注重病人的生活质量，在保证长期存活率的前提下力争微创。治疗方式趋于多元化，逐步向个体化靠近。在传统胃癌开放手术基础上，原发灶切除及淋巴结清扫的要求都进行了改良，缩小了手术范围；保留功能手术也相继被提出，以期进一步改善病人生活质量。随着腹腔镜技

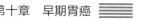

术在胃癌治疗中应用的普及，原早期胃癌开放手术的各种术式基本均可在腹腔镜下完成。与此同时，以内镜黏膜切除术（EMR）、内镜黏膜下剥离术（ESD）为代表的内镜治疗技术的出现进一步推动了早期胃癌治疗方式的发展。

二、早期胃癌的治疗

1.内镜治疗：早期胃癌淋巴结转移率低，原发灶相对局限，加之内镜相关技术随着科技发展的不断进步使内镜治疗成为可能。同时，内镜下钳夹及气囊的应用为解决手术过程中的出血、穿孔以及术后狭窄提供了重要手段，为其临床应用进一步提供了技术支持和物质保障。因此，内镜治疗早期胃癌是发展趋势所在。

（1）内镜切除适应证：2016年日本消化器内视镜学（JGES）联合日本胃癌学会（JGCA）共同发布的《早期胃癌内镜黏膜切除术和黏膜下剥离术治疗指南》将内镜切除的适应证分为绝对适应证和扩大适应证。绝对适应证为：无溃疡形成、局限于黏膜层（cT1a期）的直径＜2cm的分化型肿瘤，不区分大体分型。扩大适应证为：①无溃疡形成、局限于黏膜层（cT1a期）的直径＞2cm的分化型肿瘤。②有溃疡形成、局限于黏膜层（cT1a期）的直径＜3cm的分化型肿瘤。③无溃疡形成、局限于黏膜层（cT1a期）的直径＜2cm的未分化型肿瘤。考虑以上3种情况，在不存在脉管癌栓时，满足淋巴结转移的可能性非常低，因此，作为扩大适应证。指南中也强调以上适应证是基于病例分析或病案报道，虽科学证据不够严谨，但仍推荐使用。由于缺少足够ESD术后预后的相关证据，对于扩大适应证的标准治疗方式仍是手术切除，故目前正在进行对这部分病人行ESD切除的前瞻性研究。日本胃癌学会公布的第4版《日本胃癌治疗指南》在内镜治疗的绝对适应证与相对适应证方面的内容与《早期胃癌内镜黏膜切除术和黏膜下剥离术治疗指南》相同。

欧美国家和地区的早期胃癌发病率较低，因此，其内镜治疗仍缺少相关循证医学证据，目前早期胃癌内镜治疗的相关研究结果主要基于日本相关研究的数据。欧洲的ESMO-ES-SO-ESESSO-ESTRO指南在内镜切除的适应证方面完全采用了日本胃癌学会推荐的内镜治疗的绝对适应证。美国国家综合癌症网络（NCCN）指南中对内镜下切除的指征规定为：直径≤2cm，病理学检查提示为高分化或高中分化，未侵及黏膜下层，脉管癌栓，肿瘤侧缘与底侧边缘明确的病人。强调ESD较EMR有更好的根治性，但技术和设备的要求更高，穿孔风险也相对较高。

（2）早期胃癌内镜切除安全性及预后：内镜手术后的主要并发症为出血和穿孔。来自日本的一项全国性数据库的统计结果显示，早期胃癌相关整体并发症发生率为4%。而系统检索Pubmed中2003~2012年＞1000例早期胃癌内镜治疗的研究数据显示，早期胃癌术后出血发生率约为6.5%，穿孔的发生率约为3.2%。EMR术后出血的发生率与ESD相似，但穿孔发生率略低于ESD。来自日本的有关EGC预后方面的全国性调查数据显示，通过内镜切除达到根治性治疗的符合绝对适应证和扩大适应证的早期胃癌病人的 5 年无病存活率分别达到 99.9% 和 99.7%。近期的一项系统分析显示，早期胃癌内镜治疗组的术后并发症发生率显著优于手术组两组围手术期病死率差异无统计学意义。内镜治疗组与手术治疗组相比，3 年、5 年总存活率及复发率差异均无统计学意义。

共识一：依据现状，在符合适应证前提下，内镜治疗早期胃癌已被广泛认可，在安全性和预后方面均可以接受，且较手术治疗更加微创。因此，对于符合内镜治疗指征与条件的病人应首选内镜治疗。

问题一：诊断的准确性是保证早期胃癌内镜治疗疗效的前提。传统的影像学手段鉴于自身分辨率的局限性以及胃壁的结构特点，难以很好地判断是否存在黏膜下层侵犯。《早期胃癌内镜黏膜切除术和黏膜下剥离术治疗指南》推荐采用常规胃镜进行 T 分期，存在分期困难时可采用超声胃镜进行分期。然而，一项纳入 20 项研究共计 3321 例早期胃癌病人的系统综述提示，超声内镜区分 Tla 期与 T1h 期的敏感度仅为 0.87，特异度为 0.75。因此，如何进一步提高早期胃癌诊断准确率是现存问题之一，仍有待于进一步探索。

问题二：如何对待内镜治疗扩大适应证的人群是目前面临的另一个问题。日本胃癌学会提出内镜治疗扩大适应证旨在使更多病人获益，而其确切疗效目前仍在探索中。一项纳入 13 项研究的系统综述提示，对于扩大适应证的病人人群，其整块切除率（93.6%vs.97.0%）及根治性切除率（82.4%vs.94.0%）均显著低于绝对适应证人群，但是两组病人的长期存活率差异无统计学意义。来自韩国的一项回顾性研究通过倾向得分匹配法匹配了 522 对符合内镜治疗扩大适应证选择手术或者内镜治疗的病人。研究发现两组病人的总存活率及肿瘤特异性存活率差异均无统计学意义，但手术组的 5 年无复发存活率优于内镜治疗组（96.7%xs.92.7%）。进一步比较病人的复发模式可见两组在淋巴结转移率及远处转移率方面差异无统计学意义，但内镜治疗组的异时性转移率显著高于手术组。这一结果提示内镜治疗扩大适应证病人人群的复发模式以局部复发为主，因此在保证足够切缘，且术后规律地进行内镜复查的前提下，内镜治疗对于扩大适应证病人可能是一个更佳的选择。但也有研究提示，与绝对适应证病人相比，扩大适应证病人有更高的淋巴结转移率。

近期来自日本的全国性多中心研究 JCOG0607 的结果提示对于 cT1 期扩大适应证的病人行 ESD 安全有效。该研究共入组 470 例临床分期为 cTlaN0，未接受术前治疗，无溃疡或有溃疡但病灶直径＜3cm 的单发肠型胃癌病人若 ESD 未达到根治性切除则追加手术。结果显示 ESD 完整切除率达 99.1%，131 例（28%）病人因未达到根治性切除而追加手术治疗，整体的 5 年总存活率达 97.0%。这一研究结果证实，可以将 ESD 作为符合扩大适应证的肠型胃癌病人的标准治疗。日本的另外一项多中心研究 JCOC1009/1010 的结果也值得期待。笔者建议针对扩大适应证病人的内镜治疗应在临床试验的背景下，由经验丰富的中心选择性开展。

问题三：内镜治疗切缘阳性的处置尚无定论。《早期胃癌内镜黏膜切除术和黏膜下剥离术治疗指南》对内镜术后的根治性作出规定。对于病理学类型主要为分化型，且切缘阳性或可疑阳性为唯一非根治性因素时，指南推荐可选择再次行 ESD 切除、手术治疗、热疗或严密随访，而不同的治疗选择涉及并发症风险、生活质量以及肿瘤根治性的差异，究竟哪种方式最优尚无定论。笔者认为在与病人充分沟通每种治疗手段的优劣、评估病人的个人倾向后，采用共同决策模式或许是当前解决这一问题的最佳手段。

对于含有其他非根治性因素切缘阳性的病人，由于存在较高的淋巴结转移风险，故指南推荐行手术切除。然而对这一部分病人的治疗策略也值得进一步探讨。一方面在笔者中心进行补救手术的病人中，术后病理学检查未见细胞的情况并不少见；另一方面这部分适应证内病人的淋巴结转移率往往 ≤ 3%。常规的手术方式给少数病人带来生存获益的同时可能让更多的其他未发生淋巴结转移的病人承担了额外的手术风险。因此，笔者认为手术补救切除的方式值得商榷。EGC 淋巴结转移的诊断应是当务之急。

2. 手术：早期胃癌的手术治疗始于传统开放手术，起始阶段因存在对早期胃癌的诊断及认识方面的问题，没有强调手术方式。如 20 世纪 50 年代日本的早期胃癌都是通过良性溃疡手术病理学检查偶然发现的。后来随着诊断方法的演进，对于早期胃癌认识的逐步加深，改良的手术方式相继被提出，对于原发病灶切除范围及淋巴结清扫的要求不再等同于进展期胃癌，而功能保留手术逐渐受到临床重视。加之腹腔镜等技术的开展与应用，早期胃癌的手术治疗方式现在已成为早期胃癌领域的研究热点之一。

现各指南均推荐对于超出内镜切除适应证范围的早期胃癌行手术治疗，手术方式及切除范围的描述不尽相同。2017 第 5 版 NCCN 指南中指出对于 T1b-T3 期须行充分胃切除以获得阴性病理学切缘（大体肿瘤切缘 ≥ 4cm），然而在淋巴结清扫范围方面未做特殊规定。欧洲肿瘤内科学会（ESMO）指南则指出对于不满足内镜切除适应证的 T1 期病人须考虑手术切除，但对原发灶切缘未做明确规定（原文描述：对于 IB- Ⅲ 期的病人，若肉眼可见肿瘤上界距胃食管结合部距离 > 5cm；对于弥漫性胃癌病人，距离 > 8cm，可行次全胃切除，否则行全胃切除。对于 T1 期病人则切除范围小于此范围）。而淋巴结清扫范围可考虑适当缩小，推荐采用 DI+α 或 D1+β 的清扫范围，并且提出前哨淋巴结检测未来可能会改变淋巴结清扫范围。而第 4 版《日本胃癌治疗指南》规定对于 TI 期的病人，需要保证 2cm 的安全切缘，对于边界不清的肿瘤，须行术前内镜标记：① cT1N+ 病人推荐行标准 D2 根治手术。② cT1bN0 病人，若直径 1.5cm 行 D1 根治术，反之则行 DI+ 根治术。③ cTlaN0 病人，若不满足内镜切除绝对适应证，则推荐行 DI 手术。而腹腔镜手术已被第 4 版《日本胃癌治疗指南》推荐为远端早期胃癌的标准治疗选择。

共识二：早期胃癌手术治疗方式不同于进展期胃癌，在原发灶切除及淋巴结清扫范围方面有不同的要求，应予注意。具备经验及条件的中心可考虑选用腹腔镜、机器人等微创手术方式。

问题四：注重功能保留手术的开展及研究。早期胃癌预后好，因此，在保证长期生存的同时尽可能保留正常胃组织已经引起临床重视。保留功能胃切除术，如胃部分切除术、近端胃切除术及保留幽门胃切除术（PPG）等主要目的是为了改善病人远期术后功能与生活质量。同时腹腔镜与内镜双镜联合治疗方式（LECS）也已拉开在早期胃癌中应用研究的序幕。日本和韩国由于早期胃癌病例较多，此方面的研究开展较早，其中一些术式已经进入到大规模临床试验的验证阶段，如 KLASS 04 及 KLASS 05 就是针对 PPG 和近端胃癌双通路手术的 RCT 研究（NCTO2595086.NCT02892643）。而第 4 版《日本胃癌治疗指南》已推荐对于符合适应证的病人可考虑行保留功能的胃切除术。因此，临床医生应在把握适应证的前提下注重学习与开展胃功能保留手术，争取给病人带来更多生活质量的获益。

问题五：关于前哨淋巴结检测。探索准确可行的前哨淋巴结检测方法无疑是早期胃癌治疗获得进一步发展的前提，其直接影响分期的准确性。目前，胃癌前哨淋巴结检测的示踪方法主要分为核素示踪和染色剂示踪（如异硫蓝、菁绿、纳米碳等）两大类。日本前期在此方面的两项前瞻性多中心研究的不同结局说明在前哨淋巴结检测的临床应用中示踪选择及操作流程等方面尚有待进一步验证。而功能保留手术应依据于淋巴结诊断来开展。因此，进一步提高前哨淋巴结检出率是早期胃癌的关键议题。我国目前在此领域的研究及经验较少，相信随着早期胃癌病例数量的不断增长，此领域的相关研究定会受到更多重视。

问题六：如何应对我国目前状况下早期胃癌的治疗。我国人口基数大，胃癌诊疗中心多，条件及水平不一。早期胃癌的治疗方式在目前多元化的现状下可谓机遇伴随挑战，对于诊治水平的要求相应更高。胃癌领域的医务工作者应熟识当前早期胃癌诊治规范，根据各自中心诊疗条件与经验的实际状况，结合病人具体情况，在充分沟通的基础上，本着"合理治疗、预后为先"的原则给予相应治疗或意见。另外，须注意的是，如遇到符合遗传胃癌综合征的病人须区别对待。

综上所述，近年来早期胃癌的治疗模式呈现多元化，向精准靠近，共识与问题并存，给临床诊疗带来了更多契机和相应更高的要求。内镜及微创手术等治疗方式呈拓展趋势，二者的结合可能是今后早期胃癌治疗发展的热点。目前状况下治疗选择须因地制宜，根据医患双方的实际条件予以谨慎对待、合理处置。

第五节　早期胃癌的规范诊断和治疗

近年来，随着内镜技术的发展和普及，更多的早期胃癌可以通过内镜技术得到诊断及治疗，5 年生存率超过 90%。因此，早期胃癌的规范化诊断和治疗显得尤为重要。

一、早期胃癌的危险因素

在早期胃癌的发展过程中，幽门螺杆菌（Hp）感染、胃黏膜萎缩、遗传性疾病、吸烟等被认为是危险因素。此外，饮食、嗜好、EB 病毒感染等也被认为是可能的危险因素。

目前多项研究认为 Hp 感染与早期胃癌有密切关联，国际癌症研究机构（IARC）将 Hp 感染定为Ⅱ类致癌因子。Hp 含有的细胞毒素相关蛋白 A（CagA）是 Hp 重要毒力因子之一，与胃癌的发生有很强的关联。Hp 感染率和胃癌发生率的相关性因人种而不同，其原因被认为是 Hp 所具有的 CagA 类型存在差异。Hp 在胃黏膜上皮引起空泡变性的空泡化毒素（VacA）也被认为与胃癌的发生有关。VacA 的 sl/ml 型和 CagA 的组合与早期胃癌的发生密切相关。胃黏膜有无萎缩也与胃癌的发生密切关联。慢性萎缩性胃炎是胃癌的癌前疾病，但其中只有少部分会发展为胃癌。

饮食方式也可能是胃癌的高危因素。红肉、加工肉、脂肪摄取过多可能增加早期胃癌的发生风险，高脂肪奶制品、鱼类摄入与早期胃癌的关系尚不明确。研究显示，腌制食物摄取过多会使胃癌发生风险提高 50%。一项前瞻性队列研究发现，盐分摄取增多增加胃癌的风险，特别是伴随 Hp 感染的萎缩性胃炎患者。对于饮食、肥胖、吸烟和饮酒等危险因素，人们可通过调整饮食、改善生活方式等进行预防，降低胃癌的发病率。

二、早期胃癌的筛查与规范化诊断

1. 识别胃癌筛查人群：全球及我国的数据均显示，规范的筛查在很大程度上使胃癌的死亡率呈下降趋势，但我国早期胃癌的诊治率（< 10%）远低于日本（70%）和韩国（50%）。2017 年《中国早期胃癌筛查流程专家共识意见（2017，上海）》指出，根据我国国情和胃癌流行病学资料，确定我国胃癌筛查目标人群为年龄 > 40 岁，且符合下列任一项者：①胃癌高发区人群。② Hp 感染者。③既往患有慢性萎缩性胃炎、胃溃疡、胃息肉、手术后残胃、肥厚性胃炎以及恶性贫血等。④胃癌患者的一级亲属。⑤存在胃癌其他高危因素（如摄入高盐、腌制饮食、吸烟、重度饮酒等）。

2017 年一项全国 120 余家医院参加的多中心临床研究建立 1 种新的胃癌筛查评分系统。该评分系统纳入年龄、性别及抗 Hp 抗体、胃蛋白酶原（PG）Ⅰ/Ⅱ比值、胃泌素 –17（G–17）5 项危险因素，将人群分为低危（0–11 分）、中危（12–16 分）、高危（17–23 分）。2019 年该研究团队基于一项多中心横断面研究的结果，在评分系统中新增腌制食物及油炸食物 2 个因素，共计 7 项危险因素，该评分系统可在胃镜检查前发现 70% 的胃癌，从而减少 66.7% 的胃镜检查。

2. 非侵入性筛查：

（1）血清 PG 检测：PG 是胃黏膜发生萎缩的标志物，分为Ⅰ型、Ⅱ型，其中 PGI 由胃泌酸腺分泌，PGⅡ则可由全胃细胞及十二指肠细胞分泌，故其水平一般波动较小。PGI 和 PGⅠ/Ⅱ比值的降低往往预示着胃黏膜萎缩的存在。日本 ABC 筛查法基于血清学结果（PG 水平和抗 Hp 抗体滴度）筛查需要胃镜精查的人群：将人群分为 A 组［Hp Ⅰ、B 组［Hp（＋），PG（PG（＋）］，其中 PGⅠ < 70μg/L、PGⅠ/Ⅱ < 3 定为 PG（＋）；A 组人群不必行内镜

随访，B 组人群应每 3 年至少进行 1 次内镜检查，C 组人群每 2 年行 1 次内镜检查，D 组人群需每年进行内镜检查。

（2）血清 G-17 检测：G-17 是反映胃窦内分泌功能的敏感指标，其水平取决于胃内酸度及胃窦 G 细胞数量，G-17 在胃癌的发生过程中也有促进作用。目前研究认为，血清 G-17 联合 PG 检测可提高对早期胃癌的诊断率。

（3）Hp 检测：尿素呼气试验是临床最常用的 Hp 非侵入性检测方法，具有准确性相对较高、操作方便等优点。血清 p 抗体可反映一段时间内的 Hp 感染情况，建议同时检测 CagA 和 VacA 抗体，以区分 Hp 毒力情况。

3. 胃镜的规范化筛查：胃镜检查是早期胃癌及癌前病变最关键的筛查方法，漏诊率低。但只有规范化的胃镜操作才能提高早期胃癌的发现率，降低漏诊率。

（1）检查前准备：胃镜检查前需明确患者有无禁忌证，采集病史，询问服药及停药情况（如抗凝剂、抗血小板剂、抗焦虑、抗抑郁剂等），签署胃镜检查知情同意书。虽尚无直接循证证据，但仍强烈建议胃镜检查前 10 分钟给予祛黏液剂（如链霉蛋白酶）/祛泡剂（如二甲基硅油），以清除胃内黏液与气泡，提高视野中黏膜清晰度，有助于提高早期胃癌的检出率。对于胃蠕动剧烈的患者，可考虑使用蠕动抑制剂，可改善观察效果，但尚无证据证实可提高早期胃癌检出率。应用镇静剂和止痛剂可提高患者的舒适度，同时有助于提高内镜操作的视野清晰度和治疗效果，同样尚无证据证实可提高早期胃癌检出率。

（2）规范化胃镜操作：胃镜检查按照规范化流程进行操作，可应用调整镜身角度、气体量等方法全面仔细观察，不留死角，尤其针对易漏诊部位，如食管上段、胃角后壁、胃体小弯及前后壁、贲门小弯、十二指肠幽门缘。充分的胃镜观察时间与胃早癌的检出率呈正相关，应保证至少 8 分钟的观察时间，推荐食管观察 2 分钟（若是 Barrett 食管，建议每 1cm 食管观察 1 分钟），胃部观察 4 分钟，插管至十二指肠降部观察 2 分钟）。为发现早期胃癌，应系统地进行胃部观察，同时要保证足够数量和质量的内镜图片，国内专家推荐食管、胃部及十二指肠部共保留 40 张图片，日本专家推荐胃部保留 22 张图片。为保证抓取图片的质量，需掌握规范化留图要点，如保持镜头干净、减少物体运动（呼吸、心跳、脉动）的影响、对焦、构图、避免反光、出血等。

普通白光内镜是筛查和诊断中最常用的方法。内镜下表现为萎缩、肠化、鸡皮样胃炎、皱襞肿大、黄斑瘤被认为是胃癌的高危表现。为了更好地观察病变部位，可应用靛胭脂染色、醋酸染色等色素内镜检查技术，也可应用窄带成像（narrow band imaging，NBI）技术。靛胭脂染色利用自身重力沉积作用，可强化黏膜表面凹凸的微细变化，从而更加准确判断病灶的边界，提高病变可视性。在色素内镜或电子染色内镜引导下可提高活检阳性率，是目前诊断早期胃癌的最佳方法。非放大 NBI 内镜可提高肠化检出率，但尚无明确证据显示可提高早期胃癌的检出率。目前早期胃癌的内镜下分型依照 2002 年巴黎分型标准及 2005 年巴黎分型标准的更新，观察后进行靶向多点活检，有助于及时发现早期胃癌。早期胃癌的规范化诊断需要有白光内镜下诊断和放大内镜下诊断，前者包括病变的位置、形态、大小、柔软度及浸润深度，后者包括病变边界、血管形态、腺管结构等内容。

三、早期胃癌的规范化治疗

首先，术前应对病灶浸润深度、范围及淋巴结转移进行评估。目前认为，白光内镜判断早期胃癌浸润深度的总体准确率在 71.9%~96.9%。早期胃癌治疗前应进行内镜精查。在放大 NBI 内镜下，胃黏膜的观察重点主要包括上皮下微血管结构和黏膜表面微形态结构两部分，对病变性质和浸润深度的判断有价值。早期胃癌黏膜下浸润的特征为：表面微结构缺失、微血管异常增粗或扭曲、存在乏血管或无血管区，但需结合临床进行分析。早期胃癌根据其浸润深度分为黏膜内癌（M-carcinoma）和黏膜下癌（SM-carcinoma）；前者分为 M1（上皮内癌和 / 或黏膜内癌，癌组织仅浸润固有膜表层）、M2（癌组织浸润固有膜中层）和 M3（癌组织浸润固有膜深层或黏膜肌层）；后者可分为 SM1（癌组织浸润黏膜下层上 1/3）、SM2（癌组织浸润黏膜下层中 1/3）和 SM3（癌组织浸润黏膜下层下 1/3）。早期胃癌病变浸润深度的判断原则上首先通过白光内镜，判断困难时可以借助超声内镜辅助。超声内镜可直观地观察胃壁各个层次，对判断早期胃癌的浸润深度具有不可替代的作用，但影响其诊断准确率的因素较多，且需要有经验的内镜超声医师进行操作，故目前并不推荐作为常规检查技术。早期胃癌的组织学判定要根据内镜诊断和活检病理综合诊断。淋巴结转移的评估可通过 CT、磁共振成像、正电子发射断层成像（PET）-CT 等进行评估。

其次，早期胃癌内镜下切除术主要包括内镜下黏膜切除术（EMR）和内镜黏膜下剥离术（ESD）。与 EMR 相比，多项研究证实 ESD 治疗早期胃癌的整块切除率和完全切除率更高、局部复发率更低。目前国内较为公认的早期胃癌内镜切除适应证如下。

绝对适应证：①病灶最大径 ≤ 2cm，未合并溃疡的分化型黏膜内癌。②胃黏膜高级别上皮内瘤变。

相对适应证（针对 cT1a 期胃癌，只能使用 ESD 而非 EMR 治疗）：①无溃性病灶，病灶最大径 > 2cm 的分化型黏膜内癌。②合并溃疡存在，病灶最大径 ≤ 3cm 的分化型黏膜内癌。③无溃疡性病灶，病灶最大径 < 2cm 的未分化型黏膜内癌。④病灶最大径 < 3cm，无溃疡的分化型浅层黏膜下癌。

最后，早期胃癌内镜治疗后异时性多发癌发生率较高，3 年累积发生率为 5.9%，因此应长期内镜随访。针对 ESD 术后达到治愈标准的早期胃癌患者，国内较为公认的是治愈性切除后 3、6 和 12 个月各复查 1 次胃镜，此后每年复查 1 次胃镜，并行肿瘤标志物和相关影像学检查。针对 ESD 术后未达到治愈标准的早期胃癌患者，欧洲和日本指南推荐行胃癌根治术及淋巴结清扫，但研究显示仅 5%~10% 存在淋巴结转移。早期胃癌 ESD 术后未达到治愈标准的患者是否需行根治手术尚无定论。为了建立一种风险评分系统以预测淋巴结转移风险，2016~2017 年先后有学者提出 11 分风险模型和 eCura 评分系统以预测淋巴结转移。eCura 评分系统基于迄今数据量最大的队列研究，该评分系统纳入淋巴浸润、肿瘤大小＞ 30mm、肿瘤深度（SM2）、脉管浸润、垂直切缘阳性共计 5 项指标，将人群分为低危组（0~1 分）、中危组（2~4 分）、高危组（5~7 分）。低危组建议随访，高危组建议行根治术，中危组根据实际情况选择随访或行根治术。

胃癌是最常见的恶性肿瘤之一，只有尽早发现才能最大程度提高患者生存率，降低死亡率。目前我国各地区消化内镜医师水平存在差异，对早期胃癌的识别能力不同，而影响病变检出率，需加强对消化内镜医师的规范化培训。只有通过提高早诊早治意识，了解胃癌的危险因素，识别胃癌筛查人群，规范化胃镜检查才能有效提高早期胃癌检出率。胃癌高危因素主要为 Hp 感染、胃黏膜萎缩、遗传性疾病、吸烟。规范化胃镜检查强烈推荐术前应用祛黏液剂 / 祛泡剂，保证充分的观察时间及进行系统观察。规范化的镜检查有助于提高早期胃癌的检出率，实现胃镜的最大效益。术前精查、放大 NBI 内镜判断病变的浸润深度及范围、ESD 治疗均有助于提高整块切除率和完全切除率，降低局部复发率。ESD 术后未达到治愈标准的患者的下一步治疗方案尚未明确，未来仍需更大规模的临床研究探索及验证。

第六节　早期胃癌内镜下黏膜切除 / 黏膜剥离术

早期胃癌（EGC）定义为肿瘤的浸润局限于黏膜层或黏膜下层，不论病灶大小及有无淋巴结转移。此种类型的胃癌预后较好，无论内镜或外科手术治疗，5 年生存率可达 90% 以上。但是与传统外科手术相比，胃镜下黏膜切除术（EMR）和胃镜下黏膜剥离术（ESD）是治疗早期胃癌的非常有效的方法。目前，已经成为早期胃癌的首选治疗方法。

然而，早期胃癌的内镜下治疗要取得与外科手术一样的治疗效果，其前提是早期病变须一次完全切除，并且病变无淋巴结转移风险，即达到治愈性切除的标准。

临床实践中如果早期胃癌患者选择了内镜下治疗，但是通过对切除后病变规范化的病理评价达不到治愈性切除的标准，称之为非治愈性切除。

随着内镜微创治疗技术的发展及广泛应用，临床中遇到的非治愈性切除的病例越来越多见，但目前国内缺乏对非治愈性切除情况的分析治疗策略存在争议。

一、早期胃癌内镜下治疗的相关概念依据

日本胃癌治疗指南（2010 年），对于淋巴结转移可能性极低的早期胃癌，ESD 的绝对指征为直径 ≤ 2cm、不合并溃疡的分化程度较好的黏膜层癌。同时该指南中也给出了 ESD 治疗 EGC 的相对适应证，包括：①分化型黏膜层癌，若表面未形成溃疡，则病变大小

可 > 2cm。②分化型黏膜层癌，若表面已形成溃疡，则病变直径 ≤ 3cm。③未分化型黏膜层癌，表面未形成溃疡，且病变直径 ≤ 2cm。④分化型且侵及黏膜下层时，侵及深度不超过 500μm。

早期胃癌内镜下完全切除是指满足病变整块切除，并且术后病理提示水平切缘和垂直切缘阴性。治愈性切除指满足早期胃癌的完全切除标准，并且术后综合判断无淋巴结转移风险。

根据日本胃癌治疗指南，对于绝对适应证要求满足完整切除、肿瘤直径 ≤ 2cm，分化型癌，深度为 pT1a，水平及垂直切缘阴性，并且无淋巴及血管浸润。对于相对适应证则要求满足以下四者中之一：①超过 2cm 的无溃疡分化型 pT1a。② 3cm 以内的溃疡型分化型 pT1a。③ 2cm 以内的无溃疡未分化型 pT1a。④ 3cm 以下的分化型且深度为 pT1b-SM1（浸润黏膜肌层 < 500μm），并且水平及垂直切缘阴性，无淋巴及血管浸润。不符合以上 4 条中任何一条情况的即非治愈性切除。

早期胃癌的治愈性切除毫无疑问是内镜下治疗所要达到的最终目标，其中关键是需要临床医师对内镜治疗的适应证有充分的把握。然而术后病理证实，部分早期胃癌经内镜下治疗后未达到治愈性切除的标准，这些病例处理措施则有待进一步的分析讨论。

Cho 等分析了近年来东西方国家关于 ESD 治疗早期胃癌疗效的相关文献，发现整块切除率在 92% ~97%，治愈性切除率约在 73.6%。可见非治愈性切除在术后病理评估中仍占有一定的比例。

二、EGC 内镜下非治愈性切除分析

非治愈性切除的情况主要包括两方面：①非完全切除，包括非整块切除和 / 或切缘阳性。②存在引起淋巴结转移风险的相关危险因素，如黏膜下侵及深度超过 500um、脉管浸润、肿瘤分化程度较差等。

1. 非完全切除：

（1）非整块切除；早期胃癌内镜下治疗主要包括 2 种方式，即 EMR 和 ESD。

Facciorusso 等将 1916 例经 ESD 治疗的与 2412 例经 EMR 治疗的 EGC 患者进行对比，发现 ESD 整块切除率明显高于 EMR。EMR 切除的最大直径约为 2cm，对于 2cm 以上的病变需要多块切除，即非整块切除；ESD 为黏膜环形剥离术，不受病变大小的影响，理论上均可进行整块切除，从而提高了病理诊断切缘的客观性。在日本，ESD 是目前临床上最常用的安全有效的治疗手段。国内 2013 年及 2015 年发表的 2 篇对比 ESD 与 EMR 治疗早期胃癌的 Meta 分析中指出，ESD 整块切除率、完全切除率、治愈性切除率、复发率等疗效性指标均显著优于 EMR。目前，在临床上 ESD 基本取代了 EMR 成为早期胃癌的主要治疗方式。

但值得指出的是，EMR 较之 ESD，技术难度较小、操作者更易掌握，对于＜2cm 的病变，EMR 仍然可作为操作者更易掌握，对于＜2cm 的病变，EMR 仍然可作为安全有效的方法应用于临床。

另外，2010 年日本胃癌治疗指南中提到，采用 EMR 进行治疗但为多块切除时，若为已分化型癌且满足其他治愈性切除条件者可考虑单纯进一步密切观察。

（2）水平切缘和／或垂直切缘阳性：早期胃癌的完全切除，要求在整块切除的基础上，水平切缘（侧切缘）以及垂直切缘（基底切缘）无癌细胞残存。Nagano 等对 726 例经内镜治疗（包括 ESD 及 EMR）的 EGC 患者进行分组，A 组为合并水平切缘阳性的黏膜层癌（$n=309$），B 组癌细胞黏膜下层浸润深度＜500μm 且分化程度较高（$n=14$），C 组癌细胞黏膜下层浸润深度≥500μm 且垂直切缘阴性（$n=15$），D 组垂直切缘阳性（$n=10$），结果发现 A 组追加外科手术率为 6.8%，而 B、C、D 组分别为 21.4%、73.3% 和 100.0%；并且 A 组未追加外科手术的患者随访中无肿瘤复发，内镜治疗后癌细胞残存率为 5.8%，无淋巴结转移，而在 B、C、D 组内镜治疗后癌细胞的残存率分别为 7.1%、13.3% 和 40.0%，淋巴结转移率分别为 14.3%、6.7% 和 10.0%。由此，Nagano 等提出，对于黏膜层癌合并水平切缘阳性患者（A 组），癌细胞残存率以及淋巴结转移率较低，可密切随访或者再次内镜治疗。对于癌细胞浸润黏膜下层及垂直切缘阳性的患者，癌细胞残存率以及淋巴结转移率明显升高，必须追加外科根治术。Lee 等对 28 例内镜非治愈性切除并且追加外科根治术的患者进行了分析，单纯水平切缘以及单纯垂直切缘阳性术后癌细胞残存率分别为 25.0% 和 33.3%，垂直切缘合并水平切缘阳性术后癌细胞残存率为 66.7%，推荐水平切缘阳性患者术后密切随访，而建议合并垂直切缘阳性患者术后密切随访，对于单纯水平切缘阳性的非治愈性切除可以密切观察的结论，也出现在 2010 年日本胃癌治疗指南中，但亦有研究对此提出质疑。

Kim 等对 55 例术后病理证实为水平切缘阳性的患者进行了长达 23 个月的随访，发现其中 20 例（36.4%）出现局部复发，指出病变局部复发率与病变大小以及水平切缘阳性的长度存在相关性，水平切缘阳性长度＞6mm 是病变局部复发的独立危险因素。综上所述，垂直切缘阳性因术后残留率以及淋巴结转移率高，需要追加普通外科根治术进一步治疗；水平切缘阳性的黏膜层癌患者，癌细胞残留率以及淋巴结转移率较低，若患者拒绝或者因身体条件等情况不允许追加外科手术，可以考虑选择密切随访，水平切阳性的长度是否能够成为追加进一步治疗的判断标准，还需要大样本量的研究来证实。

另外，研究发现水平切缘阳性主要归因于 ESD 标记范围不够准确，因此可考虑再次行 ESD，但二次 ESD 手术的有效性还需要大样本量的研究进一步支持。

2. 导致淋巴结转移风险的相关危险因素：早期胃癌经外科手术治疗后，无淋巴结转移者的 5 年生存率在 85%~100%，而有淋巴结转移者的 5 年生存率可低至 72.0%~93.5%。由此可见，有无淋巴结转移是判断预后和决定治疗策略的关键因素。

但早期胃癌淋巴结转移率较低，若一概行外科手术，有过度治疗之嫌。相关研究显示淋巴结转移主要与癌细胞分化程度、黏膜下层侵及深度、是否有脉管侵及等因素有关，分析这些因素可以协助判断淋巴结转移风险的大小，从而可以选择不同的治疗策略。

（1）癌细胞黏膜下浸润和脉管侵及：相关研究分析发现黏膜层癌的淋巴结转移率一般仅为 1%~3%，一旦癌细胞侵及黏膜下层，其转移率则增高至 11%~20%。Hoteya 等根据 EGC 的 ESD 术后病理回报中癌细胞的浸润深度将 818 例早期胃癌患者（977 处 EGC 病变）分为 3 组，M 组癌细胞浸润黏膜层）、SM1 组（癌细胞浸润黏膜下层且深度＜500μm 及 SM2 组（癌细胞浸润黏膜下层且深度＞500μm），M 组治愈性切除率高达 92.6%，SM1 组治愈性切除率为 63.8%（48/77），M 组和 SM1 组非治愈性切除患者中仅 1 例脉管侵及，SM2 组非治愈性切除患者中脉管侵及高达 65%。他们认为黏膜下层浸润是导致脉管侵及的重要因素，而局部脉管侵及是淋巴结转移的重要步骤。此外，该研究还提出"黏膜下体积指数"（即黏膜下浸润面积黏膜下浸润深度）这个新概念，认为黏膜下层浸润癌并非均需要追加根治术，可以根据黏膜下体积指数来进行判断，但需要进一步大样本的试验证实。

传统观念认为，内镜切除标本如果证实有脉管侵及，需要常规追加外科根治术，这主要是基于局部脉管侵及与淋巴结转移率成正相关的研究结果而决定的。但根据最新的研究结果，如同"黏膜下体积指数"的概念一样，研究者提出了"淋巴结转移指数"的概念，即根据大量研究数据，将黏膜下层癌细胞浸润的深度、宽度以及脉管瘤栓的体积综合考虑，从而得出类似于"规范"的波动范围，指导临床治疗。

综上所述，部分研究者认为，黏膜下层浸润较深时首先导致脉管局部浸润，从而导致淋巴结转移率上升。值得注意的是，将内镜切除标本与手术切除标本黏膜下层厚度相比，差别往往很大，造成这种差异的原因是内镜切除标本在固定之前往往需要充分牵拉从而将标本展平，过分的牵拉会导致黏膜下层变形，从而影响对黏膜下层癌细胞浸润深度的判断，因此将标本处理过程标准化是判断癌细胞黏膜下层浸润深度的首要步骤。

根据日本关于早期胃癌的治疗指南，黏膜下浸润深度超过 500μm 的患者因其淋巴结转移风险较高，不满足早期胃癌内镜下治愈性治疗的标准，往往需要进一步治疗。但在上述研究中，随访发现罕有出现淋巴结转移或肿瘤复发的患者，因此对于切缘阴性且有手术相对禁忌证的患者，可以考虑术后密切随访。

目前有"黏膜下体积指数、淋巴结指数"等量化新概念被提出，是否可以根据癌细胞浸润黏膜下层的体积来计算淋巴结转移或者肿瘤复发的概率，从而决定是否需要进一步治疗，还有待进一步研究证实。

（2）病理分化程度较差与脉管侵及：在日本，临床上所指的分化程度较差通常包括低分化腺癌以及印戒细胞癌。一般来说，内镜治疗以术后病理作为判断标准。病理分化程度差的肿瘤易于侵及局部脉管，从而导致淋巴结的转移，病理分化程度越差，疾病的恶性程度就越高，局部脉管侵及越广泛，淋巴结转移的风险就越大。Lee 等对 847 例局限于黏膜层且行外科手术的早期胃癌患者根据术后病理进行分组，术后病理含有低分化或未分化成分的患者 215 例，经分析后发现术后病理包含低分化或未分化成分的黏膜层癌患者，其淋巴结转移率明显高于分化型黏膜层癌的患者（5.1％比 0.5％，$P < 0.001$），低分化或未分化成分与术后淋巴结转移呈正相关（OR=4.39，95％ C：1.08~17.89），并且当与其他危险因素同时存在时，例如病变直径 > 2cm、合并溃疡等，其淋巴结转移率可上升至 10％。在 Oda 等对 298 例非治愈性切除病例的研究中，可归结于分化程度较差的有 45 例，其中 12 例行外科根治治疗，术后淋巴结转移率为 6.3％，其余患者复查未见局部复发。Bang 等总结以往的数据，对经内镜治疗的分化程度较差的早期胃癌进行 Meta 分析，指出分化程度较差的 EGC，癌细胞在黏膜层增生区域内的不连续分布以及存在于黏膜中间某层却不暴露于黏膜表面，这使得术后准确测量癌细胞的水平延伸以及侵及深度的难度大大增加。通常情况下，ESD 扩大适应证中的病理分化程度主要指术后的病理组织学的评估，而 ESD 术前的病理也相当重要，Bang 等指出 ESD 术前与术后的病理差异可作为衡量淋巴结转移风险的指标之一。

（3）其他：事实上，除以上两点外，女性、低龄、肿瘤位于胃中下部、更大的肿瘤、凹陷型肿瘤、合并溃疡、弥散的组织类型等因素都可能是早期胃癌出现淋巴结转移的危险因素。Shin 等建议，对于早期胃癌的胃镜治疗，应分两步评估：第一步是治疗前对患者内镜下病变表现和活检病理及影像学评估，选择合适的患者。第二步是治疗后样本病理的分析和进一步手术必要和风险的评估，尤其是关于肿瘤大小、组织类型、浸润深度及脉管侵及情况的分析。这就要求内镜医师、病理科医师及外科医师密切配合。

小结：研究分析早期胃癌行外科手术的病理资料后发现，约 1/3 的患者符合内镜下治疗的相对适应证；而且外科组中满足内镜下治疗相对适应证的黏膜层癌也只有 5.2％发生了淋巴结转移。这一数据在一定程度上预示着内镜下治疗临床应用的巨大潜力。随着内镜下治疗技术其是 ESD 技术的不完善与发展，越来越多的早期胃癌患者进行了内镜下治疗，可以肯定的是，同时也将有越来越多的患者术后病理评估为非治愈性切除。国内外的各项研究对于非治愈性切除是否一定要追加外科根治手术等治疗存在一定的争议，目前有证据支持对部分非治愈性切除患者可以保守治疗且密切随访。另外，目前有越来越多的研究提供了更为准确地评估淋巴结转移风险的方法，相信随着相关研究的发展，我们可以得到更多、更准确且更可行的临床证据客观指导临床的治疗。总之，早期胃癌的内镜治疗必将越来越普及，而对内镜下非治愈性切除的进一步治疗策略选择的研究，对改善患者预后、避免进一步手术创伤和减轻医疗经济负担都将具有重大的意义。

三、SOX1 与 B-catenin 通路的相关关系及其对早期胃癌内镜黏膜下剥离术后复发的预测价值

近年来，ESD 被越来越多地用于早期胃癌的治疗，日本的研究认为，ESD 适用于淋巴结转移可能性极小的早期胃癌并将 ESD 作为早期胃癌内镜治疗的标准方法。ESD 的优势在于能够一次性完整切除直径＞2cm 的黏膜病变且切除深度包括黏膜全层、黏膜肌层及大部分黏膜下层，可以取得较为理想的组织学治愈性切除率并降低局部复发率。尽管如此，仍有一定比例的早期胃癌患者会发生 ESD 术后复发，需要寻找能够早期预测肿瘤复发的标志物。

SOX1 是近年来发现的一类抑癌基因，在食管癌、宫颈癌、子宫内膜癌中均呈异常表达，但该基因在癌发生、发展中的作用尚不明确。研究选择了未发生淋巴结转移的早期胃癌患者进行研究，与正常胃膜组织比较，早期胃癌组织中 SOX1 的表达明显减少，且肿瘤分化程度越低、浸润越深，SOX1 的表达越少，表明 SOX1 的低表达与早期胃癌的发生、发展有关。进一步随访 402 例早期胃癌患者的术后复发情况，共 18 例发生复发，复发率为 4.47%，与白顺滟等报道的早期胃癌 ESD 术后复发率 3.2% 基本一致，与未复发患者比较，复发患者早期胃癌组织中 SOX1 的表达明显减少且经 Kaplan-Meier 曲线分析，与 SOX1 阴性表达患者比较，SOX1 阳性表达患者的复发率明显降低，表明 SOX1 的低表达与早期胃癌的术后复发有关，符合 SOX1 抑癌基因的特性。

胃癌相关的细胞实验表明，SOX1 对胃癌 GES-1 细胞的增殖、迁移、侵袭均具有抑制作用且该作用与抑制 β-catenin 表达有关。B-catenin 是 Wmt 信号通路的核心分子，通过调节下游 Cyclin D1、N-cadherin、MMP9 等基因的表达来促进细胞增殖、迁移、侵袭，在多种恶性肿瘤的发生、发展中起到促癌作用。口腔鳞癌及甲状腺癌中的细胞实验证实，SOX1 能够抑制细胞中 Wnt 通路的激活，与 SOX1 抑制胃癌细胞中 B-catenin 表达的作用一致，表明 SOX1 通过靶向 B-catenin 发挥抑癌作用。研究对早期胃癌中 β-catenin 的分析表明，早期胃癌组织中 B-catenin 的表达高于正常胃黏膜组织且与 SOX1 的表达呈负相关，表明 β-catenin 的高表达参与了早期胃癌的发生且低表达的 SOX1 可能通过增加 B-catenin 的表达在早期胃癌的发生、发展中起促癌作用，但 SOX1 靶向 B-catenin 影响胃癌生长的效应仍需今后进一步的动物实验来验证。

恶性肿瘤病理特征的恶化与疾病预后、肿瘤复发、总生存期均有关，早期胃癌复发也与其病理特征有关，国内刘黎等的研究报道了早期胃癌术后复发与浸润深度有关。实验通过 Cox 模型分析了早期胃癌患者 ESD 术后复发的相关因素并发现，黏膜下浸润及 SOX1 阴性表达是早期胃癌 ESD 术后复发的危险因素。其中，黏膜下浸润与早期胃癌 ESD 术后复发相关的结果与刘黎的研究结果一致，而 SOX1 阴性表达与早期胃癌 ESD 术后复发相关的

结果与 SOX1 的抑癌特性吻合。但在实验的 Cox 模型中，未发现 B-catenin 阳性表达与早期胃癌 ESD 术后复发的相关性，可能因为 SOX1 通过 B-catenin 以外的其他机制发挥抑癌作用，虽然 β-catenin 的高表达与早期胃癌的发生、病理特征恶化及 SOX1 的低表达有关，但 B-catenin 并不直接参与早期胃癌远期病情的转归，在今后的研究中仍进一步探究 SOX1 影响早期胃癌复发的下游机制。

综上所述，早期胃癌中 SOX1 的表达减少、B-catenin 表达增加，SOX1 的阴性表达是早期胃癌患者 ESD 术后复发的危险因素，对术后复发具有预测价值。

第七节 早期胃癌淋巴结转移分析

早期胃癌的肿瘤组织局限于黏膜或黏膜下层，无论有无淋巴结转移。目前国内外指南和共识均推荐对符合内镜切除适应证的病例进行内镜下切除。

内镜治疗具有创伤小、恢复快、并发症少、远期预后与外科手术效果相当等特点，早期胃癌的内镜下切除治疗在国内外临床上得到广泛应用。但由于内镜下切除无法行肿瘤的区域淋巴结清扫，故术前准确判断病灶是否存在淋巴结转移对手术方案的选择尤为重要。

庄端明等通过分析 1093 例行外科胃癌根治术且术后病理诊断为早期胃癌的患者资料，结果显示早期胃癌淋巴结转移率为 14.1%，其中黏膜内癌的淋巴结转移率为 6.4%，黏膜下层浅层为 18.2%，黏膜下层深层为 23.7%，均明显高于 Gotoda 等报道的黏膜内癌淋巴结转移率 2.2%，黏膜下层癌为 16.3%。

研究还发现黏膜下层浅层与黏膜下层深层的淋巴结转移率相比差异无统计学意义。国内多项研究的早期胃癌淋巴结转移率基本一致。可能与我国的病理诊断基本参照 WHO 标准有关，对许多符合日本病理标准的低异型度胃癌和黏膜内癌，我国病理医师通常诊断为低级别上皮内瘤变或高级别上皮内瘤变。

研究单因素分析结果显示患者性别、年龄、肿瘤大小、肿瘤部位、大体分型浸润深度、脉管侵犯、神经侵犯、分化类型、溃疡与淋巴结转移相关。

此外，胃体上部早期胃癌淋巴结转移率低于胃体中部和胃下部，与 Hang 的研究一致。

目前对印戒细胞癌的淋巴结转移和预后存在争议，早期或进展期印戒细胞癌有不同的临床生物学特性。T1 期印戒细胞癌的淋巴结转移率更低，预后更好。黏膜内印戒细胞癌淋巴结转移率为 8.6%，低于黏膜下层印戒细胞癌的 13.5%。纯印戒细胞癌的淋巴结转移率不仅低于混合印戒细胞癌，还低于总体淋巴结转移率。

分析结果显示：患者年龄、肿瘤部位、分化类型浸润深度、脉管侵犯是早期胃癌淋巴结转移的独立危险因素，尤其是脉管侵犯，其风险较无脉管侵犯者增加 10.5 倍。Sekiguchi 等的研究发现，脉管侵犯时淋巴结转移率为 37.1%，远高于无脉管侵犯的 5.7%。日本的

ESD 指南中，ESD 的适应证分为分化型胃癌和未分化型胃癌，混合型胃癌根据主要分化组成归为分化型或未分化型。

近年的研究显示，混合型早期胃癌淋巴结转移风险明显升高。早期胃癌未分化型和混合型的淋巴结转移风险均明显高于分化型，未分化型与混合型淋巴结转移风险大致相当。Zhao 等的研究结果显示，未分化型和混合型为早期胃癌淋巴结转移的危险因素。未分化型胃癌中，低分化型胃癌较印戒细胞癌和黏液腺癌淋巴结转移风险升高，而混合型早期胃癌中，无论分化型胃癌合并何种未分化型成分，其淋巴结转移风险差异无统计学意义。

第八节　中国幽门螺杆菌根除与胃癌防控的专家共识意见（2019 年·上海）

中国幽门螺杆菌根除与胃癌防控的专家共识意见（2019 年，上海）

Hp 被认为是影响胃癌发生及环境中的重要可控因素之一，在国际 Hp 京都共识（2015）和 Hp Maastricht V 共识（2016）中都将 Hp 感染定义为一种感染性疾病，并认为 Hp 感染和胃癌的发生密切相关，根除 Hp 是预防胃癌的有效措施。但是，我国 Hp 感染率较高，对于如何看待 Hp 感染和胃癌的关系、Hp 根除后是否会带来不良后果、是否符合卫生经济学效益等问题，还存在一些争议。为此 2019 年 4 月 12 日，由国家消化系疾病临床医学研究中心（上海）和国家消化道早癌防治中心联盟（GECA）牵头，组织消化病领域、Hp 研究领域、胃癌外科领域、流行病学领域、卫生经济学领域、健康管理领域的数十位专家，以及国际知名的胃癌和 Hp 研究领域专家学者，就 Hp 根除与胃癌防治的关系问题开展讨论，达成下列共识。

一、Hp 感染与胃癌的关系

【陈述 1】我国是 Hp 高感染率国家。

证据质量：高共识水平：100.0%。

我国目前的 Hp 感染率为 40%~60%。根据《中国幽门螺杆菌感染流行病学 meta 分析》中相关数据显示，1990 年至 2002 年 66 项 Hp 流行病学感染率调查涉及 22 个省份，55 个地区，累计检测人数 25209 人，Hp 感染率为 34.52%~80.55%，多数地区人群感染率在 50% 以上，平均感染率 58.07%。2005 年至 2011 年中国的另外一项涵盖 24 个地区 51025 名健康体检人群的 Hp 感染情况调查显示，Hp 总体感染率为 49.5%。不同年龄层次人群 Hp 感染率存在差异；值得注意的是，< 20 岁人群 Hp 感染率仍高达 37.1%。我国 Hp 感染的检测和治疗已有 30 余年的历史，随着 Hp 感染检测和治疗人数的不断增加，Hp 感染

率有不同程度的下降趋势，但与发达国家相比，中国仍是 Hp 高感染率国家，尤其是青年人群仍有较高的 Hp 感染率。

【陈述 2】Hp 感染是一种感染性疾病。

证据质量：高共识水平：100.0%。

尽管 Hp 感染患者中仅 15%~20% 发生消化性溃疡，5%~10% 发生 Hp 相关性消化不良，1% 发生胃恶性肿瘤（胃癌、MALT 淋巴瘤），多数感染者并无症状或并发症，但所有感染者都存在慢性活动性胃炎，即 Hp 胃炎。Hp 感染与慢性活动性胃炎之间的因果关系符合科赫法则（Koch's rule）。Hp 可以在人与人之间传播（主要是经口传播）。因此，Hp 感染无论有无症状，伴或不伴有消化性溃疡和胃癌，都是一种感染性疾病。

【陈述 3】Hp 感染是我国胃癌的主要病因。

证据质量：高共识水平：86.7%。

Hp 感染是胃癌发生的环境因素中最重要的因素，根据 WHO 资料，2012 年我国胃癌新发病例和死亡病例约占全球的 42.6% 和 45.0%。根据国家癌症登记中心资料，2015 年胃癌发病率仅次于肺癌，居所有恶性肿瘤的第 2 位；新发病例 679 100 例，死亡 498 000 例。研究显示，胃癌发病率随年龄增长显著上升，74 岁以上且感染 Hp 者发生胃癌的风险更高。肠型胃癌（占胃癌绝大多数）发生模式为正常胃黏膜→浅表性胃炎→萎缩性胃炎→肠化生→异型增生→胃癌，已获得公认。Hp 感染者均会引起慢性活动性胃炎，在胃黏膜萎缩和肠化生的发生和发展中也起重要作用，因此 Hp 感染在肠型胃癌发生中起关键作用。

【陈述 4】Hp 不是一种人体共生细菌，更不是一种益生菌。

证据质量：中共识水平：84.6%。

Hp 是一种古细菌，但不是一种共生菌。对于年幼儿童而言，其可能存在潜在的益处。但除此以外，该菌对人体而言是一种有害菌，随着人类的迁徙而呈现全球分布。Hp 感染所致的胃炎，作为一种感染性疾病，除非有抗衡因素，对所有的感染者均应予以根治。

【陈述 5】除非采取主动干预措施，Hp 感染不会自行消除。

证据质量：高共识水平：100.0%。

研究证实一旦感染 Hp，不经治疗难以自愈，10%~15% 的 Hp 感染者发展为消化性溃疡，约 5% 发生胃黏膜萎缩，< 1% 的感染者发展为胃癌或 MALT 淋巴瘤。尽早根除 Hp 可有效预防此类疾病发生。此外，Hp 胃炎作为一种有传染性的疾病，根除 Hp 可有效减少传染源。尽管环境和饮水的改善也有助于降低 Hp 感染率，但除非采取主动干预措施，Hp 感染率不会自行下降。

二、Hp 根除与胃癌预防

【陈述 6】目前认为 Hp 感染是胃癌最重要的、可控的危险因素。

证据质量：高共识水平：92.9%。

早在 1994 年 WHO 下属的国际癌症研究机构（International Agency for Research on Cancer）就将 Hp 定义为 1 类致癌原。大量研究显示，肠型胃癌（占胃癌大多数）的发生是 Hp 感染、环境因素（包括饮食）和遗传因素共同作用的结果。Hp 感染高发地区并不意味着胃癌高发，例如非洲和部分亚洲国家（如印度和孟加拉）的 Hp 感染率很高，但是胃癌并不高发。然而，在韩国、日本和中国，Hp 感染率和胃癌发生率具有极强的相关性。这些信息说明，其他因素也影响着胃癌发生的风险，例如当地 Hp 菌株毒性、宿主遗传基因和其他环境因素（高盐饮食）等。无论如何，强有力的证据凸显出绝大部分胃癌患者是发生在 Hp 感染率最高的地区。

据估计，约 90% 非贲门部胃癌发生与 Hp 感染有关；环境因素在胃癌发生中的总体作用弱于 Hp 感染；遗传因素在 1%~3% 的遗传性弥漫性胃癌发生中起决定作用。众多证据表明，根除 Hp 可降低胃癌及其癌前病变发生的风险。因此，Hp 感染是目前预防胃癌最重要的可控危险因素，根除 Hp 应成为胃癌的一级预防措施。

【陈述 7】根除 Hp 可降低我国的胃癌发生风险，有效预防胃癌。

证据质量：高共识水平：100.0%。

来自我国人群的队列研究一致认为 Hp 感染是胃癌最重要的危险因素，根除 Hp 可降低胃癌发生率，这主要基于 3 项随机对照研究的结果，其中 2 项来自山东省临朐县，一项来自福建省长乐区。近期发表的一项 Meta 分析显示根除 Hp 后胃癌发病率下降为 0.53（95%C1 0.44~0.64），根除 Hp 对无症状患者和内镜下早癌切除术后患者尤其有益，根除 Hp 后胃癌风险降低 34%。近期在中国、英国、韩国正在进行相关研究，其中包括来自山东省临朐县一项大样本（n=184 786）前瞻性试验，可能会提供更可靠的数据来证明根除 Hp 在预防胃癌方面产生的任何益处或不良后果。

【陈述 8】根除 Hp 后可以减少早期胃癌内镜黏膜下剥离术（ESD）术后的异时性胃癌发生。

证据质量：中共识水平：100.0%。

胃癌的早期发现和治疗对于降低胃癌病死率具有重要意义。早期胃癌治疗以内镜下切除和外科手术为主。然而，临床研究发现，在早期胃癌 ESD 切除后仍有部分患者在胃内其他部位发生新的胃癌，也称为异时性胃癌，其原因是胃癌患者胃黏膜多伴有癌前病变发生，因此在切除胃癌后其他部位的癌前病变仍有演变成胃癌的可能。根除 Hp 对异时性胃癌的预防具有积极作用。一项发表于新英格兰杂志的随机双盲安慰剂对照研究，纳入了 470 例内镜下切除的胃早癌或高级别上皮内瘤变患者，分为抗生素根治组和安慰剂组，经过平均 5.9 年的随访观察发现抗生素根治组 194 例患者中有 14 例发生了异时性胃癌（7.2%），显著低于安慰剂组的 13.4%（27/202），风险比（HR）为 0.5（95%CI 为 0.26~0.94）；进一步对 Hp 根除者与未根除者和安慰剂组进行比较，HR 为 0.32（95%CI 为 0.15~0.66）；此外，抗生素根治组有 48.4% 的患者胃体小弯胃黏膜萎缩程度明显改善，显著高于安慰剂组的 15%（$P < 0.01$）。该项研究基于随机、双盲的研究设计，较好地避免了偏倚和混杂因素，研究实行统一评价标准和质量控制标准，提高了结果的可信度。但因为该研究的结论具有肯定性，将来类似的随机安慰剂对照研究恐存在伦理问题。

【陈述 9】根除 Hp 预防胃癌在胃癌高风险地区有成本 - 效益优势。

证据质量：高共识水平：100.0%。

9 项基于经济学模型的研究评估了人群 Hp 筛查和治疗策略对于预防胃癌的成本 - 效益。他们运用了不同的设想和方法，推测出 Hp 筛查和治疗有成本 - 效益优势。最关键的假设是 Hp 的根除降低了胃癌的风险，当然这也被系统回顾研究所支持。在胃癌高发地区这种优势更高。在发达国家同样也更具成本 - 效益优势，因为随机试验也显示人群 Hp 筛查和治疗降低了用于治疗消化不良症状的费用。这可能导致方案成本保持中立。

【陈述 10】在胃癌高风险地区开展根除 Hp 的基础上，应逐步推广 Hp 的广泛根除以预防胃癌。

证据质量：中共识水平：93.3%。

一项回顾性研究纳入 38984 名无症状的健康体检人群，将其分为 Hp 未感染组、Hp 根治组和 Hp 非根治组，采用 Cox 比例风险回归模型分析胃癌的发病率。结果显示 Hp 非根治组的累积胃癌发病率显著高于 Hp 未感染组和根治组，而 Hp 未感染组和根治组间累积胃癌发病率差异无统计学意义（$P > 0.05$）。因此，在胃癌高风险地区根治 Hp 的基础上，人群中广泛根除 Hp 可以预防胃癌。

【陈述 11】应提高公众预防胃癌的知晓度，充分了解 Hp 感染的危害，有助于我国胃癌的防治。

证据质量：高共识水平：100.0%。

在一些国家开展了集中于预防结直肠癌的公众认知活动，并产生了采用以结肠镜和 / 或粪便隐血阳性为基础的国家筛查方案。他们针对的是 50~65 岁或 70 岁的高危人群。人们普遍认为，结肠癌筛查接受率与公众对这一主题的认识程度有关。加强公众意识交流的具体策略包括付费媒体、公共服务公告、公共关系、媒体宣传、政府关系和社区活动。交流策略可以从 3 个方面进行评估：①短期效果（认知和态度转变）。②中间效果（只是态度或政策转变）。③长期效果（行为变化和患病率变化）。应鼓励公众提高对胃癌危险因素和高危地区疾病筛查的认识，让公众知晓胃癌及其预防的相关知识，有助于推动胃癌预防事业。公众需知晓的是，我国是胃癌高发国家，且多数发现时即为进展期或晚期，预后差，早期发现并及时治疗预后好。早期胃癌无明显症状或症状缺乏特异性，内镜检查是筛查早癌的主要方法；根除 Hp 可降低胃癌发生率，尤其是早期根除；有胃癌家族史是胃癌发生的高风险因素；纠正不良因素（高盐、吸烟等）和增加新鲜蔬菜、水果摄入也很重要。

【陈述 12】开展 Hp 的规范根除不会带来不良后果。

证据质量：中共识水平：93.3%。

根除 Hp 的治疗方案中至少包含 2 种抗生素，疗程为 10~14d，抗生素的使用会使肠道菌群在短期内发生改变。一项最新研究结果发现，Hp 根除治疗后，肠道菌群多样性及组成发生的变化可在 12 个月后恢复。因此，开展 Hp 的规范根除不会带来不良后果（抗生素滥用、耐药菌播散、肥胖、GERD、IBD、过敏性哮喘等）。既往有研究认为 Hp 对于嗜酸性细胞性食管炎有保护作用，近期研究提示这种保护作用并不存在。

三、Hp 筛查与根除策略

【陈述 13】在胃癌高发区人群中，推荐 Hp "筛查和治疗" 策略。

证据质量：高共识水平：100.0%。

鉴于根除 Hp 预防胃癌在胃癌高发区人群中有成本 – 效益优势，因此推荐在胃癌高发区实施 Hp "筛查和治疗" 策略。结合内镜筛查策略，可提高早期胃癌检出率，发现需要随访的胃癌高风险个体。

【陈述 14】在普通社区人群中，推荐 Hp 检测和治疗策略。

证据质量：中共识水平：100.0%。

Hp "检测和治疗" 策略广泛用于未经调查消化不良的处理。在胃癌低发区，实施 Hp "检测和治疗" 策略，排除有报警症状和胃癌家族史者，并将年龄阈值降低至 35 岁可显著降低漏检上消化道肿瘤的风险。但建议在实施 Hp "检测和治疗" 过程中，也应根据需要同时进行胃镜检查，避免漏诊严重胃病或肿瘤。

【陈述 15】Hp 的筛查方法可以采用呼气试验、血清学方法或粪便抗原检测。

证据质量：高共识水平：100.0%。

Hp 的血清学检测主要适用于流行病学调查，可与胃蛋白酶原和促胃液素 –17 同时进行，更适用于胃癌筛查。胃黏膜严重萎缩的患者使用其他方法检测可能导致假阴性，血清学检测不受这些因素影响。呼气试验（^{13}C 或 ^{14}C）是临床最常用的非侵入性试验，具有检测准确性较高、操作方便和不受胃内灶性分布影响等优点。对于部分 Hp 抗体性又不能确定是否有 Hp 现症感染时，呼气试验是有效的补充检测方法，适用于有条件的地区开展粪便抗原检测对于 Hp 筛查也有积极意义。

【陈述 16】血清胃蛋白酶原、促胃液素 –17 和 Hp 抗体联合检测，可用于筛查有胃黏膜萎缩的胃癌高风险人群。

证据质量：高共识水平：92.3%。

血清胃蛋白酶原（Ⅰ 和 Ⅱ）、Hp 抗体和促胃液素 –17 联合检测已被证实可用于筛查胃黏膜萎缩，包括胃窦或胃体黏膜萎缩，被称为 "血清学活组织检查"。胃黏膜萎缩特别是胃体黏膜萎缩者是胃癌高危人群，非侵入性血清学筛查与内镜检查结合，有助于提高胃癌筛查效果。来自我国 14 929 例血清和内镜资料完整的样本表明，年龄、性别、胃蛋白酶原比值 < 3.89、促胃液素 –17 > 1.50pmol/L、Hp 抗体阳性、腌制食物和油炸食物是胃癌发生的 7 种高危因素，并在此基础上制订了胃癌风险评分量表，已用于我国胃癌高危人群的筛查，并被我国最新的胃癌诊疗规范采纳。

【陈述 17】Hp 的细胞毒素相关基因 A（CagA）和空泡变性细胞毒素（VacA），血清抗体检测，亦可用于 Hp 筛查，对 Hp 毒力阳性的菌株更推荐根除。

证据质量：低共识水平：80.0%。

Hp 毒力的主要标志是 Cag 致病岛，Hp 毒力因子和宿主的遗传背景可以影响感染个体所患疾病的转归，特别是对发生胃癌的风险产生影响。在 Hp 的毒力因子中，CagA 和 VacA 是目前被认为最重要的。中国、韩国和日本人群携带同一种 Hp 菌株类型，都含有比西方国家菌型感染性更强的 CagA 毒力因子。我国 Hp 感染株的毒力阳性率较高，更建议根除以预防胃癌。但是，在非胃癌高发区，是否需要开展只针对 Hp 毒力菌株的"选择性根除"值得进一步研究。

【陈述 18】在胃黏膜萎缩和肠化生发生前，实施 Hp 根除治疗可更有效地降低胃癌发生风险。

证据质量：高共识水平：100.0%。

根除 Hp 可改善胃黏膜炎症反应，阻止或延缓胃黏膜萎缩、肠化生，可逆转萎缩，但难以逆转肠化生。在胃萎缩或肠化生前根除 Hp，阻断了 Corre 模式"肠型胃癌演变"进程，几乎可完全消除胃癌发生风险。已发生胃黏膜萎缩或肠化生者根除 Hp，可延缓胃黏膜萎缩和肠化生的进展，也可不同程度降低胃癌的发生风险。因此，根除 Hp 的最佳年龄为 18~40 岁。近期一项来自中国香港的回顾性研究显示，在 60 岁以上人群中开展 Hp 根除也可获益，但其降低胃癌发生率的效果要在根除 10 年后才能显现。

【陈述 19】Hp 根除建议采用标准的铋剂四联方案（10d 或 14d）。

证据质量：高共识水平：93.3%。

国内共识推荐的 7 种经验性根除 Hp 治疗方案的临床试验均采用 10~14d 疗程，根除率＞90%。将疗程延长至 14d 可一定程度上提高 Hp 根除率，但鉴于我国抗生素耐药率可能存在显著的地区差异，如果能够证实当地某些方案 10d 疗程的根除率接近或超过 90%，则可选择 10d 疗程。新型钾离子竞争性酸阻断剂（P-CAB）有望进一步提高 Hp 根除率。

【陈述 20】有效的 Hp 疫苗将是预防 Hp 感染的重要措施。

证据质量：低共识水平：100.0%。

Hp 感染是胃癌发生的环境因素中最重要的因素，并且是慢性胃炎、消化道溃疡发生的主要病因，有针对性的特效疫苗用于预防和治疗 Hp 感染无疑是最佳选择。鉴于 Hp 免疫原性较弱且生长于胃上皮细胞表面等特征，有效的 Hp 疫苗研制已取得一些进展，但尚未开展大规模应用。

第九节　同时性多发性早期胃癌研究

早期胃癌患者中同时性多发性早期胃癌（SMEGC）的患病率并不低，根据以往的报道，SMEGC 的患病率为 3.2% ~12.3%。李彗等研究，SMEGC 患者占全部早期胃癌患者的 9.5%，既往由于内镜检查术者对 SMIEGC 认识程度不够，导致 SMEGC 在内镜检中容易被忽视。Zhao 等经外科手术标本病理检查发现 26.9%（7/26）的 SMEGC 患者被内镜检漏诊。SMEGC 的高患病率和高漏诊率提示内镜术者或检查者无论在 ESD 术中或内镜复查时均应仔细检查全胃以发现可能病灶，患者也应定期内镜随访，这能减少 SMIEGC 的漏诊。

目前认为萎缩性胃炎和肠上皮化生是胃癌的癌前病变，在这些癌前病变的区域中，胃癌可能在不同的部位同时发生。李惠等研究 SMEGC 组存在肠上皮化生有 30 例（81.1%），萎缩性胃炎有 18 例（48.6%），均明显高于 SECC 组（分别为 43∶1% 和 23.8%）。既往 Nita 等对 94 例 SMEGC 和 285 例 SECC 的临床、病理特征进行了多因素分析，结果显示病灶周围严重的肠上皮化生为 SMEGC 的独立危险因素。Nam 等分析了 59 例 SMEGC 相关危险因素，结果表明中重度萎缩性胃炎是 SMEGC 的危险因素。Zhao 等发现 SMEGC 患者的病变多位于胃上 1/3［（30.8%（8/26）］和胃下 1/3［61.5%（16/26）］。

HP 感染是胃癌发生的危险因素。虽然韩国一项前瞻性究表明，接受 Hp 根除治疗的早期胃癌患者与接受安慰剂的患者相比，异时性胃癌的患病风险降低，胃体腺体萎缩程度较基线水平有较大改善，但也有研究结果显示，Hp 感染与 SMEGC 无关，如 Lim 等的研究发现 Hp 感染在 SMEGC 患者中比 SECC 患者更加少见（50.9% 比 56.2%，$P < 0.05$）。在研究中，SMEGC 组与 SEGC 组比较，Hp 感染占比组间差异无统计学意义（35.1% 比 36.3%），提示 Hp 感染并不是 SMEGC 的危险因素。

第十节　胃癌早期诊断

胃癌早期发现和早期的诊断是及时的治疗基础，为降低和减少胃癌的发生做出了保证。

一、肿瘤标志物

肿瘤标志物的检测在筛查及诊断早期胃癌中具有重要作用，因其容易实施、价格易接受、患者耐受性好等优点在临床上广泛应用。近年来，血清类、蛋白类、尿液类、RNA

类等标志物研究出现很多新进展。

1. 血清类：Zeng 等研究发现，miR-101-3p 是萎缩性胃炎（AG）和胃癌的潜在诊断标志物。miR-101-3p 联合胃蛋白酶原 I（PGI）、PGⅠ/Ⅱ（AUC=0.856，灵敏度为 80.23%，特异度为 77.05%）可有效区分 AG 和胃癌。Kayamba 等研究探讨了使用胃液中的血液作为筛查工具的可能性，以确定需要转诊进行内镜检查的患者。胃液中存在血液与胃黏膜病变有关，它对胃癌检测具有高灵敏度但低特异度。Feng 等通过 587 例临床病例回顾性研究探讨了 4 种肿瘤标志物对早期胃癌的诊断和预后意义，得出早期胃癌中 CEA、CA19-9、AFP 和 CA125 的阳性率相对较低，CA19-9 水平升高与女性和淋巴结转移的存在有关，CEA 水平升高是早期胃癌预后不良的独立危险因素。Werner 等提出，针对肿瘤相关抗原（TAA）的自身抗体作为用于早期发现胃癌的生物标志物。仅测试的自身抗体和组合对胃癌筛查无足够的敏感性。尽管如此，当与其他标志物联合使用时，一些自身抗体，例如抗 MAGEA4、抗 CTAG1 或抗 TP53 及其组合可能有助于胃癌早期检测测试的发展。Yang 等研究显示，4 种血清生物标志物（COPS2、CTSF、NT5E 和 TERE1）可以作为胃癌的非侵入性诊断指标，并且它们的组合有可能用作整体胃癌存活率的预测指标。

2. 蛋白类：Zhou 等研究显示，质谱支持的蛋白质组学为发现肿瘤生物标志物提供了更多可能性。采用 LC-MSMS 结合 TMT 标记，通过血浆蛋白质组学鉴定的蛋白质有助于将早期胃癌与健康对照区分开。Shen 等提出一种高通量蛋白质检测技术，即多重邻近延伸分析（PEA），被用于测量 300 多种蛋白质的水平。通过单变量分析来分析每种蛋白质的改变，进行弹性网逻辑回归以选择血清蛋白进入诊断模型。基于靶向蛋白质组学和弹性网逻辑回归，确定了一种血清蛋白标记，可有助于临床胃癌诊断，尤其是对于早期患者和 MSI 高的患者。Cheng 等研究进行 LC-MSMS 测定和生物信息学分析以鉴定胃癌发现群组中的血浆生物标志物。结果表明，LC-MS/MS 对血浆生物标志物发现具有强大且高度敏感性，性激素结合球蛋白（SHBG）可能是胃癌管理的潜在血浆生物标志物。Jiang 等研究提出胃癌组织的蛋白质组学定量分析表明，脂肪酸结合蛋白（FABP1）和脂肪酸合酶（FASN）的共表达可能是早期胃癌的生物标志物。Liu 等结果表明，针对 14-3-3（一种蛋白质）的自身抗体可能是检测和诊断胃癌的潜在血清学生物标志物。Wu 等报道，多达一半的胃液蛋白质组在疾病状态下受到调节，并提出了一种简单的生物标志物评分矩阵用于早期胃癌检测，诊断灵敏度为 95.7%。且验证了使用来自胃液的 380 个蛋白质丰度特征的 SWATH--MS 产生的数字化记录可以将患者与弥漫型胃癌分开。

3. 尿液类：Shi 等开发了一种基于多孔磁性环糊精聚合物（MA-CD）的新型固相萃取，并用于检测尿液样品中的痕量小分子胃肿瘤标志物。结果该方法的分析性能显示出良好的准确性（88.82%~104.34%）和精度（0.9994）。因此该方法是有效、低成本的胃肿瘤标志物检测方法。

4. RNA 类：非编码 RNA 类分子（miRNA、IneRNA、circRNA）在肿瘤的发生发展过程中起到重要的调控作用，同样其在胃癌的早期诊断中也扮演者重要角色。

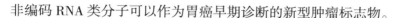

非编码 RNA 类分子可以作为胃癌早期诊断的新型肿瘤标志物。

（1）miRNA：Daneshpour 等研究表明，miRNA 是可以用于敏感性和早期癌症诊断的新型生物标志物。在该研究中，电化学纳米生物传感器已被制造来同时检测两个胃癌相关的 miRNA.。这种无多重 PCR 反应的 miRNA 纳米生物传感器在胃癌的早期诊断以及任何 miRNA 序列的筛选中显示出诱人的潜在应用前景。

Huang 等研究表明，miRNA 是一组小的非蛋白质编码 RNA，在肿瘤发生中起重要作用。其作为多种基因的阻遏物起作用，改变癌基因和抑癌基因的表达来促进胃癌的发生。通过患者血清中鉴定 miRNA 组，以高精度和高灵敏度非侵入性地预测胃癌。由于它们在组织、血清 / 血浆和其他体液中的稳定性，已建议将 miRNA 作为具有适当临床潜力的新型肿瘤生物标志物。

（2）IneRNA：Lin 等研究鉴定了早期胃癌特异性外泌体 lncRNA 生物标志物，这些标志均可对早期的非侵入性诊断具有高度敏感性和稳定性。这高于癌胚抗原的诊断准确性。因此，外源性 IncUEGC1 可能有望用于早期胃癌诊断的高灵敏度、稳定性和非侵入性生物标志物的开发。为了研究胃液 IncRNA-ABHD11-AS1 是否可以成为筛选胃癌的潜在生物标志物，Yang 等研究收集了来自良性病变、胃异型增生、胃癌前病变和胃癌的 173 个组织样品和 130 个胃液标本。当使用胃液 ABHD11-AS1 作为标志物时，早期胃癌患者的阳性检出率达到 71.4%。由于胃液的特殊来源，这些结果表明胃液 ABHD11-AS1 可能是筛选胃癌的潜在生物标志物。

（3）circRNA 类：Zhao 等通过 qRT-PCR 技术检测 hsa_circ_0000181 在新鲜胃癌组织和配对的相邻非肿瘤组织中的表达水平，并检测胃癌患者和健康人群血浆水平，结果显示，胃癌患者的癌组织和血浆中的 hsa_circ_0000181 水平显著低于配对的相邻非肿瘤组织和健康人，组织 hsa_circ_0000181 的异度和血浆 hsa_circ_0000181 的灵敏度分别为 85.2% 和 99.0%。因此得出 circRNA 与癌症的发生和发展有关。由于高稳定性，组织和血浆 hsa_circ_0000181 能是诊断胃癌的新型生物标志物。

二、内镜检查

内镜检查是诊断早期胃癌的最重要手段之一，尤其近年来应用越来越广泛的放大内镜、色素内镜、超声内镜等技术联合内镜下病理检查极大提高了早期胃癌的检出率。

1. 放大内镜：放大内镜下窄带成像（M-NBI）已被应用于通过观察微血管结构和胃黏膜病变的微表面结构来检查早期胃癌，可用于检测癌前状况，并通过早期干预来预防胃癌，可能改善患者预后，因此建议使用放大内镜检查作为诊断早期胃癌的方法。蓝色激光成像（BLI）是一种新的图像增强型内镜检查技术，它利用激光光源进行窄带观察。Dohi 等研究表明，M-BLI 和 M-BLI-bright 提供了类似于 M-NBI 的出色的显微结构和微血管可视化效果。与使用 M-NE 相比，使用 M-BLI 和 M-bLI-bright 可以经常看到中分化腺癌中不规则的微表面模式（MSP）且 M-BLI 早期胃癌的诊断性能有所提高。链接彩色成像（LCl）是影像增强内镜检查（IEE）的一种新颖形式，是一种独特的增强颜色的系统。Kanzaki 等研究表明，IEE 中的 LCI 技术通过独特的增强颜色的系统来显示出癌症和背景黏膜之间的色差，有助于早期诊断胃癌。

2. 超声内镜（EUS）：Kim 等研究评估了 EUS 黏膜下变形模式分析对预测早期胃癌浸润深度和内镜黏膜下剥离术（ESD）治疗结果的有用性。与常规内镜检查相比，EUS 黏膜下畸形模式分析可提供更准确的信息来预测深部黏膜下癌浸润（SCI）。EUS 上弓形黏膜下畸形的存在是深部 SCI 和非根治性切除术的有效预测指标。

3. 色素内镜：BLI 和 LCI 是 LASEREO 内镜系统的颜色增强功能，它们分别提供了窄带光观察功能以及颜色信息的扩展和缩小。通过比较已经确诊为早期胃癌患者的常规的白光成像（WLI）上的肿瘤颜色，当使用 LCI 时，红色和白色肿瘤的可见度改善明显高于同色肿瘤，Yoshifuku 等研究表明，无论内镜医师经验水平或患者根除 Hp 的程度如何，LCI 均可提高早期胃癌的可见度，尤其是对于带红色或白色的早期胃癌。LCI 的可见度改善明显高于 BLI。

4. 胶囊内镜：磁控胶囊胃镜（MCCG）可检测良性息肉、胃溃疡和黏膜下肿瘤，在大量人群中安全且临床可行。与食管、胃、十二指肠镜（EGD）相比，MCCG 在因检查引起的不适方面具有良好的耐受性且检查结果准确性与 EGD 一致。Zhao 等研究评估了 MCCG 在无症状人群中有助于胃癌早期诊断。

5. 胃瘤瘤类：胃黄瘤与胃癌的关系仍不清楚，Sekikawa 等通过对最初内镜检查中有 106 例（占 5.9%）检出胃部黄斑的 1823 例患者随访研究中的调查结果表明，胃黄瘤是预测胃癌发展和 Hp 治疗后检测到的早期胃癌有用的预测标志物。

6. 内镜辅助诊断系统：Yao 等开发了一个互联网电子学习系统，以提高内镜医师在早期诊断胃癌的能力。通过国际多中心随机对照试验证明了该系统在扩展知识和提供关于内镜检测早期胃癌的宝贵经验方面的功效。

胃肠道内镜检查反复出现类似框架通常会削弱操作者的注意力，从而导致错过真正的病变，导致早期胃癌漏诊。迫切需要一种自动发现视觉异常并提示医护人员进行更彻底检查的自动装置，以提高早期胃癌的检出率。Lee 等提出的使用深度学习技术的自动分类可用于补充从业人员的手动检查工作，以最大程度地减少因内镜镜框重复排列而导致注意力不集中而漏掉阳性病变的危险。Kanesaka 等开发了一种计算机辅助诊断（CADx）系统，以协助内镜医师识别和描绘早期胃癌。该研究初步表明，此 CADX 系统在 M-NBI 图像中早期胃癌的实时诊断和描绘方面具有巨大潜力。Wu 等开发了一种新颖的深度卷积神经网络（DCNN）系统，DCNN 从非恶性肿瘤中识别出早期胃癌，其准确度为 92.5%，灵敏度为 94.0%，特异度为 91.0%，阳性预测值为 91.3%，阴性预测值为 93.8%，优于所有水平的内镜医师。在将胃部位置分为 10 或 26 个部位的任务中，DCNN 的准确率达到 90% 或 65.9

%，与专家从恶性肿瘤中识别出早期胃癌表现相当。因此，证实在 EGD 检查期间可以无盲点检出早期胃癌。

三、影像学检查

Li 等对多光子显微镜（MPM）诊断早期胃癌的研究显示：该显微镜能够直接揭示早期胃癌发展过程中细胞细节的改善和基质的变化，并且从 MPM 图像中量化了两个特征，以评估随着胃部病变从正常发展到早期癌症，细胞大小和基质胶原的变化，有助于早期诊断和治疗胃癌。早期胃癌伴溃疡（EGC-U）与进展期胃癌（AGC）相似，因为 EGC-U 和 AGC 通常具有与溃疡相似的内镜表现。Tsurumaru 等的回顾性研究确定了多相动态对比度增强的多排 CT（MDCT）可以帮助区分 EGC-U 和 AGC。由于 EGC-U 在动脉和门静脉期均显示出明显较低的衰减值，多相动态对比度增强的 MDCT 将 EGC-U 与 AGC 区别开来。Shen 等研究表明，口腔对比剂经腹超声检查（OCTU）可以高灵敏度、高特异度地检测上皮内瘤变、癌症等，为胃癌的初步筛查提供了手段。MPM、多相动态对比度增强的 MDCT、OCTU 这些影像学研究丰富了临床早期诊断胃癌的手段，从影像学角度提高了早期胃癌的诊断率。

四、表观遗传学研究

Gastrokine 1（GKN1）是一种在胃窦和胃底表面黏膜细胞上表达的蛋白质，有助于维持胃的稳态、抑制炎症，并且是一种肿瘤抑制因子。胃组织中循环 GKN1 浓度、蛋白质本身或 mRNA 的测量可能对癌症的早期诊断有用。Alarcon-Millan 等研究分析了有关在转录、转录后和翻译后水平确定 GKN1 表达及其表达调控的信息；它提出了一个整合模型，该模型整合了 Hp 感染中通过转录因子和 miRNA 对 GKN1 表达的调控。Yang 等通过调查微染色体维持复合物组件 7（MCM7）在胃黏膜病变中的表达，进一步发现其作为区分胃黏膜病变上皮内瘤样变的生物标志物的潜在作用。后得出结论：MCM7 有助于我们进行病理学分级的鉴别诊断，Ki67 的 MCM7 组合可作为评估胃癌和癌前病变的更敏感的增殖标志物。用于胃癌的肿瘤标志物，例如 CEA 和 CA19-9，缺乏足够的灵敏度和特异度。因此需要有效的生物标志物来检测早期胃癌并预测肿瘤的复发和化学敏感性。这些分子包括蛋白质编码基因、miRNA、lncRNA 和甲基化启动子 DNA。Sawaki 等研究表明：检测胃组织或循环中的遗传利表观遗传学改变可能会改善胃癌的诊断和管理，从而显著改善结局。Vogelaar 等研究显示，可以使用种系全外显子组测序来揭示家族性或早发性胃癌的遗传易感性。Cheng 等研究显示，RAD51B 是 DNA 修复／重组的关键参与者，有可能成为癌症诊断和预后的候选致癌基因和生物标志物，且 RAD51B 可能在胃癌进展过程中起癌基因的作用，其过度表达可能是早期发现胃癌和预后不良的潜在生物标志物。因此，蛋白质本身或 mRNA 的测量、蛋白质编码基因、miRNA、IncRNA 和甲基化启动子 DNA 等分子、全外显子组测序、RAD51B 过度表达等在早期胃癌中的变化可能成为早期诊断胃癌的潜在生物标志物。

五、其他诊断方法类

　　Liu 等研究的广东医科大学附属第一医院的一个项目，618 例胃病患者内镜检查和病理活检的结果，将其早期胃癌风险分为低和高早期胃癌风险。建立了 4 种早期胃癌风险分类模型，包括逻辑回归（LR）和 3 种数据挖掘算法。结果显示，3 种数据挖掘模型比 LR 模型具有更高的准确性、增益曲线的凸部更接近理想曲线、AUC 也大于 LR 模型。因此，这 3 种数据挖掘模型更有效地预测了早期胃癌的风险，能够协助临床医师提高早期胃癌的诊断和筛查。Sun 等通过使用高通量测序技术检查了 50 名受试者（包括 37 例胃痛患者和 13 对照）的唾液和菌试者（包括 37 例胃癌患者和 13 名对照）的唾液和菌斑样品的总细菌谱。结果分析显示，胃癌患者的口腔细菌更为复杂。根据胃癌患者口腔微生物组的特点，设计了一个评分系统来筛查胃癌。结果表明，该评分系统可能是通过口腔微生物组检测筛查可疑胃癌患者的潜在方法。Hp 的根除治疗通常是为了减少胃癌的发生。然而，即使在成功地根除治疗后，偶尔也会发现胃癌。Sakitani 等研究表明，定期内镜检查可在根除 Hp 后早期发现胃癌，可能有助于改善胃癌患者的预后。Di 等研究显示，多学科团队（MDT）可提高内镜下早期胃癌的检出率。Perez-Rodriguez 等 46 研究显示，使用多种标志物、HLA-DQ 等位基因、年龄、性别和 Hp 感染可能对肠化生（IM）和胃癌患者的早期诊断有用。纳米颗粒可以在胃癌的诊断中提供许多益处，Li 等研究从全身成像（CT、PET 等）、局部成像、内镜检查早期检测胃癌、检测与胃癌相关的生物标志物、检测胃癌的循环肿瘤细胞（CTC）、纳米颗粒能够将诊断和治疗的功能整合在一起（热力学），这几个方面综述了纳米颗粒在胃癌诊断中的应用。

第十一章

胃癌进展期

第一节 进展期胃癌

一、概况

癌组织已侵入胃壁肌层、浆膜层，不论病灶大小，或有无转移，称为进展期胃癌。

进展期胃癌指癌组织浸润到黏膜下层，进入肌层或已穿过肌层达浆膜者。此期根据肉眼形态分为几种类型，如息肉型、溃疡型和浸润型。

浸润型胃癌常使胃壁增厚，变硬而形成皮革胃。特别要注意的是溃疡型胃癌与良性胃消化性溃疡形态的鉴别。良性溃疡如前所述是圆形或椭圆形；直径一般小于 2cm；深度较深；边缘整齐，不隆起，底部平坦；周围黏膜壁向溃疡集中。

溃疡型胃癌的溃疡外形呈不规则状或火山口状；溃疡直径经常大于 2cm；深度较浅；边缘隆起，不整齐；底部凹凸不平，有坏死出血；周围黏膜中断，呈结节状肥厚。

分类：①表浅型。②肿块型。③溃疡型。④浸润型。

组织学类型：①腺癌。②髓样癌。③硬癌。④鳞癌。

二、扩散途径

（1）直接扩散：可直接扩散至邻近器官和组织，如肝、胰腺及大网膜等。

（2）淋巴道转移：胃癌转移的主要途径，首先转移到局部淋巴结，其中以胃小弯侧的胃冠状静脉淋巴结及幽门下淋巴结最为多见。由前者可进一步扩散到腹主动脉旁淋巴结、肝门处淋巴结而达肝内；由后者可到达胰头上方及肠系膜根部淋巴结。

（3）血道转移：多在晚期，常经门静脉至肝，其次是肺、骨及脑。

（4）种植性转移：癌细胞脱落到腹腔，种植于腹壁及盆腔器官腹膜上。在卵巢形成转移性黏液癌，称 Krukenberg 癌。

三、诊断表现

（1）胃壁增厚：癌肿沿胃壁浸润造成胃壁增厚，主要是癌肿沿胃壁深层浸润所致。胃壁增厚常＞1mm，增强扫描常可见到胃壁的异常强化，其内层可见到线状或条带状强化影，称之为"白线症"，少数病例于增厚胃壁内可见钙化影。

（2）环堤：环堤表现为环绕癌性溃疡周围的堤状隆起。依胃癌癌肿生长方式的不同，环堤的外缘可锐利或不清楚，可见强化。

（3）溃疡：CT能看到溃疡形成的凹陷，边缘不规则，底部多不光滑。周边的胃壁增厚较明显，并向胃腔内突出。

（4）胃腔狭窄：CT表现为胃壁增厚基础上的胃腔狭窄，狭窄的胃腔边缘较为僵硬且不规则，呈非对称性向心狭窄，伴环周非对称性胃壁增厚。

（5）腔内肿块：癌肿向胃腔内生长，形成突向胃腔内的肿块。肿块可为孤立的隆起，也可为增厚的胃壁向胃腔内明显突出的一部分，增强扫描可见明显强化。

（6）邻近组织及器官侵犯：表现为浆膜面毛糙，周围脂肪层密度增高，出现索条毛刺影，癌肿与邻近脏器间脂肪层消失，分界不清，接触面凹凸不平是受侵的主要征象。

（7）腹腔内淋巴结转移及脏器转移：常可看到胃周和腹膜后淋巴结肿大，常可看到腹膜转移、肝转移等。

四、症状表现

胃癌的病变由小到大，由浅到深，从无转移到有转移是一个渐进性过程，因此早期、进展期乃至晚期各阶段之间其实并无明显界限，不仅如此，胃癌各期之间的症状有时常有很大交叉，例如有些患者的病变已经是进展期，但是胃癌的症状却不明显，而有些胃癌的病理期虽处早期但是已经有了较为明显的症状，也有些患者是因为出现了器官转移的症状或并发症的症状才就诊进而确诊的。

根据国内的临床资料显示，进展期胃癌常见的症状如下。

（1）腹痛：当胃癌发展扩大，尤其在浸润穿透浆膜而侵犯胰腺或横结肠系膜时，可出现持续性剧烈疼痛，并向腰背部放射。极少数癌性溃疡穿孔的患者也可出现腹部剧痛和腹膜刺激征象。

（2）食欲减退和消瘦：患者由于身体对癌肿毒素的吸收，会日益出现消瘦、乏力、贫血，营养不良的表现，往往是进行性加重，最后表现为恶病质。

（3）恶心呕吐：恶心呕吐也是较常见的症状之一，早期即可发生。胃窦部癌也可出现幽门梗阻的症状。

（4）呕血和黑便：癌肿表面形成溃疡时，则出现呕血和黑便。1/3 胃癌患者经常有小量出血，多表现为大便潜血阳性，部分可出现间断性黑便，但也有以大量呕血而就诊者。

（5）腹泻：可能与胃酸过低有关，大便可呈糊状甚而可有五更泻。晚期胃癌累及结肠时常可引起腹泻、鲜血便等。

（6）咽下困难：癌肿长大后，可出现梗阻症状，贲门癌或胃底癌可引起下咽困难，胃窦癌引起幽门梗阻症状。

第二节　1例胃癌发展史

分享一个日本随访 8 年的，体现胃癌自然史的病例——早期胃癌到进展期胃癌，随访 8 年（严重心脏病无法手术，当时 ESD 技术还没有出现）病例。这是一个严重的心脏病患者，病人不希望接受手术或抗癌药物治疗。在获得知情同意后，对他进行了长达 8 年的跟踪调查。他每年接受上消化道内镜检查，发现癌早期，活检显示分化良好的腺癌。内镜下可见扁平、轻度凹陷伴红，表现为典型的Ⅱc 型早期胃癌形态。2000 年至 2003 年肿瘤侵及膜下层。4 年后，表面出现不规则溃疡。肿瘤呈黏膜下浸润，呈Ⅲ型形态。溃疡加深，边界形成。扁平型病变的水平扩张较轻，以浸润深度型为主。最终患者死于心力衰竭。估计 M 型癌症观察约 3 年，然后侵入深层。综合来看，这是一个有价值的案例，它追踪了从早期到晚期胃癌的侵袭方式，并逐渐向更深的层面发展。（原著 Junko Fujisaki 日本版权所有译小小树林）

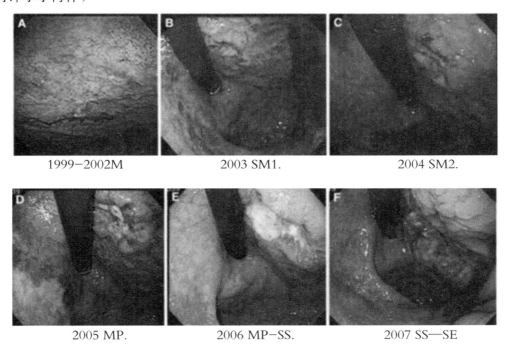

| 1999-2002M | 2003 SM1. | 2004 SM2. |
| 2005 MP. | 2006 MP-SS. | 2007 SS—SE |

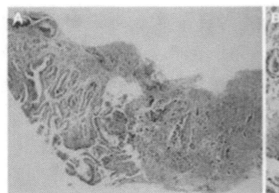
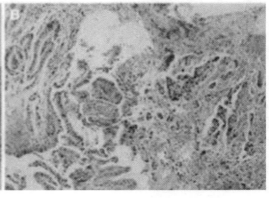

87 岁的日本男性患有严重心脏病，1999 年在黏膜内期（M）诊断为贲门癌的自然病史。在 7 年的内镜随访期间，肿瘤从黏内期（M）逐渐浸润至黏膜下层（SM1）/深层（SM2），2005 年浸润至固有肌层（MP），2006 年浸润至浆膜下层（SS），2007 年又进一步浸润。

第三节　胃癌脑膜转移研究

脑膜转移是指原发灶肿瘤细胞转移至脑膜，形成脑膜种植，从而引起神经系统功能障碍相关症状，这是癌细胞转移到中枢神经系统的一种特殊形式。脑膜是胃癌远处转移极少见的部位，研究报道胃癌合并脑膜转移患者（GCLM）的发生率为 0.9% ~5.0%。

胃癌常见的远处转移部位为肝、肺和腹膜，而发生脑膜转移比较罕见。既往相关研究显示，对于肿瘤 Borrmann 分型为Ⅳ、肿瘤浸润深度为 pT4a~pT4b 期、病理学类型为低分化 - 未分化类型等特点的胃癌患者容易早期出现脑膜转移。研究发现，病理学类型也以低分化腺癌多见（94.00%），同时大部分患者就诊时临床分期多处于Ⅳ期。

GCLM 患者出现神经系统相关临床表现，其原因可能与原发灶癌细胞血行转移到脉络膜丛血管，也可通过血行途径直接转移到软脑膜，最终在蛛网膜下隙形成播散种植，继而影响脑脊液循环而导致颅内高压等有关。

目前 GCLM 的诊断主要依据患者胃癌病史、神经系统症状体征、头颅 MR 以及脑脊液穿刺检查。头颅 MR 检查对诊断脑膜转移的特异度可达 90%，作为首选的影像学检查，其典型表现为弥漫性强化增厚、伴有条索线形样或结节样强化，可能伴有脑水肿及脑室周围水肿等改变。国外曾有研究报道，颅内感染性疾病导致的反应性脑膜增厚以及非感染性脑膜炎等疾病亦可引起脑膜异常强化，这提示对于脑膜转移的诊断头颅 MR 检查有 5% ~10%的假阳性率。GCLM 患者腰椎穿刺脑脊液检查，通过细胞学检查在脑脊液中发现癌细胞将是诊断脑膜转移的金标准。有研究报道，首次腰椎穿刺脑脊液细胞学检查阳性率为 45%

左右，再次穿刺检查癌细胞阳性率可达 80% ~90%。

丁平安等研究发现，随着患者腰椎穿刺次数的增加，脑脊液细胞学的阳性率仅在第 2 次穿刺时明显升高，后续再增加穿刺次数反而对提高脑脊液细胞学的阳性率诊断帮助不大。Liu 等对 34 例脑膜癌病患者的临床资料进行回顾性分析，所有患者均经脑脊液细胞学检查确诊，对所有患者脑脊液常规及生化检验发现，23 例白细胞增高，25 例蛋白升高，17 例葡萄糖含量降低，8 例氯化物降低，绝大多数患者出现白细胞及蛋白含量的升高、葡萄糖降低，原因可能有：①由于癌细胞浸润脑膜和其代谢产物的化学刺激，导致血 - 脑屏障破坏，继而引起血管通透性增加，导致白细胞及蛋白渗出增加。②葡萄糖降解代谢产酸，在酸性环境下氯化物水平降低，同时持续性的颅内压增高，继而引起呕吐也可导致机体氯化物水平下降。

GCLM 患者的治疗，主要包括综合支持治疗、外科降低颅内压、放疗、鞘内化疗、系统性全身性化疗以及靶向治疗等，其目的主要是缓解神经系统症状、改善神经功能和延长预后。有的研究提出出现颅内高压的 GCLM 患者前期均给予综合支持治疗，运用糖皮质激素和甘露醇治疗颅内高压，患者恶心呕吐、头痛等症状明显缓解，但有研究显示其治疗效果将会逐渐减弱，同时出现药物不良反应。系统性全身化疗由于血脑屏障的存在，大部分化疗药物无法透过此屏障，因此对于此类患者化疗药物选择除参考胃癌病理学类型外，还得选择血 - 脑屏障透过性好的药物。国外有研究报道，目前透过性较好的化疗药物包括卡培他滨、甲氨蝶呤、顺铂、培美曲塞等。

Beauchesne 等研究发现，鞘内化疗可有效地延长患者生存期，研究在全身性化疗同时也进行鞘内注射甲氨蝶呤，近期疗效明显优于其他治疗方式；同时接受局部治疗或全身化疗患者的近期疗效也较对症综合治疗患者有所提高，这说明对于发生脑膜转移后在患者身体状况允许的情况下，进行积极的全身性化疗或鞘内化疗以及联合治疗，将会提高患者的近期疗效，进而延长患者生存时间。

第四节　进展期胃癌综合治疗

进展期胃癌是指癌组织侵入胃壁肌层与浆膜层，并不根据病灶大小与转移情况，都属于进展期胃癌。

进展期胃癌患者预后差。与日本相比，我国患者预后较差，因为日本胃癌患者的肿瘤分期较早，所以及时进行治疗会取得更好的治疗效果。我国的患者在就诊时分期比较晚，因此手术治疗不能完全切除，不利于预后。日本的 5 年生存率能够超过 50%，而我国却只有 35%，预后较差。

标准术式是 D2 手术，T1b 以上的患者需要通过手术进行治疗。有学者通过研究证实，对于进展期胃癌患者采用 D2 淋巴结清扫的效果更好，可以降低复发率，降低死亡率。

辅助化疗是我国胃癌患者术后的主要治疗方法。由于新型化疗药物的出现，通过许多临床研究发现，处于 T_2 以上的胃癌患者在术后采用辅助化疗可以提高生存时间。通过对患者术后的调查发现，胃癌患者采用辅助化疗能够明显提高 3 年后生存率，同时有效降低了复发率。

一、手术治疗

1. 标准根治术：这种方式是切除全胃三分之二以上的范围，淋巴结清除范围为 D2，主要适用于 T1 癌中直径大于 2.1cm 与原发癌为 $T_2 \sim T_3$ 的患者。根据研究发现，这个治疗方式可以有效提高进展期胃癌患者的生存率。有学者研究，在对进展期胃癌患者使用标准根治术后，5 年的生存率都较高，因此比较适用。

2. 扩大根治术：这主要是指超过标准根治术切除或淋巴结 D2 以上或 D3，对于原发癌或转移癌侵及胃周脏器的患者，必须切除受侵脏器才能根除。并且根据胃癌根治术 D > N 的原则，如果胃癌具有较高转移倾向，也需要使用癌扩大切除术。

胃癌扩大根治术主要有三部分，标准根治术与 D3 淋巴结切除、标准根治术与其他脏器切除、D2 与腹主动脉旁淋巴结清除。研究发现，通过胃癌扩大根治术对局限型 Ⅱ 、Ⅲ 期胃癌患者的 5 年生存率要比 D2 根治术更高。并且联合脏器切除术的内容较多，如横结肠系膜与横结肠、胰头十二指肠等，手术创伤较大，会有较高的并发症率和死亡率，所以对于是否延长患者的生存时间有一定争议。由于手术技术的发展，所以术后生存率有所提高。

3. 姑息性切除术：Ⅳ 期患者具有广泛的淋巴结转移、腹膜种植转移等，这就会增加处理困难，导致手术效果较差。有的学者认为处于胃癌晚期的患者身体状况较差，对其使用大范围的手术会有较高的并发症与死亡率。还有一些人认为，通过手术切除肿瘤能够避免出现消化道出血与急性穿孔这些并发症，有效降低发生并发症的概率，提高患者生活质量。采用姑息切除术可以减轻肿瘤对患者的负担，有利于术后进行辅助性放化疗。因此，如果患者的原发病灶可以切除，并且身体可耐受麻醉的情况下，可以采用姑息切除术进行治疗。如果没有出现远处转移的Ⅳ期癌患者可以通过根治术治疗，而出现远处转移的Ⅳ期胃癌患者可以通过姑息切除术治疗。

二、新辅助治疗

1. 新辅助化疗：对癌患者在术前进行辅助化疗，可以使肿瘤缩小，从而有效提高手术切除率，控制肿瘤转移，从而延长患者寿命。有相关的学者通过研究化疗对胃癌患者的影响，发现采用新辅助化疗可以提高患者的手术切除率，有利于改善患者预后。还有人对单纯手术与手术联合辅助化疗进行研究对比，证明了在术前采用新辅助化疗后，手术的治疗效果明显提高，治疗率与切除率都有所提高。由于进展期癌患者血液中会存在游离癌细胞，没有在术前进行辅助化疗很可能导致癌细胞出现转移，因此在术前进行新辅助化疗可以阻断游离癌细胞。

2. 术中、术后腹腔温热灌注化疗：研究发现，进展期胃癌重要的转移方式就是腹膜散播，并且术后复发的患者也有 50% 是腹膜散播。有学者通过对腹腔温热灌注化疗来进行研究，发现采用腹腔温热灌注化疗的患者在术后的 3 年和 5 年生存率都要远远高于普通手术治疗的患者。因此在对进展期胃癌进行治疗的时候，腹腔温热灌注化疗有着较高的效果。

3. 同步放化疗：在进行肿瘤治疗的时候，必须联合放疗，在恶性肿瘤的治疗中经常使用，尤其是适型调强放疗，这种方式可以使高剂量射线的方向与靶区形状相同，从而尽可能地减少周围组织受到放疗影响，同时也可以最大程度灭杀肿瘤组织，从而有效地提高肿瘤杀伤率，减少对正常组织的损伤，使得患者在治疗后出现较少的不良反应。由于放疗难度高并且效果差，所以在进展期胃癌治疗中较少使用，但是学者一直对其进行着研究。通过对胃癌术后患者进行前后及垂直对比放疗联合同步化疗，发现患者的 5 年生存率有所提高，转移率也有所降低。通过采用同步适型调强放疗与化疗取得的治疗效果要好于传统方案，对于进展期胃癌患者的治疗有较大的作用。

三、分子靶向治疗

进展期胃癌中，有部分患者无法通过手术进行切除，如果只使用化疗与放疗又不能取得较好的治疗效果与预后。因此对于这些患者，需要更加有效的方法来对胃癌进行控制。

分子靶向治疗是通过干扰肿瘤生长和进展涉及的特异性分子，而阻断肿瘤生长和扩散的治疗手段。分子治疗的靶点包括参与肿瘤细胞分化、细胞周期、细胞凋亡、细胞迁移、侵袭行为、淋巴结转移、远处转移等过程的任何亚细胞分子。

化疗是治疗进展期胃癌的主要手段，5 年生存率小于 10%。因此，寻求更有效治疗药物和治疗方法具有重要意义。近年来，随着分子生物学、基因组学及蛋白质组学的进展，陆续问世了一系列用于治疗多种恶性肿瘤的分子靶向药物。

1. 针对表皮生长因子受体通道的靶向治疗：表皮生长因子受体（EGFR）家族由人表皮生长因子受体 -（HER-1）HER-2、HER-3、HER4 四种同源受体组成，均属于 1 型酪氨酸激酶受体基因家族。其蛋白质结构可以分为 3 个区域，即细胞表面的配体结合区、跨膜区和细胞内的酪氨酸激酶区。EGFR 与配体结合后发生聚合，导致酪氨酸激酶活化和受体自身磷酸化，从而促进细胞增殖、血管生成、转移和抑制细胞凋亡。研究表明，50%~60%

的进展期胃癌 EGFR 呈激活表达，因此 EGFR 通路成为胃癌治疗的重要靶点。

（1）HER-2/neu 通路的靶向治疗：曲妥珠单抗是以 HER2 为靶点的人源化单克隆抗体。多项 Ⅱ 期小样本临床研究证实了其在晚期胃癌中的疗效。一项包括全球 24 个国家、130 家医院参加的 TGA 试验共有 3807 例 HER2 阳性进展期癌患者入组。研究结果显示，化疗联合曲妥珠单抗与化疗相比可以使总生存期延长 2.4 个月，无进展生存期延长 1.2 个月，客观缓解率显著改善，同时曲妥珠单抗的加入并未明显增加毒性。研究还表明 HER2 的表达与治疗效果呈正相关，HER2 高表达患者的 OS 长达 16.0 个月。

一种新型分子靶向药物异构体（T-DM）目前主要用于曲妥珠单抗耐药的 HER2 阳性乳腺癌患者的临床试验。Barok 等将其应用于 HER2 阳性的胃癌细胞株及移植瘤动物模型中。体外和动物实验均显示对于 HER-2 阳性的胃癌细胞 T-DM 是一种很有前途的抗瘤药物。

帕妥珠单抗是一种重组的单克隆抗体，与 Her-2 受体胞外结构域区结合，抑制二聚体的形成，抑制受体介导的信号转导通路。

YamashitaKashima 等在人 HER2 表达阳性胃癌细胞移植鼠模型研究中发现，帕妥珠单抗可显著增强曲妥珠单抗的抗肿瘤活性，故认为帕妥珠单抗和曲妥珠单抗联合治疗 HER2 阳性胃癌患者可能使其临床获益。

（2）西妥昔单抗：西妥昔单抗是一种经基因工程修饰的具有人和鼠双重组件的鼠源抗体，可与人 EFR 胞外区特异性结合，抑制与受体相关激酶的磷酸化和活化，抑制细胞周期的进程，诱导凋亡和减少基质金属蛋白酶和血管内皮生长因子的产生，从而抑制肿瘤细胞的浸润和转移。Pinto 等报道用西妥昔单抗联合伊立替康、亚叶酸钙、氟尿嘧啶方案治疗 38 例进展期胃癌及食管胃结合部癌患者，ORR 为 44.1%，疾病中位进展时间为 8 个月。近期多项 Ⅱ 期一线治疗研究也显示，西妥昔单抗联合奥沙利铂、顺铂、伊立替康或紫杉类药物可使进展期胃癌 ORR 提高到 50%~60%。刘慧龙等以西妥昔单抗联合卡培他滨治疗 52 例晚期胃癌 ORR53.2%，疾病控制率为 85.1%，疾病进展时间 5.23 个月。Han 等联合奥沙利铂、亚叶酸钙、氟尿嘧啶方案治疗晚期胃癌 Ⅱ 期研究结果也显示了类似的结果。Moehler 等进行的前瞻性多中心 Ⅱ 期临床研究应用西妥昔单抗联合伊立替康、亚叶酸和 5-氟尿嘧啶方案一线治疗进展期胃癌。结果显示，在 48 例可评估患者中，ORR 为 46%，OS 分别为 9.0 个月和 16.5 个月。最常见的 3~4 级毒性为腹泻（15%）和皮肤毒性反应（14%）。

刘慧龙等和 Moehler 等研究显示，KRAS、BRAF 基因突变不能作为西妥昔单抗治疗晚期胃癌疗效的预测指标，而 EGFR 基因拷贝数、表皮生长因子（EGF）、转化生长因子 -α（TGF-α）状况、磷酸酶及张力蛋白同源蛋白（PIEN）基因的表达与西妥昔单抗联合化疗的获益有关，有可能成为预测本方案治疗获益的生物标志。

2. 针对血管内皮生长因子通道的靶向治疗：进展期胃癌组织中血管内皮生长因子（VEGF）呈高表达和高分泌型，因此研究针对 VEGF 的分子靶向治疗具有重要的临床意义。贝伐单抗为基因工程重组人源化抗 VFGF 单克隆抗体，美国食品药物监督管理局已经批准其应用于多种恶性肿瘤，但在胃癌方面的研究尚处于Ⅱ期临床试验阶段。Shah 等报道贝伐单抗联合顺铂、依立替康治疗 47 例进展期胃或食管胃结合部癌患者，结果 ORR 为 65%，中位 OS 为 12.3 个月，组织学总缓解率可达 75%。不良反应主要为高血压（28%）、胃穿孔（6%）、心肌梗死（2%）、血栓栓塞事件（25%）。Shh 等期临床研究结果与之相仿。在这些研究中，贝伐单抗严重的不良反应特别是胃肠道穿孔引起密切的关注，提示在病例选择方面更应有针对性。

3. 口服小分子酪氨酸激酶抑制剂：

（1）阿帕替尼：阿帕替尼是由我国研发的针对血管内皮生长因子受体（VEGFR）的口服小分子酪氨酸激酶抑制剂。前期研究证明阿帕替尼对晚期胃癌和肠癌均有抗肿瘤作用。2011 年 ASCO 会议上报道了阿帕替尼与安慰剂三线治疗晚期胃癌的随机对照Ⅱ期临床研究结果。阿帕替尼 850mg/d 组的有效率为 13%，PFS 较安慰剂显著延长，OS 也有显著延长。最常见的不良反应是高血压、手足综合征等。

（2）索拉非尼：索拉非尼是一种选择性多靶点药物，能够抑制多种丝氨酸/苏氨酸激酶活性及 VEGFR-2、VEGFR-3、血小板源生长因子-β 等活性，具有抑制肿细胞增殖和阻止肿血管生成的双重抗肿瘤作用。在胃癌的临床研究中索拉非尼单药较化疗没有显示明显的优势，但其与化疗联合应用的结果仍值得期待。Kim 等进行的 1 期临床研究中索拉非尼与卡培他滨、顺铂联合应用一线治疗晚期胃癌。结果显示 RR 为 62.5%，中位 PS 和 OS 分别为 10.0 个月和 14.7 个月。在 ECOC5203 研究中，Sun 等将索拉非尼与多西他赛、顺铂联合治疗转移性或晚期胃癌和食管胃结合部癌，结果显示，44 例可评估患者中 18 例部分缓解，中位 PFS 为 5.8 个月，中位 OS 为 13.6 个月，64% 的患者出现 3~4 级中性粒细胞减少，1 例患者出现肿瘤出血。

（3）舒尼替尼：舒尼替尼也是一种多靶点药物，对血小板源生长因子受体 a 和 PDGFR、VEGFRI、VEGFR2 以及干细胞因子受体等活性均有抑制作用。Moehler 等报道舒尼替尼单药治疗、疗进展期胃癌耐受性良好，但有效率有限。Bang 等Ⅱ期临床试验结果显示，舒尼替尼单药二线治疗进展期胃痛疗效不明显，但不良反应较小，对肿瘤具有一定抑制作用，值得进一步研究其与化疗联合治疗进展期胃癌的疗效。

（4）拉帕替尼：拉帕替尼是针对 EGFR 和 HER2 的小分子酪氨酸激酶抑制剂，多项针对进展期胃癌的Ⅲ期临床研究显示出了阳性结果。西南肿瘤协作组 S0413 研究共有 47 例患者入组。4 例（9%）PR，10 例（23%）病情稳定。OS 为 4.8 个月。重大不良事件包括 1 例 4 度心肌缺血梗死，1 例 4 度疲劳，1 例 4 度呕吐，1 例治疗相关性死亡，死因为中枢神经系统缺血。Shitara 等报道了 1 例晚期 HER-2 阳性胃癌患者行多周期化疗，应用曲妥珠单抗联合化疗后肿瘤明显进展，此后应用拉帕替尼和每周曲妥珠单抗结合治疗，出现 3 度腹泻，拉帕替尼相应减量，3 个月的治疗后 CT 评估病情稳定，并维持 8 个月之久。

4. 其他靶向治疗药物：

（1）口服乳动物雷帕雷素靶蛋白抑制剂：Xu 等研究表明，在胃癌中哺乳动物雷帕霉素靶蛋白（P-mTOR）是潜在的治疗靶点。181 例胃癌根治性切除术（RO）的标本中 93 例（51.4%）通过免疫组化方法检测到 P-mTOR 的表达，并与淋巴转移状态和 pTMN 分期相关。P-mTOR 表达患者的 DS 和 OS 均差于 P-mIOR 阴性者，其表达与生存有相关趋势。依维莫司是口服的 mTOR 抑制剂，在胃治疗中有些作用。临床研究中，卡培他滨加依维莫司治疗难治性胃癌，中位随访 5.6 个月，中位 PS 为 1.8 个月。观察到最有效的病例是可测量肿块的最长直径总和与基线相比减少了 28.7%，毒性耐受性良好。在一项进行的依维莫司 I 期临床研究中有 6 例胃癌患者入组，最好疗效为病情稳定，耐受性良好。Doi 等进行的 II 期临床试验结果显示，56 例患者虽未观察到 CR 和 PR，但 45% 的患者观察到肿瘤的缩小。DCR 为 56.0%，中位 PS 为 2.7 个月，中位随访时间 9.6 个月，中位 OS 为 10.1 个月。同时不良反应轻微。这些研究初步显示了依维莫司在胃癌治疗中的疗效和安全性，为进一步临床研究定了基础。

（2）其他：对肿瘤细胞亡机制研究较多集中在 bcl-2 凋亡调节家族、多种促凋亡因子及抗凋亡蛋白家族等。目前该领域的分子靶向治疗多处在基础或期临床试验阶段，某些试验结果值得期待。胰岛素样生长因子 M-I 通路信号途径存在于胃癌的发生和发展过程中。Li 等研究显示，胰岛素样生长因子诱导血管内皮生长因子配体的表达，并在体外促进肿瘤血管生成。对于胃细胞株 MKN45，IF-IR 可以调节血管内皮生长因子配体的表达，并对肿瘤血管和淋巴管生成起到调节作用。所以针对 IGF-R 通路的靶向治疗可能成为胃癌治疗的有效手段。

第五节　18F-FDG PET/CT 代谢参数与胃癌临床病理相关性

传统的影像学检查方法如 CT，在评估恶性肿瘤患者是否合并淋巴结转移时，当淋巴结最短直径 ≥ 1cm 时，即视为已经发生淋巴结转移，但该种方法主观性较高，漏诊率、误诊率较高，临床开展局限性较大。PET 显像是从分子角度出发，评估恶病质患者是否合并淋巴结转移情况，针对 CT 检查显示直径不足 1cm 的转移的淋巴结，PET 表现为高代谢，且可探测到具有活性的肿瘤细胞，提高检出率。反之，对于直径超过 1cm 的陈旧性炎性淋巴结，PET 不显示高代谢，减少假阳性的检出率，但 PET 对生理解剖分辨率低，无法准确定位转移的淋巴结，而 CT 却能够弥补这一遗憾，丰富形态学信息，帮助检查者准确定位病灶部位及其形态特点。PET/CT 作为新兴检查技术，不仅可反映淋巴结的异常，还能对病灶功能显像，有效地将病灶部位组织代谢信息与解剖结构信息相融合，一次扫描即可同时获取生理解剖与功能的双重信息，具有显著的高效性、准确性，相较于病理检查，其在疑似恶性肿瘤患者中开展更具有意义。

研究通过对比胃癌不同临床病理特征患者 18F-FDG PET/CT 代谢参数（SUV）表达，

结果显示，不同年龄、性别、病灶位置胃癌患者 18F-FDG PET/CT 代谢参数（SUV）比较，差异无统计学意义；合并淋巴结转移、病理分化程度低（差 - 低分化）患者 18F-FDG PET/CT 代谢参数（SUV）分别高于未合并淋巴结转移、病理分化程度高（中 - 高分化）患者，提示 18F-FDG PET/CT 代谢参数（SUV）可能与胃癌患者淋巴结转移、病理分化之间存在某种关系。分析其原因可能为：SUV 作为 PET 检查中常用指标，可准确反映局部组织代谢情况，与细胞的分裂增殖速度密切相关；当胃癌患者合并淋巴结转移时，淋巴结往往表现为肿大，代谢程度也比非转移的淋巴结摄取高，故合并淋巴结转移的胃癌患者 SUV 参数较高。病灶组织的分化程度反映的是恶性程度情况，病灶分化程度越低提示恶性程度越高，对营养物质的需求更高，更容易累及周围组织或器官，再者恶性程度越高的组织，18F-FDG 摄取的越多，PET/CT 代谢参数（SUV）随之升高明显。为进一步明确胃癌患者 18F-FDG PET/CT 代谢参数（SUV）与临床病理特征之间的关系，经绘制 ROC 曲线显示，18F-FDG PET/CT 代谢参数（SUVm）预测胃癌患者淋巴结转移、病理分化程度的 AUC > 0.80，预测价值理想。鉴于此，临床可考虑通过检测胃癌患者 18F-FDG PET/CT 代谢参数（SUV）来评估患者淋巴结转移及病理分化程度。

第六节　胃癌进展与胃菌群研究

胃内菌群主要由变形菌门（roteobacteria）、厚壁菌门、拟杆菌门、梭杆菌门和放线菌门构成。从慢性胃炎、肠化生到胃癌发生过程中，胃菌群发生持续变化，如生物多样性、细菌成员的富集和减少等的改变。中国台湾的一项研究发现，C. ovicanis 和 F. nucleatum 在胃癌患者中富集，并对胃癌诊断方面表现出了 68.8% 的灵敏性和 100% 的特异性。细菌可以作为癌症诊断的标准。

尽管有证据表明，除 Hp 以外的胃菌群可能导致胃癌的发生，但早期胃癌（EGC）发展为晚期胃癌（AGC）过程中，菌群改变有特征。研究以 EGC 组作为对照组，通过对 EGC 和 AGC 胃菌一群进行高通量测序，并采用随期森林（RF）模型找到能够区分 EGC 和 AGC 的特征性细菌，以阐明胃癌进展相关菌群特征改变。研究对胃癌患者年龄、性别、肿瘤 TNM 分期及年龄、性别对 Shannon 指数和 Chao1 指数的影响分析结果显示，差异无统计学意义，说明所选样本不影响菌群分析结果，选择合理。结果还发现，AGC 患者胃菌群多样性增加，菌群组成发生改变。

菌群组成分析表明，在 AGC 组菌群中门水平 Deinococcus-Thermus 的相对丰度明显高于 EGC 组。在属水平上，Burkholderia、Uru-burwe Ⅱ、Salinivibrio 和 Thermus 的相对丰度也较 ECC 组明显升高，提示它们可能与胃癌进展密切相关。Thermus 为革兰阴性菌，能够在极高温度下生长，具有热稳定性。有研究表明，Thermus 属在晚期肺癌（ⅢB、Ⅳ）患者中富集，与肺癌发生密切相关。Thermus 在胃菌群中的作用目前尚无文献报道，与胃癌进展相关性机制方面仍需进一步深入研究。Burk holderia 属于革兰阴性菌，多变形菌科，在人类和其他脊椎动物属于致病菌，与骨髓样变和肺炎发生相关。Burkholderia 也能够在胃上皮、黏膜组织中定植，导致慢性炎症，有研究表示其在胃癌患者胃黏膜中明显富集。

RF 算法作为一种集成学习算法，是一种多决策树分类器。通过随机重复抽样建立多个决策树，对未知样本进行分类，训练模型的树对新数据分析，每棵树均给出分类，即所谓的投票树。所有树结果中的多数选票用来评估预测结果。RF 算法是处理大型和复杂数据集最精确的学习算法之一，用于筛选特征菌群，具有防干扰性、优化简单、高效并行处理、防止过度拟合等优点。RF 模型的一个重要优点是，在内部进行快速分类新数据而不是重新分析整个数据集的评估，是一个无偏估计。它由分类和回归树（CART）模型构成，因其在处理多元非线性数据方面具有巨大优势，优于其他算法。在国外，RF 模型在医学、管理学经济学等众多领域中得到了广泛的应用，可以作为区别 EGC 和 AGC 的特征标志菌群。研究利用 RF 机器学习算法得到什么个由 24 个细菌属组成的训练模型，区分 EGC 和 ACC。Zackular 等分析健康、结肠腺癌和结直肠癌患者粪便菌群，筛选得到的菌群很好地区分了健康对照组、腺瘤和结直肠癌组患者。Sze 等根据来自不同地理区域的 14 项研究的荟萃分析，构建了 8 个细菌组成的 RF 分类模型区别结直肠腺瘤和大肠癌。Lefse 分析发现具有显著差异的 12 个菌属，均包括在训练模型的 24 个菌属中，表明这些菌属在胃癌发展过程中起重要作用。

第十二章

胃癌治疗

第一节　胃癌的治疗

我国的胃癌发病率呈增高趋势，死亡率在农村高于城市，30~59 岁年龄的胃癌死亡率有所下降，60 岁以上呈上升趋势，提示人口老龄化是胃癌死亡率上升的重要因素。对胃癌的早诊断、早治疗较困难，即使行根治性切除术，5 年生存率也只有 30% 左右，绝大多数死于复发和转移。

一、外科治疗

1. 外科治疗标准：

（1）外科手术切除是胃癌治疗的重要方法，已达成共识的是"胃癌应完整切除，切除范围应离肿瘤边缘 5cm 以上"。

（2）远端胃的肿瘤，次全切除。

（3）近端胃癌，目前，大多数专家提倡行全胃切除。

2. 日本胃癌研究组淋巴结状况标准：

（1）胃小弯（1、2、3 组）和胃大弯（4、5、6 组）淋巴结转移为 N1。

（2）沿胃左动脉淋巴结（7 组）、肝总动脉（8 组）、腹腔动脉旁（9 组）、脾动脉旁（10、11 组）为 N2。

（3）更远的淋巴结（包括腹主动脉旁淋巴结）为 N3、N4，被视为远处转移。

日本的研究人员总是强调远处淋巴结切除的价值。然而，西方研究人员发现，并没有什么生存优势。*The Dutch Gastric Cancer Group Triall* 最近发表一项研究结果，711 例根治性切除术的胃癌患者，随机分为 D1 和 D2 淋巴结切除术。死亡率分别为 4% 和 10%，但总生存率没有差别，分别为 30% 和 35%。

按亚组分析，在有 N2 的病例，行 D2 淋巴结清扫术有提高生存期的趋势，遗憾的是，N2 患者只能在手术后标本病理检查才能确定。一个相同的研究（medical research council）也表明，D2 术并没有比 D1 术提高生存期，D2 术增加死亡率。Meta 分析表明，扩大淋巴清扫术并不能延长生存期，反而增加死亡率。

3. 早期胃癌治疗：目前可行经内镜黏膜切除术，或微创手术如腹腔镜楔形切除术

（T1，黏膜和黏膜下）。内镜黏膜切除术的适应证如下：①组织学提示高分化者。②肿瘤大小＜30mm。③没有溃疡。④没有浸润的证据。

内镜黏膜切除术的实用性在美国是有限，因为早期胃癌较少，而且长期随访和生存期资料是缺乏的。因此，不推荐常规使用内镜行早期胃癌切除，除非是临床试验和具有丰富经验的中心。

二、放疗和化、放疗

目前，美国 NCCN 胃癌临床指引推荐 5-FUCF 放疗作为晚期胃癌的标准治疗。中等剂量的外照射治疗（45~50.4Gy）作为单一模式在缓解局限性不能切除的胃癌中没有什么价值，不能改善生存期。然而，使用 5-FU 同期化、放疗等剂量外照射能够延长生存。

Moertel 等评价了 5-FU+45~50，4Gy 外照射与单独放疗治疗局限性不能手术切除的胃癌，结果发现同期化、放疗较单独放疗延长 6 个月的生存期。

另一个由 Gastrointestinal Tumor Study Group 进行的研究中，90 例局限性晚期胃癌随机为 5-FU+ 洛莫司丁组和分程放疗（scourse radiation therapy）组（在 2 个 25Gy 放疗期间前 3 天给予经静脉注射 5-FU，两个放疗期相隔 2 周，后由 5-FU+MECCNU 维持结果显示，在前 26 周，同期化、放疗组死亡率较高，但在第 3 年时，同期化、放疗组的生存率最高，而单纯化疗组的肿瘤相关死亡持续发生。提示同期化、放疗可使一小部分病人"治愈"。

同期化、放疗需要放疗增敏剂的进一步发展。新药如泰素、表阿霉素、CPT1 等已被用于同期化、放疗，对照研究结果尚未出来。近期研究提示，术前诱导化疗后再同期化、放疗产生确切的病理学缓解，延长生存期。但此方法是否有价值还有待于对照研究。Baeza 等的非随机对照研究已经有了令人鼓舞的结果，对于 RO 切除术后接受辅助治疗病人，少数随机对照试验报道，术后放疗加化疗，对完全切除边缘无癌细胞残留者在生存期上无差别具体试验是组间试验 NT-0116，选中条件包括 T_3 和 / 或 N+ 胃腺癌或贲门癌，切除后标本示边缘无癌细胞残留。603 例随机分为两个组，单独观察组和术后治疗组（联合化疗 5 个周期，每月 1 次化疗，在第 2、第 3 个周期合用 45Gy 同期放疗）。结果显示，联合治疗组较观察组明显减少局部功能丧失（19% 对 29 明显增加中位生存期（36个月对 27 个月）年无复发生存率（48% 对 31%）及总生存期（50% 对 41%，$P=0,005$）。CALGB80101 是一个 Ⅲ 期临床试验，目前正在评价术后标准治疗 5-FUCF 和 ECF（表阿霉素 /DDP5-FU 放疗）的。

Zhang 等的研究显示，术前放疗明显改善生存期（30% 对 20%，$P=00094$ 这些资料表明术前放疗提高局部控制率和生存期，但是，还需要西半球病人的随机对照研究去证实这些结果关于胃癌术后联合治疗模式是 Moertel 等在 1969 年首次提出的，40Gy+5-FU，该试验显示明显改善生存期。对于不能切除残留胃癌的随机对照研究没有显示有生存术中放疗的应用正在研究中。

对于可切除的胃癌，只有 S-FU/CF（1 类共识），结合放疗已进入Ⅲ期临床试验。然而，许多参加机构已经设计了其他的化疗方案进入Ⅱ期临床试验，因此，这些方案代表共同的选择。但这些方案可能并不优于 5-FU+CF。

根据 NCCN 规则，术前化、放疗可用于局限的能切除的胃癌，包括 5-FU/CF（1 类共识）和 3 类选择，如 5-FU 为主或铂类为主或泰素为主或 CPT-11 等方案。术后化、放疗选择包括 FUGF（1 类共识），5-FUDDP，5-FU/CF 为主，泰素为主和 GF 方案。

表 1　632 例胃根治术后 2 年生存率

分期	手术、手术 + 辅助化、放疗							
	I	II	III	IV	I	II	III	IV
2 年生存率	72.3	50.0	26.0	11.3	55.6	63.2	23.9	26.2

晚期癌的化疗价值：

（1）化疗明显延长生存期和改善生活质量。

（2）姑息性化疗对 70 岁以上老年人同样有益，不良反应、有效率、症状改善情况和总生存率与年轻者无差别。

晚期胃癌的化疗：20 世纪 80 年代早期，FAM（S-FU、ADM、MMC）方案是治疗晚期癌的金标准，近年发现该方案疗效有限，生存改善不明显，目前几乎不用。在一个由 North Central Cancer'Treatment Group（NCCTG）主持的重要研究中，FAM 方案与 5-FU 单药和 5-FU/ADM，3 组间生存期无差别。

欧洲推荐 EGF 方案（EPI50mg/m^2，d1；DDP 60mg/m^2，d1；q3w：5-FU200mg/m^2，24h，连续 21）为晚期胃癌的标准方案，RR36% ~62%。但是，目前很多肿瘤学家把 DDP5-FU 作为标准方案。该方案 RR40% ~50%，MST9~10 个月。

在临床研究外，推荐使用 DDP 为主或 5-FU 为主的联合方案治疗晚期胃癌。其他几个药物和含这些药物的联合方案已显示抗癌活性，包括泰素、多西他赛，CPT-11、优福定和口服 VP-16 等，另外，联合化疗方案也被评价。很多口服药也有效。一些还没有被广泛地研究的药物包括卡培他滨、奥沙利铂和卢比替康（rubitecan）等。

紫杉醇（paclitexal TAX）单药有效率在 20% 左右，TAXDDP5-FU 的 RR 为 50%。

TAX　175mg/m^2 d1　q3W

CAP　825mg/m^2 Bid　d1-14

RR　52.9%　TTP4.5M　MST12M

注意：TAX 在 ADM 后用，DDP 前用，不良反应轻：在 CBP 前用，在 CTX 后用，骨髓抑制轻。

Lee 等一个Ⅱ期临床试验治疗转移或胃癌结果：

TAX　145mg/m^2 d1　3h　q3w

DDP　60mg/m^2 d1

RR　44%，MTTP4.7M MOST.12.1M，3/4度粒细胞减少14%，血小板减少3%，呕吐11%，腹泻3%，肝毒性3%，Chang 等一个Ⅱ期临床试验用于既往用过。

FU/DDP 治疗的晚期胃癌结果：

TAX　200mg/m^2 d1　3h　q21d

CBP　AUC=6　d1

RR　22%，MTTP 3.5　MOST 8M，3~4度粒细

胞减少40%，外周神经病变2.2%。

多西紫杉醇（docetaxel，DOC）

DOC　100mg/m^2　q3w

RR　18%~20%

Roth 等用 DOC/DDP 方案，RR52%，MST9M，4度粒细胞减少11%。

TAX- Ⅲ期随机对照研究（457例，97%转移）

DCF 方案：　　　　　　　　　　DC 方案：DOC/DDP

DOC　85mg/m^2 d1

DDP　75mg/m^2 d1

5-FU　750mg/m^{2}d civ d1-5　q3w

表2　DCF 方案与 DC 方案的比较

	DCF	DC
TTP（月）	5.6	3.7
2年生存率	18%	9
RR	37%	25%
	25%	P=0.01

注：65岁以上从 DCF 获益少；DC 是目前第一个可改善转移性胃癌存活的化疗药。

Ajani 等比较了上述两方案治疗晚期胃癌和食管胃结合部癌，以便选择一个进入Ⅲ期临床试验，结果显示 DCF 方案较 DC 方案好，ORR 为43%和26%。被选为 V-325 Ⅲ期临床试验方案，与 CF 方案（DDP+5-FU）比较。

Park 等Ⅱ期临床试验

DOC　50mg/m^2, d1

DDP　80mg/m^2, d1

5-FU1.2mg/m^2, d1~3，3w

治疗转移性胃癌 47 例，RR40%

根据国人的体质，我国学者改良了 DCF 方案，剂量与韩国相似。

DOC   60mg/m² d1 q3w

DDP   30mg/m² d1

5- FU   1.5mg/m²/d civ24h d1. 8

Kim 等的 Ⅱ 期临床试验治疗晚期胃癌 32 例。

DOC   75mg/m²，d1，

卡培他滨 1.0mg/m²，Bid，d114，q3w

30 例可评价，ORR43.8%（1CR，13PR）

MTTP5.07M，MOST8.41M，3/4 度粒细胞减少 9.7%。认为可作为晚期胃癌的一线方案
Jeung 等的 Ⅱ 期临床观察 FLT 方案。

DOC   75mg/m² 1h d1

CF   20mg/m² d1~3

● 5-FU 1.0mg/m²，d1~3 q3h

治疗晚期癌 66 例，57 例可评价，ORR25.7%。

奥沙利铂（oxaliplatin，OXA）奥沙利铂在晚期胃癌的治疗中也显示良好的效果。

Park 等一个 Ⅱ 期临床试验治疗 20 例初治的晚期胃癌。

OXA 130mg/m² 2h，d1；

CAP 1.0mg/m²，Bid，d1~14，q3w

ORR 65%（CR 1，PR 11），MPFS 7.5M，无 4 度毒性，3 度毒性也较少，此方案用于一线治疗，耐受好。

Correale 等用吉西他滨（GEM）+ FOLFOX4 方案治疗转移性胃癌（Ⅱ 期临床经验 36 例）

GEM 1.0mg/m²，d1

CF 100mg/m²，d1，2 2h

5-FU 400mg/m² boluS d1，2

5-FU 800mg/m² 22h，d1，2

OXA 85mg/m²，4~6h d2 用 5-FU cF 前。

34 例可评价，4CR，15PR，12SD，3PD ORR55.9%。主要是 1/2 度毒性反应，故已建议进入 Ⅲ 期临床试验。

表 3 FOLFOX4 方案与部分方案治疗晚期胃癌的比较

	FOLFOX4	FOLFOX6	ECF	FAMTX	ELF	FUP
n	158	53	126	266	132	134
RR%	36.7~58.3	41	46	12~21	9	20
MTTP 月	3~6	6.2	7.4	3.3	3.3	4.1
MST 月	10~11.5	8.6	8.7	6.7	7.2	7.2

结合 RR、MST 及不良反应考虑，FOLFOX4 方案是最好的选择。

依利替康（irinotecan，CPT-11）

单药 CPT-11350mg/m^2，II 期临床试验，欧美 RR20%，日本 RR23%。

Park 等 II 期临床试验初治晚期胃癌 48 例，DOC 30mg/m^2 d1，8。CPT-11 70mg/m^2，d1，8；q3W。45.7% OS 8.2M。3/4 度粒细胞减少 57.4%，3/4 度腹泻 19.1%。

EnZing 等治疗 46 例转移性胃、食管癌，CPT-11 125mg/m^2 1.5h，9W，连用 4W，休息 2W，43 例可评价，总有效率 14%（1CR 5PR）MST6.4M，3/4 度不良反应，粒细胞减少，迟发性腹泻 14%，呕吐 14%，疲劳 14%。

Kim 等用 FOLFR 方案 CPT-11 150mg/m^2；CF 100mg/m^2，d15FU1.0mg/m^2，d1，24 例晚期癌，57 例可评价，ORR21%，MTP。

2.5M，MST7.6M，3/4 度粒细胞减少 11% 板减少 8%，腹泻 3%，呕吐 3%。该方案对耐和 DDP 的晚期转移性胃癌有一定效果。

Moehler 等一个 II 期临床试验比 ELF 方案，56 例（CPT-11 80mg/m^2，5-FU2.0mg/m^2 CF500mg/m^2，qw，6 次）和 ELF 方案 58 例（VP-16 120mg/m^2，5-FU0.5mg/m^2，CF300mg/m^2，d1-3）治疗晚期胃癌的结果，ORR30% 和 17%，P=0.0467，但 OS0.8M 和 8.3M，P=0.2818 一个多国参加的研究比较了 CPT-11180mg/m^2+ CF 500mg/m^2，2h，+FU2.0/m^2，22h，qw，连续 6w，休 1w，与 CPT-11 200mg/m^2 DDP 60mg/m^2，q3W 治疗胃癌、贲门癌的结果，146 例入组，115 例可评价，结果认为，CPT-11/CF5-FU 组明显优于 CPT-11DDP 组。

表4 CPT-11/CF/5-FU 组与 CPT-11 组结果比较

	CPT-11/CF5-FU	CPTDDP
CR%	5.1	1.8
PR%	37.3	30.4
RR%	42.4	32.3
SD%	42.2	44.6
MOS（月）	10.7	6.9
1 年生存率	42.4	44.6
3/4 度不良反应 %	2.7	18.1
腹泻	12.2	16.6
恶心 / 呕吐	25.7	65.7
贫血	12.2	17.1
血小板	2.7	4.3

对于转移性胃癌，只有很少的 III 期临床试验评价 ECF、DCF（DocetaxelDDP/5-FU）、FOLFIRI-Alo（infusion 5-FUCF/CPT-II），然而，参加机构在 II 期研究基础上提出了化疗方案，这些方案还没有经过 III 期临床试验，不一定好于 DCF 或 EGCF 方案。

在 NCCN 规则中，对转移者，包括 5-FU/CF（1 类共识），3 类共识选择 5-Fu 为主（卡培他滨）、DDP 为主，奥沙利铂为主、泰素为主、CPT-Ⅱ为主和 ECF 方案等。此外，很多方案在一线治疗中，可考虑为参考方案，在Ⅱ期胃癌治疗中，没有既定的二线方案。

表5　部分Ⅱ期临床试验结果显示疗效较好的方案

方案	R/R%	MST 月	3/4 度不良反应
ECF	36~62	–	–
DDP/5-FU	40~50	9~10	–
TAX/CAP	52.9	12	–
TAX/DDP	44	12.1	11% 粒少
TAX/DDP/5-FU	50	–	–
DOC/DDP	25~52	9	11% 粒少
DOC/DDP/5-FU	37~43	2 年率 18%	–
DOC/CAP	48.3	8.4	9.7% 粒少
可作一线			
OXA/CAP	65	MPFS7.5	很少
CEMOXA/5-FUCF	55.9	–	很少
可作一线			
FOLFOX4	38	11.2	36% 粒少
CPT-11/DDC	45.7	8.2	57% 粒少
19.1% 腹泻			
CPT-11/5-FU/CF	21~42.4	7.6~10.7	25.7 粒少
2.7~3% 腹泻			

三、其他药物治疗

一些新类型药物研究正成为当前热点，包括肿瘤疫苗、受体拮抗剂和抗血管生成药物等。目前许多化疗联合生物靶向治疗正在Ⅲ期临床试验中。胃癌靶向治疗的临床试验很少，ParK 等体外试验发现，吉非替尼（lressa）对胃癌细胞有抑制作用，与 OXA 和 TAX 有协同作用。Kishida 等认为 CPT-Ⅱ可增强表皮生长因子（EGF）的信号，认为使用 CPT-Ⅱ治疗胃癌时联合应用吉非替尼治疗是便宜的，预期在不久的将来，一个被广泛接受的治疗晚期胃癌的一线标准方案将会出现。

四、辅助治疗

经腹腔灌注辅助化疗：Newman 等 II 期临床试验观察新辅助化疗和经腹腔内辅助化疗治疗，局部、晚期、有切除可能的胃癌或食管胃结合部癌共 32 例，分期均在 T_3N0、T_4N0，或任何下，N1 或 N2，术前给予 2 周化疗（CPT-1175mg/m^2，DDP25mg/m^2，qN，连用 4w，休息 2w），术后给予辅助治疗 2 疗程，腹腔内氟尿嘧啶 3g 连用 3 天，腹腔内 DDP60mg/m^2，d3，32 例可评价，29 例行手术治疗，25 例行 RO 术式，至少有一半病人化疗后降期。认为新辅助治疗后手术，术后经腹腔内化疗可明显延长生存期。

有研究认为，根治性切除术后辅助腹腔化疗联合全身化疗治疗效果好。

表6　419 例术后辅助化疗效果比较

	腹腔 + 全身化疗	腹腔化疗	全身化疗
n	156	141	122
5 年生存率	55.2%	38.7%	30%

五、小结

（1）外科治疗时，扩大淋巴结清扫术，并不能延长生存期，反而增加死亡率。

（2）对于局限性不能切除的胃癌，给予 5-FU/CF+ 放疗（40~50.4Gy）能明显延长生存期。

（3）对于 T_3 和 / 或 N+ 胃癌，术后辅助化、放疗可明显延长生存期。

（4）对于晚期胃癌，化疗明显延长生存期和改善生活质量，欧洲推荐 ECF 为标准方案，DDP：5-FU 也是标准方案，但是，许多新药组成的方案（如 TAXCAP、DOCCAP、OXACAP、GEMOXA5-FUCF 等）已显示了很大优势。

（5）经腹腔和全身辅助化疗可明显延长生存期。

（6）生物靶向治疗用于胃癌尚处于体外试验阶段。

附：甲磺酸阿帕替尼联合化疗在晚期胃癌临床研究

近年来免疫疗法取得重大进展，抗血管生成药物和检查点阻滞剂、化疗药物的结合已成为抗肿瘤治疗中的研究热点。抗血管生成药物可使肿瘤脉管系统趋于正常化。肿瘤脉管系统的正常化不仅可抑制肿瘤生长，还可以减少 Treg 和调节性 B 细胞产生的免疫抑制研究显示，抗血管生成药物可以通过增强树突状细胞中抗原呈递的摄取以及 M 相关巨噬细胞和 CD8 细胞毒性 T 细胞的活化来促进抗肿瘤免疫。目前，靶向 VECF- VEGFR 途径的

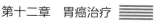

抗肿瘤血管生成药物已实现令人满意的临床疗效。例如，贝伐单抗已被批准用于转移性结直肠癌和雷莫昔单抗的一线或二线治疗，其可选择性抑制 VEGFR2，已在临床上使用作为晚期或转移性胃癌和胃食管癌的二线治疗。

阿帕替尼是第 1 个选择性靶向 VEGER-2 的口服受体酪氨酸激酶抑制剂，安全性可接受，还能显著改善总体生存率和无进展生存期。

目前在胃癌中尚未确定血管生成靶向药物的最佳用途。考虑到阿帕替尼作为单一药物的获益有限，多数研究考虑将阿帕替尼与化疗疗法联合使用。研究观察甲磺酸阿帕替尼联合化疗在晚期胃癌中效果，结果显示，联合组客观缓解率、疾病控制率显著高于单用化疗患者，治疗 4 周期后联合组 KPS 评分显著高于对照组，ECOG 评分显著低于对照组，提示甲磺酸阿帕替尼联合替吉奥可提高晚期胃癌的疗效及生存质量。赛福丁·柯尤木等研究观察 42 例甲磺酸阿帕替尼联合替吉奥治疗的晚期胃癌患者预后，发现患者疗效较好安全性可接受。

抗血管生成药物除了能抑制血管生成达到抗肿瘤作用外，还可能通过增高化疗敏感性，提高抗肿瘤作用。多项研究观察到，转移性胃癌中抗血管生成靶向治疗和化疗的结合似乎显示出协同作用，而没有过度的毒性。AVAGAST 试验旨在评估在转移性胃癌中将贝伐单抗加入卡培他滨–顺铂化疗中的疗效，该试验显示该组合可显著改善短期疗效和无进展生存率。另一项期临床试验 RAINBOW 研究发现，在紫杉醇化疗中加入雷莫西单抗后，患者的总生存期显著延长。研究证实，阿帕替尼在体内显示出与化疗药物的协同作用，在斑马鱼胚胎异种移植模型中，阿帕替尼显著增强了紫杉醇和 5-氟尿嘧啶的抗肿瘤活性。有的研究显示，随访时间内联合组累积生存率显著高于对照组，提示甲磺酸阿帕替尼联合替吉奥可提高期胃癌患者的生存率，改善预后，且未观察到甲磺酸阿帕替尼相关严重不良反应，2 组不良反应发生率比较差异无统计学意义，提示甲磺酸阿帕替尼联合替吉奥安全性高。

甲磺酸阿帕替尼联合化疗治疗晚期胃癌的效果优于单独化疗，且生存质量提高，安全性高。但阿帕替尼是否通过增加替吉奥敏感性提高治疗效果仍待进一步研究。

第二节　胃癌前病变逆转的中西医治疗

胃癌常经历多年的胃癌前病变（PLGC）阶段。

胃上皮异型增生是目前公认的重要 PLGC，也是胃癌防治研究的重点。世界卫生组织（WHO）肿瘤新分类结合 Vienna 分型提出上皮内瘤变（IEN）概念，以二级分类标准［低级别上皮内瘤（LGIEN）、高级别上皮内瘤变（EIGIEN）］替代了既往的三级分类标准（轻、中、重度异型增生）。多数学者认为，大部分胃黏膜 LGIEN 可发生逆转，仅有少部分发展为浸润癌，对这部分患者的临床处理一般以药物治疗结合内镜随访为主，必要时给予内镜治疗；而胃黏膜 HGIEN 与胃癌的关系更为密切，往往需要内镜治疗或手术切除。鉴于胃癌的高发病率及高病死率，PLGC 的早期逆转是预防胃癌发生的重要手段。

一、理论基础

中医古医籍中并无与 PLGC 相对应的疾病名，但根据其临床所表现的症状多将其归属于"痞满""胃脘痛""嘈杂"等范畴。1989 年 10 月在江西庐山召开的第五届全国脾胃病学术会议上将 PLGC 归属于"胃痞"范畴。胃痞是指以胃脘部痞塞不通、满闷不舒、望之胀形、触之无块、压之不痛为主要特点的病症。

大部分医家认为，该病为本虚标实之病。本虚以脾气虚、胃阴虚为主，标实以气滞、血瘀、痰凝、热毒为主，病位在胃，与肝、脾等脏腑关系密切，治疗以健脾益气、活血理气、解毒抗癌为大法。

二、LGIEN 的逆转

1. 中药单药逆转 LGIEN：目前关于中药单药逆转 LGIEN 的报道较少，大多集中于益气、养阴、活血、解毒等范畴。黄芪益气健脾，黄芪多糖可有效逆转 PLGC 模型大鼠的异型增生，下调 p53、p65、血管内皮生长因子（VEGF）蛋白表达，降低细胞凋亡指数（AI），从而抑制 PLGC 进展。

王高玉等研究发现，铁皮石斛能够逆转 PLGC 模型大鼠的 LGIEN，其干预机制可能与卟啉IX代谢及褪黑素、新蝶呤、黄曲霉素 B_1 有关。

吴时胜指出，丹参能通过改善胃黏膜局部微循环，消除胃黏膜慢性炎性反应，修复胃黏膜屏障，促使 LGIEN 病灶减少或消失，从而起到治疗 PLGC 的作用。

白花蛇舌草、蒲公英、半枝莲具有清热解毒的效果，可促进病变黏膜修复，阻断或逆转部分肠上皮化生和 LGIEN。宁夏麻蜥具有活血通络、解毒散结之效，可促进胃络疏通，改善胃黏膜的缺血、缺氧状况，使胃黏膜增生、肠上皮化生等得以消散，其机制可能是通过有效降低缺氧诱导因子 -1α（HIF-1α）、VEGF 的表达水平，改善胃黏膜病理变化及缺血、缺氧状态，抑制细胞异常增殖及凋亡。

2. 中药复方逆转 LGIEN：目前有关中药复方逆转 LGIEN 的报道较多。

PLGC 病机复杂，但不外乎本虚标实；而中药复方往往能切合病机，标本同治，疗效明显。邓铁涛教授认为，PLGC 实为本虚标实的虚损病。大部分医家也持相似观点，治疗应标本同治。本虚多为素体亏虚，脾胃虚弱；对于标实各医家有不同的观点，但大多集中于气滞、血瘀、痰凝、热毒。根据 LGIEN 病机的不同，治疗方法亦有不同。

　　单兆伟教授认为，LGIEN 患者脾胃气虚为其本，胃络瘀血为其标，采用益气活血汤（党参 10g、炒白术 10g、法半夏 6g、黄芩 10g、莪术 10g、仙鹤草 15g、白花蛇舌草 15g、麦冬 15g、半枝莲 15g）治疗，可使 68% 的 LGIEN 患者出现逆转。

　　张声生教授认为，LGIEN 是在脾胃虚弱的基础上形成的气机郁滞、湿痰内蕴、瘀毒交结所致，采用健脾益气、防癌消癥方，包含炙黄芪 15g、炒白术 10g、薏苡仁 25g、三七粉（冲服）6g、八月札 20g、木香 10g、延胡索 15g、白芍 25g、柏子仁 25g、白花蛇舌草 25g、瓦楞子 25g、凤凰衣 10g、珍珠母（先煎）10g、藤梨根 10g、玉米须 15g，能有效逆转 LGIEN。

　　范剑薇等和熊潭玮等认为，PLGC 为脾虚气滞、瘀毒内蕴所致，治疗应以疏肝健脾、化瘀解毒为法，采用加味柴芍六君方（党参 12g、白术 12g、茯苓 12g、甘草 6g、陈皮 8g、法半夏 9g、柴胡 6g、白芍 15g、丹参 12g、莪术 8g、蒲公英 10g、白花蛇舌草 12g、半枝莲 12g）可逆转 LGIEN。

　　周亮等认为，PLGC 由脾胃虚弱、毒瘀互结而导致，予以健胃消痞汤［黄芪 30g、桂枝 10g、白芍 20g、炙甘草 6g、生姜 6g、大枣 10g、党参 20g、白术 15g、苓 20g、砂仁（后下）6g、莪术 10g、姜黄 10g、八月札 10g、白花蛇舌草 20g、蒲公英 20g］益气健脾和胃，行气消痞，化瘀解毒，能减轻 PLGC 患者的临床症状和萎缩程度，对肠上皮化生、异型增生（主要是 LGIEN）有一定的阻断或逆转作用。

　　石维娜等认为，本病以脾胃虚弱为本，血瘀、湿热、热毒为标，芪参益胃汤（黄芪 30g、党参 15g、茯苓 15g、白术 15g、薏苡仁 10g、当归 10g、莪术 10g、丹参 10g、延胡索 10g、半枝莲 10g、白花蛇舌草 10g、甘草 6g）在萎缩性胃炎合并 PLGC 的治疗中能有效改善症状，减轻萎缩程度，阻断和逆转肠上皮化生及 LGIEN。

　　王庆其教授基于络脉理论"久病血伤入络""久发频发之恙"的观点，采用健脾补气养血治其本，化痰行瘀解毒散结治其标，以黄芪 30g、党参 15g、炒白术 12g、甘草 6g、茯苓 15g、茯神 15g、薏苡仁 30g、石见穿 30g、延胡索 12g、九香虫 6g、龙葵 30g、土茯苓 30g、白花蛇舌草 30g、木蝴蝶 6g、藤梨根 30g、藿苏梗各 12g、枳壳 12g、制香附 12g，治疗 LGEN 患者 4 个月，结果显示 LGIEN 消失。

　　周明霞等研究发现，PLGC 以脾胃气阴两虚为本，血瘀、痰湿、气滞为标，治疗以益气养阴、理气消痰、化瘀解毒为主，采用消糜逆瘤方（太子参、炙黄芪各 10g，炒白术、茯苓各 15g，半夏 10g，黄连 3g，蒲黄、五灵脂、丹参各 10g，鸡血藤 15g）能较好地缓解疣状胃炎的临床症状，加速糜烂面的愈合，有效逆转 LGIEN，防止其进一步向胃癌转化。

　　张璇等认为"痰"是 PLGC 的核心病机，采用消痰和胃方治疗 PLGC，能够明显逆转大鼠的 LGIEN。

　　总之，不同医家针对 LGIEN 病机的不同方面，辨证论治，采用切合病机的相应治疗方法，在益气健脾的基础上，或理气消痰，或化瘀解毒，或消痰祛癥，均能有效逆转 LGIEN。

3. 中成药逆转 LGIEN：部分应用于治疗 PLGC 的中成药也被证实可有效逆转 LGIEN，其中有关摩罗丹和胃复春片的报道较多。

多项研究表明，摩罗丹能够明显地改善胃黏膜萎缩及肠上皮化生，对于 LGIEN 具有显著的改善作用。2019 年欧洲 PLGC 管理共识首次提出摩罗丹治疗 PLGC 有一定的疗效。胃复春片具有健脾益气、活血解毒、消积除痞之功，可使 LGIEN 黏膜逆转至正常，从而降低癌变风险，其机制可能与胃复春片可以提高胃黏膜抑癌基因的表达水平，并抑制促炎因子的表达有关。

4. 西药逆转 LGIEN：目前，现代医学对 LGIEN 的逆转尚无公认的有效药物。2019 年欧洲 PLGC 管理共识将幽门螺杆菌（Hp）根除治疗列为高质量证据的治疗手段，但只在胃炎、肠上皮化生阶段能显著降低胃癌的发生风险，而其他治疗药物，包括环氧化酶（COX）抑制剂、抗氧化维生素、非甾体类抗炎药均被列为弱推荐。

崔少杰给予 LGIEN 患者维甲酸治疗，发现可有效逆转 LGIEN。有动物实验证实，维甲酸可阻断 PLGC 进展为胃癌的过程。叶酸是 B 族维生素，主要存在于蔬菜和水果中，是染色体的主要构成物质，也是 DNA 合成与修复的重要原料，其可以通过参与维护 DNA 甲基化状态，抑制肿瘤细胞相关基因的表达而逆转胃黏膜肠上皮化生 LGIEN，从而阻断胃癌发生。目前相关报道多为小样本研究，鲜见大样本、多中心的可靠依据，西药是否可有效逆转 LGIEN 仍有待进一步研究证实。

5. 中西医结合逆转 LGIEN：针对中西医结合治疗 LGIEN，目前报道多集中于胃复春联合叶酸的治疗方面。

朱燕华等对 332 例 LGIEN 患者予以胃复春联合叶酸治疗 3~6 个月，LGIEN 总消退率为 62.95%，提示胃复春联合叶酸治疗能有效消退 LGIEN。

张永强等对确诊 PLGC 的患者应用胃复春联合叶酸治疗，结果显示其可明显改善胃萎缩与肠上皮化生，可部分消退 LGIEN。

因此，胃复春联合叶酸治疗是逆转 LGIEN 的有效治疗措施。

6. 内镜下治疗：多项研究表明，在经内镜活组织检查证实的 LGIEN 中，有部分病灶已发生了更高级别的瘤变甚至癌变。因此多项指南建议，对于 LGIEN 病灶，在保证手术安全的前提下，应尽可能切除病灶以获得更准确的组织学诊断，及时进行内镜下干预。在 LGIEN 病灶出现凹陷、红斑、小管或绒毛组织学结构等改变时，需进行内镜下干预。目前内镜下治疗的手段主要包括内镜黏膜下剥离术（ESD）、内镜下黏膜切除术（EMR）、氩离子凝固术（APC）及射频消融术（RFA）等。ESD 具有较高的整块切除率，病灶 > 2cm 或病灶无发白且伴自发出血是 ESD 治疗的指征。APC 及 RFA 适用于无法整块切除的病灶。有研究显示，应用 APC 及 RFA 治疗 LGIEN 的有效率分别达 81.8% 及 91.3%。

三、HGIEN 的逆转

由于胃黏膜 HGIEN 与胃癌的关系更为密切，且界限较为模糊，目前认为对于 HGIEN 患者应积极行内镜下治疗或手术切除。吴云林等对胃黏膜活组织检查诊断为 HGIEN 后行手术治疗的 44 例患者进行研究，将其内镜下胃黏膜病灶的特点与手术切除标本的病理检查结果进行比较，病理结果显示，维持 HGIEN 诊断者仅有 6 例（13.6%），其余 38 例（86.4%）均为胃癌。提示 HGIEN 发生逆转的概率较小，因此认为对于内镜下具有明确病灶、胃黏膜病理检查显示为 HGIEN 者应予包括手术切除在内的积极治疗。华中科技大学附属协和医院的一项研究结果也印证了此观点，该研究指出胃镜下病灶 ≥ 2cm 及病灶为溃疡是病理升级的独立危险因素，应采取积极的内镜或外科手术干预。因此，对于经胃镜活组织病理检查诊断为 HGIEN 的患者应采取相对积极的治疗措施，并及时行胃镜复查，或尽早行内镜及手术治疗。

第三节 5-氮杂 -2′- 脱氧胞苷（5-Aza-CdR）对胃癌 SGC-7901 细胞生长的研究

铂类药物为胃癌患者最常用的化疗药物，但因个体基因遗传差异，胃癌患者对铂类化疗方案敏感性存在较大的差异，其中铂类耐药问题是导致肿瘤患者化疗失败的主要原因。

5-Aza-CdR 是一种 DNA 甲基化转移酶抑制剂，它能够恢复一些沉默基因的表达，并且可以恢复肿瘤细胞对顺铂的敏感性。

目前认为，癌症的发生、发展不仅与遗传改变相关，表观遗传修饰的异常改变也贯穿于癌症的各个阶段，对一些肿瘤相关基因表达的改变检测可间接得知该基因表达水平，其中 DNA 甲基化是研究最为深入的表观遗传学表达机制。

在癌细胞中，DNA 异常甲基化是最主要的表观遗传的改变，这些基因主要涉及 DNA 损伤修复、细胞周期调控、转录调节、肿瘤细胞的转移等，交叉互补基因 1（ERCC1）基因定位于染色体 19q13.223，在 NER（核苷酸切除修复）途径中起着关键的作用，使损伤的 DNA 得到修复。前期研究证实，ERCC1 基因表达水平与肿瘤微转移和铂类继发耐药相关，ERCC1mRNA 的高表达可提高肿瘤组织修复顺铂 -DNA 加合物的能力，进而增加 DNA 的修复可能是铂类药物主要的耐药机制。对 ERCC1 基因的进一步研究证实 ERCC 基因启动子 CpG 岛甲基化状态与肿瘤发生发展及铂类耐药密切相关，王红兵等通过应用 MSP 技术检测 30 例胃癌组织及外周血 ERCC1 启动子 CpG 岛甲基化状态，提示 ERCC 基因启动子 CpG 岛甲基化是胃癌发生发展过程中的常见分子事件，可能是很好的治疗胃癌的靶点。

5-Aza-CdR 是一种 DNA 甲基化转移酶抑制剂，在细胞内可通过去甲基化作用使多种 TSG 基因去甲基化恢复其活性。国内外多项研究表明，用 5-Aza-CdR 处理肿瘤细胞可使基因启动子区去甲基化，恢复一些沉默基因的表达，并应用于临床肿瘤的干预治疗，Blan 等通过 5-Aza-CdR 在肺癌、前列腺癌、结肠癌等体外培养的肿瘤细胞株，逆转了 Rb、VHL、p15、E-cadherin 等多个抑癌基因启动子去甲基化状态，进而有效地抑制了肿瘤的发生、发展。

Jung 等通过 siRNA 特异性沉默 DNMT1 或 DNMT3b，并用 5-Aza-CdR 处理胃癌细胞发现，与 5-Aza-CdR 处理相比，siRNA 介导的 DNMT1 靶向抑制能够很有效地激活沉默的基因，并能够使得 CpG 岛甲基化的基因去甲基化。李亚洲等通过研究发现，经过 5-Aza-CdR 干预后胃癌细胞增殖受到显著抑制，5-Aza-CdR 逆转 Reprimo 基因在胃癌 SGC-7901 中的甲基化状态，抑制肿瘤细胞生长。Liu 等采用 5-Aza-cdr 联合化疗药物紫杉醇与 5-氟尿嘧啶处理胃癌裸鼠移植瘤，观察移植瘤生长情况的变化，结果表明，5-Aza-CdR 单独使用就可以抑制胃癌裸鼠移植瘤的生长，如果联合紫杉醇与 5-氟尿嘧啶处理癌裸鼠移植瘤，抑制生长效果则更显著。

5-Aza-CdR 联合紫杉醇与 5-氟尿嘧啶提高 RUNX3 基因表达效果更好，曾珺等通过 5-Aza-cdr 与 5-氟尿嘧啶的协同抗胃癌作用研究，提示以 5-AzaCdR 可作为一种卓有成效的抗胃癌药，特别是它与传统化疗药的协同抗癌效应，将对 5-Aza-CdR 未来在临床上的应用提供实践指导意义。许春伟等选用 5-Aza-CdR 检测其对结直肠癌细胞株 HT-29 和 LoVo 中 CDX2 基因甲基化水平及蛋白表达的影响，结果证实，5-Aza-CdR 不能改变 CDX2 基因 mRNA 或 CDX2 蛋白表达，结直肠癌细胞株 HT-29 和 LoVo 中 CDX2 基因 mRNA 和蛋白表达不受 DNA 甲基化的表观遗传修饰调控，相关基因的研究将对寻找新的治疗靶点有积极意义。但是通过检测 ERCC1 基因去甲基化状态研究胃癌铂类耐药的作用机制目前国内外研究较少。

有学者研究应用 5-Aza-CdR 作用于 SGC-7901 人胃癌细胞，结果显示，随着 5-Aza-CdR 药物浓度的增加和时间的延长，SGC7901 细胞的增殖明显受到抑制，其抑制作用呈时间-剂量依赖性；5-Aza-CdR 可降低 SGC-7901 细胞中 ERCC1 基因的表达，对 SGC-7901 细胞增殖具有抑制作用。进一步通过 5-Aza-CdR 联合胃癌化疗药物的干预研究，MTT 比色法测定结果表明，5-Aza-CdR 联合顺铂能协同性地抑制胃癌细胞生长，随着 5-Aza-CdR 浓度的增强对 SGC-7901 人胃癌细胞生长抑制作用越明显，表明联合应用 5-Aza-CdR 能增强胃癌细胞对顺铂的敏感性，两药联合使用具有协同作用，这与国外多数有关 5-Aa-CdR 治疗消化系统恶性肿瘤如胃癌、结肠癌的体内外实验研究结果一致。推测其机制为：①与 5-Aza-CdR 作用后胃癌细胞出现 G0/G1 期阻滞有关。②受 ERCC1 基因的调控，推测 SGC7901 人胃癌细胞耐药性的改变可能与 ERCC1 去甲基化状态改变促进了肿瘤细胞的凋亡有关。在癌细胞中，DNA 异常甲基化主要表现为：基因组范围内的低甲基化和启动子区域 CpG 岛特定位点的超甲基化。低甲基化可以导致邻近基因的表达异常及癌基因的激活；启动子区 CpG 岛特异性位点的超甲基化可引起抑癌基因的表观沉默，进而导致细胞周期调控紊乱，促进肿瘤的发生发展。去甲基化药物 5-Aza-CdR 可恢复 SOCS-2、TFPI-2 等多种促凋亡基因的重新表达，降低 ERCC1 等多种修复基因、耐药基因的表达，以 DNA 甲基化作为癌症表观治疗的分子靶点已经取得了一定的研究成果。但关于 5-Aza-CdR 与多种相关基因表达的联合研究及其与肿瘤铂类耐药的相关性研究，还亟需大样本的前瞻性随机对照研究。相信进一步研究会对胃癌等肿瘤的增殖、减少铂类耐药的发生具有积极的作用。

第四节　胃癌的抗血管生成治疗研究

血管内皮生长因子（VEGF）是一种有效的促血管生成因子，其在大多数癌细胞中表达上调类型，VEGF 可促进细胞增殖、迁移和诱导血管通透性等；VEGF 同工型与 VEGF 受体 VEGFR-1、VEGFR-2 或 VEGFR-3 都是酪氨酸激酶受体，在淋巴管和血管内皮细胞上表达，VEGFA 与 VEGFR-2 的结合引发了二聚体和胞内酪氨酸激酶结构域的转磷酸化，导致酪氨酸激酶的激活及细胞增殖和内皮细胞下游通路细胞的生存。干扰血管生成信号通路的药物包括单克隆抗体和小分子酪氨酸激酶抑制剂等。尽管许多临床试验研究了抗血管生成疗法对胃癌的疗效，但提高这些患者的总体生存率仍具有挑战性。

一、单克隆抗体类

1. 贝伐珠单抗：贝伐珠单抗是一种针对 VEGFA 的人源化单克隆免疫球蛋白 IgG1 抗体，是生理性和病理性血管生成的重要介质；一项体外研究表明，贝伐单抗治疗可降低胃癌细胞系中的细胞生长和促凋亡。贝伐珠单抗联合化疗药物如氟尿嘧啶、铂、伊立替康等的众多 Ⅱ 期单臂研究显示了良好的疗效：总反应率（ORR）42%~74%，中位无进展生存期（mPFS）为 6.6~12.0 个月，中位总生存期（mOS）为 10.8~17.9 个月。ST03 临床试验表明，贝伐单抗联合化疗对晚期胃癌患者的围手术期治疗与单纯化疗相比无明显疗效。Abdel-Rahman 等评价贝伐单抗联合其他抗癌药物，如 mTOR 抑制剂和干扰素（IFN），对肠黏膜和胰腺组织是一种更有效的治疗方法。临床前和临床试验表明，其他 mTOR 抑制剂，如雷帕霉素，在胃癌中也显示出抗血管生成活性。贝伐珠单抗用于晚期胃癌的一项 Ⅲ 期研究 AVATARI（AVAGAST 的镜射试验），这项研究发现贝伐珠单抗组与安慰剂组的主要终点 mOS 具有可比性。

英国报道了一项可切除的食管胃结合部癌伴或不伴有贝伐珠单抗的围手术期化疗的 Ⅱ ~ Ⅲ 期试验，这项研究显示了相似的肿瘤反应和无病生存率，但未显示在化疗加贝伐珠单抗治疗中能改善 mOS。此外，这项研究还表明，贝伐珠单抗可能与伤口愈合不良有关；基于上述结果，贝伐珠单抗不推荐作为可切除胃癌患者的围手术期治疗。

2. 雷莫芦单抗：雷莫芦单抗是一种完全人类 IgG1 单克隆 VEGFR2 抗体，可阻止内皮细胞中的 VEGFA、VEGFC 和 VEGFD 配体结合和受体介导的内皮细胞途径激活。体外研究表明，雷英芦单抗对胃癌细胞株和动物模型均有抑制细胞生长和促进细胞凋亡的作用。REGARD 研究是第一项针对晚期胃癌的随机Ⅲ期研究，与安慰剂相比，雷莫芦单抗在第二线治疗中有明显的 mOS 优势；雷莫芦单抗组、安慰剂组 mOS 分别为 5.2 个月和 3.8 个月，这是首次证明单一的 VEGFR-2 抑制剂雷莫芦单抗治疗胃或食管胃结合部癌能延长 mOS 的研究；因此 2014 年美国食品和药物监督管理局（FDA）批准了雷莫芦单抗用于治疗晚期胃癌或食管胃结合部癌。后续Ⅲ期试验（RAINBOW）比较了先前氟嘧啶加铂治疗难以治疗的患者中每周紫杉醇联合雷莫芦单抗或安慰剂治疗的效果；雷莫芦单抗联合紫杉醇组 mOS 为 9.6 个月，安慰剂联合紫杉醇组 mOs 为 7.4 个月；雷莫芦单抗联合紫杉醇组与安慰剂联合紫杉醇组比较，雷莫芦单抗组中 mPFS 有所延长；该研究也是第 1 次显示雷莫芦单抗在 mOS 中的优越性；与单纯化疗相比，在晚期胃癌的第二线治疗中具有优势，提示靶向 VEGFR-2 在延长胃癌生存期方面起着比 VEGFA 更重要的作用；基于这些结果，推荐紫杉醇联合雷莫芦单抗在治疗胃癌中作为标准的二线化疗方案。尽管 VEGFD 和甲胎蛋白（AFP）是雷莫芦单抗在大肠癌和肝细胞癌中的潜在生物标志物，但这些研究未发现对胃癌患者有用的生物标志物。一项研究报道了 HER2 阳性胃癌的雷莫芦单抗的治疗 - 反应，分析表明雷莫芦单抗的暴露量与疗效呈正相关。HELOISE 试验进行了曲妥珠单抗加化疗，高剂量曲妥珠单抗联合化疗的比较，然而，未能证明高剂量曲妥珠单抗的优越性。相反，在 REGARD 和 RAINBOW 队列中，较高剂量的雷莫芦单抗与较长的 mO5 和 mPFS 有关，认为较高的雷莫芦单抗浓度可能延长胃高患者的生存期。这些结果得到了最近的一项关于标准剂量与高剂量或频繁给药的第二阶段试验的支持。3 项随机对照试验，包括两项Ⅱ期试验和一项Ⅲ期试验，以评估雷莫芦单抗在一线治疗中的效果。第一项研究是一项Ⅱ期试验，比较了 mFOLFOX6 疗法与雷莫芦单抗或安慰剂联合治疗晚期食管癌，食管胃结合部癌的可能性；该试验不符合 mPFS 的主要终点或 mOS 的次要终点，严重的不良反应在两组间差异无统计学意义。RAINFALL 是一项全球性的Ⅲ期试验 1，比较顺铂、卡培他滨或 5- 氟尿嘧啶（5-FU）联合雷莫芦单抗或安慰剂治疗转移性胃或食管胃结合部癌的疗效；在这项研究中，在每 3 周的第 1 天和第 8 天，对雷莫芦单抗组分别给予 8mg/kg 的雷莫芦单抗；雷莫芦单抗组主要终点 mPFS 优于安慰剂组；然而，两组患者的 mOs 次要终点差异无统计学意义（mOs 分别为 11.2 个月和 10.7 个月）；约 10% 的雷莫芦单抗组患者出现严重的不良反应：中性粒细胞减少、贫血和高血压。另一项第二阶段研究将 32 例患者随机接受雷莫芦单抗（8mg/kg，第 1 天和第 8 天，每 3 周）或安慰剂，联合 S-1 加奥沙利铂作为一线化疗，其次是紫杉醇联合雷莫芦单抗作为二线化疗；研究也未能证明雷莫芦单抗组与安慰剂组相比主要终点 mPFS（6.34 个月 s6.74 个月）或 ORR 有所改善。RAINFALL. 和 RAINSTORM 试验结果表明，在转移性胃癌患者中频繁使用雷莫芦单抗联合氟嘧啶和铂不能延长患者的 mOS 或 mPFS，这与在 HELOISE 研究中使用曲妥珠单抗观察到的相似，曲妥珠单抗剂量的增加并不能延长转移性胃癌患者的生存期。此外，根据两个随机 II 期研究，奥沙利铂与雷莫芦单抗不适合联合使用。在日本进行的两项作为二线治疗的雷莫芦单抗 III 期试验。首次试验 5 单臂雷莫芦单抗研究结果显示，12 周 mPFS 率为 23.8%，下限 < 16%，结果为阴性；然而，即使单独应用雷莫芦单抗，对患者也有微弱的疗效。第二项试验是对先前接受含氟嘧啶治疗的患者进行每周纳米颗粒白蛋白结合（Nab）- 紫杉醇联合雷莫芦单抗治疗的单臂 II 期研究。先前 ABSOLUTE 试验确定，每周 1 次的 Nab- 紫杉醇的 mOs 疗效不逊色于每周的紫杉醇疗法 7；Nab- 紫杉醇联合雷莫芦单抗治疗的 ORR（主要终点）为 54.8%，疾病控制率 92.9%；不良反应为中性粒细胞减少、白细胞减少、贫血、发热等；根据上述试验结果，推荐 Nab- 紫杉醇联合雷莫芦单抗作为胃癌治疗的首选方法之一。

3. 雷莫芦单抗联合抗程序化细胞死亡蛋白 1/ 程序性死亡配体 1 抗体（PD-1/PD-L1）：抗程序性细胞死亡蛋白 l（PD-1）抗体对晚期胃癌有活性，在接受两种或两种以上化疗的晚期胃癌患者中，纳武单抗与安慰剂相比具有 mOS 优势。而另一项报道显示，晚期胃癌患者使用纳武单抗治疗后，再用雷莫芦单抗和 Nab- 紫杉醇治疗，纳武单抗可能会增强后续化疗方案的疗效，但也会诱发硬化性胆管炎。派姆单抗（pembrolizumab）在进展期胃癌和食管胃结合部癌中也显示出抗肿瘤活性。临床前证据表明，同时阻断 VEGFR-2 和 PD-1 或程序性死亡配体 1（PD-L1）具有诱导协同抗肿瘤作用。JVDF 是派姆单抗联合雷莫芦单抗作为一线和二线或二线治疗的多队列 1B 期试验，ORR 分别为 25% 和 7%，具有良好的耐受性。尽管上述研究的随访周期太短，无法评价这些研究中的 mOS，但雷莫芦单抗与抗 -PD-1/PD-L1 抗体的联合显示出良好的疗效和高耐受性，但需要长期随访以便进一步研究。

二、酪氨酸激酶抑制剂

1. 阿帕替尼：阿帕替尼是一种小分子选择性的 VEGFR-2 酪氨酸激酶抑制剂，通过 PI3KAkt 信号途径抑制胃癌细胞的增殖和凋亡。一项随机的 II 期研究（安慰剂，850mg 阿帕替尼 1 次 /d，425mg 阿帕替尼 2 次 /d）发现，与安慰剂组相比，两组 mPFS 显著增加，两个阿帕替尼治疗组之间差异无统计学意义。后续的 III 期研究，将阿帕替尼与安慰剂进行比较，进一步证实了阿帕替尼对至少两种化疗方案失败的晚期胃癌患者的疗效；与安慰剂组相比，阿帕替尼组的 mos 终点有明显改善（6.5 个月 ws4.7 个月），阿帕替尼组的 mPFS 也明显优于安慰剂组（2.6 个月 ws1.8 个月）；根据第 III 期的研究，证明了阿帕替尼对晚期胃癌患者二线化疗失败的疗效，因此 2014 年中国食品及药物监督管理局批准阿帕替尼在中国的使用。阿帕替尼与安慰剂 ANGEL 的全球第三阶段临床试验目前正在进行。最近一项研究显示：进展期胃癌患者应用阿帕替尼联合多西紫杉醇的疗效优于单用阿帕替尼。Ⅱ期和Ⅲ期研究的回顾性生物标志物分析表明，在阿帕替尼的第 1 个周期中存在高血压，蛋白尿或手足综合征可能是抗肿瘤功效的衍生物标志物；这一回顾性发现值得在未来的研究中进一步验证。

2. 瑞戈非尼：瑞戈非尼是一种口服多激酶抑制剂，具有独特的靶向血管生成，基质和致癌受体酪氨酸激酶（RTKs）。mFOLFOX6 联合瑞戈非尼作为一线治疗的Ⅱ期试验，结果显示疗效良好，ORR 为 56%，mPFS 为 7.0 个月，mOS 未达到预期疗效。此外，一项随机Ⅱ期研究比较了瑞戈非尼和安慰剂对两种或两种以上化疗无效的患者，瑞戈非尼组的 mPFS 为 2.6 个月，安慰剂组为 0.9 个月，差异有统计学意义；观察到倾向于瑞戈非尼的 mOS 趋势，瑞戈非尼组的 mOS 为 5.8 个月，而安慰剂组为 4.5 个月，瑞戈非尼组最常见的不良反应是胃肠道疾病、感染、代谢和营养紊乱。根据这些结果，目前正在进行一项多国第Ⅲ期研究。

3. 舒尼替尼：舒尼替尼是一种口服、多靶点的 RTK 抑制剂，包括 VEGFR–1、VEGFR–2、VEGFR–3、PDGFR–α、PDGFR–β 及其他几种激酶。韩国的一项研究对先前接受氟尿嘧啶加铂治疗的胃癌或食管胃结合部癌患者的二线舒尼替尼联合紫杉醇进行了研究；尽管紫杉醇联合舒尼替尼组的 ORR 高于单用紫杉醇，但进展时间和 mOs 差异均无统计学意义；此外，联合治疗组的口腔炎和手足综合征的发生率明显高于紫杉醇组。在德国进行的第 2 次试验，包括 FOLFIRI 是否使用舒尼替尼作为第二或第三种治疗方法，与 FOLFIRI 相比，舒尼替尼加 FOLFIRI 在任何一种疗效指标上都未显示出任何益处。

4. 索拉非尼：索拉非尼是一种多激酶抑制剂，针对多种 RTKs，包括 RAF–1、野生型和突变型 B–RAF、VEGFR–1、VEGFR–2、VEGFR–3、血小板源性生长因子受体和 Mcl–l。单独的索拉非尼疗效不佳，在至少接受过一种化疗的晚期胃癌患者中 ORR 约 3%。此外，奥沙利铂联合索拉非尼的Ⅱ期试验显示，在顺铂和氟尿嘧啶治疗失败的胃癌患者中疗效也不佳，ORR 为 2.8%，mPFS 为 3 个月。索拉非尼联合 FOLFOX4［奥沙利铂亚叶酸（LV）/5– 氟尿嘧啶一项晚期转移性胃癌或食管胃结合部腺癌患者中的 I 期剂量研究显示 1：索拉非尼 200mg 与 FOLFOX4 联合 2 次 /d 在治疗晚期胃癌方面证明是有效且安全的，并且可能是后续Ⅱ期临床研究的合适剂量。

5. 帕唑帕尼：帕唑帕尼是 VEGFR–1、VEGFR–2、VEGFR–3、PDGFR–&、PDGFR–β 和 C–KIT 的口服多靶点 RTK 抑制剂。帕唑帕尼联合卡培他滨和奥沙利铂的Ⅱ期单臂研究显示，ORR 为 62.4%，mPFS 和 mOS 分别为 6.5 个月和 10.5 个月。应用免疫组织化学方法检测成纤维细胞生长因子受体 –2 的表达，提示成纤维细胞生长因子受体 –2 可能是帕唑帕尼在治疗胃癌中的一个有用的生物标志物。

三、当前试验

许多临床试验目前正在研究抗血管生成治疗。目前正在进行紫杉醇联合雷莫芦单抗和纳武单抗作为二线化疗药物的Ⅱ期单臂研究（UMIN000025947）。在日本，关于雷莫芦单抗，RINDBERG（UMIN000023065），一项Ⅲ期随机试验作为一项小组间研究将伊立替康（lrino-tecan）联合雷莫芦单抗与伊立替康单独用于对先前雷莫芦单抗不耐药的患者进行比较。正在意大利进行ARMANI（NCTO2934464）是一项比较雷莫芦单抗联合紫杉醇在一线化疗中的持续时间与转归的Ⅲ期试验。正在德国进行的两项随机试RAMIRIS（NCTO3081143）是作为二线治疗的FOLFIRI雷莫芦单抗与紫杉醇联合雷莫芦单抗的Ⅱ期试验，而RAMSES（NCT02661971）是胃癌围手术期FLOT与FLOT联合雷莫芦单抗的Ⅲ期试验。关于瑞戈非尼的Ⅲ期研究正在进行中，其中包括REGOMUNE（NCTO3475953），正在试验瑞戈非尼和奥维单抗（Avelumab）作为挽救治疗，以及RECONIVO（NCTO3406871）作为挽救治疗的瑞戈非尼联合纳武单抗。此外，中国的许多三期研究评估阿帕替尼：辅助化疗与维持辅助化疗后的阿帕替尼（NCTO2510469）。750mg阿帕替尼与500mg阿帕替尼作为维持疗法（NCT02537171），一线卡培他滨联合奥沙利铂治疗后，阿帕替尼联合卡培他滨与维持性阿帕替尼的疗效比较（NCTO3598348），阿帕替尼与紫杉醇作为二线化疗（NCTO2409199）。

利尼伐尼（linifanib）对胃癌模型大鼠胃黏膜的研究：

linifanib是广谱的抗血管生成靶向药物，能够抑制VEGF、KDR、PDGFR的表达，常用于非小细胞肺癌、原发性肝癌等恶性肿瘤的治疗，对胃癌治疗研究尚不少。

胃癌症状的发生发展会对机体胃肠激素水平产生一定的影响，使机体胃肠道功能及胃动力造成严重的影响，进而使机体胃功能出现严重的下降。MTL、GAS是广谱的胃肠激素，具有促进胃肠运动、维持消化道结构、调节消化道功能的作用，对MTL、GAS水平进行检测，能够对机体胃功能进行较为准确的评价。研究结果显示，相比正常大鼠，胃癌大鼠MTL、GAS水平相对较低，说明胃癌症状的发生、发展抑制大鼠MTL、GAS的分泌，对大鼠胃功能造成严重影响；使用Linifanib进行干预后，胃癌大鼠MTL、GAS水平出现明显上升，说明Linifanib能够调控胃癌模型大鼠MTL、GAS水平，改善大鼠胃功能。胃癌发展与细胞增殖、凋亡关系密切。王威等在研究中对胃癌组织细胞增殖、凋亡能力进行检测，结果显示，胃癌细胞增殖、凋亡能力异常参与胃癌不断发展。陈冬雪等在研究中对胃癌细胞增殖、凋亡能力进行研究，结果显示，使用刺五加皂苷对胃癌细胞进行干预，胃癌细胞增殖率下降，凋亡率上升，并由此得出适当的干预能够改善胃癌细胞增殖、凋亡能力的结论。研究结果显示，使用Linifanib对胃癌大鼠干预，癌细胞增殖率下降，凋亡率上升。

Bcl-2 和 Bax 是线粒体凋亡通路的重要成员，与癌组织细胞发生、发展密切相关。

caspase3 作为 caspase 家族重要成员，与细胞凋亡密切相关。研究显示，使用 Linifanib 对胃癌大鼠干预，Bcl-2、Bax、caspase3 表达受到调控，说明 Linifanib 能够通过调控 Bal-2、Bax、caspase3 表达而抑制癌组织发展。

细胞周期分布是细胞活动的基础生物学行为，其变化对细胞增殖凋亡能力的变化造成一定的影响，对细胞周期分布进行调控，能够对细胞凋亡情况进行调控。研究显示，使用 Linifanib 对胃癌大鼠干预，癌组织 G1 期细胞比例上升，说明 Linifanib 能对胃癌组织细胞周期分布进行阻滞，从而调控癌细胞凋亡能力。

p-Akt、mTOR、PTEN 表达化与细胞周期分布密切相关。相比正常大鼠，胃癌模型大鼠 p-Akt，mTOR 表达较高，PTEN 表达较低，使用 Linifanib 进行干预后，胃癌大鼠 P-Akt、mTOR 表达下调，PTEN 表达上调，说明 Linifanib 干预能够通过调控 p-Akt、mTOR、PTEN 表达而起到调控细胞周期分布的作用。

Linifanib 能调控胃癌大鼠 MTL、GAS 水平，调控 -Akt、mTOR、PTEN 及 Bl-2、Bax、caspase3 蛋白表达，从而对大鼠胃黏膜组织增殖、凋亡及周期分布进行调控，为胃癌的临床治疗提供一定的理论依据。

第五节　欧洲肿瘤内科学会年会胃癌化疗进展

欧洲肿瘤内科学会年会（ESMO 2019）于西班牙巴塞罗那召开，有两项关于胃癌化疗最新研究。

一、第一项研究，PRODIGY 研究

加用新辅助化疗可改善进展期胃癌患者手术效果 PRODIGY 是一项新辅助化疗（多西他赛 + 奥沙利铂 +S-1）（DOS）联合手术及辅助 S-1 对比手术 + 辅助 S-1 治疗可切除进展期胃癌的Ⅲ期随机研究。来自韩国首尔蔚山医学院峨山医学中心的 Yoon-Koo Kang 教授汇报了该研究结果：在 D2 胃切除术和辅助 S-1 治疗的基础上，增加新辅助 DOS 可改善进展期胃癌患者的无进展生存（PFS）。

D2 胃切除术后辅助化疗是亚洲可切除进展期胃癌的标准治疗方法。PRODIGY 研究针对增加新辅助化疗能否进一步改善该人群预后开展研究。

该研究纳入 530 例新诊断的局部进展期胃或食管胃结合部腺癌（$cT_2/3N+M0$ 或 $cT_4/NM0$，JCC 第七版），PS 0-1，按 1：1 分入以下两组：

CSC 组：新辅助 DOS、手术、辅助 S-1（$n=266$）；

SC 组：手术、辅助 S-1（n=264）。

新辅助化疗方案：多西他赛 50mg/m²，iv d1，奥沙利铂 100mg/m²，iv d1，S-1 40mg/m²，po bid d1~14，每 3 周 1 次，共 3 个周期。标准术式是 D2 胃切除。辅助化疗为 S-1 40mg/m²，po bid，d1~28，每 6 周 1 次，共 8 个周期。

主要终点：全分析集（FAS，接受初始治疗的患者）3 年 PFS 率。

PRODIGY 研究设计方案：

FAS 共 484 例患者（CSC 组 238 例，SC 组 246 例），基线特征基本平衡。在 CSC 组中，214 例患者（90.0%）完成了 3 周期新辅助 DOS。主要的 3 级及以上毒副反应：中性粒细胞减少（12.6%）、发热性中性粒细胞减少（9.2%）、腹泻（5.0%），1 例治疗相关死亡。

CSC 组和 SC 组分别有 222 例（93.3%）和 246 例（100%）患者接受了手术。R0 切除率：CSC 组 96.4%，高于 SC 组的 85.8%，P < 0.0001。主要手术并发症发生率：6.3%vs8.5%，CSC 组有 1 例手术死亡。术后病理发现，CSC 组有 23 例出现完全缓解（CR，10.4%）。

两组患者术后病理：

204 例 CSC 患者开始辅助治疗 S-1，170 例（83.3%）完成 8 个周期；SC 组 187 例开始辅助治疗 S-1，157 例（84.0%）完成 8 个周期。主要的 3 级及以上毒副反应：中性粒细胞减少（CSC 组 6.4%，SC 组 5.4%），腹泻（CSC 组 2.9%，SC 组 3.2%）。

中位随访 37.4 个月，37.8% 患者出现 PFS 事件。CSC 组 3 年 PFS 率为 66.3%，高于 SC 组的 60.2%（HR0.70，95% CI 0.52~0.95；P=0.023）。敏感性分析同时验证了该结果。

CSC 与 SC 组 PFS 曲线：

Kang 教授认为，PRODIGY 研究中，D2 胃切除术和辅助 S-1 的基础上增加新辅助 DOS 和可达到降期效果，同时改善患者 PFS，安全性可接受。对于可切除的进展期胃癌，应考虑新辅助 DOS 化疗 +D2 胃切除 + 辅助 S-1。

特邀讨论中，来自德国法兰克福大学癌症中心的 S. Al-Batran 教授认为，S1 已不再推荐用于病理分期Ⅲ期的亚洲患者，而应是 XELOX 或 SOX。S1 尽管是正确的，但采用 DOS 和 SOX 比较则更加具有可比性。Al-Batran 教授讨论治疗效果增加的原因认为，围术期治疗与术后辅助治疗的差异以及三药 DOS 对比单药 S-1 可能是治疗效果改善的原因。3 年 PFS 率改善 6%，但 OS 无差异，需要更长时间的 OS 随访。

二、第二项研究，KEYNOTE-062 亚组分析

K 药疗效 KEYNOTE-062 是一项对比帕博利珠单抗（俗称 K 药）单药或联合化疗与单药化疗一线治疗 PD-L1+HER2- 进展期胃癌的随机试验。在此次会议上，来自日本东部国家癌症中心医院胃肠肿瘤科的 K. Shitara 教授带来该研究结果显示，帕博利珠单抗可显著改善 CPS ≥ 10 的患者的总生存（OS），同时其治疗效果在高度微卫星不稳定性（MSI-H）

的患者中显著增强。

研究纳入 763 例患者（281 例 CPS ≥ 10），按照 1 ：1 ：1 随机分配至以下 3 组：

P 组（n=256）：帕博利珠单抗 200mg，Q3W，最长 2 年；

PC 组（n=257）：P+ 顺铂（C）80mg/m^2，5- 氟尿嘧啶 800mg/m^2，d1~5，Q3W（或卡培他滨 1000mg/m^2 d1~14 Q3W）；

C 组（250）：安慰剂 +C，Q3W。

主要研究终点：OS 及 PFS；次要终点：ORR 及安全性。中位随访时间为 11.3 个月。最终分析日期为 2019 年 3 月 26 日。

入组患者基线特征：

CPS ≥ 10 的患者中，P 组与 C 组相比 OS 显著延长（中位 17.4 个月 vs10.8 个月，HR：0.69，95% CI：0.49~0.97），但未按照分析计划进行检测。PC 组与 C 组相比，无论在 CPS ≥ 1 还是 CPS ≥ 10 的患者中，OS 虽然有增加的趋势，但无显著性。

P/PC 组对比 C 组 OS：

探索性分析中研究者发现，CPS ≥ 1 伴 MSI-H 的患者中（50 例），P 组与 PC 组中位 OS 尚未达到，C 组中位 OS 为 8.5 个月。P 组 vsC 组：HR 0.29（95% CI 0.11~0.81）；PC 组 vs C 组：HR 0.37（95% CI 0.14~0.97）。

P/PC 组对比 C 组中 MSI-H 患者的 OSPC 组中位 PFS 尚未达到，P 组为 11.2 个月，均高于 C 组的 6.6 个月。P 组 vs C 组：HR 0.72（95% CI 0.31~1.68）；PC 组 vs C 组：HR 0.45（95% CI 0.18~1.11）。

P 组 ORR 为 57%，PC 组为 65%，均高于 C 组的 37%。P 组中位缓解持续时间（DOR）为 21.2 个月，PC 组未达到，C 组仅 7.0 个月。

P 组 3~5 级药物相关不良反应发生率为 17%，PC 组 73%，C 组 69%。

Shitara 教授总结道，作为进展期胃癌 1 线治疗方案，CPS ≥ 1 患者中帕博利珠单抗不劣于单药化疗，而在 CPS ≥ 10 的患者中帕博利珠单抗可显著改善患者 OS。在小部分 MSI-H 患者中，帕博利珠单抗临床疗效显著增强。同时帕博利珠单抗与化疗相比更具安全性。

第六节　阿司匹林预防胃癌的研究

阿司匹林是一种非甾体抗炎药（NSAIDs）.具有解热镇痛、抗炎和抗血小板的作用，临床上广泛用于预防心脑血管疾病。近年来，大量证据表明阿司匹林降低多种肿瘤的发病率、转移率及死亡率，在消化道肿瘤中尤为明显。

一、抗癌新机制

阿司匹林的经典抗癌机制已得到广泛认识，环氧合酶（COX）途径、血小板、核因子kB（NF-kB）、Wm-B-连环蛋白、cAMP-PKA、PI3K-AKT等均可介导阿司匹林的抗癌作用。

最新研究显示，Runt相关转录因子1（RUNX1）、乙酰肝素酶、NANOG、细胞周期蛋白依赖性激酶（CDKs）亦参与阿司匹林的抗癌路径。

1. RUNXI：RUNX1是肠道肿瘤中的抑癌基因。研究发现阿司匹林可通过Wn-B-连环蛋白和转化生长因子B（TGFB）信号通路上调RUNX1，进而下调结直肠肿瘤的促癌基因MYL9等，发挥抗癌作用，其中RUNX1P1亚型的高表达与结肠肿瘤患者预后的改善显著相关。

2. 乙酰肝素酶：乙酰肝素酶是内源性B-D-葡萄糖醛酸糖苷酶，可降解肿瘤细胞表面和胞外基质中硫酸乙酰肝素蛋白多糖（HSPG）的硫酸乙酸肝素（HS）链，促进释放血管内皮生长因子（VEGF）等促血管生长因子，重塑肿瘤微环境，促进肿瘤血管生成及转移。最新研究表明阿司匹林可直接与乙酸肝素酶的Glu150区域结合，抑制其酶活性，减少VEGF等促血管生成因子的释放，抑制肿瘤血管新生及转移。

3. NANOG：NANOG是胚胎干细胞和肿瘤干细胞的关键调控因子，NANOG的过度表达与多种恶性肿瘤的预后不良相关。此外，NANOG上调Slug可促进上皮细胞–同充质化（EMT），下调NANOG可降低CyclinD1的表达，阻断G/G期的细胞周期。有研究显示阿司匹林可下调NANOG和Shag以减弱肿瘤干细胞的活性，从而抑制癌细胞的增殖。

4. CDKs：研究表明阿司匹林的代剂产物可通过乙酰化CDKs抑制其活性，从而抑制结肠癌细胞增殖，肠道菌群也可参与阿司匹林的代谢以抑制CDKs。

二、预防作用

研究表明阿司匹林可降低多种消化道肿瘤的发生风险，包括胃癌、结直肠癌、原发性肝癌（HCC）及胆管癌、并可降低巴雷特食管（BE）进展为食管腺癌（EAC）的风险，但阿司匹林可否降低胰腺癌的发生率尚未明确。

胃癌：胃癌的预防和控制仍是我国重大公共卫生问题之一，长期使用低剂量阿司匹林可降低胃癌发生风险，且与剂量和使用时间正相关。

日本一项横断面研究首次表明低剂量阿司匹林对胃癌癌前病变即萎缩性黏膜和肠化生的表观遗传学影响。这项研究分析了74例阿司匹林使用超过3年的慢性胃炎患者的活检标本，结果显示长期使用低剂量阿司匹林可显著降低萎缩性黏膜中CDH1甲基化水平，但逆转肠化生和胃癌甲基化效果较差。另一项大型回顾性研究共纳入 5960 例患者，包括 6 例弥漫型胃癌和 19 例肠型胃癌，研究显示阿司匹林使用组患者弥漫型胃癌的比例较非使用者降低 80%，且阿司匹林使用超过 2 年的患者均未发生弥漫性胃癌。中国香港的一项大型回顾性研究共纳入 63605 例经治疗根除幽门螺杆菌后的患者，首次阐明纳入的患者使用低剂量阿司匹林可降低胃癌发生风险，尤其是非贲门癌，且与剂量和持续时间正相关（服用 2 年：HR=0.92，95%CI0.51~1.64；服用 > 2~5 年 HR=0.27，95%CI0.09~0.80；服用超过 5 年：HR=0.07，95%CI0.02~0.31）。每天服用阿司匹林或服用时间超过 5 年，胃癌风险下降最为显著。

目前有关阿司匹林降低胃癌风险的机制鲜有报道，而有关胃癌死亡率的研究结论也不容乐观。研究表明，长期使用阿司匹林不能降低胃癌总体死亡率和特异性死亡率。

三、阿司匹林抵抗及风险

阿司匹林抵抗机制十分复杂。多种炎症细胞因子通过加速血小板周转、活化和黏附促成阿司匹林抵抗。此外，单链核苷酸的多样性和患者依从性被认为是阿司匹林抵抗的潜在原。美国两项前瞻性研究共纳入 617 例结直肠癌患者，研究表明，与 CD274 低表达的患者相比，高表达 CD274 的肿瘤患者使用阿司匹林不可提高肿瘤特异性生存率。由此可见，CD274 的高表达可能也是阿司匹林抵抗的原因，同时也提示抑制免疫检查点联合阿司匹林也许可以增强抗癌疗效。目前可采用的阿司匹林抵抗处理策略包括：①重新对患者进行评估，控制其他危险因素，如戒烟等。②确保患者依从性，坚持长期规范服药。③避免同时服用其他 NSAIDS。④增加阿司匹林剂量。⑤换用其他预防肿瘤的药物。

长期使用阿司匹林可有多种风险，其中消化道损伤及出血最为常见。英国一项队列研究共纳入 199079 例低剂量阿司匹林使用者，研究发现长期使用阿司匹林导致的下消化道出血发生率比上消化道出血高 9%，但因消化道出血死亡的概率均较低。有关预防及治疗阿司匹林所致消化道损伤的临床研究也在进行中。富马酸沃诺拉赞是一种起效迅速，不受胃酸破坏及可改善夜间酸突破现象的可逆性质子泵抑制剂（PPIs），与 15mg 兰索拉唑相比，10mg 富马酸沃诺拉赞可显著降低低剂量阿司匹林所致消化性溃疡复发率。临床研究表明，米索前列醇（200g，4 次 /d）可有效治疗低剂量阿司匹林所致的小肠溃疡、糜烂及出血。而目前可采用的阿司匹林致消化道损伤及出血的处理策略包括：①评估患者出血风险。②应用 PPIs 或 H_2 受体拮抗剂。③合理联用抗血栓药物。④筛查与根除幽门螺杆菌。⑤随访与监测，及时止血治疗。

阿司匹林预防消化道肿瘤的机制和有效性已得到广泛认识。除经典抗癌机制外 RUNX1、乙酰肝素酶、NANOG、CDKs 亦可参与阿司匹林的抗癌路径。阿司匹林可显著降低胃癌、结直肠癌、HCC 及胆管癌的发病率，可预防 BE 进展为 EAC，但越来越多的临床研究表明阿司匹林不可降低 BE 及胰腺癌的发病率。在肿瘤死亡率方面，阿司匹林不能降低食管癌及胃癌的特异性死亡率，而有关阿司匹林与结直肠癌、HCC、胆管癌和胰腺癌死亡率的相关性有待进一步研究。长期使用阿司匹林存在抵抗及消化道损伤等风险，临床医生需全面评估患者风险及获益后，适时及适量选用阿司匹林。

第七节 二甲双胍联合 COX-2 选择性抑制剂塞来昔布对胃癌 SGC-7901 细胞增殖凋亡的研究

二甲双胍是治疗糖尿病的降糖药物，塞来昔布是一种 COX-2 选择性抑制剂，两者不良反应小，且均有较好的抗肿瘤价值。GUO 等研究指出，二甲双胍可通过调控 LKB1/AMPK 信号通路抑制非小细胞肺癌细胞增殖、诱导细胞周期阻滞在 GoG1 期，并促进肿瘤细胞凋亡；Kato 等通过体内和体外试验证实二甲双胍通过调控 miRNAs 来抑制人胰腺癌细胞增殖和肿瘤生长。Wang 等研究发现，塞来昔布可通过抑制 NF-κB 途径诱导乳腺癌 MDA-MB-231 细胞凋亡，抑制细胞增殖，透呈细胞周期阻滞在 G1 期。Chiang 等指出，COX-2 在口腔癌中的过度表达增加了淋巴结转移，以塞来昔布处理的移植瘤小鼠可通过阻断波形蛋白、细胞黏附分子和转录因子等抑制上皮间质转化和细胞迁移。目前，关于二甲双胍或者塞来昔布抗胃癌的作用已得到证实，如 Chen 等研究指出，二甲双胍可通过抑制 HIF1aPKM2 信号通路降低胃癌细胞的存活、侵袭和迁移，诱导细胞凋亡和细胞周期阻滞；曹宇勃等指出，塞来昔布可通过抑制 PI3K/Akt 活化，增强雷帕霉素抗癌 BGC823 细胞生长的作用。近年来有报道指出，二甲双胍和塞来昔布联合用药可起到协同抗胰腺癌细胞增殖，并激活 Caspase-3 诱导肿瘤细胞凋亡的作用，那么二甲双胍和塞来昔布联合是否抗胃癌效果更佳？

研究以不同浓度的二甲双胍和塞来昔布处理体外培养的 SGC-7901 细胞后发现，两者均能够呈时间－剂量效应抑制 SGC-7901 细胞增殖。以接近 lC50 值浓度的二甲双胍和塞来昔布单独或联合处理 72 小时后，与二甲双胍和塞来昔布单独处理组相比，联合用药组中 SGC-7901 细胞的存活率明显降低，细胞在 G0/G1 期所占百分比增加，S 期百分比减少，并且细胞凋亡率明显升高。提示，二甲双胍和塞来昔布联用可起到协同抗胃癌的作用。

二甲双胍和塞来昔布抗肿瘤发生、发展的机制尚不完全清楚。董丽儒等研究发现，二甲双胍可通过抑制细胞增殖核抗原 PCNA 和 Ki-67 及细胞周期蛋白 Cyclin D1 的表达抑制甲状腺乳头状癌细胞增殖，增加细胞凋亡。PATEL 等报道指出，二甲双胍通过下调 Bcl-2 和上调 Bax 表达诱导卵巢癌细胞凋亡，诱导细胞周期阻滞在 Go/G1 期和 S 期。同时，塞来昔布也可以通过调控 PCNA、Cyclin D1、Bcl-2 和 Bax 的表达发挥抗肿瘤作用。例如：SETIA 等发现，塞来昔布抗结肠癌的分子机制与抑制 PCNA 和 Bcl-2 表达有关；Liu 等指出，塞来昔布可通过调控 Bal-2 和 Cyclin DI 表达抑制鼻咽癌 HONE1 细胞增殖。PCNA 仅表达在增殖细胞核中，可反映 DNA 复制的活跃程度，Cyclin D1 在调控细胞从 G1 期进入 S 期过程中发挥着重要的调控作用，细胞周期调控异常往往会导致细胞增殖的失控，PCNA 和 Cyclin D1 常常被作为评估细胞增殖活性的重要指标；Bal-2 和 Bax 是公认抑凋亡基因和促亡基因，两者常被作为评估细胞凋亡的重要指标：PCNA、Cyclin D1、Bcl-2 和 Bax 蛋白的异常表达均与胃癌的发生、发展密切相关。为了探讨二甲双胍联合塞来昔布抑制胃癌细胞增殖和诱导细胞凋亡的分子机制，采用 Western blotting 进一步检测 SGC-7901 细胞中 PCNA、Cyclin D1、Bcl-2 和 Bax 蛋白的表达情况。结果发现，联合用药组细胞中 PCNA、Cyclin D1 和 Bcl-2 表达的下降幅度及 Bax 蛋白表达的升高幅度于二甲双胍和塞来昔布单药处理组。提示，二甲双胍联合塞来昔布可通过下调 PCNA、Cyclin D1、Bc1-2 和上调 Bax 表达发挥抗胃癌的作用。

综上所述，二甲双胍和 COX-2 选择性抑制剂塞来昔布可通过下调 PCNA、Cyclin D1 Bcl-2 和上调 Bax 表达这一相同的调控机制抑制胃癌 SGC-7901 细胞增殖，促进细胞凋亡，两药联合应用可起到协同抗肿瘤的作用，二甲双胍和塞来昔布的联合用药有望成为治疗胃癌的新策略。

第八节　根皮素诱导胃癌 HGC-27 细胞凋亡的研究

根皮素是广泛存在于苹果、梨等水果的果皮和根皮部分的具有二氢查尔酮类结构化合物，其具有抗氧化、抗炎症、抗肿瘤、降血糖和免疫调节等多种生物活性。李峥等实验探讨了根皮素对 HGC-27 细胞的抑制作用，按照不同浓度梯度进行实验分组，结果显示随着药物浓度的升高，细胞存活率逐渐降低；同时，比较了相同浓度处理不同时间对细胞的抑制作用，结果发现随着作用时间的延长，细胞存活率也逐渐降低，即根皮素对 HGC-27 细胞的抑制作用呈时间和浓度依赖性。同时，采用 PI/ Annexin V 双染检测根皮素对 HGC-27 细胞凋亡率的影响，结果发现，随着药物浓度的升高，细胞凋亡率逐渐升高，呈量－效关系。结果提示根皮素可抑制 HGC-27 细胞增殖并诱导细胞凋亡。

细胞凋亡过程受凋亡相关蛋白的严格调控，实验对调控细胞凋亡具有重要作用的 Bcl-2 和 Bax 进行了探讨，结果发现根皮素处理 HGC-27 细胞后，随着药物浓度的升高，抗凋亡蛋白 Bcl-2 蛋白表达量逐渐降低，且促凋亡蛋白 Bax 逐渐升高。Bcl-2 与 Bax 均属于 Bcl-2 家族，Bcl-2 是主要的抗凋亡因子，其在多数肿瘤中高表达，预示患者较差的预后。Bax 属于促凋亡因子，可直接激活死亡效应因子 Caspase 导致细胞凋亡，且 Bax 与 Bcl-2 同源，Bax 的过度表达可拮抗 Bcl-2 的抗凋亡效应，促进细胞凋亡。

COX-2 是 PGE2 合成过程的重要限速酶。研究证实，COX-2 在许多上皮性质肿瘤如结直肠癌、非小细胞肺癌、胃癌、胰腺癌及头颈部肿瘤等肿瘤中过表达，与其产物 PGE2 共同参与细胞恶性转化、抑制细胞凋亡、促进肿瘤血管新生、抑制抗肿瘤免疫等机制调控。COX-2 在正常细胞中低水平表达或不表达，其差异性使得其可能成为肿瘤治疗靶点。研究发现过表达的 COX-2 可通过减弱 TGF-β 的抑制细胞增殖效应促进细胞增殖；同时，COX-2 可调控 PI3K 信号通路及 Bcl-2 表达抑制细胞凋亡，也可通过诱导 P53 基因突变及调控 Fas 蛋白减弱凋亡信号发挥抗细胞凋亡作用。COX-2 的产物 PGE2 需要与细胞膜上的 EP 受体结合，才能发挥其生物学作用。研究发现，在肿瘤形成早期就可检测到 EP1 表达上调，在胃癌组织中 EP1 表达水平高于其他 EP 亚型。实验中，根皮素处理后，HGC-27 细胞 COX-2 表达、PGE2 合成及 EP1 表达均降低。

根皮素在体外能抑制胃癌 HGC-27 细胞增殖并诱导其凋亡，可能的机制是抑制细胞 COX-2 表达、PGE2 合成及 EP1 表达，进而激活线粒体凋亡途径。

第九节　异丙酚通过 EGFR/p38 信号通路诱导胃癌细胞周期阻滞研究

丙泊酚为临床上的常见麻醉药物，具有抗炎症等多种作用，也有一定的抗癌作用。细胞周期是指机体内细胞自上一次分裂完成开始至下一次的分裂结束为止历经的整个过程，细胞周期发生紊乱可导致细胞增殖、衰老、分化等功能发生异常调控，从而诱发恶性肿瘤的发生与发展。表皮生长因子受体（EGFR）广泛分布于哺乳动物的胶质细胞、上皮细胞、成纤维细胞中，其为一种糖蛋白，分子量为 170ku。EGFR/p38 信号与肿瘤发生、发展关系密切，通过抑制 EGFR 表达后能抑制肿瘤细胞增殖。

白建云等研究胃癌细胞系 HGC-27，探讨异丙酚通过 EGFR/p38 信号通路诱导胃癌细胞周期阻滞及相关机制。结果显示，处理 6h 与 12h 后，实验 1 组与实验 2 组的细胞增殖指数、细胞侵袭指数低于对照组，实验 2 组也低于实验 1 组，差异均有统计学意义，表明异丙酚的应用能抑制胃癌细胞的增殖与侵袭，且存在剂量依赖性。

当前有研究认为丙泊酚对肿瘤患者的 NK 细胞、B 淋巴细胞凋亡具有较强的抑制作用，而对正常健康人外周血淋巴细胞计数无显著影响。并且相对于七氟醚等吸入性麻醉药物，丙泊酚有利于胃癌根治术后患者细胞、体液免疫功能的恢复。

细胞的增殖依赖于细胞周期的完成，当受到内外在不合理因素的影响后，细胞周期可能发生紊乱，致使细胞的增殖、分化发生异常调控。生物对细胞周期的调控主要各种检测点，即 S 期检测点、GOG1 期检测点、G2M 期检测点，当上述检测点功能紊乱时，可导致受损细胞通过检测点，从而导致异常细胞的快速增殖，诱发恶性肿瘤的发生。研究结果显示，处理 6h 与 12h 后，实验 2 组与实验 1 组的 S 期细胞比率低于对照组，C2/M 期细胞比率高于对照组。实验 2 组较实验 1 组变化更显著。表明异丙酚的应用能提高 C2/M 期细胞比率，降低 S 期细胞比率。从机制上分析，异丙酚可提高机体染色体基因组的稳定性，有利于细胞发生周期性适应性改变，有利于细胞周期恢复正常。

EGFR 是上皮生长因子细胞增殖和信号转导的受体蛋白也是一种络氨酸激酶型受体。EGFR 能通过与 DNA 修复系统的相关因子相互作用，从而调节 DNA 的修复反应，降低 DNA 的修复能力。EGFRp38 信号通路可参与多种肿瘤的发生和发展过程，在肿瘤细胞增殖、凋亡及侵袭转移等过程中发挥重要调控作用。特别是过度激活的 EGFRp38 信号通路可促进细胞增殖、抑制细胞凋亡并促进细胞侵袭。还有研究表明，在胃癌细胞系中抑制 EGFR/p38 信号通路的激活，可降低吉非替尼的药物敏感性，最终促进肿瘤细胞侵袭转移。

异丙酚在胃癌细胞中的应用能阻滞细胞周期，抑制 EGFR、p38 蛋白的表达，从而抑制细胞增殖与侵袭，且具有剂量依赖性。

第十节 质子泵抑制剂影响胃癌细胞增殖、凋亡机制的研究

PPI 作为新兴的肿瘤治疗药物，其对肿瘤细胞的作用机制尚未阐明，可能为 PPI 通过抑制胃癌细胞 PI3KAktmTORHIF-1PKM2 信号通路来影响糖酵解，同时在酸性环境中可能通过抑制 V-ATPases 表达来影响谷氨酰胺代谢，从而发挥抗肿瘤的作用。

实验中，通过加药实验以及分别沉默信号通路上游、下游分子的方法，验证了在酸性环境中，PP1 可通过抑制 PI3KAkLmTORHIF-1PKM2 信号通路的表达从而抑制胃癌细胞糖酵解水平，进而影响胃癌细胞增殖和凋亡水平。在体内实验中，采用皮下成瘤的方法成功建立了 SGC7901 荷瘤模型和 PKM2 敲除的 SGC7901 荷瘤模型，结果显示 PPI 灌胃可抑制小鼠皮下瘤体生长且使小鼠体质量减轻放缓，干扰 PKM2 表达细胞成瘤组的小鼠肿瘤生长亦放缓，恶病质较轻；PPI 灌胃治疗后，小鼠肿瘤组织中 PIBKAkLmTORHIF-1 信号通路中的上游、下游分子表达亦有所下调。进一步说明 PPI 可通过抑制 PIBKAktmTORHIF-1 信号通路起抑制肿瘤生长、缓解恶病质的作用。然而，与对照组相比，PPI 和 PKM2 干扰组的小鼠摄食、摄水行为并无明显改善，且本动物实验未验证肿瘤的病理变化，故尚不能完全证实 PPI 是通过 PIBKAktmTOR/HIF-la 信号通路起抗肿瘤的作用。

有研究指出，PPI 对肿瘤细胞的作用很大程度上依赖对 V-ATPases 的抑制作用，V-ATPases 与多个细胞代谢通路有关，其不仅参与 MAPK 等通路的调控，同时可调控氨基酸转运分子，从而对谷氨酰胺代谢产生影响。本研究中，在胃癌细胞中，PPI 可下调 V-ATPases 表达，并下调谷氨酰胺关键的转运分子 SLC1A5 和谷氨酰胺代谢酶 GLS 表达。表明 PPI 不仅可影响糖酵解水平，而且同时影响胃癌细胞谷氨酰胺代谢。本研究对 V-ATPases 的重要亚基 ATP6V1A 基因进行敲除，结果显示胃癌细胞中 SLClA5、GLS 表达明显降低，表明抑制 V-ATPases 表达可下调 SLC1A5 和 GLS 表达，PPI 可能通过调控

V-ATPases 表达来影响谷氨酰胺代谢。PKM2 是 PI3KAkLmTORHIF-1 信号通路的下游分子，是肿瘤细胞糖酵解的关键分子。本研究还发现，干扰 PI3K、PKM2 表达对 ATP6V1A 和相关分子并无明显影响，而敲除 V-ATPases 后，胃癌细胞中 PIBKAktVmTORHIF-1PKM2 信号通路受到明显抑制。

　　综上所述，PPI 对 V-ATPases 的抑制作用可明显影响胃癌细胞，V-ATPases 不仅调控谷氨酰胺代谢，还在一定程度上影响胃癌糖酵解水平。但敲除 V-ATPases 的胃癌细胞凋亡并无明显变化，增殖水平仅轻度下调，这可能是由于敲除基因会导致细胞基因组发生有利于细胞存活的改变，从而帮助细胞存活，也可能是由于基因敲除后的细胞产生了某些代谢回补通路帮助细胞躲避 V-ATPases 敲除后的凋亡和生长抑制作用。值得注意的是，shRNA 抑制 V-ATPases 表达后，胃癌细胞 Akt 表达明显下调，说明干扰 V-ATPases 对细胞增殖有抑制作用。

　　有研究证实，单纯靶向糖酵解并不能取得良好的抗肿瘤效果，这或许是由于肿瘤细胞存在抵抗机制和回补通路。已有研究证实在肿瘤细胞中针对糖酵解和谷氨酰胺代谢的联合靶向治疗可取得良好的治疗效果，共靶向 mTORC1 和 LDHA 可起有良好的抑制肿瘤生长的作用。在本研究中，靶向 V-ATPases 可能也存在回补通路的影响，因而联合治疗或许可取得较好的治疗效果，而 PPI 可影响糖酵解和谷氨酰胺代谢，具有良好的抗肿瘤效果，故联合靶向治疗是肿瘤治疗的大势所趋。

　　研究证实，PPI 可通过抑制 PI3KAkVmTORHIF-1PKM2 通路和 V-ATPases/SLC1A5GLS 表达来抑制胃癌细胞糖酵解和谷氨酰胺代谢，达到抗肿瘤的作用，V-ATPases 或许可作为胃癌治疗的良好靶点。然而，对于靶向 V-ATPases 的疗效和肿瘤细胞对靶向 V-ATPases 的抵抗机制以及肿瘤细胞中各代谢通路之间的作用机制，仍需行更多的研究进一步探讨。

第十一节　胃癌免疫治疗的研究

　　尽管目前已经在胃癌的治疗领域取得了较大进展，但由于发病隐匿，多数胃癌患者在确诊时已处于晚期，使治疗难度大大增加，导致胃癌的死亡率居高不下，严重危害患者的身心健康，因此需要研究新的药物及治疗方法。

　　近年来，随着对肿瘤微环境和免疫靶点的认识，免疫治疗逐渐成为一种新的治疗方法。免疫治疗可减轻患者痛苦，提高生存质量，甚至延长生存时间。肿瘤免疫治疗主要利用机体的天然防御机制杀伤肿瘤细胞，从而增强抗肿瘤的免疫作用。目前肿瘤免疫治疗主要包含免疫检查点抑制剂、过继性细胞免疫和免疫疫苗。免疫治疗是一种新型的抗肿瘤治疗方法，在胃癌的治疗上取得了一定的成效。但由于人体免疫机制的复杂性，需要进一步探索药物与自身免疫的相互关系，提高免疫治疗的抗肿瘤疗效。

一、免疫检查点抑制剂

免疫检查点分子包括程序性细胞死亡受体 1（PD-1）和细胞毒性 T 淋巴细胞抗原 4（CTLA4）。两者主要通过不同机制负性调节 T 细胞活化，产生免疫反应。免疫检查点调节负调节因子的释放，可以提高肿瘤患者的客观缓解率。免疫检查点抑制剂主要通过阻断 PD-1 或 CTLA-4 通路来实现。近年来，针对这些通路的抗体已经取得较好的临床疗效，并且被美国食品药品监督管理局（FDA）批准用于治疗黑素瘤、非小细胞肺癌、肾细胞癌、尿路上皮癌和头颈癌等多种恶性肿瘤。

1. PD-1/ 程序性细胞死亡配体 -1（PD-L1）抑制剂：PD-1 是一种由 PD-1 基因编码的 I 型跨膜糖蛋白，属于 B7-CD28 家族的成员之一。PD-1 是调节 T 细胞和 B 细胞增殖的负调节因子，参与并维持 T 细胞介导的免疫耐受反应。大约 50% 的胃癌能高表达 PD-1 及 PD-L1，且 PD-1 及 PD-L1 的表达与预后密切相关。肿瘤细胞主要利用 PD-1/PD-L1 通路改变免疫微环境促进免疫逃逸，从而加快肿瘤生长。PD-1/PD-L1 抑制剂可以增强抗肿瘤的免疫应答反应，并增强 T 细胞的抗肿瘤活性。此外，高突变负荷的胃癌患者可以产生免疫靶向的肿瘤新抗原，通过 PD-1/PD-L1 抑制剂的治疗可取得持久的临床疗效。总之，PD-1/PD-L1 抑制剂在免疫调节中具有重要作用。

PD-1/PD-L1 抑制剂 Pembrolizumab、Nivolumab 和 Avelumab 已获得 FDA 批准，可用于治疗晚期恶性黑色素瘤、非小细胞肺癌及头颈部癌等恶性肿瘤。近年来，PD-1/PD-L1 抑制剂在胃癌的治疗中也取得了显著成效。

（1）Pembrolizaumab：Pembrolizuma 是一种高度特异性的 PD-1 单克隆抗体。Pembrolizumab 通过与 PD-1 结合，阻断 PD-1 与 PD-L1 的相互结合，促进抗肿瘤 T 细胞的增殖、活化以及免疫细胞因子的产生，从而抑制免疫应答反应。PD-1 抑制剂 Pembrolizumab 已于 2017 年被 FDA 批准作为 PD-L1 阳性的复发性局部晚期或转移性胃癌或食管胃结合部癌二线或二线以上的治疗方案。另外，与 DNA 错配修复基因缺陷引起的微卫星高度不稳定性的胃癌患者 PD-1/PD-L1 高表达，对 PD-1 抑制剂的治疗相对比较敏感，Pembrolizumab 用于 DNA 错配修复基因缺陷引起的微卫星高度不稳定性晚期胃癌的治疗可能会取得更好的疗效。

KEYNOTE-012 是一项多中心、Ⅲ期临床试验，旨在评价 Pembrolizumab 在 PD-L1 阳性的晚期胃癌及食管胃结合部癌治疗中的疗效和安全性，参加临床试验的 39 例患者中有 5 例患者发生了 3~4 级与治疗相关的不良事件，主要包括疲劳、类天疱疮、甲状腺功能减退、周围感觉神经病变、肺炎等，临床试验过程中未出现与治疗相关的死亡患者。结果表明，Pembrolizumab 治疗 PD-L1 阳性的晚期胃癌有较好的疗效和安全性，但需要在Ⅱ期和Ⅲ期试验中进一步研究。

Pembrolizumab 用于治疗晚期胃癌和食管胃结合部癌的一项 Ⅱ 期临床试验（KEYNOTE059）的结果显示，259 例患者中，客观缓解率为 11.6%，完全缓解率为 2.3%，中位反应时间为 8.4 个月，PD-L1 阳性和 PD-L1 阴性肿瘤患者的客观缓解率和反应时间中位数分别为 15.5%、16.3 个月和 6.4%、6.9 个月。46 例患者发生了 1 级或 3~5 级治疗相关不良事件，2 例患者因治疗相关不良事件而停止治疗，2 例患者死亡被认为与治疗有关，表明 Pembrolizumab 在晚期胃癌的治疗中具有较好的疗效及安全性。在美国 Pembrolizumab 被批准用于治疗化疗难治性 PD-L1 阳性胃癌患者。

另一项在 30 个国家 148 家医疗中心进行随机、开放标签、对照的 Ⅲ 期试验（KEYNOTE-061）中，将 395 例 PD-L1 阳性患者随机分组，196 例患者接受 Pembrolizumab 治疗，另外 199 例患者接受紫杉醇治疗，结果显示，Pembrolizumab 组死亡 151 例，紫杉醇组死亡 175 例；Pembrolizuma 组中位总生存期（overall survival，OS）为 9.1 个月，紫杉醇组 OS 为 8.3 个月；Pembrolizumab 中位无进展生存期（progression-free survival，PFS）为 1.5 个月，紫杉醇组中位 PFS 为 4.1 个月；与紫杉醇相比，Pembrolizumab 作为 PD-L1 阳性的晚期胃癌或食管胃结合部癌的二线治疗，并没有显著提高患者的总生存率，但 Pembrolizumab 的安全性明显优于紫杉醇。目前，Pembrolizumab 联合一线标准方案治疗晚期胃癌患者的研究包括 NCT03221426、NCT02494583、NCTO2954536 等临床试验正在进行中。

（2）Nivolumab：除 Pembrolizumab 外，Nivolumab 是另一种高度人源化的 PD-1 单克隆 IgC4 抗体，在多种肿瘤中具有活性。Nivolumab 于 2014 年 12 月被 FDA 批准用于治疗转移性黑色素瘤，近年来也用于治疗非小细胞肺癌及肾细胞癌。正在进行的 Ⅲ 期 CheckMate-032 临床试验研究评估了 Nivolumab 在未选择 PD-L1 生物标志物的晚期胃癌和食管胃结合部癌患者中的安全性和有效性，160 例患者接受治疗分为 3 组，59 例接受 Nivolumab 3mgkg 治疗，49 例接受 Nivolumab 1mgkg+Ipilimumab 3mgkg 治疗，52 例接受 Nivolumab 3mgkg+Ipilimumab 1mgkg 治疗，其中 79% 的患者接受了二线或二线以上的治疗方法。结果显示，3 组的客观缓解率分别为 12%、24% 和 8%。无论肿瘤 PD-L1 表达状态如何，受试者均对治疗有反应。另外，3 组的中位随访时间分别为 28、24 和 22 个月，12 个月无进展生存率分别为 8%、17% 和 10%，12 个月的生存率分别为 39%、35% 和 24%，试验过程中未发生与治疗相关的死亡；66% 的患者发生不同级别的治疗相关毒性，14% 的患者发生 3 级或 4 级毒性，最常见的 3 级毒性是谷草转氨酶（5%）和谷丙转氨酶（3%）升高；其他毒性反应主要包括肺炎、疲劳、腹泻、呕吐和甲状腺功能减退，表明 Nivolumab 和 Nivolumab 联合 lpilimumab 在治疗难治性晚期胃癌或食管胃结合部癌患者中具有持久的抗肿瘤活性，并能明显延长患者的 OS，且具有较好的安全性。

另外一项随机、双盲、安慰剂对照的 Ⅲ 期临床试验中，493 例患者接受 Nivolumab 或安慰剂治疗，Nivolumab 组和安慰剂组存活患者的中位随访时间分别为 8.87 个月、8.59 个月，中位 OS 分别为 5.26 个月、4.14 个月，12 个月总生存率分别为 26.2%、10.9%。Nivolumab 组中 34 例发生 3~4 级与治疗相关不良事件，而安慰剂组有 7 例；并且

Nivolumab 组有 5 例发生与治疗不良事件相关的死亡，而安慰剂组 2 例死亡。正在进行的Ⅲ期试验（CheckMate-649），计划招募 870 例未接受治疗的晚期胃癌或食管胃结合部癌患者，接受 Nivoluma 联合 Ipilimumab 与接受卡培他滨联合奥沙利铂或氟尿嘧啶、甲酰四氢叶酸联合奥沙利铂治疗，主要终点是肿瘤患者的 OS，次要终点包括所有患者的 OS 和 PFS以及肿瘤患者症状恶化的时间。多项旨在评估 Nivolumab 联合标准化疗的多中心Ⅱ/Ⅲ期临床试验正在招募中，其中包括 NCT02746796、NCT03662659、NCTO3409848 等。

（3）Avelumab：Avelumab 是一种高度特异性的抗 PD-L1 单克隆抗体，主要通过结合 PD-L1 抑制 PD-L1 与 PD-1 的相互作用。Avelumab 已被多个国家批准用于治疗转移性默克尔细胞癌。在美国和加拿大 Avelumab 已用于治疗铂类药物治疗进展的晚期尿路上皮癌患者。在两项Ⅰ期临床试验中，Avelumab 在治疗进展期胃癌和食管胃结合部癌患者中表现出良好的临床疗效及可接受的安全性。尤其在实体瘤临床试验 JAVELIN 中，共 150例晚期或转移性胃癌及食管胃结合部癌患者接受 Avelumab 作为一线维持或二线的治疗，Avelumab 具有良好的临床疗效和耐受性。Avelumab 的安全性与其他抗 PD-L1/PD-1 抗体的安全性基本一致，与细胞毒性化疗方案相对严重的毒性没有叠加。JAVELIN Gastric 300（NCTO2625623）是一项多中心、国际、随机、开放标签的Ⅲ期临床试验，患者接受单药 Avelumab 治疗或标准化疗，两者的 OS 及 PFS 无明显差异。但 Avelumalb 显示出较标准化疗更易于管理的安全性。

2. CTLA-4 抑制剂：CTLA4 能激活并活化 T 细胞，T 细胞上的 CTLA4 受体与抗原呈递细胞上的相应配体结合，抑制 CD28 介导的 T 细胞刺激信号。CTLA4 抗体能抑制 T 细胞上受体与配体之间的相互作用，再次激活 T 细胞，使其快速增殖，改变肿瘤相关微环境，产生相应的免疫反应。目前，CTLA4 抑制剂主要包括 Ipilimumab 和 Tremelimumab，前者已于 2011 年被 FDA 批准用于转移性黑色素瘤的治疗。

（1）Ipilimumab：Ipilimumab 是一种完全人源化的单克隆抗体，是一种负调控 T 细胞效应反应的免疫检查点蛋白。Ipilimumab 可特异性阻断 CTLA4 与其配体之间的相互作用，并促进 T 细胞的活化，从而增强肿瘤免疫反应。临床前试验表明，CTLA-4 抑制剂 Ipilimumab 具有抗肿瘤作用，在晚期转移性黑色素瘤患者的治疗中也取得了较好的疗效，但对于晚期胃癌治疗并未取得明显的疗效。在一项持续的、开放标签、两阶段、多阶段、Ⅰ/Ⅱ期试验（CheckMate-032）中，Nivolumab 或 Nivolumab 联合 Ipilimumab 在治疗难治性胃癌及食管胃结合部癌患者中表现出有临床意义的抗肿瘤活性和可控的安全性。另外，一项Ⅱ期临床试验（NCT01585987），Ipilimumab 作为治疗晚期胃癌和食管胃结合部癌一线化疗后的序贯或维持治疗，初步观察到的结果并未发现 Ipilimumab 维持治疗者的生存期有明显获益，但是良好的安全性支持了 lpilimumab 与其他晚期胃癌治疗相结合的研究。正在进行Ⅲ期研究，旨在评估 Nivolumab 或 Nivolumab 联合 Ipilimumab 作为治疗胃癌及食管胃结合部癌的早期治疗方案的疗效。

（2）Tremelimumab：Tremelimumab 是完全人源化的抗 CTLA-4 单克隆 IgG2 抗体，能更

好地减少补体激活，从而降低免疫反应。Tremelimumab 能延长其半衰期长达 19.6d，因此只需每 3 个月给药一次。相关的临床试验显示，Tremelimumab 在转移性恶性黑色素瘤、恶性间皮瘤、非小细胞肺癌、胃癌等恶性肿瘤中具有一定的疗效。一项 Ⅱ 期临床试验表明，Tremelimumab 作为转移性胃癌患者的二线治疗方案在一定程度上具有抗肿瘤作用，18 例患者接受 Tremelimumab 治疗，治疗终点是直至疾病进展或出现不可耐受的毒副作用，1 年生存率可达 33%，中位 PFS 和中位 OS 分别为 2.83 个月、4.83 个月。尽管 Tremelimumab 的客观缓解率低于预期，但 1 例患者在 32.7 个月后仍存活，表明 Tremelimumab 在晚期胃癌的治疗中可获得较持久的益处，Tremelimumab 最常见的不良反应主要包括皮肤瘙痒、皮疹、嗜酸性粒细胞增多、腹泻和疲劳等。一项 IB 期临床研究评估了 Durvalumab 和 Tremelimumab 联合一线化疗治疗晚期实体瘤（包括胃癌和食管胃结合部癌）的安全性和耐受性，相关试验结果有待期待。另外一项 IB/ Ⅱ 期临床试验正在招募中，旨在评估 Durvalumab 和 Tremelimumab 联合一线化疗方案对局部晚期或转移性实体瘤（包括胃癌和食管胃结合部癌）患者的安全性和耐受性。总之，Tremelimumab 在晚期胃癌治疗中的疗效较显著，且安全性均可管理，是晚期胃癌患者较为优选的治疗方案，将带来更大的生存获益。

二、过继性免疫治疗

过继性免疫治疗是通过对患者或供体的致敏免疫细胞（包括 T 细胞、自然杀伤细胞）及其产物在体外进行改造，再回输到患者体内诱导细胞增殖，使其获得抗肿瘤免疫力。这些细胞特异性识别肿瘤抗原，并与其相互结合，具有杀死肿瘤细胞的作用。嵌合抗原受体（CAR）-T 细胞免疫治疗是过继性免疫治疗的一种，其主要将可与肿瘤细胞结合 CAR-T 细胞注入患者体内。CAR 是由抗原识别区和信号转导结构域组成的工程化融合受体，表达 CAR-T 细胞对含有靶抗原的癌细胞具有特异性活化和细胞毒性作用。

CAR-T 细胞免疫治疗对特定肿瘤细胞产生强大而持久的杀伤力，近年来受到广泛关注，尤其在血液系统恶性肿瘤治疗中应用较为广泛，特别是治疗 B 细胞恶性肿瘤患者取得了显著的疗效，其潜在的应用领域是胃癌等多种实体肿瘤。FDA 于 2017 年 8 月 30 日首次批准 Kymriah 用于治疗某些儿童和年轻人急性淋巴细胞白血病，随后 Yescarta 于 2017 年 10 月 18 日被批准用于二线治疗失败后的弥漫大 B 细胞淋巴瘤的成年患者。

许多学者以不同的载体构建与胃癌免疫治疗相关的 CAR-T 细胞，旨在从细胞水平进一步研究 CAR-T 细胞免疫治疗的作用及相关机制。Tao 等研究发现，自然杀伤细胞受体 2 组 D 成员（NKG2D）配体在胃癌细胞系中广泛表达，是胃癌治疗的特异性靶点。以 NKG2D 为基础的第二代 CAR 为载体构建 T 细胞，结果显示 NKG2D-CAR-T 细胞对胃癌的细胞溶解活性明显高于未转导的 T 细胞。在体内，这些细胞可以显著抑制已建立的胃癌异种移植物的生长。NKG2D-CAR-T 细胞在体内和体外对胃癌具有强大的抗肿瘤活性，可能成为胃癌患者单独使用或联合化疗的新方法。Kim 等研究发现，叶酸受体 1（FOLR1）在超过 1/3 的胃癌患者的细胞表面过表达，但很少在正常组织中表达，表明 FOLR1 可能成为 CAR-T 细胞免疫疗法的潜在靶标。FOLR1-CAR-T 细胞对 FOLR1 阳性胃癌细胞具有特异性识别和有效的抗癌活性。因此，FOLR1-CAR-T 细胞可能成为治疗 FOLR1 阳性胃癌患者的理想选择。Song 等发现，人表皮生长因子受体 2（HER2）蛋白在许多胃癌患者中过表达，并影响癌症干细胞亚群的维持，可作为 HER2 阳性胃癌患者临床治疗的靶点。无论在体外还是体内 HER2-CAR-T 细胞均在胃癌细胞中表现出有效和持久的抗肿瘤活性。HER2-CAR-T 可能适用于治疗 HER2 阳性胃癌患者，但其相关的毒性和免疫原性需要进一步探索。

近年来，CAR-T 细胞治疗的疗效和安全性已经在血液系统恶性肿瘤中得到临床验证，但由于低效归巢和对原发病灶的渗透，缺乏特异性靶向肿瘤，在实体肿瘤中的结果仍不令人满意。目前胃癌的 CAR-T 细胞免疫治疗还停留在临床试验阶段，且许多临床试验正在进行中，期待 CAR-T 细胞治疗能取得较好的临床疗效。主要的临床试验包括通过抗黏蛋白 1-CAR-T 细胞治疗黏蛋白阳性的实体瘤的临床试验（NCT02617134），靶向治疗 CEA 阳性的恶性肿瘤的 CAR-T 细胞免疫治疗的临床试验（NCT02349724），腹腔灌注 CAR-T 细胞治疗腹膜转移及腹水的胃癌患者的临床试验（NCTO3682744、NCTO3563326）。对于 CAR-T 细胞免疫治疗在实体瘤尤其是晚期胃癌中的临床研究相对较少，相关的临床治疗有效性及安全性有待进一步评估。

三、免疫疫苗

免疫疫苗是近年研究的热点之一，其原理是利用肿瘤相关性抗原激活患者的自身免疫系统，促进机体产生特异性免疫反应，并产生对抗肿瘤细胞的记忆 T 细胞和记忆 B 细胞，增强抗肿瘤免疫应答的能力，从而达到识别和杀伤肿瘤的目的。肿瘤相关性抗原有多种类型，包括肿瘤细胞中过表达的蛋白、肿瘤睾丸抗原、癌基因的蛋白产物、热激蛋白复合物等。

在胃癌患者中使用最广泛的疫苗是基于限制性主要组织相容性复合体相关性抗原的树突状细胞。相关文献报道，树突状细胞的数量与胃癌患者淋巴结转移及患者的预后相关。树突状细胞是特异性的抗原呈递细胞，在协调抗肿瘤免疫反应中发挥关键作用，通过呈递肿瘤抗原/主要组织相容性复合体复合物脉冲能够激活相应的免疫细胞（包括自然杀伤细胞、B 淋巴细胞、幼稚和记忆 T 细胞），从而发挥免疫治疗的作用。树突状细胞用黑色素瘤相关抗原 A3 肽脉冲治疗表达黑色素瘤相关抗原的胃癌患者的 I 期临床试验中表现出抗肿瘤作用。但在临床使用过程中会面临寿命较短的限制，为了避免树突状细胞在体内存活时间短的缺陷，增强胃癌免疫疫苗的免疫应答能力，需要探索更有效的免疫疫苗。

另外一项关于晚期胃癌患者接种 K 淋巴细胞抗原 6 复合体衍生肽的 I 期临床试验中，

85% 的胃癌组织中鉴定出淋巴细胞抗原 6- 复合体，淋巴细胞抗原 6- 复合体 K-177 肽治疗晚期胃癌具有良好的耐受性和安全性。一项多中心的临床试验评估了抗胃泌素白喉类毒素疫苗接种联合顺铂和氟尿嘧啶治疗晚期胃癌或胃食管癌患者的有效性，共有 103 例患者参加了该临床试验，患者在第 1 周、第 5 周、第 9 周和第 25 周接种抗胃泌激素免疫原疫苗，并且每 28 天接受一次顺铂联合氟尿嘧啶治疗，结果表明，客观缓解率为 30%，中位进展时间和中位生存期分别为 5.4 个月、9.0 个月；94 例接种疫苗的患者中 65 例有 2 个连续的抗麦胶蛋白 / 麦醇溶蛋白抗体滴度 ≥ 1 单位（成功接种疫苗的患者或免疫应答者），有免疫应答者的中位肿瘤进展时间和中位 OS 较在无免疫应答者中更长。成功接种疫苗与较长的中位肿瘤进展时间和中位 OS 相关，有望成为晚期胃癌或食管胃结合部癌患者有效的治疗方法，但相关的毒副作用还存在争议，有必要对抗胃泌激素免疫原疫苗在晚期胃癌的治疗中进行Ⅲ期临床试验。

四、树突状细胞在肿瘤免疫治疗中研究

树突状细胞（DC）最初由 Steinman 和 Cohn 于 1973 年在小鼠脾脏中发现，是迄今为止功能最强大的抗原呈递细胞，因成熟时有许多树状或伪足样突起而得名。DC 常被称为"天然佐剂"，已成为抗原传播的天然媒介，具有免疫应答和免疫耐受两种功能，对维持免疫平衡具有重要作用。在病理条件下，DC 的生理功能受到严重影响。在肿瘤微环境中，存在各种作用于 DC 的抑制性细胞因子，导致 DC 功能异常，进而使肿瘤细胞逃脱免疫系统的监视。随着对 DC 生物学知识及其免疫应答机制的深入研究，DC 疫苗的发展越来越迅速。研究表明，肿瘤表达的抗原（包括肿瘤特异性抗原）可以负载在 DC 上，在体外触发免疫反应。近 20 多年来，DC 作为抗肿瘤疫苗对各类种肿瘤（如乳腺癌、多发性骨髓瘤、前列腺癌、肾细胞癌、恶性黑色素瘤、结直肠癌和非小细胞肺癌）进行了抗原脉冲 DC 的临床试验，相关研究表明，载有抗原的 DC 疫苗是治疗肿瘤安全且有前景的疗法，但临床疗效有待确定。可见，研究 DC 肿瘤疫苗对肿瘤免疫治疗具有重大意义。

1. DC 亚群及功能：DC 广泛分布于全身各组织和器官（脑组织除外），按来源途径分为髓系 DC（mDC）和浆细胞样 DC（pDC）两个亚群，两者来源相似，但表型和生命周期不同。mDC 包括真皮 DC、朗格汉斯细胞、间质性 DC、并指状 DC，近年研究发现，上述 mDC 是处于不同分化成熟阶段或不同部位的同一类细胞。mDC 可通过局部抗原取样迁移到二级的淋巴组织，从而启动免疫应答。pDC 表面的主要组织相容性复合体（MHC）表达较低，但仍具有抗原呈递能力，这些特性使 pDC 在抗病毒固有免疫中发挥重要作用，在某些情况下也参与自身免疫病的发生发展。pDC 主要负责建立适应性辅助性 T 细胞（Th 细胞）Ⅰ型免疫应答，在白细胞介素 -3 和 CD40 配体的影响下，还能调节免疫应答，以诱导耐受。pDC 具有刺激分泌Ⅰ型干扰素的能力，在介导抗病毒免疫中起重要作用。

按发育阶段分类，DC 可分为 DC 前体细胞、未成熟 DC、迁移期 DC、成熟 DC。在功能上，DC 可分为未成熟 DC 和成熟 DC 两个分化阶段。正常情况下，大多数 DC 处于未成熟状态，未成熟 DC 具有很强的抗原摄取及加工能力，其表型低表达 MHC、CD40、CD80和 CD86 等共刺激分子及细胞间黏附分子 –1，因此抗原呈递和激活初始 T 细胞的能力较弱。然而，未成熟 DC 在摄取抗原（包括体外加工）或受到某些因素刺激（主要是炎性刺激剂，如脂多糖、白细胞介素 –1β、肿瘤坏死因子 –α）后逐渐成熟，表达高水平的共刺激因子和黏附因子，抗原呈递和激活初始 T 细胞能力增强，并发生迁移，由外周组织进入外周淋巴器官。

2. DC 免疫疗法：机体免疫在肿瘤消除中具有一定的作用。有文献提出，免疫反应能使转移性黑色素瘤自发消退。另有研究报道了 B 细胞和 T 细胞识别的免疫原性肿瘤相关或肿瘤特异性抗原的存在。缺乏干扰素信号通路以及敲除穿孔素或重组激活基因 1/2 等基因小鼠的肿瘤患病风险更高。可见，免疫系统对肿瘤消除具有保护作用。免疫系统和肿瘤之间的复杂关系包括消除、平衡、逃避三个阶段，第一阶段诱导抗肿瘤的免疫应答，通过激活先天性和适应性免疫系统破坏肿瘤的免疫应答；第二阶段：平衡阶段，此阶段肿瘤细胞的抗原性减弱，不能被免疫系统轻易识别和清除，但肿瘤细胞一直处于免疫系统的清除压力下，无法过度生长，故肿瘤病变往往难以检测出；肿瘤细胞对免疫系统的清除压力产生抗性则进第三阶段—逃脱，在第三阶段肿瘤不断生长和扩张。由于 DC 在启动免疫反应和免疫监测方面具有核心作用，推测 DC 可作为一种理想的抗瘤工具，有效根除肿瘤。一项对健康受试者的对照研究表明，注射含有抗原 DC 疫苗一次就足以诱导体内产生抗原特异性免疫反应，而单独注射可溶性抗原并不能诱导机体免疫，表明 DC 可以成功装载抗原，并可在注射后激活抗原特异性 T 细胞。

涉及 DC 的研究方法较多，仍有待优化。离体单核细胞衍生 DC 是临床试验中最常采用的 DC 获取方法，目前适用于接种佐剂或靶标的原代 DC 亚群类型尚不清楚。单核细胞衍生的 DC 不能与体内稳态存在的 DC 亚群相比，单核细胞衍生的 DC 更接近于体内炎症反应期间的细胞。另外，诱导最强效和持久免疫反应的 DC 注射量、注射时间和注射途径均未确定。

3. DC 疫苗在肿瘤临床治疗中的应用：DC 疫苗是近年来肿瘤免疫治疗的热点，通过体外诱导扩增 DC，将负载不同肿瘤相关抗原的 DC 疫苗回输至肿瘤患者体内，从而激活针对肿瘤细胞的细胞毒性 T 淋巴细胞（CTL），使患者获得抗肿瘤能力。在过去 10 年中，包括体内和离体多种方法用于装载肿瘤相关抗原的 DC 被开发，所产生的 DC 疫苗能发挥临床相关的免疫应答。在基础研究和临床应用方面，DC 疫苗均显示了在肿瘤预防和肿瘤治疗方面的应用前景。

4. DC 疫苗在胃癌治疗中的应用：临床数据表明，DC 疫苗能够提高患者体内 CD3、CD4 及 CD4+、CD8+，可在一定程度上提高胃癌术后化疗患者的免疫功能。有研究报道，黑色素瘤抗原基因 –3、人表皮生长因子受体 –2 基因在胃癌组织高表达，与胃癌的发生发展密切相关，使用它们装载 DC 产生的疫苗可以产生特异性的抗肿瘤反应。Cao 等评估 54 例接种 DC 疫苗胃癌和结直肠癌患者的疾病进展和临床益处发现，DC 细胞因子诱导的杀伤细胞免疫疗法是控制术后肿瘤生长的有效方法，不仅降低了术后的疾病进展风险，还可延长患者生存期。

我国胃癌免疫治疗的研究刚刚起步，免疫治疗作为一种新的抗肿瘤治疗策略，与化疗、放疗或其他治疗相结合，将进一步延长胃癌患者的生存期，提高胃癌的治疗水平。

五、肿瘤免疫治疗相关不良反应的治疗

目前美国临床肿瘤协会、欧洲肿瘤学会、美国国立综合癌症网络及中国临床肿瘤协会发布的 irAEs 共识或指南，对 irAEs 的处理原则大致相同，1 级 irAEs 可继续 ICls 治疗，严密观察；2 级 irAEs 暂停 ICls 治疗，无改善加用口服激素；3~ 级 irAEs 暂时或永久停用 ICls 治疗，住院接受大剂量甚至冲击剂量的激素治疗；48~72 小时评估激素效果；鼓励与相关专科医师会诊决定激素抵抗或激素依赖患者进一步治疗。

1. 激素治疗：早期应用激素是治疗 irAEs 的关键，通常按照受累脏器、严重程度、病程缓解等因素决定激素用量，疗程多大于 4 周，有时需 6~8 周或更长时间。对进展迅速、危及生命的器官损伤，如暴发性心肌炎、重症肌无力或横断性脊髓炎患者，推荐全身激素冲击治疗（甲泼尼龙 1g/d）。对其他脏器的重度 irAEs（> 3 度），如 Stevens-johnson 综合征中毒性表皮坏死松解症、伴嗜酸性粒细胞增多和系统症状的药疹、腹泻或结肠炎、肝炎、肺炎、眼毒性及肾损害，推荐大剂量全身激素（泼尼松 1~2mg/kg~1.d-1 或等效剂量的激素）治疗。ICls 相关内分泌疾病以内分泌激素替代治疗为主，早期应用全身激素是否有利于增加治愈率或缩短治疗时长尚无定论。

2. 激素难治性 irAEs 的治疗：对常规激素治疗无效者建议增加免疫调节剂进一步阻断免疫炎症风暴。鉴于缺乏前瞻性数据，难治性 irAEs 的数据通常来自病例报告、小样本的回顾性研究及专家指导意见。

（1）免疫抑制剂：激素难治性肝炎建议霉酚酸酯治疗；激素难治性肺炎可考虑环磷酰胺或霉酚酸酯。难治性骨骼肌肉 irAEs 可采用甲氨蝶呤、柳氮磺胺吡啶、来氟米特。

（2）英夫利西单抗：是一类抗肿瘤坏死因子 α（TNF-α）嵌合型 IgGk 单克隆抗体，拮抗免疫细胞的直接细胞毒性和诱导 T 细胞凋亡。目前批准用于类风湿关节炎、强直性脊柱炎、克罗恩病和银屑病。一项 75 例免疫治疗相关性结肠炎患者的回顾性研究发现，英夫利西单抗（5mg/kg）可缩短治疗时间，并缩短激素使用时间。相较于长时间（> 30d）的激素治疗，早期联合英夫利西单抗可降低感染风险。因英夫利西单抗的肝毒性，美国国立综合癌症网络指南不推荐其用于 ICls 相关肝炎的治疗，但 1 例个案报道激素和霉酚酸酯治疗失败的致命性 ICls 相关肝炎患者，接受 2 周期英夫利西单抗（5mg/kg，每 2 周 1 次）治疗

后肝损害改善。需进一步研究阐明英夫利西单抗适应证、应用时机、治疗时长及安全性。

（3）维多珠单抗是一种具有肠道特异性人源化抗 a4β7 整合素抗体，美国食品和药物监督管理局（FDA）批准用于溃疡性结肠炎和克罗恩病。一项维多珠单抗治疗 179 例 ICIs 相关结肠炎的研究发现，早期（诊断后 10d 内）开始维多珠单抗治疗可改善 ICIs 相关结肠炎的预后（住院时间缩短、激素治疗时间缩短、激素治疗失败率下降）。

（4）托珠单抗：是一种重组人源化抗人白细胞介素（IL）–6 受体单克隆抗体，FDA 批准用于类风湿关节炎、全身型幼年特发性关节炎。一项托珠单抗治疗 34 例 ICIs 相关不良反应的单中心回顾性研究显示，27 例患者临床症状改善。因 IL–6 表达可促进肿瘤生长和转移，IL–6 受体阻滞剂可有效维持免疫治疗的效力，并改善难治性 irAEs。

（5）那他珠单抗：是一种治疗多发性硬化症的 α4– 整联蛋白抗体，目前已用于联合治疗（伊匹木单抗联合纳武单抗）相关性抗 Hu 抗体阳性的自身免疫性脑炎。Hottinger 等报道了 1 例 ICIs 相关边缘性脑炎的小细胞肺癌患者，激素冲击（1g/d）治疗 5d 症状恶化，那他珠单抗治疗后临床及影像学明显改善。

（6）阿伦单抗是一种人源化抗 CD2 单克隆抗体，以 T 细胞和 B 细胞表面的 CD52 为靶点。批准用于系统性硬化的治疗。Esfahani 等报道 1 例帕博丽珠单抗相关重症心炎重症肌无力综合征，激素冲击（1g/d）及利妥昔单抗（375mg/m²）治疗失败，阿伦单抗（30mg，1 次）治疗迅速改善症状及心肌酶等指标。

（7）阿巴西普：是一种 CTLA–4 激动剂，能与抗原呈递细胞 CD80 和 CD86 结合，阻断共刺激信号，抑制 T 细胞活化，用于类风湿关节炎和幼年型类风湿关节炎。Salem 等报道 1 例纳武单抗治疗相关心肌炎 – 肌炎综合征，激素冲击（500mg/d）及血浆置换治疗无效，阿巴西普（500mg，每 2 周 1 次，5 次）成功治愈。

（8）抗胸腺细胞球蛋白：（ATG）是由人胸腺细胞免疫马、兔、猪、羊等异种动物后所获得的多克隆免疫球蛋白。ATG 通过补体依赖性细胞裂解诱导细胞耗竭，用于治疗和预防器官排异反应、移植物抗宿主病和再生障碍性贫血。目前有成功治疗难治性肝炎及暴发性心肌炎的报道。

（9）粪便微生物菌群移植（FMT）是将健康供体粪中的菌群通过特殊方式植入患者肠道内，从而调节患者肠道菌群，使其恢复正常的肠道微生态系统，为治疗因肠道菌群失调导致的各种肠道内外疾病提供一种新的治疗手段。Wang 等报道了 2 例难治性 ICIs 相关结肠炎（激素、英夫利西单抗、维多珠单抗治疗均失败），经 FMT 治疗后临床缓解，其中 1 例出现复发性腹痛及溃疡形成，经 2 次 FMT 治疗后缓解。

（10）艾曲波帕：是一种口低分子非肽类血小板生成素受体激动剂，通过激活 Janus 蛋白酪氨酸激酶（JAK2）/ 信号转导和转录激活因子 5（STST5）信号通路，刺激骨髓巨核细胞的增殖与分化，从而促进血小板生成。用于原发性免疫性血小板减少症（ITP）、严重再生障碍性贫血和丙型肝炎病毒（HCV）相关血小板减少。Song 等报道了 1 例艾曲波帕成功治疗难治性 ICIs 相关血小板减少，停用艾曲波后血小板计稳定。

程序性死亡受体配体 2 在实体瘤免疫治疗的研究肿瘤关键的生物学特征之一是免疫逃逸，靶向程序性死亡受体 1（PD-1）/ 程序性死亡受体配体 1（PD-L1）免疫阻断疗法已在临床上用于 25 种恶性肿瘤的治疗，但其临床应答率仅 30% 左右。PD-L2 是继 PD-L1 后发现的第 2 个重要配体可与 PD-1 结合，进而发挥抑制免疫细胞的功能。

PD-L2 在免疫治疗中的作用：PD-L2 的作用主要表现在以下三个方面。①抑制 T 细胞的免疫活化：PD-L2 可与 PD-1 结合，通过下游信号通路，特别是酪氨酸磷酸酶 2（SHP-2），抑制包括淋巴细胞特异性蛋白酪氨酸激酶（LcK）、磷酸酰肌醇 3（P13K）、丝裂原活化蛋白激酶（MAPK）以及钙离子信号通路，抑制 T 细胞的免疫活化。②促进 T 细胞的功能活化：PD-L2 可与排斥性导向分子 b（RGMb）结合，活化骨形成蛋白受体通路，促进细胞功能活化。③ PD-L2 比 PD-L1 具有更强的亲和力：相比 PD-L1，PD-L2 与 PD-1 的结合亲和力更高，当二者共存时，PD-L1 优先与 PD-L2 结合。综上可见 PD-L2 具有独特的生物学特性，这也决定了其临床应用的特殊性。

胃肠道肿瘤中 PD-L1 和 PD-L2 表达大多数胃肠道肿瘤中 PD-L1 和 PD-L2 表达显著上调，且呈正相关。PD-L1 或 PD-L2 的高表达与 OS 差、肿瘤突变负荷高、免疫细胞和间质细胞群多相关。在胃癌中，PD-L1、PD-L1 和 PD-L2 的表达增加在伴有远处转移的胃癌患者中更为显著。

结肠癌患者中，肿瘤 PD-L2 状态与神经周围浸润（PNI）和生存结果相关。与 PD-L2 水平较低的患者相比，PD-L2 水平升高的患者具有更好的 5 年 OS 率（57% 比 40%，$P <$ 0.001），尤其是在晚期结肠癌中更常见。通过单变量分析（HR=1.69，95% CI1.324~2.161，$P < 0.001$）和多变量分析（HR=1.59495% CI1.206~2.106，$P < 0.001$），肿瘤 PD-L2 低表达与晚期结肠癌患者较差的 OS 相关。这些结果表明，肿痛 PD-L2 表达可能是晚期结肠癌者生存的独立预后影响因素。

第十二节 胃癌相关基因及靶向治疗的研究

精准医疗是肿瘤诊断和治疗的一种新模式，已被广泛用于医学的各个领域。目前基于基因的靶向治疗用逐渐增多，致癌、抑癌基因在胃癌的靶向治疗中发挥着重要作用。就当前胃癌致癌和抑癌基因的内外研究现状进行总结，便于进一步探索胃癌有效靶向治疗方法。

一、胃癌中关键致癌基因及其靶向治疗

1. 人表皮生长因子受体（HIER）-2：HER-2 定位于 17q21，突变率为 6.19% ~23.0%。

HER-2 的表达升高可激活下游信号通路磷脂酰肌醇 -3- 激酶（PI3K）蛋白激酶 B（PKBAkt）/ 哺乳动物雷帕霉素靶蛋白（mTOR）和促分裂原活化的蛋白激酶（MAPK）途径，抑制肿瘤细胞凋亡、促进肿瘤血管再生、增强肿瘤细胞的侵袭力。临床研究显示，HER-2 在发生远处转移、Lauren 分型为肠型以及中高分化的胃腺癌患者中阳性率更高，与患者的年龄、肿瘤大小及位置无关。HER-2 是受体酪氨酸激酶家族的重要成员之一，而酪氨酸激酶抑制剂在胃癌个体化治疗中有重要作用，可能是胃癌靶向治疗中潜力较大的靶向基因之一。

曲妥珠单抗是目前针对 HER-2 阳性胃癌患者的靶向药物，旨在干扰 HER-2 调控的信号通路，介导免疫反应，抑制血管生成和肿瘤细胞增殖力。应用曲妥珠单抗后 HER-2 表达明显降低，但 HER-2 阳性细胞不能完全消失，因此不能彻底根除肿瘤。为提高治疗效果，有学者采用曲妥珠单抗与化疗方案联合的治疗方式，结果显示如下。

（1）妥珠单抗与伊立替康 + 顺铂方案联合可降低糖类抗原 125、癌胚抗原和特异性组织多肽抗原的水平。

（2）妥珠单抗联合多西他赛 + 替吉奥胶囊方案可降低血清糖类抗原 724、糖类抗原 199、癌胚抗原的水平。

（3）曲妥珠单抗联合奥沙利铂 + 亚叶酸钙 +5- 氟尿嘧啶方案可明显提高行为状态评分，并增强近期化疗的疗效。

上述三种方案均可提高胃癌患者的生存质量，疗效更佳。

随着曲妥珠单抗的广泛应用，耐药问题也随之产生。Riccio 等研究发现，T 细胞招募双特异性抗体衍生物可以识别并结合两种及以上不同的抗原，对肿瘤细胞的毒性大幅增加；对曲妥珠单抗的耐药细胞也有效，可解决曲妥珠单抗的耐药性问题；还可降低心脏毒性等不良反应。Kubota 等利用金纳米粒子（AuNPs）构建靶向 HER-2 的 AuNPs（T-AuNPs），并在耐药细胞株 MKN7 上证明 T-AuNPs 抗瘤能力明显强于曲妥珠单抗。Shi 等指出，曲妥珠单抗发生耐药的机制是神经调节蛋白 1 激活 HER4-Yes 相关蛋白 1 轴，促进 Yes 相关蛋白 1 表达，最终诱导上皮 - 间充质转化（EMT）发生。因此，干扰 HER4-YAP 轴将有效降低耐药的发生。上述研究思路为胃癌治疗提供了新方法，为解决曲妥珠单抗耐药性问题提供了新策略。

2. 磷脂酰肌醇 3- 激酶催化亚单位 a（PIK3CA）：IK3 CA 定位于 3q26.3，突变率为 10%，突变后激活 PI3K/Akt 通路，抑制细胞凋亡，增强癌细胞的侵袭能力和远处转移能力。与其他类型的胃癌相比，PIK3CA 在 EB 病毒相关胃癌中突变明显升高，并与 T 分期和肿瘤浸润程度呈正相关。PIK3CA 的突变常发生在第 9 和 20 位外显子，5 年生存率分别为 0 和 80%。

mTOR 抑制剂（西罗莫司）可阻断由 PIK3CA 基因调控的与细胞周期进展和血管生成相关蛋白的翻译及表达有关的过程；应用西罗莫司后，患者的无进展生存期为 1.9 个月，总生存期为 3.6 个月。为延长生存时间，目前已有团队尝试采用其他种治疗方法。周新科等应用壳聚糖包被 PIK3CA 小干扰 RNA 制备纳米粒子，用该粒子处理胃癌细胞后，PIK3CA 的表达降低，胃癌细胞侵袭性减弱。同时，You 等在 SCC-7901 细胞中明确了 miR-152-5p 的作用靶点为 PlK3CA-mut3 非翻译区，研究显示，miR-152-5p 下调 PIK3CA 的表达、抑制 SGC-7901 细胞的增殖、迁移、侵袭、EMT 及血管生成，并促进细胞凋亡，进而抑制肿瘤的生长和转移。该结果为 PIK3CA 突变型胃癌的靶向治疗提供了数据基础。

3. 鼠类肉瘤病毒癌基因（KRAS）：KRAS 定位于 12p12.1，是表皮生长因子受体（EGFR）信号通路的下游因子。KRAS 突变后可致 RAS 蛋白非控制性激活。RAS 蛋白位于细胞膜内，调控着细胞的生长、增殖、运动、迁移及血管生成，KRAS 突变将显著增加胃癌的侵袭性。KRAS 的表达在 Lauren 分型为肠型及女性胃癌患者中更高，其常见突变位点为 G12V、G13D、G12S、G12D 和 G12A，与其他位点相比，发生在 G12V 的突变患者生存期较短，预后较差。

联合应用含 Src 同源结构域 2 的蛋白酪氨酸激酶 2 和促分裂原活化的蛋白激酶（MEK）抑制剂对野生 KRAS 胃食管肿瘤效果显著。但 Choi 等认为，长期应用 MEK 抑制剂易出现耐药，并增加肿瘤的侵袭力，以 c-MET 和 P13K/mTOR 为靶点的药物以解决这一问题。近年来发现一种优于西妥昔单抗或帕尼单抗的新型抗 EGFR 抗体—GC1118，该新型抗体具有独特的结合表位，对胃癌的生长抑制较于妥昔单抗更强。研究显示，无论单独使用 GC118 还是联合细胞毒性化疗药物，对胃癌的抗瘤作用均强于西妥昔单抗。

4. Erb-b2 受体酪氨酸激酶 -3（ERBB3 又名 HER-3）：ERBB-3 定位于 12q13，与 ERBB2 同属于 EGFR 家族，ERBB3 通过激活一系列复杂的信号通路如 P13KAkt 和 RAS RAF/MAPK 等发挥作用，ERBB3 基因作为肿瘤发生的启动子，与胃癌的侵袭性和预后显著相关。有研究显示，ERBB3 基因在 Lauren 分型为肠型的胃癌中呈高表达，说明其可促进肠型胃癌的发生。当 ERBB3 与 ERBB1 共过表达时，与肿瘤大小、宏观特征、肿瘤分化、肿瘤分期、复发显著相关，并可预测患者的生存情况。

吉非替尼是 EGFR- 酪氨酸激酶抑制剂的代表药物针对 EGFR 突变型胃癌，单独应用吉非替尼治疗，仅 10%~15% 的患者能从中获益。在细胞水平上，当吉非替尼与 ERBB3 小干扰 RNA 共用时才能更有效地抑制 PI3K/Akt 和 ERK 信号通路，增吉非替尼的抗瘤活性和敏感性。表明联合应用多个 EGFR 受体治疗可明显提高 EGFR 突变型胃癌的治疗效果。

5. 脂肪非典型钙黏蛋白 1（FAT1）：FAT1 定位于 4q35.2，是一种钙离子依赖性黏附因子，属于 I 型跨膜蛋白 FAT 家族，参与调节细胞的生长、迁移和黏附过程，在肿瘤的发生发展中发挥重要作用。FAT1 基因在不同肿瘤中的作用不同，在食管癌中 FAT1 基因作为抑癌基因，而在胃癌中则起致癌作用。研究显示，FAT1 基因主要参与胃癌细胞的侵袭和迁移，且表达量越高，预后越差目前在多种胃癌细胞系中检测到维替泊芬抑制胃癌细胞的生长，但作用机制尚不清楚。研究发现应用维替泊芬后，迁移相关基因和具有致癌潜能的基因表达下调。因此推测维替泊芬是通过靶向 FAT1 抑制肿瘤转移的药物。

二、胃癌中重要的抑癌基因

1. 肿瘤蛋白 p53（Tp53）：TP53 定位于 17p13，是公认的重要的抑癌基因，被誉为"基因组卫士"。TP53 是人类肿瘤中突变最频繁的基因，近 50% 的肿瘤发生 TP53 突变。TP53 基因具有调控细胞周期、细胞凋亡和 DNA 修复等功能。TP53 的突变位点集中在 R175、G245、R248、R273 和 R282，其中 R248 位点突变的胃癌患者预后最差。

TP53 可用于胃癌的超早期筛查，并可通过监测细胞游离 DNA 突变，监测胃癌术后的复发情况，也可预测紫杉醇联合卡培他滨治疗晚期胃癌的疗效。Imanishi 等通过研究 TP53 野生型胃癌发现，TP53 可上调致癌基因鼠双微粒体（MDM）2 和 MDM4 的表达，而自身功能被抑制；当同时敲减 MDM2 和 MDM4 时，可阻滞细胞周期 G1 期向 S 期进展，并提高 5- 氟尿嘧啶的抗肿瘤作用。因此，联合应用 MDM2 或 MDM4 抑制剂和细胞毒性药物将是治疗 TP53 野生型胃癌的一个有效策略。bamHl-A region rightward transcript（BART）-3p 是 EB 病毒 miRNA 组的重要成员之一。研究发现，BART-3p 可诱导 TP53 基因高表达，其通过直接作用于 TP53 的 3* 非翻译区，下调细胞周期蛋白依赖性激酶抑制因子 1A、Bcl-2 相关 X 蛋白质、凋亡因子 FAS 的表达，增强细胞增殖能力，抑制细胞凋亡。同时，BART-3p 在诱导 TP53 高表达时能对化疗药物和电离辐射产生抗性。此研究首次证明了 EB 病毒 miRNA 与 TP53 的关系，可能有助于在未来开发治疗胃癌的新途径。

2. AT 丰富结合域 1A（ARID1A）：ARID1A 定位于 1p36.11，突变率 12%，参与 DNA 合成和基因转录的相关过程，其功能失调可导致染色质重构异常，进而引发肿瘤疾病。ARIDIA 的表达与肿瘤大小、淋巴结转移、预后呈显著负相关。在 EB 病毒相关胃癌中，ARID1A 突变率较高，可通过激活 Akt 信号通路促进程序性细胞死亡配体 1 高表达。

研究表明，ARID1A 突变型肿瘤细胞对 P13K 和聚腺苷二磷酸核糖聚合酶抑制剂敏感，单独应用 P13K 或 PARP 抑制剂时效果并不显著，两者联合应用时可通过诱导 DNA 损伤有效抑制 ARID1A 突变型胃癌细胞的增殖、克隆形成、侵袭和迁移，是该种类型胃癌的首选治疗方案。

3. 腺瘤结肠息肉基因（APC）：APC 定位于 5q22.2，是 Wmt 通路的关键基因之一，突变常发生于第 14 和 15 位外显子，发生在 70%~90% 的家族性腺瘤性息肉病中。研究发现，APC 基因与胃癌的分化和分期呈负相关，与淋巴结转移无关。APC 基因突变后可改变蛋白表达、影响细胞周期调控增加胃癌的发病率。Magalhaes 等在弥漫型和肠型胃癌中发现，hsa-miR-135b-5p 可负向调控 APC 基因，促进胃癌细胞的增殖和迁移。Yang 等阐述了一种新型长链非编码 RNA—LINCO1133，通过启动 miR-106a-3p 调控 APC 或 Wnt/B 联蛋白通路，进一步抑制肿瘤的进展与转移。

4. 转化生长因子 -β Ⅱ型受体（TGFBR2）：TGFBR2 定位于 3p24.1，参与许多细胞的生理调控过程，如细胞分化、细胞生长、细胞凋亡、细胞迁移，与胃癌进展呈负相关。研究发现，miR-204 通过靶向 TGFBR2 介导上皮细胞发生 EMT，提高胃癌细胞对 5- 氟尿嘧啶的敏感性，并改善肿瘤耐药。此外，miR-155 和 onco-miR-130 可通过负调控 TGFBR2，促进胃癌细胞的生长和侵袭，为胃癌的治疗和耐药研究奠定了一定的基础。

5. 钙黏蛋白 1（CDH1）：CDH1 定位于 4q28.1，主要编码上皮钙黏素，突变率较低，但后果严重，不仅可降低上皮钙黏素的活性，还可促进 HERB2 的过表达。CDH1 检测可用于遗传性弥漫型胃癌的筛查。CDH1 突变具有遗传性，以常染色体显性方式遗传。携带突变 CDH1 男性 80 岁之前罹患弥漫型胃癌的累积风险为 70%、女性为 56%。

发生 CDH1 突变的胃癌患者病理检查以印戒细胞癌为多，目前针对 CDH1 突变携带者的治疗方式主要是预防性全胃切除。但该方法创伤大且效果差，相关 CDH1 靶向药物研究尚空缺。

6. Ras 同源基因家族成员 A（RhoA）：RhoA 定位于 4q28.1，属于 RAS 亚家族成员之一。RHOA 突变可促进弥漫性胃癌的发生，其在女性远端胃癌、低分化癌（G3/G4）T_1/T_2 期以及无远处转移的患者中更为普遍。当 RhoA 基因在 Y42 点突变时，可与 c-Met 直接结合，促进胃癌的增殖和转移，患者预后差。在现有研究中，胃动蛋白 1、miR-31、CD24 均可靶向 RhoA 抑制肿瘤进展，其中 miR-31 靶向 RhoA 时可同时增加肿瘤细胞对 5- 氟尿嘧啶的敏感性。有关 RhoA 突变及其靶向机制还有待进一步研究。

三、胃癌中致癌基因与抑癌基因的相互调控作用

胃癌的致癌基因与抑癌基因存在相互作用，KRAS 和 RhoA 共同调控 RAS-RAF-MEK-胞外信号调节激酶信号通路，促进胃癌的发生与发展。PIK3-Akt-mTOR 通路不仅参与了胃癌的发生发展，而且是肿瘤细胞对化疗药物产生耐药的主要通路。该通路中关键致癌基因 ERBB2、PIK3CA 或 ERBB3 的激活，在胃癌细胞的增殖和凋亡中发挥作用。除此之外，胃癌相关基因 KRAS、TP53、FAT1 和 ERBB2 的高表达增加了患者对幽门螺杆菌的易感性，从而增加了胃癌的患病风险。在 EB 病毒相关胃癌中，PIK3CA 和 ARID1A 具有较高的突变频率，且两者呈负调控关系。

四、展望

虽然生物信息学分析技术和精准医疗的发展推动了胃癌靶向治疗的进步，但目前研究还尚未成熟，仍需进一步探索以实现精准化和个体化治疗。部分基因（如 ERBB3、FAT1、CDH1 和 RhoA）在胃癌治疗及耐药方面的研究比较缺乏。目前虽然与胃癌靶向治疗研究相关的基因众多，但只有 ERB2 是美国家综合癌症网络指南推荐的与胃癌治疗相关的基因。

另外，单个基因的靶向治疗对胃癌的治疗效果并不理想，而多种胃癌基因的靶向药物联合可提高胃癌患者的生存率。因此，寻找新的胃癌治疗靶点以及关键基因之间的相互作用可能是急需攻破的难题。

第十三节　华蟾素抑制胃癌细胞靶点 PIM3 的研究

中药制剂华蟾素是干蟾皮的水化萃取物，具有利水消肿、清热解毒、化瘀溃坚以及抗肿瘤作用，对多种实体瘤和白血病等具有抗肿瘤作用。丁硫磷是华蟾素的一种生物活性成分，具有抗癌作用。PIM3 是 PIM 家族的一个成员，通过促凋亡蛋白 BAD 的磷酸化而起到抑制凋亡、促进细胞存活的作用。肿瘤的过度生长或存活也与 PIM3 的高度表达有关，在胃癌中也有异常增高的 PIM3 表达，而敲除或抑制 PIM3 后可预防或抑制肿瘤的发生。

华蟾素对多种肿瘤细胞均有不同程度的抑制性能，并具有抑制胃癌细胞增殖、促进凋亡的作用，蟾蜍制剂已经应用于临床治疗肿瘤。配合化疗药物治疗晚期恶性肿瘤，能够提高疗效、降低化疗产生的毒副作用、改善化疗所致的免疫功能损伤，提高患者的生存质量、延长寿命。

细胞凋亡是细胞的一种主动性死亡模式，在肿瘤的形成和演进过程中起着重要的作用。作为一种程序性细胞死亡，细胞凋亡可由外部或内部刺激引起，而化疗药物多是通过诱导细胞凋亡来消灭肿瘤细胞起到治疗作用的。王国俊等研究流式细胞仪检测结果也证实丁硫磷促进胃腺癌细胞的凋亡作用。

凋亡过程也受到一系列促凋亡和抗凋亡蛋白的严格调控，现已知多种基因与细胞凋亡的信号转导相关，包括 Bcl-2 家族基因（Bcl-2、Bcl-x1、Bax、Bad 等）、p53、Fas 和 FasL 等均参与了细胞凋亡的调控。Bcl-2 家族蛋白是编码能够抑制或激活凋亡的膜结合蛋白，其中的一部分可以促进细胞凋亡，如 Bax 和 Bad，而另外一些蛋白如 Bcl-2 和 Bcl-x1 可抑制细胞凋亡。Bcl-2 的高表达能够抑制很多因素诱导的细胞凋亡，而 Bax 的表达增强可以通过抑制 Bcl-2 的活性而诱导细胞凋亡。Bax 和 Bcl-2 之间的相互作用引起细胞线粒体膜破裂、细胞色素 C 释放到细胞质中，进而导致 Caspase 级联的激活和细胞凋亡。研究结果显示，丁硫磷能上调促凋亡蛋白 Bax 和下调抗凋亡蛋白 Bcl-2，表明在华蟾素丁硫磷诱导的细胞凋亡中有线粒体功能的障碍。

PIM3 是 PIM 家族成员之一，具有丝氨酸/苏氨酸激酶活性。最初 PIM3 被认定为致癌基因，后发现 PIM3 在正常人的心脏和脑组织中也有表达。但 PIM3 在癌组织中是不受调控的，尤其结肠、肝脏、胰腺和胃肿瘤等内胚层来源的肿瘤。

研究结果显示，丁硫磷能抑制胃腺癌 AGS 细胞 PIM3mRNA 和蛋白表达，提示 PIM3 是丁硫磷诱导胃腺癌细胞凋亡的关键因素。

第十四节　IL-15基因转染人CIK细胞过继转移治疗胃癌小鼠

过继性细胞免疫治疗是一种有发展潜力的治疗胃肠道肿瘤的方法，利用免疫活性细胞的输注，提升患者的免疫功能，从而治疗肿瘤。

免疫活性细胞以及抗原提呈细胞，都是过继回输的细胞。抗原提呈细胞主要是树突状细胞。免疫活性细胞，以肿瘤细胞为靶细胞，主要是近年发现的NKT细胞、巨噬细胞、溶细胞性T细胞/杀伤性T细胞、自然杀伤（NK）细胞。依据不同的获得方式，可作用免疫活性细胞有细胞毒T淋巴细胞（CTL）、细胞因子诱导的杀伤（CIK）细胞、淋巴因子激活的杀伤细胞（LAK细胞），应用广泛的是CIK细胞。

大量研究证实，ClK细胞含NK-T细胞、T细胞、NK细胞，具有抗肿瘤免疫效应。但要提升肿瘤生物治疗效果的关键是能够持续发挥过继转移的免疫活性细胞的作用，激发新肿瘤免疫反应，引起肿瘤免疫记忆。T淋巴细胞通过基因工程方式进行改造，以IL-2为关键。芦兰等研究发现，IL-2联合CIK细胞治疗对皮肤B16恶性黑色素瘤小鼠有明显的抗肿瘤作用，且优于IL-2和CIK细胞单一治疗，其机制可能与IL-2和CIK细胞协同增强肿瘤免疫有关。

毛莉艳等研究选用IL-15基因转染人CIK细胞过继性转移治疗胃癌小鼠。IL-15能够促进NKT细胞、NK细胞、CTL的增殖与发育，促进免疫系统作用的发挥。使免疫系统对肿瘤细胞的免疫耐受被打破。IL-15可以增加免疫反应在机体的时间，促进记忆性T细胞生成并刺激其更好地发挥作用。

研究结果显示，治疗后第1、2周，IL-15-CIK组、CIK组的小鼠肿瘤体积明显小于对照组，说明IL-15-CIK组、CIK组的肿瘤生长速度比对照组慢。提示CIK细胞对胃腺癌细胞株BGC-823有明显的抑制作用。IL-15-CIK组的小鼠肿瘤体积明显小于CIK组，提示CIK细胞经过IL-15-IRES-TK质粒转染，对杀伤胃腺癌细胞株BGC-823的作用明显提升。因此，IL-15基因转染CIK细胞，使CIK细胞对肿瘤细胞的杀伤能力明显增强。

研究结果显示，3组小鼠停止治疗，进入观察期后，ClK组、对照组小鼠的肿瘤体积，出现明显上升。到第4周，可能由于肿瘤细胞衰退，小鼠的肿瘤体积开始回落。IL-15-CIK组的小鼠，肿瘤体积始终处于比较低的水平。停止治疗后，也没有明显的上升。在治疗后第4周，IL-15-CIK组小鼠的肿瘤体积比对照组、CIK组明显更低。提示体内引起的免疫效应持续时间，IL-15基因转染后的ClK细胞，比不转染的CIK细胞时间更长。因此，IL-15基因转染不仅可以使CIK细胞的杀伤能力提高，并且使CIK细胞的作用时间延长。研究发现，IL-15转染CIK组的小鼠，治疗开始后，有出现肿瘤溃烂，随后结痂，溃烂愈合，最后肿瘤消失。CIK组、对照组的小鼠，没有出现这种现象，也说明了IL-15基因转染 CIK 细胞的杀瘤作用更强，免疫反应的持续时间更长。彭正研究分析 IL-15 基因转染人 CIK 细胞过继转移治疗胃癌，结果显示，CIK 细胞可以有效抑制胃腺癌细胞株 BGC-823 在体内的生长，而 IL-15-IRES-TK 质粒转染的 CIK 细胞不仅可以抑瘤，还可以致肿瘤消退。

第十五节　肿瘤浸润淋巴细胞在胃癌中的研究

胃癌患者确诊时大多已处于肿瘤晚期，导致胃癌术后预后较差，而常规的 TNM 分期通常难以准确评估胃癌术后复发、转移以及生存期等预后情况，因此寻找有效的预后评估方案一直是胃癌研究的热点和难点。肿瘤浸润淋巴细胞（TIL）是目前关注的重点，TIL 是宿主对肿瘤细胞免疫应答的表现，是机体识别和清除肿瘤细胞的基础，TIL 的组成、数量、分布及功能状态决定了机体对肿瘤细胞的免疫反应。TIL 的存在状态与肿瘤预后密切相关，TIL 作为各种人类恶性肿瘤的预后参数，在非小细胞肺癌、食管鳞状细胞癌和乳腺癌中均取得了一定的研究进展。对于胃癌，TIL 可能是一种潜在的生物标志物。

一、胃癌 TIL 的组成及作用机制

TIL 是一群存在于肿瘤及其间质内、以淋巴细胞为主的异质性免疫细胞，包括 T 细胞、B 细胞、树突状细胞（DC）以及自然杀伤细胞（NK 细胞）等。1986 年，Rosenberg 等首次从新鲜肿瘤组织中分离出 TIL，此后的研究相继发现肿瘤组织中广泛存在 TIL，且 TIL 可以渗入基质和肿瘤中心。根据是否存在免疫细胞浸润，肿瘤可分为炎症性肿瘤和非炎症性肿瘤。炎症性肿瘤是指肿瘤细胞被不同的浸润性炎症细胞（T 细胞、B 细胞、髓系白细胞、NK 细胞和 DC 等）包围，这些免疫细胞在肿瘤发生、发展过程中的作用也不尽相同。T 细胞是细胞免疫中的主要效应细胞，按功能其可分为 4 类，即细胞毒性 T 细胞（Tc 细胞）、辅助性 T 细胞（Th 细胞）、调节性 T 细胞（Treg 细胞）和记忆 T 细胞。TIL 中的 T 细胞以 CD4+、CD8+ 为主，包括 CD8+Tc 细胞、CD4+Th 细胞、叉头框蛋白 P3（FoxP3）+Treg 细胞、CD45RO 记忆肿细胞等亚型。

CD4+T 淋巴细胞包括 Th1、Th2、Th17、Th22 及 Treg 细胞等亚群，而不同亚群对肿瘤演化的影响差异极大，故 CD4+T 细胞的作用因其异质性而变得相对复杂。其中，Th1 细胞和 Th2 细胞是 Th 细胞的两种主要类型，Th1 细胞可以激活 CD8Tc 细胞，而 T_2 细胞可以激活体液免疫；在诱导抗肿瘤免疫中 Th1 细胞较 T_2 细胞激活更有效，因此高比值的 ThTh2 被认为是胃癌的有利预后因素。Th17 细胞和 Th22 细胞能产生多种炎症因子，可促进胃癌的发展。Xu 等发现，CD4+T 细胞能通过磷酸化信号转导及转录激活因子信号通路上调胃癌间充质干细胞中程序性细胞死亡配体 1（PD-L1）的表达，促进胃癌细胞的迁移。

CD8+T 淋巴细胞是抑制杀伤 T 细胞，主要负责特异性清除肿瘤细胞，是人体免疫系统杀伤肿瘤的主要细胞。Lee 等通过荟萃分析发现，高密度 CD8+T 淋巴细胞与胃癌的良好预后相关，可作为胃癌患者良好预后的预测指标。Thompson 等研究发现，胃癌瘤内和基质中 CD8T 细胞密度的增加与无进展生存期和总生存期呈正相关。然而，Zhuang 等使用流式细胞学研究 103 例胃癌患者血液和肿瘤样本中 Tc17 细胞的数量和表型发现，分泌白细胞介素 –7 的 CD8+T 细胞有促进胃癌进展的作用，提示肿瘤浸润 Tc17 细胞（分泌白细胞介素 –7 的 Tc 细胞）与胃癌患者的预后不良相关。Treg 细胞能抑制效应 T 淋巴细胞的功能，FoxP3 表达阳性是其主要特征，FoxP3+Treg 细胞阳性率越高，胃癌进展越快，患者存活率越低。有研究表明，Foxp3T 细胞与 CD4+T 细胞以及 FoxP3+T 细胞与 CD8T 细胞之间的数量平衡对抑制肿瘤转移起重要作用，高比值的 Foxp3+CD4+ 和 Foxg3+CD8+ 提示预后不良。CD45RO 是最常用的记忆 T 细胞标志物，CD45RO+T 细胞在许多人类癌症中发挥重要作用。Hu 和 Wang 通过荟萃分析评估肿瘤浸润性 CD45RO+T 细胞对人类实体瘤预后的影响，发现 CD45RO+T 细胞浸润与实体瘤中无进展生存期和总生存期呈正相关；高密度肿瘤内 CD45RO+T 细胞与实体瘤的 TNM 分期呈负相关。

TIL 的抗肿瘤免疫效应主要为细胞免疫效应，肿瘤 – 免疫循环理论认为，免疫系统识别和清除肿瘤细胞必须经历三个阶段：①在瘤内，死亡的肿瘤细胞释放出特异性抗原 DC 识别和捕获。②成熟的 DC 迁移到肿瘤引流淋巴结，将加工后的抗原呈递给幼稚 T 细胞，刺激其增殖、分化为 Tc、Th 和 Treg 细胞等。③激活的效应 T 细胞浸润到瘤内，特异性识别和杀死癌细胞，并进一步释放肿瘤特异性抗原，使其进入下一个肿瘤 – 免疫循环。但在绝大多数癌症患者中，免疫系统不能有效地发挥作用：可能由于免疫系统未能识别到肿瘤抗原，将肿瘤抗原视为自身，即表现为免疫耐受；效应 T 细胞无法浸润到肿瘤病灶，或肿瘤微环境中的抑制因子（或免疫抑制性细胞）抑制效应细胞的功能。此外，免疫系统在清除肿瘤细胞的同时也会对肿瘤细胞的特性进行"重塑"，使其恶性程度更高和抵抗免疫攻击能力更强，即"免疫编辑"。因此，免疫系统在肿瘤细胞发生、发展过程中具有"双刃剑"的作用。TkL 位于瘤内或间质，因 TIL 为肿瘤免疫作用的主要参与者，且 TIL 亚群种类繁多，不同亚群在肿瘤发生、发展中的作用差异极大，所以对肿瘤预后的影响也不尽相同。

二、TIL 在胃癌中的功能状态研究

浸润到肿瘤组织的 T 细胞功能常处于失调状态，活性较低，因此无法控制肿瘤生长。有证据表明，细胞的无能、衰竭和衰老是导致肿瘤微环境中 T 细胞功能失调的主要原因。目前，常用抑制性受体 CD57、T 细胞免疫球蛋白及黏蛋白结构域分子 3（Tim–3）或程序性细胞死亡受体 1（PD–1）的表达水平来表征 T 细胞的免疫耐受状态，进而研究其与肿瘤

之间的关系。

1. CD57：CD57 是存在于 CD4+T 细胞、分化晚期的 CD8+T 细胞及 NK 细胞等细胞膜上的糖蛋白。

CD57 常用于鉴定增殖能力降低和功能特性改变的终末分化的衰老细胞。TIL 作为免疫系统的重要组成部分，在肿瘤微环境中 CD57 阳性淋巴细胞的功能引起了人们的广泛关注，这些淋巴细胞在许多人类癌症中发挥重要作用。CD57+ 淋巴细胞通常会在实体瘤中增加，可以说 CD57 的表达是免疫功能缺陷和复制衰老的特征。以往研究提示，CD57 分子的表达主要与 NK 细胞的分化发育有关，CD57+ 细胞可能就是高度成熟和终末分化的 NK 细胞。Karen 等研究发现，血液和组织中的 CD57*T 细胞比例与慢性感染或各种癌症及人类衰老的临床预后相关，表明调控衰老 CD57+T 细胞的数量可能成为预防人类免疫衰老或各种慢性疾病的新方法。陈耀平等研究表明，侵及胃壁全层的胃癌患者 CD8+CD57+T 细胞的百分率高于未侵及胃壁全层者，表明外周血中 CD8+CD57+T 细胞百分率增加可能促进肿瘤的局部浸润。这与 Akagi 和 Baba 的研究结果一致，该研究通过流式细胞术和细胞内细胞因子分析测定胃癌患者外周血中 CD57+T 细胞的比例，发现 CD57 高比例的患者术后存活时间显著短于四川省 57 低比例者。

另外，Hu 和 Wang 通过荟萃分析发现，CD57+ 终末分化的淋巴细胞浸润与实体瘤患者的预后相关，且与胃癌 3 年和 5 年生存率均显著相关；此外，CD57+ 淋巴细胞密度增加与实体瘤淋巴结转移和 TNM 分期呈负相关。这些发现表明，CD57+ 淋巴细胞是人类实体肿瘤中抗肿瘤免疫力的重要参与者之一，可延缓肿瘤进展，提示 CD57 可能是预后的有用生物标志物。

CD57 淋巴细胞增加可提高患者生存率，可能与以下因素有关：CD57+T 细胞和 NK 细胞等淋巴细胞中 CD57 的表达与颗粒酶 A、颗粒酶 B 和穿孔素等细胞溶解酶的表达增加相关；当表达 CD57 抗原的 CD4+T 细胞、CD8+T 细胞和 NK 细胞被刺激时，可以产生更多的 γ- 干扰素，抑制肿瘤的生长；CD57+NK 细胞可通过 γ- 干扰素的分泌上调肿瘤细胞中主要组织相容性复合体 I 类和 II 类分子，使细胞毒性 T 淋巴细胞识别肿瘤特异性抗原，从而发挥抗肿瘤作用；CD57+NK 细胞可以通过 NK 细胞和 DC 之间的相互作用增强 T 淋巴细胞的反应，从而诱导 DC 的成熟和激活。因此推测，CD57+ 淋巴细胞能够增强肿瘤微环境中的抗肿瘤免疫反应，并对抗肿瘤的生长和扩散，提高患者的生存率。目前，关于 CD57 与胃癌预后关系的研究中，CD57 主要用于识别 TNM 分期 III～IV 期胃癌患者的 NK 细胞，而 CD57 与 T 细胞的相关研究较少。

2. Nim-3：Tim-3 主要表达于 Th1 细胞表面，Tim-3 与其配体半乳糖凝集素 -9 结合，通过 Tim-3/ 半乳糖凝集素 -9 途径产生抑制信号，诱导 Th1 细胞死亡，负向调节 Th1 细胞免疫应答。此外，在 CD8+T 细胞、Th17 细胞、Treg 细胞、DC 以及 NK 细胞等淋巴细胞亚群中也发现了 Tim-3 的表达。有研究表明，Tim-3 是一种免疫负调控分子，在分化和成熟的 Th1 细胞表面表达，在浸润各种肿瘤组织的 T 细胞表面 Tim-3 的数量和密度均增加。另有研究表明，Tim-3 在多种肿瘤组织中的表达除了与肿瘤的发生、发展密切相关外，还与 T 细胞耗竭有关。目前已知 Tim-3 与 T 细胞功能的抑制有关，但有关胃癌患者 T 细胞表面 Tim-3 表达的研究以及与 Tim-3 胃癌发展关系的研究相对较少。因此，研究 Tim-3 在胃癌患者癌旁和癌组织中 T 细胞表面的表达及其对 T 细胞功能的影响，可揭示胃癌患者免疫抑制的机制，从而干扰 T 细胞的免疫抑制状态，这可能是胃癌治疗的新方向。

Yu 等建立了胃癌的裸鼠模型，并将 Tim-3 刺激的 T 细胞注射到小鼠中，以评估肿瘤的生长，结果发现，与外周血相比，癌旁组织和癌组织中 T 细胞表面的 Tim-3 表达水平均显著升高；与癌旁组织相比，癌组织中 T 细胞表面的 Tim-3 表达水平也显著升高，表明 T 细胞表面 Tim-3 的表达水平与胃癌 T 分期呈正相关。Tm-3 可能通过抑制 T 细胞分泌肿瘤坏死因子 $-\alpha$ 和 $\gamma-$ 干扰素使细胞功能降低，进而促进肿瘤的发生、发展。另外，Cheng 等通过流式细胞术评估胃癌标本和胃炎组织中 Tim-3 的表达水平发现，胃癌组织中 Tim-3 的表达水平显著高于胃炎组织；且 CD8+T 细胞中 Tim-3 的表达与胃癌患者的性别、年龄、肿瘤大小、淋巴结转移、浸润深度、组织学类型均无关，仅与 TNM 分期有关。由此可见，Tim-3 可引起 T 细胞功能障碍或活性降低，负调节免疫应答，与胃癌预后呈负相关，其在细胞上的表达水平是胃癌患者的独立预后因素。

3. PD-1：PD-1 属于 CD28 蛋白家族，可在 T 细胞、B 细胞、NK 细胞和 DC 等多种免疫细胞表面表达，在肿瘤免疫逃逸过程中发挥关键作用，其机制主要为：效应 T 淋巴细胞通过 T 细胞受体与肿瘤细胞中主要组织相容性复合体间的相互作用识别肿瘤细胞；在激活免疫应答后，肿瘤能够在肿瘤细胞表面表达 PD-L1，随后 FPD-L1 与 PD-1 结合，关闭免疫反应使肿瘤细胞逃脱死亡。

目前已知 PD-1 与 T 细胞功能的抑制有关。

有学者研究了胃癌患者 T 细胞表面 PD-1 分子的表达和功能，发现胃癌患者外周血和癌组织中 T 细胞表面 PD-1 的平均表达水平显著升高，表达 PD-1 的 T 细胞分泌干扰素的能力显著降低。有研究证明，PD-1 或 PD-L1 在胃癌患者的肿瘤细胞中高表达。Deng 等在小鼠实验中发现，当 PD-L1 在慢性发炎的组织和肿瘤中表达时，对 T 细胞具有负调节作用的 PD-L1 的治疗性阻断可以增强 T 细胞效应子的功能。另外，放疗和抗 PD-L 药物协同治疗可减少肿瘤浸润性髓样来源的抑制细胞的局部积累，从而抑制 T 细胞并改变肿瘤免疫微环境。有学者通过免疫组织化学方法研究了 PD-1 和 PD-L1 在胃癌患者的表达水平，发现 53.8% 的胃癌患者 PD-1 表达阳性（主要限于 TIL），30.1% 的胃癌患者 PD-LI 表达阳性。尽管 PD-1 和 PD-L1 在胃癌中的表达与预后密切相关，但结果仍不一致。Zhang 等通过荟萃分析评估了 PD-L1 在胃癌中的预后价值，通过对 1901 例患者的研究发现，PD-L1 的表达与肿瘤大小及淋巴结状态相关，但与性别、年龄、癌症位置、分化、浸润深度及肿瘤分期无关；同时他们还指出，肿瘤内的 PD-L1 大多与胃癌患者的无进展生存期密切相关，这为 PD-L1 靶向治疗胃癌患者提供了有利证据，并推测 PD-1 或 PD-L1 的特异性抑制剂可能是影响多种胃癌的潜在治疗候选物。目前已经开发了几种针对抑制 PD-1 或 PD-L1 途径的治疗性抗体，如一种针对 PD-1 的人源化免疫球蛋白 C4 单克隆抗体，可用于 PD-L1 阳性的复发性或转移性胃或食管胃腺癌患者，目前正在进行临床试验。

三、TIL 的分布与胃癌的关系

在 TIL 与胃癌关系的研究中，不同淋巴细胞亚群的数量、功能与预后之间的关系是目前最主要的关注点。TIL 可以渗入基质和肿瘤细胞，因此可分为肿瘤内 TIL 和基质 TIL。肿瘤内 TIL 在癌巢上皮组织内直接与肿瘤细胞接触，且细胞之间无间质组织；基质 TIL 分布于肿瘤细胞间的间质内，不与肿瘤细胞接触；肿瘤内 TIL 的绝对数量较少、存在的区域范围小、分布的异质性明显，且不易通过苏木精–伊红染色观察；而基质 TIL 数量相对较多，易于观察评价，且癌巢密度、形态等变化对基质影响较小。以往对胃癌中 TIL 的研究已经评估了基质和肿瘤内淋巴细胞，其中标准苏木精–伊红染色切片的视觉评估是最常用的测量 TIL 的方法。基于使用苏木精–伊红染色的载玻片对 TIL 的组织病理学分析，Kang 等提出，基质 TIL 可定义为包含浸润性单核炎症细胞的肿瘤基质区域，而肿瘤内 TIL 可定义为瘤细胞内的上皮内淋巴细胞或单核细胞。这表明，基质 TIL 可用于预测无复发生存期和无进展生期。另一项研究发现，增加肿瘤内 TIL 与改善癌症特异性生存显著相关。事实上，基质 TIL 在乳腺癌中被认为是一个优越、可重复的参数。尽管如此，目前对于 TIL 分布与胃癌预后的关系尚无共识，且研究胃癌患者 TIL 分布的方法还需要标准化。

四、小结

胃癌内的 Treg 细胞、Th17 细胞、Th22 细胞、CD57、Tim-3 以及 PD-1 通常与不良预后相关，而高比值的 Th1/Th2、CD8、CD45RO*T 细胞通常与良好预后相关。TIL 在胃癌的预后方面发挥重要作用，是胃癌患者潜在的生物标志物和良好预后的准确预测因子。另外，肿瘤组织及其周围组织的免疫反应与患者预后密切相关。相信随着更精确的免疫浸润分析方法的发展，不同的淋巴细胞亚群的代表意义将越来越清楚。特别是对于富含 TIL 的肿瘤来说，TIL 可以作为治疗肿瘤的重要生物标志物，这有助于未来靶免疫细胞的常规疗法和新疗法的研究。

因此，了解 TIL 对胃癌的作用机制，预示着个性化疗的新机遇。

第十六节　抗肿瘤药物的分类和药效学研究

抗肿瘤治疗的方法主要包括手术治疗、化疗、放疗、免疫治疗、中医治疗等，而化疗是目前针对恶性肿瘤治疗的主要方法。化疗药物的主要类型包括细胞凋亡诱导剂、肿瘤细胞毒制剂、细胞衰老诱导剂、肿瘤耐药逆转剂、细胞分化诱导剂、肿瘤化学预防剂以及肿瘤转移抑制剂等。抗肿瘤治疗之所以困难是由于化疗的疗效不确定，且不良反应显著，因此寻找新的治疗靶点、抗癌活性药物及研究方法显得尤为重要。抗肿瘤新药筛选的主要来源包括天然产物有效成分、新化学物质的合成、生物治疗药物以及老药新用。然而，在化学药物应用过程中，可出现多种临床不良反应，如胃肠道反应、肝肾功能损害以及骨髓抑制等，多与药物选择及应用不当相关。因此，合理应用抗肿瘤药物，不仅可以提高临床疗效，还可以减少临床不良反应的发生。

一、抗肿瘤药物的分类

1.烷化剂类药物：在各种抗肿瘤药物中，烷化剂可能是应用最广泛的一类。烷化剂属于细胞毒类药物，与细胞的蛋白质和核酸结合进而杀伤肿瘤细胞，对细胞有直接毒性作用；另外，烷化剂化学性质高度活泼，属于细胞周期非特异性药物，由烷基化和载体构成，在体内经细胞色素 P450 氧化分解而发挥作用。烷化剂类代表药物有卡莫司汀、盐酸氮芥、环磷酰胺和米尔法兰等，由于盐酸氮芥在治疗恶性淋巴瘤中的应用，烷化剂已成为最重要的一类癌症化疗药物。Jin 等研究指出，新型烷基化脱乙酰基酶抑制剂分子EDO-S101 与阿糖胞苷联合可协同增强急性髓细胞性白血病细胞的凋亡。烷化剂类药物合成简单，对肿瘤治疗具有重要价值，但其选择性差，不良反应大，且容易产生耐药，因此研发新型药物对提高肿瘤治疗的疗效、减少不良反应具有重要价值。

2.抗肿瘤抗生素：联合应用多种抗肿瘤药物可提高化疗的疗效，而抗肿瘤抗生素类药物是多数联合化疗治疗方案中均会用到的一类药物。根据结构不同，抗肿瘤抗生素类药物可分为蒽环类、烯二炔类、大环内酯类、糖肽类、苯并二吡咯类等。抗肿瘤抗生素类代表药物有丝裂霉素、表柔比星、阿霉素、博来霉素、多柔比星等，其中，表柔比星是抗骨肉瘤最有效的药物之一。Yu 等研究发现，表柔比星可通过上调微 RNA（miRNA，miRNA/miR）-1301 水平抑制肿瘤细胞增殖，从而增加药物敏感性。而阿霉素、丝裂霉素较常用于联合化疗用药，可从分子水平对肿瘤细胞的增殖进行抑制。研究提示，抗生类药物对恶性肿瘤具有较好的治疗效果，但不良反应广泛。王永民研究发现，静脉或肌内注射复方苦参注射液可缓解抗肿瘤抗生素类药物引起的不良反应。目前大多数抗肿瘤抗生素药物还处于快速发展时期，价格相对较便宜，因此合理应用该类药物可使更多的肿瘤患者受益，同时，应注意降低化疗药物的不良反应，改善患者的生活质量。

3.抗肿瘤激素类药物：对于激素依赖性恶性肿瘤（如乳腺癌、子宫癌、前列腺癌）的治疗通常辅助内分泌治疗，可应用抗肿瘤激素类药物选择性作用于激素受体，阻断其与受体的结合，从而抑制肿瘤生长，且该类药物对正常组织无抑制作用。目前常用的抗肿瘤激素类药物主要包括选择性雌激素受体调节剂、促性腺激素释放激素类似物、芳香酶抑制剂、抗雄激素药物等。抗肿瘤激素类代表药物有他莫昔芬、屈洛昔芬、来曲唑、氨鲁米特、亮丙瑞林、戈那瑞林等。近年来，由于乳腺癌等疾病发病率的升高，抗肿瘤激素类药物的应用也显著增加。赵雪丽等通过对 2014-2016 年成都地区 25 家医院抗肿瘤药物使用状况进行分析，发现抗肿瘤激素类药物的使用频率已代替抗代谢性药物居于第二位。然而，耐药性仍是大多数抗肿瘤激素类药物应用中的一大难题。miRNA 失调可能与耐药性有关，有研究认为，miR-342 和 miR-1226 可能与他莫昔芬对乳腺癌细胞的耐药有关。Dondoo 等指出，重组人半乳糖凝集素 3 可通过增强雄激素受体的转录活性和相关基因的表达，对抗前列腺素癌中抗雄激素物的耐药性。此外，部分抗肿瘤激素类药物的价格相对昂贵，患者的经济负担沉重。

4.金属铂类药物：自 1979 年引入顺铂以来，铂类抗肿瘤药物已被广泛用于各种恶性肿瘤的临床治疗。到目前为止，全球已有 3 种铂类药物（顺铂、卡铂和奥沙利铂）用于癌症的治疗。顺铂是第一代铂类抗肿瘤药物，最早应用于临床，被公认为卵巢癌和睾丸癌治疗的一线用药，但大剂量应用会造成肾功能损伤。有研究发现，铂类药物应用过程中可能产生心脏毒性（如心律失常、心绞痛、心肌炎、血栓栓塞事件、高血压和心力衰竭），尤其是顺铂引起的心脏毒性更显著。目前普遍认为铂类药物的心脏毒性是剂量依赖性的。由于顺铂引起的心脏毒性通常无明显的临床表现，可能无法检测到，因此顺铂的心脏毒性作用可能会被忽略。在临床实践中，使用铂类药物时要注意心脏的检测，并仔细观察心脏的症状、体征以及相应的检查。卡铂为第二代铂类抗癌药，与顺铂作用机制相同，但肾毒性低于顺铂。奥沙利铂是第三代铂类抗癌药，主要用于卵巢癌、乳腺癌、肺癌、结直肠癌及胰腺癌等，对结直肠癌中晚期患者的疗效较好，不良反应主要表现为胃肠道反应以及骨髓抑制等，超剂量应用会产生神经毒性。富马酸二甲酯是一种用于多发性硬化症的口服药物，对氧化应激具有神经保护作用。Miya 等研究发现，富马酸二甲酯对治疗奥沙利铂诱导的慢性周围神经病变有效，且不会影响奥沙利铂的抗肿瘤活性。鉴于铂类抗肿瘤药物不良反应的特殊性，临床常联合应用其他化疗药物以减少其不良反应。奥沙利铂与 5- 氟尿嘧啶、环磷酰胺及紫杉醇联合应用具有良好的协同作用。

5.抗代谢药物：抗代谢药物是一类通过干扰必需的生化过程而起效的抗肿瘤药物，包括胸苷酸合成酶抑制剂、DNA 聚合酶抑制剂、二氢叶酸还原酶抑制剂、嘌呤核苷酸合成抑制剂等。常见的抗代谢类代表药物有 5- 氟尿嘧啶、甲氨蝶呤、阿糖胞苷等，其中 5- 氟尿嘧啶及其前药卡培他滨广泛用于多种实体恶性肿瘤的治疗，包括结直肠癌、乳腺癌和头颈癌，5- 氟尿嘧啶最常见的药物毒性包括胃肠道反应（如腹痛、腹泻、恶心）、骨髓抑制和皮肤毒性。此外，Lim 等研究发现，性别可作为预测诱发与 5- 氟尿嘧啶治疗相关毒性（脱发、白细胞减少等）的重要临床因素；同时，女性大肠癌患者不良反应发生率更高。目前抗代谢药物在临床上已得到广泛应用，据曹瑞丽等对 2014~2016 年解放军第 264 医院抗肿瘤药应用情况分析发现，抗代谢类药物的临床应用最多。

6.抗肿瘤植物药：目前临床应用较广泛的抗肿瘤植物药包括生物碱类抗肿瘤药物、萜类抗肿瘤药物、多酚类抗肿瘤药物、多糖类抗肿瘤药物等，其中生物碱类抗肿瘤药物（如喜树碱类、长春碱类）临床应用较多。喜树碱及其衍生物可通过特异性抑制拓扑酶 I 的活性而发挥抗癌作用，而伊立替康是一种水溶性喜树碱衍生物、且有抗结直肠癌和小细胞肺癌的临床活性。Waterhouse 等研究发现，伊立替康的脂质纳米颗粒制剂 Irinophore C*TM 的胃肠道毒性显著低于伊立替康，可单独使用或与 5- 氟尿嘧啶联合应用。

长春碱类化合物可通过结合微管蛋白抑制微管的聚合而抑制细胞的分裂和增殖，具有较强的抗肿瘤活性，代表药物有长春碱、长春新碱等。长春新碱是急性淋巴细胞白血病治疗的核心化疗药物，但多数患者在临床应用过程中会出现周围神经病变。Sajdky 等研究指出，肥胖是长春新碱引起的周围神经病变的潜在危险因素。

萜类抗肿瘤药物包括紫杉醇、青蒿素等，其中紫杉醇是从红豆杉的树皮中分离提纯出来的单体二萜生物碱类化合物，可通过抑制肿瘤细胞微管蛋白的合成，使微管蛋白不易解聚，从而抑制肿瘤细胞的分裂，临床用于治疗乳腺癌、卵巢癌、肺癌等。王亚婷等研究发现，紫杉醇脂质体可达到与传统紫杉醇相似的疗效，但紫杉醇脂质体有助于减轻神经毒性脱发和肌痛的毒性。

7.分子靶向药物：分子靶向治疗又称"生物导弹"，其在细胞水平上针对已经明确的致癌位点设计相应的治疗药物，药物进入人体后可与致癌位点选择性特异结合并发挥作用，导致癌细胞特异性死亡，而不会损伤正常的组织细胞。治疗效果与药物自身特性以及肿瘤内是否存在靶向药物作用的分子靶点及异常状态密切相关。分子靶向治疗选择依赖于分子病理学诊断，然而，由于肿瘤异质性病理学检查不能获得肿瘤的全部信息，分子靶向治疗的疗效不一定与预期疗效一致。

目前针对肿瘤的靶向治疗位点主要从酪氨酸激酶受体家族、抗血管生成及其相关的细胞内外信号通路等方面入手。酪氨酸激酶受体家族由 4 个酪氨酸激酶受体组成，即 ErbB1、ErbB2、BrbB3 和 ErbB4。拉帕替尼是表皮生长因子受体和人表皮生长因子受体 2 双重酪氨酸激酶抑制剂，通过阻断乳腺癌中人表皮生长因子受体 2 的细胞内结构域发挥抗癌作用，但由于溶解性差限制了其临床应用。有研究提出，拉帕替尼的聚乙二醇化脂质体制剂可增强拉帕替尼的抗肿瘤作用，可更大程度地减小肿瘤体积，且可显著降低心脏毒性和肝毒性。

靶向治疗在早期应用中疗效较好，在后期应用中则会出现一系列问题（如肿瘤耐药性或药物抵抗），不能更好地延长肿瘤患者的总生存期。相信随着高通量基因测序技术的发展，可以实现对肿瘤进行个体化诊断和分型，制订个性化治疗方案，以获得更好的生存益处并达到精准医疗。

8.生物活性肽：研究发现，生物活性肽在抗肿瘤尤其对提高患者生存质量具有独特性。目前发现的生物活性肽来源有动物、植物和海洋生物。虽然生物活性肽的来源、结构相同，但均有较好的抑制肿瘤细胞增殖的作用。作为一种新兴药物，生物活性肽具有多种功能，且具有广谱适用性、高效性、高选择性及低毒性等特点，应用前景广阔，成为药物开发的新热点。

近年来，抗肿瘤药物的研发主要面临两大难题：增强抗肿瘤药物对肿瘤细胞的靶向性，以使其在不损害正常细胞的情况下尽可能杀死肿瘤细胞；降低抗肿瘤药的毒性，不良事件的发生可能导致抗癌治疗的调整或停止，从而影响患者的生存率。近年来，随着生命科学的发展，肿瘤的治疗也进入一个新的阶段。

二、抗肿瘤药物的不良反应及药效学研究

抗肿瘤药物在杀灭肿瘤细胞、控制肿瘤进展的同时，也可损伤正常细胞，导致脱发、胃肠道反应、骨髓抑制等不良反应。药物的不良反应是指在常规的用法及用药剂量下出现的与用药目的无关的有害反应。通过分析不良反应与药物应用的关系，可以预测可能的不良事件，以更好地服务于临床。

在抗肿瘤药物的临床应用过程中，不良反应的发生除了与肿瘤药物应用的指征有关外，还与药物品种、给药方案、用药途径、溶媒的选择、药物剂量浓度以及是否存在配伍禁忌等密切相关。丁莹回顾性分析 82 例抗肿瘤药物导致的不良反应，发现静脉用药更易引发药物不良反应，因此在静脉给药时需进行严密监测。余嘉锐等对抗肿瘤药物静脉用药的大样本研究结果显示，药物的不合理应用包括溶媒选择不当、药物剂量与药物浓度不适宜以及配伍禁忌等，因此需要及时分析和处理临床应用中存在的问题，以确保在临床应用中合理使用。施中圆等通过对部分口服抗肿瘤靶向药物的药动学、药效学结合模型分析发现，药动学、药效学可用于评价药理学反应、测定药物推荐剂量以及评估不良反应，为指导临床合理用药提供了重要依据。此外，王秀丽等提出，需要提高药师水平以提高其审方能力，避免或减少药品不良反应，确保抗肿瘤药物的安全、合理使用。

国外也有对抗肿瘤药物药效学及药动学的基础研究。（4S，5S）–4 羟基 –3，5– 二甲氧环己 –2– 烯酮［（4S，5S）–4–Hydroxy–3，5–dimethoxvcyclohex–2–enone，HDE］是从粗毛纤孔菌中分离的化合物，可以抑制 HepG2 细胞的增殖。Yang 等通过体外实验对 HDE 的体内抗肿瘤作用、作用机制以及药动学和组织分布等进行分析，发现 HDE 可显著抑制小鼠 H22 肝癌细胞的肿瘤生长，而不损害脏器，因此，HDE 可能适合用于治疗肝癌。氨溴铵 –X 是一种正在开发用于癌症治疗的新型抗肿瘤蛋白药物，Boufleur 等通过构建健康小鼠模型对氨溴铵 –X 药物分布及药动学进行研究，发现氨溴铵 –X 可迅速分布至组织进而经肝脏及肾脏代谢清除，且无器官累积效应。

虽然不同国家、地区抗肿瘤药物应用情况不同，但药物的疗效、不良反应以及价格仍是化疗药物选择的主要原因。新型抗肿瘤药物临床应用指导原则提出，合理应用抗肿瘤药物需要在病理组织学确诊后，靶向药物需在基因检测明确后，同时应在药品说明书的指导

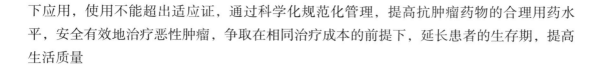

下应用，使用不能超出适应证，通过科学化规范化管理，提高抗肿瘤药物的合理用药水平，安全有效地治疗恶性肿瘤，争取在相同治疗成本的前提下，延长患者的生存期，提高生活质量

三、小结

目前，癌症仍是导致人类死亡的主要原因，尽管早期发现对于疾病的诊断、治疗及预后具有重要意义，但仍有多数患者发现时已处于疾病中晚期，此时临床治疗相对被动。化疗对不能耐受手术以及术后辅助治疗具有重要的临床价值。但目前抗肿瘤化疗药物仍然存在耐药性、费用高等问题，如何提高药物疗效，减少药物不良反应以及研发新型有效的抗肿瘤药物对于肿瘤的治疗具有重要意义。同时，在药物的临床应用中，应严格把握正确的用药方式、用药剂量等，以提高药物临床利用率和疗效，减少不必要的临床不良反应。

附：进展期胃癌患者 miRNA-375 表达对铂类化疗药物选择的影响

目前关于胃癌的发病机制尚未完全明确，随着医学科学技术的不断发展及医学学者的不断探索，越来越多的研究认为胃癌的发生、发展与多种基因、多个因素有关。有研究显示，miRNA 不仅参与了机体的生长发育，也参加了肿瘤的发生发展。

miRNA-375 定位于人类染色体 2q35 区，最早的研究提示 miRNA-375 与胰腺功能有关，可以调节胰岛细胞发育及胰岛素分泌，后来有研究发现，在肝癌、胰腺癌、大肠癌、食管癌等中 miRNA-375 表达下降，推测其可能与肿瘤的发生、发展有关。上述研究提示，对于进展期胃瘤患者，癌组织内 miRNA-375 的表达水平低于正常组织，分析原因可能为 miRNA-375 参与负向调节抑癌基因的表达，或 miRNA-375 可能有抑制癌症发展的功能，与多项研究结果相似。

在对 miRNA-375 表达与进展期胃癌患者临床病理特征的研究中发现，患者癌症分化程度、TNM 分期、淋巴结转移与 miRNA-375 水平有关。其中分化程度是反映肿瘤良恶性的主要指标，miRNA-375 表达水平低，其分化程度越低，说明肿瘤恶性程度越高。TNM 分期是判断肿瘤进展程度的主要指标，不同分期与治疗方案的选择及治疗效果直接相关，而 miRNA-375 表达水平低，TNM 分期越高，说明 miRNA-375 可能与胃癌的进展有关。淋巴结转移是肿瘤治疗和预后判断的有效参考，miRNA-375 低表达时存在淋巴结转移。

Shafiee 等研究提示，miRNA-375 过表达可以调节肿瘤细胞的增殖和侵袭。对生存预后对比发现，miRNA-375 高表达患者的预后生存期明显好于 miRNA-375 低表达患者，其原因可能为 miRNA-375 降低抑癌基因或通过其他信号通路抑制肿瘤的进展，当 miRNA-375 低表达时，患者生存预后较差。与马晓颖等研究结果相似。

对进展期胃癌患者是否接受铂类药物化疗进行了亚组分析，结果显示，接受铂类药物化疗患者中，miRNA-375 低表达生存预后好于 miRNA-375 高表达，而未接受铂类药物化疗的进展期胃癌患者中，miRNA-375 高表达预后要好于 miRNA-375 低表达。因此推测分析在进展期胃癌患者中，铂类药物化疗效果可能与 miRNA-375 的表达水平有关，进展期胃癌 miRNA-375 低表达患者接受铂类药物化疗能获得更好的预后，为进展期胃癌的治疗药物选择提供了新的参考依据。而出现本次结果，其原因可能为 miRNA-375 通过介导其他信号通路来调控铂类药物化疗，也可能由本次样本的选择性偏倚导致。Takashi 等提示，胃癌铂类药物化疗效果可能与 miRNA-375 表达相关。Zhou 等研究则提示，在胃癌患者中，当 miRNA-375 高表达时可以提高铂类化疗药物敏感性，与本研究有差异，因此，miRNA-375 对铂类药物效果的影响还需要进一步研究探索。

对影响进展期胃癌患者预后的因素进行分析，结果显示，年龄、分化程度、TNM 分期、miRNA-375 表达是影响进展期胃癌患者预后的独立因素。年龄是正常生存时间的主要参考之一，年龄越大，死亡风险越大，而癌症患者也不例外。分化程度低说明癌症的恶性度高，患者的预后也就越差。TNM 分期越高说明患者的疾病发展越靠近晚期，对于肿瘤的治疗有直接影响，因此预后会差。MIRNA-375 表达水平是研究的主要指标，结果显示，miRNA-375 是影响进展期胃癌预后的独立因素，其原因可能为 miRNA-375 通过多种机制来调控进展期胃癌的发生、发展。Thapa 等研究则显示，AQP mRNA、年龄、分化程度、TNM 分期是影响胃癌患者预后的独立因素。Smd 等研究也提示 miRNA-375 对胃癌患者预后生存期有预测价值。

综上所述，对于进展期胃癌患者，癌组织内 miRNA-375 表达低于癌旁组织，且 miRNA-375 表达水平与临床病理特征及预后有关，对进展期胃癌患者化疗药物的选择，可以参考 miRNA-375 表达水平判断是否选择铂类药物化疗，年龄、分化程度、TNM 分期、miRNA375 表达水平是影响进展期胃癌患者预后的独立因素。

第十七节　恶病质癌痛患者应用羟考酮研究

研究表明，30%～50%恶性肿瘤患者存在癌痛，其中 75%～90%晚期恶性肿瘤患者深受中重度癌痛的困扰，同时，约半数肿瘤患者处于恶病质状态。有研究表明，在恶病质状态下，肿瘤常分泌一些炎性因子，如白细胞介素 6（IL-6）和肿瘤坏死因子 α（TNF-α），而通常认为炎性因子是导致癌痛的一项重要因素。曾有报道，在恶病质状态下，羟考酮代谢会降低，羟考酮代谢产物可能会在体内蓄积，并且恶病质状态下分泌的炎性因子可以进入血脑屏障，导致中枢神经系统不良反应（如嗜睡、谵妄等）。侯军君等研究回顾性分析了住院的癌痛患者临床资料，比较不同恶病质状态癌痛患者的疼痛情况，同时观察不同恶病质状态应用羟考酮患者的不良反应发生情况，尤其是中枢神经系统不良反应发生情况，为实际临床恶病质癌痛患者的治疗提供依据。

肿瘤恶病质是以肿瘤患者骨骼、内脏的肌肉消耗为特征，伴或不伴有食欲减退、饱胀感、体质量下降、肌肉萎缩、乏力、贫血、水肿、低蛋白血症等一系列症状或体征的临床并发症。研究表明，80%以上的胃癌或胰腺癌，50%以上的肺癌、前列腺癌或结肠癌患者，随着疾病进展会出现恶病质。恶病质肿瘤患者常伴发癌痛，需使用阿片类药物，其中最常用的止痛药物为羟考酮。使用羟考酮最令人担忧的不良反应为呼吸抑制及中枢神经系统症状，如谵妄、焦虑、嗜睡等；而恶病质患者，尤其是恶病质难治期患者常出现嗜睡、谵妄等临床表现，因此，恶病质患者使用羟考酮的安全性一直是临床医师担忧的问题。

研究中，恶病质期及恶病质难治期患者疼痛程度相对较高，重度癌痛、难治性癌痛及应用高剂量阿片类药物患者比例均明显高于恶病质前期。有研究指出，恶病质状态下肿瘤细胞常分泌大量炎性因子，如白细胞介素1（IL-1）、IL-6、TNF-α和神经肽γ等，这类炎性因子影响宿主的代谢平衡，导致患者全身器官功能进行性损害。同时，一些研究发现，上述炎性因子中，IL-1、TNF-α和IL-6也是癌痛发生的重要因素，控制炎性因子的释放，可缓解疼痛。研究显示恶病质期及恶病质难治期患者疼痛程度较高，可能与上述炎性因子的作用有关。

研究数据显示，恶病质期与恶病质难治期的患者较恶病质前期患者更易发生中枢神经系统不良反应，而恶心、呕吐、便秘、尿潴留的发生与恶病质分期无关。Sato等研究发现IL-6浓度与恶病质分期呈正相关，恶病质分期越高，患者血清IL-6浓度越高，其中枢神经系统不良反应越严重。动物实验表明，IL-6可改变血脑屏障通透性，血清IL-6水平升高可能使羟考酮及其活性代谢物进入脑组织的通透性升高，或可能直接影响恶病质癌痛患者的中枢神经系统，从而增加阿片类药物的神经系统不良反应发生。

研究数据显示，不同恶病质分期患者中枢神经系统不良反应的发生与羟考酮使用的剂量无关。Bercovitch和Adunsky发现，正常治疗中，不同羟考酮剂量下，患者中枢神经系统不良反应发生情况无差异。Salo等也证实恶病质患者血浆中羟考酮及其代谢产物浓度均与中枢神经系统不良反应的发生无关。因此，恶病质患者中枢神经系统不良反应的发生，更大程度上与恶病质的程度有关，阿片类药物的应用未加中枢神经系统不良反应的发生率。

阿片类药物导致恶心、呕吐的发生机制通常较为复杂，且大部分患者能够适应及耐受恶心、呕吐症状，其发生率与患者恶病质分期无关；尿潴留通常发生于老年男性、前列腺增生者，但均未发现与恶病质相关。上述结果表明，恶病质患者使用羟考酮较为安全、可靠，可能不必过分考虑中枢神经系统不良反应（如嗜睡、谵妄等）的发生。

恶病质期与恶病质难治期患者疼痛程度高于恶病质前期患者，患者中枢神经系统不良反应的发生受恶病质分期影响，与轻考酮剂量无关。恶病质癌痛患者在使用羟考酮止痛时即使增加剂量也不会增加中枢神经系统不良反应，但仍需注意恶病质本身引起的中枢神经系统不良反应。

第十八节　胃癌患者血清 miR-515-3p 水平与治疗

原发性胃癌的治疗方案主要根据患者的临床病理特征确定，早期实施手术治疗对患者预后改善具有决定性作用。然而，接受相同治疗方案的患者的预后存在差异，若能早期筛查患者的治疗后死亡风险，并对治疗方案进行个体性优化、可能有助于治疗后胃癌患者的生存时间延长、病死率降低等。越来越多的证据表明微 RNA（miRNA）异常表达在包括胃癌在内的恶性肿瘤发生、发展中发挥了重要作用。李伟等的研究发现，胃癌组织中 miR-181 高表达、miR-133a 低表达，两者均可能参与了胃癌的发生、发展，且影响了患者的预后。何春华等研究发现，胃癌患者的血清 miR-93-5p 水平升高，且与临床分期、浸润深度、淋巴结转移关系密切，在胃癌诊断和预后预测中具有重要价值。miR-515-3p 于 2019 年首次被发现在原发性胃癌患者的癌细胞及血浆中异常高表达，提示其可能参与了胃癌的发生、发展。

吴维宇等对原发性胃癌患者进行长期随访并分析死亡结局，发现 miR-515-3p 低表达组原发性胃癌患者的预后更优。进一步经 Cox 比例风险模型分析证实，血清 miR-515-3p 高表达是原发性胃癌患者预后不良的独立危险因素。证实血清 miR-515-3p 表达变化对原发性胃癌患者手术后预后不良存在直接影响，其可能成为胃癌治疗的新靶点。

第十九节　胃癌靶向治疗研究

随着肿瘤生物学的发展进步，已有多种靶向药物被应用于治疗胃癌，如曲妥珠单抗可应用于人表皮生长因子受体 2（HER-2）过度表达者，甲磺酸阿帕替尼可作为血管内皮生长因子受体 2（VEGFR-2）的抑制剂等。

一、生长因子受体（EGFR）

研究表明，表皮生长因子作为人体组织细胞膜上的多功能糖蛋白在胃癌中阳性率可高达 40% 以上，是引起胃癌患者不良预后的独立危险因素，可能会引起胃癌 DNA 合成和增殖，使胃癌进一步扩散发展，因此，抑制表皮生长因子受体过度表达，可在一定程度上防止胃癌发展。

1. 帕尼单抗：帕尼单抗是第一个完全人源化单克隆抗体，能靶向作用于 EGFR，是临床治疗结直肠癌的常用药物。刘欢等对 80 例结直肠癌老年患者进行随机分组，对照组给予改良化疗方案（mFOLFOX6），试验组在此基础上联合帕尼单抗治疗，治疗 14 周后，试验组治疗有效率明显高于对照组，两组均出现不同程度不良反应，但发生率比较无明显差异，表明帕尼单抗治疗老年结直肠癌疗效显著。研究显示，帕尼单抗对于表皮生长因子的抑制作用较好，且安全性较高，在胃腺癌、食管癌等应用后，能显著降低 OS 和 PES。

2. 西妥昔单抗：西妥昔单抗是一种人鼠嵌合型单克隆抗体，能与胃癌细胞表面 EGFR 特异性结合并对络氨酸激酶产生抑制作用，使细胞内信号转导途径受阻，抑制癌细胞增殖并诱导癌细胞凋亡。卓恩挺等对于胃癌所致恶性腹水患者在应用铂类药物治疗的基础上联合西妥昔单抗治疗，结果显示，治疗 2 周后铂类药物联合西妥昔单抗治疗组较仅用铂类药物治疗组疾病控制率明显更高（82.00% VS64.0%），癌胚抗原、血管内皮生长因子水平均更低，患者生活质量评分改善情况明显更好（$P < 0.05$），两组均出现白细胞降低、发热、胃肠道反应等不良反应，但联合组不良反应发生率更低（$P=0.03$）。表明西妥昔单抗能有效降低癌标志物的表达，对胃癌进展产生抑制作用，且安全性较高。

3. 尼妥珠单抗：尼妥珠单抗是一种治疗恶性肿瘤的功能性单抗药物，能将 ECFR 作为靶点发挥作用。李路路等对 67 例老年局部晚期食管癌患者进行随机分组，对照组给予适型调强放射治疗试验组联合尼妥珠单抗治疗，结果显示，相较于对照组，试验组近期有效率明显更高（85.20% VS63.60%），疾病控制率明显更高（97.10% S81.80%，$P < 0.05$），且不会增加不良反应，表明尼妥珠单抗能有效改善胃癌患者生存情况。

二、抗人表皮生长因子受体 2（HER-2）

HER-2 是 20 世纪 80 年代发现到目前为止研究较为透彻的乳腺癌基因之一，是进行肿瘤靶向药物治疗的重要靶点和临床治疗监测的预后指标。

相关数据显示，10% 以上的胃癌患者中存在 HER-2 的扩增和高度表达，但不是引起胃癌患者不良预后的独立危险因素。

1. 曲妥珠单抗：曲妥珠单抗是一种抗 HER-2 的单克隆抗体，可附着在患者 HER-2 上阻断 HER-2 与人体表皮生长因子结合，进而阻断癌细胞生长。黄璠等将 80 例阳性胃癌患者进行随机分组，两组均给予顺铂＋卡培他滨化疗、观察组在此基础上联合曲妥珠单抗治疗，结果显示，治疗 6 个周期（21d 为 1 个周期）后，相较于对照组，观察组治疗总有效率更高（3250% VS5500%），单核细胞趋化因子（MCP-1）血清癌胚抗原（CEA）水平更低（PO05）。表明曲妥珠单抗抗癌效果较好，可有效改善临床疗效，且不会增加不良反应，安全性较高。Urabe 等进行的研究也表明，给予 HER-2 阳性胃癌晚期患者以曲妥珠单抗为基础的化疗治疗手段能有效延长患者无进展生存率和总生存期。

2. 拉帕替尼：拉帕替尼是一种化学品，作为一种常用抗肿瘤药物，临床上常联合卡培滨治疗 ErbB-2 过度表达。燕飞虎等对 64 例晚期胃癌患者进行随机分为紫杉醇治疗组和联合拉帕提尼组，结果显示，联合治疗组与紫杉醇单独治疗组相比有效率（53.13%、84.38%）均显著更高（21.88%、59.38%），外周血中 FF、FGFR 水平明显更低，IgA、IgM 明显更高（$P < 0.05$），表明拉帕替尼能有效改善胃癌患者免疫功能并显著降低恶性分子，提高临床治疗效果。

3. T-DM1T-DM：是曲妥珠—美坦新共轭复合物作为一种新型药物可将曲妥珠单抗与微观抑制剂 DM 相互耦连，有效减少单独使用曲妥珠单抗时的不良反应。薛鸿等对 HER-2 阳性晚期或转移性乳腺癌患者应用 T-DM 治疗，结果显示，与传统治疗相比，T-DM1 治疗不会明显改善完全缓解率和部分缓解率（POO）但能使 3 级以上不良反应明显减少。

三、人血管内皮生长因子（VEGF）

VEGF 对于血管内皮细胞具有特异性作用，可诱导血管生长并直接参与肿瘤血管形成过程，与胃癌患者不良预后和复发有关。

雷莫芦单抗：雷莫芦单抗作为新型人源化单克隆抗体，能靶向作用于 VEGFR-2，有效改善一线治疗效果。

第二十节　调节性 T 细胞在冲动瘤免疫治疗中的应用

调节性细胞（Treg 细胞）对机体内环境稳定至关重要。然而，肿瘤浸润 Teg 细胞（TITR）在肿瘤微环境（TME）中发挥免疫抑制作用，削弱抗肿瘤特异性免疫应答，从而促进肿瘤逃避免疫监视。近来，随着免疫检查点抑制剂、趋化因子及其受体阻断剂、Treg 细胞选择性靶点敲除和新药的问世，基于 Treg 细胞的肿瘤免疫治疗取得了较好的抗肿瘤效果。

一、免疫检查点抑制剂（ICI）及联合用药

TITR 高表达 CTLA-4、PD-1、LAG3 和 TIGIT 等共抑制分子已被确定为促进肿瘤免疫逃逸机制的关键。ICI 如抗 CTLA-4 抗体主要通过抗体依赖性细胞毒性（ADCC）影响肿瘤内 CTLA-4Treg 细胞，而具有高亲和力 FcγR Ⅲ a（V158）的黑色素瘤患者与低亲和力变异体（F158）相比有增强的 ADCC 活性，所以对抗 CTLA-4 治疗的应答更强。但是，单一 ICI 疗法面临患者应答率不高、易产生耐药和免疫负性事件的问题，所以出现大量关于联

合疗法的研究。

CpG 联合低剂量抗 OX40/CTLA-4 三联免疫疗法可消除肿瘤内 Treg 细胞，对小鼠中枢神经系统淋巴瘤有治愈效果。对抗 PD-1 单药治疗无效的肿瘤患者联合删除部分 CARMA1 或联合使用 SREBP 抑制剂 Fatostatin 可产生较强的抗肿瘤效应。这是由于破坏 CARMA1-BCL10-MALT1（CBM）信号体复合物后，大多数肿瘤浸润性 Treg 细胞产生重组人干扰素（rhIFN-γ），抑制了免疫抑制性肿瘤相关巨噬细胞（M2 样 TAM）生长，而 Fatostatin 抑制 SREBP1 介导的脂肪酸合成，抑制 TAM 发生、发展进而控制肿瘤生长。另外，抑制泛素连接酶 Siah2 与抗 PD-1 治疗协同作用也产生更好的抗肿瘤免疫效果，由于 Treg 细胞主要依赖氧化磷酸得到能量在 TME 中生存，这使它们对 Siah2 缺失更具反应性。

二、膜受体封闭阻断

APRIL 受体 TACI 在 Treg 细胞的表达明显高于来自同一患者的常规 T 细胞（Icons）。APRIL 显著刺激 Treg 细胞的增殖和存活，而中和性抗 APRIL 单克隆抗体（mAbs）抑制该作用。成骨细胞产生 APRIL 和 PD-L1，通过诱导 iTreg 的增加显著抑制了 Tcon 扩增，而这可由抗 Apil 与抗 PD-1/PD-L1 单抗的联合治疗阻滞。骨髓瘤细胞通过分泌 I 型 IFN 诱导 Treg 细胞扩增和激活，在被注射骨髓瘤细胞的小鼠中阻断 Treg 细胞上 IFN-α 和 B 受体 1（IFNAR1），能够显著降低骨髓瘤相关的 Treg 细胞的免疫抑制功能而延缓骨髓瘤的发展。

三、趋化因子通路阻断

阻断 Treg 细胞向 TME 的迁移是肿瘤免疫治疗的一个新方向。阻断 CCL3-CCRI-CCR5 和 CXCL12-CXCR4 轴可抑制 Treg 细胞向白血病造血微环境积聚，延缓白血病进展。缺氧微环境诱导肿瘤相关巨噬细胞（TAM）表达髓样细胞触发受体 1（TREM-1）水平增加。TREM-1 TAM 通过 ERK-NE-κB 通路上调 CCL20 表达进而招募 CCR6Foxp3 Treg。TREM-1 抑制剂 GF9 可显著抑制肝癌进展，减少 CCR6Foxp3Treg 聚集，提高 PD-L1 阻断疗效。犬膀胱癌模型中 Treg 细胞通过 CCL17CCR4 轴进入肿瘤组织，抗 CCR4 治疗能够显著抑制肿瘤生长和提高生存率，该研究也发现人膀胱癌肿瘤浸润性 Treg 细胞高表达 CCR4。

四、Treg 细胞特异性靶点阻断

CD36 Treg 小鼠 TIT R 数量减少，肿瘤浸润淋巴细胞抗肿瘤活性增强，肿瘤生长受到抑制。Treg 细胞被部分敲除 NRP1 的小鼠体内 NRP1 Treg 细胞可通过分泌 IFN-γ 阻止野生型（NRP1）Treg 细胞执行免疫抑制功能，进而促进黑色素瘤的清除。NRP1 特异性结合肽 TPP11 与效应功能缺陷免疫球蛋白 Fe（AAG）突变体的 C 末端融合产生的 NRP1 拮抗剂［Fe（AAG）-TPP11］对肿瘤内 NRP1 Treg 细胞功能和稳定性发挥抑制效应。

五、新型药物

Bempegaldesleukin（NKTR-214）是一种与白细胞介素 2（IL-2）受体 CD122 结合的 IL-2 信号通路激动剂。小鼠实验显示，NKTR-214 选择性激活 IL-2，显著增强 CD8T 细胞抗肿瘤活性，通过分泌 IFN-γ 和 TNF-α 消耗 TITR，但对外周血 Treg 细胞无影响。NKTR-214 作为一种门诊治疗方案，在进展或转移性肿瘤患者中表现出良好的耐受性和临床活性，包括肿瘤缩小和持久的疾病稳定。NKTR-214 和 PD-1 抑制剂 Opdivo（nivolumab）联合用药已进入 Ⅰ～Ⅱ 期临床试验，联合用药显示转移性黑色素瘤患者抗肿瘤免疫应答增强。

第二十一节　小分子 MLN4924 诱导细胞死亡研究

类泛素化修饰 Neddylation 是近年来发现的一种新型蛋白质翻译后修饰，Neddylation 修饰通过调控底物蛋白质分子的生物活性和稳定性等，从而调控多种生物学过程，包括细胞增殖、细胞周期、DNA 损伤修复和细胞凋亡等。研究发现，Neddylation 修饰与多种肿瘤的发生、发展密切相关。Neddylation i 通路特异性小分子抑制剂 MLN4924 可通过抑制 Neddylation 通路诱导肿瘤细胞死亡，从而发挥抗肿瘤治疗作用。

目前，在美国临床试验注册中心网站（htps：clinicaltrialsgo）上已公布 30 项 MLN4924 临床研究项目，MLN4924 可能成为一种新的肿瘤治疗药物。此外，MLN4924 在肿瘤化疗方面的研究发现，联合第一代 CDK 抑制剂黄嘌呤环烯醇，可通过抑制肿瘤细胞中 Mc1-1 的凋亡从而获得更好的抗癌治疗效果。MLN4924 协同去乙酰化酶（HDAC）抑制剂 belinostat 可诱导急性髓系白血病细胞促凋亡蛋白 Bim 的表达上调，诱导细胞亡。MLN4924 与临床化疗常用的金属铂类络合物顺铂联用可激活 RNA 聚合酶 Ⅱ 转录共激活因子 p15（SUB1），p15 通过活化肿瘤抑制蛋白 p53 从而诱导 p53 介导的结直肠癌细胞发生凋亡。另一方面，MLN4924 可通过诱导 DNA 损伤和促进细胞凋亡，增加食管癌对顺铂的敏感性。此外，MLN4924 在肿瘤放疗方面也有一定的作用。研究发现，使用 MLN4924 诱导 DNA 损伤和凋亡有助于激素抵抗性前列腺癌细胞的放射增敏；在结直肠癌中同样观察到，MLN4924 可有效地增加结直肠癌细胞对辐射的敏感性。

第二十二节　塞来昔布对幽门螺杆菌感染的胃癌细胞凋亡研究

COX-2 是一种诱导型限速酶，有研究显示，Hp 感染可引起胃癌 COX-2 表达升高。在正常情况下，COX-2 在多数组织低表达或不表达，在受到紫外线照射、肿瘤诱导剂、各种细胞因子等的刺激后，可出现异常表达。

塞来昔布是第一个特异性 COX-2 抑制剂，可在体内体外抑制肿瘤生长。以往研究证实，Hp 感染的胃癌细胞能够促进细胞生长和转移，此外，通过减少或增加各种 miRNA 的表达来改变胃癌细胞的主要过程，包括免疫应答、细胞凋亡、细胞周期和自噬。王竞等实验未对 Hp 感染胃癌 SGC-7901 细胞增殖和凋亡情况进行检测，以 Hp 感染的胃癌 SGC-7901 细胞为对照，探究塞来昔布对 Hp 感染的胃癌 SGC-7901 细胞增殖、凋亡的影响，结果显示，不同浓度塞来昔布均可抑制细胞增殖，促进细胞凋亡。

Bcl-2 家族基因与细胞凋亡密切相关，有研究显示，Hp 可引起 Bcl-2 家族抑凋亡基因 Bcl-2 表达升高，促凋亡基因 Bax 表达降低。Bcl-2/Bax 比率是启动细胞凋亡的"分子开关"，可决定细胞凋亡程度，Bcl-2 表达增多，Bax-Bax 分开，形成 Bcl-2-Bax 异源二聚体，可抑制细胞凋亡，有研究显示，塞来昔布可通过调节 Bcl-2/Bax 影响胃癌细胞凋亡。增殖细胞核抗原（PCNA）是一个只存在于增殖细胞中的蛋白，其表达高低可衡量细胞增殖状态。研究结果显示，不同浓度塞来昔布均可抑制 Hp 感染的胃癌细胞 PCNA 和 Bcl-2 表达，增强 Bax 表达。提示塞来昔布对 Hp 感染的 SGC-7901 细胞增殖凋亡影响与调节 PCNA、Bcl-2 和 Bax 表达有关。

IL-6 是一种多功能的细胞因子，IL-8 是一种细胞趋化因子，在 Hp 感染引起胃黏膜损伤时，IL-6 和 IL-8 表达升高。研究结果显示，塞来昔布可明显抑制 Hp 感染的 SGC-7901 细胞 IL-6 和 IL-8 表达。提示塞来昔布可降低 Hp 感染的胃癌细胞炎症反应。

近年来研究发现，miRNA 异常表达与胃癌增殖、凋亡等过程密切相关，miR-145 是 miRNA 家族成员之一，有研究显示，在 Hp 感染的胃癌中 miR145 表达降低，提示 miR-145 可能参与 Hp 感染的胃癌发生发展。PI3KAKT 信号通路是一条重要的信号途径，其激活是引起胃癌凋亡受阻的机制之一。有研究发现，Hp 可激活胃癌 PI3KAKT 信号通路。塞来昔布可通过抑制 PI3K/AKT 信号通路抑制胃癌细胞生长。

AKT 是一种丝氨酸 / 苏氨酸激酶，在组织中广泛分布，其活化可通过调节下游分子表达，从而参与细胞增殖、肿瘤生长等过程。研究发现 miR-145 和 AKT3 存在靶向关系，且塞来昔布可抑制磷酸化的 AKT3 表达。提示塞来昔布对胃癌细胞生长影响与调节 miR-145 表达有关。

第二十三节　胃癌的分子靶向药物

近年来，胃癌的靶向治疗受到关注，靶向药物的分子通路和作用的分子各不相同，适用的胃癌类型也不同，如针对 HER2 阳性的患者所使用的曲妥珠单抗，以及针对免疫检查点作用通路的纳武利尤单抗。在期待更多研究结果出现的同时，也应关注药物本身的缺点，很多靶向药物目前还存在治疗脱靶，药物半衰期短，生物利用度低等问题。在此基础之上，我们可以在研究中寻找更高效、精准的生物标志物来评估靶向药物的疗效及疾病预后。

一、靶向 HER2 药物

HER2 属于表皮生长因子（EGF）受体酪氨酸激酶家族，可以与 EGFR 和 ErbB3 等 EGF 家族受体形成异源二聚体，以激活典型的丝裂原活化蛋白激酶（MAPK）和磷脂酰肌醇 -3 激酶（PI3K）信号级联，正反馈驱动细胞癌变。因此，针对 HER2 高表达的胃癌肿瘤细胞，可以通过阻止 HER2 二聚体的形成达到抑制胃癌发展并杀伤胃癌细胞的目的。曲妥珠单抗（trastuzumab）是一种抗 HER2 的单克隆抗体，它可以与肿瘤细胞表面 HER2 受体结合，诱导受体内化和降解，同时抑制 HER2 二聚体的生成，阻断下游 PI3KAkt 和 RasRafMAPK 通路，从而抑制细胞核内 RNA 的转录扩增。自曲妥珠单抗在 ToGA 实验中展现出强大的胃癌疗效，曲妥珠单抗就成为治疗 HER2 过表达胃癌患者的首选药物。但在后续的 II / III 期 GATSBY 研究中，Kohei Shitara 等对已接受治疗的 HER2 阳性进展期、转移性胃癌患者分别使用曲妥珠单抗和紫杉醇，发现与紫杉醇相比，曲妥珠单抗并没有很明显的治疗优势。这可能是因为一线治疗进展后的胃癌细胞出现 HER2 扩增缺失，从而降低了疗效。

二、靶向 VEGF 通路药物

VEGF 是一种血管生成因子，可通过旁分泌机制特异性作用于邻近血管内皮细胞，促进新生血管生成。既往研究认为，VEGF 高水平表达与胃癌细胞转移及浸润存在密切关联性。当下主流用于胃癌治疗的抗血管生成药物是阿帕替尼（apatinib），已有许多研究表明，阿帕替尼可在临床中作为主要药物或联合使用的辅助药物对多种胃癌进行有效治疗。除了阿帕替尼，可特异性结合 VEGFR-2 胞外结构域干扰 VEGFR-2 及其配体间的相互作用的雷莫芦单抗（ramucirumab）也能起到治疗胃癌的作用目前已在多个国家和地区批准上市。

三、靶向干细胞相关通路或肿瘤基质药物

肿瘤细胞生活的肿瘤微环境中除了肿瘤细胞，还包括间充质干细胞等细胞以及这些细胞分泌的各种化学物质。其中间充质干细胞可以通过旁分泌影响肿瘤细胞中的多种信号通路，调节肿瘤细胞的增殖、迁移及侵袭过程，这也是许多靶向干细胞相关通路或肿瘤基质药物的研究基础。

1. 靶向 MMP-9 的药物：基质金属蛋白酶 -9（MMP-9）是一种参与基质重构、血管生成、肿瘤生长和转移的细胞外蛋白酶，可以降解含有胶原蛋白的基底膜，实现肿瘤侵袭和转移中基底膜的破坏。因此，靶向 MMP-9 及其信号通路可以保护基底膜和正常细胞外基质，是预防肿瘤侵袭和转移的一个重要途径。安达卡利西单抗（andecaliximab）是目前研究较深入的 MMP-9 靶向单克隆抗体。Shah 等研究中发现，相比于单独使用 mFOl-FOX6 治疗方案（奥沙利铂 + 亮丙瑞林 +5- 氟尿嘧啶），mFOLFOX6 联合安达卡利西单抗的进展期胃癌患者的中位进展生存期和客观缓解率更高。然而，随后的 II 期研究表明，在一线进展期胃癌患者中，安达卡利西单抗联合 mFOLFOX6 不能使总生存期得到显著改善。显然。通过靶向 MMP-9 治疗胃癌的药物离临床应用还有一段距离。

2. 靶向 Claudin18.2 通路的药物：Claudin18.2 构成上皮细胞和内皮细胞紧密连接的重要成分之一，一般只在正常人体的胃黏膜表达，但在弥散性胃癌患者和 HER2 阳性胃癌患者中高表达，因此，对上述两种患者，该靶向 Claudin18.2 通路的治疗方法具有很大的潜力。目前，已知的相关治疗策略是用 Claudin18.2 特异性嵌合抗原受体 CAR-T 细胞治疗胃癌，其临床前试验有良好的安全性和效果，表现出临床应用的巨大潜力。

四、靶向 PD-1 途径的药物

程序性细胞死亡蛋白 l（PD-l）途径是肿瘤细胞逃避机体免疫监视的主要途径之一。PD-1 可以与 T 细胞表面的 PD-L1 结合，通过去磷酸化使 T 细胞产生免疫检查点反应，使 T 细胞激酶活性受到抑制诱导 T 细胞凋亡，帮助肿瘤细胞逃避免疫监视。因此，临床上可以应用抗 PD-1/PD-L1 抗体作为检查点抑制剂治疗肿瘤。目前 PD-1 单抗已在多种实体瘤中显示出良好的疗效。也有研究开始探讨 PD-1 单抗在晚期胃癌中的疗效。

纳武利尤单抗（nivolumab）是一种人源化 IgG1 抗 PD-1 单克隆抗体 ATTRACTION-02 研究和后续 AT-TRATION-o1 研究的结果表明，相比于使用安慰剂的对照组，纳武利尤单抗有效延长了患者的中位总生存期，且对不可切除的晚期或复发的 HER2 阴性胃癌或食管胃结合部腺癌耐受性良好，疗效很好。由此可见，纳武利尤单抗无论是联合一线治疗还是二线治疗都对晚期胃癌表现更好的疗效，未来在临床上将具有巨大潜力。

五、靶向花生四烯酸通路药物

在癌症的进展过程中，花生四烯酸（AA）作为一种代谢途径对肿瘤细胞起关键作用。因此，AA 途径的多种代谢产物已被认为是癌症预防和治疗的新靶点，其中，环氧化酶 -2（COX-2）/ 前列腺素 E2 与脂氧化酶（LOX）途径抑制药物在临床前试验中已取到较大进展。

1. 靶向 COX-2/ 前列腺素 E2 途径的药物：COX-2/ 前列腺素 E2 途径在促进肿瘤的增殖、侵袭、转移，减少肿瘤细胞凋亡和促进肿瘤血管新生方面的均起到一定作用。一项有关人类胃癌途径的分析表明，COX-2 途径有极大可能刺激管状腺胃癌的形成。芹菜素（apigenin）是一种广泛分布在植物中的类黄酮物质。临床前试验表明，芹菜素可以过下调 NF-κB 信号通路的活化从而减少 COX-2 的表达，进而抑制下游肿瘤微环境炎症因子的生成。由于水溶性较差，芹菜素在临床应用中的主要问题是口服生物利用度相较低。但研究表明，芹菜素与碳纳米固体制作合剂后，芹菜素在大鼠体内的生物利用度大大增强，可见芹菜素在胃癌疗中的应用有望得到进一步发展。

2. 靶向 LOX 的药物：LOX 在肿瘤发生发展中起着关键作用，如 5-LOX、12-LOX、15-LOX 都参与包括胃癌在的多种癌症的病理生理过程。其中，5-LOX 是 LOXs 家族最重要的亚型，可以控制肿瘤细胞功能和介导肿瘤微环境形成参与癌变。12-LOX 也在部分癌症中表现出促肿瘤作用，其抑制物也在实验中被证实具有化学预防性。黄芩素（baicalein）是一种黄芩根部天然提取物，可以抑制 12-LOX、15-LOX 的活性，通过阻断 12/15-LOX 通路而对胃癌、胰腺癌、肺癌、乳腺癌产生抗肿瘤作用。黄芩素在临床前和临床毒性研究中显示出安全性。但与芹菜素一样存在的生物利用度较差的问题。总而言之，黄芩素通过靶向 12-LOX 可以发挥预防和治疗癌症的潜力。

第二十四节　胃癌手术治疗的研究

一、内镜下切除术

早期胃癌的治疗是围绕内镜治疗及外科手术治疗的争议。内镜下切除术（ER）是指通过内镜方式切除黏膜及黏膜下肿瘤性病变和黏膜内癌，其主要包括内镜下黏膜切除术（EMR）和内镜黏膜下剥离术（ESD）。其中，EMR 是指使用高频率的电切技术对异型增生部位的病变进行套扎切除；ESD 是指运用内镜器械将病变与黏膜下层剥离。自 20 世纪 80

年代以来，EMR 被广泛应用，日本胃癌治疗指南第三版认为其是早期胃癌的标准治疗方法。20 世纪 90 年代，ESD 首次被报道，其在日本、韩国等亚洲国家被广泛应用，主要用于早期胃癌的治疗。目前，ER 已被确定为大多数早期胃癌的早期治疗方法。随着 ER 在胃癌诊断与治疗中的应用，美国国立综合癌症网络（NCN）在胃癌指南中建议：ER 可作为早期胃癌的首选治疗方案；同时其也因成本低、恢复快、患者生活质量较高等优点而被广泛接受。早期胃癌在进行 ER 时，一般可以进行整体切除或较高比例的根治性切除，从而减少了局部复发情况；且内镜治疗还可以更好地保留患者器官的解剖和功能，具有创伤小、时间短、并发症少等优势。亚洲和欧洲指南推荐将内镜下胃癌切除术作为早期胃癌的首选方法。日本胃癌治疗指南第五版根据证据的强度，将内镜手术切除的适应证分为 3 类：①绝对适应证，无溃疡性表现的分化型腺癌，浸润深度临床诊断为 T1a 期，直径 ≤ 2cm。其中，ESD 的绝对适应证为：a. 无溃疡性表现的分化型腺癌，浸润深度临床诊断为 T1a 期，直径 > 2cm。b. 溃疡型腺癌，浸润深度临床诊断为 T1a 期，直径 ≤ 3cm。②扩大适应证，未分化型腺癌，无溃疡性发现，浸润深度临床诊断为 T1a 期，直径 ≤ 2cm。由于缺乏足够的长期结果证据，这一类别的病变目前被排除在绝对适应证外。③相对适应证，对于有严重并发症的老年人和高手术风险患者，只要在解释了残留疾病的风险（可能是淋巴结转移的形式）后征得患者的同意，就可以进行内镜切除。因此，当临床情况复杂且不能手术时，ER 可以是胃癌治疗的一种选择。

ESD 绝对适应证的疗效已被广泛接受，但符合扩大适应证的患者在接受 ESD 治疗后的疗效在各项研究间仍不一致。如果患者选择得当，扩大适应证也可作为早期胃癌的合理治疗方式。Meja 等对 96 例早期胃癌患者进行研究发现，ESD 术后总生存率为 97%，肿瘤疾病特异性生存率为 100%，无复发生存率为 97%。同样，Choi 等的研究表明，早期胃癌 ESD 绝对适应证与扩大适应证的整体切除率相似，但治愈切除率和局部复发率优于扩大适应证。而 Kosaka 等的单中心研究表明，不管是整体切除率，还是治愈切除率和局部复发率，绝对适应证均优于扩大适应证。Peng 等的 Meta 分析也证实了这一点，他们在对 13 项研究进行整理分析后发现，尽管扩大适应证组与更不利的短期结果相关，但扩大适应证组的长期死亡率与绝对适应证组差异无统计学意义。

二、胃切除术

1. 根治性手术：日本胃癌治疗指南指出，根治性的胃切除术包括标准胃切除术、非标准胃切除术。标准胃切除术为远端胃切除术（包括切除至少 2/3 的胃，进行 D2 淋巴结清扫并将近端胃与小肠吻合）或食管与小肠吻合的全胃切除术。非标准胃切除术中，胃切除和 / 或淋巴结切除术的范围根据肿瘤分期而改变，它包括改良根治术和扩大根治术。与标准胃切除术相比，改良根治术的胃切除和 / 或淋巴结切除范围减小（D1、D1+ 等），而扩大根治术的切除范围包括：①胃切除联合邻近受累器官切除。②胃切除术伴淋巴结切除术超过 D2。

日本胃癌治疗指南指出，对于 T_3 期或更深层的肿瘤，切除大网膜通常需与标准的根治性胃切除术相结合；对于 T_1/T_2 期肿瘤，可保留距胃网膜动脉 3cm 以上的大网膜；而对穿透后胃壁浆膜的胃癌必须要行黏液囊切除术，其目的是清除大网膜腔内的显微肿瘤残余。Fujita 等在对 210 例 cT_2~T_3 期胃腺癌患者进行研究后发现，切除组与未切除组的总发病率和死亡率相同，但两组患者的 3 年总生存率比较差异有统计学意义；且与切除组相比，未切除组有更多的腹膜复发。因此，他们认为网膜切除术可以提高生存率，在未获得更明确的高质量数据之前，不应将其作为无效手术而放弃。然于，Kurokawa 等对日本 57家医院的 1204 例患者进行随机对照研究发现，未切除组和切除组患者的 5 年总生存率相似，但两组患者的 3~4 级手术并发症发生率和死亡率比较差异有统计学意义。所以，他们建议对于可切除的 cT_3~$T_4\alpha$ 期胃癌，D2 切除 + 网膜切除术应作为标准术式。

2. 非根治性手术：根据手术目的不同，可分为姑息性手术和减容手术。对于晚期 / 转移性胃癌患者考虑可能出现出血或梗阻等严重症状，可以采用手术缓解症状，根据原发肿瘤的可切除性和 / 或手术风险选择姑息性胃切除术或胃空肠吻合术。但对于晚期转移性胃患者能否从姑息性手术中获益仍存在争议。Liang 等的研究表明，化疗联合胃癌姑息切除术可能是治疗转移性胃癌更有效的方法。Pok 等对国际抗癌联盟在 2007~2009 年发表的 687 例转移性胃癌数据进行分析发现，姑息性手术切除对转移性胃癌患者预后有明显益处。Chang 等的回顾性研究也表明，采用姑息性手术切除联合化疗治疗转移性胃癌可提高生存率，特别是当转移仅局限于个部位时。然而，Franciosi 等的研究证明姑息治疗在改善晚期胃癌患者 3 个月生活质量方面并无明显益处。同样 Thrumurthy 等也发现，尽管在各种非随机研究中，姑息性手术均显示出显著的生存和生活质量获益，但相对伴或不伴靶向药物的姑息化疗，目前尚无高质量的数据证明姑息性手术可以作为不可治愈胃癌的一线治疗标准。

减容手术是指当患者有无法手术切除的肝转移、腹膜转移等不可治愈因素，但无出血、梗阻等肿瘤相关危险时可以进行的胃切除术。它的目的是通过减小肿瘤体积来延长生存期或延迟症状的出现。吴涛的研究表明，胃减容术并不能给转移性胃癌患者带来任何生存获益。Fujitani 等的研究也强调，减容手术并不能给晚期转移性胃癌患者的生存带来益处。因此，日本胃癌治疗指南第 5 版强烈建议外科医师不要再进行这类手术。

三、淋巴结清扫术

1. 胃区域淋巴结定义及淋巴结 D 切除的范围：根据日本胃癌治疗指南第 3 版，胃的淋巴是通过淋巴管进行引流，并通过区域淋巴结进行过滤。胃的周围淋巴结包括 1~20 组和110、111 和 112 组，其中 1~12 组和 14v 组淋巴结（肠系膜上静脉根部淋巴结）被认为是区域淋巴结，其余组均被认为是远处淋巴结。但 19、20、110、111 组淋巴结在肿瘤侵犯食管时被认为是区域淋巴结。为了确定胃周淋巴结状态，需要记录每个淋巴结组的淋巴结总数和受累淋巴结数。当在原发性肿瘤的淋巴引流区域发现有淋巴结转移时，在 N 分期中将其记录为转移性淋巴结。淋巴结转移（N 分期）的分期如下：① Nx 期，不能评估区域淋巴结。② No 期，无区域淋巴结转移。③ N1 期，1~2 枚区域淋巴结转移。④ N2 期，3~6 枚区域淋巴结转移。⑤ N3 期，7 枚及以上区域淋巴结转移。⑥ N3a 期，7~15 枚区域淋巴结转移。⑦ N3b 期，16 枚及以上区域淋巴结转移。基于上述淋巴结的分组与分期，日本胃癌协会于 2018 年发布了日本胃癌治疗指南的最新版（第 5 版），其中根据胃切除术的类型提供了淋巴结切除的具体范围。

2. 淋巴结清扫的适应证：对于不符合内镜治疗绝对适应证和扩大适应证的 cT1a 期早期胃癌，和 cT1bNo 期分化型及病变直径在 1.5cm 及以下的早期胃癌，需行 D1 淋巴结切除术。除上述情况外，cT1No 期的其他早期胃癌需行 D1+ 淋巴结除术。

目前认为，对于大多数进展期癌，最合适的治疗方法是根治性切除淋巴结清扫术，对于有根治可能的 cT2~T4 期和 cT1N+ 期胃癌，D2 淋巴结清扫术是可行的。然而，对于 D2 切除的必要性，国际上仍存在广泛争议。一项多中心随机试验对 711 例接受 D1 或 D2 切除术的患者进行长达 15 年的随访研究后发现，D1 组的胃癌相关死亡率显著高于 D2 组，而其他原因导致的死亡率两组差异无统计学意义。然而，Cuschieri 等的前瞻性随机对照试验表明，与标准 D1 胃切除术相比，D2 淋巴结清扫术会出现更高的术后院内死亡率和总体发病率。同样，另一项由 Cuschieri 等进行的研究发现，两组患者的 5 年总生存率、无复发生存率相似，施行 D2 切除术的胃癌患者并未较 D1 切除术胃癌患者表现出生存优势。Seevaratnam 等对 5 项随机试验，共 1642 例患者进行 Meta 分析发现，未行脾脏、胰腺切除术的 D2 患者及 T_3/T_4 期肿瘤患者的生存率均有升高趋势。Jiang 等的 Meta 分析也表明，接受 D2 淋巴清扫但不切除脾脏或胰腺的患者胃癌相关死亡率降低。

D2+ 淋巴结清扫术是指胃切除术伴有 D2 以外的扩大淋巴结清扫术，为非标准的胃切除术，但 D2+ 的切除标准仍存在争议，主要为以下 3 组淋巴结的清扫：①对于侵犯大弯侧的近端胃癌，切除 10 组淋巴结（脾门淋巴结），伴或不伴脾切除术（D2+10 组）。晚期近端胃癌行全胃切除术时，如果肿瘤未累及大弯侧，应保留脾脏。肿瘤侵犯大弯侧淋巴结时，脾切除术的作用尚不明确。2020 年，中国抗癌协会临床肿瘤学协作中心胃癌治疗指南也表示，针对 T_1、T_2 期的胃癌患者不需要特意进行脾门淋巴结的清扫，而对于 TNM 分期晚、肿瘤直径 > 6cm，且位于大弯侧的胃癌患者，因脾门淋巴结转移率较高，所以可以行脾门淋巴结清扫。但不推荐以清扫淋巴结为目的的预防性脾切除，因为联合脾切除的胃癌根治术并不能导致更好的远期生存率，且会增加术后病死率及并发症的发生率。2020 年的 NCCN 指南也表示，除非发现脾脏受累或广泛的脾门淋巴结转移，否则不需要常规脾切除术。② 14v 组淋巴结（肠系膜上静脉淋巴结）切除可用于治疗远端并转移至 6 组淋巴结的胃癌（D2+14v 组淋巴结）。但 2020 年的 CSCO 胃癌治疗指南认为，尽管日本胃癌诊治指南已经不再将 14v 组淋巴结清扫作为常规 D2 清扫的范围，但仍有研究人员观察到 14 组淋巴结转移患者因 D2+14v 组淋巴结清扫术而获益，因此不能否认 14v 组淋巴结清扫的作用。梁月祥等研究发现，14v 组淋巴结转移和未转移患者的 5 年生存率分别为 8.3% 和 37.8%。多因素分析显示，14v 组淋巴结转移是进展期胃癌 D2 淋巴结清扫术后的独立预后因素。Liang 和 Deng 的研究也表明，对于有明显转移到 6 组淋巴结的胃癌，D2+14v 组淋巴结清扫术可能是一种可行的选择，这与胃癌患者的生存显著相关。此外，Eom 等的研究发现，14v 组淋巴结转移发生率为 5.0%，14vD+ 组和 14vD– 组的发病率和死亡率比较差异无统计学意义，而 14vD– 组患者的局部复发率较高。而鲁伟群等的研究表明，14v 组淋巴结清扫并不能改善局部进展期远端胃癌患者的整体生存。张伟国等也认为，分期较晚患者行 14v 组淋巴结清扫难以获得较满意的预后。③对于存在淋巴结广泛转移的胃癌患者，在接受新辅助化疗后，行 D2+16 组淋巴结（腹主动脉淋巴结）清扫很有必要。但 2020 年的 CSCO 胃癌治疗指南指出，对于进展期胃癌患者，进行预防性的腹主动脉旁淋巴结清扫并不能提高患者的远期生存率。何晓生等的 Meta 分析也显示，腹主动脉旁淋巴结清扫术后并发症总发生率升高，且不能降低术后复发率、提高生存率。但王昕宇等的研究发现，仅对腹主动脉旁淋巴结转移可能性高的进展期胃癌患者，腹主动脉旁淋巴结清扫术会是一个好的选择。赵德玲的研究也表明，D2+16 组淋巴结（腹主动脉旁淋巴结）清扫术在治疗进展期胃癌时效果显著，且手术时间短，淋巴结清扫个数多，生存率和无瘤生存率高，并发症发生率低。

四、腹腔镜与机器人手术

腹腔镜胃切除术已成为一种除传统开腹胃切除术外的新选择。与传统开腹手术相比，腹腔镜手术具有术中出血量少、患者术后疼痛轻、术后恢复快、肠道功能恢复早、住院时间缩短等优势。

日本胃癌治疗指南认为，腹腔镜手术可作为通过远端胃切除术切除治疗的早期胃癌的一种选择。同样，CSCO 指南和 NCCN 指南也认为与开腹手术相比，采用腹腔镜下远端胃切除术治疗 cT1N0 期和 cT1N1 期胃癌，其安全性和长期预后无明显优势。对于有淋巴结转移危险因素的早期胃癌的研究表明，与开放远端胃切除术相比，腹腔镜下远端胃切除术患者的总生存率提高，且创面并发症更少。与 Kti 等的 Ⅲ 期临床试验结论相同。

关于腹腔镜下全胃或近端胃切除术治疗早期胃癌的疗效尚缺乏大型前瞻性研究证据支持。

Hyung 等的多中心前瞻性 Ⅱ 期临床研究发现，开放全胃切除术与腹腔镜术的发病率比较差异无统计学意义。Kati 等也研究显示，腹腔全胃切除术和近端胃切除术治疗早期胃癌的安全性与开放手术相当。但目前关于对早期胃癌进行腹腔镜近端或全胃切除的远期疗效尚未证实，需进一步探索。

对于局部进展期（T_2~T_{4a} 期）胃癌，CSCO 指南和 NCCN 指南的观点相同，且传统开放手术与腹腔镜下远端胃切除术的长期预后相似。Iee 等研究发现，与开放手术相比，局部进展期胃癌患者施行腹腔镜下远端胃切除联合 D2 淋巴结切除术具有并发症发生率低、恢复快、疼痛少等优点，并认为腹腔镜手术对于进展期胃癌患者是安全且技术上可行的方法。Walczak 等的 meta 分析发现，腹腔镜手术与开放手术在手术持续时间、吻合口瘘、手术部位感染、心脏并发症、肺部并发症或淋巴结清扫数量方面比较差异无统计学意义，且腹腔镜 D2 全胃切除术不会增加发病率，有更短的住院时间。一项大规模病例对照和病例匹配的多中心研究也表明，除接受腹腔镜手术的ⅠA 期胃癌患者的总生存率增加外，其余各个分期胃癌患者的总生存率、无复发生存率和疾病特异性生存率无明显差异；在使用倾向评分系统进行匹配后，各期胃癌患者的总生存率、疾病特异性生存率和无复发生存率比较差异均无统计学意义。因此，他们认为腹腔镜胃癌切除术与开放胃癌切除术的长期预后相当。Pisarska 等也认为，腹腔镜切除与术后增强恢复联合应用于胃癌患者是可行的，并可获得良好的临床效果。一项回顾性研究表明，腹腔镜和开腹手术患者在生存率、复发率等方面差异无统计学意义。然而，大多数研究的观察时间均不足 5 年，且前瞻性研究规模较小，因此腹腔镜与开放手术的远期疗效仍需进一步验证。

机器人腹腔镜胃切除术，因增强了灵活性和三维高分辨率视觉，越来越受广大外科医师的欢迎，但截至目前尚未有研究发现机器人手术疗效优于传统腹腔镜手术。Hoshino 等研究发现，与腹腔镜手术相比，机器人手术后患者恢复进食的时间短，但机器人手术并没有缩短肠道功能的恢复时间和住院时间，也没有降低中转开腹的发生率、癌症复发率和术后并发症发生率；此外，机器人手术也没有提高总生存率或无病生存率。Shin 等的倾向性匹配研究也表明，接受机器人与腹腔镜手术治疗患者的 5 年总生存率和 5 年无复发生存率比较差异均无统计学意义。因此，机器人手术的优势和价值还需更多研究探索。

附录一
高迁移率族蛋白 A2 与肿瘤关系的研究

有研究已证实高迁移率族蛋白 2（HMGA2）基因是一种新的基因，且其表达的 HMGA2 蛋白促进肿瘤增殖、侵袭，有望成为一种新的基因治疗靶点。

一、HMGA2 基因及其蛋白的结构

HMGA 蛋白于 1983 年首次从人子宫颈癌细胞中分离提纯，其相对分子质量约为 10×10^3，最初命名 HMGI-C，21 世纪初改为 HMGA2。高迁移率组蛋白家族分为 HMGA、HMGB 和 HMGN 三大类，其中 HMGA 又可分为 HMGAla、HMGA1b、HMGA1c 和 HMGA2 4 种蛋白质，前 3 种蛋白质是由 HMGA1 基因编码，并位于人类染色体的 6p21 位点。而编码 HMGA2 蛋白的基因位于人的第 12 号染色体 q13-15 位点上 21，HMGA2 基因长度超过 200kb，包含有 5 个外显子以及 4 个内含子，其中第 1 个外显子编码含有第 1 个 AT 钩的前 37 个氨基酸，第 2、3 个外显子分别编码第 2、3 个 AT 钩，第 4 个外显子编码一段含有 12 个特定氨基酸的序列将第 3 个和第 5 个外显子隔开，第 5 个外显子编码酸性 C 末端区，2、3、4 三个外显子的相隔距离超过 30kb，HMGA2 共含有 3 个 AT 钩以及 1 个酸性 C 末端，3 个 AT 钩相互独立而又结构相似，AT 钩的一致性核心序列为脯氨酸 – 精氨酸 – 甘氨酸 – 精氨酸 – 脯氨酸（Pro-Arg-Gly-Arg-Pro），其中 R-G-R-P 序列为不变序列。

HMGA2 单个 AT 钩与 DNA 结合的特异性不高，但当 2 或 3 个 AT 钩同时与一个 DNA 分子结合时，会表现出很高的亲和性，HMGA2 与 DNA 结合会导致 DNA 弯曲。拉伸、成环或解链，因此被称为"架构转录因子"。HMGA2 基因编码的 HMGA2 蛋白由 109 个氨基酸组成，相对分子质量约 12×10^3，是一种非组蛋白染色体蛋白，本身不具有转录活性，但可通过与染色质结合改变其结构，继而调节其他基因的转录，从而影响胚胎形成、组织发育和肿瘤发生。

二、相关基因调控 HMGA2 促进肿瘤的发生

1. 长链非编码 RNA（lncRNA）：lncRNA 已被认为各种类型癌症的关键调节因子，在 Zhang 和 Jiang 的研究中，通过对 45 例肺腺癌（LAD）及其癌旁组织和正常肺细胞系进行基因检测，发现与癌旁组织和正常肺细胞系相比，lncRNA DANCR 在 LAD 组织和细胞系中上调，HMGA2 在 LAD 组织和 SPCAl 和 A549 细胞中过表达，DANCR 通过调节 SPGA1 和 A549 细胞中的 HMGA、促进了侵袭能力。Tian 等在肺癌中发现 LSINCT5 与 HMGA2 相

互作用，这种物理相互作用可以通过抑制蛋白酶体介导的降解来增加 HMGA2 的稳定性。因此，LSINCT5 可能通过稳定 HMGA2 的致癌因子而促成非小细胞肺癌（NSCLC）肿瘤发生。除了以上 lncRNA 调控 HMGA2 从而促进肿瘤的发生和发展。我们还发现了在乳腺癌中还有其他基因调控 HMGA2，通过在正常乳腺上皮细胞系 MCF10A 中过表达 Notchl 细胞内结构域，并通过沉默乳腺癌细胞系 MDAMB231 中 Notch 转录介导体 RBPj 体的抑制，HMGA2mRNA 在 MCF10A 细胞中响应于 Notch 活化而显著增加，MDAMB231 细胞中的 Notch 抑制显著降低 HMGA2 和 CCL20mRNA。

2. 非编码 RNA：miRNA 是小的非编码调节 RNA，其由 Dicer 从具有特征性发夹二级结构的前体加工。在数百种 miRNA 中，已经显示一部分 miRNA 在多种生物过程中发挥作用，包括发育、分化、增殖和细胞死亡。由于肿瘤发生通常涉及这些相同过程的失调，miRNA 是潜在的癌基因或肿瘤抑制因子，相当一部分 miRNA 被定位于癌症相关基因组区域或脆弱位点，并且许多 miRNA 在癌症中上调或下调，表明更多的 miRNA 可能参与肿瘤发生，最新研究发现多种 miRNA 参与了呼吸、生殖、消化、内分泌等系统的肿瘤发生发展。

3. Let-7 调控 HMGA2 在肿瘤发生的进展：Let-7 在肿瘤中是具有广泛影响的 miRNA，HMGA2 是 Let-7 家族的竞争性内源 RNA，其 3′其端非翻译区（3′非翻译区）含有与 Let-7 互补的 7 个序列，其负调节 HMGA2 表达，其中 Let-7 家族又包含 Let-7a、Let-7b、Let-7c 等。Jonson 等发现 IMP3 与 HMGA2mRNA 表达相关，细胞质 IMP3 核糖核蛋白（RNP）颗粒含有大量 HMGA2，敲除 HMGA2mRNA，可明显抑制细胞增殖并消除 IMP3 的作用，IMP3 与 HMGA2mRNA 呈正相关。HMGA2 受 Let-7 调节，通过去除 Let-7 靶位点可以消除 IMP3 依赖性稳定化。IMP3 基因组通过抑制 Ago2/Let-7 和 HMGA2mRNA 之间的交叉来保护和上调 HMGA2，并且 IMP3RNP 含有其他 Let-7 靶 mRNA，如 LIN28B 并通过抑制 Let-7 促进肿瘤生长和胚胎发育。染色体 12q14-15 区域周围的重排可导致 HMGA2 可导致发育的缺失和 Let-7 结合位点的缺失，这导致全长或截短的 HMCA2 蛋白的高表达。并且 12q15 处的染色体易位截断了人类 HMGA2 开放阅读框（ORF），通常保留了 HMCA2 的 3 个 DNA 结合域，同时用各种异位序列替换 C 端的间隔子和酸性域，C 末端区域的缺失几乎总是被认为是致癌转化的原因。然而，这种易位也取代了 3′非翻译区（3′UTR），HMGA23UTR 的大片段起到了抑制作用，从而说明这种转变可能是由于 UTR 中抑制元素的丢失。事实上，一些肿瘤的染色体重排使 ORF 保持完整，但破坏了 3′UTR，这与野生型 HMGA2 蛋白的过度表达有关。也有研究发现 HMGA2 过表达与 Let-7a 下调相关，而不是 12q15 区域周围的染色体重排。在骨髓增生性肿瘤，我们采用了补充临床相关性的体外模型，具有可诱导的 JAK2 V617F 表达的 Ba/F3 细胞（Ton.JAK2.V6l7F 细胞）显示 HMGA2 的上调，同时具有 Let-7a 抑制。用 Let-7a 抑制剂处理的 Ton.JAK2.V617F 细胞表现出 Hmga2 表达的进一步升高，而 Le-7a 模拟物降低了 Hmga2 转录物水平。Hmga2 过表达通过抑制细胞凋亡赋予 JAK2 突变细胞生存优势。pan-JAK 抑制剂 INC424 增加 Let+-7a 的表达，下调 Hmga2 的水平，并以剂量依赖性方式导致 Ton.JAK2.V617F 细胞的凋亡增加。在

151 例骨髓增生性肿瘤患者的样本中，抑制 Let-7a 会促进 HMGA2 的高表达。

Let-7b 是一种 miRNA 能够反义机制与目标 mRNA 的互补区域结合，抑制其表达且影响细胞的增殖分化。Nishino 等发现，HNGA2 在胎儿神经干细胞中高表达，但表达随着年龄的增长而下降。这种减少部分是由于已知靶向 HMGA2 的 Let-7b 的表达增加所致。Hmga2 缺陷小鼠显示胎儿和年轻成年小鼠的中枢和外周神经系统中干细胞数量和自我更新减少。此外，pm（Ink4a）和 p19（Arf）表达在缺乏 Hmga2 的胎儿和青年成体干细胞中增加，并且 p16（Ink4a）和 / 或 p19（Arf）的缺失部分恢复了自我更新能力。Let-7b 过表达降低 Hmga2 并增加 p16（Ink4a）和 p19（Arf）表达。因此，Hmga2 通过降低 p16（Ink4a）和 p19（Arf）表达来促进胎儿和年轻成体干细胞的自我更新。衰老期间 Let-7 和 Hmga2 表达的变化导致神经干细胞功能的下降。Hou 等发现 Let-7c 表达在头颈部鳞状细胞癌（HNSCC）肿瘤组织和细胞系中显著下调，并且 Let-7c 负调节 HNSCC 的增殖、迁移和上皮间质转化（EMT）。通过荧光素酶检测，并确认胰岛素样生长因子 1 受体和高迁移率组 AT-hook2 是 Let-7e 的直接靶点，敲除和抑制 HNSCC 进展，包括 HNscc 细胞中的增殖、迁移和 EMT。

附录二

β- 羟基 -β- 甲基丁酸治疗肿瘤恶病质的研究

肿瘤恶病质是一种危及生命的综合征，其特征是严重的骨骼肌萎缩和无意识的体重减轻，伴有或不伴有脂肪量减少，导致身体功能受损，生活质量和生存率降低，以及抗肿瘤治疗效果降低。在正常条件下，通过相同的蛋白质合成和降解速率维持肌肉质量的相对稳定。

在肿瘤恶病质等分解代谢条件下，这种代谢平衡被打破，肌肉蛋白分解速率超过其合成，表现出肌肉质量的损失。一种可能的策略是针对性地使用营养补充剂，刺激蛋白质合成和减少蛋白质分解。Holecek 研究表明，亮氨酸代谢产物 β- 羟基 -β- 甲基丁酸（HMB）是一种很有益处的药理营养素，可在增加运动性能、减少运动相关的肌肉损伤以及保持和增加肌肉质量方面发挥积极作用。

一、HMB 合成与代谢

HMB 是作为三大支链氨基酸之一的亮氨酸在体内通过其代谢产物 a- 酮异己酸产生的一种天然化合物。亮氨酸不能在人体内合成，必须由外界摄取，约 80% 的亮氨酸用于蛋白质合成，而其余部分转换为少量的 α- 酮异己酸。大部分 α- 酮异己酸逐渐转化为乙酰 – 辅酶 A 和酮体，只有一小部分 α- 酮异己酸转化为 HMB。个体代谢 60g 亮氨酸通常可获得 3gHMB。最近在人类中使用核素标记显示，在正常代谢情况下，体重 70kg 的人每天可产生 0.2~0.4gHMB，这取决于饮食中亮氨酸的剂量。HMB 分解代谢后主要转化为 β- 羟基 -β- 甲基戊二酰 – 辅酶 A，其可用于胆固醇的合成，参与细胞膜的修复及再生，10%~40% 的 HMB 随着尿液排出体外。

二、HMB 对肿瘤恶病质的潜在作用

1. 促进肌肉蛋白合成：胰岛素样生长因子 1（IGF-1）– 磷脂酰肌醇 -3- 激酶（PI3K）– 蛋白激酶 B（PKBAkt）– 哺乳动物雷帕霉素靶蛋白（mTOR）通路（IGF-1-PI3K-AK1-mTOR通路）通过抑制蛋白质降解和促进肌肉生成，而对肌肉具有合成代谢作用。HMB 补充剂提高了体外和体内动物模型中生长激素和 IGF-1 信使 RNA 的水平，表明 HMB 可能通过生长激素 IGF-1 轴促进成肌细胞增殖、分化和存活。mTOR 是一种蛋白激酶，通过上调合成代谢过程在控制信使 RNA 翻译效率方面起着重要作用。Eley 等利用携带 MAC-16 肿瘤的恶病质小鼠并暴露于蛋白水解诱导因子（PIF）的鼠肌管，来阐述补充 HMB 可能的机制及

蛋白的合成速度。HMB 处理增加 IGF-1 与其受体的信号级联反应，首先通过增加 mTOR 的磷酸化及活化 p70 核糖体蛋白 S6 激酶，随后增加下游真核细胞起始因子 4E 结合蛋白 1 的磷酸化，增加的真核细胞起始因子 4E 结合蛋白 1 水平可抑制真核翻译起始因子 4E 活性，与真核翻译起始因子 4E 相关的真核细胞起因子 4E 结合蛋白 1 复合物量减少，而磷酸化的真核翻译起始因子 4G 与真核翻译起始因子 4E 的复合物量增加，即使存在 PIF 也出现活化的翻译信号转导的改变，且活化的翻译信号有利于蛋白质合成和肌肉生长。结果表明，虽然 PIF 能抑制 50% 的蛋白质合成，但 HMB 能够将这种降低减弱至对照值的 90% 左右。同样地，给患有 AH-130 肝癌的大鼠施用 HMB 约 3 周，与未给予 HMB 的荷瘤对照相比，HMB 给药降低了双链 RNA 依赖的蛋白激酶活化，以及随后的 α- 亚基真核起始因子 2 的磷酸化，结果显示补充 HMB 的荷瘤大鼠具有更高的体重和更低的腓肠肌质量损失。Smith 等利用携带 MAC16 肿瘤恶病质的小鼠研究也表明，向荷瘤的小鼠提供 HMB 使瘦组织增加，肌肉中蛋白质合成速率加快，比目鱼肌质量增加，且蛋白质降解、蛋白酶体酶活性和各种蛋白酶体亚基蛋白质表达呈降低趋势。HMB 也被发现可减弱由脂多糖、肿瘤坏死因子 α（TNF-α）、血管紧张素 II 和肌肉生长抑制素诱导的蛋白质合成的抑制。

2. 抑制肌肉蛋白分解：HMB 主要是通过降低泛素 - 蛋白酶体途径和胱天蛋白酶的活性和表达来降低肌肉蛋白降解。HMB 通过激活 PI3K-Akt- 叉头转录因子通路，导致叉头转录因子 1 和叉头转录因子 3a 磷酸化并减弱驱动萎缩相关基因如肌肉环指蛋白 1 的表达。肌肉环指蛋白 1 是 E3 泛素连接酶，经常被用作泛素 - 蛋白酶体系统活性的标志物，在肿瘤恶病质中上调肌节蛋白的降解，介导肿瘤诱导的肌肉萎缩。另外，HMB 也可减弱 PIF 引发的信号级联反应（即蛋白激酶 C 和细胞核因子 κB 的激活），从而减弱泛素 - 蛋白酶体系统介导的肌肉蛋白降解。Smith 等使用鼠肌管检测 PIF 存在的机制，认为暴露于 PIF 会增加蛋白质降解速率（相当于对照值的 170%）。蛋白质分解的升高与"胰凝乳蛋白酶样"酶活性的增加同时发生，而酶活性是反映泛素蛋白 - 蛋白酶体活性的主要指标。相反，用 HMB 处理减弱了蛋白质降解、"胰凝乳蛋白酶样"酶活性和泛素蛋白酶体亚基（20S 和 19S）蛋白质的表达，表明 HMB 可以拮抗 PIF 诱导的蛋白质降解和泛素 - 蛋白酶体系统途径。另一方面，HMB 可通过降低胱天蛋白酶的活性和表达来降低蛋白质降解。脂多糖、TNF-α、γ 干扰素及血管紧张素 II 可激活胱天蛋白酶 3 和胱天蛋白酶 8 诱导肌肉蛋白质的降解，随后激活和活化双链 RNA 依赖的蛋白激酶，通过激活 p38 促分裂原活化的蛋白激酶增加活性氧类的形成。HMB 完全减弱了小鼠肌原细胞培养物中活性氧类的形成，胱天蛋白酶 3 和胱天蛋白酶 8 的活性以及双链 RNA 依赖的蛋白激酶的自身磷酸化，从而抑制蛋白质的降解。

3. 稳定肌纤维膜和增强肌肉再生能力：大多数细胞内 HMB 转化为 β- 羟基 -β- 甲基戊二酰 - 辅酶 A，作为胆固醇合成的前体。由于这种特殊的功能，HMB 被认为在维持肌细胞膜完整性方面发挥作用。肌肉内 HMB 的可用性增加会促成更多的胆固醇生成，使得肌纤维膜得以修复和稳定。还有研究表明，补充 HMB 可增强肌质网中钙的释放，改善肌肉细胞的激发－收缩偶联，增加线粒体生物合成和脂肪氧化，故而 HMB 可通过稳定肌纤维膜来减弱肌肉的损伤。HMB 在体外降低了人外周血单核细胞增殖和细胞因子（TNF-α 和 γ 干扰素）产生的程度。由于这些细胞因子与肿瘤恶病质的发展有关，补充 HMB 可能通过减轻炎症反应而抑制肌原纤维蛋白降解。肿瘤恶病质状态下肌肉再生能力受损，这可能进一步促进肌肉蛋白质分解代谢。

有关 HMB 对肌肉再生能力影响的研究发现，当成肌细胞与 HMB 孵育时，HMB 诱导肌原性调节因子 D、促分裂原活化的蛋白激酶细胞外信号调节蛋白激酶、肌细胞生成素以及肌细胞增强因子 2 的表达增加，表明 HMB 可以增加卫星细胞活化，并增加成肌细胞的增殖和分化。此外，HMB 还增强 PI3K 的 p85 亚基与酪氨酸磷酸化蛋白和 PI3KAkt 磷酸化的结合，从而通过抑制促凋亡蛋白调节细胞存活。类似地，在大剂量 TNF-α、血管紧张素 Ⅱ 培养的骨骼肌细胞研究中发现，HMB 可减弱胱氨酸蛋白酶的活性及表达。胱天蛋白酶体活化的减少与核细胞凋亡的减少密切相关，表明 HMB 也可能通过减少胱天蛋白酶体活化来减弱分解代谢状态中成肌的细胞凋亡。综上，肿瘤恶病质的发展和进展可能与受损的肌肉合成代谢信号和再生能力有关，这些 HMB 依赖性作用可能有利于肌肉保留。

4. 减轻肿瘤负荷和延长生存期：Nunes 等报道，喂食 HMB 食物 8 周的大鼠体重增加，而没有提供 HMB 的大鼠则在处死时体重下降。与未给予 HMB 的荷瘤动物相比，给予 HMB 的荷瘤动物肿瘤重量降低约 40%，离体的肿瘤细胞增殖能力降低。此外，在用 HMB 处理的 Walker256 肿瘤大鼠中，与安慰剂组相比，也表现出离体肿瘤重量降低和肿瘤细胞增殖率下降 36.9%。还有证据表明，HMB 可能会导致适应生存优势。例如，接种 Walker256 肿瘤细胞的啮齿动物给予 HMB 4 周，与未给予 HMB 的啮齿动物相比，平均存活时间延长（28 天比 14 天），这可能与 HMB 对肌肉质量的影响有关。Zhou 等报道，通过活化素受体 Ⅱ β 途径的药理学操作，肌肉质量更高的 C26 荷瘤小鼠具有更高的存活率，表明 HMB 可通过保存肌肉能力延长啮齿动物的存活率。因为没有观察到与恶病质发展有关的细胞因子（即 IL-6、IL-1、TNF-α）的任何变化，他们认为肌肉质量保留可能是生存获益的原因，通过补充 HMB 似乎能有效地保留肌肉质量，从而延长生存期。

总体而言，补充 HMB 可以恢复蛋白质合成和骼肌蛋白水解之间的平衡。它可能潜在地阻断多个驱动肿瘤恶病质发展的关键事件（例如 Akt/mTOR 途径、肌生成、细胞凋亡、炎症和蛋白酶体）从而有利于肌肉质量的保存，进而可能延长生存期。应该注意的是，大多数研究是在动物或细胞培养模型中进行的，其中 HMB 的剂量远大于人类研究中常用的剂量。因此，需要进一步的研究来确定生理量下 HMB 的疗效。

三、HMB 在肿瘤恶病质患者中的应用

临床上应用 HMB 的研究较少，多与其他药物联合应用。May 等对患有 Ⅳ 期实体瘤

和恶病质的患者进行了随机对照研究，以观测 HMB（3g/d）、精氨酸（14g/d）和谷氨酰胺（14g/d）（HMBArg/Gln）补充剂组合的疗效，结果显示，接受 HMB 补充剂的患者在 4 周后总体情况好转，包括瘦组织增加、情绪改善、虚弱减轻、血液学参数改善等。Berk 等进行了一项关于 472 例晚期肺肿瘤患者和其他肿瘤患者（体重减轻在 2% ~10%）的随机对照试验，将 HMB、谷氨酰胺和精氨酸的口服混合物与异构对照混合物进行比较，每天 2 次，持续 8 周。遗憾的是，只有 37% 的患者完成了方案，没有充分测试到 HMBArgCln 逆转或预防肿瘤恶病质的效果。另一研究在健康成年男性、人类免疫缺陷病毒感染患者和癌症患者中进行，评估每天补充安慰剂或 HMBArgCln（均为 3g）的疗效，结果表明，HMBArgCln 可以安全地用于治疗获得性免疫缺陷综合征和癌症相关的肌肉萎缩。此外，研究表明 HMBArgCln 补充剂可有效预防头颈癌患者的放射性皮炎。在另一临床 II 期试验中，虽然 HMBArgCln 补充剂不足以降低头颈癌患者化学放射治疗引起的严重口腔黏膜炎的发生率，但在基于阿片类药物的疼痛控制和口腔护理过程中加入 HMBArgCln 是可行的，需要更进一步的临床研究证实。现有两个正在进行的临床试验（hps: /clinicaltrials.go），一个是临床 II 期试验（NCT01607879），目的是评估使用标准雄激素剥夺疗法 +HMBArgGln 对雄性激素消融治疗前列腺癌患者肌肉损失的作用。而另一个（NCT03151291）是研究全身肌电刺激和特定膳食补充剂（包含 HMB、二十碳五烯酸、左旋肉碱各组分）对肿瘤患者的影响。两项研究预计 2019 年 4 月完成。

单独使用 HMB 或与其他药物和 / 或营养素联合使用可能是预防肿瘤恶病质患者组织减轻的安全有效方法，但仍需要通过更大和更长的临床研究来确认单独使用 HMB 在肿瘤患者中的有效性和作用方式。

四、HMB 的安全性与剂量

根据现有证据，HMB 补充剂似乎是安全且无不良反应的。Baier 等检测了老年人每日联合摄入 HMB 钙盐（2~3g）与氨基酸 1 年的效果，未发现补充 HMB 对肝酶功能、脂质、肾功能或免疫系统的不利影响。对雄性大鼠进行的研究表明，HMB 可显著增加胰岛素敏感性并降低空腹胰岛素水平，维持血糖的稳定。此外，在携带 MAC16 肿瘤的小鼠体内研究显示，低剂量的 HMB 钙盐（0.25g/kg）比亮氨酸（1g/kg）在 4 天内更容易维持瘦组织重量（高出约 60%），提示使用 HMB 而非高剂量亮氨酸治疗肿瘤恶病质的临床可行性。研究还发现，HMB 在增加蛋白质合成和 mTOR 信号转导方面比亮氨酸更有活性，并且亮氨酸只有有效转化成 HMB 才能完成 mTOR 的磷酸化。通常建议 HMB 常规剂量为 3g/d，以维持或改善在健康和疾病下骨骼肌的质量和功能，而较高剂量（例如 6g）没有额外的益处。在药物形式上，HMB 游离酸更容易获得，并且具有比 HMB 钙盐更高的清除率，表现出更快的利用率和更高的效率以及生物利用度。不足的是，考虑到 HMB 肠道吸收率、代谢、血流动力学和与其他补充剂的相互作用，需要进一步研究最佳剂量、最佳补充持续时间和最佳补充形式（即凝胶粉末、胶囊或饮料）。大多数 HMB 由肝脏中的亮氨酸合成，肝脏疾病患者 HMB 的缺乏可能更严重，然而尚未见关于动物或人体针对 HMB 在肝脏疾病中进行研究的报道。

HMB 是一种亮氨酸代谢物，可改善肌肉质量和功能。基于有限的文献资料，HMB 似乎有靶向肿瘤恶病质多种作用的能力，除了刺激蛋白质合成之外，还可能有抑制蛋白质降解、促进肌肉再生及延长生存期等作用，在体外模型及完整生物体中 HMB 功效是一致的。然而，关于 HMB 治疗肿瘤恶病质肌肉萎缩的临床报道很少。此外，大多数研究仅评估了各种药剂组合的治疗潜力，对 HMB 在肿瘤恶病质中干预补充的最佳剂量、持续时间和最佳形式尚无共识。因此，需要进一步研究在一系列分解代谢条件下，单独施用 HMB 减轻肿瘤恶病质肌肉萎缩的特定有效性。

附录三
细胞凋亡主要检测方法及其应用

细胞凋亡现象最早由 Lockshin 等于 1965 年发现，然而直到 1972 年 Kerr 等才初次提出细胞凋亡这一概念。

细胞凋亡定义：细胞为维持其内环境的稳态，由基因控制的自主、有序而无炎症性的消亡过程。细胞凋亡过程是细胞主动死亡的过程，涉及基因的激活、表达和调控等事件，由基因严格控制。细胞凋亡的异常会使细胞失去控制，与肿瘤的发生、先天性畸形形成以及神经系统疾病、心血管疾病、免疫系统疾病等疾病的发生发展关系密切。细胞在凋亡过程中会出现一系列特征性变化，包括核固缩、核碎裂、凋亡小体形成等形态学变化以及DNA 特征性片段化、新基因表达、某些生物大分子合成等生物化学变化。细胞凋亡的检测方法正是基于凋亡细胞特殊的形态学改变和生物化学变化而设计的。近年来，凋亡细胞的判断和机制的产生等方面进展显著，许多细胞凋亡检测的方法得到更广泛的应用。就细胞凋亡主要检测方法的进展及其应用进行综述，以期为相关研究领域的工作者提供参考与借鉴。

一、细胞凋亡的形态学检测

细胞发生凋亡时会出现一系列独特的形态学特征，如细胞体积变小；核固缩，核仁碎裂，染色质密度增高；胞质浓缩，细胞器密度增高；细胞膜皱褶、卷曲、内陷，并将胞质和 DNA 分割包裹形成凋亡小体。细胞凋亡过程中，凋亡小体被吞噬细胞或邻周细胞识别、吞噬或自然脱落，无溶酶体及细胞膜破裂现象，无细胞内含物外泄发生，周围组织无炎症反应，也无次级损伤。借用光学显微镜、电子显微镜或荧光显微镜可不同程度、不同层次地观测到形态学特征。李媛媛和吴洪娟用双氢青蒿素体外诱导人乳腺癌细胞凋亡，借助透射电子显微镜观察到凋亡晚期细胞核膜间隙增大，核膜完整性被破坏；染色质高度浓缩、凝聚，呈半月形或团块状，且堆积在核膜内侧缘或聚集于核中央部；线粒体肿胀，胞质内出现许多空泡和凋亡小体；细胞外可见大量细胞碎片。王宏刚等用 Hoechst 33342 等染色剂对 DNA 特异性染色，借助荧光显微镜、共聚焦激光显微镜清楚地观察到染色质高度凝聚、边缘化，细胞核裂解为碎块等微细结构变化。细胞凋亡形态学检测的方法因简易、直观和定位较好的优点至今仍被使用，但也有不足之处：对结果的判定缺乏特定标准，主观性大，因人而异；不能满足定量的要求；对大样本的检测耗时费力。由于形态学有较大局限性，因而多用于固定组织细胞检测，常作为其他技术的基础。

二、细胞凋亡的 DNA 片段检测

DNA 断裂是细胞凋亡最显著的特点，细胞凋亡时，核酸内切酶将 DNA 切割为更小的片段，可通过检测 DNA 片段来检测细胞凋亡。常见的 DNA 片段检测有琼脂糖凝胶电泳法、原位末端标记法、酶联免疫吸附试验。

1. 琼脂糖凝胶电泳法：琼脂糖凝胶电泳法是利用具有网格结构的琼脂糖凝胶作为"过滤器"，不同分子量和带电量的核酸和蛋白质等生物结构通过时受到的阻力大小不同，迁移的速度也不同，因此可将其分离。细胞发生凋亡时，$Ca2$、Mg 依赖型酸内切酶与相关蛋白水解酶被激活，将 DNA 降解，形成长度为 180~200bp 或其整倍数的 DNA 片段。生理情况下，活细胞 DNA 不断裂，凝胶电泳为一正常条带；坏死细胞的 DNA 随机断裂，凝胶电泳表现为弥漫连续模糊的条带；而凋亡细胞的凝胶电泳一般形成等腰梯形条带，这是凋亡具有代表性的重要的生化结果。此法操作简单，定性准确，但特异性和敏感性差，只能进行半定量，不可定位检测，且不适于检测细胞凋亡初期 DNA 链的轻微损伤。

2. 原位末端标记法：原位末端标记法包括 DNA 聚合酶或克列诺酶介导的原位缺口平移法以及末端脱氧核苷酸转移酶介导的 dUTP 原位缺口末端标记法（TUNEL），能很好地检测 DNA 的分步降解。

（1）原位缺口平移法：细胞凋亡时，DNA 多聚酶表达外切酶活性，使核苷酸由 5' 端切向 3' 端，借助 DNA 多聚酶并用带有标记的游离核苷酸从 3'-OH 末端连接到断片上以修复 DNA，可显示出含有断裂 DNA 的细胞，可用于细胞凋亡的观察。

（2）TUNEL2：其原理与原位缺口平移法相似，不同的是 TUNEL 所需的酶为末端脱氧核苷酸转移酶，该酶修复单链或双链的 DNA 过程中不需 DNA 模板，可直接催化 3' 端的核酸聚合反应，加入带有荧光素、过氧化物酶、碱性磷酸酶或生物素标记的核苷酸，发生显色反应后可特异地进行原位凋亡细胞的检测。正常或增殖细胞几乎没有 DNA 的断裂，因而近乎没有 3'-OH 形成，故很少被染色。原位末端标记法对完整的凋亡细胞或凋亡小体进行原位检测，能准确地反映细胞凋亡最典型的生化和形态特征，并可检测出少量凋亡细胞，适用于冰冻切片、石蜡包埋组织切片，以及培养的或从组织中分离的凋亡细胞测定，其敏感性高、操作较简便快捷，是目前应用于检测细胞凋亡的热门方法。需要注意的是，由于细胞坏死时胞内也产生 DNA 片段，只有广泛的 DNA 链发生断裂才能说明细胞发生凋亡；该法过程如果处理不恰当极易造成假阳性，且结果受实验者主观影响较大，必须设立阳性和阴性对照，且成本偏高，若与其他方法结合使用可显示出更好的优越性。

3. 酶联免疫吸附试验：酶联免疫吸附试验是将已知的特异性抗原或抗体吸附在固相载体（如聚丙酰胺、纤维素或聚苯乙烯等）表面并保存其免疫活性，使酶标抗原或抗体有序地在固相表面进行反应的技术。细胞发生凋亡时，DNA 发生核小体间的断裂，形成由

DNA 与组蛋白（包含 H、H2A、H2B、PS 亦暴露于细胞膜外表与 Annexin V 结合，出现假阳性，干扰检测结果的准确性。PI 为一种核酸染色剂，与细胞核结合将细胞核染为红色。PI 不可透过正常的细胞膜，可透过凋亡中晚期以及坏死细胞的细胞膜，适用于在排除细胞坏死的前提下细胞凋亡中晚期检测。将 Annexin V 与 PI 同时使用，借助 FCM 分析 Annexin V 和 PI 的示色情况，其中 Annexin V~/PI、Annexin V+PI*、Annexin V+PI=、Annexin V~/PI+ 分别表示正常、坏死、凋亡和机械性损伤的细胞。该方法的特点是细胞分群明显，结果灵敏，但是为防止造成细胞膜损伤，操作要求严格，费用昂贵。

4. 线粒体膜电位变化的检测：线粒体膜电位（△jm）是指线粒体内膜两侧质子分布不均一而形成的电化学梯度。研究表明，细胞凋亡时，线粒体膜孔道大小及膜电位会发生改变，许多刺激因子可通过线粒体诱导细胞发生凋亡。凋亡早期的细胞，线粒体镜下还未出现显著变化时，实际上其膜电位已经开始改变：膜通透性增加，跨膜电位下降。因此 △jm 下降被认为是凋亡最早的步骤，如果 △jm 被破坏，则细胞凋亡不可逆转。一些亲脂阳离子荧光染料，如罗丹明 123、JC-1、DiOC6 等可与线粒体基质紧密结合，细胞聚集染料能力的下降程度与膜电位的下降程度呈正相关。细胞凋亡时，线粒体内膜负电位绝对值减小，荧光强度降低，借助 FCM 以及荧光显微镜均可精确地检测出线粒体跨膜电位的变化情况，可判断细胞凋亡的发生。岳磊等（用紫外线照射 HeLa 细胞后，经罗丹明 123 染色，荧光强度减弱，△jm 明显下降，认为结合 FCM 可快速的定性、定量分析凋亡细胞。需要注意的是，Alm 变化的检测属于电化学方法，pH 值的改变会影响细胞膜电位变化，在应用时需保持平衡染液 pH 值前后一致。

5. 细胞凋亡相关基因及其产物的检测：细胞凋亡是在基因调控下的细胞自我消亡过程。细胞凋亡时某些基因表达异常产物，这些基因转录翻译出来的产物可促进或抑制细胞凋亡，如细胞凋亡蛋白家族、凋亡蛋白酶活化因子 1（Apaf-1）及 Fas（Apo-1、CDs）等。线粒体在细胞凋亡的过程中起中心调控的重要作用，病理状态下，其结构破坏以及功能紊乱与细胞凋亡有不可分割的关系。Bel-2、Bax、Bad、Bak 组成的细胞凋亡蛋白家族主要作用在线粒体膜上，其中调控因子 Bel-2 和 Bel-xl 具有减缓细胞异常凋亡的作用；而 Bax、Bad 与 Bak 可加快细胞的凋亡。Apaf-1 是诱导细胞凋亡的肿瘤抑制基因，Apaf-1 和 caspase-9 酶原（procaspase-9）与细胞色素 C 结合后形成的凋亡体可激活 procaspase.9，引起 caspase（如 caspase-3 等）一系列反应，从而引发细胞发生凋亡。Apaf-1 是 C-myc 癌基因诱导细胞凋亡的相关因子，参与线粒体途径的凋亡（3%）。Fas 是一种膜蛋白受体分子，多数分布于细胞表面，少数存在于血液系统。Fas 与 Fas 抗体 / 配体结合后，促使细胞凋亡。这些相关基因及其表达产物的测定可为细胞凋亡检测提供依据。

6. 细胞凋亡的细胞色素 C 检测：细胞色素 C 是一种信号蛋白质，生理情况下存在于线粒体内外膜之间，不能自由通过线粒体的外膜。接收到凋亡信号后，细胞色素 C 可从膜间隙转移至胞质中，在 ATP 作用下特异地与 Apaf-1 紧密结合，启动一系列 caspase 级联反应，从而引发细胞凋亡。蛋白印迹法是将蛋白质转移到膜上，再利用抗体进行检测的方法。细胞色素 C 作为蛋白质，可用相应抗体作为一抗进行检测，再进行化学发光反应，从而判断凋亡的发生。

7. 细胞凋亡的 Ca^{2+} 浓度变化测定：细胞的生命活动都离不开 Ca^{2+}，Ca^{2+} 超载时，心肌细胞的线粒体通透性转换孔开放，细胞色素 C 等凋亡因子通过线粒体通透性转换孔释放或使线粒体膨胀破裂进入胞质，活化细胞色素 C 依赖的细胞凋亡通路后激活 caspase-3，导致细胞凋亡。细胞内外 Ca^{2+} 平衡与细胞凋亡密切相关，细胞内 Ca^{2+} 稳态主要是通过内质网来维持的，当平衡被破坏后可引起细胞凋亡。用 Ca^{2+} 特异性荧光探针，如 Rhod-2、Indo-1 等对细胞进行标记后，再用 FCM 或荧光、共聚焦激光显微镜检测。这种方法可以准确地得出细胞凋亡的生理免疫指标，且实验数据说明性较强。

8. 小结：细胞凋亡是一个步骤繁多的过程，在基础实验以及临床诊断中，细胞凋亡的检测占有非常重要的 H3、H4 五组分）紧密结合的核小体单位的片段。酶联免疫吸附试验采用双抗体（抗组蛋白抗体和抗 DNA 抗体）夹心免疫法检测细胞凋亡后形成的核小体，酶催化后形成有色产物，根据颜色反应的深浅定性定量分析细胞的凋亡情况。此方法所需细胞数量少，敏感性高，凋亡早中晚期均可进行检测，既可定性又可定量，且适合大批量样本的检测，无需特殊设备。缺点是因检测对象是细胞质中的核小体，故细胞裂解的时长应严格控制，否则裂解细胞时间过长则细胞核中的 DNA 片段也被显色，最终影响检测结果的真实性，另外，也不能进行细胞的组织学定位。

三、流式细胞术

流式细胞仪（FCM）可对浮在液相中且分散着的生物细胞进行定性、定量分析与分选，不仅速度快、敏感性和精确度高，而且对于不同细胞发生凋亡进度不同的过程，FCM 的检测更准确。FCM 检测的信号与酶联免疫吸附试验相似，只是用荧光代替了催化酶。FCM 通过检测荧光参数及光射特征来检测细胞凋亡，检测得到的并非单个细胞的凋亡情况，而是对所有加入的悬浮细胞进行凋亡情况统计。工作原理为当待检测的细胞依次排列进入该仪器的液流系统、光学系统，经激光照射，被荧光标记了的细胞向空间各个方向散射光线，其中前向散射光（FSC）强度代表了细胞的大小，而侧向散射光（SSC）与细胞颗粒的复杂程度，即细胞内部细胞器及胞质的折射率有关。细胞凋亡时，细胞固缩，体积变小，细胞内颗粒往往增多，故凋亡细胞的 FSC 降低，SSC 增高；相反，正常细胞的 FSC 增高，SSC 降低；而坏死细胞的 FSC 和 SSC 同时增高。因此，可区分正常、坏死和凋亡细胞。郭茜茜等认为 FCM 适用于早、中期凋亡阶段凋亡率的测定。但对于凋亡晚期，相关学者使用 FCM 的同时配合相关染色剂也得到了满意结果。需要注意的是，细胞胞质是否均一、核与胞质比率差异等均可使检测结果不同，从而影响对凋亡细胞的判断。

细胞周期的测定：一个细胞周期可以人为地划分为 G1 期、S 期、G2 期和 M 期，其中 S 期、M 期为细胞增殖的关键时期，完成 DNA 的合成及细胞分裂。DNA 含量随这 4 个时期的变化而呈周期性变化。

抗肿瘤治疗与高血压

高血压是一种患病率极高的心血管综合征，同时也是心血管疾病的重要危险因素，其风险随收缩压与舒张压的增高而增高。在我国 3 亿心血管疾病患者中，高血压可达 2.7 亿人。有研究表明，高血压的发病机制与癌症之间可能存在着一定关联，这两种疾病的一些流行病学因素及病理生理学机制非常相似。比如，嗜铬细胞瘤是一种较为罕见的肾上腺髓质肿瘤，其与高血压发病密切相关；高血压和癌症的发病率会随着年龄的不断增长而增加，并且它们都具有类似的危险因素。

一、高血压与肿瘤的流行病学特点

高血压与肿瘤的发生密不可分。2011 年欧洲多学科癌症大会上的一项研究指出，血压高于正常值的男性患癌风险显著升高 10%~20%，并且男性和女性死于癌症的风险均升高。随后的研究也陆续证实，高血压与癌症发病风险增加存在关联。此外，还有一些研究显示，高血压会降低癌症患者的总体生存率。

高血压在肿瘤患者中较为常见的原因有以下几点：首先，高血压与肿瘤存在着一些相似的危险因素（比如年龄、吸烟或二手烟、糖尿病、高脂血症或血脂异常、超重或肥胖、低运动量及不健康饮食等）。而世界卫生组织提出癌症的 5 大危险因素包括高体重指数、不健康饮食、低运动量、吸烟、饮酒，且近 1/3 癌症所致的死亡与上述 5 项危险因素相关。其次，高血压本身可能就是肿瘤发生的危险因素，并参与肿瘤发生的过程。血管生成因子是高血压参与肿瘤发生的可能机制之一；缓激肽通过增加组织渗透性和刺激血管生成从而促进肿瘤的生长；同时高血压也可能通过诱发和加重动脉壁的氧化应激这一途径参与肿瘤发生。但是，现有的研究还无法将高血压本身定性为肿瘤独立的危险因素。无论肿瘤和高血压的共存仅仅是一种伴随现象还是具有真正的因果关系，都需要进一步探讨。

二、肿瘤患者高血压的诊断及评估

与普通人群一样，肿瘤患者高血压的诊断标准为：在未使用降压药物的情况下，诊室收缩压 / 舒张压 ≥ 140/90mmHg。24 小时动态血压的高血压诊断标准为：平均收缩压 / 舒张压 24h ≥ 130/80mmHg；白天 ≥ 135/85mmHg；夜间 ≥ 120/70mmHg。家庭自测血压的高血压诊断标准为 ≥ 135/85mmHg，与诊室血压的 140/90mmHg 相对应。

根据血压升高水平将高血压分为 1 级、2 级和 3 级。根据血压水平、心血管危险因素、靶器官损害、临床并发症和糖尿病进行心血管风险分层，分为低危、中危、高危和很高危4个层次。

肿瘤学科对于高血压的分级有不一样的规定，美国国家癌症研究所（NCI）制定的化疗常见毒性分级标准中关于高血压的评分标准为：0分为无或无变化；1分为无症状，舒张压呈一过性升高 > 20mmHg，既往正常血压升高至 > 150/100mmHg，不需治疗；2分为经常出现或持续出现或有症状，舒张压升高 > 20mmHg 或既往正常，血压 > 150/100mmHg，不需治疗；3分为需治疗；4分为高血压危象。

三、抗肿瘤药物与高血压

血管生成是癌症发生、发展的一个突出特征，在化学疗法治疗引入具有抗血管生成作用的靶向治疗药物[血管生成抑制剂（1A）]之前，癌症患者高血压的患病率与一般成人人群相似。大量研究发现高血压是 IA 的主要不良反应之一，此类药物主要包括血管内皮生长因子信号通路阻断剂（苏尼替尼、索拉非尼等）和血管内皮生长因与受体抗体（贝伐珠单抗等）。IA 导致高血压的发生率为 19%~47%。动脉壁一氧化氮生成减少、内皮素 –1 生成增多、血管内皮细胞凋亡导致的毛细血管数量减少等，可能都是 IA 导致高血压的病理生理机制。

1项纳入6个随机对照试验的 Meta 分析中4个针对细胞色素 P450 羟化酶（CYP–17）抑制剂，2个针对性激素受体抑制剂。研究发现与安慰剂组相比，应用新型激素制剂治疗前列腺癌患者的总体高血压及严重高血压（NCI 毒性分级评分 3~4 分）发病率均显著增高，提示此类药物可能诱发高血压。其他用于肿瘤治疗的药物，如促红细胞生成素（EPO）和非甾体抗炎药（NSAIDs）以及颈椎放射治疗等，也会导致患者血压升高。

1. 血管生成抑制剂 1A：分为两大类：靶向血管信号通路的单克隆抗体（贝伐珠单抗）和酪氨酸激酶的小分子抑制剂（舒尼替尼、索拉非尼）。这类药物究竟如何诱发高血压的机制尚未完全清楚，但可以明确的是与由酪氨酸激酶信号抑制的血管内皮生长因子直接相关。IA 疗法的目的是寻找接受靶向治疗患者表达增加的分子；然而，这些分子也存在于非肿瘤细胞中，并且在包括心血管系统以内的多种系统中具有生理功能。因此，当通过抑制血管内皮生长因子在肿瘤治疗中起作用时，很大程度上会发生高血压。表1介绍了与高血压发生相关的常用 IA 的发生率和使用频率。

表1　与高血压发生相关的常用 IA 的发生率和使用频率

化学治疗剂	发病率 /%	使用频率
贝伐珠单抗	35	++
索拉非尼	17~43	+++
舒尼替尼	5~47	+++

（1）贝伐珠单抗：是一种重组人源化单克隆IgG1抗体，它与血管内皮生长因子高亲和力结合，通过抑制新生血管的形成，减少肿瘤的血供、氧供和其他营养物质的供应从而抑制肿瘤生长。不同的临床研究中，NCI毒性分级评分3分以上的高血压发生率不同，中国SAiL研究中的数据显示高血压发生率为3%，E4599研究中的数据显示高血压发生率为7%，两者的中位在5%左右。Ranpura等针对12656例20种实体瘤患者进行了meta分析，结果提示贝伐珠单抗治疗组患者的高血压发生率为23.6%，其中7.9%发展为NCI毒性分级评分3~4分的高血压。

贝伐珠单抗导致的高血压在治疗过程中随时可能出现，并且与剂量相关，严重的高血压危象可导致高血压脑病和蛛网膜下腔出血，但绝大多数患者经过降压治疗后可好转，并且不影响继续使用贝伐珠单抗治疗。在SAL研究中，85%的高血压得到了控制，89%的患者在出现高血压事件后可以继续贝伐珠单抗的治疗，只有4%的患者需要永久停药。在出现高血压危象的患者中，贝伐珠单抗要长期停用；对于经过降压治疗未能很好控制的高血压，建议暂时停用贝伐珠单抗。

部分学者认为与贝伐珠单抗治疗相关的高血压的发生是有效抑制血管内皮生长因子信号转导的重要生物标志。研究发现，治疗过程中发生NCI毒性分级评分2~3分高血压的患者具有平均14.1个月的抗肿瘤活性和无事件生存期，而未发生高血压的患者仅为3.1个月。

（2）索拉非尼：索拉非尼是小分子酪氨酸激酶抑制剂，高血压是该药物治疗过程中常见的不良反应之一。在一些临床试验中，索拉非尼治疗期间高血压的发生率为14%~43%，一般在治疗开始后3~4周出现，并持续长达18周，与药物相关的高血压多为轻中度，NCI毒性分级评分3~4分的高血压发生率为1.4%~38.0%。还有1项包括45599例接受索拉非尼治疗的患者的荟萃分析，结果提示高血压的总发病率为23.4%，其中NCI毒性分级评分3~4分的高血压发生率为2.1%~30.7%。

（3）舒尼替尼：与索拉非尼一样，舒尼替尼也属于小分子酪氨酸激酶抑制剂，用于治疗肾细胞癌、胃肠道间质瘤和神经内分泌胰腺肿瘤。一些临床试验中发现，舒尼替尼治疗相关的高血压发病率为5%~24%，NCI毒性分级评分3~4分的高血压发生率只有17%。同样，在舒尼替尼的临床研究中也观察到，高血压可能是抗肿瘤药物治疗有效的生物学标志。

1项研究评估了转移性肾细胞癌患者，其中54.8%在舒尼替尼化疗中导致高血压的发生。高血压组的平均无事件生存期为15.5个月，无高血压组仅为2.5个月；而两组平均总生存率分别为30.9个月与7.2个月。但随后进行的研究并不支持这一结果，因此，高血压的发生是否可作为靶向抗肿瘤药物治疗有效的生物学标志目前尚无定论。

综上所述，IA的治疗会引起血压的增高，那么，应该如何防控呢？有以下3个原则可供参考。①在用药前，监测基线血压。对于那些在治疗前就有高血压的患者，在开始IA治疗前，应将血压控制在150/100mmHg以下；而对于已有高血压并发症的患者（如脑血管意外、肾病等），可能需要更严格的血压控制。②用药期间，应加强对血压的监测。建议在药物输注之前、期间、结束时和结束 1 小时后分别进行血压评估。NCI 建议使用 IA 进行化学疗法的第 1 个周期、治疗期间每周和治疗期后至少每 2~3 周监测血压。此外，对于那些在治疗期间发生高血压或原有高血压加剧的患者，在治疗停止后，仍然应该规律性地监测血压。监测可以采取常规临床监测（如诊室血压，必要时 24 小时动态血压）或家庭自测血压监测。③处理方式：如果出现了高血压，则根据不同情况采取常规降压药物处理；若患者发生中度以上的高血压（收缩压 > 160mmHg，舒张压 > 100mmHg），应暂停 IA 药物，并给予降压治疗，直到血压恢复到治疗前水平或者低于 150/100mmHg 时，方可恢复 IA 药物治疗；若患者的高血压经治疗 1 个月后仍然未控制好或者发生高血压危象，应永久停用抗肿瘤血管生成药物。

2. 药物治疗中的药物佐剂：

（1）EPO：贫血是肿瘤患者常见的并发症，可能是肿瘤疾病的早期征兆之一，但更常见于抗肿瘤治疗或疾病进展过程中，高达 70% 的患者在这些阶段会出现贫血。EPO 是人体造血的必需激素之一，可促进红系祖细胞的分化和增值并延缓其衰老，提高血红蛋白水平从而改善贫血症状。重组人促红细胞生成素（rHuEPO）是 EPO 的基因类药物，通常用于获得性免疫缺陷综合征和 / 或癌症的慢性肾病患者的治疗。贫血的发生率和严重程度取决于肿瘤的类型、患者的年龄、疾病的阶段以及抗肿瘤治疗的类型和强度。美国临床肿瘤学会和美国血液学会共同阐述的共识建议在血红蛋白 < 100g/L 的患者中使用 rHuEPO，而对于血红蛋白在 100~120g/L 的患者，则应通过临床表现确定使用情况。

rHuEPO 治疗过程中有 33%~35% 的患者会发生高血压，多数发生在使用 rHuEPO 后 2~16 周。可能的病理生理学机制包括：①随着血液黏度的增加，红细胞质量增加。②内源性血管加压剂的产生和敏感性的变化。③血管平滑肌离子环境的变化影响血管舒张因子的反应。④ rHuEPO 的直接血管加压作用；⑤通过刺激血管细胞生长进行重塑。

治疗方面，在慢性肾病患者中，钙拮抗剂（CCB）和 α 肾上腺素能受体阻滞剂常有良好的结果。利尿剂对晚期肾病患者几乎没有作用。如果药物治疗对控制高血压无效，rHuEPO 的使用剂量减半甚至暂停使用。

（2）NSAIDs：与正常肠黏膜不同，在实验动物和人类中，结肠直肠癌、胃癌和食管肿瘤都表现出了高水平的环加酶 -2（COx-2）表达。这些发现佐证了 COX-2 参与癌症进展和传播的可能性，一些研究表明 NSAIDs 可通过依赖或不依赖其抑制 COX2 的能力，减少某些肠道肿瘤的进展和 / 或起到对肿瘤的预防作用。涵盖 90 多项临床试验的 2 个大型荟萃分析显示，NSAIDs 可能会升高血压。对前列腺素的抑制和肾素的减少可能是主要的病理生理学机制。

有学者发现吲哚美辛和萘普生可分别使血压升高 3.59mmHg 和 3.74mmHg；另 1 项荟萃分析表明 NSAIDs 可使平均仰卧位血压升高 5.0mmHg；吡罗昔康甚至可以使血压升高 6.2mmHg。在老年患者、非洲人和肾素水平低的人群中，NSAIDs 治疗期间血压升高的发生率更高。

（3）皮质激素：糖皮质激素（GC）是由胆固醇衍生的物质，由肾上腺合成和分泌。皮质类固醇似乎是 COX-2mRNA 表达的生理调节剂，这可能部分解释了这种酶的免疫抑制特性。1950 年初，GC 的强效抗炎作用的发现促使这些药物用于治疗慢性风湿性疾病。目前，合成 GC 通常用于治疗自身免疫疾病、预防同种异体移植物排斥和作为一些化学治疗中的佐剂，因为它们可以延长免疫抑制的作用。例如，治疗非霍奇金淋巴瘤最常用的方案 CVP（环磷酰胺、长春新碱和泼尼松）和 CHOP（环磷酰胺、多柔比星、长春新碱和泼尼松），都包括了 GC。然而，长期使用 GC 会导致水钠潴留、高血压发生。其治疗包括控制液体及盐的摄入或使用利尿剂，若血压控制不佳，可以加用其他类型的抗高血压药物。

四、放射治疗与高血压

动脉压力感受器对交感神经张力具有直接的抑制作用，从而降低外周血管阻力并调节心排血量。压力感受器功能障碍与交感神经活动增加有关，主要表现为副交感神经张力降低，导致心率增加和血压变异性增加。颈椎放射治疗会损伤颈动脉压力感受器，从而导致血压升高。

五、降压药物与肿瘤

近年来，降压药物是否导致癌症风险增加也一直饱受争议。2010~2011 年相继发表在《柳叶刀肿瘤学》杂志的 2 项 meta 分析一致表明，降压药物与癌症风险增加有一定相关性。第 1 项 meta 分析发表于 2010 年，旨在评价血管紧张素受体拮抗剂（ARB）类降压药物的使用与癌症发生率的关系。结果提示，与对照组相比 ARB 治疗组的癌症风险增加明显（6.0%vs7.2%）。对实体器官癌症患者进一步实施分层分析表明，相比对照组，ARB 治疗组仅肺癌发生率稍高（0.7%v 小 0.9%）。

时隔半年，美国 Bangalore 等通过对 70 项随机对照试验、共计 324168 例受试者进行 meta 分析，应用的降压药物包括 ARB、血管紧张素转换酶抑制剂（ACEI）、β 受体阻滞剂、CCB 和利尿剂。结果表明，ARB 与 ACEI 联合治疗可显著增加患者的癌症风险。还有一些回顾性研究也表明经典的降压药和癌症的发病率升高有关。

随后，越来越多的研究提示降压药物与肿瘤的转移、复发及肿瘤相关性死亡率等存在一定相关性。1 项针对中国人群的回顾性队列研究发现，与其他降压药物相比，CCB 组肿瘤相关性死亡率最高（6.5%），其他依次为噻嗪类利尿剂（4.4%）、ACEI（4.2%）和 β 受体阻滞剂（2.6%）。

1. 钙拮抗剂：2013 年美国学者评估了不同类型的降压药与绝经后女性患乳腺浸润性导管癌和乳腺浸润性小叶癌的相关性。结果提示，长期应用 CCB 类降压药与乳腺癌风险相关。这项研究在线发表于 8 月 5 日《美国医学会杂志·内科学》，这并不是首个关于 CCB 与癌症风险增加有关的报道。有学者进行的小样本研究发现，在应用 CCB 的老年人群中，所有癌症风险增 72%。但是之后较大型的病例对照研究均未能证实 CCB 与所有癌症发生的相关性。因此，考虑到现有的这些研究多为小样本，且为观察性研究，学术界并不主张对于已经长期使用 CCB 治疗的高血压患者改变临床用药方案，CCB 仍然是一线的降压药物选择之一。

2. 利尿剂：噻嗪类利尿剂氢氯噻嗪（HCTZ）可以说是降压药中的经典药物了，它可以降低心血管事件的风险，并降低死亡率，目前仍然是最常用的降压药物之一。然而，2017 年来自丹麦南部大学和丹麦癌症协会的学者们利用国家数据库检查了超过 80000 例被诊断患有非黑素瘤皮肤癌的患者，结果发现那些服用 HCTZ 的患者患皮肤癌的风险高达 7 倍。更具体地说，HCTZ 增加了鳞状细胞癌和基底细胞癌（皮肤癌较不严重）的风险。之前研究人员曾发现 HCTZ 可以增加患唇癌的风险。

这些研究犹如重磅炸弹，在学术界引起了不小的风波。2019 年 3 月，英国和爱尔兰高血压学会专门发布了《氢氯噻嗪与皮肤癌风险的科学声明》，对 HCTZ 应用与皮肤癌风险增加的相关性进行了介绍。对于黑色素瘤，与对照组相比，HCTZ 高剂量应用组的校正优势比值比（OR）值为 1.22。对于非黑色素皮肤癌，HCTZ 高剂量应用与基底皮肤癌的 OR 值为 1.29。与鳞状皮肤癌的 OR 值为 3.98。包括噻嗪型（苄氟噻嗪）和噻嗪样（明达帕胺）利尿剂在内的其他利尿剂的应用与皮肤癌风险增加无关。

需要强调的是，HCTZ 与皮肤癌风险增加的 OR 值较大，但这是相对风险而非绝对风险。在中国，黑色素瘤每年新发病例约 2 万例，而癌症新发病例为 1810 万，仅占新发癌症病例 0.1%；并且相关性数据并未经干扰因素校正，在观察数据中无法得出因果关系；所有试验均未考虑紫外线照射、皮肤表型和吸烟，这些因素均为癌症的主要危险因素。因此，上述研究结论不宜在我国人群中推广。

对于已接受噻嗪类利尿剂治疗，血压稳定且控制良好的患者，可以继续治疗。对于曾患有皮肤癌并使用 HCTZ 的患者，建议患者进行定期检查，应检查所有可疑的皮肤损伤或痣，并建议患者避免暴露于阳光和紫外线下；暴露时可进行适当的保护措施，以降低皮肤癌发生风险。

3. 血管紧张素转换酶抑制剂（ACEI）：ACEI 是临床常用于治疗高血压有效药物之一。实验表明 ACEI 可能通过肺组织中缓激肽和 P 物质的蛋白质样化学物质增加患肺癌的风险，进一步观察发现这些化学物质不仅出现在肺癌组织中，而且还可能直接刺激肺癌增长。

2018 年，来自加拿大麦吉尔大学 Laurent 教授领导的研究小组，纳入 1995~2015 年英国临床实践研究数据链中的 99.2 万例接受降压药物治疗的患者，随访至 2016 年底。结果表明在平均随访 6.4 年（中位时间 4.7 年）期间，与应用 ARB 的患者相比，应用 ACEI 的患者罹患肺癌的风险增加 14%。而且，应用时间越长，肺癌发生风险越高，ACEI 应用 5 年后有明显效应。应用 10 年以上肺癌发生风险达到高峰，可达到 31%。研究提示长期用

ACEI 会增加肺癌风险。

当然，对于使用 ACEI 是否增加肺癌的风险，学术界同样也存在着不同的声音。比如，研究人员未能排除某些未测量因素，如社会经济差异、饮食和肺癌家族史；ACEI 类药物最常见的不良反应是咳嗽，患者就诊时常常会进行排除肺癌的相关检查，因此早期诊断肺癌的患者数量就可能增多。因此，需要强调的是，评估肺癌的长期风险，应该与服用 ACEI 的预期寿命增长进行"校对"，而且还需要长期随访和进一步深入研究，以明确这类降压药的长期安全性和未被发现的潜在风险。

4. 血管紧张素受体拮抗剂：如前文所述，2010 年《柳叶刀·肿瘤学》杂志的 1 项 Meta 分析将 ARB 与新诊断癌症风险轻度升高联系在了一起。然而，时隔半年，另 1 项 Meta 分析所得结果却大相径庭，包括 ARB 在内的降压药物均与癌症或癌症相关死亡的相对风险升高无关，但无法排除 ARB 联合 ACEI 升高癌症发生率的可能性。还有 1 项纳入 5124 例高血压合并胃食管癌患者的分析显示，应用 ARB 类药物有助于降低死亡风险。

这些相互矛盾的结果并不出人意料，因为癌症往往无法在短暂的暴露期内发生，且除一些潜在的因素（如老年、肥胖、高盐饮食和大量饮酒）外，目前也无可靠的机制来解释高血压患者为何罹患癌症，但这些因素被认为可能同时升高癌症与心血管疾病风险。由于高龄患者往往死于癌症或心血管疾病，要想完全排除降压药与癌症的关系的确困难重重。

体外实验表明，肾素－血管紧张素系统可调节细胞的增殖、肿瘤的生长以及血管生成和转移。现有证据显示，ARB 可选择性阻断 AT1 受体，同时反馈性间接激活 AT2 受体使 AT2 受体水平升高，而这将刺激可导致体内肿瘤的血管生成增加。但是，这一体外实验观察结果与 ARB 引起人类癌症风险的确切相关性，以及 ARB 导致癌症风险增加的机制至今仍不得而知。虽然目前缺乏足够强大的证据来证实两者的相关性，或者撤除两者的关系，但足以让人们开始认真审视降压药物与癌症之间的关系。

5. β 受体阻滞剂：近年来，研究者们认为 β 受体阻滞剂的服用可能与癌症的风险降低有关。这个理论源于动物实验研究和实验室研究中发现应激激素去甲肾上腺素能促进癌细胞的生长和扩散。β 受体阻滞剂可以抑制去甲肾上腺素，所以认为它能具有抗癌特性。

为了更深入了解这一问题，德国癌症研究中心的 Michael 博士和他的同事们对 2003~2007 年 1762 例大肠癌和 1708 例未患癌症的人群进行了随访研究。然而，研究人员并没有发现使用 β 受体阻滞剂和结直肠癌风险降低之间的联系。总的来说，这项研究结果并不支持降血压药物防止结直肠癌这一假设。

六、肿瘤患者高血压的治疗

肿瘤患者高血压的治疗目标与其他高血压患者的治疗目标没有差异，即关注 3 个目标：①确定高血压的原因。②评估生活方式并识别可能会影响预后或治疗选择的心血管危险因素。③评估是否存在与高血压相关的靶器官损伤及并发症。降压目标为不合并糖尿病者低于 140/90mmHg，合并糖尿病者低于 130/80mmHg。

肿瘤患者血压治疗的主要目标同样是为了降低心血管风险及与靶器官损伤相关的发病率、死亡率，由于部分研究结果提示高血压数值可能是抗肿瘤药物治疗有效的生物学标志，因此在 3 级高血压患者中，停用 IA 的治疗是有争议的。部分学者提议在维持化疗的基础上，使用合理有效的抗高血压药物以有效地控制血压。降压药物选择方面，尚无足够证据支持任何一种药物在控制抗肿瘤药物相关高血压方面优于其他药物，利尿剂、ACEI/ARB、CCB、β 受体阻滞剂等均可作为起始治疗的优选药物。考虑到药物的相互作用，最好避免维拉帕米、地尔硫䓬、尼群地平等 CYP3A4 抑制剂，以防止药物在体内蓄积增加不良反应的发生率。

附录五

负载胃泌素－生存素－热休克蛋白融合蛋白树突细胞在体内外抗肿瘤活性研究

近年来，免疫治疗作为一种通过激活机体免疫系统来清除肿瘤细胞的新方法正逐步应用到胃癌的治疗中。肿瘤研究领域的学者越来越多把目光集中在免疫治疗上，但是如今的免疫治疗也存在诸多问题。

生存素作为凋亡蛋白家族抑制剂的成员之一，在许多恶性肿瘤中过表达，阳性表达的生存素与分化相关，通过核糖核酸干扰后可导致胃癌细胞增殖和迁移降低。更进一步研究发现，生存素导致细胞周期静止，这表明生存素在胃癌中起重要作用，并且使用生存素沉默核糖核酸可能成为恶性肿瘤治疗的有效方法。

至今，已有很多学者利用生存素及其异构体的表位作为基础载体研究出不同的基因疫苗或肽疫苗，并在抗肿瘤中取得成果，通过聚合酶链式反应（PCR）方法将胃泌素抗原表位—生存素抗原表位基因及类热休克蛋白70（HSP70）蛋白基因连接在原核表达载体中，经异丙基硫代半乳糖苷诱导表达胃泌素生存素—热休克蛋白（Gas-Sur-Hsp70L1）融合蛋白。通过 Western Blot 法鉴定 Gas-Sur-Hsp70Ll 融合蛋白的性质，应用体外的细胞实验和体内的动物实验了解 Gas-Sur-Hsp70L1 融合蛋白的免疫激活活性以及对小鼠体内肿瘤细胞生长的影响。

研究胃泌素－生存素－热休克蛋白（Gas-Sur-Hsp70L1）融合蛋白在体外对人树突状细胞的活作用以及在小鼠体内抑制肿瘤细胞生长的作用。方法：鉴定 Gas-Sur-Hsp70L 融合蛋白并激活未成熟树突状细对树突状细胞在体外活化作用进行观察；并分析 Gas-Sur-Hsp70L 融合蛋白抑制小鼠肿瘤细胞生长的体内机结果生存素的特异性在 Gas-Sur-Hsp70L1 融合蛋白中同样存在。Cas-Sur-Hsp70L1 融合蛋白使树突状细胞表分子 CD86 的表达上调，其上调率为 52.93%。动物体内实验显示，肿瘤细胞在应用 Gas-Ssur-Hsp70L 融合蛋白处后明显受到抑制，10μg Gas-Sur-Hsp70L1 融合蛋白组肿瘤体积与阴性对照组和空白对照组比较差异均有统计学意义，其抑瘤率为 61.01%，最为明显。结论：Gas-Sur-Hsp70L 融合蛋白可以活化体外树突状细胞，有效抑制小鼠体内肿瘤细胞生长，Gas-Sur-hsp70L 融合蛋白可能具有抗肿瘤作用。

在众多实验中外源性肿瘤抗原通常只能通过体内免疫诱导体液免疫反应，然而细胞免疫反应在肿瘤免疫中起主要作用。因此，大多数肿瘤免疫领域的学者致力于寻找探索一种有效的方法或介质可以把外源性肿瘤抗原或肽疫苗引入细胞免疫途径中。许多研究表明，外源性主要组织相容性复合体－Ⅰ（MHC-Ⅰ）类肿瘤抗原表位可以通过 HSP 将其引导入细胞免疫中并发挥作用，激活细胞毒性 T 淋巴细胞攻击、杀灭相应的肿瘤细胞。实验中连接 HSP70L1 和生存素的部分 MHC-Ⅰ类抗原表位制成融合蛋白，进而诱导机体进行抗肿瘤免疫作用。

实验通过从人的浓缩白细胞中提取未成熟的树突状细胞，并在体外用 Gas-Sur-Hsp70L 融合蛋白作用于此树突状细胞，通过检测树突状细胞表面分子 CD86 的表达情况发现，Gas-Sur-Hsp7OL 融合蛋白在促进树突状细胞表面分子 CD86 的表达方面起主要作用。这提示 Gas-Sur-Hsp70LI 融合蛋白对于树突状细胞的成熟起着促进作用，从而起着抗肿瘤免疫的作用。负载不同剂量 Cas-Sur-Hsp70L 融合蛋白的树突状细胞注射荷瘤小鼠后，结果发现，剂量为 10μg 的 Gas-Sur-Hsp7OL 融合蛋白对小鼠的肿瘤生长的抑制作用最明显。这提示并不是 Cas-Sur-Hsp7OL 融合蛋白剂量越大抑瘤效果越好，最佳抑制肿瘤生长的剂量还需进一步研究。

如今肿瘤抗原的选择是抗肿瘤免疫研究的热点之一，将外源性肿瘤抗原引入细胞免疫途径成为关键步骤。实验设计并合成了一种 Gas-Sur-Hsp70L1 融合蛋白，发现其可以促进树突状细胞活化、成熟等。还发现 Gas-Sur-Hsp70Ll 融合蛋白在小鼠体内产生了特异性的抗肿瘤作用，目前已经有研究证实 Gas-Sur-Hsp70L1 融合蛋白用于肿瘤的免疫治疗是可行的。初步发现并证明了 Gas-sur-Hsp70L 融合蛋白的免疫激活作用和抗肿瘤作用。总之，Cas-Sur-Hsp70L 融合蛋白可能具有一定的抗肿瘤活性。

附录六

可吞入无线电子设备发展现状

可吞入无线电子设备的历史最早可追溯到 20 世纪 50 年代，Bertil Jacobson 和 R. Stuart Mackay 在 1957 年首次研发出了一种可监测胃肠道 pH、压力和温度的可吞入电子设备。在那之后，该方面的研究一直没有取得大的进展。

1998 年，以色列工程师 Gavriel Iddan 研制出了一种内部嵌有镜头和光源的"胶囊"——Pillcam，标志着可吞入无线电子设备进入了可视化时代。进入 21 世纪以来，胶囊内镜仍然是可吞入无线电子设备发展的主要方向，随着传感技术和功能性材料技术的发展，许多具备其他功能的用于监测人体健康的可吞入电子设备也相继被研发出来。

一、以成像功能为主的可吞入电子设备

1.胶囊内镜胶囊：内镜最初的设计目的是用来评估小肠，由于它的无创、接受度高等优点，现已经普遍应用于临床，不仅成为了不明原因消化道出血和缺铁性贫血诊断的金标准，也是诊断小肠克罗恩病、腹腔疾病、息肉监测、小肠恶性肿瘤和药物性小肠损伤的有用工具、它的应用范围从刚开始的小肠现在覆盖了整个胃肠道。

（1）小肠胶囊内镜：第一粒小肠胶囊内镜由以色列吉温成像公司于 2000 年生产，名为 Pillcam SB，至今已发展至第三代，即 Pillcam SB3。相比第一代 Pillcam SB，Pillcam SB2 和 Pillcam SB3 拥有更广视角和更高分辨率的镜头，较新的设备具有自适应照明系统，可以根据镜头与黏膜的距离自动调节，以提供统一的照明。而且 Pillcam SB3 的镜头配有自适应帧率，能随着肠道的蠕动调节拍照速度（26 张 /s），但是图像数量的增加会导致阅图时间的延长。另外，Pillcam SB3 还能与外部的数据记录器通信，以识别胶囊的位置和速度。除了成像质量的提高，为了提高诊断效率，已经有人尝试使用计算机软件程序来减少阅图时间和自动检测病变。

（2）食管胶囊内镜：食管胶囊内镜由吉温成像公司 2004 年生产上市，名为 Pillcam ESO，改进后的 Pillcam ESO2 胶囊于 2007 年开始上市，与 PillcamESO 相比，Pillcam ESO2 的视野角达 169°，拍照速率达 18 帧 /s，胶囊两端都安装了摄像头。现第三代食管胶囊内镜 Pillcam ESO3 已经问世，其视野角更宽（174°），拍照速率更高（35 帧 /s），但其实际优势还有待进一步研究。目前，食管胶囊内镜已经通过多项与传统胃镜的对比研究，证实了其在 Barrett 食管、胃食管反流病等疾病诊断中的有效性。但是由于食管胶囊内镜的诊断准确率低以及其对疾病诊断能力的局限性，目前并不推荐作为临床诊断的一线工具，仅用于拒绝传统胃镜检查或存在胃镜检查禁忌证的患者。

（3）结肠胶囊内镜：吉温成像公司于 2006 年进一步研发出了结肠胶囊内镜，第一代结肠胶囊内镜 CCE-1 的两端各配有一个 156° 视野角的摄像头，为了节约电量，CCE-1 在通过小肠时会自动进入睡眠模式。第二代结肠胶囊内镜 CCE-2 于 2009 年上市，其摄像头的视野角达 172°，几乎可以 360° 观察结肠黏膜，而且可以根据肠道蠕动的速度调节拍照速率。结肠胶囊内镜适用于结直肠肿瘤的筛查、炎症性肠病的监测和诊断、结肠镜检查不完整或不愿意进行结肠镜检查的患者。与其他胶囊内镜相似，结肠胶囊内镜的局限性在于无法控制运动、无法吸入液体、无法冲洗黏膜、无法取活检以及无法切除息肉等。

（4）磁控胶囊胃镜：磁控胶囊的概念最早在 2006 年被提出来，主要在胃部疾病中应用，目前已在临床上应用的主要有三大类磁控胶囊：手柄式、MRI 式和机械臂式。由我国自主研发的全球首台利用机械臂精准控制多维旋转移动、自适应匹配实现精准磁控的胶囊胃镜系统（TM）于 2013 年投入临床使用，通过可精确操控的机械臂式体外磁场控磁控制系统，可自如控制胶囊的移动、旋转、平移、翻转及悬浮共 5 个自由度，其亮点在于三维直线方向的毫米级（2mm）移动和胶囊胃镜自如小角度（3°）的转动，实现了对胃腔的全方位观察并提高了对病变区域诊断的精确度。

此外，目前市场上还有其他公司生产的具有多种功能的胶囊内镜，比如日本奥林巴斯公司的 Endo capsule、中国重庆金山公司的 OMOM 胶囊、韩国 Intro Medic 公司的 Microcam capsule 等。

2. 光学活检：

（1）共聚焦激光显微内镜（CLE）：是一种用于获得胃肠道黏膜层的高放大率和分辨率图像的内镜检查方法，CLE 是以低功率激光照射组织为基础，随后通过针孔探测从组织反射出来的荧光，从而对组织结构进行评估。研究表明，CLE 在早期结肠癌、Barrett 食管反流病及其他消化道疾病的诊断中有很大的应用价值。Tabatabaei 等报道了一种用于嗜酸性食管炎诊断和监测的拴系食管胶囊，该可吞入胶囊实现了一种高速光纤反射共焦显微镜技术，称为光谱编码共焦显微镜（SECM），通过猪食管组织的体外图像，嗜酸性食管炎患者的活组织切片和猪活体图像验证了其对嗜酸性食管炎的诊断效果。Kang 等提出了一种新的专为儿童设计的 SECM 拴系胶囊，与之前的胶囊相比，它的长度更短，斑点噪声更少。

（2）光学相干断层成像（OCT）：是一种用于生物组织的无创的横断面成像技术，OCT 利用低相干干涉术，以一种类似于超声脉冲回波成像的方式，从内部组织微结构产生光散射的二维图像。内镜光学相干断层成像是一种基于 OCT 原理的内镜成像方法，目前已被用于合作管、胃、结肠等器官的成像。现如今，利用光学相干断层成像技术用于食管疾病诊断的拴系胶囊也被开发出来，Cora 等通过人体试验证明，该技术可以快速、简便、无痛地提供上消化道的三维微结构图像，可诊断 Barrett 食管和食管黏膜高级别上皮内瘤变。

（3）其他：超声成像技术也可通过与可吞入电子设备相结合，用于胃肠道的组织学评价。Lay 等开发出了一种名为 Sonopill I 的胶囊，包含超声波换能器阵列与一个专门为超声

波接收 / 发射电路设计的集成电路，可允许胶囊在 15~50MHz 范围的中心频率下工作，目前已经通过猪组织的体外试验验证了该概念的可行性。

二、以传感功能为主的可吞入电子设备

1. 监测胃肠道温度、pH 和压力：温度传感胶囊主要用于监测运动员、士兵、深海潜水员及高温环境职业人员的核心体温，传感器被摄入并通过无线电波将相对于周围胃肠温度的温度信号传输到外部接收器，用于数据记录或实时显示。Bongers 等对目前市场上可供商业使用的 4 种温度传感（Cortemp e-celsius，mytemp，and Vitalsense）的有效性、可靠性和惯性特征进行了验证和比较，结果表明，在去除离群值后，所有系统都具有良好的有效性和测试及复测可靠性，my Temp 和 Vitalsense 系统的测试及复测可靠性最好。

近年来，监测食管 pH 值越来越被认为是胃食管反流病诊断和治疗的重要手段，传统的食管 pH 值 24h 动态监测被认为是诊断胃食管反流病的金标准，然而，其经鼻操作方式可能会给患者带来不适，而且患者需要调整他们的饮食及生活方式。由美国敦力公司推出的 Bravo pH 胶囊系统是一种无线的食管 pH 监测系统，它不需要鼻—食管导管，能连续 48 小时动态监测食管 pH 值，可提高患者依从性并延长监测周期。相关研究表明，Bravo PH 胶囊系统可显著减少患者不适并且不干扰正常日常活动，相比传统的 24 小时动态监测，Bravo pH，胶囊系统的 48h 动态监测能达到更好的效果。JSPH–1pH 胶囊系统是重庆金山科技有限公司开发的一种新型无线诊断工具，它比 Bravo pH 胶囊系统更轻、更小，记录时间更长（超过 96h），重要的是，JSPH–1pH 胶囊的采样频率（1/3s）要快于 Bravo pH 胶囊（1/6s）。

此外，尚有研究表明，一顿饭在胃内的排空时间与一粒胶囊在胃内的排空时间之间有很强的相关性，因此，对怀疑有胃轻瘫、小肠功能障碍或慢性传输型便秘的患者，可通过监测胶囊在胃内的运动时间来测量胃排空时间。Smart Pill1 无线动力胶囊（WMC）系统是美国 FDA 批准的用于评估胃轻瘫和功能性消化不良患者疑似延迟排空的系统，由美国敦力公司研发，内含 pH 值、温度和压力传感器，可以用于测量胃排空时间，这是诊断胃轻瘫的一个重要参数。

2. 监测胃肠道生物标志物：随着电化学技术的发展，其在生物医学领域的应用也日益广泛，例如一氧化氮传感器，葡萄糖传感器，DNA 传感器，硫化氢传感器，氧传感器，超氧化物传感器，免疫传感器等都有了发展。Caffrey 等介绍了一种带有电化学传感器的可吞入胶囊设备，可以通过多种方法（包括循环、方波和微分脉冲技术）来研究消化液中的生物标志物，该装置自动工作并具有实时传输功能，将来有望能有助于诊断胃肠道疾病，如克罗恩和溃疡性结肠炎。目前已通过粪水电化学检测验证了其功能，临床试验有待进一步开展。

肠道内的某些气体成分已经被确定为明确的生物标志物，可以对我们身体健康的判断提供大量信息，Kalantar-Zadeh 等报告了一项可吞入电子胶囊用于感知胃肠道氧气、氢气和二氧化碳的人体试验，该胶囊采用导热性和半导体传感器的组合，通过调整传感器的加热元件来控制它们对不同气体的选择性和灵敏度。它们通过一项人体交叉试验证明，摄入不同量的膳食纤维与食物在小肠和结肠的通过时间及发酵模式有关。该气体传感胶囊可作为一种安全和有效的工具，用来监测个人饮食习惯对健康的影响，并有可能作为一种肠道诊断工具。

最近，一种可吞入的微生物电子设备（IMBED）被开发出来，它结合了工程益生菌传感器细菌和超低功耗微电子技术，能够原位检测与健康或疾病相关的胃肠道生物分子，细菌对目标生物标志物的感知会产生光，而光会被嵌入电子设备中的光电探测器检测到，这些电信号由集成的生物发光检测电路处理并无线传输到外部的接收器或手机上。不同的电路用于检测不同的生物标志物，其中，用于检测胃肠道出血的血红素生物传感器在猪模型体内得到了验证，其他可检测的生物标志物还包括硫代硫酸盐和酰基同丝氨酸内酯（AHL）等。

3. 药物输送与监测系统：传统的给药模式里，药物在胃肠道中的吸收部位取决于药物的剂型及药物表面涂层的理化特性，为了使口服药物能够达到特定的吸收部位以及维持其药物浓度，通常将药物制成不同的剂型如胶囊剂、片剂、颗粒剂、溶液剂、丸剂等，根据片剂药物表面包衣的不同又分为糖衣片、薄膜衣片和肠溶衣片等。然而，受胃肠道环境及排空速度的影响，很难在胃肠道的特定部位达到精确的给药目的。为了克服这一障碍，飞利浦公司开发出了一种具备药物输送与监测系统的可吞入电子设备 ntellicap，该电子设备的尺寸与传统的成像胶囊内镜大小相似，包括药箱、微处理器、pH 和温度传感器、电池、释放药物的马达、收发器和天线等组件。该系统以闪烁成像为验证标准，首次通过人体试验证实了其有效载荷释放功能和基于 pH 值的胃肠道定位识别功能。该系统的其他可能应用还包括在临床前期和临床研究中监测药物的局部生物利用度，以及在某些需要高药物浓度治疗的胃肠道疾病中作为给药装置。

患者对药物治疗的依从性对治疗效果也有很大影响，为此，美国 Proteus Digital Health 公司开发出了一种利用可吞入传感器记录药物依从性的新系统，该系统可提醒使用者按时服药并监测药物摄取剂量。Robert 等使用该系统对活动性结核病患者进行了可行性研究，结果表明，该系统能准确地识别可吞入传感器，对用户的风险低，有较高的接受度。该系统还具备验证药物治疗依从性的潜力。

三、总结

可吞入无线电子设备自从 20 世纪 50 年代问世以来，经过半个多世纪的发展，已经取得了突飞猛进的发展，尤其是摄像技术的突破，为胶囊内镜的发展奠定了基础，现在已经成为临床广泛使用的可吞入电子设备，这也促使科学家们去开发功能更多更复杂的可吞入电子设备。但是，随之而来的也有许多问题和挑战，首先，可吞入电子设备的大小尺寸设计是一个重要的问题，功能越复杂的设备需要越多的功能组件，相应地设备的尺寸也就越大，这就增加了设备滞留的风险，可能会引起肠梗阻、肠穿孔等并发症。随着功能材料学的发展，可食用、可降解材料以及 3D 打印技术的应用，可能会降低这些风险。其次，电能是可吞入电子设备工作的重要保障，电量越大的电池所占设备的体积也越大，这也限制了设备的尺寸设计。为了克服这一题，新型电池材料、能量收集策略和远程供电的可能性正在被探索。

目前，可吞入无线电子设备在人体主要用于胃肠道成像与疾病的诊断，但是，我们对于胃肠道的许多功能还一无所知，还有许多发现有待探索。可摄入电子传感设备领域还处于绝对起步阶段，我们对胃肠道的了解还局限于仅有的几种传感设备包括 pH、温度及压力传感设备等，更多用于监测胃肠道化学反应的传感设备有待被探索。未来，可吞入传感胶囊可能会广泛用于预防、诊断和监测肠道疾病和个体化健康管理等。另外，随着功能性胶囊内镜研发技术的不断突破，以及人工智能的发展，可吞入无线电子设备将不只局限于被动性地进行疾病的诊断与监测，各种治疗性的设备包括切除息肉、活检、止血、局部注射、释放药物以及执行特殊的指定操作等，将为人类的健康提供更安全、更舒适、智能化的服务。

附录七

胃液与胃部疾病的研究

胃液是一种无色、含水、酸性的消化液，主要在胃腔内进行生化代谢，因此胃液成分的变化能迅速、直接地反映胃黏膜的病理变化，这是胃液检测能成为一种可行的疾病诊断方法的理论基础。

目前诊断胃部疾病的要素包括临床表现、血清学指标、影像学表现、内镜和病理表现等。胃镜检查能直接观察病变并取活检组织行病理学检查，胃镜活检病理成为许多疾病诊断的金标准，但活检的创伤性以及不可预知的危险性使其临床应用受到一定程度的限制。

近年来，胃液在胃部疾病诊断中的价值受到越来越多的关注。有效地分析胃液成分能为疾病诊断提供重要依据，有望成为一种替代胃镜活检病理的廉价、相对无创的胃部疾病诊断方法。

一、胃液的基本生理、生化性质

胃液是胃内所有分泌物的总称，人体每天可产生多达 2L 胃液，正常胃液 pH 值在 0.9~1.5 波动，比重为 1.006~1.009。纯净的胃液是一种无色、含水、酸性的消化液，内含多种有机和无机成分，如 HCl、胃蛋白酶原、脂肪酶、黏蛋白、内因子、肽类、核酸、电解质等。

分布于胃黏膜的各类腺体是这些物质的主要分泌部位：壁细胞分泌 HCl 和内因子，主细胞分泌胃蛋白酶原，胃黏膜表面上皮细胞和散布于胃底腺、腺颈部的少量颈黏液细胞分泌黏液。此外胃液中还含有吞咽的唾液、胃十二指肠反流的胆汁、炎症介质、源自受损胃壁的血液甚至肿瘤标志物蛋白。

胃液能成为诊断胃部疾病的方法，原因主要有以下几点：第一，胃液主要在胃腔内进行生化代谢，与胃黏膜直接进行物质交换，因此其成分变化能迅速、直接地反映胃黏膜的病理变化，这使胃液成为易获得潜在生物学标志物的可再生储存库。第二，与其他体液成分相似，胃液内容物不是静态的，而是随疾病状况或治疗疗效而动态改变。第三，胃液的获取相对简单，通过胃管、胃镜等途径均可获取。在胃镜检查期间收集胃液不会给患者带来额外的不适。因此，胃液分析是一种简单、有效且相对廉价的胃部疾病诊断方法，较之胃镜活检病理，其可作为检测慢性胃炎、幽门螺杆菌（Hp）感染等胃癌危险因素的优选方法。研究证明胃液 PCR 检测可有效筛查 Hp 感染，并可用于选择质子泵抑制剂（CYP2C19 多态性检测）以及根除疗效评估。

二、胃液 pH 与胃部疾病的关系

胃液是一种酸性消化液，H^+ 浓度比血液高 300 万 ~400 万倍，有学者认为 pH < 3 属于正常的胃液 pH 波动。胃酸可抑制和杀死大部分随食物进入胃内的细菌，因此胃液 pH 升高将不可避免地降低其自身的天然屏障功能。胃液 pH 的变化在一定程度上反映了胃黏膜的变化。Sung 等发现胃液 pH ≥ 3 的个体 Hp 感染率显著高于 pH < 3 者（61.1% 对 21.4%，P=0.007）；胃液 pH ≥ 3 者的胃体萎缩和肠化生检出率更高，但胃液 pH 变化与胃窦黏膜病理改变无明显相关性，这可能与胃体是胃酸分泌的主要部位有关。

三、胃液成分与胃部疾病的关系

1. 氨与胃部疾病：胃内 Hp 通过尿素酶将尿素水解为氨和二氧化碳，使细菌能在胃内酸性环境中存活，目前诸多 Hp 检测方法系基于尿素酶活性检测。Giovannozzi 等报道了一种以红外光谱技术检测胃液中氨浓度的方法，该方法简单、快速，与呼气试验相比具有更高的敏感性和特异性。研究表明胃液中的氨浓度与胃炎严重程度和活动性呈正相关，胃黏膜中性粒细胞、单核细胞浸润越显著，胃液氨浓度越高。因此，检测胃液氨浓度不仅提示 Hp 感染状态，而且有助于评估胃黏膜炎症的严重程度。

2. 黏蛋白与胃部疾病：胃肠道黏膜上皮细胞被细胞外黏液层所覆盖，构成抵抗外部侵害（化学物质、微生物、机械应力等）的重要物理屏障。此种凝胶状黏液层的主要成分是水和大量糖基化黏蛋白，后者携带的聚糖表位不仅为共生微生物提供了结合位点，而且参与了与其他病原微生物如 Hp 黏附的相互作用。目前研究较多的黏蛋白包括 MUC5 AC、MUC1、腺体黏液细胞型（CMC 型）黏蛋白等。有研究采用 ELISA 方法检测 Hp 根除前后胃液中的 MUCS AC、MUC 水平，发现根除 Hp 后两者水平均升高，尤其是 MUC1 水平变化显著，由此认为 Hp 感染可抑制胃黏膜黏蛋白合成。另有研究显示，Hp 根除后胃液中 GMC 型黏蛋白水平降低［（18.2 ± 1.4）UmL 对（24.9 ± 1.7）U/ml］，尽管差异无统计学意义。该研究还发现，胃十二指肠疾病患者的胃液 GMC 型黏蛋白水平高于健康人［胃炎：（3.0 ± 1.0）U/ml；胃溃疡：（29.9 ± 1.7）U/ml 十二指肠溃疡：（29.5 ± 2.0）U/ml；健康人：（1.6~0.7）U/ml］。由此认为 GMC 型黏蛋白分泌增加可能参与了对 Hp 感染相关胃黏膜损伤的保护作用。基于胃液中的黏蛋白水平在不同 Hp 感染状态下存在差异，可将其作为评价 Hp 根除效果的参考指标，结合其他临床指标可进一步评估胃黏膜病理变化。目前尚无明确证据表明胃癌患者的胃液黏蛋白水平与健康人相比有显著变化。Wilkin 等首次报道了一级亲属有胃癌史的 Hp 阳性患者胃液黏蛋白（主要是 MUCS AC）分泌显著增加。

3. 触发性受体 TREM-1 与胃部疾病：TREM-1 属于免疫球蛋白超家族，主要表达于髓样细胞，亦可表达于中性粒细胞和成熟单核细胞，炎症驱动的巨噬细胞可见 TREM-1 表达上调，可放大由 Tol 样受体始动的炎症反应。因此该受体在胃炎、胃溃疡以及多种 Hp 感染相关胃部疾病中可能存在差异表达。Piroozmand 等通过测定 Hp 阳性与阴性患者的胃液可溶性 TREM-1（sTREM-1）水平，分析其对 Hp 感染的诊断效能，结果显示其敏感性、特异性、阳性和阴性似然比、准确性分别为 82%、75%、3.3、0.25 和 78%，有望作为 Hp 感染的诊断指标。Koussoulas 等的研究显示，与非溃疡对照组相比，消化性溃疡患者的胃液 sTREV-1 水平中位值显著升高 [（44.27 ± 241.55）RU 对（3.91 ± 0.57）RU，P=0.006]，并与炎症细胞浸润和慢性胃炎悉尼评分呈显著正相关，提示 sTREV-1 可能是参与消化性溃疡炎症过程的独立因素。目前关于 sTREM-1 的研究尚少，结论亦不统一，其是否可作为胃部疾病的诊断指标，尚需更多研究资料验证。

4. 人类 β- 防御素（HBD）与胃部疾病：HBD 是一种由免疫细胞和上皮细胞分泌的内源性抗菌肽，目前已发现的 HBD 有 50 余种，主要包括 HBD1、HBD2、HBD3、HIBD4，其中 HBD2 与多种胃部疾病关系密切。Pero 等测定了 Hp 阳性与阴性慢性胃炎患者的胃黏膜 HBDs 基因表达，发现 Hp 阳性组诱导型 HBD2 表达明显升高，HBD3、HBD4 表达则无明显变化，因此认为 Hp 感染可诱导 HBD2 基因表达，HBD2 参与了 Hp 相关胃炎的发生。Somoto 等探讨了胃液 HBD2 与 Hp 感染的相关性，结果表明其水平与 Hp 感染有关，并与胃体炎症活动性和慢性炎症评分呈正相关，但其水平在根除 Hp 前后无明显变化。上述发现提示胃液 HBD2 有望成为 Hp 感染相关实验室指标。

5. 丙二醛（MDA）与胃部疾病：MDA 是脂质过氧化作用和前列腺素（PGs）生物合成过程中产生内源性遗传毒性物质，可与 DNA 反应形成稳定的化合物，后者在体内可能导致包括肿瘤在内的多种炎症介导的疾病发生。Hp 感染引起中性粒细胞趋化和浸润，造成细胞损伤，是胃黏膜过氧化物的主要来源。研究发现 Hp 感染相关胃炎和胃癌患者血清 MDA 水平升高，胃癌患者升高更为显著。在此基础上，Wang 等进一步研究了胃液中 MDA 水平变化的临床意义，发现 Hp 阳性慢性胃炎患者的胃液 MDA 水平显著增高，并随肠化生至胃癌的演进过程进一步升高。因此，胃液 MDA 水平可提示 Hp 感染，并在一定程度上反映胃黏膜异型性。目前关于胃液 MDA 的研究尚少，其临床意义需要更多研究提供理论依据。

6. 微 RNA（miRNAS）与胃部疾病：miRNAS 是一类长度为 20~24 个核苷酸的小 RNA，在细胞内发挥多种重要调节作用，如参与肿瘤发生和演进。Cui 等的研究探讨了胃液 miRNAs 作为潜在生物学标志物辅助胃癌筛查的可行性，结果显示胃癌患者胃液 miR-21、miR-106a 水平显著低于良性胃部疾病患者，两者诊断胃癌的 ROC 曲线下面积（AUC）分别为 0.969 和 0.871，敏感性均高于胃液 CEA 检测，miR-21 敏感性更高（85.7% 和 73.8% 对 69.0%）；胃液 miR-21、miR106a 的诊断效能高于血液 miRNAs 检测。Zhang 等的研究表明胃液 miR421 作为胃癌筛查标志物的敏感性、特异性、AUC 分别为 71.4%、71.4% 和 0.767。联合胃液 miR-21 与 miR421 可使 AUC 提高至 0.982，具有更高的诊断价值。其他

miRNAs，如 miR-133a、miR-129-1-3p、miR-1292-3p 等表达下调亦被认为与胃癌呈显著正相关。

7. 其他：有较多研究对除上文提及的指标以外的胃液成分能否成为胃癌筛查甚至早期指标进行了探讨。对于一些常用的血清肿瘤标志物如 CEA、CA19-9 等，分析显示其胃液水平检测对胃癌患者无诊断和预后预测价值。Chen 等发现血清表皮生长因子（EGF）水平升高和 PGE2 水平降低与 Hp 阳性的胃黏膜低级别上皮内瘤变有关，但两者在胃液中的变化与胃黏膜低级别上皮内瘤变患者是否存在 Hp 感染无关。Kayamba 等的研究表明胃液中出现血液成分与胃黏膜病变密切相关，对于检出胃癌具有高敏感性（91%），可筛选出高危患者进一步行胃镜检查。目前研究较多的长链非编码 RNA（lncRNAs）在胃液中的价值越来越受到重视。研究发现 ABHDI1-AS1、LINC00982、LINC00152、AA174084、UCA1、RMRP、H19 等在早期胃癌筛查方面具有较高的特异性和可靠性。

四、结语与展望

胃液是人体重要的体液成分，近年来，由于胃部疾病的高发生率和胃镜的高使用率，其临床价值越来越受到重视。与血液循环相似，人体中的胃液循环也维持着动态平衡，此种平衡一旦被打破，将导致各种胃肠道疾病发生；反之，胃肠道疾病的发生亦会导致胃液稳态失衡。因此，较之血液成分的变化，胃液成分的变化能更特异、敏感地反映消化系统疾病，尤其是胃部疾病状态。然而在目前临床工作中，胃液常被视为医疗废弃物而被忽视，导致这种现象的原因有两个方面：一方面，胃液诊断方法不成熟，在一定程度上限制了它的临床应用；另一方面，胃液相关研究目前尚无突破性进展，关于各种胃液指标在疾病诊断中的意义，研究结果各异。因此，需研发更先进的仪器以及检测技术用于胃液分析，在此基础上开展更严谨、科学的实验证实胃液成分与疾病之间的联系，从而使胃液检测成为一种新的早期发现胃部疾病以及评估疾病进展和治疗疗效的重要手段。

附录八

吲哚胺 -2，3- 双加氧酶 -1 在肿瘤免疫及治疗中的研究

虽然肿瘤的治疗方法进展迅速，但晚期肿瘤的疗效仍不佳。近年来以程序性死亡受体 1（PD-1）程序性死亡受体配体 1（PD-L1）抑制剂为代表的免疫治疗因机制独特、疗效显著，开创了晚期肿瘤治疗新模式。但 PD-1PD-L1 抑制剂的有效性有限，其原因可能为免疫调节机制复杂，导致肿瘤免疫逃逸的靶点及途径较多。吲哚胺 -2，3- 双加氧酶 -1（ID01）作为色氨酸代谢途径中的关键酶，其催化色氨酸分解产生的代谢产物对肿瘤免疫逃逸起到了关键作用，基于此，ID01 有望成为补充免疫治疗的新靶点和途径。

一、ID01 及其在色氨酸代谢中的作用

ID01 是由含血红素的氧化酶基团与亚铁血红素铁的活性部分（$Fe^{2+}b$）结合形成的单体。相对分子质量为 45×10^3，由人类染色体 8p22 上的 INDO 基因编码表达。在全身各种组织和细胞中广泛表达，ID01 的转录调控复杂。在 INDO 基因启动子区发现干扰素 γ（TFN-γ）刺激的响应元件，因此 IFN-γ 被广泛认为是大多数细胞中 ID01 的主要诱导因子。在分子结构方面，ID01 分子环增加不同氧化还原配体有助于抑制剂的结合。我们认为该酶特定晶体结构中的不同特征，可能有助于设计新型的 ID01 抑制剂。

ID01 的主要作用是将色氨酸分解为犬尿酸及其下游代谢产物。因此色氨酸耗竭成为免疫调节的一种机制，并且色氨酸的代谢产物也可以调节 T 细胞相关免疫反应。ID01 降解色氨酸会导致色氨酸缺乏，其缺乏可通过诱导无电荷色氨酸 tRNA 积累而导致细胞"饿死"。不带电的 t-RNA 被应激反应激酶 GCN2 感知，随后 GCN2 阻止 T 细胞活化。GCN2 基因已破坏的 T 细胞不受体内 ID01 介导的增殖抑制影响，这些 T 细胞也不会被树突细胞（DC）抑制，从而调节免疫反应。ID01 介导的色氨酸消耗的另一个影响是犬尿氨酸的产生，它可以与芳烃受体结合，芳烃受体激活后的生物学效应包括抑制 T 细胞活化、诱导 DC 激活调节性 T 细胞（Treg 细胞）。

综上，ID01 在肿瘤中的相关免疫调节机制，可以作为一种促进肿瘤免疫逃逸 / 逃避的机制。

二、ID01 在免疫逃逸中的作用

免疫逃逸是指肿瘤细胞通过多种机制逃避机体免疫系统识别和攻击，从而得以在体内生存和增殖的现象。肿瘤细胞在某些情况下能通过多种机制逃避机体的免疫监视，在体内迅速增殖，形成肿瘤。研究发现，ID01 介导的肿瘤逃逸阶段也是逐步形成的，目前机制未明，但大致可分为 3 个阶段，即免疫消除、免疫平衡、免疫逃逸。免疫消除：肿瘤产生的大部分异型性细胞在开始接触免疫系统时被高效识别和捕获，主要由自然杀伤（NK）细胞和效应 T 细胞完成免疫"消除"作用，这时 ID01 在肿瘤组织的微环境中表达偏低，同时 IDO1 消耗色氨酸使局部肿瘤微环境中产生色氨酸"饥饿"状态，影响肿瘤利用色氨酸合成有效蛋白。免疫平衡：留存下来的肿瘤异型细胞积累数量和突变，同时上一阶段色氨酸"饥饿"状态开始逐步诱导 T 细胞凋亡。免疫逃逸：高表达的 ID01 开始抑制效应 T 细胞并诱导其大量凋亡，同时使 Treg 细胞、DC、髓样树突细胞（mDC）表达升高，进一步抑制肿瘤微环境中的免疫反应，从而达到肿瘤逃逸。

三、ID01 在不同肿瘤组织中的研究情况

ID01 在许多肿瘤组织中表达均升高，如卵巢癌、子宫颈癌、乳腺癌、肺癌、结直肠癌、子宫内膜癌、黑色素瘤、胰腺癌、骨肉瘤等。肿瘤组织细胞、周围炎症细胞以及区域引流的淋巴结也是 ID01 常表达域。关于 ID01 在组织中的表达情况及预后有多方面研究。其多存在于肿瘤组织细胞中，同录水平的 mRNA 拷贝数也增加，相关的免疫微环境中 ID01 表达升高，一般呈中高度表达，ID01 的表达上调与不良预后及肿瘤进展转移呈正相关。

四、ID01 抑制剂在临床试验中的现状

对 ID01 基因表达、代谢调节、生物反应等方面进行调节，结果显示 ID01 介导的色氨酸分解代谢促进肿瘤进展，因此 ID01 抑制剂成为临床开发的有力靶点。ID01 在正常组织中表达水平较低，但在肿瘤中表达上调，同时抑制 ID01 不易造成严重的不良反应。

动物实验中 ID01 基因敲除小鼠在不同的小鼠品系中无明显的结构和功能表型变化。此外，临床前试验数据显示，ID01 的抑制可与免疫检查点阻断产生协同效应。临床数据表明，抗 PD-1 抗体治疗肉瘤患者，血浆犬尿氨酸 / 色氨酸比例增加。推测阻断免疫检查点会引起 ID0 表达升高，这可能是抗 PD-1 抗体疗效有限的原因之一，提示免疫检查点抑

制剂联合 ID01 抑制剂有望协同抗肿瘤。因此 IDO1 抑制剂受到临床关注，目前正在临床试验中测试各种类型的 ID01 抑制剂，主要作为免疫治疗方式的辅助手段。

1. epacadostat：美国 Incyte 公司开发的 epacadostat（INCB024360）是一种 ID01 抑制剂，通过与 ID01 的含铁血红素基团直接结合，与色氨酸竞争结合 ID01，是临床研究中最新的 IDO1 抑制剂，无论是单药治疗，还是与 PD-1/PD-L1 抗体和 / 或 CTLA-4 抗体联合使用，epacadostat 通过增强 T 细胞和 NK 细胞增殖和功能来增强抗肿瘤作用。一项临床前期研究中，epacadosta 协同增强了 PD-1/PD-L1 或 CTLA-4 抗体对黑色素瘤生长的抑制作用。已有多项 epacadostat Ⅰ～Ⅲ期临床试验，涵盖实体肿瘤与血液肿瘤。一项 Ⅰ期临床试验证实 epacadostat 的安全性和 80%～90% 抑制 ID01 的有效性，单药治疗，每天 2 次，测定血浆剂量 ≥ 100mg。52 例患者中 7 例病情稳定 ≥ 16 周。大多数 epacadostat 的临床试验都调查了其作为抗 PD-1 抗体帕博利珠单抗辅助药物的效果无论是否有其他治疗方式。对于晚期黑色素瘤、转移性非小细胞肺癌、肾癌、尿路上皮癌和头颈部鳞状细胞癌的治疗，均完成了 Ⅲ期临床试验。但在 Ⅲ期 ECHO-301 试验中，epacadostat 联合帕博利珠单抗治疗晚期黑色素瘤未能达到无进展生存的主要终点。因此，epacadostat 联合免疫检查点抑制的 Ⅲ期临床试验要么暂停，要么转入随机的 Ⅱ期试验。

2. indoximod：indoximod 也被称为 1- 甲基 -d- 色氨酸（D-1-MT）与直接 ID01 抑制剂不同，indoximod 的生物学效为减少 Treg 细胞的数量，从而降低肿瘤微环境中免疫抑制状态。与美国百时美施贵宝公司的 BMS-986205 类似，美国 Newlink Genetics 公司并未开始针对晚期黑色素瘤患者的 indoximod 联合帕博利珠单抗和 / 或纳武单抗（nivolumab）的 Ⅲ期临床试验。针对未指明的实体肿瘤，给予患者 2000mg/d 口服，联合多烯紫杉醇（NCT01191216）的 Ⅰ期临床试验中，48 例患者中有 5 例病情稳定超过 6 个月。然而，indoximod 和 taxane（NCTO1792050）的联合应用，在转移性乳腺癌患者的 Ⅱ期试验中，未能在无进展生存期、总生存期或客观缓解率方面获得满意的终点。

五、IDO1 与 PD-1/PD-L1 的关系

PD-1/PD-L1 是肿瘤免疫调节通路上重要的受体，效应 T 细胞作用于肿瘤时同时分泌 IFN-γ，诱发 Treg 细胞表面 PD-1 表达，从而负反馈作用于效应 T 细胞，达到免疫抑制的效果，同 ID01 基因协同表达，均受 IFN-γ 激活表达上调，相互形成局部免疫微环境的抑制效应。PD-1/PD-L1 的靶向抑制剂同样用于临床，目前在不可切除的转移性黑色素瘤、非小细胞肺癌、肾癌中获得了一定的生存获益，但也存在局限性。在非小细胞肺癌 PD-1/PD-L1 抑制剂耐药的研究中，Li 等通过动物建模研究实验发现，ID01 的高表达是导致 PD-1/PD-L1 抑制剂耐药的主要原因。TCGA 数据库分析得出，通过靶向 RET-SRc 轴，瑞戈非尼有效抑制 JAK1/2-STAT1 和 MAPK 信号转导，随后减弱 IFN-γ 诱导的 PD-L1 和

ID01 表达，从而进一步增强局部肿瘤免疫杀伤。目前关于 ID01 抑制剂与 PD-1/PD-L1 抑制剂联合用药治疗进展期黑色素瘤也在进行 I 、II 期临床试验，结果令人满意。

六、总结与展望

近年来，针对免疫治疗新靶点的研究越来越受到关注，因 ID01 在肿瘤组织及引流淋巴结中表达较高，具有免疫逃逸调节作用，且可加强 PD-1/PD-L1 抑制剂在肿瘤免疫治疗中的作用。目前针对 ID01 相关的免疫抑制剂在多期临床试验中已经观察到疗效，有望成为免疫治疗新的靶点及途径，但仍需要不断开发新的抑制剂，进行临床试验，为免疫治疗提供新方案。

附录九
恶性实体肿瘤与复发性静脉血栓的研究

在临床上，对于恶性实体肿瘤合并静脉血栓（VTE）形成的患者，在给予抗凝治疗后，仍有静脉血栓复发（rVTE）的情况。国外学者发现恶性实体肿瘤使 rVTE 的风险增加了 1.7 倍，9%~20% 的恶性实体肿瘤相关血栓形成患者在抗凝治疗期间发生 rVTE，而 rVTE 的发生与死亡风险增加独立相关。血栓是仅次于恶性实体肿瘤本身的第二大死因，每年因 VTE 死亡的患者占比为 20%。

一、恶性实体肿瘤 rVTE 的预测指标

1. D- 二聚体：D- 二聚体是凝血激活和纤维蛋白溶解的标志物，是纤溶过程中交联纤维蛋白凝块被纤溶酶溶解所产生。Jara- Palomares 等进行了一项前瞻性研究，选取抗凝治疗 3 个月后的患者，检测其血浆超敏 C 反应蛋白（hs-CRP）和 D- 二聚体含量，发现 21 天后 hs-CRP 的含量与 D- 二聚体水平与 rVTE 呈正相关。该研究表明 hs-CRP 和 D- 二聚体是中止抗凝后 rVTE 的潜在生物标志物。Tosetto 等进行的大型荟萃分析提示，D- 二聚体是良好的 rVTE 预测指标，尤其是在恶性实体肿瘤合并无症状 rVTE 的预测方面。Eichinger 等进行的大型回顾性分析同样表明 D- 二聚体为良好的 rVTE 的预测指标。

2. P- 选择素：P- 选择素，也称为血小板 α 颗粒膜蛋白 -140，它在血小板被激活后进入血浆内或者融合到血小板膜表面上，其水平用于反映体内血小板的活化程度。相关研究表明，基线 P- 选择素水平与恶性实体肿瘤患者 rVTE 风险显著相关；VTE 初诊时 P- 选择素含量高的患者，rVTE 的风险比含量正常者高 4 倍；而抗凝疗期间 P- 选择素含量的变化则与 rVTE 无关。

3. 组织因子（TF）：TF 是一种相对分子质量为 47×10^3 的跨膜蛋白，由 263 个氨基酸残基组成，是凝血的主要生理起始因子。研究表明，TF 一方面通过止血系统参与血管生成的调节，另一方面通过上调血管内皮生长因子和下调血管生成抑制剂血小板反应蛋白来促进血管生成。因此，TF 参与恶性实体肿瘤患者的血栓形成和血管生成。目前 TF 已被研究证实可作为预测恶性实体肿瘤患者首次 VTE 的生物标志物，我们有理由预测 TF 与恶性实体肿瘤患者 rVTE 的相关性。Khorana 等选取了 805 例恶性实体肿瘤合并 VTE 的患者，其中 rVTE 患者 75 例，评估了 TF、临床危险因素和初诊 VTE 时测量的其他生物标志物与 rVTE 的关系。结果表明患者 TF 浓度越高，其 rVTE 率就越高。

570

二、恶性实体肿瘤 γVTE 的危险因素

1.静脉血栓自身的特征：静脉血栓按位置可分为深静脉血栓（DVT）和肺动脉栓塞（PE）；按发现时有无临床症状分为有症状性血栓（SVT）与无症状性血栓（IVT）。有研究表明，在恶性实体肿瘤患者中，初次血栓合并 PE 是后期 γVTE 的独立危险因素，与合并 DVT 形成的患者相比，出现 PE 的患者更容易出现 PE 的复发以及其他部位 VTE 的形成。Font 等的研究表明，相较于早期肿瘤，转移性肿瘤更容易发生 IVT，而 IVT 患者 γVTE 的风险较 SVT 患者高。对于恶性实体肿瘤患者而言，与发生症状性 PE 相比，无症状性 PE（IPE）者具有较高的 γVTE 风险、出血风险和病死率 1∶1；而亚段和更近端定位的 IPE 患者 γVTE 风险相当 15。由此可得出结论，对于初次静脉血栓为肺栓塞或合并肺栓塞的恶性实体肿瘤患者，且 VTE 不合并临床症状，那么 γVTE 的风险远高于其他肿瘤患者。

2.恶性实体肿瘤部位、分期及组织学特征：在恶性实体肿瘤与 γVTE 的研究中，针对肿瘤原发位置肺癌和胃肠道肿瘤给 γVTE 带来了额外的风险，而乳腺癌未被观察到与 γVTE 的风险增加有关；晚期肿瘤患者的 VT 形成风险明显高于健康人，并且晚期肿瘤患者 γVTE 的风险为早期肿瘤的 3 倍多。Yhim 等人发现，对于 VTE 诊断后接受抗凝治疗的实体肿瘤患者，胰腺癌、进展期肿瘤以及合并肺栓塞为 γVTE 的独立危险因素。与此同时，γVTE 可能会导致晚期实体肿瘤患者的生存率更低。Khorana 等研究则揭示了恶性肿瘤本身以及转移带来的淋巴结肿大所导致的静脉压迫和胆系统恶性肿瘤增加了 γVTE 的风险。Edwin 等研究胶质细胞瘤过程中行多变量分析发现，缺乏长期抗凝治疗和存在第二原发恶性肿瘤与 γVTE 显著相关。肿瘤组织学特征分为癌、鳞状细胞癌、腺鳞状细胞癌等。目前已有的研究尚无法确肿瘤组织学差异与 γVTE 的相关性。因此，对于晚期恶性体肿瘤患者，特别是胰腺癌患者，我们更需要关注其 γVTE 来的危害，提前对患者进行干预，延长患者生存期。

三、抗凝措施的选择与 γVTE 的关系

抗凝治疗期间 γVTE 的 6 个月和 12 个月累积发生率分别为 20.6% 和 27.0%。目前常见的抗凝措施为：①口服香豆素类药物，如华法林。②皮下注射低相对分子质量肝素（LMWH）。③口服新型抗凝剂，如利伐沙班。④放置静脉滤器等。在恶性实体肿瘤合并 VTE 的患者中，即使维持治疗性国际标准化比值，γVTE 在恶性实体肿瘤患者中仍然会发生。与口服华法林相比，利伐沙班一样有效，同时 γVTE 风险低于华法林患者 1 倍，且临床相关出血较少；在达比加群与华法林的临床试验中，两者有相似的临床收益、VTE 复发率或出血率；一项大型随机试验证明，与口服华法林相比，达肝素可使 γVTE 的相对风险

降低 52%。行 LMWH 和华法林治疗的患者 γVTE 风险相当（6.2% 比 6.4%），而未治疗患者为 12%。华法林治疗时发生大出血的风险高于 LMWH1；直接口服抗凝剂与 LMWH 相比，降低 γVTE 的概率相似，但是在胃肠道肿瘤的抗凝治疗中表现出更多的出血事件，建议胃肠道中肿瘤患者首选行 LMWH 抗凝治疗；我国学者则建议对于中晚期肿瘤患者持续行抗凝治疗；对于合并 PE 的患者，建议使用下腔静脉滤器。

因此，对于恶性实体肿瘤合并 VTE 形成的患者，应充分考虑患者的一般情况，包括身体状态、经济状况、出血风险等，选择个性化的抗凝方式。建议接受华法林治疗的患者，从华法林转为 LMWH；接受 LMWH 治疗的患者，增加 LMWH 剂量或插入腔静脉滤器。

四、其他导致血栓的因素

1. 手术：早期恶性实体肿瘤患者多数会选择手术切除。手术对患者创伤较大，且术后患者卧床时间较长，手术治疗前会采取放疗及化疗来缩小肿瘤。大型手术不仅增加初次血栓形成风险，同时增加 γVTE 风险。

2. 年龄：随着年龄的增长，VTE 发病率急剧增加，然而 Smith 等研究则表明，年龄的增长并不是 γVTE 的独立预测指标。

3. 性别：对于恶性实体肿瘤患者合并 VTE 者，男性 γVTE 的风险要高于女性。

4. 体质量指数（BMI）：鲜见文献报道对于 BMl 与恶性实体肿瘤患者 γVTE 的研究。在合并 VTE 的患者中，BMI $> 28kg/m^2$ 的人群 γVTE 的比例相对较高。然而 Mueller 等研究了 986 例高龄患者 γVTE 的影响因素，提示 BMI 的变化未增加 γVTE 风险。因此，对于超重及肥胖恶性实体肿瘤患者，建议保持 BMI 在正常范围。

5. 总结与展望

恶性实体肿瘤患者血液中 D- 二聚体、TF、P- 选择素含量可作为监测 γVTE 的指标；对于合并肺栓塞、晚期肿瘤、胰腺癌的患者，需要警惕其 γVTE 可能；抗凝措施的选择为 γVTE 的独立预测测因素；年龄、肿瘤组织学特征、BMI 等与 γVTE 的关系则尚不明确；对于合并 VTE 的恶性实体肿瘤患者，评估患者出血的风险、收益以及经济情况，选择个性化的抗凝方式行长期抗凝治疗。国际上关于肿瘤患者 γVTE 风险的评分为渥太华评分，多位学者研究表明其预测性较低，有必要总结更多的临床数据，探索更加准确的预测模型。

附录十

抗肿瘤药物所致心血管毒性的研究

肿瘤的早期诊断可延长患者的生存期，随着肿瘤手术、化疗、放疗、靶向治疗、内分泌治疗以及免疫治疗等方面的进展，患者的生存期进一步得到了极大提高。对肿瘤患者的长期临床观察发现，很多肿瘤患者并非死于肿瘤，心血管疾病成为除肿瘤之外的首要死亡原因。

肿瘤心脏病学是一门研究肿瘤者心血管疾病的学科，肿瘤患者心血管疾病的发生可由肿瘤本身以及抗肿瘤治疗引起，也可早于恶性肿瘤的诊断。2016 年欧洲心脏病学会（ESC）将肿瘤治疗所致的心血管并发症归纳为九大类：心功能不全和心力衰竭、冠状动脉疾病、心脏瓣膜病、心律失常、高血压、血栓栓塞性疾病、外周血管疾病及卒中、肺高血压、肿瘤治疗相关其他心血管并发症（心包疾病、胸腔积液以及自主神经功能障碍）。肿瘤治疗引起的心血管并发症几乎涵盖了心血管系统的各个方面，其中心力衰竭、血栓栓塞和高血压等并发症发病率、致死率均较高。

一、抗肿瘤药物治疗所致心血管毒性的定义和分类

心血管毒性是抗肿瘤药物治疗最常见的副作用之一。抗肿瘤治疗相关的心血管毒性发生风险主要与化疗方案（药物种类）、药物累积剂量、是否合并心血管高危因素有关。美国心脏评估委员会将抗肿治疗导致的心血管毒性定义如下：①表现为整体功能降低或室间隔运动明显降低的心肌病，左心室射血分数（LVEF）降低。②充血性心力衰竭相关症状。③第 3 心音奔马律、心动过速等相关体征。④ LVEF 较基线降低至 5% 且绝对值 < 55%，伴有充血性心力衰竭症状或体征。或 LVEF 降低至少 10% 且绝对值 < 55%，无其他症状或体征。以上至少满足一项即可诊断。

根据导致的心血管毒性是否可逆，可将抗肿瘤药物分为 I 型及 II 型。I 型是指所造成的心血管毒性是不可逆的，比如临床上常用的蒽环类药物，随着药物剂量增加毒性也随之增加，其导致的心血管毒性与累积剂量、时间有关。II 型是指所造成的心血管毒性是可逆的，及时干预能够有效缓解心血管毒性。不过该分类也有局限性，如列为 II 型药物的曲妥珠单抗也会造成不可逆的心血管毒性。

二、常见抗肿瘤药物所致的心血管毒性

1.蒽环类药物：蒽环类药物如阿霉素、柔红霉素、表阿霉素等在临床上应用广泛，疗

效确切，是淋巴瘤、乳腺癌、急性白血病等肿瘤的常用化疗药物，但是其导致的心血管毒性也较为显著。在一项 Meta 分析中，22815 例肿瘤患者接受蒽环类药物治疗，其中 6% 出现临床显性心脏损害，18% 出现亚临床心脏损害。

目前关于蒽环类化疗药物所致心血管毒性发生机制的主流观点涉及双通路的活性氧化物、拓扑异构酶的改变、心肌共同通路钙超载等。近年有研究表明，蒽环类药物可通过刺激心脏成纤维细胞产生胶原蛋白，促使心脏纤维化的发生。与此同时，蒽环类药物还能通过减少心脏间质和循环系统中祖细胞的数量，降低心脏损伤时的修复能力根据心血管毒性发生的时间，蒽环类药物导致的心血管毒性可以分为急性、慢性和迟发性。急性心血管毒性在给药后的数小时或数天内发生，常表现为心内传导紊乱和心律失常。蒽环类药物产生急性心血管毒性与剂量和给药方案无关，多数病例该反应短暂、可逆，不会造成慢性心功能障碍，少数病例表现为心包炎和急性左心衰。慢性心血管毒性在临床比较多见，多出现在治疗 1 年内，表为充血性心力衰竭和 / 或心肌病，多为不可逆改变发病隐匿，实验室检查可见心脏增大，ST-T 改变，LVEF 降低等。慢性心血管毒性的发生与蒽环类药物的积累剂量密切相关。迟发性心血管毒性在完成化疗 1 年以后发生，主要表现为隐匿性心室功能障碍、充血性心力衰竭以及心律失常。迟发性心血管毒性可以隐匿数年，在某些情况下如妊娠、病毒感染和手术时，因心脏负担加重而诱发症状出现。

蒽环类化疗药物无安全阈值，其所致心血管毒性与累积剂量和治疗时间有直接关系。有研究显示，阿霉素的累积剂量从 $4gm/m^2$ 增加到 $700mg/m^2$ 时心力衰竭的发生率从 5% 增加至 48%，而累积剂量小于 $300mg/m^2$ 的蒽环类药物也可引起心血管毒性，特别是蒽环类药物与其他药物合用以及联合放疗时，这种心血管毒性更为显著。

近年有研究表明，蒽环类药物所致的 LVEF 下降通常在化疗完成后 2 个月内出现，如果患者在化疗后 2 个月内接受依那普利的干预，约 64% 的患者 LVEF 可完全恢复正常；若在化疗后 2 个月接受依那普利干预，则 LVEF 完全恢复正常的比例显著下降；如果在化疗后 6 个月进行干预，患者的 LVEF 无法恢复正常。

但是蒽环类药物所致的心血管毒性存在个体差异，并没有绝对的安全剂量，在首次用药时也可出现心血管毒性。因此使用蒽环类药物化疗的患者需要定期检测心血管毒性。

2. 烷化剂类药物：烷化剂类药物如环磷酰胺、异环磷酰胺等诱发心血管毒性的机制与其代谢产物丙烯醛直接损伤血管内皮有关。环磷酰胺的心血管毒性常表现为无症状心包积液、心肌炎、可逆的心脏收缩功能下降、心律失常等，其毒性与剂量也存在相关性，当剂量达到 120~200mg/kg 时可致心律失常、心包炎等。异环磷酰胺是环磷酰胺类似物，与环磷酰胺有相似的作用机制，同样也具有剂量依赖性的心血管毒性作用。

3. 铂类药物：铂类药物如顺铂诱发心血管毒性的机制可能是通过生成自由基引发脂质过氧化、损伤线粒体，主要是诱发各种心律失常、束支传导阻滞急性心肌缺血、高血压。短期治疗主要引起各种心律失常，如 QT 间期显著延长。长期治疗的心血管毒性主要表现为缺血性心脏病。

4. 抗代谢类药物：引发心血管毒性的抗代谢类药物包括 5- 氟尿嘧啶及其衍生的卡培他滨。氟尿嘧啶类药物诱发心血管毒性的概率仅次于蒽环类药物，其机制可能与药物导致冠状血管痉挛以及代谢产物直接损伤心肌细胞有关，最常见的临床表现为胸痛，也可表现为心律失常、无症状性心电图改变心电图呈现缺血性 ST-T 动态改变，偶有心肌炎、心力衰竭，严重时可发生心源性休克。应用 5- 氟尿嘧啶后，发生心血管毒性的时间一般比较早，通常在高剂量和持续用药时的表现最为明显。

最近一项研究表明，5- 氟尿嘧啶及卡培他滨整体的心血管毒性发生率约为 30.6%，其中 5- 氟尿嘧啶为 25%，卡培他滨为 33%。另外有分析表明，5- 氟尿嘧啶心血管毒性发生率为 1.2%~18%，其中心肌缺血的发生率可高达 10%。不同研究报道的 5- 氟尿嘧啶所致心血管毒性的发生率、病死率有差异，可能与对心血管毒性的定义、样本量等因素不同有关。

5. 抗微管类药物：抗微管类药物包括长春碱类、紫杉类及长春碱类，其导致心血管毒性的机制可能与大量组胺释放以及血管内皮功能损伤有关，也有研究表明此类药物可通过与微管的作用调控心肌细胞内钙稳态，继而导致阵发性心房颤动、心房扑动和房性心动过速的发作。此类药物透发的心血管毒性主要表现为无症状性心动过缓，一般为自限性，也有少数病例出现心肌缺血、心肌梗死。近年有研究表明，若使用此类药物的患者有心脏基础疾病，或者联合应用蒽环类药物时，可能会使心律失常的发生风险增高。此外，蒽环类药物和紫杉醇联合应用时，可能会使心力衰竭的风险增加，原因可能是两者相互作用，使用蒽环类药物在血浆中的浓度升高。

6. 靶向药物：

（1）抗 Her-2 靶向药物：抗 Her-2 靶向药物包括曲妥珠单抗、帕妥珠单抗等。Her-2 是一种原癌基因，在人体乳腺、胃、肠、心脏等组织或器官中均有表达，异常激活可导致肿瘤生长、复发和转移。乳腺癌患者 Her2 过表达通常提示预后不良，因此成为重要的治疗靶点。关于曲妥珠单抗心血管毒性的研究指出，其机制与抑制 Her2 受体的表达有关。Her2 受体可通过 He4 受体抑制心肌细胞凋亡、减少活性氧释放，对于维持心肌细胞正常功能至关重要。当 Her-2 受体的表达被抑制时，可导致细胞的功能紊乱。

曲妥珠单抗所致心血管毒性的临床表现主要为无症状性 LVEF 下降，可能会出现呼吸困难、胸痛、水肿，以及无症状的心电图异常。有研究指出，曲妥珠单抗诱发的心血管毒性发生在用药治疗期间，且疗程越长，发生心血管毒性的可能性越高。在使用曲妥珠单抗后 1 年及 2 年内，心脏不良事件发生率分别为 4.1% 和 7.2%。另外，在联合应用曲妥珠单抗和蒽环类的化疗方案中，延长曲妥珠单抗的给药间隔时间能降低心血管毒性的发生率。研究显示，约 80% 的患者停用曲妥珠单抗或进行抗心力衰竭治疗后心功能好转。

最近有研究表明，对于未使用蒽环类药物的患者而言，曲妥珠单抗引起的 LVEF 下降无临床意义，可忽略不计，曾应用蒽环类药物的患者曲妥珠单抗引起的 LVEF 下降才具有临床意义。

（2）抗 VEGF 靶向药物：如贝伐珠单抗，它是一种抗血管内皮生长因子重组的单克隆抗体，贝伐单抗心血管毒性的具体机制尚不明确，可能与 VEGF 通路活性受到抑制有关。其心血管毒性主要有高血压、慢性心力衰竭，少数会发生心肌梗死。贝伐单抗联合化疗可显著增加动脉血栓的发生风险。高血压为其最常见的心血管毒性反应，可在治疗过程中的任何阶段发生，且通常与剂量相关。

（3）ABL 抑制剂：如伊马替尼，为一种小分子酪氨酸抑制剂，主要用于治疗慢性粒细胞白血病和胃肠道间质瘤，发生机制目前尚不清楚。其心血管毒性常表现为水肿、胸腔积液、心包积液等。

（4）EFGR 抑制剂：如厄洛替尼、古非替尼，为一种小分子表皮生长因子受体酪氨酸激酶抑制剂，有关其心血管毒性的报道较少，厄洛替尼治疗可能与心肌梗死的发生有关，与吉西他滨联合用药时血管疾病风险增高。

7. 免疫检查点抑制剂：免疫检查点抑制剂通过激发或提高免疫应答达到抗肿瘤目的，其导致心血管毒性的发生机制尚不清楚，有研究表明可能与心脏和肿瘤有相同的 T 细胞识别抗原有关系。免疫检查点抑制剂所致的心血管毒性发生率不足 1%，但效率不高，但可危及患者生命据统计，免疫检查点抑制剂治疗相关心肌炎患者的死亡率高达 39.7%，应该引起临床的重视和关注。

三、心血管毒性检查方法

如何及时发现抗肿瘤治疗所致的心血管毒性是可以早期采用一系列检查手段，包括心电图、超声心动图、血清生物标志物、多位门电路控制采集测定法、心脏磁共振等。

1. 心电图：是临床应用最经济、最方便的一种监测心血管毒性的方式，能及时为化疗药物引起的心律失常、心肌缺血等提供证据。例如，对于环类化疗药物引起的心血管毒性，可表现为心脏传导系统的异常：非特异性的 ST 或 T 波异常、QT 间期延长，以及各种类型的心脏传导系统的异常改变。但是心电图只能代表着患者某一时间点的特定状态，其特异性和准确性较低，对于临床工作没有明确的指导意义超声心动图超声心动图是无创性、无辐射的监测工具，而且价格低廉，在临床上广泛应用于损伤、心功能失代偿后才能检测出来，同时，不同操作者的超声心动图观察结果差异较大。更重要的是，LVEF 下降提示心脏失去了其储备功能，是左心室功能障碍晚期的表现，所以不能用于监测肿瘤患者化疗期间的早期心脏损害。

2. 整体纵向应变三维斑点追踪超声：心动图能通过测量心肌变形指标，更详细地评估心肌收缩力。在二维超声图像的基础上，通过计算各节段心肌的位移大小（与组织多普勒频移无关，所以不受声束方向与室壁运动方向间夹角的影响），可更准确地反映心肌运动情况。有研究表明，肿瘤患者超声心动图中整体纵向应变比 LVEF 下降更早，治疗期间监测整体纵向应变可以发现早期的心血管毒性。

3. 血清生物标志物：目前临床上在治疗肿瘤的过程中，通常应用传统的预测心血管毒性的指标如肌钙蛋氨基末端 B 型利钠肽等。当心肌细胞受到损伤时肌钙蛋白 T 和肌钙蛋白 I 会快速释放入血，其血浆浓确定，且检测时间点也上未获得统一的认识。而且只有当心肌组织受到损害时，这些血清生物标志物才会出现异常。因此寻找出在心肌组织产生病理损害之前就能识别心血管毒性的早期标志物尤其重要。

近年一些新型血清生物标志物受到了广泛关注，主要包括 C 反应蛋白、半乳凝素 –3、可溶性 ST–2 生长分化因子 15、可溶性 fims 样酪氨酸激酶 1、髓过氧化物以及细胞色素 C 等。另外在一项使用多元统计和集成分析的研究中，检测了与药物引起的心血管毒性相关的 39 种生物标志物，共发现 10 种能早期识别心血管毒性的指标，其中左旋肉碱、溶血卵磷脂、19– 羟基去氧皮质酮具有较强的特异性有研究表明，接受蒽环类治疗的乳腺癌患者中。

4. 心脏磁共振：心脏磁共振是评价心脏容积、心室功能的金标准。心脏磁共振还可显示出早期心肌损伤的炎性改变、水肿以及晚期的心肌纤维化。

5. 心内膜活检：心内膜活检是评价抗肿瘤药物所致心血管毒性最敏感、最特异的方法。根据心内膜心肌活检组织细胞受累范围，临床医生可以对心血管毒性进行分级和评估，但由于心内膜活检是有创操作，因而应用受到限制。

四、抗肿瘤治疗所致心血管毒性的治疗

肿瘤治疗相关心血管毒性的治疗主要遵循非肿瘤患者的标准方法，但是肿瘤患者在临床上产生心血管毒性并不同于非肿瘤患者，这种常规治疗可能达不到预期的效果。目前针对蒽环类药物，右丙亚胺是唯一可以有效预防其心血管毒性的药物，需要注意的是右丙亚胺是预防用药，而非用于治疗蒽环类药物导致的心力衰竭。除此之外，传统的心力衰竭治疗药物如 β 受体阻滞剂、血管紧张素转换酶抑制剂 / 血管紧张素 II 受体拮抗剂及他汀等均表现出一定的心脏保护效应，但目前无统一结论，尚需大量的临床研究证实。除药物预防措施外，大量基础研究和少量的临床研究表明，规律的有氧运动可改善心肺功能、提高化疗完成率，预防和减轻心血管毒性

五、结论与展望

肿瘤心脏病学作为一门新兴学科，在中国仍然处于发展的初期阶段，面临着十分严峻的挑战。首先，肿瘤内科医生对于心血管不良事件的认识不足，而多数肿瘤科医生并不清楚心血管毒性诊疗的规范流程，在出现严重的心血管不良事件后才开始关注这将延误患者

的干预时机；第二，在抗肿瘤治疗过程一旦出现心血管毒性，很多肿瘤科医生直接放弃核心的化疗方法，事实上，对于早期出现的心血管毒性越早干预，恢复的比例越高。

肿瘤心脏病学虽在我国起步较晚，但是发展势头良好，要改变以往在各自的领域内封闭传播信息的弊端，必须通过多学科的合作碰撞，才能获得真正的发展。

异常激活可导致肿瘤生长、复发和转移。乳腺癌患者 Her-2 过表达通常提示预后不良，因此成为重要的治疗靶点。关于曲妥珠单抗心血管毒性的研究指出，其机制与抑制Her-2 受体的表达有关。Her-2 受体可通过 Her4 受体抑制心肌细胞凋亡、减少活性氧释放，对于维持心肌细胞正常功能至关重要。当 Her-2 受体的表达被抑制时，可导致心肌细胞的功能紊乱曲妥珠单抗所致心血管毒性的临床表现主要为无症状性 IVEF 下降，可能会出现呼吸困难、胸痛、水肿，以及无症状的心电图异常。有研究指出，曲妥珠单抗诱发的心血管毒性发生在用药治疗期间，且疗程越长，发生心血管毒性的可能性越高。在使用曲妥珠单抗后 1 年及 2 年内，心脏不良事件发生率分别为 4.1% 和 7.2%。另外，在联合应用曲妥珠单抗和蒽环类的化疗方案中，延长曲妥珠单抗的给药间隔时间能降低心血管毒性的发生率。研究显示，约 80.9% 的患者停用曲妥珠单抗或进行抗心力衰竭治疗后心功能好转。最近有研究表明，对于未使用蒽环类药物的患者而言，曲妥珠单抗引起的 LVEF 下降无临床意义可忽略不计，曾应用蒽环类药物的患者曲妥珠单抗引起的 LVEF 下降才具有临床意义。

附录十一
外泌体作为靶向治疗载体的研究

外泌体特指通过晚期多泡体（MVB）与质膜融合后分泌的磷脂双分子层包裹的直径为80~150nm的囊泡，形态特征为"cup"状，最初是在体外培养的绵羊红细胞的上清中发现，当时被认为是细胞消除不必要蛋白的机制。后来研究发现，外泌体可以传递功能分子如核酸、蛋白、脂质等到靶细胞并发挥功能。2013年诺贝尔生理学或医学奖颁给了在囊泡运输领域有重大贡献的科学家。外泌体作为细胞间交流方式的发现，不仅为很多生理或疾病过程提供了新解释，而且还被开发为载体治疗和疾病诊断的工具。

一、外泌体的生理过程

虽然外泌体也有质膜来源的大小和功能相同的细胞外囊泡，但是目前的研究主要集中在以CD63和CD9为标志物的内体来源的外泌体，专门研究质膜来源的细胞外囊泡的研究较少。

外泌体的产生过程：由鞘磷脂酶（SMase）和内体分选复合物（ESCRT）产生的神经酰胺促进MVB内部的囊泡形成，之后MVB与细胞膜融合分泌外泌体。外泌体的分泌需要二磷酸腺苷核糖基化因子6（ARF6）、Rab27a/b和肌动蛋白细胞骨架的解聚，液泡三磷酸腺苷（ATP）酶介导的MVB酸化可能外泌体分泌的特异性控制机制。外泌体被摄取和运输内容物到靶细胞的过程还没有确切的定论。外泌体与靶细胞之间特异性的、非特异性的和随机的结合甚至跨物种的结合有结论支持。虽然对外泌体的生命过程还未完全阐明，但是基于外泌体的各种研究和应用发展迅速。

二、外泌体的应用

目前外泌体的应用有许多。在诊断领域，Goldie等研究发现，在所有的小RNA中，miRNA在外泌体中所占的比例比它们的来源细胞更高。血清中长链非编码RNA HOTAIR可作为多形性胶质母细胞瘤的新型诊断和预后标志物。外泌体与癌症相关的研究3发现，来自鼻咽癌的外泌体携带转移相关的miR-23a通过抑制全新的靶基因TSGA10来介导血管生成。吉西他滨抗性细胞通过外泌体传递miRNA-222-3p转移其恶性特征。最近的研究也表明，化疗药物紫杉醇和多柔比星，可以促进肿瘤释放外泌体，改变肺的微环境，促进乳腺癌肺转移。

还有研究发现，肿瘤细胞分泌的外泌体膜表面表达程序性死亡（蛋白）配体-1（PD-

L1）抑制免疫反应，保护肿瘤细胞的生长。与免疫相关的研究显示，T 细胞通过转移外泌体 DNA 启动树突状细胞（DC），支持抗原依赖性接触和在保护 DC 免受病原体感染方面发挥特定作用。来自活化中性粒细胞的外泌体是导致慢性阻塞性肺病的致病元凶。外泌体作为亲本细胞的"信使"，"忠诚"地履行着亲本细胞赋予的使命，例如在致病细胞中可作为致病实体或防御手段，在正常细胞中可作为细胞间交流的机制，发挥积极的作用。

在靶向治疗应用方面，虽然对外泌体的靶向运输机制还不完全了解，但是外泌体作为靶向治疗载体的概念已被广泛接受并在动物模型中获得成功。例如，Alvarez-Ervi 等静脉注射靶向小鼠大脑的外泌体可以改善小鼠的阿尔茨海默病，Ohno 等静脉注射携带 miRNA 药物的外泌体靶向治疗表皮生长因子受体（EGFR）高表达的乳腺癌。Kamerkar 等利用外泌体靶向 KRAS 突变的胰腺癌，显著抑制肿瘤的生长。Yang 等利用细胞纳米穿孔技术产生了比传统方法多 50 倍的多泌体，解决了限制外泌体应用中产量不足的难题。外泌体的靶向治疗在实验室取得的初步成果也引起了商业公司的关注。目前外泌体靶向改造较为成熟的有瑞士 Roche 公司和美国 Pure Tech Health/ 公司的乳源外泌体平台技术和美国 Codiak 公司的 engextm 精密外泌体工程平台。在临床试验方面，关于外泌体靶向治疗的临床试验较少，通过美国临床试验登记系统查询，目前仅有 1 例外泌体靶向治疗试验进入Ⅲ期临床阶段，启动时间为 2014 年，目前状态为未知。进入Ⅱ期临床试验的有 3 例，目前正在进展的项目有：植物来源的外泌体携带姜黄素来治疗结直肠癌已经进入Ⅱ期临床试验阶段。

三、外泌体与靶向治疗

1. 外泌体作为靶向治疗载体的优势：外泌体和脂质体与纳米材料载体相比有更多优势，例如：低免疫原性，来源于 DC 的外泌体含有主要组织相容性复合体（MHC）Ⅰ类和Ⅱ类分子，因此不会被免疫细胞清除；半衰期长，外泌体表面高表达 CD47 蛋白，CD47 蛋白是一种广泛表达的整联蛋白跨膜蛋白，是信号调节蛋白 a（SIRPa）的配体，CD47-SIRPa 结合引发"不要吃我"抑制吞噬作用的信号，可以防止外泌体被单核细胞或巨噬细胞吞噬，增加外泌体在体内的半衰期；外泌体还具有穿透血脑屏障、胎盘屏障的能力；外泌体可以与传统的病毒载体结合使用，形成一种功能更强的基因治疗工具，如 Orefice 等利用外泌体包裹腺相关病毒（AAV）载体来靶向治疗神经退行性疾病，动物实验获得了良好的效果，为脑部疾病的治疗带来了希望。外泌体载体的以上优势吸引了越来越多的研究者去研究外泌体载体，拓展了外泌体载体的应用范围。

2. 外泌体作为靶向治疗载体的基础：外泌体在细胞间的通讯交流中扮演着重要角色，在人体中，外泌体携带着蛋白、核酸和脂质等大量生命信息，需要遵循人体运行的有序性，否则必然会导致人体信息传递的错乱，破坏人体功能的平衡，所以有理由相信外泌体在体内是靶向运输的，这为开发外泌体的靶向改造提供了可能性。Alvarez-Erviti 等过改造产生外泌体的母细胞，使其分泌的外泌体膜表面产生靶向目标细胞的蛋白，从而使外泌体产生所需的靶向性，证明可以对外泌体进行靶向性改造。之后越来越多的研究涌向外泌体的靶向治疗领域。

3. 外泌体的靶向性改造技术：外泌体的产生受亲本基因的控制，通过基因工程手段导入融合归巢蛋白和外泌体的转膜蛋白的基因到亲本细胞中，使得想要的蛋白展示在外泌体膜表面。对外泌体进行靶向改造的过程就是膜蛋白展示的过程。目前已经验证的转膜蛋白和归巢蛋白的组合。

归巢蛋白与在外泌体膜表面已知富集的跨膜蛋白融合，从而展示在外泌体膜表面。对于利用乳凝集素 C1C2 结构域作为锚定点的组合，因为凝集素是膜相关蛋白，而不是跨膜蛋白，所以使用凝集素 C1C2 结构域作为外泌体膜表面的锚点没有利用外泌体的转膜蛋白可信。

以下简要介绍溶酶体相关膜蛋白 2（Lamp2）和血小板衍生的生长因子受体（PDGFR）的研究。Alvarez-Erviti 等利用未成熟的 DC 作为工程化外泌体的来源，通过将狂犬病毒糖蛋白（RVG）基因和一种在外泌体膜表面富集的 Lamp2b 基因融合，然后利用载体转染未成熟的 DC，获得表面表达融合蛋白的外泌体，靶向神经系统中的乙酰胆碱受体，将 RVG 和 LamP2b 的基因融合克隆到载体上并转染未成熟的 DC，被展示在外泌体表面的 Lamp2b-RVG 蛋白将会靶向神经细胞。提纯之后的外泌体利用电穿孔的方法装载 GAPDH-siRNA，静脉注射结果发现小鼠脑中的神经元、小胶质细胞和少突胶质细胞中的 GAPDH 基因被敲除，预暴露于 RVG- 外泌体并没有导致敲除削弱，除脑以外的其他组织中并未发现非特异性的敲除。使用外泌体装载 siRNA 靶向治疗阿尔茨海默病在小鼠实验中获得了较好的结果，与野生型小鼠相比较，靶向治疗组的小鼠体内的 β 分泌酶 1（BACE1）的 60% 水平的 mRNA 和 62% 水平的蛋白质被敲除。证明外泌体不仅可以获得性地形成靶向性而且可以穿透血脑屏障，已在治疗阿尔茨海默病方面显示出巨大潜力。

Ohno 等利用 HEK-293 细胞作为外泌体的来源，利用特殊的 pDisplay 载体携带靶向基因转染 HEK-293 细胞。利用表皮生长因子（EGF）和 GE11 多肽靶向 EGFR 高达的乳腺癌细胞，利用脂质体转染的方法使外泌体加载 siRNA（let-7 a miRNA）。pDisplay 载体中含有 PDGFR 跨膜区域，将会促进蛋白质在质膜上的表达。融合基因中设置血细胞凝集素（HA）抗体基因标签，以便于后续的检测和筛选。GEI1 是通过噬菌体展示技术筛选出的一种含有 11 个氨基酸残基的多肽，能高效地靶向结合于细胞膜表面的 EGFR 受体。该实验靶向性获得的策略延续了上述研究，但是该研究利用电穿孔法并不能成功的装载 siRNA 到外泌体，作者认为可能是由于细胞类型不同，分泌的外泌体也有差异。

通过转膜蛋白和归巢蛋白相融合的策略能将多肽展示在外泌体膜表面，但是也会有一些问题，例如，展示在外泌体膜表面的归巢肽有时会被细胞内或体液中的蛋白酶降解从而失去其靶向性，在有靶向性的多肽的 N 端，利用工程手段加入一个糖基化多肽序列 GNSTM 可以保护靶向多肽免遭蛋白酶降解，增加在细胞和泌体中的表达，增强外泌体对靶细胞的靶向能力。另一方面，如果归巢肽相对分子质量太大，当其和膜蛋白融合的时候，会干扰融合蛋白的表达或正确折叠，因此寻找受体的核心短片段，尽量减少归巢肽的相对分子质量对于解决外泌体作为靶向治疗载体的靶向性难题具有重要意义。

4.外泌体的装载技术：

（1）核酸药物的装载：外泌体内部包含 miRNA、RNA、DNA 和其他非编码 RNA，说明外泌体具有对核酸药物的天然包容性，目前外泌体装载治疗性的 miRNA 的研究相对较多。

电穿孔法一直被用来处理细胞，是一种高效、经济的膜穿孔方法，在外泌体装载负荷时也被证明是可行的，但是该方法目前被发现存在一定的缺陷，例如，Kooijmans 等认为电穿孔可能会导致 siRNA 的聚集并随外泌体共同沉降，出现假阳性的结果，当无外泌体存在时，siRNA 在经过电穿孔处理之后，纳米粒径分析和共聚焦显微镜揭示比有外泌体存在情况下相等或更多的不溶的 siRNA 聚合物，这些不溶物将会随外泌体一起沉降，在后续实验中产生假阳性的结果，解决方法可通过在电转缓冲液中加乙二胺四乙酸（EDTA）或枸橼酸盐（更高效）来减少 siRNA 的聚合。

然而并不是所有细胞来源的外泌体都可以用电穿孔法，例如，Ohno 等发现，当使用 HEK-293 细胞而不是 DC 作为外泌体来源的时候，电穿孔法不能有效地加载 siRNA，而脂质体转染法却能成功地装载，研究者认为可能是细胞类型不同导致的，具体原因需进一步探究。虽然脂质体转染法相对于电穿孔法效率较低，使用的较少，但是当有些细胞不能使用电穿孔法的时候可作为备用选择。

Haney 等也尝试利用室温温育、反复冻融、声波降解和挤压法来使外泌体装载过氧化氢酶，发现装载效率：室温温育<反复冻融<声波降解≈挤压法，推断可能是在超声和挤压时形成瞬时孔或外泌体膜重组使得过氧化氢酶可以从周围递质中扩散到外泌体内部。该方法是否也适合 miRNAl 的装载还需要进一步验证。

（2）蛋白质的装载：蛋白质药物相对于基因药物更直接，但是直接进入生物体内的蛋白质药物容易引起免疫反应而被清除。自体产生的外泌体不会引起机体的免疫反应，其囊泡结构也能保护药物蛋白不受体内环境的影响，是一种极具优势的蛋白质药物的载体。目前针对在外泌体中装载蛋白的研究相对较少，以下简单介绍目前外泌体装载蛋白质的技术。

Hong 等利用脂质体转染带 PH20 透明质酸酶基因的质粒到 HEK-293T 细胞中，在产生的外泌体表面展示该酶，作用于实体瘤，消化道肿瘤微环境中过多的细胞外基质，抑制肿瘤生长并增加 T 细胞对肿瘤的浸润。Yim 等使用光诱导外泌体装载治疗蛋白，使用蓝光来控制可逆的蛋白与蛋白相互作用模型来影响外泌体内吞过程，该研究小组使用感光色素蛋白 2（CRY2）和感光色素相互作用的螺旋 - 环 - 螺旋 CIBN 在 450~490nm 波长的蓝光照射时相互粘在一起的原理，将蛋白治疗剂与 CRY2 相结合，外泌体与 CIBN 相结合，然后用 450~490nm 波长的蓝光照射，此时蛋白质治疗剂和外泌体将会结合在一起。该方法可以将蛋白质治疗疗剂的负载率提高超过 1000 倍。而且新技术不必控制对蛋白质治疗剂的免疫反应，且可诱导蛋白质治剂到达靶细胞，是一种高效的外源蛋白装载方法。

Sterzenbach 等利用晚期（L-domain）途径形成外泌体的过程中，将外源蛋白装入外泌体的方法，研究发现，WW 标签标记的 Cre 重组酶蛋白可以被晚期（L-domaim）途径中的 NdfiPl 蛋白识别，导致泛素化并被摄入外泌体中。该过程可以被外泌体的抑制剂 GW4869 所抑制，说明 Ndfip1 的表达可作为外泌体装载 WW-Cre 蛋白的分子开关。而且 Ww-Cre 的外泌体能够在受体细胞中诱导 DNA 重组，表明成功地将外源功能性蛋白质递送到受体细胞。该方法直接利用外泌体的生成机制进行外源蛋白的装载，虽然比较便捷高效，但是目前对外泌体的产生机制尚未完全了解，不确定该方法是否会产生其他不利的影响。

四、结语

外泌体的免疫沉默、膜展示系统、具有靶向性和可渗透生物屏障等优势使人们对它在靶向治疗方面的应用产生了巨大热情，目前关于外泌体靶向治疗的研究进展迅速，但存在一定的局限性，例如，目前多数关于外泌体靶向治疗的研究中，外泌体仅通过物理方法进行质控，而没有考虑其他有类似特征的细胞外囊泡可能的影响。而同种细胞可分泌不同的外泌体，其异质性对于临床应用也可能有重要意义。有鉴于此，只有对外泌体的产生、释放和传递过程有更深入的了解，才能使得外泌体的应用技术进一步发展。随着分离外泌体的亚类等技术的成熟，外泌体在生物体中的确切功能必将得到阐明。

基于生物信息学的胃肠道癌症差异甲基化－差异表达基因联合筛选分析

胃肠道肿瘤的发生、发展是多基因参与、多因素作用的结果，涉及遗传学变异和表观遗传学改变等多个分子事件。表观遗传调控是正常生理调节的组成部分，包括 DNA 甲基化、非编码 RNA、组蛋白修饰、染色质重构等。其中，DNA 甲基化是最常见的表观遗传修饰之一，主要发生于基因核心启动子区 CpG 岛胞嘧啶残基第 5 位碳原子处。DNA 甲基化主要通过招募抑制基因表达的蛋白质或阻止转录因子与 DNA 结合来调控基因的表达，广泛参与胃肠道肿瘤的发生、发展。胃癌组织中 TCF21、NDRG2 表达降低与启动子区异常高甲基化显著相关；MDGA2 在胃癌组织中呈高甲基化状态，且与患者预后不良有关；胃癌组织中 BCL6B 高甲基化者的 5 年生存率显著降低；p16、RUNX3、MLH1、CDH1 等基因异常甲基化与胃癌发生、发展和预后有关。NDRG2 低表达的结直肠癌细胞株启动子区呈高甲基化状态；结直肠息肉 RUNX3 启动子高甲基化致基因失活是结直肠癌进展的早期事件；CACNA1G、IGF2、NEUROG1、RUNX3、SOCS1 等基因甲基化状态与结直肠癌临床病理参数显著相关。因此，联合分析胃癌与结直肠癌的差异基因并经一致性分析、验证，有望解析肠道癌症发生、发展中真正受甲基化调控的基因，并以此为基础开展胃肠道癌症的表观遗传调控研究。

胃肠道肿瘤是高发病率、高死亡率的疾病，其发生、发展是多基因参与、多因素作用的过程，但目前对其分子机制的理解依然有限。基因调控异常是癌症发生的重要原因之一，DNA 甲基化是目前肿瘤分子机制研究的热点之一。低甲基化通常在早期出现且与染色体不稳定性和印迹的丧失有关，而高甲基化与启动子活性相关且可继发于基因沉默。癌基因高表达、抑癌基因低表达是造成癌症发生和发展的重要因素。启动子区转录因子结合位点甲基化状态所致的基因表达差异，是胃肠道癌症发生、发展的重要分子机制。

研究利用基因表达数据库（GEO）数据库的甲基化和表达谱芯片数据，筛选出胃肠道癌症的共同差异表达基因，探讨其参与胃肠道癌症发生、发展的重要生物学功能基因及其信号转导通路，并对核心基因进行验证，为胃肠道癌症标志物的探索以及治疗靶点的研究提供了新的线索。

研究中，GO（Gene Ontology）分析结果提示，高甲基化－低表达基因集（Hyper-LGs）与钙通道调节分子活性和 GPI 连接的肾素受体活性相关，而细胞黏附力和钙信号是影响肿瘤细胞转移和侵袭的重要通路。GO 分析结果提示，Hyper-LGs 富集于 MAPK 活性激活通路。有研究发现，甲基化诱导的 SPG20 沉默会通过激活 EGFR/MAPK 信号转导途径来促进胃癌细胞增殖。KEGG（Kyoto Encyclopedia of Genes and Genomes）分析显示 Hyper-LGs 与

Rapl 信号通路相关，但目前关于胃肠道肿瘤异常甲基化对 Rapl 信号通路相关基因调控的研究较少见，其分子机制仍不完全明确。此外，低甲基化－高表达基因集（Hypo-HGs）中 COL4A2、COL4A1、COI3A1、COL6A3、lTGA11、LAMC2、COL1A1、THBS2、COL5A1 基因富集于细胞黏附的生物学过程和 ECM- 受体相互作用。ECM 由结构和功能性大分子的复杂混合物组成，在细胞、组织的结构和功能维持中起着重要作用。细胞与 ECM 之间的特异性相互作用可直接或间接控制细胞活动，如黏附、迁移、分化、增殖和凋亡。因此，这些基因可能通过甲基化状态的改变影响细胞的黏附作用，进而影响细胞与 ECM 之间的相互作用并参与胃肠道肿瘤细胞的迁移、分化等过程。Hypo-HGs 富集基因数量最多的通路为 P3K-Akt 信号通路，该通路可通过促进肿瘤细胞增殖、抑制肿瘤细胞凋亡、促进血管生成等分子机制参与胃肠道癌症的侵袭和转移。

对异常甲基化－异常表达基因进行蛋白质－蛋白质相互作用（PPl）网络的构建，有助于更好地理解差异基因之间的相互作用关系。研究发现了 3 个 Hypo-HGs 最有意义的功能模块。

模块 1 的生物学过程主要富集于细胞有丝分裂周期过程和细胞周期。细胞周期异常调节会导致细胞过度增殖和恶性肿瘤的发生、发展，说明这一模块内的基因可能通过对细胞周期（如有丝分裂过程）的影响调控胃肠肿瘤细胞的生长。Wang 等的研究发现，MDGA2 通过阻滞 G1-S 细胞周期来诱导细胞凋亡、抑制细胞增殖，从而抑制肿瘤生长；MDGA2 高甲基化状态可促进胃癌发生、发展，缩短患者生存期。Yu 等发现，胃癌细胞 CDCA3 启动子区低甲基化通过抑制 SP1 与近端启动子区的相互作用，促进 CDCA3 在胃癌细胞中的表达，进而抑制细胞增殖和侵袭。

模块 2 主要富集于 ECM、含胶原蛋白的细胞外基质以及蛋白质的消化和吸收。ECM 与肿瘤细胞、周围肿瘤相关基质细胞共同构成了肿瘤微环境。ECM 本身不具有恶性肿瘤生物学功能，但其似乎通过提供有利于肿瘤的微环境来促进癌症发展。

模块 3 主要富集于含蛋白质的复合物、蛋白酶复合物和核糖体，提示这一模块可能通过参与蛋白质翻译过程来调控基因表达。对于这三个模块中发挥重要作用的关键基因及其参与的调控通路等尚需行深入研究。

TCGA 数据库验证结果提示，CDH2 为胃肠道癌症的共同 Hyper-LGs，EXO1 为共同的 Hypo-HCs。CDH22 负责编码黏钙素超家族的黏钙素 2，但其甲基化和功能在胃癌和结直肠癌中的作用尚未见相关报道。EXO1 有助于调控细胞周期、复制叉的维持以及复制后的 DNA 修复，其高表达在细胞周期和细胞复制中发挥重要作用，可能对癌症的发生、发展起重要作用，但其在胃肠道癌症中尚未见甲基化和功能相关报道。

综上所述，本研究利用公共数据库资源和生物信息学分析方法，对胃肠道癌症中差异甲基化－差异表达基因进行联合分析以及生物学功能、通路富集分析，解析了胃肠道肿瘤中甲基化调控的重要作用及其机制，从而为阐明甲基化在胃肠道肿瘤发生、发展中的表观遗传学作用提供了新的线索，为其诊断和治疗靶点的筛选提供了理论基础以及有价值的参考。

附录十三

综合生物信息学分析预测胃癌预后关键基因的研究

胃癌的发生、发展是一个非常复杂的过程，内镜检查仍是早期胃癌筛查的主要手段，但因其为有创性检查，多数患者/健康体检者对于胃镜检查的不耐受及心理恐惧等原因使得胃镜检查暂未能列入常规早癌筛查的项目。目前临床上针对胃癌早期筛查的生物标志物主要有糖类抗原 724（CA724）、癌胚抗原（CEA）、糖类抗原 19-9（CA19-9）及糖类抗 242（CA242），但由于环境污染、食品安全及饮食结构等因素的改变，以往的血清学标志物不能满足临床需求。因此，研究者们不断地寻找更多更有敏感性及特异性的分子标志物以提高早期胃癌筛查的准确性。

在大数据时代，资源共享进一步加快了科研发展的脚步，通过对全球癌症数据资源再分析节约经济成本的同时也减小了因样本、地域及种族等因素给研究带来的偏倚。

基于基因芯片的快速发展及测序平台在疾病研究中的应用，为研究胃癌的发病机制提供了良好的技术手段。

研究中首先从 GEO 中得到不同团队提供的胃癌患者表达谱数据分析，找出了共同差异表达基因，减少了数据偏差。综合利用生物信息学方法从多维度筛选出核心基因并在 TCGA、Oncomine 两个肿瘤资源大数据库中进行验证分析，最终确定了 LUM 在各种亚型胃癌中表达均显著上调，Hp 感染阳性患者 LUM 表达增加，这是以往研究暂未发现的，未来我们将在临床上进行深入研究。LUM 可能是 1 个潜在、独立的胃癌预后判断因子，为进一步临床研究提供了可靠的理论依据。细胞外基质可阻止肿瘤细胞的侵袭，并有下调促癌细胞增殖信号传递的功能。

研究筛选的 FN1、FNB1、LUM、SERPINH1、TIMP1 均是与胶原蛋白作用密切、广泛表达于细胞外基质的基因，经与影响细胞外基质及细胞黏附过程参与了肿瘤的增殖、迁移及侵袭。纤丝蛋白 -1（FN1）是整合素受体家族众多成员的配体，参与细胞黏附和迁移过程，已有研究证实，其在多种肿瘤包括胃癌中高表达，体外敲低 FN1 可抑制胃癌细胞迁移和侵袭，这与我们预测结果相符。FBN1（Fibrillin1）是一种细胞外基质糖蛋白、过表达促进肿瘤增殖转移。SERPINH1，又称 Hsp47，是一种重要的伴侣蛋白，它能正确折叠和分泌胶原蛋白，其表达水平与肿瘤的发生密切相关。研究发现，其在肾透明细胞癌和胶质瘤中高表达，并与肿瘤迁移和侵袭相关。金属蛋白酶抑制剂 1（TMP1），其作用是与目标金属蛋白酶（如胶原酶）形成一对一的复合物，作用于多种基质金属酶。有研究发现，TMP1 对胃癌的促增殖作用可被 TFF1 抑制；TIMP1 在溃疡性结肠炎相关的结直肠癌的起始和发展过程中持续过表达，可能是结直肠癌预后较差的潜在的生物靶标。LUM 定位于 12q21.3-q22，该基因编码一个小的富含亮氨酸的蛋白多糖（SLRP）家族成员，包括装饰蛋白、纤维调节蛋白、角化蛋白和骨黏蛋白等。LUM 是角膜中主要的硫酸角蛋白多糖，但也分布于全身的间质胶原基质中。LUM 可以调节胶原纤维组织和周围生长、角膜透明度、上皮细胞迁移和组织修复。小的富含亮氨酸的蛋白多糖是组织基质结构中普遍存在的细胞外基质成分，因此可调节癌细胞增殖、血管生成和迁移。有研究表明，LUM 高表达可通过整合素 B1–FAK 信号通路促进胃癌进展，与结直肠腺瘤向肠癌进展相关，还可通过自分泌调节机制促进肺癌骨转移，促进膀胱癌的增殖和迁移，可能作为乳腺癌的上皮—间质转化和侵袭性标志物。基于生物信息学方法，研究从转录水平及蛋白水平确定了 LUM 在胃癌组织（尤其是合并 Hp 感染）中显著上调，且可能作为胃癌预后判断因子，该基因及其相关通路可能是胃癌治疗的潜在生物靶点。研究方法能够为研究者提供一些研究思路，后续仍需进一步分子细胞学实验进行功能验证。

　　研究通过综合生物信息学方法筛选确定了 LUM、SERPINHI、TIMP1 在胃癌中显著高表达，其中 Hp 感染胃癌患者 LUM 表达增加，LUM 高表达提示胃癌患者预后不良。我们希望本分析能为胃癌后续分子机制的研究提供精准方向和强有力的理论基础，为发现新的诊断生物标志物和治疗策略提供线索。

附录十四

免疫球蛋白 G4 相关性疾病与恶性肿瘤的鉴别和相关性

免疫球蛋白 G4 相关性疾病（IgG4-RD）是一种免疫介导的炎症伴纤维化疾病。IgG4-RD 的标志性特征是以免疫球蛋 G4（IgG4）阳性浆细胞和 CD4 阳性 T 淋巴细胞为主的淋巴浆细胞组织浸润，常伴有纤维化、闭塞性静脉炎和血清 IgG4 水平升高。IgG4 是诊断 IgG4-RD 的重要血清学标志物，但血清 IgG4 水平升高不仅见于 IgG4-RD，也见于恶性肿瘤等其他疾病。IgG4-RD 可伴发恶性肿瘤，两者可并发在相同或不同的器官，但目前 IgG4-RD 易伴发恶性肿瘤尚存在争议。

一、恶性肿瘤是血清 IgG4 升高患者重要的鉴别诊断

Su 等回顾性分析了行 IgG4 检测的 957 例患者资料，其中 IgG4-RD12 例，非 IgG4-RD945 例（包括 535 例恶性肿瘤患者）。结果发现 44 例患者血清 IgG4 水平升高（＞1.35g/L），包括 32 例非 IgG4-RD 患者，其中自身免疫病 8 例（强直性脊柱炎 2 例，类风湿关节炎 2 例，皮肌炎 3 例，结缔组织病 1 例），消化系统疾病 4 例（肝硬化 3 例，结肠息肉 1 例），缺血性脑卒中 2 例，肾病 2 例，血液系统疾病 1 例，呼吸系统疾病 3 例和恶性肿瘤 11 例（肺癌 2 例，直肠癌 2 例，急性粒细胞白血病 2 例，肝癌 1 例，胆囊癌 1 例，胆管癌 1 例，阴茎癌 1 例，左肘多形性未分化肉瘤 1 例）。因此，临床上需警惕血清 IgC4 水平升高患者伴发恶性肿瘤的风险。

二、IgG4-RD 与恶性肿瘤

1. IgC4-RD 易伴发恶性肿瘤存在争议：Yamamoto 等的研究纳入 106 例患者，统计了 IgG4-RD 在诊断前、诊断时和平均随访 3.1 年过程中发生恶性肿瘤的患者例数，结果发现 106 例 IgG4-RD 患者中 11 例（10.4%）伴发恶性肿瘤，其中在诊断前发现 2 例，诊断时 4 例，随访过程中 5 例；女性 IgG4-RD 患者的恶性肿瘤标准化发病比（SIR）为 3.31，男性 IgG4-RD 患者为 4.72，总 IgG4-RD 患者为 3.83，明显高于一般人群，表明 IgG4-RD 易伴发恶性肿瘤。Hirano 等回顾性分析了 113 例在诊断时未发现恶性肿瘤的 IgG-RD 患者，平均随访时间为 73 个月，结果显示，随访期间有 14 例患者发生了恶性肿瘤，总恶性肿瘤的 SIR 为 1.04，与年龄和性别匹配的普通日本人群预期恶性肿瘤的发病率比较差异无统计学

意义，认为 IgG4-RD 患者恶性肿瘤的发病率与一般人群相似。以上两项研究的结果存在差异，造成这种差异的原因可能是后者未包括 IgC4-RD 在诊断前和诊断时伴发恶性肿瘤的患者。因此，可推测 IgG4-RD 患者易伴发恶性肿瘤，但这一观点仍存在争议，需要更多的研究进一步证实。Asano 等分析了 IgG4-RD 患者伴发恶性肿瘤的危险因素，结果表明伴发恶性肿瘤的 IgG4-RD 患者血清 IgG、IgG4 水平均高于不伴发恶性肿瘤者，而皮质类固醇治疗史、IgG4-RD 复发次数、乙醇摄入量、吸烟和糖尿病与恶性肿瘤的发病风险均无显著相关性。

2. IgG4-RD 与恶性肿瘤发病的先后顺序：IgG4-RD 伴发恶性肿瘤时，恶性肿瘤可发生在 IgG4-RD 诊断前、诊断时和诊断后，2 种疾病的发病先后顺序尚不确定。IgG4-RD 是一种自身免疫病，研究表明恶性肿瘤与皮肌炎、系统性硬化等自身免疫病有关。Wallace 等于 2016 年开展了一项病例对照研究，病例组为 125 例 IgG4-RD 患者，其中 20 例在 IgG4-RD 诊断前有恶性肿瘤病史；对照组为 350 例初次就诊、年龄与病例组 IgG4-RD 诊断年龄相匹配的非 IgG-4-RD 患者，其中 23 例患者在初次就诊前有恶性肿瘤病史。通过计算 OR 值比较病例组与对照组的恶性肿瘤发生率，结果显示在调整匹配条件（年龄、性别）前，IgG4-RD 患者的恶性肿瘤早期发生率是对照组的 2.7 倍；调整匹配条件后，与对照组相比，IgG4-RD 患者恶性肿瘤更常见，提示恶性肿瘤可能与后 IgG4-RD 发展有关，推测可能机制是恶性肿瘤触发自身抗原的表达，以及恶性肿瘤的放射治疗与化学治疗致使免疫失调导致了 IgG4-RD 的发生。但也有一些研究认为 IgG4-RD 代表癌前状态或副肿瘤状态，期待有更多、更深入的研究详细阐述 IgG4-RD 与恶性肿瘤发病的先后顺序。

3. IgG4-RD 患者伴发恶性肿瘤疾病谱：IgG4-RD 患者可伴发多种恶性肿瘤，这些肿瘤与 IgG4-RD 发生在同一或不同器官。Inoue 等于 2015 年回顾性分析了 235 例 2003 年至 2015 年诊断为 IgG4-RD 患者的临床资料，结果显示 34 例患者在 IgG4-RD 诊断前和诊断时同时诊断出恶性肿瘤，包括胃癌 9 例，结肠癌 8 例，前列腺癌 4 例，肺癌 3 例，乳腺癌 2 例，喉癌 2 例，肾细胞癌 2 例，以及胰腺癌、甲状腺癌、下颌下腺癌、宫颈癌、子宫内膜癌、睾丸精原细胞瘤、膀胱癌、恶性淋巴瘤各 1 例，可见 IgG4-RD 伴发的恶性肿瘤可涉及全身多个器官，提示临床诊断 IgG4-RD 胃癌时需仔细询问患者病史并进行恶性肿瘤的全面筛查。随访期 13 例 IgG4-RD 患者诊断出恶性肿瘤，包括肺癌 6 例，肠癌 3 例，胃癌 2 例，膀胱癌 2 例，以及肾细胞癌、胰腺癌各 1 例，仅有 2 例患者发生在 IgG4-RD 受累的器官，提示 IgG4-RD 发生在不同的器官。以下列举了部分 IgG4-RD 与恶性肿瘤伴发的情况。

（1）Ⅰ型自身免疫性胰腺炎（AIP）与胰腺癌：Ⅰ型 AIP 患者易伴发胰腺癌。Ⅰ型 AIP 又称淋巴浆细胞性硬化性胰腺炎，被视为 Ig4-RD 的胰腺病变，可引起各器官的炎症和纤维化。Cupa 等对 28 例 AIP 患者切除的胰腺组织进行胰腺上皮内瘤变（PANIN）病理学分析，结果显示有 23 例（82%）AIP 患者表现出 PanN，其中 PanN2 级 7 例（25%），3 级 1 例（3.6%），表明 AIP 患者胰腺恶性肿瘤发病率高。另外，Shiokawa 等对 108 例 AIP 患者进行了随访，随访的 3.3 年内 15 例（13.9%）AlP 患者发现了 18 种恶性肿瘤，恶性肿瘤的 SIR 为 2.7，AlP 诊断后第 1 年恶性肿瘤的 SIR 为 6.1，AlP 诊断时恶性肿瘤的 SIR 为 4.9，表明 AIP 患者发生恶性肿瘤的风险增加，尤其在诊断后的第 1 年，在对 AlP 患者诊断和随访过程中需警惕恶性肿瘤的发生。

（2）肝外胆管癌伴 G4 反应：肝外胆管癌可伴有 IgG41 阳性浆细胞浸润组成的 IgG4 反应。Oh 等报道了 1 例胆管癌病例，患者为 59 岁男性，实验室和影像学检查结果提示 AIP 伴梗阻性黄疸，胆管镜组织学检查提示胆管癌，手术切除标本在光学显微镜下表现为整个胰腺淋巴浆细胞弥漫性浸润，伴硬化和闭塞性静脉炎。对切除的标本进行 IgG4 抗体免疫染色，结果显示在胰腺和胆管中 IgG4 阳性浆细胞弥漫浸润（高倍镜视野 IgG4 阳性浆细胞数 > 30 个）。上皮变化局限于表面部分并对 p53 强染色，这种变化与早期癌变一致。患者最终被诊断为在硬化性胆管炎和 AIP 背景下的早期胆管癌。该病例胆管癌和 AIP 同时存在，并且组织病理学证实了胆管中 IgG4 阳性浆细胞增多，但很难确定胆管癌是否由 AIP 导致。Harada 等研究证实肝外胆管癌伴类似 G4 相关硬化性胆管炎的临床病理学反应，其纳入的 54 例胆管癌患者中 23 例（43%）每高倍镜视野 IgG4 阳性浆细胞数 > 10 个，推测胆管癌细胞可能发挥非专职性抗原提呈细胞和叉头样转录因子阳性 3 调节性 T 细胞的作用，通过直接或间接产生 IL-10 诱导 IgG4 反应。IgG4 反应在胆管癌中的作用可能是帮助肿瘤细胞逃避免疫监视。

（3）IgG4-RD 与胃癌：Asano 等纳入 158 例 1992 年至 2012 年诊断为 IgG4-RD 患者的研究发现，在 IgG4-RD 诊断后的 12 年内，特别是在第 1 年，胃癌为第二常见的肿瘤类型。Miyatani 等为了评估 IgG4 与胃癌进展之间的关系，使用 IgG4 抗体对胃癌组织进行免疫组织化学染色，评估胃癌组织中 IgG4 阳性浆细胞浸润情况。结果显示胃癌组织中 IgG4 阳性浆细胞数明显多于非癌性胃黏膜组织，Borrmanr3 型和 Borrmann4 型胃癌 IgG4 阳性浆细胞数明显多于其他类型的胃癌，尤其是 Bormann4 型胃癌具有癌细胞增殖浸润快、伴广泛间质纤维化的特点。由此推测肿瘤组织中 IgG4 阳性浆细胞数与肿瘤的发生、肿瘤浸润深度、淋巴结转移和血行转移有关。另外，与 IgG4 阳性浆细胞数较少者相比，IgG4 阳性浆细胞数较多者预后差，IgG4 阳性浆细胞数增加可能是胃癌进展的重要机制。Miyatani 等发现进展期胃癌患者术前血清 IgG4 水平显著低于术后，术后血清 IgG4 水平与健康对照组相似，认为产生这一结果的原因是胃癌或胃基质细胞将 IgG4 阳性浆细胞从外周血中吸引至肿瘤部位，降低了外周血中 IgG4 水平，因此，需进一步研究阐明胃癌组织中 IgG4 阳性浆细胞的浸润机制。

另外，与 IgG4 阳性浆细胞数较少者相比，IgG4 阳性浆细胞数较多者预后差，IgG4 阳性浆细胞数增加可能是胃癌进展的重要机制。Miyatani 等发现进展期胃癌患者术前血清 IgG4 水平显著低于术后，术后血清 IgG4 水平与健康对照组相似，认为产生这一结果的原因是胃癌或胃基质细胞将 IgG4 阳性浆细胞从外周血中吸引至肿瘤部位，降低了外周血中 IgG4 水平，因此，需进一步研究阐明胃癌组织中 IgG4 阳性浆细胞的浸润机制。

（4）IgG4-RD 与直肠癌：直肠癌可与 IgG4-RD 共存。Tsuchiya 等于 2015 年报道了 1 例 IgG4-RD 伴直肠癌的病例。患者为老年男性，肿瘤标志物癌胚抗原、CA19-9、胰腺癌相关抗原 1（SPAN-1）轻度升高，血清 IgG4 水平为 1140mg/dL，结肠镜组织病理学检查提示高分化腺癌，影像学检查提示胆管壁增厚、肝内胆管狭窄、主胰管扩张、多发淋巴结肿大。结合影像学和结肠镜组织病理学检查结果，患者最终被诊断为直肠癌和 IgG4-RD。手术治疗后，活组织检查发现肿瘤间质内见大量浆细胞和淋巴细胞浸润，免疫组织化学染色发现＞50% 的浸润浆细胞为 IgG4 阳性浆细胞。该病例胆管壁增厚和血清 IgG4 水平升高提示存在 IgG4 相关性胆管炎，腹膜后组织浆细胞浸润和纤维化提示存在 IgG4 相关性腹膜后纤维化。结肠标本病理结果显示直肠周围结缔组织 IgG4 阳性浆细胞浸润，表明 IgG4-RD 与恶性肿瘤可能同时存在。

（5）IgC4-RD 与肺癌：恶性肿瘤可与 IgG4-RD 发生在同一器官的同一部位。Tashiro 等于 2016 年报道了 1 例罕见的同一个肺结节并发肺癌和 IgG4-RD 的病例。患者为老年男性，胸部 CT 检查示右肺上叶毛刺状结节伴胸膜凹陷，腹部 CT 检查示骶前肿瘤样病变，血清 IgG 和 IgG4 水平分别为 2407 和 346mg/dl，支气管镜活组织细胞学检查也发现癌细胞。患者最终被诊断为肺癌，疑诊 IgG4 相关性腹膜后纤维化。手术切除的肺结节病理结果提示肺腺癌伴 IgG4 阳性浆细胞浸润，IgG4 阳性浆细胞与 IgG 阳性浆细胞的比值＞0.4 这是一例罕见的表现为肺结节伴血清 IgG4 升高的病例，病理结果证实肺腺癌与 IgG4 阳性浆细胞和闭塞性静脉炎共存于同一个肺结节。Inoue 等于 2014 年也报道了 1 例胃癌伴右肺上叶结节的患者。患者行右上肺叶切除术，切除的标本行组织病理学检查提示肺腺癌，免疫组织化学检查发现肿瘤周围见大量 IgG4 阳性浆细胞浸润。肺肿瘤被认为与 IgG4 相关的间质性病变相关，IgG4-RD 可合并肺癌，在经支气管镜检查或手术的病理检查发现肺癌时应警惕合并 IgG4-RD 的可能。

4. IgG4-RD 伴或不伴恶性肿瘤的临床特点：Yamamoto 等比较了伴或不伴恶性肿瘤 IgG4-RD 患者的临床特点，发现恶性肿瘤组与恶性肿瘤组患者 IgG4-RD 的平均发病年龄分别为 67.64 和 58.02 岁，IgG4-RD 的平均诊断年龄分别为 70.2 和 59.76 岁。恶性肿瘤组患者的发病年龄和诊断年龄均晚于非恶性肿瘤组。恶性肿瘤组男女比例为 6∶5，男性占优势；而非恶性肿瘤组男女比例为 44∶51，女性占优势，两组性别构成比差异无统计学意义。血清学数据显示，恶性肿瘤组血清 IgG 和 IgG4 水平分别为 2211 和 582mg/dL，非恶性肿瘤组血清 IgG 和 IgG4 水平分别为 2361 和 755mg/dL，两组 IgG 和 IgG4 水平比较差异均无统计学意义。推测合并恶性肿瘤 IgG4-RD 患者的血清 IgG 和 IgG4 水平相对较低，但是否可用于区分伴或不伴恶性肿瘤尚不清楚。

三、IgG 和 IgG4 阳性浆细胞在肿瘤免疫机制中的作用

IgG4 抗体和 IgG4 阳性浆细胞在不同的恶性肿瘤中通过一些潜在机制参与肿瘤细胞逃避免疫监视。IgG1 在小鼠黑素瘤异种移植模型中具有限制皮下肿瘤生长的功能，肿瘤抗原特异性 IgG4 抗体可通过结合抗原片段或可结晶片段（Fc）抑制 IgG1 的这种功能。此外，IgG4 能够与 IgG1 竞争性结合抗原，但其触发效应能力较差。抗体依赖的细胞介导的吞噬作用（ADCP）和抗体依赖的细胞介导的细胞毒作用（ADCC）发挥免疫应答效应，依赖于 IgG 的 Fc 与 Fc 受体结合。Fc 受体分为 I 型、II 型（IIa、IIb、IIc）和 III 型（IIIa、IIIb）。IgG4 对 FcγI 型受体的亲和力与 IgG1 相同，但对 Fcγ IIa 型和 III a 型受体的亲和力比 IgG1 低很多。Fcγ IIa 型受体表达于巨噬细胞和吞噬细胞，参与 ADCP；而 Fcγ IIIa 型受体表达于 NK 细胞，且在 ADCP 中起至关重要的作用。因此，即使 IgG4 能够结合 FcγI 型受体，由于 IgG4 对其他激活受体的亲和力较差，与 IgG1 相比，介导 ADCC 和 ADCP 的效力均较低。另方面，IgG4 不能像 IgG1 一样触发补体依赖的细胞毒作用。IgG4 可以通过 Fc-Fc 相互作用结合 IgG1 干扰 IgG1 介导的效应功能。这些研究提示 IgG4 可能具有抗炎特性，通过多种途径减弱 IgG1 的效应功能，使得肿瘤细胞逃避免疫监视。

关于肿瘤微环境中 IgG4、IgG4 阳性浆细胞与肿瘤细胞之间的相互作用，Lin 等研究发现，胰腺癌组织中 IgG4 阳性浆细胞数与 M2 型肿瘤相关巨噬细胞（TAM）数呈正相关，肿瘤内 M2 型 TAM 诱导 IgG4 阳性浆细胞的产生。M2 型 TAM 通过分泌 IL-10、TGF-β、血管内皮生长因子等诱导肿瘤微环境中 Th2 免疫反应的产生，从而抑制抗肿瘤免疫应答，IgG4 阳性浆细胞和 M2 型 TAM 在胰腺癌的肿瘤免疫微环境中可能发挥协同作用。Karagiannis 等报道，黑素瘤细胞通过分泌 IL-10 等促进 2 型 Th2 诱导 IgG4 阳性浆细胞浸润和 B 淋巴细胞产生 IgG4。IgG4 阳性浆细胞可能会限制效应细胞对抗黑素瘤细胞的功能，而 IgG4 可能会削弱其他 IgG 激活巨噬细胞的作用，并促进恶性黑素瘤细胞的免疫逃逸。上述研究提示恶性肿瘤微环境中的肿瘤细胞和免疫细胞相互作用，诱导肿瘤内部 IL-10、TGF-β、血管内皮生长因子等细胞因子为主的 Th2 免疫反应，促使 B 淋巴细胞分泌 Ig4 并产生 IgG4 阳性浆细胞。IgG4 和 IgG4 阳性浆细胞在肿瘤微环境中发挥免疫抑制作用，促进肿瘤细胞的免疫逃逸，以及肿瘤的发生和发展。

肿瘤组织中 IgG4 阳性浆细胞的浸润对指导预后有重要意义。Liu 等于 2016 年开展的一项纳入外科根治性切除术后 95 例胰腺癌患者的研究，分析了这些切除标本的 IgG4 阳性浆细胞在肿瘤内和瘤周组织浸润情况，并探索 IgG4 阳性浆细胞浸润与胰腺癌临床病理特征和总生存期的相关性。结果发现 86% 的肿瘤组织样本有 IgG4 阳性浆细胞浸润，69% 的瘤周组织样本有 IgG4 阳性浆细胞浸润，差异有统计学意义。且每个肿瘤组织内 IgG4 阳性浆细胞的总数也显著多于瘤周组织。高水平的肿瘤内 IgG4 阳性浆细胞浸润数与组织学分

级呈正相关。多因素分析显示，肿瘤内高水平 IgG4 阳性浆细胞的浸润与预后差显著相关，肿瘤组织内高水平的 IgG4 阳性浆细胞的浸润是胰腺癌患者根治性切除术后预后差的独立预测同步，但需进一步研究验证上述结论是否适用于其他恶性肿瘤。

综上所述，目前已知 IgG4-RD 患者和血清 IgG4 水平升高，但非 IgG4-RD 的患者在诊断时和随访过程中均可发生恶性肿瘤，包括胰腺癌、肝外胆管癌、胃癌、直肠癌、肺癌和宫颈癌等。IgG4-RD 易伴发恶性肿瘤，提示诊断 IgG4-RD 时要区分器官肿瘤或占位结节等的性质以警惕伴发恶性肿瘤的可能。对仅有血清 IgG4 水平升高但非 IgG4-RD 的患者也应给予足够重视。IgG4-RD、血清 IgG4 和肿瘤组织中 IgG4 阳性浆细胞与恶性肿瘤之间的关系仍不明确，充分认识三者之间的关系有助于对此类疾病的临床诊断、治疗，并且更好地评估预后。

附录十五

纳米羟基磷灰石抗肿瘤作用的研究

近年来，基于羟基磷灰石性质的研究飞速发展，人们发现羟基磷灰石纳米颗粒（nHAP）可以负载基因、蛋白、药物等进入细胞内部，从而影响细胞的分化以及基因的表达。此外，nHAP 本身也具有抑制瘤细胞增殖和转移的作用。与传统的化疗比较，使用 nHAP 治疗可以有效地抑制肿瘤的增殖和转移，而不会损伤正常细胞，为肿瘤治疗做出了巨大贡献。

一、nHAP

1. nHAP 概况：HAP 是一种天然的磷灰石矿物，其分子式为 $Ca_5(PO_4)(OH)$，主要存在于脊椎动物的骨、牙齿等硬组织中。HAP 属六方晶系，其结构为六角柱体，具有较好的稳定性。但是其本身容易团聚形成较大的晶体，使得其生物学性能下降。合成纳米级HAP，使其具有较大的比表面积，并且其生物相容性和生物活性均优于医用钛、硅及碳材料等植入医用材料，可作为一种骨骼或牙齿的诱导因子，应用于硬组织修复及骨填充。此外，nHAP 对 DNA 和蛋白质具有高亲和力，常用于蛋白质层析实验。

2. nHAP 制备方法：nHAP 的制备方法众多，主要分为干法和湿法两类。干法合成相对较少，主要采用固相法；湿法合成主要包括：水热合成法、化学沉淀法、微乳液法等。其中 nHAP 较为普遍的制备方法是水热合成法和化学沉淀法。水热合成法比较环保且成本较低，但对设备要求较高，需要耐高温、高压的密闭容器。该方法通常采用 $Ca(NO_3)_2$ 和 $(NH_4)_2HPO_4$ 作为原料，在一定的 pH 值和较高的温度与压力的条件，钙盐和磷酸盐在水溶液中反应将合成 nHAP，并可通过控制水热条件得到不同的纳米晶体物相。

化学沉淀法因其实验条件简单、成本较低，是合成纳米材料常用的方法之一。将不同的含 Ca 和 P 的化合物在水溶液中发生沉淀反应，即可得到 HA，但其颗粒尺寸分布范围广且颗粒分散度低。在此基础上使用添加剂改性或冷冻干燥可减小颗粒尺寸及改善颗粒分散度，得到 nHAP。

二、nHAP 对肿瘤细胞超微结构和功能的影响

Han 等研究了 nHAP 对正常和肿瘤细胞生长的不同抑制作用及其机制。将 nHAP 直接注入裸鼠移植瘤中，可使肿瘤体积缩小 50% 以上，感染裸鼠的存活时间也明显增长。研究表明，nHAP 的抗肿瘤作用主要是通过抑制细胞内蛋白质合成来实现的。由于其对核糖

体的高亲和力，降低了 mRNA 与核糖体的结合，从而抑制蛋白质的合成，影响细胞增殖。此外，相较其他纳米材料，nHAP 具有细胞毒性低的优点。如碳纳米管和金属氧化物纳米材料可以从其表面释放活性氧（ROS），从而促进细胞死亡，然而这种疗法在杀伤癌细胞的同时对于正常细胞也有相同毒性。Han 等研究显示，负责活性氧产生和清除的关键酶琥珀酸脱氢酶和超氧化物歧化酶的活性在 nHAP 处理后显著降低，因此 nHAP 对于正常细胞杀伤作用小，有望为癌症治疗提供安全有效的替代方案。

在 nHAP 的体外实验中，Yin 等研究了以 Bel-7402 肝癌细胞作为单细胞悬液与 nHAP 的相互作用。其通过倒置显微镜观察到，nHAP 处理 Bel-7402 单细胞悬液 24h 后，Bel-7402 细胞在培养基中仍呈均匀分布，无细胞贴壁。相反，对照组的细胞都已黏附。这一结果表明，随着肿瘤细胞唾液酸残基对其表面糖蛋白酸化程度的增加，其表面的负电荷也随之增加，使表面带正电荷的 nHAP 更容易吸附肿瘤细胞。nHAP 包被 Bel-7402 细胞可显著影响其细胞膜的功能，从而减少 Bel-7402 细胞的黏附。

单纯疱疹病毒胸苷激酶（HSV-TK）基因可通过阻断 DNA 合成导致细胞死亡，又称"自杀"基因治疗，在多种肿瘤模型中均有效。然而缺乏安全高效的基因递送系统已成为"自杀"基因治疗的一大障碍。Cheang 等制备了氧化石墨烯-羟基磷灰石（GO-nHAP）复合体作为载体将 HSV-TK 基因导入乳腺细胞，并采用流式细胞仪检测 GO-nHAP 复合体的转染效率和细胞毒性。研究表明，nHAP 与 DNA 结合可保护 DNA 不受核酸酶的自发降解，同时石墨烯的掺入使 nHAP 的比表面积大幅增加，为 DNA 提供了大量的结合位点。此外，Co-nHAP 复合体对正常乳腺细胞的细胞毒作用尚可耐受，且具有高度稳定性。因此 GO-nHAP 复合体可作为一种新型高效的肿瘤治疗基因载体。

nHAP 除被用作药物、蛋白质和基因传递的载体，还对肿瘤细胞具有细胞毒性作用。Sun 等比较了 nHAP 对肺癌细胞（A549）和正常支气管上皮细胞（16HBE）的细胞毒性作用。在 A549 细胞中，HAP 可有效靶向线粒体，导致线粒体膜电位降低，caspase-3 和 caspase-9 酶活性升高，从而诱导线粒体介导的细胞凋亡。此外，nHAP 引起肿瘤细胞内钙离子浓度持续升高，而正常对照组细胞内钙离子浓度仅有一过性升高。其原因可能是 nHAP 在含有多种低的水解酶的内体中迅速降解，从而引起细胞钙超载，导以从致细胞坏死、凋亡或自噬。nHAP 的线粒体靶向性增强以及 A549 细胞内钙离子浓度的持续升高，导致 nHAP 的肿瘤特异性细胞毒性作用。

Nasser 等制备了 nHAPMgO 复合体并测试其性抗癌活性。研究发现，MgO 具有双层疏水外膜，其疏胞水特征与细胞膜类似，使细胞易于通过内吞作用摄取代 MgO。nHAP 在胞内通过诱导肿瘤坏死因子（TNF）从而产生激活凋亡途径，使肿瘤以细胞坏死。磺酰罗丹明 B（SRB）染色结果表明，由介孔氧化镁作为载体包裹 nHAP 形成的复合体，其抗癌活性比单独使用 MgO 和 nHAP 提高了 3 倍，nHAPMgO 复合体作为靶向肿瘤组织和细胞的药物显示出良好的潜力。

三、nHAP 形成矿化胶原纤维防止肿瘤侵袭

骨是多发性骨髓瘤、前列腺癌及乳腺癌等癌症转移的首选部位。转移性癌细胞与骨细胞相互作用，促进癌细胞扩增，同时破坏体内骨重建平衡。nHAP 作为骨细胞外基质的重要成分在癌细胞黏附和迁移中发挥重要作用。因此了解骨细胞外基质与骨转移癌细胞之间的相互作用对于调控和预防骨转移癌细胞生长是必要的。

He 等通过 X 射线散射和拉曼成像在小鼠乳腺癌模型中表征 nHAP 结构进行研究，研究表明，容易发生肿瘤细胞转移的骨骼部位包含较不成熟 nHAP，并且在继发肿瘤形成前，原发肿瘤可以进一步促进 nHAP 不成熟化。这是由于乳腺肿瘤可以通过刺激成骨细胞增加其新骨生成或分泌可溶性因子从而直接抑制骨矿物质的生理性成熟。Choi 等通过聚合物诱导的液体前驱体（PILP）技术在体外促进胶原的纤维内矿化，并促进成熟 nHAP 晶体的形成，随后采用扫描电子显微镜观察矿化胶原对肿瘤细胞黏附及侵袭能力的影响。结果表明胶原纤维的生理性矿化可减少肿瘤细胞的黏附经细胞核和丝状肌动蛋白（F-actin）染色的细胞的共聚焦图像分析证实，与矿化胶原相互作用的乳腺癌细胞扩散及侵袭均显著降低。

Ahn 等使用 nHAP 和纤维蛋白的三维仿骨复合材料模拟骨的环境，来研究肿瘤微环境（TME）和 nHAP 之间的相互作用，建立了胃癌细胞（MKN74）的 TME 骨转移模型。其通过 F-actin 染色检测细胞增殖并分析细胞形态。结果显示，MKN74 细胞在较高的 nHAP 浓度下表现出显著的迁移减少和胞质体积减小，表明 nHAP 对癌细胞的转移和增殖具有抑制作用。此外，nHAP 同时具有显著抑制肿瘤相关的血管生成的功能，从而阻断了肿瘤生长、转移、代谢的营养需求，起到抑制肿瘤生长及转移的目的。

大多数研究将促进骨中转移性肿瘤的形成归因于生长因子和其他可溶性信号的释放。Siddharth 等研究证明，骨转移的恶性潜能不仅由骨微环境中的生长因子介导，而且还受到 nHAP 材料特性的影响，通过溶液沉淀反应、水热合成法制备出粒径分布和结晶度均不同的 nHAP，并在含血清的培养基中孵育。经比色法测定，与较大、结晶较多的 nHAP 比较，较小、结晶较少的 nHAP 吸附了更多的血清蛋白。蛋白质吸附的改变将影响纤维连接蛋白等生物分子调节细胞附着、局部黏附形成和增殖信号通路，从而影响乳腺肿瘤细胞的黏附和生长。因此，调控肿瘤患者骨组织局部 nHAP 的晶体结构及比表面积等理化特性，可能通过阻断蛋白吸附作用，来抑制侵袭的肿瘤细胞的黏附和生长，从而阻断其高亲和力，抑制肿瘤的侵袭和增殖潜能。

四、nHAP 促进肿瘤细胞转移

尽管上述研究展示出 nHAP 良好的抗肿瘤生长及转移效果，但亦有研究显示 nHAP 可

促进肿瘤细胞转移。Pathi 等开发了一种矿化三维肿瘤模型，利用该培养系统在体外研究了 nHAP 在病理相关条件下的促转移作用。与非矿化肿瘤模型比较，矿化肿瘤模型中肿瘤细胞黏附、增殖现象显著增加。这一结果表明，nHAP 促进了癌细胞的增殖及骨转移，白细胞介素 –8（IL–8）可能在这一过程中发挥重要作用。IL–8 具有促血管及破骨细胞生成的作用，可导致病理性骨吸收，加剧骨形成与吸收的失衡，从而进一步刺激转移性肿瘤生长。而 nHAP 介导的 avB3 整合素可使 IL–8 分泌增加，促进继发性肿瘤生长和骨破坏。整合素是控制细胞内信号通路的细胞黏附受体，可以调节癌细胞的转移表型。研究结果表明，癌细胞具有高水平的磷酸化形式的细胞外调节蛋白激酶（ERK）和蛋白激酶 B（PKB），其作为整合素介导的信号转导的关键，可以刺激 IL–8 等趋化因子的表达。这一研究为骨微环境中的矿物质基质调节肿瘤骨转移相关的病理性骨重建提供了分子机制。

导管原位癌（DCIS）是大多数浸润性乳腺癌（IBC）的癌前病变。DCIS 的典型诊断是通过乳房 X 线检查微钙化（MC）现象，即微钙化点越多，提示 DCIS 恶性程度越高。而与恶性乳腺病变相关的微钙化主要由 nHAP 和相关的磷酸钙矿物组成。

Frank 等在空白对照及含有 HA 的聚丙交酯 – 乙交酯（PLG）支架中分别培养乳腺癌细胞，评价 nHAP 对恶性肿瘤进展的影响。在 HA 支架中培养的 DCIS 细胞发生了与侵袭性增加相关的变化，如增殖失调、失去细胞间的接触及细胞的运动性增加。结果表明，nHAP 可以刺激癌前 DCIS 细胞表现侵袭性，其机制可能依赖于 IL–8 信号转导。其通过 DNA 分析来测定细胞生长，并用实时定量 PCR（qRT–PCR）测定 IL–8 基因的表达，观察到 nHAP 在正常和 DCIS 细胞系中有抑制增殖作用，但在 IBC 细胞系中无此作用；相反，nHAP 在 DCIS 和 IBC 细胞系中上调 IL–8 基因表达和可溶性因子分泌，但在正常细胞中不上调。这一数据表明，nHAP 会导致乳腺癌细胞的增殖和 IL–8 分泌上调，促进其恶性程度。此外，在 nHAP 支架中培养的 DCIS 细胞，其间充质形状发生改变并且细胞间的接触减少，表现出更强的运动性。综上所述，nHAP 在一定情况下存在促进肿瘤恶变，并增强其侵袭性的风险，主要可能与肿瘤局部区域 nHAP 的晶体结构及比表面积等理化特性相关。

附录十六

血液和肿瘤样本储存时间及温度对 RNA、DNA 和蛋白质质量的关系

目前，生物样本库每年储存数量巨大的生物样本，样本质量控制是保证生物样本稳定性和有效性的重要手段。其中，血液和组织样本的质量不仅取决于生物样本的处理流程，且取决于储存条件，特别是储存温度和时间。组织样本留取的处理过程包括热缺血和冷缺血两个主要过程，对于不同成分的最长期储存（≥6个月）条件是值得讨论的问题。

目前许多中心在 -80℃下储存，有学者建议选择液氮或 -137℃更好。由于各种储存方法所报道的质量结果并不一致，因此，本文针对血液和组织样本，综述了处理和储存过程的重要指标时间及温度对样本 RNA、DNA 和蛋白质质量的关系

一、储存时间及温度对样本质量的影响

1. 在室温储存的影响：一项关于结肠样本的研究显示室温 4h 对 RNA 完整度（RIN）无影响，在室温下保存 24h 的样本 RNA 无显著变化（<10%）。但其他研究得出相反结论，例如，Sun 等研究表明在室温下 1h 后肾癌组织中 RNA 有轻微的降解。也有研究比较了在术中暴露前列腺原位与切除后离体组织的基因表达谱，结果显示 9% 癌症相关基因mRNA 表达水平增加至少 2 倍，但 28S/18S 的比例未受影响。基因组测序技术日渐成熟和高效，这使得针对肿瘤组织以及外周血的二代测序（NCS）越来越多地用于研究几乎所有类型的恶性肿瘤。收集用于 NCS 测定（RIN= >8）的高质量 RNA 样品的室温储存持续时间应控制在 24h 内。比较开胸手术时和切除后立即采集的肺癌标本，1% 的基因差异超过2 倍。在室温下保存 1 个月的血液样本中可以提取到足够产量和质量的 DNA。DNA 甲基化作为常见的表观遗传学事件之一，在肿瘤的诊断及治疗中发挥关键作用。然而，在研究中发现，全血室温储存持续时间超过 3dDNA 甲基化显著改变。Khoury 等证实室温下 2h 雌激素受体（ER）免疫染色评分下降 3%，4h 下降 9%，8h 下降 20%；室温下 4h 孕激素受体（PR）免疫染色评分下降 11%，8h 下降 15%。

2. 在 4℃下储存的影响：结肠样本在 4℃下储存 4h 对 RN 无影响，在干冰（约 4℃）下保存 24h 的样品中 RIN 无显著变化（<10%）。但其他一些研究得出相反结论，认为随着组织在 4℃下储存时间的增加 RIN 逐渐降低。研究认为，处理时间在 24h 内是可行的，且 4℃下储存不影响 DNA 质量。在 4℃下保存 1 个月的血液样本中可以提取到足够产量和质量的 DNA。此外，储存 20 年的 DNA 或血液样品中确定的基因组区域甲基化谱在所有

储存温度（包括 4℃）中是相似的。储存样本中的 DNA 水平与最近收集样本中的 DNA 水平无显著差异。Khoury 等证实，血液样品在室温或 4℃下超过 24h 可能会导致蛋白质变化。然而，Apple 等认为，肿瘤 ER 和 PR 状态在 4℃下保存 4 天后才发生改变。

3. 在 −20℃下及 −25℃下储存的影响：对于长期储存，Zeisler 等证实，人类肝脏标本在 −25℃条件下储存 7 年后 RNA 明显降解，并且组织中肿瘤细胞占配越高其 RIN 越高。在 −20℃下保存 1 个月的血液样本中可以提取到足够产量和质量的 DNAC8l。Qvist 等证实血液样本在 −20℃下储存 3 年，其骨吸收标志物 1 型胶原 C− 端肽（CTX）保持稳定。Kisand 等报道，在 −20℃下保存的血清中血管内皮生长因子（VEGF）水平急剧下降。但是，另一种血清成分基质金属蛋白酶 7（MMP–7）在 −20℃下保存 5 年后保持稳定。

4. 在 −75℃下、−80℃下等超低温储存的影响：Zeisler 等证实储存在 −80℃下和 −150℃下的肝脏标本 RNA 无明显变化。RIN 分析表明样本长期储存 RNA 会发生逐渐的降解，但是这种降解程度足以用于大多数的反转录聚合酶链反应（RT–PCR）分析。DNA 在超低温下冷冻时几乎不发生变化，甚至在纸上保存数年后仍然稳定。液氮中的快速冷冻（＜分钟）似乎有利于酸化状态保持，Walker 等发现在液氮中立即冷冻的样品肌钙蛋白磷酸化增加，而保留在停搏液中的组织肌钙蛋白和肌球蛋白轻链磷酸化降低。Kisand 等报道，在 −75℃保存的血清中 VECF 水平急剧下降。但是另一种血清成分 MMP–7 在 −75℃下长期保存也基本稳定。而 MMP–9 在 −80℃下储存 2 年后水平降至原来的 65%。3.5 年后降至原来的 1%。Qvist 等证实血液样本在不同温度下（−80℃和 −150℃）储存 3 年后 CTX 均能保持稳定。有趣的是，在低温储存过程中一些分析物浓度随时间延长而增加。例如，Potter 等表明血清在 −80℃下储存 2 年或更长时间后多肽和细胞因子浓度随着储存时间的增加而增加。

二、热缺血及冷缺血对样本的影响

热缺血是指在手术期间组织的脉管系统受到损害时供血停止，在体温下较活跃的酶开始降解特定分子，并且手术后在组织中一些不稳定的分子可能很快就检测不到。这一期间血流中断，氧和各种代谢底物供应缺乏，而组织的代谢水平仍然较高，对组织的损害最为严重。手术过程中热缺血时间长短经常难以追踪，所以一些中心在进行主要切除术之前由生物标本库的技术人员携带液氮罐进入手术室，在术前获取活组织检查样本。

冷缺血是指组织切除后但在长期保存之前需冷却的环境，将组织保存在冰上的时期。冷缺血可影响基因和蛋白质的表达。肺癌中 5% 基因的表达水平在延迟 30min 后改变至少 2 倍。而乳腺癌中改变的基因数量随着处理延迟时间的增加而增加，从延迟 2h 的 0.76% 增加到延迟 24 小时后的 4.1%。通常情况下，缺血 15min 或更短的时间内有些分子如应激 / 炎症因子会增加。冷缺血 2h 后，乳腺癌样品中 PR 的免疫组织化学染色显著减少。总之，目前仍没有确定的冷缺血最佳时间。多数的研究推荐冷缺血时间和标本处理过程保持在 30min 内，但考虑到手术标本在切除后需要一些程序如：给患者家属查看、留够组织病理检查等，30min 内冻存比较困难，建议最多不要超出 1h。标本的离体时间越短越好，尽快将标本进行处理保存是影响标本质量的关键。

三、展望

随着转化医学的迅猛发展，高质量的生物样本在医学研究中发挥越来越重要的作用。生物样本库的合理化建设、样本的高效储存、样本信息的可持续性应用都将很大程度地影响着生物医学的发展，但在这个过程中也存在着诸多问题。目前，生物样本库的主要问题是缺乏统一的操作标准和完善的数据库信息化建设。各种组织的分子稳定性方面存在限制，RNA、DNA 和蛋白质等每种分子在各种不同保存条件下有特定分子的变化。诸多研究提示转化实验结论的不一致可能与标本的留取和储存过程没有统一标准有关。因此，有些学者有如下建议。

（1）组织样本在离体 30 分钟内分装成多个小份冻存，可以避免后续多次取样和反复冻融对标本质量的影响。

（2）增加标本储存冰箱的独立分区，减少温度波动的影响。

（3）从标本离体储存、每次冻融等均进行登记具体时间及温度，以此实现对标本的全程跟踪监测。

（4）具有资质的生物样本库专业人员应该为样本处理人员及生物样本使用者提供统一的、标准化培训和指导。

（5）为避免冷 / 热缺血对基因表达谱的影响，建议术前采集生物样本作为最佳方法。

（6）新鲜组织在存生物样本库之前可以在冰上运输以避免造成 RNA 质量的显著降低。

（7）为确保从样本中提取高质量的 RNA，建议将组织放于装有 RNA ater 的冻存管中，再转移到 –80℃下保存。

（8）Kakimoto 等使用 NCS 分析发现中性甲醛溶液固定石蜡包埋究证实，固定时间对整体 MIRNA 表达水平没有显著影响。

这方面仍需更深入的研究。因此，为保证生物样本质量，在样本的过程中应根据样本库的实际情况制定并执行相应标准操作程序。

附录十七

粪菌移植与肿瘤研究

粪菌移植（FMT）以重建肠道菌群为治疗核心。2011年由美国一个合作组提出统一为 FMT，译为"粪菌移植"。方法粗糙的 FMT 可以叫"粪便移植（FT）"，而真正的 FMT 是强调利用粪便中的"菌群"治病，追求高纯化的菌制备方法。随着 FMT 的方法学发展，2019年，基于特定方法实施的 FMT，被称为 WMT，译为"洗涤菌群移植"。

一、粪菌移植的现状

FMT 作为重建肠道菌群的重要方法，其治疗适应证已从肠道疾病（如艰难梭菌感染、炎症性肠病）扩展到肠道外疾病，如癫痫、肝性脑病、抗移植物宿主反应及肿瘤等。目前，FMT 所能疗的疾病统称为"肠道菌群失调相关性疾病"，是以强调菌群失调对疾病的贡献度为基础，对涉及传统分类中的多系统、多学科疾病概念的统称。在某些肿瘤患者中常常出现肠道菌群失调，这可能与肿瘤患者本身抗癌过程中合并广谱抗生素使用及抗癌方案等有关。

多项研究表明，肠道菌群影响肿瘤化疗、放疗及免疫治疗的疗效及毒副作用。Heshiki 等报道 26 例不同类型的肿瘤患者，其中 15 例接受化疗或靶向治疗，11 例同时联合免疫治疗。结果显示，对治疗应答患者的肠道菌群多样性显著高于非应答者，前者的合成代谢通路富集，后者的分解代谢通路富集。同时，通过治疗前肠道菌群的组成与功能建立计算机模型，可较准确地预测患者应答情况（曲线下面积为 0.895）。因此，通过 FMT 重建肿瘤患者肠道菌群趋向"应答"状态，或可提高抗癌疗效。值得注意的是，FMT 也可能用于抗癌治疗相关的毒副反应，目前，FMT 被报道成功用于治疗难治性免疫检查点抑制剂相关肠炎及放疗所致的肠道黏膜损伤。此外，对于化疗患者并发的艰难梭菌感染，FMT 也安全有效。

除了适应证的拓展，FMT 领域的发展还体现在方法学上。首先，从 FMT 应用的策略上，难治性疾病的治疗并非只依靠 FMT 即可。2015 年，Zhang 等在炎症性肠病治疗中提出 FMT 升阶梯策略（Step-up FMT），以 FMT 为基础，将单次或多次 FMT 与其他治疗相结合，用于难治性患者的整合治疗，不仅能有效控制病情，还可改善患者激素依赖状态。同样，Step-up FMT 可能有益于难治性肿瘤患者的综合治疗，如改变程序性死亡受体 1（PD-1）治疗效果，增强 CAR-T 细胞疗效等。其次，在粪菌的制备上，FMT 向 WMT 发展，该方法基于智能化粪菌分离系统及严格质控相关漂洗过程，可实现实验室过程的量化、质控和安全性提高。2019 年 12 月，由张发明教授牵头，共 28 名专家共同制订《洗涤菌群移植方法学南京共识》，对供体筛选，洗涤菌群方案、存储和运输，患者准备，途径决策及安全管理 5 个方面提出 31 条共识，该共识或将推动 FMT 向更加标准化、安全、可控的 WMT 发展。对于 FMT 应用于肿瘤治疗，如何选择合适供体（健康者或对抗癌药物应答的肿瘤患者）、移植策略（单次或多次）、给药途径等内容将是临床上的重要问题。

二、肠道菌群与肿瘤治疗

肠道菌群通过菌群易位、免疫调节、代谢、酶降解、改变多样性及微环境等多种机制影响肿瘤的化疗、放疗及手术治疗。近年来，肿瘤免疫治疗尤其是免疫检查点抑制剂及过继细胞疗法成为肿瘤领域的革命性疗法，越来越多的证据表明肠道菌群在其中的重要作用，特殊的细菌或特定比例的菌群的改变对肿瘤药物的疗效、毒副作用及肿瘤复发也显示出相关性及预测作用，亦使其成为肿瘤、消化、微生态等领域的研究热点。

1. 肠道菌群与化疗：肠道菌群可通过多种方式影响不同化疗药物的疗效及毒副作用。2007 年 Paulos 等报道全身放疗可使革兰阴性菌发生异位及释放脂多糖，激活 TLR4 信号通路，从而提高过继性细胞疗法的效果。随后传统化疗药物环磷酰胺、奥沙利铂、甲氨蝶呤等与肠道菌群的重要关系也陆续被证实。2013 年，Science 报道环磷酰胺可以改变小鼠肠道菌群，促进革兰阳性菌向次级淋巴器官转移，进而激活辅助 T 细胞的抗肿瘤作用，而环磷酰胺对无菌小鼠或抗生素处理过的小鼠无效。2016 年，该团队在 Immunity 进一步证实海氏肠球菌、肠结巴斯德菌在环磷酰胺治疗中的免疫调节作用。同时在肿瘤患者中也观察到这 2 种细菌与更长的无进展生存期有关。肠道菌群除了影响环磷酰胺的疗效，其所致的黏膜炎症也可通过菌群调节得到缓解，2019 年国内团队研究发现限制小鼠热量摄入可以缓解环磷酰胺对胃肠道的副作用，该过程与肠道菌群结构改变有关。

铂类化合物也是临床上常用的化疗药物，其诱导 DNA 损伤需要肿瘤浸润骨髓细胞产生活性氧（ROS），而这种微环境需要肠道菌群的调控，对抗生素处理的小鼠灌胃嗜酸乳杆菌后可以恢复顺铂的抗肿瘤作用。同样，铂类药物引起的肠道毒性也可补充嗜酸乳杆菌改善。也有研究报道肠道菌群与铂类药物引起的机械痛觉过敏有关，值得注意的是，无菌小鼠或抗生素处理的小鼠中铂类药物抗肿作用明显下降，但能减少痛觉过敏的发生，恢复无菌小鼠的微生物群可使这种保护失效。

甲氨蝶呤可治肿瘤及自身免疫疾病，其胃肠道毒性明显，易导致腹泻。在动物实验发现甲氨蝶呤导致腹泻的大鼠中肠道菌群多样性下降，厌氧菌及链球菌明显减少，拟杆菌相对增加，并与肠道绒毛长度的缩短有关。我国学者也发现给小鼠饲喂甲氨蝶呤后，脆弱拟杆菌丰度显著降低，且趋向于随巨噬细胞密度增加而逐渐减少，给小鼠灌胃脆弱拟杆菌，能改善甲氨蝶呤诱导的炎症反应并调节巨噬细胞极化。

伊立替康是一种拓扑异构酶 -1 抑制剂，在晚期大肠癌的治疗中常导致严重腹泻而限制其使用，这与肠道微生物所产生的 β- 葡萄糖醛酸酶将肠道内无活性 SN-38g 转化为活性产物 SN-38 有关。通过靶向选择性抑制 β- 葡萄糖醛酸酶可有效降低伊立替康的胃肠道毒性，而通过菌群分析也可预测伊立替康发生不良反应的风险，助其在临床中合理化使用。

某些特定细菌也影响特定肿瘤的化疗效果，大肠癌中的具核杆菌可以通过诱导肿瘤细胞自噬反应对化疗药物产生耐药，而通过甲硝唑减少具核杆菌后可提高化疗效果。胰腺癌组织中的 γ- 变形杆菌可表达胞苷脱氨酶将吉西他滨代谢为非活性形式，而这些变形杆菌被认为是由肠道易位而来，抗生素环丙沙星可逆转这种耐药。当前，针对特定致癌菌的靶向抗生素、疫苗或噬菌体疗法成为辅助肿瘤治疗的重要方向。

2. 肠道菌群与放疗：放疗可诱导肿瘤细胞免疫原性死亡，促进全身炎症及免疫反应，肠道菌群对放射治疗的免疫调节机制值得深入研究。有学者发现口服万古霉素可以增强放疗诱导的抗肿瘤免疫反应，这与万古霉素清除肠道内的革兰阳性（尤其是产丁酸盐菌）密切相关，补充丁酸盐可消除万古霉素的增强作用。可溶性高纤维饮食也可增加荷瘤小鼠对放疗的敏感性，这与肠道内的酸拟杆菌有关，对放疗有应答小鼠的肠道菌群可能富集碳水化合物代谢途径，在体外实验中发现与肠道菌群相关的短链脂肪酸可增强癌细胞对放疗的敏感性。另外，放疗导致的口腔炎、结肠炎及骨髓抑制常常限制其疗效及应用。在放射性肠炎中，放疗可导致肠道隐窝细胞凋亡、屏障功能下降及菌群失调，进而影响免疫调节。2017 年 Gut 报道，在盆腔放疗中辐射后小鼠菌群显著改变，肠道炎症处的黏附菌群可增加上皮细胞表达 IL-1B 及 TNF-α，将辐射后肠炎小鼠的菌群移植到无菌小鼠可诱导类似肠道炎症。临床上，已有多项研究表明口服益生菌可改善放疗所致的黏膜炎，例如口服短乳菌可以减少头颈部癌的口腔黏膜炎，盆腔放疗所致的肠道毒性可通过口服嗜酸乳杆菌、双歧杆菌等预防。2020 年张发明团队首次报道 FMT 可以安全有效地改善放射性肠炎的肠道症状和黏膜损伤。

3. 肠道菌群与免疫治疗：肿瘤免疫治疗主要包括免疫检查点抑制剂、过继性免疫治疗及肿瘤疫苗等。目前临床上最重要的免疫检点抑制剂主要靶点位于细胞毒性 T 淋巴细胞抗原 4（CTLA-4）和程序性死亡受体 -1 及其配体（PD-1、PD-L1）。CAR-T 细胞治疗在一些复发或难治的恶性相关的严重不良反应。在一项 FMT 治疗化疗后艰难梭菌感染的研究中，所有 23 例肿瘤患者在 FMT 后 60 天内艰难棱菌检测为阴性，有 1 例患者因发生与 FMT 无关的心脏骤停死亡，整个研究中，并没有其他的严重不良反应及与 FMT 相关的感染并发症。在血液肿瘤中，FMT 同样能安全地应用于抗移植物宿主反应及多重耐药菌感染。然而，已有与 FMT 相关的死亡不良事件报道，考虑与患者并存病或移植过程中的操作流程（麻醉、内镜检查、给入途径等方面）相关，而与"移植的微生物"本身似乎并无直接关系。直到 2019 年报道 2 例免疫功能低下患者在接受 FMT 后，感染了来自供体的产超广谱 B 内酰胺酶（ESBL）的大肠杆菌，其中 1 例死亡。随后美国食品及与药品监督管理局（FDA）要求在进行试验性 FMT 时，为减少耐药菌传播和感染风险，必须对供体的多重耐药菌携带情况进行筛察和检测。目前，FMT 所移植的活体微生物不仅仅是细菌，还有大量的病毒和噬菌体，这些微生物及其伴随的代谢产物对菌移植的影响还不完全可知。供体粪便的可变性和复杂性，以及我们对微生物群与疾病关系的有限理解，FMT 仍是有潜在风险的，尤其缺乏长期的安全性数据，比如可能对受体的遗传代谢、肿瘤发生等产生深远影响。目前，美国胃肠病协会 FMT 注册项目及中国菌群移植平台（www. fmtbank org）均已开展长达 10 年随访期的 FMT 安全性评估研究。

最新的证据显示，FMT 的实验室方法学进步有助于提高其安全性。相较传统手工制备的 FMT，张发明团队提出的 WMT 是在高级别生物安全实验室（生物安全 3 级）条件下，基于智能粪菌分离系统进行洗涤菌群制备。对比发现 WMT 提高了 FMT 的安全性且不影响疗效。通过向小鼠腹腔注射不同洗涤次数的粪菌上清液，发现经 3 次离心洗涤的上清液的毒性远远小于经 1 次离心洗涤时的毒性，同时还发现上清液中病毒种类及数量升高。通过对上清液代谢产物分析，离心洗涤 1 次的上清液其促炎效应的代谢产物增多，离心洗涤 3 次的上清液其抗炎效应的代谢产物增多。该研究整合临床、动物和体外实验的证据，证明 WMT 的有效性及安全性，鼓励更多的研究者采用这种更可靠的制备方式来获得富集的菌群。该方法还使得以富集的细菌数量为剂量衡量指标成为可能。

基于特定配方的选择菌群移植（SMT）及移植后特定益生元的补充也是当前的发展方向，但是目前还缺少可靠的公开发表的证据。为避免 FMT 移植不确定的活体微生物导致的感染、代谢疾病肿瘤等风险，有学者用无菌粪便滤液（SFF）治疗艰难梭菌感染，同样达到 FMT 的治疗效果。将这种无菌粪便滤液冻干制成胶囊，与冻干菌群胶囊相比，可减少胶囊用量，促进 FMT 的胶囊化发展。同时，选择特定活菌、细菌碎片、菌群代谢产物、抗菌化合物等制备成分菌群胶囊，也是未来的发展方向。

三、粪菌移植途径决策

FMT 的疗效和安全性与给入途径密切相关。目前的移植途径包括口服胶囊、鼻胃/鼻空肠管、胃镜、结肠镜、灌肠及经内镜肠道植管术（TET）等。研究发现，不同的给药途径在治疗艰难梭感染、炎症性肠病便秘等疾病中效果不同。值得注意的是，在 FMT 治疗艰难梭菌感染中，无论移植途径选择，缓解率均可达 90% 以上，但结肠途径优于灌肠、鼻胃管途径，口服胶囊与结肠途径效果相当。临床上，移植途径的选择不仅需要考虑疗效，其安全性、患者的耐受情况及意愿、成本效果等也是重要因素。例如，对于肺部肿瘤患者，若有明显肺部感染、大量胸腔积液，患者常无法耐受内镜下 FMT，可考虑 X 线下鼻肠管置入，但并不适用于有剧烈咳嗽或呼吸困难的患者，此时，胶囊化的 FMT 或是优先选择。对于鼻咽癌、食管癌等有吞咽困难或进食梗阻的患者，胶囊并不方便，需要警惕误吸入气道的风险。对于抗癌过程中发生难治性的腹泻，肠镜下 FMT 可同时实现疾病的诊断及移植。近期，Lancet 评价 TET 是有前景的 FMT 新途径，尤其对于可能需要多次 FMT 的患者。目前，移植途径的选择需个体化，最佳的移植途径要根据患者依从性、成本效益、给药舒适性、侵入性、误吸和感染风险等综合决策。

附录十八
靶向分子探针在胃肠道肿瘤早期诊断中的研究

分子影像是在分子、细胞水平对生理病理过程进行定性、定量、实时和可视化判断的一种技术。基于靶向分子探针的分子影像技术，借助靶向分子探针和荧光内镜设备，将肉眼不可见的肿瘤精准点亮，使得早期诊断变得简单、可行。靶向分子探针的合成核心在于特异性的生物学标志物。

一、胃肠道肿瘤生物学标志物

蛋白分子在胃肠道肿瘤诊断中具有一定价值。Yang 等利用磁珠纯化和基质辅助激光解吸电离飞行时间（MALDI-TOF）质谱检测方法对 70 例胃癌患者和 72 名健康对照者的血清蛋白质组分进行检测分析，发现 a1 胰蛋白酶抑制剂（SERPINA1）和烯醇化酶超家族成员 1（ENOSF1）在胃癌患者血清中表达升高；进一步采用 ELISA 法对包括 36 例胃癌患者、108 例其他肿瘤患者、30 例胃溃疡患者和 36 名健康志愿者在内的 210 份血清标本进行验证，发现 SERPINA1 和 ENOSF1 在胃癌患者血清中表达更高、具有更好的特异性，推测这 2 个蛋白可作为胃癌诊断的血清学标志物。

癌胚抗原相关细胞黏附分子 6（CEACAM6）是一种细胞表面蛋白。研究发现，CEACAM6 在早期胃癌和癌前病变中均呈高表达；进一步利用人源胃癌组织小鼠移植瘤模型（PDTX）研究发现，CEACA6 荧光标记的抗体可与胃癌组织紧密结合。该研究结果提示，CEACAM6 的靶向性和特异性强，可提高内镜下早期胃癌的诊断率。

Ⅰ型胶原蛋白 a2（COL1A2）主要存在于细胞外基质中。研究发现胃癌组织中 COL1A2 表达增加；进一步采用免疫组织化学方法检测正常胃黏膜组织和病理分级为 2~4 级的胃癌组织中 COL1A2 的表达情况，发现在 86.7% 的胃癌组织和 22.7% 的癌旁正常胃组织中 COL1A2 表达增加，推测 COLA2 可以作为胃癌诊断的生物标志物。

在大肠癌分子标志物研究方面，有学者通过结肠癌组织芯片免疫组织化学染色发现，31 例患者结肠癌组织中 p53 结合蛋白（53BP1）的表达量高于癌旁正常组织，推测该蛋白分子可作为对重要的潜在分子标志物用于检测结肠癌的发生。

在胃癌中被证实有功能特性的非编码 RNA 为数不多，非编码 RNA 包括长链非编码 RNA（lncRNA）和 miRNA。有研究通过 lncRNA 微阵列分析了癌和相邻非肿瘤组织中 lncRNA 的表达谱，结果显示 lncRNA LINC0075 表达显著下调，且其低表达与胃癌患者较差的预后密切相关；体外实验发现，LINCO（0675 高表达可抑制胃癌细胞的增殖、侵袭和转移；动物体内实验发现，LlNC00675 高表达可抑制胃癌细胞的肝、肺远处转移。该研究证明 LINC00675 发挥了抑癌基因的作用，可作为胃癌诊断及其预后判断的新的生物标志物。另一项研究同样通过微阵列分析发现 lncRNA 浆细胞瘤转化迁移基因 1（PVT1）在胃癌组织中明显升高，进一步研究发现胃癌患者的胃液中 PVT1 表达水平也明显高于健康受试者，表明 PVT1 有作为胃癌诊断标志物的潜能。在对 miRNA 的研究方面，有研究发现 miRNA-196a 和 miRNA-196b 在胃癌组织中表达上调，在鉴别胃癌方面，miRNA-196a 和 miRNA-196b 联合比癌胚抗原或 CA19-9 有更高的灵敏度和特异度。其他 miRNA 如 miRNA-383、miRNA-195、miRNA-933、miRNA-23b 和 miRNA-503 等，在早期胃癌的诊断中也具有一定前景。

二、靶向分子探针载体的选择

1. 纳米载体：载体是靶向分子探针的重要组成部分，理想的载体在分子影像诊断中意义重大。纳米材料在医学诊断和治疗方面具有巨大的潜力，被广泛应用于医学成像技术病理诊断、肿瘤早期诊断、纳米药物或基因载体，纳米药物纳米生物材料，以及纳米人工组织、器官等。

氧化石墨烯材料（GO）是一种具有独特二维平面结构的单层碳纳米材料，可实现在细胞膜中的高效富集，靶向肿瘤细胞，是常用的纳米探针载体。石墨烯家族常作为载体与现有肿瘤生物标志物结合，用于靶向纳米探针的构建。生存素是一种抗凋亡、促进增殖的蛋白质，是凋亡抑制蛋白家族的成员，在癌细胞中过度表达。近期研究发现生存素 mRNA 及其蛋白质在结直肠中表达，GO 纳米载体与生存素结合紧密，通过连接荧光基团和淬灭剂构成纳米探针，将该探针转染人结肠癌 SW480 细胞后，通过荧光显微镜可清晰地观察到探针成功转染细胞并检测到生存素 mRNA。上皮细胞黏合分子（EpCAM）是一种跨膜糖蛋白，介导上皮细胞与 Ca^{2+} 无关的同型细胞黏附，也是结肠癌外泌体的特异性蛋白。有研究利用外泌体的特异性蛋白 CD63 和 EpCAM 的适配体与 GO 结合形成稳定的纳米探针，用于结肠癌的检测。另有研究以核 - 壳型硒化镉/硫化锌量子点为载体，将其与乳腺癌相关抗原基因 1（BRCAA1）单克隆抗体和人表皮生长因子受体 2（Her2）抗体偶联，用于胃癌细胞的体外标记和体内靶向成像，结果显示该纳米探针具有良好的生物相容性和稳定的强荧光信号，并能够特异性识别胃癌细胞，具有临床应用前景。

四氧化三铁（Fe_3O_4）磁性纳米颗粒是分子影像学中常用的载体。有研究将表面包被羧基的 Fe_3O_4 纳米颗粒与胃癌相关抗原单克隆抗体 7（MG7）进行偶联，构建能够特异识别胃癌的 Fe_3O_4-MG7 分子探针，该分子探针理化性质稳定、毒性低；离体组织成像研究结果显示，Fe_3O_4-MG7 分子探针可靶向结合于胃癌组织，内镜下可以观察到普鲁士蓝染色。该研究证明了 Fe_3O_4-MC7 分子探针结合免疫染色用于内镜下早期胃癌诊断的可行性，为将来在体内应用免疫染色内镜诊断早期胃癌奠定了基础。

转铁蛋白受体 1（TfR1）是一种生物体自身拥有的跨膜二聚体，在多种肿瘤中过度表达。人重链铁蛋白（HFn）是 TfR1 的配体，也是人体内自然表达的低毒性纳米级物质。有学者将荧光染料标记的 HFn 作为纳米探针，应用于切除的人体组织中进机行早期胃癌的检测，发现利用 CLE 分析 TfR1 靶向荧光成像可区分肿瘤与非肿瘤组织，并且 CLE 的评估结果与免疫组织化学所得结果相关性较高。该研究结果表明基于 HFn 纳米探针的 CLE 提高了早期胃癌检测的准确性，使肿瘤边缘可视化和内镜彻底切除成为可能。

碳纳米管表面精氨酸 – 甘氨酸 – 天冬氨酸肽段（RCD）– 共轭硅包裹金纳米棒是由二氧化硅包裹金纳米棒、RGD 和微碳纳米管（MWNT）构成的一种纳米探针。有研究通过体外细胞靶向成像、体内光声成像证明了该纳米探针具有良好的生物兼容性，并能很好地对胃癌细胞和胃癌血管成像，是具有应用前景的放射性显影剂。

有研究试图将表面增强共振拉曼散射纳米颗粒（SERRS–NP）用于检测胃肠道癌前病变，将 SERRS–NP 通过静脉注入模型小鼠体内，利用拉曼内镜进行检测，研究结果表明这种基于 SERRS–NP 的方法能够在动物模型中可靠地检测到胃肠道癌前病变。该研究提示拉曼内镜可作为传统白光内镜检测的辅助手段，以加强对胃肠道癌前病变的检测、预防和治疗指导，最终实现癌症预防。

2. 蛋白质转运载体：人血清白蛋白（HSA）是一种生物内源性蛋白质，无毒、无免疫原性，可与许多外源性物质结合，是探针颗粒和靶向药物的理想载体。有研究将其作为载体构建 HSA– 吲哚菁绿靶向探针用于结直肠癌的诊断，发现 HSA– 吲哚菁绿探针能够很好地标记结肠癌细胞，可通过荧光分子成像技术诊断早期裸鼠结肠癌变。李想等将人胃癌血管内皮细胞靶向特异性的短肽 GX1 与 HSA 和吲哚菁绿进行化学连接，形成的 GX1–HSA–吲哚菁绿近红外荧光探针可在胃癌组织局部有较高浓度的聚集，研究结果表明该探针可在活体内对胃癌组织进行特异性靶向成像。这种方法可为胃癌的早期诊断、抗血管治疗效果评估提供新思路。胎牛血清白蛋白（BSA）及其衍生物在生物化学领域有着广泛的应用。有研究者将其作为载体制造探针用于结直肠癌的诊断，但因蛋白质体积较大，在活体内容易被网状内皮系统吞噬而无法到达靶区，使其应用受到限制。

3. 小肽载体：基于蛋白质体积偏大的缺点，很多研究者利用小肽作为靶向探针的载体。如前文提到的 GX1 和 RCD，除了可与纳米材料或蛋白质结合形成纳米载体或蛋白质转运载体外，也可直接作为载体构建分子探针应用于胃肠道肿瘤的分子成像诊断。小肽类探针具有低相对分子质量、低免疫原性、高亲和力、高选择性、易合成与化学修饰、低毒性和良好的药物动力学性能等优点，但大部分小肽的作用靶点尚不明确，且其对下游信号通路可能具有潜在影响。目前大部分针对胃肠道肿瘤小肽载体的研究还处于细胞或动物实验水平，具有临床应用价值的靶向肽较少，肽类探针的安全性也有待进一步研究。

附录十九
肿瘤过继性细胞免疫治疗——CAR-T 及 TCR-T 疗法

目前被应用于临床的肿瘤免疫治疗方法有免疫检查点治疗、细胞因子、肿瘤疫苗、过继性细胞免疫治疗（ACI）等。由于 ACI 可以在不损害免疫系统及其功能的情况下杀死肿瘤细胞，而且能够避免肿瘤免疫逃逸，所以成为国内外研究的热点。ACI 通过将体外培养、活化和基因修饰的自体或异体细胞回输至患者体内，让这类细胞在体内识别并黏附肿瘤细胞，同时诱导自体产生免疫应答进而杀伤肿瘤细胞，是一种被动免疫治疗。

目前经基因修饰改造 T 淋巴细胞是 ACI 临床应用研究最深入的领域。经基因修饰改造的 T 淋巴细胞可分为嵌合抗和原受体 T 细胞（CAR-T）及 T 细胞受体改造的 T 细胞（TCR-T）。CAR-T 疗法识别的靶抗原均为细胞表面蛋白，而 TCR-T 疗法能识别组织相容性复合体（MHC）分子呈现的细胞内抗原片段，因此 TCR-T 疗法具有更广泛的靶点。然而，TCR-T 光疗法受 MHC 限制，需要 MHC 才能识别靶标，激活 T 淋巴细胞功能，这是 TCRT 疗法的劣势。而且，TCRT 疗法的抗原识别能力较弱，往往不能对癌细胞形成有效的攻击。

一、CAR-T 疗法

1. 相关机制：目前，以 CD19 为导向的 CAR-T 疗法可有效治疗 B 淋巴细胞恶性肿瘤，通过将编码肿瘤特异性受体的转基因引入 T 淋巴细胞，特异性识别靶抗原从而杀伤靶细胞。CAR-T 疗法是基于 Ig 的单链可变片段（scFv）与天然完整表面抗原的结合，不依赖 MHC 分子识别，可避免因 MHC 分子表达的减少而出现的肿瘤细胞免疫逃逸。

肿瘤特异性受体中的嵌合抗原受体（CAR）含有抗原识别区、胞外铰链区、跨膜区以及细胞内的信号传递域。CAR 的结构目前研发到了第 4 代。第 1 代 CAR 包含 CD3 链激活的 1 个信号域的单链抗体抗原结合表位，CD3 链在 T 淋巴细胞活化、靶细胞裂解、IL-2 分泌调节方面有重要作用，但第 1 代 CAR 在体内的增殖能力有限，容易使 T 淋巴细胞凋亡。第 2 代 CAR 增加了 1 个共刺激信号分子 CD28 或 4-1BB（CD137）。CD28 具有较强的抗肿瘤活性，而 4-1BB 的优点是能延长 T 淋巴细胞的存活时间并维持其抗肿瘤作用。第 2 代 CAR 增殖能力较第 1 代强，且能分泌更多细胞因子、抗凋亡蛋白。第 3 代 CAR 不仅可以同时表达 2 个共刺激信号分子，而且能够分泌更多的 IFN-γ，抗肿瘤细胞毒作用更高，但最近的研究表明，只有第 2 代 CAR 能激活 CD3，并且第 2 代 CAR 比第 3 代具有更强的信号转导和杀瘤活性。第 4 代 CAR 能够在肿瘤中分泌特定的细胞因子（如 IL-2），从而改变肿瘤环境，并影响和激活其他免疫细胞产生免疫反应。

2. CAR-T 疗法在实体瘤中的应用：对实体瘤的早期临床研究显示，CAR-T 抗瘤活性差，毒性弱。肿瘤抗原的异质性、毒性控制、浸润不足、增殖和持久性差以及复杂的肿瘤微环境（TME）是 CAR-T 疗法扩展到实体瘤的主要障碍。其机制可能为：① CAR-T 被转移到肿瘤时虽然激发了一定程度的受体活性，但有意义的反应很少。②在 TME 中 CAR-T 缺乏实质性增殖和存活条件。③输注 CAR-T 后靶向抗原表达显著降低，突显了抗原丢失和抗原异质性是该疗法成功的障碍。为了避免免疫逃逸和提高安全性，肿瘤相关抗原（TAA）通常被选为 CAR-T 疗法的靶点，TAA 在肿瘤组织中特异性高表达，但在正常组织中或多或少也会表达，这使 CAR-T 疗法发生非靶点交叉反应。 Rosey 等的研究表明糖基化抗原可作为 CAR-T 疗法的理想靶点，在白血病和胰腺癌等多种癌症鼠类模型中产生强大的细胞毒性作用，由此提示糖基化抗原可能是比 TAA 更安全的靶点。TME 中许多未知的免疫抑制机制可能与肿瘤逃避免疫监测有关，免疫检点抑制剂可以逆转免疫抑制的 TME，提高治疗效果。例如，通过干扰程序性细胞死亡蛋白 -1（PD-1）增强 CAR-T 的抗肿瘤疗效。在肿瘤局部重复输注新鲜扩增的 CAR-T 可能会增强其在 TME 中的持久性和功能，因此，使 CAR-T 能够在肿瘤体内持续扩增和存活是当前探索的重点。此外，要确定 CAR-T 疗法是否可作为实体瘤的标准治疗方法，尚需要进行更多的临床试验。

二、TCR-T 疗法

1. 相关机制：TCR-T 疗法和 CAR-T 疗法均通过修饰患者自身的 T 淋巴细胞，再将它们注射回患者体内杀死肿瘤细胞，但 2 种疗法识别抗原的机制是完全不同的。TCR-T 是由 TCRa 和 TCRB 2 个结构域组成的异源二聚体蛋白，通过特异性 MHC 分子明确识别肿瘤细胞中蛋白的组装、修饰和加工，从而激活细胞毒作用并释放细胞因子特异性地杀伤肿瘤细胞。无论是细胞内、细胞表面还是肿瘤细胞突变后产生的新抗原，任何 MHC 分子提呈的抗原均能被 TCR-T 识别。TCR-T 疗法所针对的抗原类型可分为癌 - 睾丸抗原、分化抗原和病毒抗原 3 类。TCR-T 对多种肿瘤抗原有特异性，这些抗原包括 CEA、HER-2、CD19、gp100、MART-1、MAGA-A3 和 NY-ESO-1 等。

2. TCR-T 疗法在实体瘤中的应用：研究显示，6 例表达癌 - 睾丸抗原 NY-ESO-1 的滑膜肉瘤患者中的 4 例对 TCR-T 疗法产生了应答。NY-ESO-1 在多种癌症患者体内过表达，包括 70%~80% 的滑膜肉瘤和黏液性圆细胞脂肪肉瘤，以及 10%~50% 的转移性黑色素瘤、非小细胞肺癌和卵巢癌。从理论上讲，TCR-T 疗法在治疗实体肿瘤方面较 CAR-T 疗法更有优势。

附录二十

溶瘤病毒治疗恶性肿瘤

溶瘤病毒是一类能选择性地感染并杀死肿瘤细胞而不损伤正常细胞的天然或重组病毒。与传统免疫治疗相比，溶瘤病毒治疗具有靶向性好、不良反应小、杀伤肿瘤途径多、不易产生耐药性等优势。多项临床研究显示，溶瘤病毒可为不同类型、不同进展阶段，甚至转移性和无法治愈的肿瘤患者带来临床获益。其与化疗、放疗、免疫治疗等联合应用时，具有协同增效的作用，可使原先对免疫检点抑制剂等免疫治疗药物反应欠佳的瘤种变得敏感。

自 2005 年国家药品监督管理局批准第一个溶瘤腺病毒药物 H101（重组人 5 型腺病毒，安柯瑞）联合化疗用于治疗期鼻咽癌患者以来，溶瘤病毒的研究数量不断增加。

截至目前，全球在 Clinicaltrials 上注册的溶瘤病毒相关临床研究已超过 100 项。2015年美国食品药品管理局（FDA）和欧洲药品管理局相继批准 I 型单纯疱疹病毒（HSV-1）T-VEC 治疗晚期黑色素瘤，进一步促进了溶瘤病毒疗法的发展和成熟。目前，溶瘤病毒正在成为癌症免疫治疗的重要手段之一。

一、溶瘤病毒类药物的分类与作用机制

1. 落瘤病毒类药物分类：目前开发用于肿瘤治疗的溶瘤病毒类药物已有数十种，包括腺病毒、HSV-1、牛痘病毒、呼肠孤病毒、新城疫病毒等。

（1）腺病毒：腺病毒是一种无包膜的双链 DNA 病毒，其刚一通过柯萨奇-腺病毒受体进入细胞后，在细胞核中表达病毒复制所必需的基因（编码产生 E1A 和 E1B 蛋白），E1A 和 E1B 蛋白可分别调节视网膜母细胞瘤相关蛋白（pRb）和 p53 信号转导通路，促进宿主细胞的分裂增殖，从而实现在细胞内大量复制繁殖的目的。因此，去除 E1A 和 E1B基因的溶瘤腺病毒仅能在 pRb 和 p53 信号通路异常的肿瘤细胞中复制增殖，而在 pRb 和p53 信号通路正常的宿主细胞内无法增殖。H101 是以 5 型腺病毒载体为主链构建的一种删除 E1B-55kD 和 E3 区基因片段（78.3~85.8mu）的溶瘤病毒。

早期临床研究表明，H101 单药治疗恶性肿瘤具有一定的疗效，患者耐受性良好，未观察到剂量限制性毒性，主要不良反应为注射部位疼痛和发热，无严重不良反应，也未发现 H101 向体外播散的证据。且 H101 与化疗药物联合有助于提高化疗效果。H101 治疗头颈部鳞状细胞癌患者的安全性和有效性已在 I、II、III 期临床试验中得到验证。这直接促使 2005 年国家药品监督管理局批准 H101 联合化疗药物用于治疗晚期鼻咽癌患者。此外，多项临床试验显示，H101 还可为其他肿瘤（如肝细胞癌、胰腺癌、非小细胞肺癌等）患

者带来一定的临床获益。

（2）HSV-1：HSV-1是一种双链DNA病毒，可感染多种类型的细胞，包括上皮细胞、免疫细胞和神经细胞。T-VEC是经过基因改造的一种HSV-1，该病毒被敲除了神经毒力基因ICP34.5和抗原递呈抑制剂ICP47，并插入人粒细胞－巨噬细胞集落刺激因子（hGM-CSF）基因，其目的是在降低T-VEC神经毒性的同时提高其对肿瘤细胞的选择性，并诱导抗肿瘤免疫反。T-VEC的抗肿瘤作用已在黑色素瘤、胰腺癌、头颈部鳞状细胞癌、乳腺癌等患者中进行了评估。2015年，美国FDA批准T-VEC用于手术切除后复发的黑色素瘤患者的局部治疗。

2.溶瘤病毒类药物的抗肿瘤机制：目前认为，溶瘤病毒主要可通过以下4种作用机制发挥抗肿瘤活性。

（1）溶瘤作用：溶瘤病毒可在肿瘤细胞内进行特异性复制，这主要是由于肿瘤的特异性畸变导致细胞信号转导通路不能感知和阻断病毒复制，肿瘤干扰素缺陷不能调控病毒防御新系统，从而提高病毒感染的敏感性。通过基因改造可减弱或删除溶瘤病毒的毒性因子，使溶瘤病毒不能在正常组织中复制，但仍保留在肿瘤细胞内复制并杀死肿瘤细胞的能力，如删除了E1B-55KD和E3区基因片段（78.3~85.8mu）的H101腺病毒不能在p53正常的细胞中复制，因此不能感染p53正常细胞。

（2）激发抗肿瘤免疫反应：溶瘤病毒通过诱导趋化因子使"冷"肿瘤变成"热"肿瘤，从而激发局部和系统的抗肿瘤免疫反应。肿瘤微环境中的免疫抑制性因素，如调节T淋巴细胞、白细胞介素-10（IL-10）和程序性死亡［蛋白］配体-1（PD-L1）等，可以保护肿瘤逃逸机体免疫。而溶瘤病毒不仅可以打破肿瘤微环境既有的解剖结构，还能破坏瘤抑制性微环境，使其状态由免疫抑制变成免疫激活。溶瘤病毒感染肿瘤细胞后，细胞裂解死亡并释放肿瘤相关抗原，进而激活树突状细胞，增加细胞毒性T淋巴细胞的浸润以及其他免疫相关分子的募集，肿瘤特异性免疫反应增加，导致远处和未感染的瘤细胞被清除。有研究显示，溶瘤病毒可通过诱导肿瘤细胞表达或释放钙网蛋白、热激蛋白70/90等激起细胞免疫原性的损伤相关分子模式，进而诱导肿瘤细胞发生免疫原性死亡。

（3）抗血管生成：溶瘤病毒可感染和破坏肿瘤血管系统，诱导中性粒细胞内流，导致血管塌陷和肿瘤细胞死亡。

（4）通过基因改造增强溶瘤作用：应用于临床试验的溶瘤病毒多经过基因改造，GM-CSF是最常用的插入基因。

二、不良反应

溶瘤病毒局部给药一般耐受性良好，常见不良反应是流感样症状和注射部位局部反应。其中流感样症状常表现为体温升高、肌痛、疲劳、恶心、腹泻、呕吐、头痛等，一般在停药一段时间后无需任何处理即可缓解，个别因无法耐受或体温升高较明显的患者在接受对症处理后，体温可恢复正常。局部反应常表现为疼痛、皮疹、红斑、外周水肿等，多数患者可自愈。此外，在使用呼肠孤病毒、HSV-1 和腺病毒等溶瘤病毒治疗的试验中有出现贫血、白细胞减少、淋巴细胞减少、中性粒细胞减少、血小板减少、肝功能障碍和血液学异常等不良反应。

附录二十一
长链非编码 RNA 与癌症

随着基因组学、分子生物学等基础学科的发展，癌症的发生、发展相关的分子机制被广泛研究，越来越多的证据表明，长链非编码 RNA（lncRNA）是一系列生物行为和疾病的主要调节因子。lncRNA 功能失调被认为是导致多种疾病发生的主要因素之一，这些疾病包括癌症、心血管疾病、纤维化、肥胖等。

在人类基因组中，大约 93% 的 DNA 可以转录成 RNA，其中只有 2% 是编码蛋白质的 mRNA，其余的 98% 是不编码蛋白的非编码 RNA，而在这些非编码 RNA 中，超过 200 个碱基的 RNA 被归类为 lncRNA。虽然 lncRNA 几乎不编码蛋白质，但它们可以通过 RNA 干扰、基因共抑制、基因沉默、基因印记和 DNA 去甲基化等机制调控基因表达，参与各种分子生物学过程。lncRNA 的分类目前尚无明确统一标准，通常根据其相对于相邻蛋白编码基因的位置将其基本分类为：有义链 lncRNA、反义链 lncRNA、内含子区 lncRNA、双向 lncRNA、长基因间非编码 RNA 和增强子相关 lncRNA。另有学者根据 lncRNA 的作用将其大致分为 4 类：信号分子、支架分子、引导分子和诱饵分子的。作为信号分子，lncRNA 参与信号通路的转导，调控下游靶基因的表达；lncRNA 作为支架分子，可作为蛋白质的结构组分与多种蛋白结合形成稳定的核酸蛋白复合物，介导染色质组蛋白修饰；lncRNA 作为引导分子，可以招募染色质修饰相关酶来调控靶基因；lncRNA 作为诱饵分子，通过与 miRNA 的结合（miRNA 海绵）招募相关蛋白质或转录因子来调控靶基因的表达。lncRNA 的表达异常已被证明与多种癌症的发生、发展有关。例如，lncRNA 淋巴结转移相关转录本 1（LNMAT1）通过将核不均一核糖核蛋白 L（hnRNPL）募集到 C-C 趋化因子配体 2（CCL2）启动子，激活 CCL2 表达促进膀胱癌淋巴管生成和淋巴转移。

lncRNA SPRY4-lT1 通过海绵 miR-101-3p 上调 zeste 基因增强子同源物 2（EZH2）促进膀胱癌细胞增殖和转移，肌动蛋白丝相关蛋白 1- 反义 RNA1（AFAPLA1-AS1）最初于 2013 年在食管腺癌中被发现，过去近十年的研究表明，作为重要的致癌 lncRNA，AFAP1-AS1 在多种癌症中均表达上调，可促进多种癌症的不同进程。AFAPI-AS1 在人类癌症中的高表达与不良的临床结果（如淋巴结转移和远处转移）也密切相关。

附录二十二
脱氧核苷酸三磷酸池稳定性与肿瘤发展

脱氧核糖核苷三磷酸（dNTP）是 DNA 合成的重要原料，在 DNA 合成、修复、细胞周期调控及维持基因组稳定中发挥至关重要的作用。在肿瘤发生发展过程中，dNTP 池稳态破坏涉及多条途径，如合成及分解代谢途径、细胞周期调控、DNA 损伤修复等。了解 dNTP 池稳定性在肿瘤发生发展中的作用机制，可以为肿瘤治疗提供新策略。

一、dNTP 池合成和代谢相关酶

核苷酸可以通过从头合成及补救合成。从头合成主要由核糖核苷酸还原酶（RR）还原核苷二磷酸（NTP）形成 dNTP，而补救合成是通过重复利用 DNA 降解产物，在脱氧核糖核苷激酶催化下合成 dNTP。多项研究证实，参与 dNTP 生物合成及代谢的特异酶会导致自发突变表型，与黑色素瘤、肺癌、子宫颈癌和乳腺癌等多种肿瘤存在关联。

1. RR：RR 在维持 dNTP 池稳定性中起核心作用，主要催化 NTP 转化为 dNTP。其功能受转录、蛋白质修饰、蛋白质降解和变构调节等多方面调控。核 DNA 在 S 期复制，而线粒体 DNA（mDNA）则在 G 期合成。RR 有 RRM1-RRM2 和 RRM1-RRM2B 两种形式。RRMI 亚单位在整个细胞周期中都有表达，而 RRM2 亚单位是 RR 活性的限速因素，其包含酪氨酸自由基，参与还原反应。RRM2 与 RRMI 结合后维持 S 期的 dNTP 从头合成。在 S 期，RR 转录水平比 G 期增加 10~20 倍，而 RRM1-RRM2B 主要在细胞周期 G0、G1 期提供 dNTP，为 DNA 修复和 mtDNA 合成提供原料。

RR 可根据细胞状态微调 dNTP 池稳定性，其活性受腺嘌呤核苷三磷酸（ATP）、dATP、dTTP 和 dGTP 在两个变构位点的结合调控，对 dCTP 浓度变化不敏感。dATP 浓度升高可抑制 RR 活性，而 ATP 浓度升高则促进 RR 合成。有研究证实，在肿瘤细胞中，RR 表达增加可导致 dNTP 池增加及细胞异常增殖。dNTP 池降低会导致细胞不能重新进入细胞周期，异位表达后可以恢复 dNTP 池的稳定性。RR 活性改变时通过影响 dNTP 池的稳定性降低 DNA 复制的保真度，激活易位合成，导致突变率增加。因此，在研究 RR 影响突变率的过程中，需要考虑 RR 通过影响修复功能导致突变率增加的可能性。

2. 补救合成途径中的相关酶：补救合成中的脱氧核糖核苷激酶主要包括脱氧胞苷激酶（dCK）和胸腺嘧啶核苷激酶（TK），通常嘧啶的补救合成比嘌呤更有效。dCK 是 dNTP 补救合成的限速酶，参与维持 dNTP 池稳定性。同时，dCK 还可促进化疗药物阿糖胞苷、沙帕他滨等核苷类似物的磷酸化，抑制肿瘤生长。dCK 的磷酸化和翻译后修饰对其酶活性至关重要。Zhong 等发现在乳腺癌细胞中 dCK 磷酸化后可以抑制电离辐射（IR）诱导的细胞

死亡及凋亡，并可通过 Akt–mTOR–p70S6K 途径抑制 bcl–2 蛋白与 BECN1 结合，促进 IR 诱导的自噬。TK 可以催化 2– 脱氧胸腺嘧啶核苷（dThd）、2– 脱氧尿苷（dUrd）和 2– 脱氧胞苷（dCyd）磷酸化为相应的 5– 脱氧核苷单磷酸衍生物。与 S 期特异性 TK1 相比，TK2 主要在线粒体中表达，对 mtDNA 复制和维持起重要作用。在增殖细胞中，TK1 与 RR 和胸腺嘧啶核苷酸合成酶（TS）共同维持 dTTP 池的稳定性。通过对 182 例淋巴瘤患者血清 TK1 水平检测发现，TK1 与淋巴瘤预后密切相关。在侵袭性淋巴瘤患者中，低 TK1 水平与生存改善相关，但 TK1 > 16.6U/L 时提示惰性淋巴瘤向侵袭性淋巴瘤转化。TS 活性失调可破坏 dNTP 池稳定，进而影响基因组稳定性和 DNA 修复。在转基因小鼠模型中，Chen 等发现小鼠胰岛细胞 hTS 过表达会导致胰腺分泌异常，出现正常细胞增生，进而导致胰岛细胞瘤发生。

TK2 与线粒体 dGK 共同控制 mtDNA 的合成速率。已有研究发现，乳腺癌、肾癌、肝细胞癌和胃癌等多种肿瘤中 mtDNA 含量降低。对 TK2 缺乏影响较小的组织，如皮肤和造血细胞，补充 TKI 或 RR 可补偿 TK2 缺乏引起的 mtDNA 耗竭。然而这一补偿机制是否也适用于来自这些组织的癌细胞有待进步证实。

3. dNTP 水解酶：尿嘧啶可由胞嘧啶脱氨作用或胸腺嘧啶置换作用产生，是 DNA 合成常见的错配碱基之一。通常 dUTP 焦磷酸酶（dUTPase）和尿嘧啶 DNA 糖苷酶共同维持尿嘧啶游离水平，dUTPase 防止胸腺嘧啶替代掺入，尿嘧啶 DNA 糖苷酶则可以从 DNA 合成中切除尿嘧啶并启动尿嘧啶切除修复。

dNTP 三磷酸水解酶（SAMHD1）是一种将 dNTP 水解成脱氧核糖核苷（dN）和三磷酸的磷酸水解酶，从而影响细胞周期进程和 DNA 复制。其分子结构包括 N 末端的 SAM 结构域、组氨酸，天冬氨酸残基双连体基序 HD 结构域和 C 末端。SAM 结构域可能是蛋白质 – 蛋白质和蛋白质 – 核酸相互作用的结构域，而 HD 结构域主要发挥磷酸水解酶活性。SAMHD1 活性调节主要通过 dCTP 或鸟嘌呤核苷三磷酸（GTP）与第 1 变构位点结合，进而 dNTP 与第 2 个变构位点结合，导致底物结合袋的构象变化。dNTP 池对 dATP 变化最敏感，因为其对 SAMHD1 的第 2 个变构位点具有较高的亲和力，而对催化位点亲和力较弱，并且由 RR 合成的效率最低。

SAMHD1 对 dNTP 池的调控是维持不同细胞周期中 dNTP 池稳定性的关键。值得注意的是 SAMHDI siRNA 介导的敲除对增殖细胞和静止细胞的 dNTP 池影响不同。有研究发现 CDK1 和 CDK2 与细胞周期素 A 复合物可结合并磷酸化 SAMHD1 的 T592 残基。CDK2 与 SAMHD1 的相互作用由 T 细胞和巨噬细胞中的 CDK6 调节。除人类免疫缺陷病毒 1（HIV–1）外，目前尚不能从限制病毒复制的研究中得到有关可能与肿瘤细胞周期失调的有关线索，特别是针对病毒感染相关肿瘤。肿瘤细胞常表现出基因组不稳定性以及反转录转座子的频繁插入，而 SAMHD1 可以通过维持基因组稳定性而发挥抑癌作用。有研究发现，SAMHD1 突变抑制抑癌基因可能是导致肿瘤细胞不可控增殖的关键机制之一。然而，有研究发现在使用 DNA 损伤剂治疗后，SAMHD1 蛋白被招募到双链 DNA 断裂的部位，导致细胞死亡增加，这是细胞中的一种保护机制。此外，SAMHD1突变对肿瘤发生、发展的生理意义和功能需要进一步深入研究。

4. 细胞周期蛋白依赖激酶（CDK）：维持dNTP池的稳态有助于防止CDK诱导的复制应激及突变。CDK调节因子Weel可以通过dNTP耗竭抑制复制应激，从而维持基因组的稳定性。Weel失活可上调CDK活性，促进G2期向M期转化21。此外，抑制Weel激酶可使CDK活性不受调控进而引起复制起始点激活导致dNTP需求及复制应激增加。随后dNPT会发生耗竭，导致DNA复制效率降低、DNA损伤及基因组不稳定。然而，细胞可对复制应激做出反应，主要通过组蛋白甲基转移酶Set2依赖的多蛋白桥梁因子（MBF）诱导RR催化亚单位Cdc22表达，增加dNTP含量。在酵母研究中发现Weel失活后，通过阻断Set2依赖的组蛋白H3赖氨酸36（H3K36）三甲基化或使DNA完整性检查点失活，破坏dNTP的合成，导致dNTP耗竭，最终出现细胞死亡。Set2在维持基因组稳定性方面的作用有助于解释人类同源基因SETD2的肿瘤抑制功能。

5. DNA聚合酶：复制的准确性在很大程度上依赖于DNA聚合酶，选择正确的dNTP进行有效聚合反应，并使用其固有的外切酶切除错误结核的核苷酸，确保DNA复制的高保真性。主要机制包括：①检测正确碱基对的空间结构。②在错配的情况下减缓化作用。③将错配的dNTP移位到外切酶活性位点。转换较颠换更容易被DNA聚合酶延伸，且较难进行有效校正。

6. 修饰酶：5-核苷酸酶（5-NT）使脱氧核苷酸单磷酸去磷酸化，保护细胞内dNTP生产过量，是细胞一种防御机制。5-NT可通过降低静止细胞复制所需的dNTP池浓度减缓病原微生物入侵，类似于SAMHDI＞对HIV感染的抑制作用。磷酸甘油酸变位酶1（PGAM1）缺失可能通过激活p21APC-C-Cdh1途径加速蛋白酶体介导的CIP降解，导致dNTP池耗竭，提示PGAM1在维持细胞内dNTP池及参与HR修复具有重要作用。此外，尿嘧啶DNA糖基化酶、06-甲基鸟嘌呤DNA甲基转移酶、3-甲基腺嘌呤-DNA糖基化酶、8-氧鸟嘌呤-DNA糖基化酶或核苷酸切除修复基因在Xpe突变小鼠后期观察到惰性肺癌，但相关基因敲除并不会导致明显的自发性肿瘤。

二、dNTP池稳定性与损伤修复

1. 基因组不稳定性：基因组不稳定性包括：①染色体不稳定性（CIN），包括染色体的畸变、易位、缺失。②微卫星不稳定性（MIN），包括短串联重复序列（"微卫星"）的插入或缺失。③点突变不稳定性（PIN），包括核苷酸序列的微小变化，如碱基置换、小缺失或插入。核苷酸切除修复、双链断裂识别和修复、基因重组和错配修复所需的基因缺陷都会导致基因组不稳定，进而导致肿瘤发生。其中，CIN和MIN是肿瘤的高危因素。近年来，散发性肿瘤患者中随机核苷酸点突变频率升高，提示PIN与肿瘤的发生相关。通常在肿瘤发生早期阶段，不稳定性出现在脆弱位点，及对复制应激敏感的基因组区域，而在肿瘤发展阶段，不稳定性波及整个基因组区域。然而，目前的实验技术水平尚难检测到核苷酸序列的不稳定性，从而对肿瘤 PIN 突变表型的研究有一定的局限性。此外值得注意的是，修复基因的表观遗传沉默和突变抑制因子的出现可能导致突变表型瞬时出现。

2. 氧化应激：dNTP 的碱基部分由于缺乏 DNA 螺旋和组蛋白的保护，容易被修饰。dNTP 池稳定性受各种内源性物质影响，如活性氧。氧化修饰的 DNA 可导致细胞信号转导和基因表达改变，抑促进 MIN，加速端粒缩短。dNTP 池氧化会逃逸防御系统检验并最终通过聚合酶结合到 DNA 中，不同聚合酶的容错率存在酸差异，进而引起突变、细胞衰老、神经系统疾病和肿瘤。dN 化性 DNA 损伤会阻碍 DNA 聚合酶，还可调控复制蛋白的活物性，并可通过直接损伤导致局部突变，影响基因组稳定性 D 值得注意的是 NTP 池在胞内高于 dNTP 池，因此 NTP 氧化可能更普遍。NTP 在 RNA 转录过程中发挥重要作用，此外，ATP 和 GTP 在能量产生及信号转导中发挥重要作用，因此 NTP 氧化带来的影响更大，但目前尚缺乏相关研究。dNTP 氧化产物以 8-oxodGTP 和 2-OHdATP 研究较为广泛。这可能是由于线粒体基因组与活性氧的电子传递链相似。此外，近年来的研究发现细胞内过量 8-oxodGTP 和 2-0 HdATP 具有细胞毒性，可导致细胞死亡。

ATM 参与调控多种细胞功能，可作为活性氧传感器，通过调控戊糖磷酸途径（PPP）促进抗氧化反应，保护细胞免受活性氧的积累损伤。ATM 促进 Hsp27 磷酸化并与 G6PD 结合使其活化，进而促进 NADPHE 的产生和核苷酸的合成。另外，多种 DNA 修复途径参与基因组免受氧化 DNA 损伤，其中碱基切除修复（BER）和错配修复（MMR）最常见修复氧化嘌呤的修复途径。BER 具有损伤特异性 DNA 糖苷酶的补体，该补体首先识别并移除修饰的碱基或相反的碱基以启动修复过程。

3. 复制应激：复制动力学主要取决于 dNTP 池的大小和平衡。DNA 复制的调控放松，称为复制应激，是基因组不稳定性的根源，也是肿瘤细胞的共同特征。复制应激由多因素引起，包括复制叉的物理阻断、复制起始或延长复合物的调控异常或 dNTP 池耗竭。

复制叉停滞、断裂以及基因组不稳定可导致有丝分裂进入时 DNA 不配对或不复制，从而导致有丝分裂缺陷和非整倍体形成。突变率增加引起的复制应激会导致基因组不稳定，并激活 DNA 损伤反应，导致 dNTP 池的不稳定而加剧突变。研究发现在癌前细胞中 DNA 损伤反应激活增强，提示在 DNA 损伤反应激活增强的细胞中，dNTP 池水平升高可能导致恶性肿瘤。值得注意的是，两个主要的内源胁迫是相互联系，内源活性氧能够通过复制应激产生 MEC 而导致染色体分离错误。活性氧通过诱导 DNA 损伤引起复制应激，复制应激产生 MEC 导致染色体分离错误。同时，活性氧还可诱导参与复制的蛋白质氧化，进而改变复制起始。

4. DNA 修复：DNA 修复途径负责保护 DNA 编码信息，从细菌到人类高度保守，且一个生命体中可以存在多个具有类似功能的蛋白质家族保护 DNA 进行正确的编码。当 dNTP 池失衡与 DNA 聚合酶功能或 MMR 活性的部分缺陷同时存在时，会导致严重的突变表型。

然而，DNA 损伤是肿瘤发生和发展的主次关系和因果关系尚未完全明确。

以 dNTP 合成代谢为靶点的肿瘤治疗现状核苷酸代谢在细胞增殖、转化和肿瘤进展中的重要作用，抑制核苷酸合成已被广泛应用于癌症以及感染性和免疫性疾病的治疗。核苷类似物是肿瘤治疗的主要药物之一。核苷酸类似物通过富集型和平衡型核苷转运体进入胞内，与生理 dNTP 竞争，导致复制链伸长终止。含有 3- 羟基的抗肿瘤药物，如 5- 氟尿嘧啶、5- 阿扎胞苷或脱氧鸟苷衍生物可以掺入 DNA 复制，错配可导致突变累积，S 期阻滞及细胞凋亡，同时细胞内因此，针胞内持续高水平 dNTP 可介导抗肿瘤药物耐药对核苷酸合成和水解途径的联合疗法可能会增加疗效。RR 抑制剂可以减少 dNTP 池合成，主要包括蛋白失活剂和基因表达调节剂。RR1 抑制剂主要抑制活性部位或诱导变构功能障碍。RR2 抑制剂主要通过自由基清除剂或铁螯合剂抑制二铁酪氨酸自由基中心。RRM1 抑制剂是化疗常用药物之一。现有临床研究证实 RRM1 反义寡核苷酸抑制剂 GT-2501 和氧化还原介质莫特沙芬钆单药更为有效。而吉西他滨、克肿瘤研究与临床 2021 年 6 月第 33 卷第 6 期 Cancer Research and Clinic，拉屈滨、氟达拉滨和氯法拉滨主要用于联合治疗，其中氟达拉滨与阿糖胞苷或氯法拉滨与环磷酰胺联合使用对多种肿瘤治疗具有协同作用。在 RRM2 抑制剂中，基因表达调节剂（RRM2 反义寡核苷酸抑制剂 CTI-2040、siRNA 抑制剂）和蛋白失活剂（硝酸镓和羟基苯并羟肟酸衍生物 didox）单药使用疗效较好，而铁螯合剂三氮平用于联合治疗效果更好。

附录二十三
小檗碱治疗胶质瘤分子机制的研究

小檗碱是一种季胺生物碱，具有很强的抗炎和抗菌活性。许多研究表明，小檗碱还具有抗癌作用，能够抑制癌细胞的增殖。在中枢神经系统中，小檗碱可以修复神经损伤、减轻炎症。

一、小檗碱发挥抗胶质瘤作用的机制

1. 小檗碱和丝裂原活化蛋白激酶（MAPK）通路：MAPK 是将信号从细胞表面转导到细胞核内部的重要传递通路，调节着细胞的生长、分化、应激、炎症反应等多种重要的生理病理效应。目前，共发现 4 种主要的亚家族：细胞外信号调节激酶 1/2（ERK1/2）、c-Jun 氨基末端激酶 1/2/3（JNK1/2/3）、p38/MAPK 和 ERK5。Wang 等研究认为，分子或药物可以通过 MAPK 通路影响胶质瘤细胞的生物学活性。Tang 等研究报道，张力蛋白同源假基因 1（TPTEP1）通过与 miR-106a-5p 竞争性相互作用增强 MAPK 的表达，激活了 p38MAPK 信号转导途径，抑制了神经胶质瘤干细胞对放疗的抗性。此外，研究者发现小檗碱与 MAPK 信号通路关系密切。小檗碱可以通过 ERK 通路降低胶质瘤对替莫唑胺的耐药性。其次，小檗碱通过血管内皮生长因子受体 2（VEGFR2）-ERK 途径可以抑制胶质母细胞瘤异种移植物中的新生血管的生成。Tong 等研究小檗碱通过 ERK1/2 信号转导导致神经胶质瘤细胞产生白细胞介素（IL）-1β 和 IL-18 从而显著抑制炎症性细胞因子 caspase-1 的活化，逆转上皮间质转化的过程，降低胶质瘤的侵袭能力。Sun 等研究发现，小檗碱可抑制线粒体中的有氧氧化过程并降低其能量产生的效率，通过降低 ERK1/2 蛋白的活性来降低胶质瘤代谢活性。目前小檗碱通过 MAPK 通路治疗胶质瘤研究仅局限于 ERK 亚家族，但有试验证明小檗碱与其他 3 个亚家族无关，故无需再对其他 3 个亚家族进行相关的研究。

2. 小檗碱和基质金属蛋白酶（MMP）通路：MMP 是锌依赖性的肽链内切酶，可以在不同生理和病理条件下裂解细胞外基质蛋白。目前发现有 24 种 MMP 位于细胞内的不同细胞器，在细胞分化、增殖、凋亡和血管生成中起主要作用。胶质细胞源性神经营养因子趋化了小胶质细胞，提高了 MMP-9 和 MMP-14 的表达，从而促进胶质瘤细胞的侵袭和生长。长链非编码核糖核酸 MALAT1 可以下调 MMP2 的表达来降低胶质瘤的侵袭性。此外，据报道，用三氧化二砷和小檗碱处理神经胶质瘤细胞会显著降低 PKCα 和 ε 的激活，并导致肌动蛋白细胞骨架重排。2 个下游转录因子 myc 和 jun 以及 MT1-MMP 和 MMP-2 的水平也显著降低，最终降低了神经胶质瘤的侵袭能力。目前对 MMP 和胶质瘤的研究主要与肿瘤微环境和胶质瘤侵袭性相关，需要扩展 MMP 对于肿瘤细胞内部的影响。

3. 小檗碱和自噬信号通路：自噬是一种细胞质内的成分（细胞器、蛋白等）被双层膜的囊泡包裹，形成自噬体，进而传递到溶酶体进行降解的过程。自噬与细胞的能量代谢息息相关，作为一种动态的回收系统，为细胞修复和体内平衡产生了新的构件和能量。

沉默 foxg1 的表达可以抑制自噬增强胶质瘤细胞的放射敏。Abbas 等发现了自噬对胶质瘤干细胞的存活有积极的贡献，抑制自噬调节的药物不仅可以增加替莫唑胺的化疗效果，还可以用于预防胶质瘤的复发。在一项研究中发现，小檗碱对胶质母细胞瘤细胞的代谢状态具有影响，导致高自噬流量和糖酵解能力受损，降低了胶质瘤细胞的侵袭性和增潜能并诱导细胞死亡。胶质瘤的特点之一就是重构能量代谢，所以需要更加深入地研究小檗碱和自噬之间的具体机制，以期增加胶质瘤的化疗敏感性。

4. 小檗碱和凋亡信号通路：凋亡与自噬一样属于细胞的程序性调节，凋亡抵抗通过不同途径参与肿瘤的发病机制。介导凋亡的信号通路主要可分为 3 大类，分别是线粒体通路、死亡受体通路以及内质网通路。各通路间相互作用、互相联系，共同调节凋亡过程。研究发现，小檗碱可以抑制胶质瘤细胞的增殖和增加早期凋亡。固体脂质姜黄素和小檗碱的协同使用破坏了胶质瘤细胞的线粒体并降低 ATP 水平，增加了活性氧水平，并诱导细胞死亡标志物，诱导 DNA 片段化和凋亡。小檗碱可通过应激诱导人胶质母细胞瘤细胞的活性氧和线粒体依赖通路的升高而诱导细胞凋亡。有研究报道可诱导一种细胞色素 CYP2J2 在胶质瘤 U251 细胞中的表达，促进了线粒体通路导致的凋亡，起到神经保护作用。目前小檗碱与胶质瘤细胞凋亡的研究较为表浅，需要更多对于其具体机制的研究。

5. 小檗碱和 N- 乙酰转移酶（NAT）：NAT 被称为多态药物代谢酶，将芳基乙酰羟基化合物的 0 基团加入 N 基团中，从而导致了芳基胺致癌物的激活。NAT1 参与了癌细胞的生长，因为它在一些癌症中过度表达，导致对化疗的耐药性增加。因此，NAT 可以作为药物治疗的靶点。已经有研究证明了小檗碱抑制白血病和膀胱癌中 NAT 的表达，但目前对于小檗碱通过 NATS 影响胶质瘤的研究仅有一项。小檗碱可以剂量依赖性的抑制 NAT1mRNA，抑制肿瘤的活性。考虑到 NAT 的作用于胶质瘤细胞的潜力，需要更多相关方面的研究。

6. 小檗碱和细胞周期停滞：细胞周期是细胞的遗传物质复制并均等地分配给 2 个子代细胞的过程，包括 G1、S、G2、M 期，是细胞增殖的必要条件。胰岛素样生长因子结合蛋白（IGFBP）-3 通过刺激细胞周期阻滞抑制细胞增殖。通过细胞周期阻滞控制肿瘤细胞的增殖已经成为了肿瘤学家公认的内容。蛋白分子、微小 RNA，长链非编码 RNA 等，都可以导致 G1/M 期的阻滞，从而起到抑制肿瘤的效果。小檗碱在 C6 大鼠神经胶质瘤细胞中的细胞毒性可以通过诱导的 G2/M 期阻滞细胞。小檗碱可通过诱导 G1 期阻滞抑制 T98G 细胞增殖。目前关于小檗碱对胶质瘤细胞周期的研究多停留于产生阻滞效应，需要从分子层面寻找阻滞细胞周期的机制。

7. 小檗碱和 Hedgehog 信号通路：Hedgehog 信号分子是一种由信号细胞所分泌的局域性蛋白质配体，可以控制细胞命运、增殖与分化。该信号通路被异常激活时，会引起肿瘤的发生、发展。Hedgehog 信号传递受靶细胞膜上 2 种受体 Pte 和 Smo 的控制。

　　Hedgehogi 通路在肿瘤中的作用也逐渐被发现。Zhang 等发现，Hedgehog 信号通路可促进卵巢癌的侵袭、迁移和耐药性。Hedgehog 信号通路参与了胶质瘤干样细胞体内和体外肿瘤的生成。Carballo 等研究发现，使用 Hedgehog 通路抑制剂 – 环巴胺可以增强替莫唑胺对胶质母细胞瘤化疗作用。有一项研究表明，小檗碱具有独特的抑制 Hedgehog 通路的活性，小檗碱可通过靶向 Smo 抑制 Hedgehog 途径的活性，并且很有可能与环巴胺在同一口袋处结合 Smo。但是目前对于小檗碱对 Hedgehog 通路和胶质瘤的影响很少，需要更多研究。

二、小檗碱的新型疗法

　　1. 小檗碱用于肿瘤免疫：随着精准医学的发展，肿瘤免疫学迅速发展，肿瘤的靶向治疗相对于传统的放化疗具有疗效更好和毒副作用更少的优势。程序性死亡受体 1（PD–1）程序性死亡受体配体 1（PD–L1）轴是目前比较公认的胶质瘤免疫检查点。有学者发现，对于非小细胞肺癌而言，小檗碱可以通过减少癌细胞 PD–L1 的表达并促进抗肿瘤免疫。但是目前并没有小檗碱对胶质瘤中 PD–1/PD–L1 轴调控的相关研究报道，小檗碱对于胶质瘤免疫治疗的效果还有待探究。

　　2. 小檗碱用于肿瘤光动力疗法（PDT）：PDT 是用光敏药物和激光活化治疗肿瘤疾病的一种新方法，可在局部肿瘤中引起损伤，已经在多种肿瘤的临床治疗中获得认可。PDT 的抗癌效率取决于光敏剂，神经系统由于血脑屏障的存在，很多光敏剂通过率不高，限制了PDT 在胶质瘤中的应用。Luiza Andreazza 等发现小檗碱对低密度脂蛋白有较高的亲和力，其携带小檗碱的比例可以达到 99.9%。小檗碱和低密度脂蛋白结合体通过囊泡运输进入胶质瘤细胞内。用低密度脂蛋白装载小檗碱与单独使用小檗碱相比可以让胶质瘤细胞内小檗碱浓度更高，增加了 PDT 的效率。PDT 的不良反应较小，可以靶向治疗，具有很大潜力。

附录二十四

T细胞免疫代谢调控与免疫检查点抑制剂联合应用的研究

在免疫检查点抑制剂（ICI）成功用于多种癌症并带来肿瘤治疗领域的变革。

既往对放疗、化疗及分子靶向治疗效果和耐药的研究主要集中在肿瘤细胞自身遗传或突变的内在因素上，很少关注肿瘤的外部因素——肿瘤微环境（TME），主要由肿瘤细胞及其周围的免疫细胞、炎症细胞、肿瘤相关成纤维细胞、间质组织、微血管、各种细胞因子和趋化因子构成。在实体瘤患者中，肿瘤免疫应答表现不佳，主要是由于TME中存在一些抑制性信号，抑制效应T细胞（Teff）的免疫功能。抑制性信号包括肿瘤细胞产生的一系列免疫抑制性因子，如转化生长因子β、白细胞介素（IL）等，以及T细胞表面免疫抑制性分子如程序性死亡"蛋白"–1（PD–1）、溶细胞性T淋巴细胞相关抗原4（CTLA–4）等。

阻断CTLA–4或PD–1均可解除对T细胞的抑制作用，产生持久的激活效应，且毒性较低。

靶向CTLA–4的伊匹单抗是第一个被批准用于癌症临床治疗的ICI，PD–1/程序性死亡"蛋白"配体–1（PD–L1）单抗在肺癌、肝癌、结直肠癌等多种恶性肿瘤中疗效显著，使免疫疗法逐渐成为癌症治疗的成熟手段。

从大型临床试验及治疗中可以清楚地看到，只有小部分患者对免疫治疗产生应答，仍存在大量无或低免疫应答及复发患者。

研究显示，肿瘤细胞为维持庞大的合成代谢需求，采用与普通细胞代谢方式不同的有氧糖酵解方式，该效应消耗1分子葡萄糖，只产生2分子腺苷三磷酸（ATP）（注释：一个葡萄糖分子完全氧化可以净生成ATP的个数就是30或者32个），效率低下，但反应速度快，可为高速增殖的癌细胞提供必需的能量。癌细胞的高代谢和TME紊乱的脉管系统都可以导致营养物质缺乏，使癌细胞与浸润的免疫细胞之间代谢竞争。癌细胞的高代谢导致低氧和TME，其代谢产物等都是造成免疫抑制的重要因素。因此，细胞代谢已成为癌细胞和免疫细持生命力和功能的关键。通过对癌细胞和免疫代谢的深入研究可以揭示两者代谢的机制质性，发现可能的治疗窗口并进行干预。

一、T细胞增殖分化过程中的代谢方式

T细胞是介导抗肿瘤免疫的核心，抗肿瘤免疫反应依赖于CD4和CD8+T细胞与肿瘤

抗原的相互作用。接受抗原刺激后的 T 细胞在增殖分化过程中，必须保持基本营养物质供给和能量需求之间的平衡。不同 T 细胞亚群采用相应的代谢途径如糖酵解、氧化磷酸化（OXPHOS）和脂肪酸氧化（FAO），以适应 TME 的营养物质水平及能量需求。而这些代谢途径反过来不仅可以控制 T 细胞激活和效应功能，也决定 T 细胞的分化方向。幼稚或静息的 T 细胞主要依赖 OXPHOS 途径生成 ATP。一旦 T 细胞激活，代谢方式就切换到糖酵解、谷氨酰胺和支链氨基酸的分解代谢，导致葡萄糖和氨基酸的摄取增加。激活的 T 细胞也会增加对脂肪酸的摄取，但抑制 FAO 并促进脂类合成，OXPHOSt 也相应增加。除了增强糖酵解外，磷酸途径也会增强葡萄糖代谢，再加上谷氨酰胺分解，共同促进基本生物分子合成代谢。

这些代谢变化是由 T 细胞受体和 CD28，以及细胞因子受体激活的下游信号通路如磷脂酰肌醇 −3− 激酶（PI3K）蛋白激酶 B（Akt）哺乳动物雷帕霉素靶蛋白（mTOR）调控的。mTOR 是 T 细胞分化的关键调控因子，由两种不同的复合物 mTORC1 和 mTORC2 组成，协调细胞对营养水平和能量状态变化的反应。mTOR 诱导转录因子缺氧诱导因子 −1α（HIF−1α）和 c−Myc 表达，而 HIF−1α 和 c−Myc 都负反馈调控 mTOR 复合物。C−Myc 促进有氧糖酵解和谷氨酰胺分解代谢酶的表达，并微调这些代谢途径来进行生物合成脂类、氨基酸和核酸。

HIF−1α 介导 T 细胞对氧气水平的反应也会促进葡萄糖的摄取和分解。并合成 Teff 分泌的细胞因子，有利于 Teff 的有效激活和克隆增殖。同时通过调节脂类代谢基因表达抑制调节性 T 细胞（Treg）的分化和功能。当抗原被清除后，一部分 Teff 分化成持续存在的记忆性 T 细胞（Tmem），代谢方式也由糖酵解转变为 OXPHOS 介导的分解代谢。

二、TME 和 ICI 对 T 细胞代谢的影响

癌细胞为营养物质的摄取创造了一个葡萄糖、脂质、氨基酸及氧气均有限的 TME。

mTOR 和磷酸腺苷活化蛋白激酶（AMPK）分别调控 T 细胞合成和分解代谢。当营养物质和能量充分时，mTOR 被激活并诱导以糖酵解为基础的合成代谢反应。而当营养物质和能量匮乏时，AMPK 途径激活并抑制 mTOR，诱导细胞代谢转为以线粒体 OXPHOS 和 FAO 为基础的分解代谢，但 mTOR 和 AMPK 之间相互作用的机制尚不明确。 Warburg 效应使癌细胞消耗葡萄糖并增加乳酸，乳酸可以抑制 PI3KAktmTOR 通路，从而抑制 T 细胞糖酵解并增强 FAO，因此该过程抑制幼稚 T 细胞向 Teff 分化，并促进 CD8+ 肿瘤浸润淋巴细胞凋亡。乳酸还可以通过乳酸脱氢酶 B 生成丙酮酸和还原型烟酰胺腺嘌呤二核苷酸（NADH），导致丙酮酸生成不平衡和 NADH 烟酰胺腺嘌呤二核苷酸（ NAD）比例升高，通过阻碍有氧糖酵解，减弱 T 细胞增殖和效应功能。

此外，肿瘤细胞的特殊生化代谢产物也会抑制肿瘤浸润淋巴细胞的功能。色氨酸可以

激活 T 细胞并促进其增殖。癌细胞通过吲哚胺 -2，3- 双加氧酶（TDO）将色氨酸代谢为犬尿氨酸（KYN），KYN 可抑制 Teff 活性。KYN 结合于芳香烃受体，激活细胞质中的转录因子并诱导 CD4T 细胞转化为 Foxp3*Treg。KYN 也可诱导肿瘤浸润淋巴细胞活性氧（ROS）产生，抑制 IL-2 信号通路并削弱 Tmem 的功能。T 细胞激活后，可消耗 L- 精氨酸进行合成代谢并快速增殖。精氨酸是蛋白质合成的基本氨基酸，提高精氨酸水平可诱导全面代谢，由糖酵解向 OXPHOS 转变，维持 Tmem 的生存。在 TME 中，骨髓来源的抑制细胞（MDSC）分泌精氨酸酶，降解精氨酸，导致 T 细胞缺乏精氨酸。靶向精氨酸酶或补充 L- 精氨酸可提高 ICI 治疗效果。另一种具有免疫抑制作用的代谢产物是腺苷，由具有酶活性的 CD38、CD39 和 CD73 产生。腺苷通过结合 A2A 受体产生环磷酸腺苷（cAMP），CAMP 激活蛋白激酶 A（PKA），PKA 介导 Akt 抑制信号转导和转录激活因子 5（STAT5）磷酸化，抑制 T 细胞功能。另外，PKA 使转录因子 cAMP 反应元件结合蛋白（CREB）磷酸化，诱导 Treg 产生。因为瘤细胞、巨噬细胞高表达 CD38、CD39 和 CD73，因此 TME 富含腺苷，维持了 TME 的抑制性。前列腺素 E2（PGE2）是一种小分子脂质介质，由花生四烯酸通过环氧合（COX）-2 和微粒体前列腺素 E 合酶（mPGES）-1 合成。PGE2 抑制 Th1 分化、B 细胞功能和 T 细胞活化。PGE2 通过两种机制抑制 T 细胞的增殖：抑制 IL-2 的产生以及通过 cAMP 信号途径下调转铁蛋白受体水平。

最新证据表明，ICI 也影响 T 细胞的代谢，PD-1/PD-L1 配对后 PD-1 分子细胞内区招募磷酸酶 SHP-2，使 TCR 和 CD28 下游信号去磷酸化。抑制 TCR 信号通路介导的 T 细胞激活。PD-1 信号通路也影响线粒体超微结构，降低 Mic19 和 Mic14 这两种重要的构成线粒体嵴组织蛋白的表达，减少 T 细胞线粒体嵴生成，减弱其去极化，导致线粒体功能障碍。PD-1/PD-L1 结合。使 T 细胞代谢重编程，增强内源性脂质的 FAO 限速酶基因肉毒碱棕榈酰基转移酶 1A（CPT1A）的表达，增强 FAO，削弱 T 细胞的糖酵解、谷氨酰胺分解和支链氨基酸代谢，抑制 T 细胞活化所需的能量和物质合成，但可拯救 Teff 由糖酵解引起的快速死亡和细胞终末分化，将代谢平衡向以脂肪为基础的代谢模式倾斜，使 T 细胞寿命得以延长。因此，阻断 PD-1 信号最终会触发 Teff 糖酵解，导致其终末分化，通过细胞凋亡造成克隆缺失，结果 Teff 的可用性减少。这很可能是抗 PD-1 单抗单药治疗过程中，部分患者最初有反应，但后来无反应的原因。

三、调节细胞代谢联合 ICI 抗肿瘤免疫治疗的探索

1. AMPK/mTOR：AMPK 和 mTOR 之间的平衡调节 T 细胞命运。Teff 依赖 mTOR 通路，而 Tmem 更依赖 AMPK。治疗 2 型糖尿病的二甲双胍具有抗癌作用，二甲双胍使 PAMPK 的水平升高，mTOR 下游蛋白 pS6 水平下降，延长 Tmem 寿命。mTOR 抑制剂雷帕霉素可增强 PD-L1 单抗对口腔癌细胞系 MOC1 的抑制作用，扩增肿瘤浸润 Tmem，增强干扰素 -γ

分泌，促进瘤细胞主要组织相容性复合体 –I（MHC–I）类分子表达。Vistusetib（AZD2014）是 mTORCI1/2 双激酶抑制剂，可促进 Th1 分化，增强 Tmem 功能和寿命。与 CTLA–4、PD–1、PD–L1 单抗联合应用，可抑制肿瘤浸润淋巴细胞的功能耗竭，延长 MC–38 和 CT–26 移植瘤动物的生存期。另一种 mTOR 抑制剂依维莫司可上调肾癌细胞系 PD–L1 的表达，与 PD–L1 单抗联合应用，可抑制动物模型中肾癌细胞系 786–O 和 RENCAE 的生长。TWS119 是糖原合酶激酶 –3β（GSK–3β）的类似物，可上调 Wnt/β– catenin1 信号通路，从而抑制 mTOR 信号，诱导干细胞样 Tmem 分化，并促进 FAO，增强 PD–L1 单抗的抗肿瘤作用。

2. FAO：脂肪酸生物合成及 FAO 与 T 细胞分化密切相关。Teff 增强脂类生物合成，而 Tmem 降低脂类合成，增强 FAO。苯扎贝特是 PPAR–1a 激动剂，促进 PGC–1a、Cptla 和 LCAD 表达，增强 FAO 和肿瘤浸润淋巴细胞的 ROS，维持其功能，与 PD–L1 单抗联用对肺癌具有明显的抑制作用。GW501516 是 PPARa 和 PPAR δ /β 激动剂，在 CD8+T 细胞过继免疫治疗中，可增强其 CPT1 表达，促进 FAO，促进 Teff 分化，与 PD–1 单抗联用对黑色素瘤动物模型具有显著疗效。

3. IDO/TDO：干扰素 –γ 诱导 IDO1 的上调和 TDO 的肿瘤异位表达，使色氨酸分解代谢产物 KYN 升高，介导免疫抑制。BGB–5777 是 IDO1 抑制剂，通过拮抗 IDO1，抑制色氨酸分解代谢，从而减少 KYN 的产生，增强 Teff 功能。与 PD–1 单抗联合可持续提升进展期胶质母细胞瘤患者的生存获益。

PEG– KYNase 是一种药物分解酶，可将 KYN 降解为免疫惰性、无毒、易清除的代谢产物，逆转 IDO1/TDO 上调的免疫抑制作用，抑制肿瘤生长。在小鼠移植瘤模型中，PEG–KYNase 与 PD–L1 联合治疗 B16–F10 黑色素瘤、4T1 乳腺癌及 CT26 结肠癌效果显著。

4. 精氨酸：L– 精氨酸可以促进免疫细胞功能，特别是 T 细胞的增殖、分化和体内活性。He 等建立了带有原位和转移性骨肉瘤的 BALB/c 小鼠移植瘤模型，结果发现，L– 精氨酸显著升高小鼠脾脏 CD8+T 细胞数量、血清干扰素 –γ 水平，与 PD–L1 单抗联用保护扩增的 CD8+T 细胞免于耗竭，并加强这些 T 细胞分泌干扰素 –γ，颗粒酶 B 和穿孔素的能力。这种联合治疗策略可显著延长骨肉瘤小鼠的生存时间，提示补充 L– 精氨酸结合 PD–L1 单抗可能是治疗骨肉瘤患者的一种有效方法。CB–1158 是精氨酸酶抑制剂。Steggerda 等研究发现，CB–1158 可缓解 MDSC 在体内外对 T 细胞增殖的抑制，与 ICI 联用可提高肿瘤浸润 CD8+T 细胞和自然杀伤（NK）细胞数量，以及炎性细胞因子、干扰素诱导的基因表达如 INFA1、ISG15、USP18、IRF5 等，对肿瘤细胞系 CT26、B16、4T1 体内外模型具有明显的杀伤效果。

5. 腺苷：腺苷由 CD39 和 CD73 活性胞外酶产生，参与 TME 的免疫抑制。为了阻断腺苷途径，Perrot 等制备了 IPH5201 和 IPH5301 两种抗体，分别靶向人细胞膜表面和可溶性 CD39 和 CD73，并有效地阻 ATP 水解为腺苷，这些抗体通过刺激树突状细胞、巨噬细胞及肿瘤特异性 T 细胞，促进抗肿瘤免疫，将 CD39 敲入小鼠模型中，IPH5201 可增加 ATP

诱导化疗药物奥沙利铂的抗肿瘤活性。CPI-444 和 PBF509 是一种有效的、选择性的 A2A 受体拮抗剂。用二者阻断 A2A 受体可以恢复 T 细胞由腺苷引起的信号转导抑制,促进 IL-2 和干扰素 -γ 的产生。体外研究发现,CPI-444 联合 PD-L1 单抗或 CTLA-4 单抗可消除高达 90% 的小鼠肿瘤,包括恢复对 PD-L1 单抗或 CTLA-4 单抗单药治疗的不完全免疫应答,肿瘤痊愈的小鼠再次接种肿瘤后,生长完全受到抑制,表明 CPI-444 和 PBF509 可抑制 CD8+Tmem 的免疫删除,延长其寿命。

6. COX:黄酮类化合物 melafolone 和 asprint 均是 COX-2 的抑制剂。通过抑制 COX-2,抑制 PGE2 生成,从而抑制肿瘤细胞分泌肿瘤坏死因子 -β、血管内皮生长因子,下调其表达 PD-L1,抑制下游 PI3K/Akt 活性,有助于激活 Teff,增加颗粒酶 B、IL-2、干扰素 -γ 分泌。与 PD-L1 单抗联用可增强对肺癌、黑色素瘤细胞的杀伤作用。

7. 线粒体解偶联 /ROS 生成:Chamotos 等研究发现,在小鼠 PD-1 单抗治疗模型中,引流淋巴结中肿瘤特异性 CD8+T 细胞存在更多的线粒体和 ROS。Teff 和 Tmem 的 ROS 与 PD-1 单抗对瘤细胞具有协同抑制作用。羰基 - 与 PD-1 单抗对瘤细胞具有协同抑制作用。羰基 - 氰 - 对 - 三氟甲氧基苯肼是线粒体解耦联剂,可降低 T 细胞线粒体膜电位,Luperox 是 H_2O_2 前体,二者均可促进 ROS 生成,激活 PGC-1a 及下游信号,增强 Teff 功能。

8. 糖酵解 / 谷氨酰胺:Sukumar 等研究发现,激活的 CD8+T 细胞应用糖酵解抑制剂 2- 脱氧葡萄糖,可提高 Teff 生成。 Leone 等研究指出,谷氨酰胺拮抗剂 6- diazo-5-oxo-L-norleucine 可抑制瘤细胞 OXPHOS 和糖酵解,提高 TME 氧含量,降低酸性,并提高 Teff OXPHOS 代谢,促进 Teff 分化。二者与 PD-1 单抗联用可提高 T 细胞抗肿瘤活性。

附录二十五

3- 磷酸甘油酸脱氢酶与肿瘤研究

人体内存在两种利用葡萄糖代谢物合成还原型烟酰胺腺嘌呤二核苷酸磷酸的途径：戊糖磷酸途径和丝氨酸合成途径。

丝氨酸合成途径是通过 3- 磷酸甘油酸脱氢酶（PHGDH）、磷酸丝氨酸氨基转移酶 1（PSAT1）和磷酸丝氨酸磷酸酶（PSPH）催化的三步反应将 3- 磷酸甘油转化为丝氨酸的过程。

PHGDH 作为丝氨酸合成途径限速酶在一些正常组织中存在高表达的现象，尤其是在神经系统发育过程中具有重要作用。在多种肿瘤细胞（如乳腺癌、肺癌、黑色素瘤、肝细胞癌、胰腺癌）中，PHGDH 在转录和蛋白水平呈高表达，并与肿瘤发生发展有关。有研究表明，肿瘤细胞中糖酵解中间产物进入丝氨酸合成途径，包括 PHGDH 基因拷贝数增加，信使 RNA 转录水平增高，蛋白翻译水平增强，酶活性增强，参与调控肿瘤细胞的增殖、凋亡及侵袭等过程。在 PHGDH 高表达的乳腺癌、黑色素瘤细胞中，沉默 PHGDH 后，细胞增殖、转移特性受到抑制。

PHGDH 的功能：丝氨酸是蛋白质合成的基石，可以从饮食中获得，也可以从糖酵解中间体合成，用于不同代谢途径中合成细胞生长必需的化合物，包括甘氨酸、半胱氨酸、丝氨酸磷脂、鞘磷脂和脑苷等。PHGDH 是丝氨酸从头合成途径中涉及的 3 种关键酶之一，并且 PHGDH 对于 DNA 和 RNA 的合成是必需的，抑制 PHGDH 能够减少五碳糖途径中核糖以及三羧酸循环中碱基的产生，进而影响核苷酸代谢。据报道，人体中 PHGDH 活性缺乏导致的丝氨酸生物合成障碍是神经综合征和生长迟缓的诱因。丝氨酸合成途径作为糖酵解途径的分支，给叶酸池提供一碳单位，丝氨酸直接转化为甘氨酸参与核苷酸前体嘌呤、嘧啶的形成，有利于生物合成及核苷酸甲基化，从而影响细胞复制，以烟酰胺腺嘌呤二核苷酸为辅因子，PHGDH 催化 3- 磷酸甘油酯氧化生成 3- 磷酸羟基丙酮酸，氧化型辅酶 I 转化为还原型进而影响氧化还原状态，这是丝氨酸生物合成途径中的第一步限速反应。随后谷氨酸提供氮，3- 磷酸羟基丙酮酸在 PSAT1 作用下转氨基形成磷酸丝氨酸和 α- 酮戊二酸。线粒体中 α- 酮戊二酸合成三羧酸循环提供谷氨酰胺。最后，磷酸丝氨酸由 PSPH 催化脱磷酸形成丝氨酸，癌症进展中癌细胞为了保持快速增殖，改变其新陈代谢途径，增强糖酵解能力进而提供细胞增殖所需的物质基础，而较高水平的 PHGDH 可促进这种代谢变化，进而促进癌细胞的增殖和转移。

附录二十六

PHF5A 在肿瘤发生发展中作用研究

分子靶向治疗获得显著效果的核心环节是明确理想的分子位点。植物同源结构域蛋白 5a（PHF5A）作为一种分子位点，在胚胎形成和组织形态发生中起着不可或缺的作用。

PHF5A 的结构和功能，锌指蛋白（ZNF）是一类重要的功能蛋白质，参与体内各种生物学活动，可影响胚胎的发育，调节细胞的增殖、分化等，也是某些肿瘤发生的始动因子。Xie 等对肝癌细胞进行分析发现，ZNF233 的表达水平明显升高，多见于晚期肝癌患者，且其表达水平越高，肿瘤恶性程度越高，预后越差。随后的深入研究发现，在 SMMC-7721 中，ZNF233 过表达可以促进细胞周期向 G1/S 期转化，从而加速细胞生长；在 QGY-7701 中，敲低 ZNF233 会导致肿瘤细胞的增殖被抑制。

ZNF281 被证实为一种上皮 - 间充质转化诱导转录因子，间接影响某些基因的表达、干扰细胞的自我修复，进而影响细胞对毒性应激的反应。

植物同源结构域（PHD 结构域）是真核细胞生物体中一类高度保守的锌指结构域，细胞内的许多生理功能均离不开 PHD 结构域，如信号转导、细胞周期的调节、蛋白质的结构修饰等，其中对核小体组蛋白的影响尤为重要，研究表明，某种组蛋白结构的变化或几种蛋白相互结合可导致染色体状态改变，由此提出了组蛋白的对应理论。PHD 结构域可以一一对应和修饰组蛋白的甲基化，这可能是组蛋白密码的一种特异性表达形式。实验证实，PHD 结构域是多种已知锌指结构域中的一种，具有典型的 C4HC3（cys4-His-cys3）。

Rzymski 等实验发现，PHF5A 可以与依赖 ATP 的解旋酶 EP4OO 和 DEAD-box 解旋酶（DDX）1 相互作用，类似于一个与剪接因子 U2 小核 RNA 辅助因子 1、精氨酸 / 色氨酸富集的剪切因子 5、解旋酶 EP400 和 DDX1 相互作用的蛋白。

Begum 等利用小干扰 RNA 功能缺失筛选预测编码 PHD 锌指基序蛋白的基因，证实剪接因子 PHF5A/SF3b14b 是抗体类开关重组 DNA 修复步骤的新调节因子。PHF5A 的缺失严重可损害胞苷脱氨酶诱导的重组，但不会干扰 DNA 断裂和体细胞的突变。PHF5A 通过控制染色质的完整性来调节非同源末端连接依赖的 DNA 修复，从而产生最佳的 DNA 修复机制，随后在 S 区招募非同源末端连接因子。PHF5A 通过稳定 p400 组蛋白伴侣复合物促进 H2A 变体的沉积，这对早期 DNA 修复机制和非同源末端连接至关重要。PHF5A 或 p400 的缺失阻断了胞苷脱氨酶诱导的 DNA 双链断裂的修复，表明 PHF5A 在程序化和异常重组时发挥重要作用。PHF5A 也参与多种肿瘤的发生发展进程，包括调节肿瘤细胞周期、参与肿瘤细胞间的信号转导等。

PHF5A 是一种从酵母到人均高度保守的蛋白质，含有 110 个氨基酸，是个典型的 PHD 结构域，在细胞核中广泛表达，参与细胞分化的调控，是神经胶质瘤干细胞生存和肿瘤形成所必需的。PHF5A 具有基本和必要的细胞功能，可能作为染色质相关蛋白。研究表明，PHF5A 在骨骼形态发育和肌肉功能中发挥重要作用。

　　PHF5A 在胚胎发育和组织形态发生中发挥重要作用，并参与调节细胞多能性和基因的转录伸长。PHF5A 还参与选择性剪接，对 SF3b 剪接体的稳定性有重要作用，且可以将剪接体与组蛋白连接起来。超过 90% 的人类基因产生的转录会相互重合，其中 60% 的剪接变异体编码不同的蛋白质亚型。在肿瘤中异常剪接较常见，肿瘤细胞通常利用这种灵活性来产生蛋白质，促进肿瘤生长和生存。所有肿瘤均受到异常剪接的影响，剪接失调本身被认为是肿瘤的表观遗传特征之一，也是一个有价值的治疗靶点。

附录第二十七

美国《精神障碍诊断与统计手册》第5版跨界症状量表在消化系统恶性肿瘤患者精神症状评估中的应用

摘要：目的：探讨美国《精神障碍诊断与统计手册》第5版（DSM-5）跨界症状量表在消化系统恶性肿瘤患者精神症状评估中的应用价值。方法：运用DSM5跨界症状量表、广泛性焦虑量表（GAD-7）及9项患者健康问卷（PHQ-9）对243例住院治疗的消化系统恶性肿瘤患者进行评估和分析。结果：DSM5跨界症状量表评估显示142例（58.44%）出现精神症状，＞40%的患者出现≥2种精神症状；精神症状出现的频率依次是焦虑（27.16%）、抑郁（25.10%）、躯体症状（25.10%）、躁狂症状（24.69%）、睡眠问题（21.40%）及物质使用（1.1%）；焦虑症状出现率大于CAD-7评估结果（18.52%），抑郁症状出现率与PHQ-9评估相似（25.11%）；有精神症状组对疾病了解程度明显多于无精神症状组（x=6.651，$P < 0.05$）。结论：消化系统恶性肿瘤患者出现精神症状的比率高，抑郁、焦虑、躯体症状、睡眠问题为主要症状，精神症状出现可能与其对疾病的了解程度有关。

本研究对243例消化系统恶性肿瘤患者进行调查和评估，结果显示，患者中有142例（58.44%）出现精神症状，＞40%的患者出现多种精神症状；精神症状出现的频率依次是焦虑（27.16%）、抑郁（25.10%）、躯体症状（25.10%）、躁狂症状（24.69%）、睡眠问题（21.40%）及物质使用（11.11%）。患者伴有较多的躯体症状一方面可能与疾病本身和治疗措施引起的躯体不适如恶心、乏力、疼痛等有关，另一方面可能与患者情绪伴随的躯体症状相关。出现躁狂症状的患者比率较多这是出乎意料的，可能与患者得知患病后处于应激状态，情绪易激惹，睡眠减少等有关。

以往的研究显示20%~30%恶性肿瘤患者出现睡眠障碍；与本次研究结果21.4%相似，患者出现睡眠问题也可能与疾病本身，如内分泌影响、治疗措施以及患者的情绪等各个方面因素相关。在物质使用方面男性患者（13.07%）比率略高于女性（7.78%），有害物质使用主要涉及的是吸烟和饮酒情况，这点与中国传统文化有关。

研究结果显示，DSM-5跨界症状量表评估结果中，焦虑症状出现率（27.16%）大于GAD-7评估结果（18.52%），抑郁症状出现率（25.10%）与PHQ-9评估结果相似（25.11%）。以往研究显示我国恶性肿瘤患者焦虑及抑郁发生率分别为32.0%~40.0%、25.8%~58.0%，似乎DSM-5跨界症状量表检测焦虑症状的结果与以往焦虑症状的检测结果更接近，可能与恶性肿瘤患者的类型以及完成量表的配合程度等有关，也有可能DSM-5跨界症状量表对焦虑症状的检测敏感性更高。

研究发现，患者对疾病的了解程度可能影响患者是否出现精神症状。自认为对疾病比较了解的患者反而出现精神症状的比率最高，而对疾病不了解的患者出现精神症状的比率反而最低。分析原因，可能与患者得知患病时间，以及家属部分隐瞒病情等因素或者患者得知病情后为进一步治疗适度的焦虑有关。

　　综上所述，DSM-5跨界症状量表在消化道恶性肿瘤患者中首次使用，研究发现患者除了焦虑、抑郁症状外，还可能出现多种精神症状，包括躯体症状、睡眠问题、躁狂症状、精神病性症状等。这些症状加重患者的痛苦水平，影响患者的治疗，应及时识别和处理。

附录二十八
铁死亡的癌症纳米疗法研究

铁死亡是一种铁依赖的、由活性氧类（ROS）囤积及脂质过氧化导致的细胞死亡过程，也是一种新的可调控的细胞死亡形式；铁死亡的基本过程为：在二价铁离子（Fe^{2+}）作用下，氧化物通过芬顿反应形成具有破坏性的自由基，进而催化细胞膜上高表达的多不饱和脂肪酸发生过氧化，导致细胞死亡。

除 Fe^{2+} 外，谷胱甘肽（GSH）耗尽或谷胱甘肽过氧化物酶4（Gpx4）失活也是铁死亡的调节位点。GSH 是 Gpx4 的重要辅助因子，GSH 缺失或 Gpx4 活性降低均可导致脂质过氧化及细胞损。铁死亡驱动的纳米疗法是目前生物医学研究的热点。

利用生物纳米技术开发的纳米给药系统（Nano-DDS）具有改善药物可用性、靶向给药的独特优势。Nano-DDS 可以很好地克服抗癌药物溶解度低、膜透性差的缺点。通过对 Nano-DDS 进行表面特异性修饰可实现主动靶向给药，合理设计对肿瘤刺激反应的 Nano-DDS 可实现位点特异性治疗作用。目前，一些装载化疗药物的纳米制剂已应用于临床，如脂质体阿霉素和紫杉醇的白蛋白纳米颗粒等。

一、铁死亡的分子机制

铁代谢和脂质过氧化是铁死亡的两个中心环节，Fe^{2+} 通过芬顿反应产生 ROS，促进铁死亡的发生；而 GSH 缺乏和 Gpx4 失活可导致 ROS 累积，促进脂质过氧化和铁死亡发生。

1. 铁代谢在铁死亡中的作用：铁是所有真核生物和大多数原核生物合成铁硫簇、血红素和其他辅因子所必需的营养物质。细胞内的铁受转铁蛋白的严密调控，以维持铁稳态。细胞内大部分 Fe^{2+} 储存于铁蛋白和其他含铁蛋白质中，游离 Fe^{2+} 数量非常有限，细胞铁池主要以 Fe^{2+} 的形式存在，也称细胞不稳定铁池。

细胞铁代谢的基本过程为：①血液循环中的铁以三价铁离子（Fe^{3+}）形式与转铁蛋白结合。②细胞通过胞膜上的转铁蛋白受体1吸收 Fe^{3+} 并存储于核内体中，Fe^{3+} 在铁还原酶的催化下转变为 Fe^{2+}。③ Fe^{2+} 通过核内体膜上的二价金属离子转运体释放到细胞不稳定铁池发挥生理功能，而多余的 Fe^{2+} 以铁蛋白（由铁蛋白重链和轻链组成的蛋白复合体）的形式存储起来。④细胞膜上的铁转运蛋白介导铁离子的输出。研究表明，干扰铁代谢可以导致铁死亡。沉默转铁蛋白受体1抑制铁吸收可显著抑制铁死亡。Dixon 等在 Erastin 诱导的铁死亡中发现了6个高置信度基因，包括铁反应元件结合蛋白2。抑制铁反应元件结合蛋白2的表达可上调铁代谢相关基因的表达，进而抑制 Erastin 诱导的铁死亡。另外，RAS 基因突变的细胞对铁死亡异常敏感，同时 RAS 基因突变可上调转铁蛋白受体1表达，下调铁蛋白轻链和重链表达，表明铁摄取增加和 / 或储存减少导致的铁超载可以导致铁死亡。通过铁螯合剂减少铁超载可抑制 Erastin 诱导的铁死亡，而外源性铁可显著增强 Erastin 诱导的铁死亡。铁蛋白自噬降解可以产生游离的 Fe^{2+}，沉默自噬相关基因 5 和自噬相关基因 7 均可降低细胞内 Fe^{2+} 水平和减少脂质过氧化，从而抑制 Erastin 诱导的铁死亡。

活性 Fe^{2+} 导致的 ROS 产生主要取决于芬顿反应和脂氧合酶。芬顿反应的主要过程是过氧化物与 Fe^{2+} 反应产生的以氧为中心的自由基。细胞内活性 Fe^{2+} 水平升高，可促进 ROS 产生和脂质过氧化，导致铁死亡，而铁螯合剂可下调细胞内的活性 Fe^{2+} 水平，减少 ROS 产生，抑制脂质过氧化及铁死亡。此外，活性 Fe^{2+} 也可以通过含铁酶产生 ROS，而脂氧合酶是其中最重要的酶，脂氧合酶可促进 ROS 产生，产生的 ROS 反过来又可上调脂氧合酶的表达，导致 ROS 水平的进一步升高。

2. GSH 和 Gpx4 在铁死亡中的作用：除了铁超载通过芬顿反应产生 ROS 外，直接抑制 Gpx4 活性也可导致脂质过氧化和铁死亡。Gpx4 的功能是将脂肪酸过氧化物转化为脂肪酸醇，去除磷脂膜上的过氧化脂质。因此，Gpx4 是铁死亡的关键抑制因子。在脂质介导的芬顿反应中，累积的脂肪酸过氧化物生成脂质过氧化物自由基，脂质自由基可以通过摄取质子形成新的脂质过氧化物自由基，引发新一轮的脂质氧化，导致脂质间的氧化损伤不断扩散，加速脂质 ROS 的产生；多不饱和脂肪酸的氧化和自由基导致多不饱和脂肪酸裂解成各种产物（如丙二醛和 4- 羟基壬烯醛），而过氧化多不饱和脂肪酸及其代谢产物均具有细胞毒性。Ras 选择性致死性小分子 3 可共价靶向 Gpx4 活性部位的硒基半胱氨酸，抑制 Gpx4 的活性，诱导铁死亡。此外，丁硫氨酸亚砜胺（BSO）也可靶向 Gpx4 调节铁死亡。BSO 是 GSH 合成限速酶的不可逆抑制剂，可通过减少 GSH 的合成抑制 Gpx4 活性，升高 ROS 水平，促进铁死亡。

GSH 是 Gpx4 的辅助因子，因此抑制 GSH 产生也可导致铁死亡。胱氨酸 / 谷氨酸反向转运体又称 System Xc−，是一种跨膜氨基酸转运体，可以用细胞外的胱氨酸交换胞内的谷氨酸，从而促进 GSH 生成，因此 SystemXc− 可作为治疗肿瘤生长和存活的潜在靶点，而 Erastin 可通过抑制 System Xc− 导致 GSH 耗竭和 Gpx4 失活，诱发铁死亡。另一个 GSH 的合成途径为转硫途径，即将甲硫氨酸的硫原子转移至丝氨酸，产生半胱氨酸。研究表明，敲低半胱氨酰 - 转运 RNA 合成酶可导致胱硫醚积累并上调转硫化相关基因，促进丝氨酸合成，以拮抗 Erastin 诱导的铁死亡。

3. 脂质代谢途径在铁死亡中的作用：铁死亡最终表现为膜磷脂的过氧化，因此磷脂代谢与铁死亡密切相关。长链脂肪酸在脂酰辅酶 A 合成酶催化下转变为脂酰辅酶 A，进而在溶血磷脂酰基转移酶（LPLAT）的作用下合成磷脂。实验表明，敲除脂酰基辅酶 A 合成酶 4 和 LPLAT3 均可抑制铁死亡。此外，甲羟戊酸途径也可以调节铁死亡。甲羟戊酸途径以乙酰辅酶 A 为原料合成异戊烯焦磷酸和二甲烯丙基焦磷酸，异戊烯焦磷酸是类固醇、类萜等生物分子的合成前体，对胆固醇的合成、硒半胱氨酸 - 转运 RNA 的异戊烯化以及泛醌 10 的产生至关重要。异戊烯焦磷酸通过角鲨烯合成酶生成鲨烯，鲨烯进一步转运至内质网生成胆固醇，而抑制角鲨烯合成酶参与的胆固醇合成可以抑制铁死亡的发生。相反，他汀类药物可以通过抑制异戊烯焦磷酸合成上游的 3- 羟基 -3- 甲基戊二酸单酰辅酶 A 还原酶，促进铁死亡。

甲羟戊酸途径促进铁死亡的机制主要为：①通过抑制异戊烯焦磷酸的合成干扰硒半胱氨酸 - 转运 RNA 的成熟，而硒半胱氨酸 - 转运 RNA 是将硒半胱氨酸嵌入 Gpx4 所必需。②通过抑制泛醌 10 的产生导致线粒体的氧化损伤和呼吸功能异常。

二、铁死亡驱动的纳米疗法在癌症治疗中的应用

随着对铁死亡研究的不断深入，一系列铁死亡诱导剂以及治疗策略应运而生。生物纳米技术可提高药物的扩散效率、增强药物的稳定性、改善肿瘤微环境、提升药物的药理作用、减少不良反应发生，因而可有效杀伤肿瘤细胞，且疗效更好。

制备成 Nano-DDS 的抗癌药物在提高药物利用度和靶向传递特性等方面具有显著优势：① Nano-DDS 可以很好地解决抗癌药物溶解度低、膜透过性差的问题，并可增加药物通透性。②保留滞留效应，滞留效应可促进药物在肿瘤组织的选择性分布，实现抗癌药物的被动靶向递送。③对 Nano-DDS 进行特定的表面修饰，可以实现主动靶向运送和位点特异性治疗。铁死亡与生物纳米技术相结合的治疗策略，在治疗癌症方面效果满意。

通过纳米技术促进铁死亡的方法主要包括触发或促进肿瘤细胞内的芬顿反应、抑制肿瘤细胞中 Gpx4 的表达是通过调控细胞内的化学反应增加细胞内 ROS 的积累，而外源性调节肿瘤细胞的脂质过氧化则是通过补充外源性脂质增加细胞内过氧化脂质的聚积，促进铁死亡的发生。

1. 促进肿瘤细胞内的芬顿反应：芬顿反应可产生羟自由基，促进脂质过氧化，导致铁死亡。临床可通过构建 Nano-DDS 和纳米催化系统两种方法诱导芬顿反应：

（1）构建 Nano-DDS 补充过氧化氢（H_2O_2）和铁离子。Li 等将包裹 H_2O_2 和铁离子的纳米载体直接输送至肿瘤组织，以外源性补充肿瘤细胞内芬顿反应所需的 H_2O_2 和铁离子，但载体中强氧化物的过早泄漏是正常组织氧化损伤的潜在风险，安全性较差。Hu0 等利用纳米吸附方法将天然葡萄糖氧化酶和无机催化剂超小四氧化三铁纳米粒子共负载到树枝状二氧化硅纳米结构中，构建了一种可生物降解的大孔径顺序纳米催化剂，Nano-DDS 中的葡萄糖氧化酶可耗尽肿瘤细胞中的葡萄糖并产生 H_2O_2，而 H_2O_2 作为超小四氧化三铁纳米粒子催化的芬顿反应的反应物，在随后的催化反应中产生大量有毒的羟基自由基，引发肿瘤细胞的铁死亡。②构建纳米催化系统。Huo 等开发的聚乙二醇化单原子含铁纳米催化剂可将铁原子分散到碳纳米材料中，在纳米粒子表面修饰聚乙二醇，使 H_2O_2 易被无定形的铁吸收和解离，在肿瘤酸性微环境下，聚乙二醇化单原子含铁纳米催化剂可引发芬顿反应，且单原子纳米催化剂的生物降解性和生物相容性良好，无任何显著的毒性反应。

（2）抑制肿瘤细胞 Gpx4 的表达：在人肝癌荷瘤小鼠模型中，二十二碳六烯酸重组的低密度脂蛋白纳米粒可引起脂质抗氧化剂 Gpx4 的失活和脂质过氧化，对荷瘤小鼠体内移植瘤的生长产生显著的抑制作用。Wang 等构建的富含精氨酸的硅酸锰纳米气泡可靶向灭活 Gpx4，利用硅酸锰与 GSH 之间的氧化还原反应清除 GSH；作为硅酸锰纳米气泡的表面配体，精氨酸可用于肿瘤药物的归巢输送，在 GSH 耗竭之后，硅酸锰纳米气泡的降解有利于肿瘤的 T1 加权磁共振成像和化疗药物的按需释放，具有良好的疗效。

（3）外源性调节肿瘤细胞脂质过氧化：铁死亡与细胞内反应性 H_2O_2 的积累密切相关。脂质过氧化物主要来源于膜磷脂在氧化刺激下产生的多不饱和脂肪酸，外源性的脂质补充可增加细胞内过氧化脂质的积累。口服共轭亚麻酸可以诱导三阴性乳腺癌细胞铁死亡，且具有较强活性，证明了补充外源性脂质诱导铁死亡治疗癌症的可行性，为构建相关 Nano-DDS 提供基础。Zhou 等构建了基于类芬顿反应的 Nano-DDS，在氧化铁纳米颗粒表面疏水性亚油酸 H_2O_2，和亲水性低聚乙二醇共同对磷酸基进行修饰，使得亚稳态的氧化亚铁和四氧化三铁在酸性条件下作为铁源按需释放 Fe^{2+}，补充外源性脂质，增加细胞内过氧化脂质的积累，诱导铁死亡。

2. 基于铁死亡的癌症：Nano-DDS 治疗策略近年来，多种药物联合应用或治疗方法的联合使用在癌症治疗中均具有显著优势。Nano-DDS 可将两种及以上的药物封装到一个系统内，为联合给药提供了通用平台，也为铁死亡驱动的纳米疗法开辟了新途径。

（1）铁死亡与光动力疗法（PDT）相结合的 Nano-DDS：一些纳米材料在光处理下自身即可产生 ROS. 氧化石墨烯是一种具有含氧官能团的单原子层，由于其较大的边界和内部空腔，能够产生类苯基自由基。氧化石墨烯还能增强近红外处理下自由基的产生能力，是 PDT 的候选纳米材料。然而，氧化石墨烯在近红外光照射下产生的自由基并不能完全满足杀伤肿瘤细胞的要求。为了提高氧化石墨烯 PDT 的效率，He 等研发了基于氧化石墨烯的纳米氢氧化铁氧化物修饰系统。在近红外光照射下，基于氧化石墨烯的纳米氢氧化铁氧化物修饰 Nano-DDS 中的氧化石墨烯向 Fe^{3+} 的电子转移增强，可促进 Fe^{3+} 与氧气的反应，产生超氧阴离子自由基。Fe^{3+} 与氧气反应也可生成 H_2O_2，H_2O_2 与 Fe^{2+} 通过芬顿反应产生大量的羟自由基；在近红外光处理下，基于氧化石墨烯的纳米氢氧化铁氧化物修饰 Nano-DDS 的 ROS 生成活性更强。因此，基于氧化石墨烯的纳米氢氧化铁氧化物修饰 Nano-DDS 在近红外光照射下可有效杀伤肿瘤细胞。基于氧化石墨烯的纳米氢氧化铁/氧化物修饰系统解决了实体瘤中低氧对 PDT 疗效的影响，且光敏剂的安全性良好，因此整合的 Nano-DDS 不良反应小，具有良好的肿瘤治疗潜力。

（2）铁死亡与免疫疗法相结合的 Nano-DDS：癌症免疫治疗应用较广，美国食品药品管理局已批准其相关抑制剂纳武单抗用于临床。癌症免疫治疗通过刺激机体的免疫系统识别和杀伤肿瘤细胞，对机体正常组织的损害极小，但仍存在一些问题，如潜在的严重不良反应、仅对部分患者有反应、对实体肿瘤免疫治疗的疗效不及化疗或放疗等与单独免疫治疗相比，铁死亡联合免疫疗法是一种非常有前途的治疗癌症的方法。铁死亡与免疫酸调节密切相关，CD8+T 细胞可以通过释放 γ 干扰素下调 SLC3A2 和 SLC7A11 的表达，抑制细胞对胱氨酸的摄取，促进肿瘤细胞的脂质过氧化和铁死亡。Zhang 等构建的仿生磁小体将四氧化三铁磁性纳米颗粒包覆在白细胞膜上，并将转化生长因子 –β 抑制剂 Ti 包裹在膜内，将程序性细胞死亡受体 1 抗体固定在表面，静脉给药后，基于磁性四氧化三铁核心实现磁共振成像引导的药物输送；在肿瘤组织内，转化生长因子 –β 抑制剂 Ti 和 Pa 协同创造免疫原微环境，提高 H_2O_2 水平，从而促进铁离子参与的芬顿反应；芬顿反应产生的毒性羟自由基，可引发肿瘤细胞的铁死亡，通过死亡细胞释放的肿瘤抗原反过来促进微环境的免疫原性。

（3）铁死亡联合多种疗法的 Nano–DDS：铁死亡联合单一的治疗方式有时并不能满足患者的个体化需求，将两种或两种以上的治疗方法与铁死亡整合到一个系统中，可以产生更好的疗效。B 等构建的多功能 Nano–DDS 由上转换发光纳米粒子、铂前体药物和铁酸锌纳米粒子同时整合 PDT、化疗和铁死亡来协同治疗癌症；在近红外光处理下，上转换发光纳米粒子将低能光子转化为高能光子，促进肿瘤细胞中 PDT 和铁酸锌纳米粒子引发的芬顿反应；同时，上转换发光纳米粒子还具有近红外激发、上转换发光、磁共振成像等特性，因此该 Nano–DDS 可用于癌症的多模式影像诊断和高效治疗。但每个系统的精确效应及如何精确调控、多个纳米系统之间是否存在相互作用、纳米材料的叠加是否会在人体中产生长期毒性等问题仍需进一步实验验证。

附录二十九
程序性死亡受体 1 及其配体 1 抗肿瘤机制研究

程序性死亡受体 1（PD-1）和程序性死亡受体 – 配体 1（PD-L1）单克隆抗体是目前研究最为广泛的两种免疫检查点抑制剂。

一、PD-1/PD-LI 通路

免疫应答包括体液免疫与细胞免疫，其中，T 细胞是细胞免疫的主要效应细胞，其激活依赖于"双信号"的共同调控。第一种信号来自于 T 细胞对抗原的识别，即 T 细胞受体（TCR）与抗原呈递细胞的主要组织相容性复合体（MHC）复合物的特异性结合。第二种信号是由抗原提呈细胞表达的协同刺激分子（如 CD28）和 T 细胞表面相应的受体相结合所介导的正性共刺激信号。此外，为了限制 T 细胞不被过度激活，还存在着抑制 T 细胞功能负性调节，主要包括 PD-1/PD-L1 通路、细胞毒性 T 淋巴细胞相关蛋白 4（CTLA-4）通路 T 细胞免疫受体（TCT）通路等。PD-1/PD-L1 通路在生理情况下的作用主要为控制抗原表达部位的炎症程度、抑制过度的免疫应答，以保护正常组织免受损伤。在细胞未被激活时，其 PD-1 表达量极低甚至无，只有在 T 细胞活化后，PD-1 才会被诱导表达。当 T 细胞接触抗原递呈细胞并识别出 MHC 表达的抗原时，即会激活相应的免疫应答并释放炎性细胞因子，启动炎症过程。过量的炎性细胞因子会进一步激活靶细胞 PD-L1 表达，通过活化的 T 细胞高表达 PD-1 与靶细胞高表达 PD-L1 结合，抑制 T 细胞活性，从而减轻过度的免疫应答及炎症反应。

二、PD-1/PD-L1 通路免疫逃逸

在机体对肿瘤细胞的免疫应答过程中，浸润在肿瘤组织中的 CD8T 细胞表达的 PD-1 与肿瘤细胞表达的 PD-L1 相互结合，激活相关信号通路，抑制 T 细胞功能，从而使肿瘤得以逃避免疫系统的监视和杀伤。

肿瘤细胞 PD-L1 过度表达可通过多种机制实现。第一种方式为肿瘤细胞自身致癌经典途径的激活导致 PD-L1 持续性高表达，这些致癌途径包括 Ras、表皮生长因子受体（ECFR）、哺乳动物雷帕素靶蛋白通路（ AKT-MTOR）、细胞外调节蛋白激酶通路（ MEKERK）、丝裂原活化蛋白激酶（MAPK）等信号通路。另一种诱导肿瘤细胞过度表达 PD-L1 的方式则是通过细胞因子的刺激，促进 PD-L1 的转录与翻译。如，γ 干扰素进入肿瘤细胞后，能激活 Janus 激酶（JAK） – 信号转换器和转录激活器（STAT）信号通路，进而

介导干扰素调节因子 1（IRF1）转录激活，IRF1 能够结合在 PD-L1 转录的启动子区，促进 PD-L1 转录；肿瘤坏死因子（TNF）α 能激活核因子 -κB 信号通路进而促进 PD-L1 转录。此外，PD-L1 转录调控在不同的癌细胞中可能受到不同基因的影响。在肝细胞癌中，PD-L1 表达受到 Sox2 基因调控；在多发性骨髓瘤中，PD-L1 表达受到信号转导与转录激活因子 1（STAT1）基因的调控。免疫细胞对肿瘤细胞的杀伤需依赖于分泌的多种细胞因子的作用，而这些细胞因子又在一定程度上调控免疫检查点的表达。这意味着肿瘤组织在引起免疫应答的同时，也为其自身的免疫逃逸做好准备。当 PD-1/PD-L1 通路激活引起 T 细胞功能被抑制后肿瘤细胞会变得更加具有侵袭性，并主动向肿瘤微环境中分泌各类细胞因子，进一步上调其自身 PD-L1 表达，帮助其逃逸机体免疫系统的识别与攻击。

　　PD-1/PD-L1 信号通路在被激活后，主要是通过影响 TCR 的活化来抑制 T 细胞的功能。PD-1 是由 268 个氨基酸构成的 I 型跨膜糖蛋白，其结构主要包含有胞外区、疏水的跨膜区及胞内区。胞内区的尾部有 2 个酪氨酸残基 PD-1 与 PD-L1 结合后，使得 PD-1 的免疫受体酪氨酸转换基序（ITSM）中的酪氨酸发生磷酸化，进而将 SHP-2 蛋白募集到 PD-1 的 ITSM 区附近。募集而来的 SHP-2 能够阻碍磷酯 C-1（PLC-y1）磷酸化，进而抑制 Ras-MEK-ERK 信号通路，从而抑制 T 细胞的活性并下调 TCR 表达；同时，SHP-2 还能通过调控 CK2 来促进人第 10 号染色体缺失的磷酸酶（PTEN）的活性，进而抑制磷脂酰肌醇 3- 激酶（PI3K）-Akt-mTOR 信号通路，抑制 TCR 表达。这些信号通路的改变影响了 T 细胞的细胞周期基因转录、代谢和表观遗传，在整体上抑制了 T 细胞的活性。与此同时，PD-1 与 PD-L1 的结合还导致 T 细胞与抗原提呈细胞间的相互作用发生障碍。T 细胞需要与抗原提呈细胞进行 10~20h 以上的稳定接触才能被活化，而 PD-1 与 PD-L1 的结合破坏细胞与抗原呈递细胞间的稳定接触，从而导致 T 细胞激活过程的终止。除了 CD8T 细胞外，CD4T 细胞表面也表达大量 PD-1。当其与肿瘤细胞表面高表达的 PD-L1 相结合时，CD4T 细胞内 Akt-mTOR 信号通路被激活，促进其向调节性细胞转化，抑制免疫应答的产生。

　　除了通过 PD-1/PD-L1 信号通路影响 TCR 的活化，研究表明，PD-L1 本身即可以不依赖 T 细胞的增强肿瘤细胞的增殖能力以及对凋亡刺激的抵抗能力。PD-L1 高表达能干扰一系列信号通路，如激活 Akron-mTOR 信号通路或阻碍促凋亡受体 Fas 与其配体 FasL 的相互作用，从而赋予肿瘤细胞更强的生存能力。此外，高表达 PD-L1 还能通过调整肿瘤细胞的代谢模式来影响 T 细胞的功能。PD-L1 高表达的肿瘤细胞能积极地从肿瘤环境中消耗葡萄糖，以这种方式强烈地抑制了效应 T 细胞依赖有氧糖酵解发挥的细胞毒性作用，同时，还能造成 T 细胞内累积大量的多不饱和脂肪酸，进一步抑制 T 细胞的功能。

三、PD-1 单抗与 PD-L1 单抗的差异

PD-1/PD-L1 抑制信号会阻碍 T 细胞对肿瘤组织的杀伤作用，而阻断 PD-1/PD-L1 通路可重新激活 T 细胞对肿瘤的免疫应答，促进肿瘤特异 CD8 细胞的活化、增殖以及抗肿瘤细胞因子的分泌。

单克隆抗体是体外合成的针对某一种特定的抗原表位的抗体，其可被分解为两个 Fab 段和一个 Fc 段。Fab 段能够与靶细胞表面的抗原相结合，Fc 段能够与巨噬细胞、NK 细胞等免疫细胞表达的 Fc 受体相结合，通过抗体介导的抗体依赖的细胞吞噬作用（ADCP）、抗体依赖的细胞毒作用（ADCC）和补体依赖的细胞毒作用（CDC）对靶细胞产生杀伤作用。

理想的 PD-1 单抗需要 Fab 段具有强大的与靶细胞（T 细胞）表面抗原结合的能力，并排除 Fc 段结合的干扰。如果 Fab 段结合 T 细胞的同时，Fc 段也结合了各类吞噬或杀伤细胞，势必减少 T 细胞数量，降低 T 细胞杀灭肿瘤细胞的作用。IgG4 具有独特的生物学特性，其与 FcγR 亲和力较低，不易引起补体和细胞活化。因此，目前各类 PD-1 单抗均为 IgG，其介导的 ADCC 效应及 CDC 效应均较弱，且不易产生抗抗体。面 PD-L1 单抗则不同，其直接作用于表达在肿瘤细胞上的 PDL1，当 Fab 段结合肿瘤细胞时，其 Fc 段介导的 ADC 和 CDC 效应可以直接促进机体对肿瘤细胞的杀伤；同时，由于肿瘤细胞表面的 PD-L 被单抗所占据，无法再与 T 细胞表达的 PD-1 结合，PD-1/PD-L1 通路不会被激活，T 细胞也能更好地对肿瘤细胞进行攻击。因此，各类 PD-L1 单抗均为 IgG，其可介导较强的 ADCC 效应及 CDC 效应，有助于杀伤肿瘤细胞。

此外，评估针对 PD-1 和 PD-L1 的单克隆抗体时，还需考虑不同的配体/受体相互作用，包括 PD-1 与 PD-L2 结合，以及 PD-L1 与 B7-1 结合。B7-1 是表达于活化 T 细胞表面的一类受体，其与 PD-L1 的结合同样为抑制性结合，会导致 T 细胞失活并抑制肿瘤细胞凋亡。抗 PD-1 单抗作用于 T 细胞，能阻断 PD-1 与 PD-L1/PD-L2 结合，却不能阻断 PD-L1 与 B7-1 的相互作用；而抗 PD-L1 单克隆抗体作用于肿瘤细胞，能阻断 PD-L1 与 PD-1/B7-1 结合，却不会阻断 PD-1 与 PD-L2 结合。PD-L2 主要表达在巨噬细胞和树突细胞上，PD-1 单克隆抗体阻断了 PD-1 与 PD-L2 结合，会打破 PD-L2 与其结合搭档的正常功能，促使排斥导向分子（RGMb）的激活，引起免疫相关不良反应的发生。

四、耐药机制

并不是所有患者均会对 PD-1/PD-L1 单抗的治疗产生良好的疗效。研究表明，仅 20%～50% 的患者能通过 PD-1/PD-L1 单抗的单药治疗获得较好的肿瘤缓解，其余患者则无反应，称之为原发性耐药。在治疗有反应的患者中，仍有许多患者在后续的治疗中逐渐出现耐药

并且疾病再次复发或进展，称之为继发性耐药。

　　耐药的原因主要归纳为以下几点：肿瘤组织 PD-L1 表达缺乏、肿瘤突变负荷（TMB）过低、肿瘤浸润性淋巴细胞不足以及 T 细胞功能障碍。使用 PD-1/PD-L1 单抗治疗肿瘤，是通过单克隆抗体特异性阻断 PD-/PD-L 通路，介导以 T 细胞为主的免疫细胞对肿瘤组织进行识别杀伤。其产生效应的两大前提是单克隆抗体能够识别该通路以及淋巴细胞能够识别和杀伤肿瘤细胞。单克隆抗体若要识别该通路，即需要肿瘤组织有一定程度的 PD-L1 表达或淋巴细胞高表达 PD-1，及存在可供识别的靶点；而淋巴细胞若要识别肿瘤细胞，即需要肿瘤细胞上存在不属于自身的新抗原。TMB 代表着体细胞基因中发生编码错误、碱基替换、基因插入或缺失的数量。TMB 越高，代表着肿瘤产生的新抗原越多。因此，PD-L1 和 TMB 是评 PD-1/PD-L1 单抗治疗效果的两项最佳标志物。研究表明，PD-L1 和 TMB 同时高表达的患者的临床获益率为 50%，仅 PD-L1 高表达的为 35.3% 仅 TMB 高表达的为 29.4%，而二者均低的患者的临床获益率仅 18.2%。在完成一系列识别过程后，若要发挥抗瘤效应，最终还需淋巴细胞对肿瘤组织进行杀伤。因此，肿瘤浸润性淋巴细胞（TmLs）的数量和功能也对患者能否从 PD-1PD-L 单抗治疗中获益至关重要。多种原因可共同引起 TILs 浸润数量减少，如肿瘤细胞低表达趋化因子 9/10 造成对淋巴细胞的趋化作用减弱，从而抑制其向肿瘤组织迁移，或各类致癌信号通路的改变 [Ras/MAPK 通路激活、B- 连环蛋白（B-catell）通路激活、PTEN 通路抑制] 均能减少肿瘤组织中 TILs 浸润。此外，淋巴细胞的功能还受肿瘤微环境中各类细胞因子的调控，肿瘤细胞可通过分泌细胞因子（如吲哚胺 -2,3- 双加氧酶）促进肿瘤相关的抑制性免疫细胞 [调节性 T 细胞、骨髓来源的抑制性细胞（MDSCs）等] 的增殖及发挥功能，进而抑制效应细胞的功能。

　　上述耐药机制如果在开始使用 PD-1/PD-L 单抗治疗前存在，则为原发性耐药。继发性耐药的发生机制与原发性耐药大致类似，不同的是，继发性耐药是在 PD-1/PD-L1 单抗治疗的过程中发生，同样可以将其分为识别和杀伤两个部分。在识别上，在 PD-1/PD-L1 单抗治疗过程中，肿瘤细胞会进一步发生各种类型的突变，引起识别过程异常。其中，JAK2、γ 干扰素、干扰素调控因子 1（IRF-1）等基因的突变可降低 PD-1/PD-L1 表达，引起 PD-1/PD-L1 单抗对靶标的识别障碍；β_2- 微球蛋白、白细胞免疫球蛋白样受体亚家族 B（LIRB1）等基因的突变可引起肿瘤细胞编码的 MHC-1 失去膜外定位功能，进而引起突变抗原的丢失，造成淋巴细胞对肿瘤抗原的识别障碍。杀伤方面，随着 PD-1/PD-L1 单对瘤抗原的识别障碍。杀伤方面，随着 PD-1/PD-L1 单抗应用时间延长，肿瘤细胞能通过自我调控，分泌各种细胞因子改变肿瘤微环境，诱导浸入的 T 细胞持续高表达各类免疫检查点，进而使效应 T 细胞转化为衰竭 T 细胞，丧失抗肿瘤能力。研究表明，尽管衰竭的 T 细胞经 PD-1/PD-L 单抗治疗后有可能短暂的重新转化为具有功能的效应 T 细胞，但却无法成为记忆 T 细胞，不久会面临再次衰竭。

五、免疫相关不良反应（iRAES）机制

irAEs 是在应用免疫检查点抑制剂治疗后产生的一系列因免疫耐受的不平衡引起的正常组织和器官的损伤。irAEs 可累及多个器官系统，常见受累部位包括皮肤、胃肠道、内分泌系统、肺部和肝脏等。总体来讲，irAEs 的发生机制大致可归纳为以下几类。

1. 免疫检查点抑制剂（ICIs）的脱靶：肿瘤细胞和淋巴细胞以外的其他组织表达 ICIs 识别的靶点，ICIs 与其直接结合，诱导补体激活，通过补体系统对所结合的正常组织器官造成损伤。如，垂体细胞中表达的 CTLA-4 抗原可起到新抗原的作用，与外源性抗 CTLA-4 抗体直接结合引发免疫反应，进而导致垂体实质的破坏及垂体炎的发生。

2. T 细胞的脱靶：肿瘤突变产生的新抗原与正常组织器官表达的某些抗原具有高度同源性，ICIs 抑制了调节性细胞的功能并过度激活了效应 T 细胞，T 细胞识别了肿瘤以外的正常组织中的同源抗原并进行攻击。

3. ICIs 诱导自身抗体的产生：itIrAEs 与自身免疫病有很多相似之处，均属于过度激活的免疫系统对自身正常组织的攻击。在许多有自身免疫病基础的患者中，ICIs 可以诱导自身抗体大量产生，进而引起相应的组织器官损伤。

4. ICIs 诱导炎性细胞因子的产生：如 γ 干扰素、TNF-α、白细胞介素 -17、趋化因子 10、白细胞介素 -1 受体拮抗剂等，导致组织器官炎症反应。

5. ICIs 诱导巨细胞和中性粒细胞等非特异性免疫细胞活化，对正常组织器官造成损伤。PD-1/PD-L1 并不仅仅只表达在淋巴细胞和肿瘤细胞表面，也同时表达在其他免疫细胞中。因此，ICIs 可能激活这些非特异性免疫应答，造成相关的不良反应。